병기(病期)·병태(病態)·중증도(重症度)로 본

근거 중심 질환별 간호 과정 2

Authorized translation from the Japanese language edition, entitled
病期・病態・重症度からみた 疾患別看護過程 + 病態関連図 第2版
ISBN 978-4-260-01561-5
edited by 井上　智子 / 佐藤　千史
published by IGAKU-SHOIN LTD., TOKYO Copyright ©2012
All Rights Reserved. No part of this book may be reproduced or transmitted in any form or by any meens,
electronic or mechanical, including photocopying, recording or by any information storage retrieval system,
without permission from IGAKU-SHOIN LTD.
Korean language edition published by HANEON PUBLISHING, Copyright ©2014

병기(病期)·병태(病態)·중증도(重症度)로 본

근거 중심 질환별 간호 과정 2

이노우에 도모코, 사토 치후미 편집 | 엄옥주 감수 | 이민자 옮김

일러두기

이 책에 언급된 치료법과 간호에 관한 내용들은 출판된 시점에서 최신 정보를 바탕으로 정확성을 가질 수 있도록 저자, 편집자, 발행인이 최선의 노력을 기울였습니다. 그러나 의학과 의료 분야는 나날이 발전하기 때문에 수록된 내용이 모든 면에서 정확하고 완벽하다고 단언하기는 어렵습니다. 따라서 이 책을 실제 간호에 활용하고자 하는 독자는 최신 데이터에 해당하는지, 수록된 내용이 정확한지 확인하는 데 세심한 주의를 기울일 것을 부탁드립니다.
이 책에서 언급한 치료법과 약품이 의학 연구와 의료 발전에 따라 발행 후 새로 업데이트되었을 경우, 여기에 제시한 치료법과 의약품으로 인한 뜻하지 않은 사고에 대해 저자, 편집자, 출판사는 책임을 지지 않습니다.

* 감수자 주: 이 책에 기재된 '주요 치료약'이나 '처방 예'는 일본의 원서를 그대로 살린 것입니다. 그 내용 가운데 상당 부분은 우리나라와 같지만, 간혹 우리나라에는 없는 상품이 제시된 경우도 있습니다. 킴스온라인(http://new.kimsonline.co.kr)이나 드러그인포(http://www.druginfo.co.kr)에 접속하면 그에 해당하는 정보를 얻을 수 있으며, 해당 성분에 적합한 약들이 제약회사별로 나오고 있으므로 찾아보시길 바랍니다.

추 천 사

이 책 한 권으로 임상 현장에서 필요한 전반적인 간호 과정을 이해할 수 있다. 일러스트와 체계적인 설명으로 간호 과정을 일목요연하게 보여주며, 임상 현장에서 반드시 필요한 질병 관련 지식들을 소개했다.

– **이숙자** (대한병원협회 학술교육국 국장)

환자 중심의 의료 서비스는 질병의 치유 외에도 환자에게 감동을 주는 것을 목표로 한다. 감동은 어렵거나 복잡하지 않다. 환자를 위하는 진정성이 전달되면 감동을 느낀다. 알고, 이해하고, 환자에게 도움을 주고자 하는 의료인의 순수한 마음이 그것이다. 이 책에는 가장 필요한 지식과 함께 그 마음이 담겨 있다.

– **장희정** (한림대학교 간호학부 성인간호학 교수)

의학·간호학 및 건강 관련 학문은 매우 빠른 속도로 발전하고 있다. 이러한 변화에 발맞추어 오늘날 간호사는 전문적인 이론 및 광범위한 지식을 바탕으로 간호대상자의 요구에 부응하는 총체적인 간호접근이 필요하다.

이 책은 해부, 병태 생리, 증상 관리와 더불어 간호를 계획하고 제공하기 위한 객관적이고 과학적인 접근 방법인 간호 과정을 구체적으로 설명하고 있다. 따라서 실제 임상에서 환자에게 적용할 수 있을 뿐 아니라, 현장 간호사나 간호학을 전공하는 학생들의 기본을 더욱 탄탄하게 해주는 데 큰 도움이 될 것으로 기대한다.

– **문숙자** (서울적십자병원 간호부장)

기본적인 질병들의 병태 생리를 쉽게 이해할 수 있는 책이다. 특정 환자에 국한하지 않고 임상적으로 일어날 수 있는 다양한 상황에서 더 많은 환자에게 적용할 수 있도록 폭넓은 관점으로 간호 과정을 조망할 수 있다. 예비 간호사들과 임상 현장의 간호사들은 물론, 후배들을 학습시키고자 하는 간호사 리더들에게도 반드시 필요한 책이라 확신한다.

– 공혜연 (나은병원 적정진료관리실 QI팀장)

질병에 따라 간호 과정을 구분하는 것은 결국 환자 중심의 의료서비스로 가는 길이다. 환자의 개별적인 질병에 초점을 맞추어 의료서비스를 제공하는 것이 결국 의료서비스 질 향상에 많은 도움이 될 것이다. 그렇다면 이 책에는 앞으로 의료기관이 가야 할 근본적인 방향이 제시되어 있다고 볼 수 있다.

– 김덕진 (한국만성기의료협회장, 전 대한노인요양병원협회장)

이 책은 단순히 환자들을 질환별로 나누어 묶도록 한 것이 아니라, 다양한 환자들의 간호 과정을 서로 효과적으로 융합시켜 의료 조직 간의 업무 효율을 높이는 방법이 된다는 것을 가르쳐준다.

– 문현근 (이노솔루션 대표)

서 문

Nursing Process, 즉 '간호 과정'이라는 용어가 간호계에 뿌리를 내린 지는 오래되었다. 이 용어의 중요성은 질병과 치료법에 따라 획일적인 간호를 하는 것이 아니라 환자의 개별적인 문제에 초점을 맞추는 데 있다. 즉 개별적인 문제 해결 방법에 따라 관리 계획을 세우고 간호 활동의 전개 방식을 도입하는 등 환자 개개인에게 눈을 돌리는 것이 양질의 간호와 연결된다고 보는 것이다. 기존의 병동 기준 간호 매뉴얼, 새로운 클리니컬 패스웨이(clinical pathway)와 케어 맵(care map) 등은 동일 진단군에 포함된 사람들, 같은 치료법(예를 들어 수술 방식·처방)을 적용하는 사람들의 공통점과 정체성에 주목하여 합리적이고 타당한 케어 방법을 보여주었다.

이 책은 이러한 사고에 기반하여 질병 이름은 물론 병태·중증도 등이 환자에 대한 평가와 간호 진단 등 문제를 명확하게 하는 데 도움이 되도록 서술하였다.

솔직히 처음 이 책의 성격을 '질환별 간호 과정'이라고 정의 내릴 때에는 많은 저항감이 있었다. 간호 과정은 개별 케어를 전개하기 위한 것이며, 환자들을 질환별로 묶는 것은 바람직하지 않다고 생각했기 때문이다. 또한 '(의학적) 진단에 따라서 간호가 결정되는 것이 아니며, 환자가 있기 때문에 간호가 존재한다'고 말할 수 있고, 질환의 이름이나 치료법이 간호에 선행한다고도 생각하지 않는다.

이러한 생각을 바탕으로 이 책을 기획하면서 '질병' 또는 '증상'을 출발점으로 하여 원인이나 발병 기전, 필요한 검사와 치료를 통해 간호 과정을 전개할 수 있으며, '평가-간호 진단–목표–간호 활동–평가'라는 사이클은 각 지점에서 더욱 유연하고 대담하게 시행될 것임을 실감했다.

이 책에서 보여주는 질환별 간호 과정은 여러 간호 과정을 질환별로 통합한 것이 아니다. 간호 과정의 전개에서 질병 이름은 물론, 병기·병태·중증도를 고려한 개별성을 충실히 반영해, 질환의 설명에 포함된 병인, 역학, 증상, 합병증 그리고 치료법에 대한 지식을 공고히 하기 위한 것이다. 간호 과정은 병의 치료와 별도로 존재할 수 없는 것이며, 중요한 것은 간호 과정과의 융합과 제휴 방법이다.

이 책은 기존의 것을 전제로 한 치료에 대한 지식이 아니라 환자들을 간호하는 과정을 유기적으로 통합하기 위한 방법을 보여준다. 또한 이 책에서 사용한 간호 진단명에 대해서는 새롭게 '간호 진단 색인'을 마련하여, 간호 진단이라는 측면에서 역방향으로 찾을 수 있도록 했다.

이러한 과정은 경험이 풍부한 집필진이 있어야 가능한 일로서, 현재 일본에서 간호의 제일선에서 활동하고 있는 분들이 참여해주었다. 그 결과 편집자들의 의도를 훨씬 뛰어넘는 내용을 제공받을 수 있었기에 크게 감사드린다. 또한 전자화 시대에 걸맞은 구성과 레이아웃에 공을 들인 의학서원 편집실 여러분에게도 진심으로 감사를 드린다.

이 책이 간호를 위한 학습과 간호에 종사하는 사람들에게 큰 도움이 된다면, 책을 세상에 내놓는 데 참여한 사람들 모두에게 기대 이상의 기쁨이 될 것으로 믿는다.

편집자를 대표하여 이노우에 도모코

편 집

이노우에 도모코   도쿄의과치과대학 대학원 보건대학원 교수-첨단 침습완화 케어 간호학

사토 치후미   도쿄의과치과대학 대학원 보건대학원 교수-건강정보 분석학

집 필

의학 해설

아오야기 마사루   도쿄의과치과대학 대학원 치의학종합연구과 준교수-신경기능 외과학

아카자 미호   도쿄의과치과대학 대학원 치의학종합연구과-뇌신경병태학

아키자와 다다오   쇼와대학 의학부 교수-신장내과학

아사노 유우   보에이의과대학교 병원 외래교수-소아과

히가시(와키원) 료코 도쿄의과치과대학 의학부 부속병원-순환제어내과

아라이 아야코   도쿄의과치과대학 대학원 치의학종합연구과 강사-혈액내과학

아라이 히로쿠니   도쿄의과치과대학 대학원 치의학종합연구과 교수-심장혈관외과학

아리이 시게키   독립 행정법인 노동자건강복지기구 히마마쓰 로사이 병원 원장

이시다 치호   독립 행정법인 국립병원기구 이오 병원 신경진료 부장

이즈미 나미키   무사시노 적십자 병원 부원장·소화기과 부장

이즈미야마 하지메   도쿄의과치과대학 의학부 부속병원 의료협력지원센터 강사

이소베 미쓰아키   도쿄의과치과대학 대학원 치의학종합연구과 교수-순환 제어내과학

이치오카 마사히코 공익 재단법인 도쿄보건의료공사 도시마 병원 부원장

이토 히로아키   아키타대학 대학원 의학계 연구과 교수-혈관내과학·호흡기내과학

이나지 모토키   도쿄의과치과대학 대학원 치의학종합연구과 조교수-뇌신경 기능 외과학

이리오카 다카쿠니 국가공무원공제조합연합회 요코스카 공제병원 신경내과 부장

우스이 유타카   사이타마의과대학 부교수-호흡기내과

우치다 치요코   후쿠시마대학 인간발달문화학 교수

우치무라 코헤이   구마모토대학 의학부 부속병원-신장내과

에노모토 노부유키 야마나시대학 대학원 의학공학종합연구부 교수-임상 의학 계열(내과학 강좌 제1교실)

엔도 겐 　일본 적십자사 의료센터 대장항문외과 부장

오카와 아쓰시 　도쿄의과치과대학 대학원 치의학종합연구과 교수-정형외과학

오타 가쓰야 　도쿄의과치과대학 대학원 치의학종합연구과 강사-심리치료, 완화 의료학/온타 제2병
　　원 진료부장

오쓰카 이사오 　이사오 가메다소고 병원 부인과 부장

오토모 야스히로 　도쿄의과치과대학 대학원 치의학종합연구과 교수-구급재해의학

오노 기쿠오 　도쿄의과치과대학 대학원 치의학종합연구과 교수-신경기능외과학

오노 교코 　도쿄의과치과대학 대학원 치의학종합연구과 준교수-안과학

오사나이 다카유키 　요쓰야 메디컬 큐브 유선외과 과장

가키조에 유타카 　구마모토대학 대학원 생명과학연구부-신장내과학

가게야마 유키오 　사이타마 현립 암센터 비뇨기과 부장

가지와라 미치코 　도쿄의과치과대학 의학부 부속병원 수혈부장

가타야마 이치로 　오사카대학 대학원 의학계연구과 교수-내과계 임상의학 전공, 정보통합의학 강좌 피부과

가쓰노 데쓰야 　JA아이치후생련 비사이 병원-내과

가토 사토시 　자치의과대학 교수-정신과

가토 다쿠로 　제생회 가와구치 종합병원 피부과 부장

가네코 히토시 　닛산 후생회 타마 병원 산부인과 부장

가모이 고쥬 　도쿄의과치과대학 대학원 치의학종합연구과 조교수-안과학

가와카미 사토루 　사이타마 의과대학교 종합의료센터 부교수-비뇨기과

고노 타쓰유키 　도쿄의과치과대학 대학원 치의학종합연구과 교수-식도, 일반외과학

기시모토 세이지 　도쿄의과치과대학 대학원 치의학종합연구과 교수-두경부 외과학

기타하라 사토시 　공익 재단법인 도쿄보건질환공사 타마 남부지역 병원-비뇨기과 부장

기타무라 오토 　도쿄의과치과대학 대학원 치의학종합연구과 교수-이비인후과학

기타무라 다카토시 　기타무라 클리닉 원장

기하라 가즈노리 　도쿄의과치과대학 대학원 치의학종합연구과 교수-신장 비뇨기외과학

기요카와 유스케 　도쿄의과치과대학 대학원 치의학종합연구과-이비인후과학

구도 아쓰시 　도쿄의과치과대학 대학원 치의학종합연구과 조교수-간담췌·종합외과학

구보타 데쓰오   도쿄의과치과대학 대학원 보건대학원 교수-생체방어검사학

구보타 도시로   도쿄의과치과대학 대학원 치의학종합연구과 교수-생식기능협관학

구야마 야스시   데이쿄대학 의학부 교수-내과학

구루마지 아케오   도쿄의과치과대학 대학원 치의학종합연구과 준교수-정신행동의과학

구로키 아케오   쇼와대학 의학부 강사-신장내과학

구로사키 마사유키   무사시노 적십자병원 소화기과 부장

구로사 요시로   요시사쿠 종합병원 외과부장

구와하타 유코   전 오메 시립 종합병원 이비인후과 원장

고야 마사히코   오구라 기념병원 순환기내과 부장

고가 후미타카   도쿄의과치과대학 대학원 치의학종합연구과 강사-신장 비뇨기외과학

고마노 유키코   도쿄의과치과대학 대학원 치의학종합연구과 비상근 강사-교원병, 류머티즘 내과학

고야마 다카도시   도쿄의과치과대학 대학원 보건대학원 부교수-첨단 혈액검사학

사이토 가즈타카   도쿄의과치과대학 의학부 부속병원 강사-신장 비뇨기외과학

오타 마야   도쿄 도립 다마종합의료센터-내과

사사키 세이   도쿄의과치과대학 대학원 치의학종합연구과 교수-신장내과학

시치리 마사요시   가타자토대학 의학교수-내분비대사 내과학

시모카도 겐타로   도쿄의과치과대학 대학원 치의학종합연구과 교수-혈류 제어 과학

진노 데쓰야   도쿄의과치과대학 의학부 부속병원 강사-정형외과

진 야스토   히라쓰카 공제병원 호흡기과 과장

스기하라 겐이치   도쿄의과치과대학 대학원 치의학종합연구과 교수-종양외과학

스기모토 다로   도쿄의과치과대학 의학부 부속병원 강사-이비인후과

스미 다쿠로   도쿄의과치과대학 대학원 치의학종합연구과 강사-두경부외과학

세키타 요시히사   시키 시립 시민병원 외과장

세키야 이치로   도쿄의과치과대학 대학원 치의학종합연구과 교수-연골재생학

다카기와 준   도쿄공제병원 호흡기외과 부장

다케우치 다카시   도쿄의과치과대학 대학원 치의학종합연구과 조교수-정신행동의과학

다케시타 기미야   국제의료복지대학 아타미 병원 교수-소화기 센터

다테노 다에	도쿄의과치과대학 대학원 치의학종합연구과 – 분자 내분비내과학
다나카 아키라	영자영양대학 교수 – 임상영양의학연구소
다나카 도모히로	토론토대학 소화기내과 – 장기이식 의료부
다니구치 요시미	도쿄의과치과대학 의학부 부속병원 강사 – 주산, 여성진료과
다마키 마사시	무사시노 적십자병원 신경외과 부장
단 가즈오	일본의과대학 교수 – 혈액내과
지다 마모루	리버사이드 요미우리 빌클리닉 소장
데리다 미노리	아키타대학 대학원 의학계 연구과 조교수 – 혈관내과학
데라리 노리오	고치대학 의학부 교수 – 내분비대사, 신장내과학
도다 슈지	도쿄의과치과대학 대학원 치의학종합연구과 준교수 – 임상검사의학
도미타 기미오	구마모토대학 대학원 생명과학연구부 교수 – 신장내과학
도리야마 히데유키	도쿄해상일동 의료 서비스 의료본부
나카사와 마사유키	도쿄의과치과대학 대학원 치의학종합연구과 특임 교수 – 지역 소아 의료 연구강좌
나가호리 마사카즈	도쿄의과치과대학 조교수 – 소화기내과
나카무라 노리아키	도쿄의과치과대학 대학원 치의학종합연구과 조교수 – 간담췌·종합외과학
니시카와 도루	도쿄의과치과대학 대학원 치의학종합연구과 교수 – 정신행동과학
니시자와 아야	도쿄의과치과대학 대학원 치의학종합연구과 조교수 – 피부과
노구치 마사유키	오카야마현 정신보건복지센터 지역지원 상담과 참사
하기야마 히로유키	요코하마 시립 미나토 적십자병원 교원병 류머티즘 내과 부장
하라다 다쓰야	도쿄의과치과대학 대학원 치의학 종합연구과 강사 – 생식기능협관학
히구치 데쓰야	도호대학 의료센터 사쿠라 병원 부교수 – 피부과
히라다 유키오	공익 재단법인 첨단의료진흥재단 첨단의료센터 병원장
후카미 신	지바애우회 기념병원 안과부장
후쿠다 데쓰야	도쿄의과치과대학 대학원 치의학종합연구과 조교수 – 혈액내과학
후지이 도시미쓰	도쿄의과치과대학 – 소화기내과
후나코시 아키히로	후쿠오카 산노병원 췌장내과 부장
후루야 다다사	후루야 내과의원 원장

후루이 요시히코　가와구치 피부과 클리닉 원장

마쓰우라 마사토　도쿄의과치과대학 대학원 보건대학원 교수-생활기능 정보 해석학

마쓰시마 에이스케　도쿄의과치과대학 대학원 치의학종합연구과 준교수-심리치료·완화의료학

미즈사와 히데히로　도쿄의과치과대학 대학원 치의학종합연구과 교수-신경병태학

미야기 나오토　도쿄의과치과대학 의학부 부속병원 조교수-심장혈관 외과학

미야케 슈지　도쿄의과치과대학 보건관리센터 교수

미야자카 쿄코　동경가정대학 영양학과 교수

미야사카 노부유키　도쿄의과치과대학 대학원 치의학종합연구과 교수-교원병·류머티즘 내과학

미야자키 시게루　공익재단법인 결핵 예방 가이신야마다테 병원 생활습관병 센터장

미야자키 야스나리　도쿄의과치과대학 대학원 치의학종합연구과 준교수-수면제어학(호흡기내과)

무네타 다케시　도쿄의과치과대학 대학원 치의학종합연구과 교수-운동기외과학

무라카미 기미오　도쿄 도립 고마고메 병원 안과부장

모리오 도모히로　도쿄의과치과대학 대학원 치의학종합연구과 준교수-발생발달병태학

모리타 사다오　도쿄의과치과대학 의학부 부속병원 교수-재활부

야스미즈 타케히코　소카 시립병원 부원장(산부인과)

야마우치 신이치　도쿄의과치과대학 대학원 치의학종합연구과-종양외과학

야마다 마사히토　가나자와대학 대학원 의약보건학 종합연구과 교수-뇌 노화·신경병태학(신경내과학)

야마모토 다카시　데이쿄대학 의학부 강사-내과학

야마와키 마사나가　교토 부립 의과대학 대학원 의학연구과 교수-종합의료·의학교육학

요코제키 히로　도쿄의과치과대학 대학원 치의학종합연구과 교수-피부과

요코타 다카노리　도쿄의과치과대학 대학원 치의학종합연구과 교수-신경병태학

요시자와 야스유키　도쿄의과치과대학 이사-부학장

요시다 다케시　도쿄의과치과대학 대학원 치의학종합연구과 조교수-안과학

와카바야시 마이　도쿄의과치과대학 대학원 치의학종합연구과-신장내과학

와타나베 겐스케　기옥의과대학종합의료센터 객원 교수

와타나베 마모루　도쿄의과치과대학 대학원 치의학종합연구과 교수-소화기병태학

와타나베 무쓰히사　도쿄 도립 보쿠도병원 내과 원장

간호 과정 해설

아이다 노부코	나고야대학 의학부 보건학과 간호학 전공 부교수-임상간호학
아카시 게이코	나고야 시립대학 간호학부 간호학과 교수-크리티컬 케어 간호학
아키야마 사토루	시마 국제대학 간호학부 간호학과 교수-성인간호학
아호 준코	나가노현 간호대학 학장
아리타 기요코	데니의료대학 의료학부 간호학과
이시카와 노리코	지바 현립 의료대학 간호학과 강사-소아간호학
이즈미 다카코	일본적십자 간호대학 조교수-성인간호학
우에다 지요코	전 간사이의료대학 보건간호학부 교수
우치노 세이코	국제의료복지대학 오다와라 보건의료학부 부교수
우치보리 마유미	죠치대학교 종합인간과학부 간호학과 조교수-성인간호학
오네 키요카	이노우에 안과병원 간호부장
오미야 유코	메지로대학 간호학부 간호학과
오카 미치요	군마대학 대학원 보건대학원 교수-임상간호학
오카다 요시에	스쿠바대학 의학의료계 부교수-정신간호학
온베 히로미	군마대학 대학원 보건대학원 강사-성인간호학
가타오카 쥰	아이치 현립대학 간호학부 교수-성인 만성기간호학
가나자와 사유리	국립국제의료연구센터 도야마병원 16층 병동부 간호사장
가메이 도모코	세이료카간호대학 간호학부 교수-노인간호학
가와세 쇼코	전 도쿄의과치과대학 약해감시학 강좌
기다 이구사	도쿄 도립 기타교육원센터 간호장
구리하라 야요이	전 니가타의료복지대학 건강과학부 간호학과 강사-건강 장애 간호
고쿠부 히로코	구마모토대학 대학원 생명과학연구부 교수-성인간호학
고친다 치에미	의료교육컨설팅 아가리카제 대표
고니시 미유키	효고의료대학 간호학부 강사-요양지원 간호학
고하라 이즈미	자치의과대학 대학원 간호학 연구과 준교수
사이토 시노부	지바대학 대학원 간호학 연구과 준교수-기초 간호 교육 연구 분야

사이노 다카시	오사카 부립대학 간호학부 조교-감염간호학
사카이 아키코	후쿠이대학 의학부 간호학과 교수-임상간호학
사카모토 유코	도쿄 의료보건대학 간호학부 간호학과 강사
사쿠마 에리카	홋카이도의료대학 간호복지학부 간호학과 부교수-정신간호학
사쿠라이 아야노	세이료카간호대학 간호학부 조교-성인간호학
사사키 요시코	도쿄의과치과대학 대학원 보건대학원 부교수-첨단 침습 완화 케어 간호학
사이토 마사미	쓰쿠바대학 의학 의료계 부교수-성인간호학
사토 요시코	오사카 부립대학 간호학부 교수-감염간호학
시게노 가오루	천리의료대학 교수
시노키 에리	도쿄의료 보건대학 의료보건학부 간호학과 교수
시마다 메구미	도쿄대학 대학원 인간건강과학연구과 준교수-간호과학 영역
쇼무라 마사코	도카이대학 건강과학부 간호학과 부교수-성인간호학
스기야마 유리	전 도쿄의료보건대학 의료보건학부 간호학과 조수
다카시마 나오미	도쿄 지케이의료대학 의학부 간호학과 교수-성인간호학
다카하시 사쓰키	군마 현립 현민건강과학대학 간호기술 교육학 연구분야 강사-기초 간호 기술학
다카하시 나쓰코	세이료카간호대학 대학원 박사과정 후기
다카히라 사치코	나가사키 현립대학 간호영양학부 간호학과 강사-성인간호학
다키시마 노리코	가와사키 시립 간호단기대학 교수
다케이 루미	고마키시민병원
다케우치 사치에	미에대학 의학부 간호학과 부교수
다테노 준코	야마구치대학 대학원 의학계 연구과 강사-임상간호학
스카모토 나오코	죠치대학교 종합인간과학부 간호학과 교수-기초간호학
쓰키다 가즈미	후쿠이대학 의학부 간호학과 부교수-성인·노인간호학
도미오카 아키코	도쿄의료보건대학 의료보건학부 간호학과 부교수-소아간호학
도모마사 준코	독립 행정법인 노동자 건강 복지기구 간사이 산재병원
나가사와 노리코	사이타마 시립병원 간호사장
나카지마 에미코	교린대학 보건학부 간호학과 교수-성인·노인 간호학

나카야마 유키　　공익재단법인 도쿄의학종합연구소 감각 시스템 연구 분야 난치병 치료 간호 연구소 주임 연구원

나스 가즈미　　히로시마대학 대학원 의치약보건학 연구과 조교-간호 개발 과학

히다이 리에　　지바현 응급의료센터 간호국

히라마쓰 노리코　　겐와카이 임상간호학 연구소 주임 연구원

후쿠다 유코　　교린대학 보건학부 간호학과 강사-성인·노인 간호학

호리이 사토시　　오사카 부립대학 간호학부 교수-감염간호학

마에카와 아쓰코　　나고야대학 대학원 의학계 연구과 교수-지역 재택 간호

마쓰시마 모토코　　독립 행정법인 노동자건강복지기구 오사카 로사이병원 간호사장

마나베 도모코　　교린대학 의학부 부속병원

미우라 하나에　　일본 적십자간호대학 부교수-성인간호학

미우라 미나코　　도쿄여자의과대학 간호학부 조교-성인간호학

미타 유미코　　성마리안나 의과대학 병원감염제어부 간호사장

야토미 유미코　　도쿄의과치과대학 대학원 보건위생학연구과-대학원 첨단 침습 완화 케어 간호학

야마자키 도모코　　죠우치대학교 종합인간과학부 간호학과 부교수-성인간호학

야마세 히로아키　　야마구치대학 대학원 의학계 연구과 교수-임상간호학

야마다 유키　　전 국립국제의료연구센터 병원 에이즈 치료·연구개발 센터

야마모토 이쿠코　　쥰텐도대학 의학부 부속 우라병원 간호교육과

이 책의 콘셉트와 효과적인 학습법

이 책은 간호 과정의 프로세스를 체계적으로 설명하고 있습니다.

- 학생들이 간호 과정을 임상 현장에서 실제로 어떻게 전개하면 좋을지 배우는 것은 매우 어려운 일입니다. 이 책에서는 간호 과정이란 과연 무엇인지 철저하게 다루고 있으며, 학생들이 간호 과정을 이해할 수 있도록 체계적으로 설명하였습니다. 간호 과정의 개념은 '계통 간호학 강좌 기초 간호 기술'을 기준으로 하였습니다.

- 각 항목의 간호 과정 설명에는 먼저 전체를 파악할 수 있도록 '간호 과정의 순서도'를 실었습니다. 관찰 항목 → 간호 문제(간호 진단) → 간호 목표(간호 성과) → 간호 활동(간호 중재)의 흐름에 따라 잘 이해할 수 있도록 했습니다. 또한 간과해서는 안 되는 중요한 포인트 또는 기본 자세를 이해하고 실습에 임할 수 있도록, 이정표가 되는 '기본 개념'을 첫 부분에 넣었습니다.

- 이 책에서는 간호 과정을 'Step 1 영향 평가, Step 2 간호 초점, Step 3 계획, Step 4 실시, Step 5 평가'의 5단계로 나누어 설명하였습니다. 각 단계의 포인트나 착안점을 쉽게 알아볼 수 있도록 중요 사항은 빨간색으로 표시하고, 배경이 되는 근거를 확실히 설명하였습니다. 특히 학생들이 골칫거리로 여기는 평가 내용을 어디에서 착안하면 좋을지, 간과하기 쉬운 것은 무엇인지 그 내용을 실었습니다.

- 환자와 가족에 대해 전체적으로 파악하도록 하기 위해 각 항목의 마지막에는 일반적인 환자의 경우를 예로 '병태 관련도와 간호 문제'를 다루었습니다. 여기에서 병태를 바탕으로 한 근거를 이해할 수 있습니다. 전국의 간호대학에서 폭넓게 사용할 수 있는 부분이라고 생각합니다.

전국의 간호대학에서 폭넓게 사용할 수 있습니다.

- 이 책에서는 각 간호대학이나 교과서 또는 대상의 특성에 따라 구분된 특정 간호 이론이나 평가의 틀을 존중하여, 굳이 새로운 평가 틀을 설정하지 않고 물리적 검토의 기본인 head to toe의 구성 정보를 정리하였습니다. 따라서 고든, 오렘, 핸더슨, 로이, 탁소노미 Ⅱ(NANDA-I) 등의 실제 교육 내용에 따라 활용하시기 바랍니다. 참고로 기초 교육에서 널리 채용되고 있는 린다 J. 카르페니토, 모이에의 《간호 진단 핸드북》에 따른 고든의 기능적 건강 패턴에 의한 분류(예: 영양-대사 패턴)를 '간호 문제 목록'에 병기하였습니다. 따라서 고든의 기능적인 건강 패턴을 채용하고 있는 학교는 물론, 《카르페니토 간호 진단 핸드북》을 채용하는 학교에서도 이 책을 활용하여 일관성 있는 학습을 할 수 있습니다.

- 이 책에서는 간호 문제를 키워드로 간호 과정을 전개하기 때문에, NANDA-I 등 간호 진단 레이블을 사용하지 않아도 문제가 없습니다. 간호 문제에 대한 표기는 임상적이고 평이한 표현을 사용하였습니다.

NANDA-I, 카르페니토, 고든의 간호 진단을 병기하였습니다.

- 최고 전자 의료 기록의 도입에 따라 임상에서 공용 언어로 사용하는 간호 진단명을 소개하는 의료 시설이 증가하고 있습니다. 이 책에서는 NANDA-I의 간호 진단 레이블을 기본으로, NANDA-I에서는 채용되지 않았지만 임상적으로 유용하다고 생각되는 간호 진단 레이블 카르페니토의 《간호 진단 핸드북》에서도 채택하여 '간호 진단'으로 병기했습니다. 카르페니토와 고든도 기본 간호 진단 레이블은 NANDA-I에서 채용하고 있기 때문에, 카르페니토와 고든을 사용하는 수업에서도 이 책에서 설명한 내용으로 수업을 할 수 있습니다.

폭넓은 대상을 정하고 간호 과정을 전개하였습니다.

- 실제 임상에서는 환자의 상태가 매우 다양하고 개별성을 가집니다. 또한 시간이 지남에 따라 상태가 변화하게 마련입니다. 그러므로 이 책에서는 특정 환자의 상을 만들어내지 않고, 어느 정도 차별성이 있는 상황을 가정하여 임상적으로 일어날 수 있는 간호 문제를 가능한 한 넓은 관점에서 보도록 했습니다. 이는 특정 환자에게 한정된 지식만을 흡수하면 학생들이 상황에 따라 임기응변으로 대응하지 못할 것을 우려해서입니다. 책에서 얻은 지식을 바탕으로 실제 수업과 실습에서 환자 개인의 개별성을 가미한 간호 과정을 전개하면, 책을 통한 학습 효과를 더욱 실감할 수 있습니다.
- 또한 다양한 상황에서 학생이 임기응변으로 대응할 수 있도록 의학 논평의 '병기·병태·중증도별 치료 순서도'에 맞도록 '병기·병태·중증도별 관리 포인트'를 실었습니다.

이 책 한 권으로 최신 의학 지식을 배울 수 있습니다.

- 이 책에서는 기본적인 병태 생리를 학생들이 철저하게 이해하기를 바라는 마음으로 임상의가 저술한 의학서와 동등한 수준이면서도 분명하고 이해하기 쉬운 문장으로 의학 해설을 실었습니다. 현재 임상에서 실제로 이루어지는 진단과 치료에 대한 모든 항목을 각 분야의 전문성을 가진 의사가 집필하여, 내용의 신뢰도는 물론 최신 정보를 수록하였습니다. 또한 학생들이 건강기록부를 봤을 때 환자에게 사용되는 약물이 무엇인지 이해할 수 있도록 처방 사례도 충분히 도입하였으며, 치료제 일람표를 함께 실었습니다. 각 항목의 시작 부분에는 병태의 생리를 한눈에 파악할 수 있도록 그림을 중심으로 '눈으로 보는 질환'을 실어두었습니다.

이 책의 구성과 사용법

질환 설명

기본적인 의학 지식을 알기 쉽게 원 포인트로
해설하였습니다.

한눈에 알 수 있는
질환의 병태와 생리

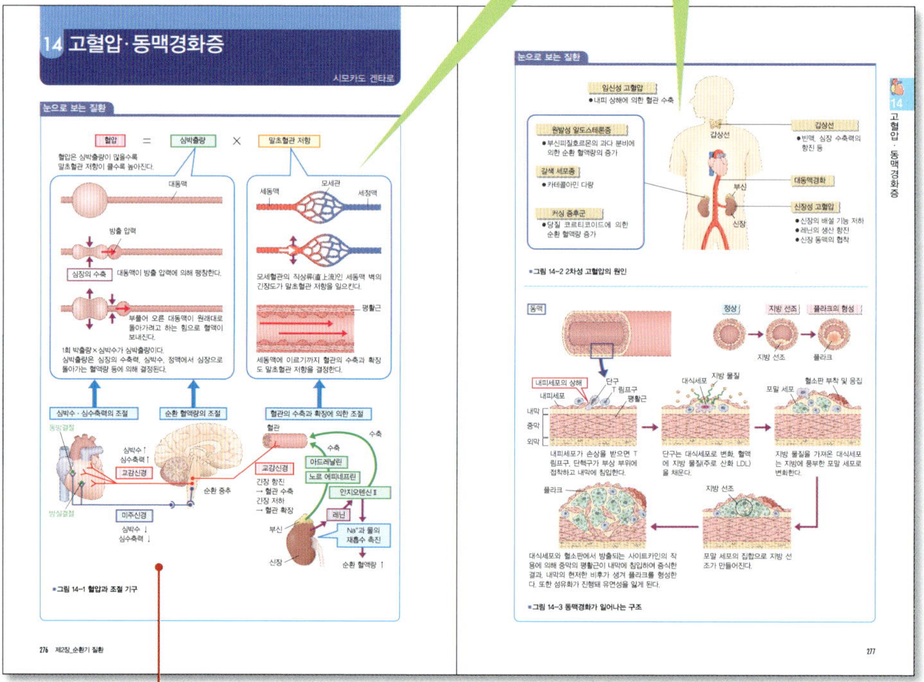

각 항목의 시작 부분에는 '눈으로 보는 질환'을
그림으로 보여주여 먼저 질병의 전체 모습을
파악하도록 하였습니다.

질환에 대한 지식을 간결하게 설명하였습니다.
진료기록 카드를 보고 확인하십시오.

- 병태 생리
- 병인 · 악화 요인
- 역학 · 예후
- 증상
- 진단 · 검사값
- 합병증
- 치료법

병태 생리

● 고혈압
- 고혈압은 혈압이 지나치게 높은 상태가 지속되는 병태에서 혈관·뇌·심장·신장 등의 장기에 장애가 있는 경우이다. 사람의 체질은 나이가 들면서 혈압이 상승하는데, 본태성 고혈압과 승압 호르몬 생산 증량 등에 따른 2차성 고혈압이 있다.

〈혈압 유지 기구와 고혈압〉
- 혈압은 심장에서 송출된 혈액이 전신을 둘러싼 압력으로 '심박출량×말초 저항'으로 규정된다. 심장에서 나온 혈액은 대동맥이 풍선처럼 부풀어 올라, 압력은 약화되고 말초로 전송된다. 이것이 수축기 혈압으로 좌심실의 수축기(심실 내압)보다 낮다. 심장의 이완기에는 심장의 방출 압력이 제로가 되지만, 부풀어 오른 대동맥의 수축에 의한 압력에서 말초 혈액을 계속해서 보낸다. 이때의 압력이 이완기 혈압이다(그림 14-1).
- 염분의 과잉 섭취는 체액을 증가시켜 심박출량을 높이기 때문에, 따뜻한 방에서 갑자기 추운 곳으로 나가면 혈관이 수축해 말초혈관 저항이 증가하므로 혈압이 상승한다.
- 혈압이 떨어지면 생명 유지에 필수적인 장기에 혈액을 공급할 수 없게 되므로 인체에는 혈압을 일정 정도 이상 유지하는 구조가 갖춰져 있다. 신경계에 의한 혈관 수축과 심장 박동 제어, 레닌-아지오텐신-알도스테론계에 의한 혈관 수축, 체액량 조절 제어가 대표적이다. 예를 들어 출혈로나 체액량이 감소하여 심박출량이 낮아지면 심박수가 증가하기 때문에, 1회 박출량의 저하를 보충하면 모든 말초혈관이 수축하고 혈압이 유지된다. 또한 신장에서 나트륨 배설이 감소하여 체액량 유지에 작용한다.
- 고혈압 여부는 혈압 상승에 의해 증가하는 심혈관 질환에 관한 역학 연구에서 얻어진 혈압 값에 따라 결정되며 다분히 편의적이다. 본태성 고혈압이 생리적 혈압 유지 기구가 높게 세팅되었기 때문에 2차성 고혈압은 주로 혈압 조절기구의 일부가 폭주하여 생기는 것이라 여겨진다. 또한 노인이 대동맥경화인 경우 심장의 방출 압력을 완충하는 작용이 저하하므로 수축기 혈압은 상승하고, 반대로 이완기 혈압은 낮아진다.

〈고혈압에 의한 장기 손상〉
- 높은 혈압에 노출되는 혈관계는 장애를 일으키고, 높은 압력에 저항하는 혈액을 보내 심장은 비대해진다.
  - 혈관: 뇌혈관의 괴사 → 뇌출혈 동맥경화 → 관상동맥 질환, 뇌경색, 사지의 말초동맥 질환(PAD)신장 사구체의 파괴 → 신장 경화증(단백뇨, 말기 신부전)
  - 심장: 고혈압 심장 질환(심장 비대, 말기에는 심부전)
● 동맥경화
- 동맥경화증은 혈관 벽의 지질 축적을 수반하는 만성 염증에 의해 생기는 혈관 루멘의 협착을 초래하는 질환이다.
- 고콜레스테롤혈증, 흡연, 고혈압, 고혈당 등에 의해 혈관 내피가 손상되는 것으로부터, 염증의 시작은 혈관 벽, 주로 내막에 지질의 침착을 동반한 섬유화 병변이 발생하는 것에서 비롯된다(그림 14-3).
- 항응고 작용을 하는 내피가 손상되기 때문에 혈전이 생기기 쉬워지지만 병변을 덮고 있는 피막이 깨지면 급격히 큰 혈전이 형성되어 소구경으로 혈관을 폐쇄한다.
- 급성 심근경색의 대부분은 이러한 동맥경화 병변의 파탄(불안정한 플라크의 파탄)에 의해 발생한다(그림 14-4).

병인 · 악화 요인

- 고혈압
  ① 본태성 고혈압: 체질
  ② 2차성 고혈압: 신장 질환(신장 혈관의 협착, 신장 실질 질환), 내분비 질환(원발성 알도스테론증, 갈색세포종, 쿠싱 증후군, 갑상선 기능 항진증 등), 대동맥경화(그림 14-2)
- 동맥경화: 당뇨병, 고혈압, 이상지질혈증, 흡연이나 심근경색 가족력, 남성, 폐경 후 여성(관상동맥 질환의 위험 요인에 대해서는 '32 이상지질혈증 (고지혈증)' 참조)

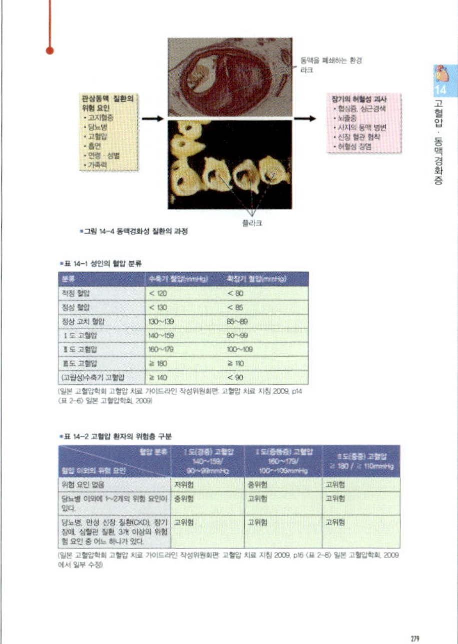

■그림 14-4 동맥경화성 질환의 과정

■표 14-1 성인의 혈압 분류

분류	수축기 혈압(mmHg)	확장기 혈압(mmHg)
적정 혈압	< 120	< 80
정상 혈압	< 130	< 85
정상 고치 혈압	130~139	85~89
Ⅰ도 고혈압	140~159	90~99
Ⅱ도 고혈압	160~179	100~109
Ⅲ도 고혈압	≥ 180	≥ 110
(고립성)수축기 고혈압	≥ 140	< 90

(일본 고혈압학회 고혈압 치료 가이드라인 작성위원회편: 고혈압 치료 지침 2009, p14 (표 2-6) 일본 고혈압학회, 2009)

■표 14-2 고혈압 환자의 위험층 구분

혈압 이외의 위험 요인 \ 혈압 분류	Ⅰ도(경증) 고혈압 140~159/ 90~99mmHg	Ⅱ도(중등증) 고혈압 160~179/ 100~109mmHg	Ⅲ도(중증) 고혈압 ≥ 180 / ≥ 110mmHg
위험 요인 없음	저위험	중위험	고위험
당뇨병 이외에 1~2개의 위험 요인이 있다.	중위험	고위험	고위험
당뇨병, 만성 신장 질환(CKD), 장기 장애, 심혈관 질환, 3개 이상의 위험 요인 중 어느 하나가 있다.	고위험	고위험	고위험

(일본 고혈압학회 고혈압 치료 가이드라인 작성위원회편: 고혈압 치료 지침 2009, p16 (표 2-8) 일본 고혈압학회, 2009에서 일부 수정)

악화 요인의 제거는 중요한 케어 중 하나이므로
일상생활을 하는 환경도 포함하여 체크해야 합니다.

검사값의 체크는 이상을
조기에 발견하는 데
중요한 역할을 합니다.

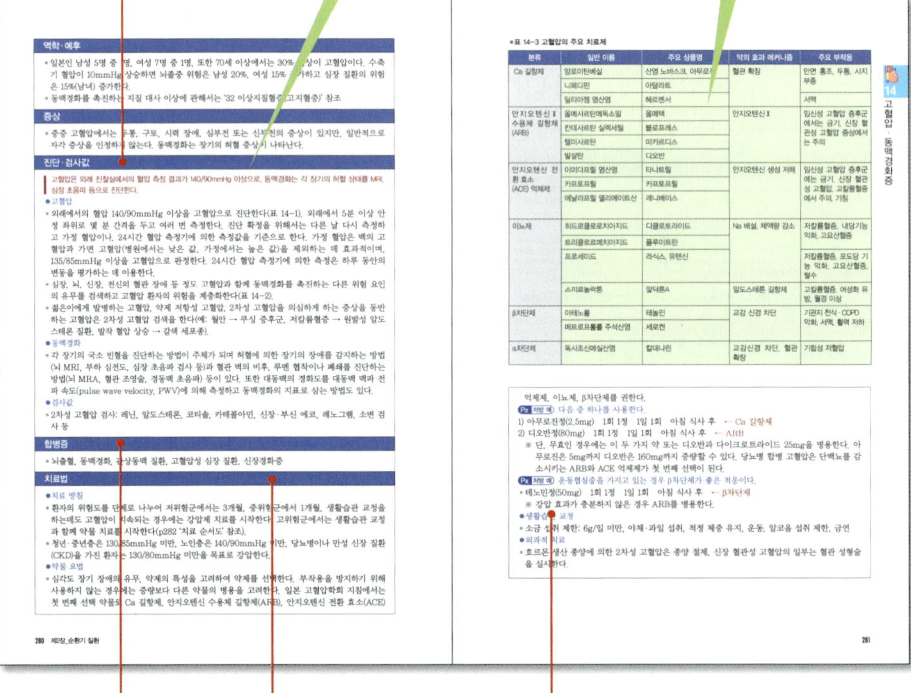

치료 방침을 이해하여 관리의
질을 향상시킬 수 있도록 했습니다.

합병증을 조기에 발견하기 위한
항목을 체크해두었습니다.

실제 환자가 사용하고 있는 약을 알 수 있도록
구체적인 처방 사례를 수록하였습니다. 특히 처
방의 목적을 알 수 있도록 약효 이름을 병기하였
습니다. 진료기록 카드를 보면서 확인하십시오.

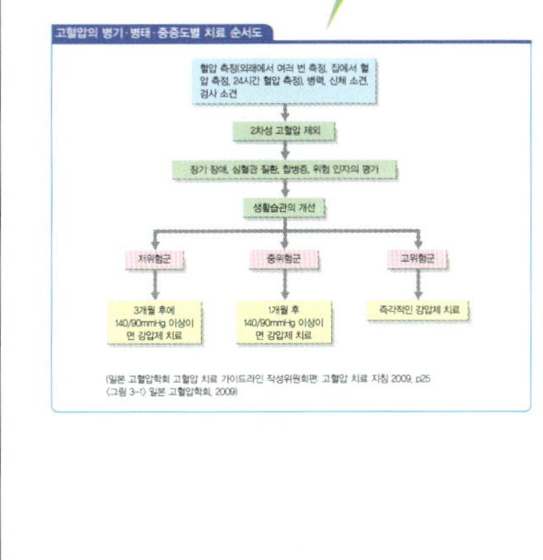

고혈압의 병기·병태·중증도별 치료 순서도

고혈압·동맥경화증 환자의 간호

아리타 기요코

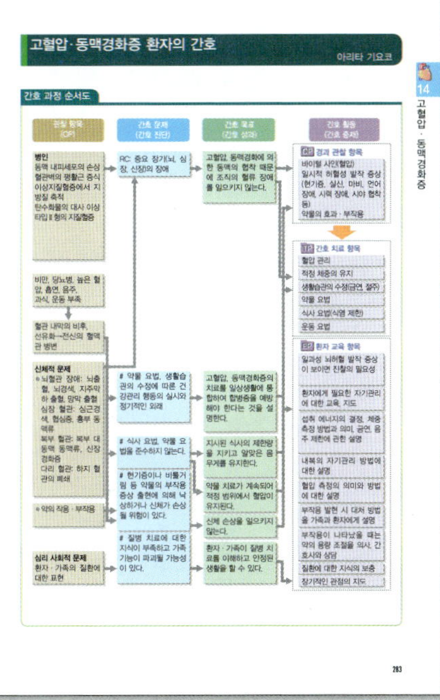

간호 과정의 이해

정보 수집으로부터 영향 평가, 치료 계획, 평가까지
어떤 환자에게도 대응할 수 있도록
상세하게 해설하였습니다.

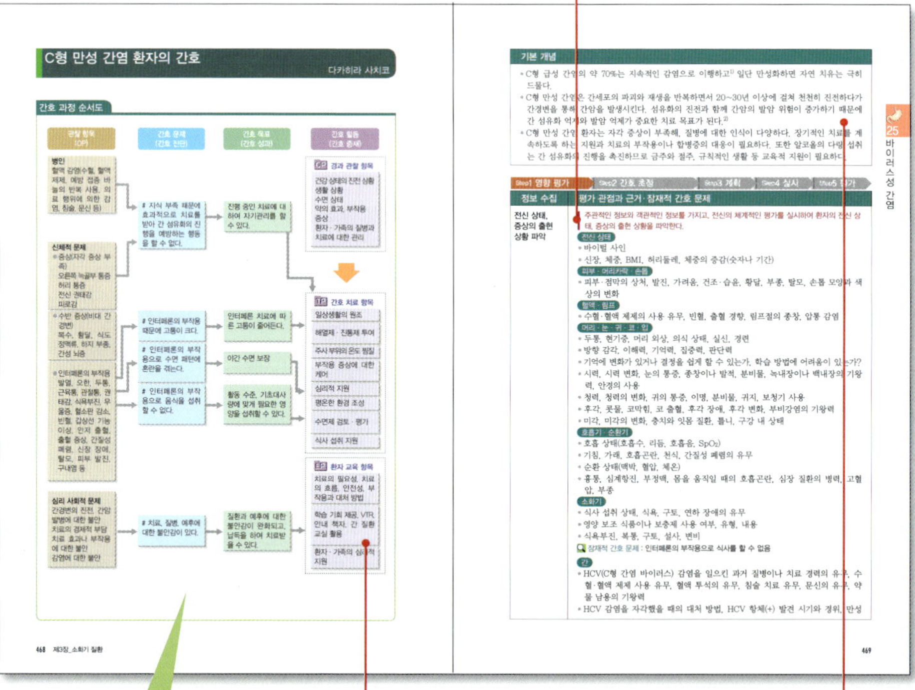

간호 과정의 개요를
우선 전체적으로 판단합니다.

일반적인 간호 문제의 목록을 보여줍니다. focus assessment는 그 후의 치료 계획에도 영향을 주는 중요한 단계입니다. '간호의 우선순위 지침'을 참고하면서 환자·가족과 간호 문제에 대해 검토할 수 있습니다.

간염 진단 시기와 경위, 진찰 여부, 치료 내용과 경과
- 자각 증상: 오른 늑골부 통증, 허리 통증, 전신 피로, 피로감 등
- 간 기능: AST, ALT, LDH(젖산 탈수소 효소), γ-GTP, ALP(알칼리성 포스파타제), TB(총 빌리루빈), ChE(콜린에스테라아제), WBC(백혈구), Plt(혈소판), PT(프로트롬빈 시간), HPT(헤파플라스틴 테스트), NH₃(암모니아)
- 영양 상태: TP(총 단백), Alb(알부민), TC(총 콜레스테롤), Hb(헤모글로빈), Ht(하프 타입)
- C형 간염 검사: HCV 항체, 바이러스성(HCV-RNA 정량법), 바이러스형(혈청형, 유전자형)
- 간경화도: 복수, TB, Alb, ICG(인도사이아닌그린) 시험
- 섬유화 마커: 히알루론산, IV형 콜라겐, P-Ⅲ-P(프로콜라겐페프치드)
- 종양 마커: AFP, PIVKA Ⅱ
- 검사 소견: 복부 초음파, 복부 CT, 복부 MRI, 복강경하 간 생검, 복부 소화관 조영술, 내시경
- 인터페론(IFN)의 사용 상황, 바이털 사인 변화, 해열 약물의 사용 상황

🔍 잠재적 간호 문제: 인터페론의 부작용 때문에 고통이 강함

[배절·혈문·신진·배뇨기·생식기]
- 배변 패턴(횟수, 양상, 불편, 제어 방법, 완하제 사용)
- 소변 패턴(횟수, 양상, 불편), 야간의 배뇨 상태, 이뇨제의 사용 상황
- 소변 검사값(요당, 요단백, 요잠혈), 대변 검사값(대변 잠혈), 신장 기능(BUN(혈액 요소 질소), Cr(크레아티닌) 등)
- 성기능의 변화와 문제
- 성관계 만족도, 변화·문제의 유무, 파트너와의 관계
- 피임 방법을 사용하고 있는지, 그에 따른 문제는 없는지 여부

[골격근·신체·지각]
- 사지·몸통의 운동 기능, 관절 가동 범위, 관절통, 근육통, 통증, 종창, 발적, 열감
- 근력, 악력, 보행 자세로의 상태
- 지각이나 감각 이상, 떨림, 냉감
- 통증이나 불편이 있는가, 있다면 언제부터 어느 정도에서 대책을 어떻게 하고 있는가?

🔍 잠재적 간호 문제: 인터페론의 부작용 때문에 고통이 심함

[ADL과 자기관리]
- 식사 섭취(시간, 횟수, 내용, 기호), 수분 섭취(종류, 양, 맛)
- 흡연, 음주 여부, 복약 여부, 과로, 과식, 스트레스 등
- 필요한 활동을 위해 에너지는 충분한가, 권태감이나 피로감의 유무
- 일(시간, 내용, 활동 강도, 잔업의 유무)
- 운동(시간, 내용, 빈도), 레저 활동
- 수면(시간, 상태), 숙면의 유무
- 잠들기, 중간 각성, 이른 아침 각성, 밤낮 역전, 잔면감, 낮에 졸음이 오는지 유무, 수면제 사용 유무
- ADL(식사, 목욕, 배설, 옷 갈아입기, 조리, 가사, 자다가 몸을 뒤척임, 일반 이동성 등)

🔍 잠재적 간호 문제: 인터페론의 부작용에 따른 수면 패턴의 혼란

심리적 측면의 파악

❗ 환자·가족의 질병이나 치료에 대한 인식 스트레스 대처 행동, 가치관과 신념을 이해한다.

[자기 인식]
- 치료 방법 결정에 대해 갈등을 드러내는 말들을 관찰한다.
- 우울증을 보이는 말, 치료 내용과 그 효과를 파악한다.

- 시선 맞추기나 집중력, 주의력, 신체의 자세는 어떤가?
- 환자 자신에 대해 어떻게 생각하고 있는가?
- 환자는 자신을 어떻게 표현하는가?
- 환자의 신체가 변했는가(탈모 등), 이러한 변화가 환자에게 문제가 되는가?
- 발병 이후 자신의 신체에 대한 사고방식이 변화했는가?
- 분노, 좌절, 두려움, 불안, 우울의 정도와 그것을 해소시킬 수 있는가?
- 희망의 유무, 조절의 유무, 해결책이 있는가.
- 현재의 건강 상태·검사·치료에 관한 이해의 정도를 파악한다.
- 건강 유지 행동, 의사나 간호사의 지시 실행 여부, 의료 공급자 또는 요양 생활에 관한 희망을 가지고 있는가?

🔍 잠재적 간호 문제: 지식 부족으로 인해 효과적으로 치료를 받고 간 섬유화의 진행을 미리 방지하는 행동을 취할 수 없음

[코핑·스트레스 내성]
- 최근 1~2년 동안 인생의 큰 변화와 위기가 있었는지 여부
- 일에 대해 차분히 상담하는 상대는 누구인가?
- 긴장하고 있는가, 릴랙스 상태인가, 긴장을 완화하는 방법은 무엇인가?
- 휴식을 위해 알코올, 약물을 사용하는가?
- 인생의 큰 문제에 대해 어떻게 대처하는가?
- 스트레스 존재의 유무(입원, 간 생검, 인터페론 치료 등)
- 코핑을 위한 다양한 지원 시스템

[가치관·신념]
- 전반적으로 인생이 원하는 대로 가고 있는지, 인생의 설계는 어떻게 하는가?
- 자신의 삶에서 중요한 것은 무엇인가?
- 일상에서의 종교적 실천이나 삶에서 신앙이 중요한가, 문제가 발생한 경우 신앙이 일정 정도 역할을 하는가?

🔍 잠재적 간호 문제: 치료 및 질병·예후에 대한 불안감

사회적 측면의 파악

❗ 가족, 일, 사회관계 속에서 환자의 주요한 역할과 책임을 이해한다.
- 가족 구성, 가족이나 다른 사람의 관계, 가족에 대한 의존도·자립도, 만나는 사람은 어떠한 모습인가?
- 가족과의 문제(건강 문제, 돌봄의 문제)는 무엇인가?
- 환자의 질병·입원에 대해 가족은 어떻게 생각하고 있는가?
- 환자의 질병·입원에 대해 직장에서 이해하고 있는가?
- 직업·일의 종류, 일(학교 생활)은 잘되고 있는가?
- 가정, 직장, 학교, 사회 활동의 역할 변화에 대한 인식 정도를 파악한다.
- 의료비, 사회 자원의 활용 현황, 수입·지출에 대한 인식의 정도를 파악한다.

Step1 영향 평가 | **Step2 간호 초점** | Step3 계획 | Step4 실시 | Step5 평가

간호 문제 리스트

#1 지식 부족 때문에 효과적으로 치료를 받거나 간 섬유화의 진행 예방 행동을 취할 수 없다(건강 지각-건강관리 패턴).
#2 인터페론의 부작용 때문에 고통이 크다(인지-지각 패턴).
#3 인터페론 부작용으로 수면 패턴에 혼란을 초래한다(수면-휴식 패턴).
#4 치료나 질환, 예후에 대한 불안을 느낀다(자기 인식 패턴).
#5 인터페론의 부작용으로 음식을 섭취할 수 없다(영양-대사 패턴).

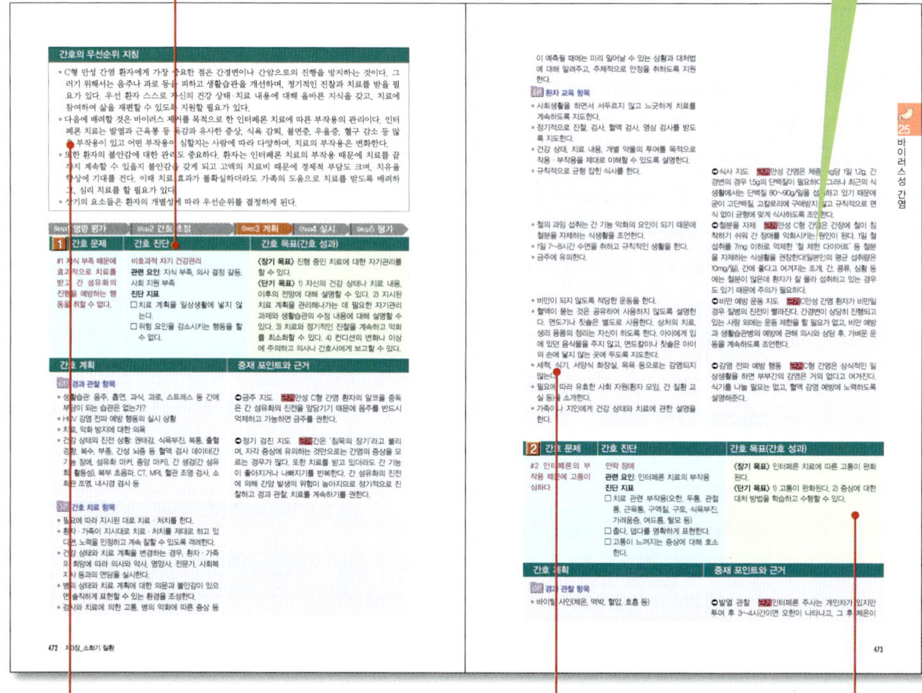

평가의 기준으로 고든의 《기능적 건
강 패턴》을 사용한 경우, 분류를 참
고하여 항목에 넣었습니다(분류와
표기는 린다 J. 카르페니토=모이에
의 《간호 진단 핸드북 제9판》에 따
랐습니다).

환자의 상태에 맞추어 치료
계획을 세웁니다.

간호의 장기 목표와 단기
목표를 보여줍니다.

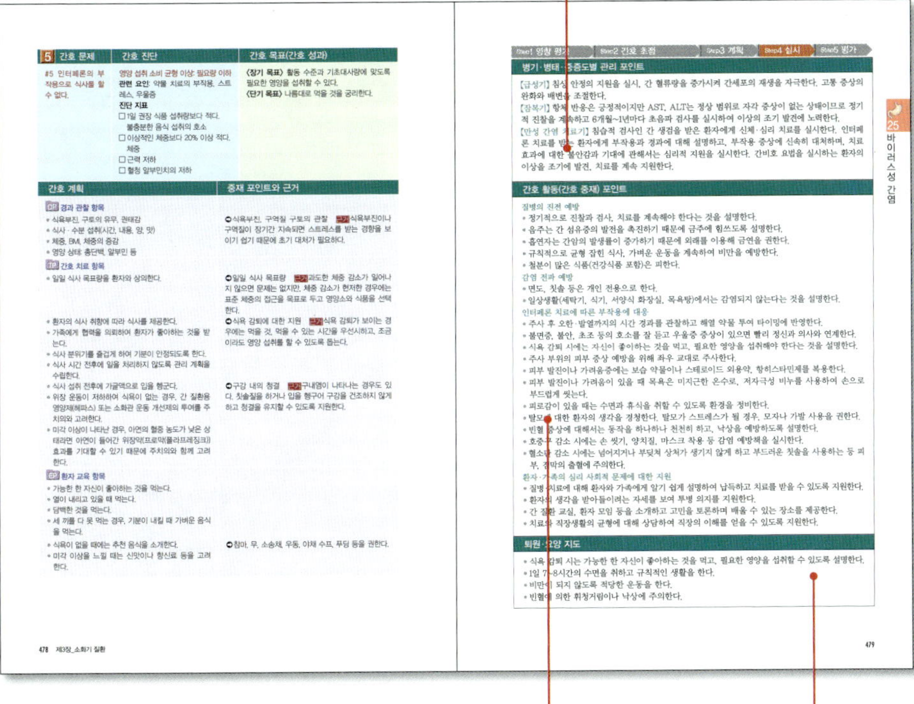

5 간호 문제

#5 인터페론의 부작용으로 식사를 할 수 없다.

간호 진단

영양 섭취 소비 균형 이상: 필요량 이하
관련 요인: 약물 치료의 부작용, 스트레스, 우울증
진단 지표
☐ 1일 권장 식품 섭취량보다 적다.
  불충분한 음식 섭취의 호소
☐ 이상적인 체중보다 20% 이상 적다.
  체중
☐ 근력 저하
☐ 혈청 알부민치의 저하

간호 목표(간호 성과)

〈장기 목표〉 활동 수준과 기초대사량에 맞도록 필요한 영양을 섭취할 수 있다.
〈단기 목표〉 나름대로 먹을 것을 궁리한다.

간호 계획

OP 경과 관찰 항목
- 식욕부진, 구토의 유무, 권태감
- 식사·수분 섭취(시간, 내용, 양, 맛)
- 체중, BMI, 체중의 증감
- 영양 상태: 총단백, 알부민 등

TP 간호 치료 항목
- 일일 식사 목표량을 환자와 상의한다.
- 환자의 식사 취향에 따라 식사를 제공한다.
- 가족에게 협력을 의뢰하여 환자가 좋아하는 것을 받는다.
- 식사 분위기를 즐겁게 하여 기분이 안정되도록 한다.
- 식사 시간 전후에 일을 처리하지 않도록 관리 계획을 수립한다.
- 식사 섭취 전후에 가글액으로 입을 헹군다.
- 위장 운동이 저하하여 식욕이 없는 경우, 간 질환용 영양제(헤파스) 또는 소화관 운동 개선제의 투여를 주치의와 고려한다.
- 미각 이상이 나타난 경우, 아연의 혈중 농도가 낮은 상태라면 아연이 들어간 위장액(프로맥(폴라프레징크)) 효과를 기대할 수 있기 때문에 주치의와 함께 고려한다.

EP 환자 교육 항목
- 가능한 한 자신이 좋아하는 것을 먹는다.
- 열이 내리고 있을 때 먹는다.
- 담백한 것을 먹는다.
- 세 끼를 다 못 먹는 경우, 기분이 내킬 때 가벼운 음식을 먹는다.
- 식욕이 없을 때에는 추천 음식을 소개한다.
- 미각 이상을 느낄 때는 신맛이나 향신료 등을 고려한다.

중재 포인트와 근거

◯식욕부진, 구역질 구토의 관찰 근거 식욕부진이나 구역질이 장기간 지속되면 스트레스를 받는 경향을 보이기 쉽기 때문에 초기 대처가 필요하다.

◯일일 식사 목표량 근거 과도한 체중 감소가 일어나지 않으면 문제는 없지만, 체중 감소가 현저한 경우에는 표준 체중의 접근을 목표로 두고 영양소와 식품을 선택한다.

◯식욕 감퇴에 대한 지원 근거 식욕 감퇴가 보이는 경우에는 먹을 것, 먹을 수 있는 시간을 우선시하고, 조금이라도 영양 섭취를 할 수 있도록 돕는다.

◯구강 내의 청결 근거 구내염이 나타나는 경우도 있다. 칫솔질을 하거나 입을 헹구어 구강을 건조하지 않게 하고 청결을 유지할 수 있도록 지원한다.

◯참마, 무, 소송채, 우동, 야채 수프, 푸딩 등을 권한다.

Step1 영향 평가 | Step2 간호 초점 | Step3 계획 | **Step4 실시** | Step5 평가

병기·병태·중증도별 관리 포인트

【급성기】 침상 안정의 지원을 실시, 간 혈류량을 증가시켜 간세포의 재생을 자극한다. 고통 증상의 완화와 배변을 조절한다.
【잠복기】 항체 반응은 긍정적이지만 AST, ALT는 정상 범위로 자각 증상이 없는 상태이므로 정기적 진찰을 계속하고 6개월~1년마다 초음파 검사를 실시하여 이상의 조기 발견에 노력한다.
【만성 간염 치료기】 침습적 검사인 간 생검을 받은 환자에게 신체·심리 치료를 실시한다. 인터페론 치료를 받는 환자에게 부작용과 경과에 대해 설명하고, 부작용 증상에 신속히 대처하며, 치료 효과에 대한 불안감과 기대에 관해서는 심리적 지원을 실시한다. 간비호 요법을 실시하는 환자의 이상을 조기에 발견, 치료를 계속 지원한다.

간호 활동(간호 중재) 포인트

질병의 진전 예방
- 정기적으로 진찰과 검사, 치료를 계속해야 한다는 것을 설명한다.
- 음주는 간 섬유증의 발전을 촉진하기 때문에 금주에 힘쓰도록 설명한다.
- 흡연자는 간암의 발생률이 증가하기 때문에 외래를 이용해 금연을 권한다.
- 규칙적으로 균형 잡힌 식사, 가벼운 운동을 계속하여 비만을 예방한다.
- 철분이 많은 식품(건강식품 포함)은 피한다.

감염 전파 예방
- 면도, 칫솔 등은 개인 전용으로 한다.
- 일상생활(세탁기, 식기, 서양식 화장실, 목욕탕)에서는 감염되지 않는다는 것을 설명한다.

인터페론 치료에 따른 부작용에 대응
- 주사 후 오한·발열까지의 시간 경과를 관찰하고 해열 약물 투여 타이밍에 반영한다.
- 불면증, 불안, 초조 등의 호소를 잘 듣고 우울증 증상이 있으면 빨리 정신과 의사와 연계한다.
- 식욕 감퇴 시에는 자신이 좋아하는 것을 먹고, 필요한 영양을 섭취해야 한다는 것을 설명한다.
- 주사 부위의 피부 증상 예방을 위해 좌우 교대로 주사한다.
- 피부 발진이나 가려움증에는 보습 약물이나 스테로이드 외용약, 항히스타민제를 복용한다.
- 피부 발진이나 가려움이 있을 때 목욕은 미지근한 온수로, 저자극성 비누를 사용하여 손으로 부드럽게 씻는다.
- 피로감이 있을 때는 수면과 휴식을 취할 수 있도록 환경을 정비한다.
- 탈모에 대한 환자의 생각을 경청한다. 탈모가 스트레스가 될 경우, 모자나 가발 사용을 권한다.
- 빈혈 증상에 대해서는 동작을 하나하나 천천히 하고, 낙상을 예방하도록 설명한다.
- 호중구 감소 시에는 손 씻기, 양치질, 마스크 착용 등 감염 예방책을 실시한다.
- 혈소판 감소 시에는 넘어지거나 부딪쳐 상처가 생기지 않게 하고 부드러운 칫솔을 사용하는 등 피부, 점막의 출혈에 주의한다.

환자·가족의 심리 사회적 문제에 대한 지원
- 질병 치료에 대해 환자와 가족에게 알기 쉽게 설명하여 납득하고 치료를 받을 수 있도록 지원한다.
- 환자의 생각을 받아들이려는 자세를 보여 투병 의지를 지원한다.
- 간 질환 교실, 환자 모임 등을 소개하고 고민을 토론하며 배울 수 있는 장소를 제공한다.
- 치료와 직장생활의 균형에 대해 상담하여 직장의 이해를 얻을 수 있도록 지원한다.

퇴원·요양 지도
- 식욕 감퇴 시는 가능한 한 자신이 좋아하는 것을 먹고, 필요한 영양을 섭취할 수 있도록 설명한다.
- 1일 7~8시간의 수면을 취하고 규칙적인 생활을 한다.
- 비만이 되지 않도록 적당한 운동을 한다.
- 빈혈에 의한 휘청거림이나 낙상에 주의한다.

25 바이러스성 간염

Step 5 평가

달성도를 체크하여 케어를 평가하고 간호 과정의 피드백
(Step1~4)을 정리했습니다.

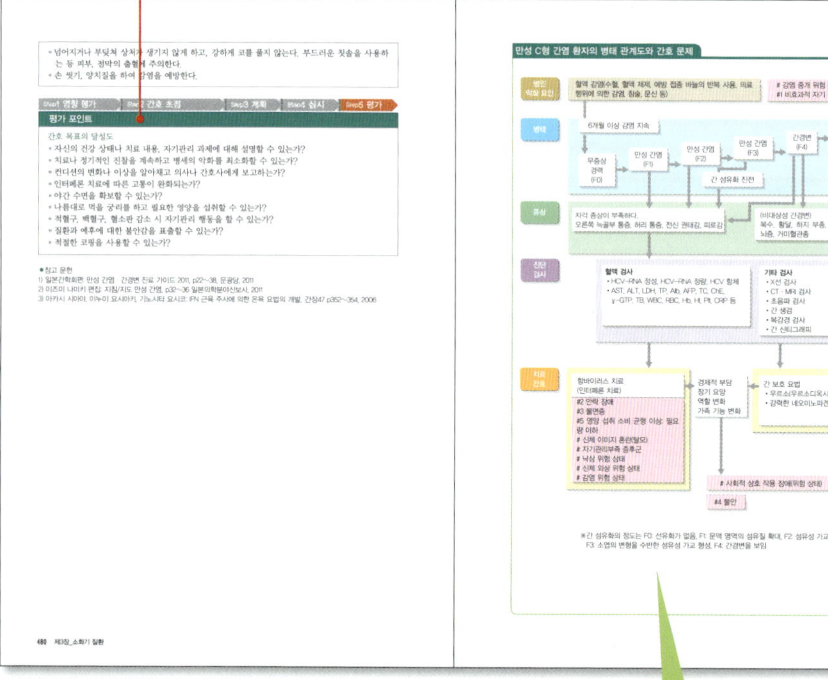

• 넘어지거나 부딪쳐 상처가 생기지 않게 하고, 강하게 코를 풀지 않는다. 부드러운 칫솔을 사용하는 등 피부, 점막의 출혈에 주의한다.
• 손 씻기, 양치질을 하여 감염을 예방한다.

Step1 영향 평가   Step2 간호 초점   Step3 계획   Step4 실시   Step5 평가

평가 포인트

간호 목표의 달성도
• 자신의 건강 상태나 치료 내용, 자기관리 과제에 대해 설명할 수 있는가?
• 치료나 정기적인 진찰을 계속하고 병세의 악화를 최소화할 수 있는가?
• 컨디션의 변화나 이상을 알아채고 의사나 간호사에게 보고하는가?
• 인터페론 치료에 따른 고통이 완화되는가?
• 야간 수면을 확보할 수 있는가?
• 나름대로 먹을 궁리를 하고 필요한 영양을 섭취할 수 있는가?
• 적혈구, 백혈구, 혈소판 감소 시 자기관리 행동을 할 수 있는가?
• 질환과 예후에 대한 불안감을 표출할 수 있는가?
• 적절한 코핑을 사용할 수 있는가?

● 참고 문헌
1) 일본간학회편: 만성 간염 · 간경변 진료 가이드 2011, p22~38, 문광당, 2011
2) 이즈미 나미키 편집: 지침/지도 만성 간염, p32~36 일본의학분야신보사, 2011
3) 아카시 사야아, 이누이 요시아키, 기노시타 요시코: IFN 근육 주사에 의한 온욕 요법의 개발, 간장47 p352~354, 2006

480 제3장_소화기 질환

만성 C형 간염 환자의 병태 관계도와 간호 문제

병인 악화 요인
혈액 감염(수혈, 혈액 제제, 예방 접종 바늘의 반복 사용, 의료 행위에 의한 감염, 침술, 문신 등)
감염 중개 위험 상태
#1 비효과적 자기 건강관리

병태
6개월 이상 감염 지속
무증상 경력 (F0)
만성 간염 (F1)
만성 간염 (F2)
만성 간염 (F3)
간경변 (F4)
간암
간 섬유화 진전

증상
자각 증상이 부족하다.
오른쪽 늑골부 통증, 허리 통증, 전신 권태감, 피로감
(비대상성 간경변)
복수, 황달, 하지 부종, 간성 뇌증, 거미혈관종

진단 검사
혈액 검사
• HCV-RNA 정성, HCV-RNA 정량, HCV 항체
• AST, ALT, LDH, TP, Alb, AFP, TC, ChE, γ-GTP, TB, WBC, RBC, Hb, Ht, Plt, CRP 등

기타 검사
• X선 검사
• CT · MRI 검사
• 초음파 검사
• 간 생검
• 복강경 검사
• 간 신티그래피

치료 간호
항바이러스 치료 (인터페론 치료)
#2 안락 장애
#3 불면증
#5 영양 섭취 소비 균형 이상: 필요량 이하
신체 이미지 혼란(탈모)
자기관리부족 증후군
낙상 위험 상태
신체 외상 위험 상태
감염 위험 상태

경제적 부담
장기 요양
역할 변화
가족 기능 변화

간 보호 요법
• 우르소(우르소디옥시콜산)
• 강력한 네오미노파겐시

사회적 상호 작용 장애(위험 상태)
#4 불안

※간 섬유화의 정도는 F0: 선유화가 없음, F1: 문맥 영역의 섬유질 확대, F2: 섬유성 가교 형성, F3: 소엽의 변형을 수반한 섬유성 가교 형성, F4: 간경변을 보임.

25 바이러스성 간염

481

병태 관련도에서 전체 그림을 하나로 정리했습니다. 이 도표를 참고하여 돌보는 환자의 병태 관련도를 그려보십시오.

차 례

제 4 장

대사 질환

다나카 아키라

눈으로 보는 질환

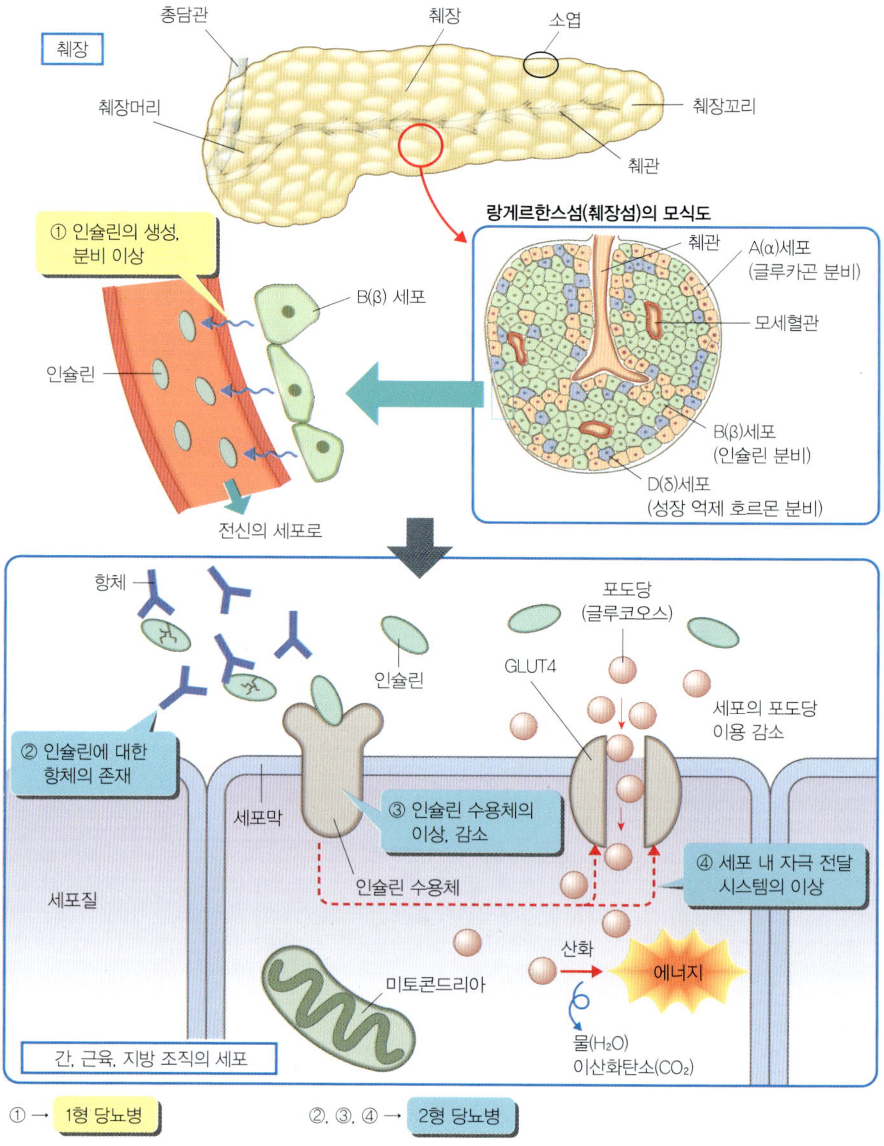

췌장

총담관
췌장
소엽
췌장머리
췌장꼬리
췌관

랑게르한스섬(췌장섬)의 모식도

췌관
A(α)세포
(글루카곤 분비)
모세혈관
B(β)세포
(인슐린 분비)
D(δ)세포
(성장 억제 호르몬 분비)

① 인슐린의 생성, 분비 이상

B(β) 세포

인슐린

전신의 세포로

항체

② 인슐린에 대한 항체의 존재

인슐린

포도당
(글루코오스)

GLUT4

세포의 포도당 이용 감소

③ 인슐린 수용체의 이상, 감소

세포막

인슐린 수용체

④ 세포 내 자극 전달 시스템의 이상

세포질

미토콘드리아

산화

에너지

물(H_2O)
이산화탄소(CO_2)

간, 근육, 지방 조직의 세포

① → 1형 당뇨병

②, ③, ④ → 2형 당뇨병

■ 그림 31-1 당뇨병의 원인

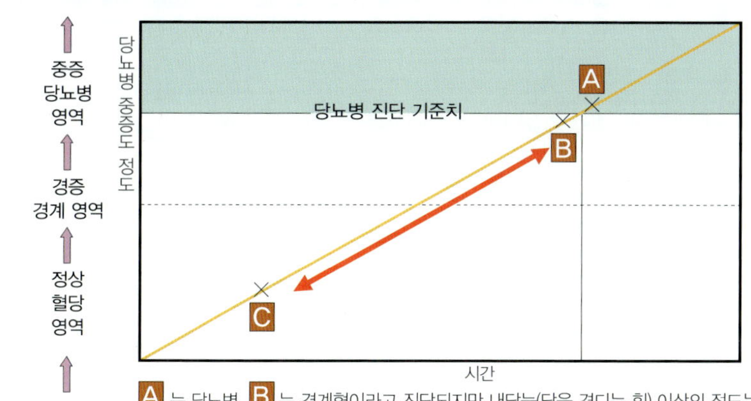

A 는 당뇨병. B 는 경계형이라고 진단되지만 내당능(당을 견디는 힘) 이상의 정도는 거의 같다.
A B 의 상태와 C 의 상태는 변화한다.

■ 그림 31-2 당뇨병 중증 정도의 연속성

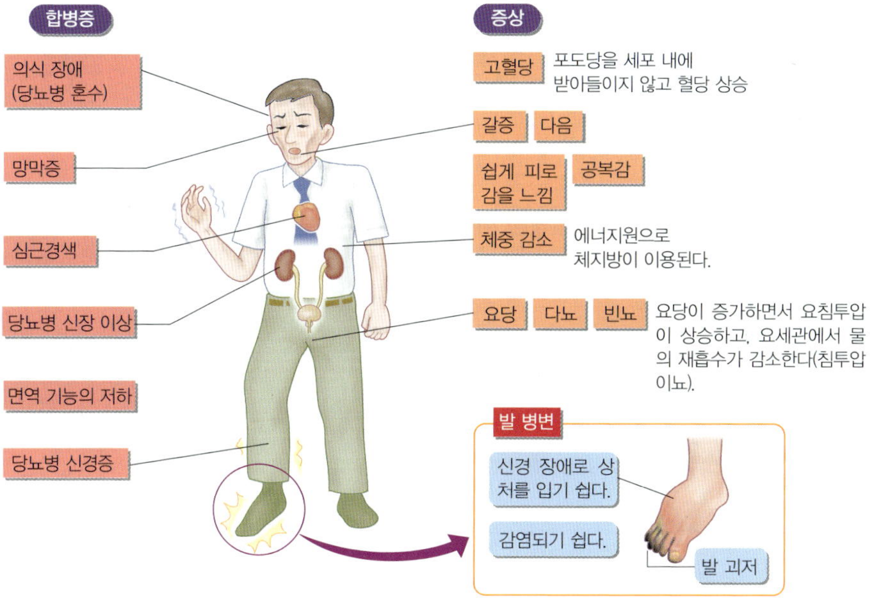

■ 그림 31-3 당뇨병의 주된 증상

■ 표 31-1 1형 당뇨병과 2형 당뇨병의 특징

	1형 당뇨병	2형 당뇨병
발병 기전	주로 자가면역을 기초로 한 췌장 B세포 파괴, 사람 백혈구 항원(HLA) 등 유전인자의 어떤 유도요인ㆍ환경요인이 더해져 생긴다. 다른 자가면역 질환의 합병도 생긴다. 자기항체를 인정하는 자가 면역성과 인정하지 않는 특발성으로 분류된다.	인슐린 분비의 저하와 인슐린 저항성을 일으키는 여러 유전인자에 과식(특히 고지방 음식), 운동 부족 등의 환경인자가 더해지고, 인슐린 작용이 부족해지면 발병한다. 인슐린 분비의 저하가 원인인 경우와 인슐린 저항성이 원인인 경우로 나눌 수 있다.
유전성	유전성은 2형 당뇨병보다 적다.	가계 내력으로 종종 당뇨병이 발병한다.
발병 연령	소아~사춘기에 많지만, 중ㆍ고령에서도 나타난다.	40세 이상이 많지만, 젊은 층의 발병도 증가하고 있다.
비만	비만과는 관계없다.	비만이 많고, 인슐린 저항성을 악화시킨다.
자가 항체	글루타민산 탈탄산효소(GAD) 항체, 췌장섬(랑게르한스섬) 세포 항체(ICA) 등 자기 항체의 양성률이 높다.	자기항체를 인정하지 않는다.
발병 상황	대부분은 급격하게 발병한다. 천천히 진행하는 1형 당뇨병도 있다.	대부분은 천천히 발병한다. 발병 시기가 불명확한 경우가 많다.

(일본 당뇨병학회 편: 당뇨병 치료 가이드 2012~2013, p14, 문광당, 2012 개정)

병태 생리

당뇨병은 췌장에서 분비되는 인슐린의 작용이 부족하기 때문에 만성적인 혈당치의 상승과 특유한 대사 이상을 일으키는 질환이다.

- 혈당 상승의 원인은 다양한데, 당뇨병은 혈당 상승을 특징으로 하는 증후군이라고 할 수 있다.
- 당뇨병은 검사에서 전혀 이상이 보이지 않는 상태(그림 31-2-C)에서 경계형 상태(그림 31-2B), 당뇨병이라고 진단된 상태(그림 31-2-A)까지 연속적으로 다양한 중증도가 있고, 더구나 그 중증 정도는 변화한다. 자연계에는 경계 영역과 당뇨병 영역의 명확한 경계선은 존재하지 않고, 그 경계는 인간이 정한 것이다. 치료를 하면 〈그림 31-2〉 A의 상태는 B와 C의 상태가 되고, 치료를 소홀히 하면 B와 C의 상태는 A의 상태로 변화한다.

● 당뇨병의 유형
- 당뇨병에는 1형 당뇨병과 2형 당뇨병(표 31-1)이 있다.
- 인슐린은 췌장 랑게르한스섬의 B(β)세포에서 합성되어 혈중으로 분비된다. 그런데 B세포가 파괴되면서 이 과정에서 장애가 일어나고(그림 31-1-①), 절대적인 인슐린 작용 부족을 일으키는 것이 1형 당뇨병이다.
- 어느 정도의 인슐린 분비 저하에 인슐린 저항성이 더해져, 상대적인 인슐린 작용 부족이 발생한 것이 2형 당뇨병이다.
- 췌장에서 혈중으로 분비된 인슐린은 간, 근육, 지방 조직 등의 세포 표면에 존재하는 인슐린 수용체에 결합하고, 그 자극이 세포 내로 전달되어 각종 대사조절 작용을 한다. 그중 하나는 혈중의 포도당(글루코오스)을 GLUT4[*]를 통해 세포 안으로 끌어들이는 작용이 있어, 그 결과로 혈당치는 떨어진다.
  * GLUT4: glucose transporter4 글루코오스(포도당) 수송체 4
- 세포 안에 들어온 포도당은 산화되어 물과 이산화탄소가 되고, 그때 발생하는 에너지에 의해 다양한 활동이 가능해진다. 그러나 인슐린에 대한 항체(그림 31-1-②), 인슐린 수용체의 이상이나 감소(그림 31-1-③), 수용체에 결합한 후 세포 내 자극 전달 시스템의 이상(그림 31-1-④) 등이 발생하면 세포 내에 포도당 수축력이 억제되어 혈당이 상승한다. 즉 인슐린 저항성(인슐린 작용 저하)을 일으키는 2형 당뇨병이 발병한다.

● 당뇨병의 병태
- 당뇨병의 병태는 인슐린 의존성과 인슐린 비의존성으로 분류된다(표 31-2).
- 1형 당뇨병의 대부분은 인슐린 의존 상태이고, 2형 당뇨병의 대부분은 인슐린 비의존 상태이다.

	인슐린 의존 상태	인슐린 비의존 상태
특징	인슐린이 절대적으로 부족하고, 생명 유지를 위해 인슐린 치료가 필수적인 상태	인슐린이 절대적인 부족은 아니지만 상대적으로 부족한 상태 생명 유지를 위한 인슐린 치료는 필요 없지만 혈당 조절을 위해 치료를 선택하는 경우가 있다.
임상 지표	혈당치는 높고, 불안정 케톤체는 현저하게 증가하는 경우가 많다.	혈당치는 비교적 안정되어 있다. 케톤체는 약간 증가한다.
치료	식사·운동요법에 인슐린 주사를 자주(3~4회/1일) 맞아야 한다.	식사·운동요법 또는 경구 혈당 강하제가 효과적이다.
1형·2형 당뇨병과의 관계	1형 당뇨병의 대부분이 인슐린 의존 상태이다. 췌장 B세포 파괴가 서서히 진행되는 완서진행형 1형 당뇨병은 인슐린 절대 결핍에 이르기까지의 기간은 인슐린 비의존 상태에 있다.	2형 당뇨병의 대부분이 인슐린 비의존 상태이다. 그러나 감염·탈수 등의 악화 요인이 더해지면 인슐린 의존 상태가 되고, 당뇨병 혼수가 발병할 수 있다.

(일본당뇨병학회 편: 당뇨병 치료 가이드 2012~2013, p15, 문광당, 2012 개정)

병인·악화 요인

- 당뇨병 요인은 다음과 같이 구분된다. ① 1형 당뇨병, ② 2형 당뇨병, ③ 원인이 되는 유전자 이상이 밝혀진 당뇨병 및 췌장 질환(췌장염, 췌장암), 혈당을 상승시키는 호르몬의 증가를 일으키는 내분비 질환(갑상선기능 항진증, 쿠싱증후군, 갈색세포종 등), 간경변 등의 2차성 당뇨병, ④ 임신성 당뇨병으로 나눌 수 있다.
- 임신성 당뇨병은 임신 중에 처음 발견되거나 또는 발병한 당뇨병에 이르지 않은 당의 대사 이상이다. 75g 경구 당부하 검사에서 ① 공복 시 혈당치 ≥ 92mg/dℓ ② 1시간 수치 ≥ 180mg/dℓ ③ 2시간 수치 ≥ 153mg/dℓ 중 어느 하나에 해당되는 경우에 진단된다. 단, 임상 진단에서 당뇨병이라고 진단된 것은 제외한다.
- 1형 당뇨병과 2형 당뇨병은 서로 이행하지 않는다.

역학·예후

- 현재 당뇨병은 증가하고 있다. 2007년에 실시한 후생노동성의 국민건강·영양조사에 따르면, 당뇨병이 강하게 의심되는 사람은 약 890만 명, 당뇨병의 가능성이 있는 사람을 합하면 약 2210만 명이었다. 또한 국제당뇨병연맹(IDF)에 따르면 2011년 일본의 당뇨병 인구는 1067만 명으로, 세계 6위이다.
- 당뇨병의 대부분은 2형 당뇨병으로 전체의 95% 이상을 차지하며, 1형 당뇨병은 불과 1~3%에 지나지 않는다.
- 일본당뇨병학회의 〈당뇨병 사인에 관한 위원회〉 보고(2007)에 따르면, 당뇨병 환자의 사망 원인 1위는 악성 신생물 34.1%이며, 그 다음으로는 감염증(폐렴 등) 14.3%, 허혈성 심장 질환 10.2%, 뇌혈관 장애 9.8%, 당뇨병 신장 질환 6.8%였다. 일반 일본인의 사인에 비해 허혈성 심장 질환, 감염, 신장 질환의 빈도가 높았다. 또한 당뇨병 환자의 평균 사망 연령은 남자 68.0세, 여성 71.6세이며, 같은 시기의 일본인 일반 평균 수명에 비해 각각 9.6세, 13.0세 짧았다.

증상

❙ 당뇨병은 고혈당, 요당, 갈증, 다뇨, 빈뇨, 다음, 피로감, 공복감, 체중 감소 등의 증상이 나타난다.
- 당뇨병은 인슐린 작용이 저하하면서 세포 내에 포도당을 끌어들일 수 없게 되고, 포도당은 혈액에 축적된다(고혈당). 또한 혈당을 낮추기 위해 포도당을 소변으로 배설한다(요당).
- 다량의 포도당을 소변으로 배설하기 위해서는 수분이 많이 필요하기 때문에 소변 양의 증가하고 (다뇨), 자주 소변을 배설한다(빈뇨). 그리고 다량의 소변이 배설된 결과 탈수 상태가 된다. 탈수가 되면 현저하게 갈증을 느끼고 물을 많이 마시게 된다.
- 인슐린 작용이 저하하면서 세포 내로 포도당 수축력이 억제된다. 세포는 에너지원인 포도당이 부

족해지고 기아 상태가 되기 때문에 공복감이 현저하게 생긴다. 또한 포도당이 산화되면서 생기는 에너지가 생성되지 않고, 에너지 부족 상태가 된다(쉽게 피로하다).
- 포도당이 유효하지 않기 때문에 대신 체지방이 산화해 에너지원이 된다. 그 결과 체지방이 감소한다(체중 감소). 지방은 산화되어 케톤체가 되고, 혈중 케톤체가 상승한다. 케톤체는 산성이기 때문에 혈액은 산성이 되고, 고혈당과 탈수가 더해지면 당뇨병 케톤산증을 일으켜 의식 장애 (당뇨병 혼수)가 일어날 수 있다.

진단 · 검사값

▌진단 기준에 따라 당뇨병형과 당뇨병 진단을 한다.
- '당뇨병형'과 '당뇨병' 진단은 〈표 31-3〉 참조.
- 75g 경구 당부하 검사의 판정
- '정상형'은 이른 아침 공복 시 혈당치 110mg/㎗ 미만이고 75g 경구 당부하 검사 이후 2시간 혈당 140mg/㎗ 미만, '당뇨병형'은 공복 시 혈당치 126mg/㎗ 이상 또는 2시간 혈당치 200mg/㎗ 이상
- '당뇨병형'이나 '정상형'에도 속하지 않는 경우 '경계형'으로 판정한다.

합병증

- 급성 합병증
- 급격하게 고도의 인슐린 작용 부족은 혈당의 현저한 상승과 탈수, 당뇨병 케톤산증을 일으켜 당뇨병 혼수가 일어난다.
- 면역 기능이 저하되고, 피부 감염, 요로 감염을 반복한다.
- 만성 합병증
- 망막증, 신부전, 신경 장애는 모세혈관의 장애를 인정하는 것에서 미세혈관 질환이라 한다. 이들은 당뇨병의 특유한 합병증이며, 당뇨병의 '3대 합병증'이라 한다. 한편 동맥경화증은 대혈관 장애를 인정하여 대혈관증이라고 한다.

〈눈의 합병증(당뇨병성 망막증, 당뇨병성 백내장)〉
- 망막증은 망막(안저)에 장애가 생긴 합병증으로 실명의 원인이 된다. 망막증은 망막의 광범위한 출혈을 동반하는 중증이 되지 않으면 시력 저하 등의 자각 증상은 나타나지 않는다.
- 망막에는 모세혈관이 그물 모양으로 분포하여 망막에 영양과 산소를 공급한다. 고혈당이 지속되면 모세혈관류, 출혈, 모세혈관에 혈전을 일으켜 망막에 장애를 일으킨다. 망막 장애를 회복시키기 위해서 신생 혈관이 증식하지만, 이 혈관은 깨지기 쉬워 출혈의 원인이 된다. 출혈이 소자체에 퍼져, 그 응고 덩어리가 망막을 끌어당기면 망막 박리를 일으켜 실명에 이른다.
- 백내장은 수정체에 당이 축적되고 투명성이 저하되기 때문에 시력 장애를 일으킨다.

〈당뇨병성 신증〉
- 당뇨병성 신증의 초기에는 소량의 알부민이 소변에 배설되는데, 이를 '미량 알부민뇨'라고 한다. 미량 알부민뇨는 30mg/g · Cr 미만이 정상이지만, 300mg/g · Cr 이상이 되면 시험지법으로 하는 단백뇨 검사도 양성이 된다.
- 대량의 단백뇨가 배설되면 저단백혈증과 부종을 일으키는 네프로제증후군을 앓게 된다.
- 신장 사구체의 여과 기능이 저하되면 체내에 노폐물이 축적(혈중 크레아티닌, 요소질소, 칼륨, 산성 물질이 증가)하고 요독증, 신부전 상태가 되어 인공 투석이 필요하다. 현재 당뇨병성 신증은 신규 투석을 도입하는 원인 중 1위를 차지한다.
- 요독증, 신부전 상태에서는 신장에서 분비되는 에리트로포이에틴(적혈구 생성에 필요한 호르몬)이 감소해 신장성 빈혈을 일으킨다.
- 신장에서 비타민 D 활성화 장애는 장기에서의 칼슘 흡수의 감소를 일으켜 저칼슘혈증이 된다. 저칼슘혈증은 2차성 부갑상선기능 항진증의 원인이 되고, 골 흡수(뼈에서 혈액의 칼슘 용출)가 촉진되어 뼈 장애(신장성 골이영양 장애)를 일으킨다.
- 신부전증은 고혈압, 심부전증을 일으킨다.

'당뇨병형'의 판정 기준
① 이른 아침 공복 시 혈당치 126mg/dℓ 이상
② 75g 경구 당부하 검사에서 2시간 200mg/dℓ 이상
③ 수시 혈당값(당 부하 실험 후의 혈당값은 제외) 200mg/dℓ 이상
④ HbA1c(NGSP값) 6.5% 이상[HbA1c(JDS값) 6.1% 이상]

①~④ 중의 하나라도 인정되는 경우 '당뇨병형'이라고 진단한다.

'당뇨병'의 진단
1. ①~③ 중의 하나와 ④가 인정되는 경우
2. 다른 날에 검사하여 ①~④가 재확인된 경우. 단, ④만으로 진단하지는 않는다.
3. ①~③의 당뇨병형으로, 1)~2) 중 하나인 경우
   1) 갈증, 다음, 다뇨, 체중 감소 등 당뇨병의 전형적인 증상이 있는 경우
   2) 당뇨병성 망막증이 확실히 인정된 경우

〈당뇨병성 신경병증〉
- 말초신경 장애는 다리 저림, 냉증, 이상 지각(다리가 아프고, 찌릿찌릿 하는 등) 현상이 진행되면 지각 능력이 떨어진다. 지각 능력이 떨어지면 화상, 짓무름, 외상 등이 있어도 통증을 느끼지 못해 치료가 늦어져 피부 궤양이나 괴저의 원인이 된다. 또한 심근경색에서도 흉통을 자각하지 않고 치료가 지연될 수 있다(무통성 심근경색).
- 뇌신경의 단일 마비를 일으킨다. 안면신경 마비는 안면 표정 근육을 마비시키는데 활차신경, 동안신경, 외전신경 마비는 안구 운동이 장애를 일으키는 것이며, 뇌신경의 마비는 경증 당뇨병에서 발생할 수도 있고, 3~6개월이 지나면 회복된다.
- 자율신경 장애를 일으킨다. 위와 장의 운동, 소화액 분비에 문제가 생겨 식욕부진, 변비, 설사를 일으킨다. 방광과 직장에 소변과 대변이 대량으로 축적되어도 요의와 변의를 느끼지 못하게 된다 (방광직장 장애). 또한 일어날 때 혈압 저하를 억제하는 혈관수축 반응에 이상이 생겨 기립성 저혈압을 일으킨다.

〈동맥경화증(대혈관 장애)〉
- 동맥경화증은 심근경색, 협심증, 뇌경색, 하지동맥경화증과 같은 질병을 일으킨다. 당뇨병 환자는 비당뇨성 환자에 비해 심근경색 발병 위험이 2~3배 높다.
- 동맥경화증의 위험인자로는 당뇨병 외에 내장지방형 비만(대사성증후군), 고혈압, 고지혈증, 흡연 등이 있다. 당뇨병은 경계형의 경증에서도 동맥경화 위험이 있다.
- 하지동맥경화증은 간헐성 파행이 나타난다.

치료법

현재의 당뇨병 치료는 당뇨병을 완전히 고칠 수 있는 것이 아니라 당뇨병을 양호한 상태로 조절하는 것이 목표이다.

● **치료 방침**
- 당뇨병 치료의 목표는 당뇨병의 합병증을 예방하거나 더이상 진행되지 않도록 억제하여 건강한 사람과 다르지 않은 생활을 유지하도록 하는 것이다.
- 당뇨병학회의 혈당 조절을 위한 지표(표 31-4)에 따르면, HbA1c 값으로 지난 1~2개월간의 안정된 혈당 조절 상태를 평가할 수 있는데, 이것이 당뇨병 검사 중에서 특히 중요하다. 미세혈관 질환의 억제에는 조절의 평가 상 '우수' 또는 '양호'를 목표로 한다.
- 연령, 합병증의 중증 정도에 따라 목표를 고려할 필요가 있다.
- 중증 합병증의 경우 급속한 혈당 조절은 오히려 합병증을 진행시킬 위험이 있다.
- 대혈관증은 경계형의 단계에서 이미 위험하므로 혈당 조절 평가에 적어도 '우수'를 목표로 할 필요가 있다. 또한 동맥경화 위험인자인 비만, 고혈압, 고지혈증의 동시 치료가 이뤄져야 한다.

● **식이요법**
- 당뇨병의 식이요법 기본은 적정한 에너지 섭취와 영양 균형을 갖춘 식품 구성이다.
- 적정한 에너지 섭취

지표		우수	양호	가		불가
				불충분	불량	
HbA1c (%)	NGSP	6.2 미만	6.2~6.9 미만	6.9~7.4 미만	7.4~8.4 미만	8.4 이상
	JDS	5.8 미만	5.8~6.5 미만	6.5~7.0 미만	7.0~8.0 미만	8.0 이상
공복 혈당치(mg/dℓ)		80~110 미만	110~130 미만	130~160 미만		160 이상
식후 2시간 혈당치(mg/dℓ)		80~140 미만	140~180 미만	180~220 미만		220 이상

표준 체중	신장(m)×신장(m)×22
혈압	수축기 혈압 130mmHg, 확장기 혈압 80mmHg 미만
	(단백뇨 1g/일 이상의 경우는 125/75mmHg 미만)
혈청 지질	LDL콜레스테롤 120mg/dℓ 미만(관상동맥 질환 합병증은 100mg/dℓ 미만)
	트리글리세리드 150mg/dℓ 미만(이른 아침 공복 시)
	HDL콜레스테롤 40mg/dℓ 이상
	nonHDL콜레스테롤 150mg/dℓ 미만(관상동맥 질환 합병증은 130mg/dℓ 미만)

(일본 당뇨병학회 편: 당뇨병 치료 가이드 2012~2013, p25, 문광당, 2012 개정)

- 성별, 나이, 비만도, 신체 활동량, 혈당치, 합병증의 유무 등을 고려하여 일일 에너지 섭취량을 결정한다. 이것을 '지시 에너지량'이라 한다. 표준 체중(kg)×신체 활동별 에너지량을 계산한다.
- 이상적인 BMI는 22이고 표준 체중은 BMI 22에 체중(22×(신장(m)²)으로 계산한다.
- 신체활동별 에너지량은 가벼운 작업(사무직, 주부 등)의 경우 25~30kcal, 보통 노동(서서 하는 업무가 많은 직업)의 경우 30~35kcal, 무거운 노동(육체노동이 많은 직업)의 경우는 35kcal 이상으로 한다.
- 또한 식품의 함유 에너지는 80kcal의 배수인 경우가 많기 때문에, 지시 에너지량은 80kcal의 배수로 한다. 80kcal를 1단위 수로 나타내는 경우도 있다.

Px 식사 처방의 예 비만이 없는 신장 160cm인 주부(가벼운 작업)의 경우

- 표준 체중은 22×1.6×1.6=56.32kg. 일일 지시 에너지량은 56.32kg(표준 체중)×30kcal(가벼운 작업의 에너지량)=1689.6kcal인데, 이와 가장 가까운 80kcal의 배수인 1680kcal(21단위)로 한다.
- 영양 균형을 갖춘 식품 구성
  - 지시 에너지에 탄수화물, 단백질, 지방의 에너지 균형을 잡고 적당량의 비타민, 미네랄을 섭취한다.
  - 일반적으로 지시 에너지의 50~60%를 탄수화물, 15~20%를 단백질, 20~25%를 지방으로 섭취한다.
- 식품 교환표
  - 당뇨병 식사요법을 위한 식품 교환표(표 31-5)를 사용한다. 식품 교환표는 모든 음식을 영양별로 4군 6표로 분류하여 80kcal(1단위)의 양을 보여준다. 동일한 표에 속한다면 같은 단위의 식품으로 교환해도 영양 균형이 무너지지 않는다.
- 운동요법
- 운동은 인슐린 저항성을 개선하고 혈당치와 혈청 지질 수치를 개선한다. 적당한 운동 시 맥박은 100~120/분으로, '약간 힘들다'(최대 산소 섭취량의 50% VO₂max 50%) 정도로 하고, 걷기의 경우에는 1회 15~30분간 1일 2회, 매일 하는 것이 바람직하다. 걷기와 같이 언제 어디서나, 혼자서도 할 수 있는 운동이 좋다. 식후 고혈당의 억제, 저혈당 발작을 해결하기 위해 식후 운동이 좋다.
- 운동의 금지 또는 제한이 필요한 경우
  ① 혈당 조절이 현저하게 나쁜 경우(공복 혈당 250mg/dℓ 이상 또는 소변 케톤체 중등 정도 이상의 양성)
  ② 망막증이 진행되고 안저 출혈이 반복되는 경우
  ③ 신부전 상태에 있는 경우(혈청 크레아티닌 남자 2.5mg/dℓ 이상, 여성 2.0mg/dℓ 이상)

분류		음식 종류	단위(80kcal)당 평균 영양소 함유량			1680 kcal (21단위)의 예
			탄수화물	단백질	지질	
주로 탄수화물을 포함한 식품(1군)						
	표1	곡물, 감자, 탄수화물이 많은 야채와 씨앗류, 콩(대두 제외)	18g(90%)	2g(10%)	—	11단위
	표2	과일	20g(100%)	—	—	1단위
주로 단백질을 많이 포함한 식품(2군)						
	표3	해산물, 고기, 달걀, 치즈, 대두와 그 외 제품	—	9g(64%)	5g(36%)	5단위
	표4	우유와 유제품(치즈 제외)	6g(40%)	4g(27%)	5g(33%)	1.5단위
주로 지방을 포함한 식품(3군)						
	표5	유지, 지방질을 많이 포함한 식품	—	—	9g(100%)	1단위
주로 비타민, 미네랄을 포함한 식품(4군)						
	표6	야채(탄수화물이 많은 야채 제외), 해초, 버섯, 칼로리 없는 곤약	13g(68%)	5g(26%)	1g(5%)	1단위
조미료		된장, 설탕, 미림 등				0.5단위

(일본 당뇨병협회 편: 당뇨병 식사요법을 위한 식품 교환표 제6판, p9, 일본 당뇨병협회, 문광당, 2002 개정)

④ 허혈성 심장 질환과 심폐 기능에 장애가 있는 경우
⑤ 뼈 · 관절 질환이 있는 경우
⑥ 급성 감염증
⑦ 당뇨병 괴저
⑧ 고도의 당뇨병 자율신경 장애

● 경구혈당 강하 약물치료(표31 - 6)

• 인슐린 분비 촉진제에는 설포닐우레아제(SU제)와 속효성 인슐린 분비 촉진제, DPP-4* 억제제, 인슐린 저항성을 개선하는 약에는 비구아니드(BG)와 디아졸린, 식후 고혈당 개선약으로 α-글루코시다아제 억제제가 있다.

  * DPP-4: dipeptidyl peptidase-4, 디펩티딜 펩티다제

• 인슐린 분비 촉진제는 제1형 당뇨병에는 약효가 없다.

• 복용량은 소량으로 시작하여 혈당치, HbA1c 수치를 보면서 증량하는 것이 원칙이다.

• BG약, 티아졸리디네온, α-글루코시다아제 억제제, DPP-4 억제제는 단독으로는 저혈당 발작을 일으키지 않는다.

• 제2 · 제3세대 SU약은 HbA1c 6.9%(NGSP 수치) 이상의 공복 시 고혈당인 경우, 인슐린 저항성 개선약과 BG약은 HbA1c 6.9%(NGSP 수치) 이하의 경증인 경우, 속효성 인슐린 분비 촉진제 및 α-글루코시다아제 억제제는 식후 고혈당의 경우에 적당하다. DPP-4 억제제는 공복 시 및 식후 혈당을 낮춘다.

Px **처방 예** 경증[HbA1c 6.9%(NGSP 수치) 이하]의 공복 시 고혈당의 경우 1), 2), 3)을 사용한다. 이것으로 불충분한 경우는 1)~3)을 병용한다.

1) 메타글립정(250mg) 1회 1정 1일 1회 아침 식사 후 ← 비구아나이드제
   ※이후 1개월마다 1회 2정 1일 3회 아침 · 점심 · 저녁 식사 후까지 증량
2) 액토플러스정(15mg) 1회 1정 1일 1회 아침 식사 후 ← 티아졸리디네디온
   ※이후 1회 30mg 1일 1회 아침 식사 후까지 증량
      부종이 있는 경우에는 1회 7.5mg 1일 1회 아침 식사 후에 감량
3) 자누비아정(50mg) 1회 1정 1일 1회 아침 식사 후 ← DPP-4 억제제

분류			일반명	상품명	1일 분량(mg)	특징	주요 부작용
인슐린 분비 촉진제	설포닐우레아제(SU)	제1세대	톨부타미드	라스티논	250~1500	●췌장 B세포에서 인슐린 분비를 촉진한다. ●SU약(제2·3세대)은 HbA1c 6.9%(NGSP 수치) 이상의 공복 시 고혈당인 경우에 적합하다. ●제1세대의 SU약은 작용이 약해 현재 사용 빈도는 낮다. ●제2세대는 강력한 혈당 저하 작용이 있다. ●제3세대는 인슐린 분비 촉진 작용이 제2세대보다 약하지만 인슐린 저항성을 개선하는 작용을 한다.	●저혈당 이외의 부작용은 드물고 안전성이 높은 약이다. 간·신장 기능 장애의 경우나 고령자는 지연성 저혈당에 주의한다. ●제2세대는 식이요법이 불충분한 경우에 비만이 되기 쉽고, 저혈당에 주의가 필요하다.
		제2세대	글리벤클라마이드	오이그르콘다 오닐	0.625~5.0		
			글리클라자이드	그리미크론 그리미크론 HA	10~120		
		제3세대	글리메피리드	아마릴	0.5~6		
	속효형 인슐린 분비 촉진제		나테글리니드	스타릭스 파스틱	90~270	●췌장 B세포에서 인슐린 분비를 촉진한다. 흡수가 빠르고 신속하게 작용하며 작용 시간이 짧다. ●식후 고혈당인 경우에 적합하고, 매 식사 직전에 복용해야 한다. 불충분하게 작용하면 α-글루코시다아제 억제제를 병용한다.	●간·신장 장애의 경우에는 저혈당에 주의한다.
			미티글리니드 칼슘 수화물	글루페스트	15~30		
			레파글리니드	슈아포스트	1.5		
	DPP-4 억제제		시타글립틴 인산염 수화물	자누비아 글라크티브	50~100	●혈당 의존적으로 인슐린 분비를 촉진하고 글루카곤 분비를 억제한다. ●혈당 강하 작용은 혈당 의존성이기 때문에 단독 투여로는 저혈당의 가능성이 적다. ●식전과 식후 투여 모두 가능하다.	●SU약과의 병용은 저혈당에 주의하고, SU약을 감량하고 나서 병용한다. ●시타글립틴 인산염 수화물: 투석의 경우를 포함한 중증의 신장 기능 장애인 경우는 금지한다. ●빌다글립틴: 중증의 간 기능 장애인 경우는 금지한다. ●아로글립틴 안식향산염: 신장 기능 장애의 경우에는 투여량을 줄일 필요가 있다.
			빌다글립틴	에크아	50~100		
			아로글립틴 안식향산염	네시나	6.25~25		
			리나글립틴	트라젠타	5		
인슐린 저항성 개선제	비구아나이드(BG)제		메트폴민 염산염	그리코란 메넷트 메트글코	}250~750 500~1500	●근육·지방세포에서 인슐린 작용 증강, 간에서 당 신생 및 포도당 방출 억제, 식욕 억제, 장관에서의 포도당 흡수 억제 작용을 한다. ●경증(HbA1c 6.5%(JDS 수치) 정도 미만)의 인슐린 저항성이 있는 비만의 경우에 적합하다.	●드물게 유산 산증이 있다. ●요오드 조영제를 사용할 때는 약을 쓰지 않는다.
			비호르민 염산염	지베토스 지베톤S	50~150		
	치아졸리진제		피오글리타존 염산염	액토스	15~30	●인슐린 작용을 강화한다. ●경증(HbA1c 6.9%(NGSP 수치) 미만)의 공복 시 고혈당인 경우에 적합하다.	●빈혈, 부종이 있고, 심부전의 경우에는 사용하면 안 된다. 또한 체중이 증가하기 쉽기 때문에 식사·운동 요법을 철저하게 해야 한다.

■ 표 31-6

	분류	일반명	상품명	1일 분량(mg)	특징	주요 부작용
식후 고혈당 개선제	α-글리코시다아제	아카르보스	글르코바이	150~300	• 탄수화물을 분해하는 효소 α-글루코시다아제를 억제하고 장기의 포도당 흡수를 억제한다. 따라서 1형 당뇨병에도 효과적이다. • 작용 시간이 짧고, 식후 고혈당인 경우에 적합하다. 매 식사 직전에 복용한다. • 단독으로 저혈당 발작을 일으키지 않지만, SU약과 병용하면 저혈당 발작을 일으킨다. 그 처치로는 자당이 아닌, 포도당 섭취가 필요하다.	• 복부 팽만, 고창, 방귀가 높은 빈도로 나타난다. 계속되면 익숙해지는 경우가 많은데, 복부 수술의 경우, 변비 증상이 있는 고령자에게는 투여를 중지한다. 또한 중대한 간 기능 장애가 있고, 복용 시작 6개월 동안은 간 기능 검사를 자주 한다.
		보글리보스	베이슨	0.6~0.9		
		미글리톨	세이블	150~225		

(일본 당뇨병학회 편: 당뇨병 치료 가이드 2012~2013, 문광당, 2012를 참고로 작성)

Px 처방 예 경증〔HbA1c 6.9%(NGSP 수치) 이하〕의 식후 고혈당인 경우. 1) 또는 2)를 사용한다. 이것으로 불충분한 경우 1)과 2)를 병용한다.

1) 베이슨정(0.2mg)　1회 1정　1일 3회　아침 · 점심 · 저녁 식사 직전　← α-글루코시다아제 억제제
　※이후 베이슨정(0.3mg)　1회 1정　1일 3회　아침 · 점심 · 저녁 직전까지 증량
2) 스타릭스정(30mg)　1회 1정　1일 3회　아침 · 점심 · 저녁 식사 직전　← 속효성 인슐린 분비 촉진제
　※이후 스타릭스정(90mg)　1회 1정　1일 3회　아침 · 점심 · 저녁 직전까지 증량

Px 처방 예 중증〔HbA1c 6.9%(NGSP 수치) 이상〕의 공복 시 고혈당인 경우 1)에서 불충분한 경우 2), 3), 4)를 병용한다. 그래도 부족한 경우 1)~4)의 4개 모두를 병용한다.

1) 자누비아정(50mg)　1회 1정　1일 1회　아침 식사 후　← DPP-4 억제제
2) 메토글루코정(250mg)　1회 1정　1일 1회　아침 식사 후　← 비구아나이드제
　※이후 1회 2정　1일 3회　아침 · 점심 · 저녁 식사 후까지 증량
3) 액토스정(15mg)　1회 1정　1일 1회　아침 식사 후　← 티아졸리디네디온제
　※이후 액토스정(30mg)　1회 1정　1일 1회　아침 식사 후까지 증량
4) 아마릴정(0.5mg)　1회 1정　1일 1회　아침 식사 후　← 설포닐우레아제
　※이후 1~3개월마다 아마릴정(3mg) 1회 1정 1일 2회 아침 · 저녁 식사 후까지 증량
　※1)~4) 모두 병용하고 부족한 경우 인슐린 치료를 도입한다.

Px 처방 예 HbA1c 6.9%(NGSP 수치) 이상의 공복 시 고혈당인 경우 설포닐우레아제 투여 후 식후 고혈당이 인정되는 경우 1)과 2)를 병용

1) 아마릴정(1mg)　1회 1정　1일 2회　아침 · 저녁 식사 후　← 설포닐우레아제
2) 베이슨정(0.3mg)　1회 1정　1일 3회　아침 · 점심 · 저녁 식사 후　← α-글루코시다아제 억제제

● 인슐린 요법
● 인슐린 요법의 적용
　• 인슐린 요법의 절대적 적용은 ① 인슐린 의존 상태 ② 당뇨병 혼수 ③ 중증의 간 · 신장 장애 ④ 중증의 감염증, 외상 ⑤ 중등도 이상의 외과 수술 시 ⑥ 당뇨병 합병 임신, 정맥 영양 시의 혈당 균형 등을 위해서 한다.
　• 상대적인 적용은 ① 인슐린 비의존 상태에서도 공복 시 혈당 250mg/dℓ 이상, 수시 혈당치 350mg/dℓ 이상의 현저한 고혈당인 경우 ② 경구 혈당 강하제는 혈당 조절이 잘되지 않을 때 ③ 마른 형으로 영양 상태가 불량한 경우 ④ 스테로이드 약물 치료 시 고혈당인 경우 ⑤ 당의 독성을 적극적으로 없애기 위해서 한다.
● 인슐린 제제의 종류(표 31-7)
　• 초속효형, 속효형, 중간형, 지속형, 중간형과 초속효성 또는 중간형과 속효성 혼합형이 있다. 각각 인슐린 약병 제제, 인슐린 카트리지 제제(펜형 인슐린 주입기에 장착하여 사용), 키트

분류	일반명	상품명			발현 시간 최대 작용 시간 지속 시간
		키트 제제	카트리지 제제	바이알 제제	
초속효형	인슐린 리스프로 주사액	휴마로그주 미리오펜	펜휴마로그주 카트*1	휴마로그주 100단위/㎖	5분 미만 30분~1시간 30분 3~5시간
	인슐린 아스팔트 주사액	노브래피드주 프레크스펜 노보래피드주 이노레트	노브래피드주 펜필*2	노브래피드주 100단위/㎖	10~20분 1~3시간 3~5시간
	인슐린 글리진	애피드라주 솔로 스타	애피드라주 카트*3	애피드라주 100단위/㎖	15분 미만 30분~1시간 30분 3~5시간
속효형	휴먼 인슐린 주사액	휴마린R주 미리오펜	휴마린R주 카트*1	휴마린R주 100단위/㎖	30분~1시간 1~3시간 5~7시간
	중성 인슐린 주사액	노보린R주 프레크스펜 이노레트N†	—	노보린R주 100단위/㎖	약 30분 1~3시간 약 8시간
중간형	휴먼이소펜 인슐린 수성 현탁 주사액	휴물린N주 미리오펜	휴물린N주 카트*1	휴물린N주 100단위/㎖	1~3시간 8~10시간 18~24시간
		노보린N주 플렉스펜 이노레트N주†	—	노보린N주 100단위/㎖†	약 1시간 30분 4~12시간 약 24시간
	중간형 인슐린 리스프로 주사액	휴마로그N주 미리오펜	휴마로그N주 카트*1	—	30분~1시간 2~6시간 18~24시간
지속형	인슐린 데테밀	레버미어주 플렉스 펜 레버미어주 이노레트	레버미어주 펜필*2	—	약 1시간 3~14시간 약 24시간
	인슐린 글라진	란투스주 솔로 스타	란투스주 카트*3 란투스주 오프틱릭*4	란투스주 100단위/㎖	1~2시간 분명한 피크 없음 약 24시간
혼합형	인슐린 리스프로 혼합 제제	휴마그로믹스25주 미리오펜	휴마그로믹스*1 25주 카트	—	초속효형/중간형의 혼합
		휴마그로믹스50주 미리오펜	휴마그로믹스*1 50주 카트	—	
	이상성 프로타민 결정성 인슐린 아날로그 수성 현탁 주사액	노보레피트30 믹스주 플렉스펜 노보레피트50 믹스주 플렉스펜 노보레피트70 믹스주 플렉스펜	노보레피트30 믹스주 펜필*2	—	
	휴먼 이상성 인슐린 수성 현탁 주사액	휴물린3/7주 미리오펜 노보린30R주 플렉스펜 노보린40R주 플렉스펜† 노보린50R주 플렉스펜† 이노레트30R주 이노레트40R주*1 이노레트50R주*1	휴물린3/7주 카트*1	휴물린3/7주 100단위/㎖ 노보린30R주 100단위/㎖†	속효형/중간형의 혼합

키트 제제 : 제제 · 주입기 일체형의 일회용
카트리지 제제 : 카트리지 제제를 펜 주입기에 장착하여 사용한다.
바이알 제제 : 인슐린 전용 주사기로 사용한다.
펜형 주입기 : *1 휴마 펜 러그 제라 또는 휴마 펜 러그 제라HD/ *2 노보펜300 데미 또는 노보펜4/ *3 이탄고 사용/ *4 옵티머스
클릭(2011년 3월 발매 중지)/ †이노레트R주, 이노레트N주, 노보린40R주 플렉스 펜, 노보린50R주 플렉스 펜, 이노레트40R주,
이노레트 50R주, 노보린N주 100단위/㎖, 노보린 30R주 100단위/㎖는 2013년 4월 약가 기준에서 삭제 예정
(일본 당뇨병학회 편 : 당뇨병 치료 가이드 2012~2013, 문광당, 2012 참고로 작성)

■ 표 31-8 인슐린 이외의 주사약 분류

분류	일반명	상품명	작용 시간	1통의 함유량	1일 사용량
GLP-1 수용체 작동약	리라클티드	빅토자피하주	24시간 이상	18mg	0.9mg, 1일 1회
	액세나티드	바이에타피하주 5µg 펜300 바이에타피하주 10µg 펜300	8시간	300µg	10~20µg, 1일 2회, 아침 · 저녁 식사 전

제제(인슐린 제제 · 펜형 주입기 일체형의 일회용 유형 : 이미 제제가 주입기에 장착된 유형)가 있다. 키트 제제가 가장 많이 사용된다.

- 현재 사용되고 있는 인슐린 제제는 인슐린 아날로그 제제와 인간 인슐린 제제로, 농도는 100단위/㎖이다.
- 1형 당뇨병은 초속효형이나 속효형을 매 식사 전에 3회 맞고, 지속형 또는 중간형을 취침 전이나 아침 식사 전, 취침 전에 추가하여 '하루에 4~5회 맞는 것'이 원칙이다. 또한 자기 혈당 측정을 하고 매 식사 전 약간의 투여량을 조정하면 효과적이다. 양호한 혈당 조절을 위해 자기 혈당 측정과 여러 차례 인슐린 주사 맞는 방법을 '강화 인슐린 요법'이라 한다. 그러나 환자의 연령, 증상, 관리 능력, 생활양식에 맞는 치료법을 선택한다.
- 2형 당뇨병에서 인슐린 분비가 어느 정도 유지되고 있는 경우에는 다양한 인슐린 치료가 가능하고, 속효형과 초속효형을 매 식사 전에 3회 맞는 등의 방법이 있다.

Px 처방 예 1형 당뇨병의 경우 1)과 2) 또는 3)과 4)를 사용
1) 휴마로그주 미리오펜   1회 4단위   1일 3회   아침 · 점심 · 저녁 식사 전   ← 초속효형 인슐린 제제
2) 란투스주 솔로스타   1회 4단위   1일 1회   취침 전   ← 지속형 인슐린 제제
   ※자기 혈당 측정을 하고, 매 식사 전에 혈당을 보면서 란투스주 솔로스타를 증감하고, 매 식후의 혈당치를 보면서 휴마로그주 미리오펜 투여량을 증감한다.
3) 휴물린R주 미리오펜   1회 4단위   1일 3회   아침 · 점심 · 저녁 식사 전   ← 속효형 인슐린 제제
4) 휴물린N주 미리오펜   1회 4단위   1일 1회   취침 전   ← 중간형 인슐린 제제
   ※자기 혈당 측정을 하고 점심 · 저녁 식사 전, 취침 전 혈당을 보면서 각각 아침 · 점심 · 저녁 식사 전 휴물린R주 미리오펜 투여량을 증감하거나 아침 식사 전의 혈당치를 보면서 취침 전의 휴물린N주 미리오펜 투여량을 증감한다.

Px 처방 예 2형 당뇨병의 경우 1) 또는 2)
1) 휴마로그주 미리오펜   1회 4단위   1일 3회   아침 · 점심 · 저녁 식사 전   ← 초속효형 인슐린 제제
2) 휴물린R주 미리오펜   1회 4단위   1일 3회   아침 · 점심 · 저녁 식사 전   ← 속효형 인슐린 제제
   ※자기 혈당 측정을 하고, 매 식전 혈당치를 보면서 투여량을 증감한다.

 고령자 등 1일 2회만 맞아야 하는 경우 1) 또는 2)

1) 휴마로그 믹스25 주사 미리오펜   1회 4단위   1일 2회   아침 · 저녁 식사 전   ← 혼합형 인슐린 제제

2) 휴물린3/7 주사 미리오펜   1회 4단위   1일 2회   아침 · 저녁 식사 전   ← 혼합형 인슐린 제제
   ※아침 식사 전 혈당치를 보고 저녁 식사 전에 투여량을 증감하고, 저녁 식사 전 혈당치를 보고 아침 식사 전에 투여량을 증감한다.

● 인슐린 이외의 주사약
- 소장에서 분비되는 GLP-1[*]은 혈당치가 높은 경우에만 췌장 B세포에서 인슐린 분비를 촉진한다. 또한 글루카곤 분비 억제, 위 내용물 배설 억제, 식욕 억제 작용도 한다. GLP-1 수용체 작용약은 췌장 B세포의 GLP-1 수용체에 결합하여 GLP-1 작용을 한다(표 31-8).
  * GLP-1: glucagon-like peptide-1, 글루카곤 펩타이드-1
- 고혈당일 때에 작용하기 때문에 단독으로는 저혈당을 일으키기 어렵다.
- 빅토자 피하 주사는 1일 1회, 바이에타 피하 주사는 1일 2회, 아침 · 저녁 식사 전에 맞으며, 공복 시 또는 식후 혈당치를 저하시킨다.
- 인슐린 비의존성이 적합하고 인슐린 의존성 환자는 효과가 없다.
- SU약은 좋은 균형을 얻을 수 없는 경우에도 병용을 기대할 수 있다. 병용할 경우 저혈당에 주의한다.
- 부작용은 설사, 변비, 구역질 등 소화기 장애가 발생할 수 있다.
- 바이에타 피하 주사는 투석을 포함한 중증 신장 기능 장애의 경우에는 금지한다.

당뇨병의 병기 · 병태 · 중증도별 치료 순서도

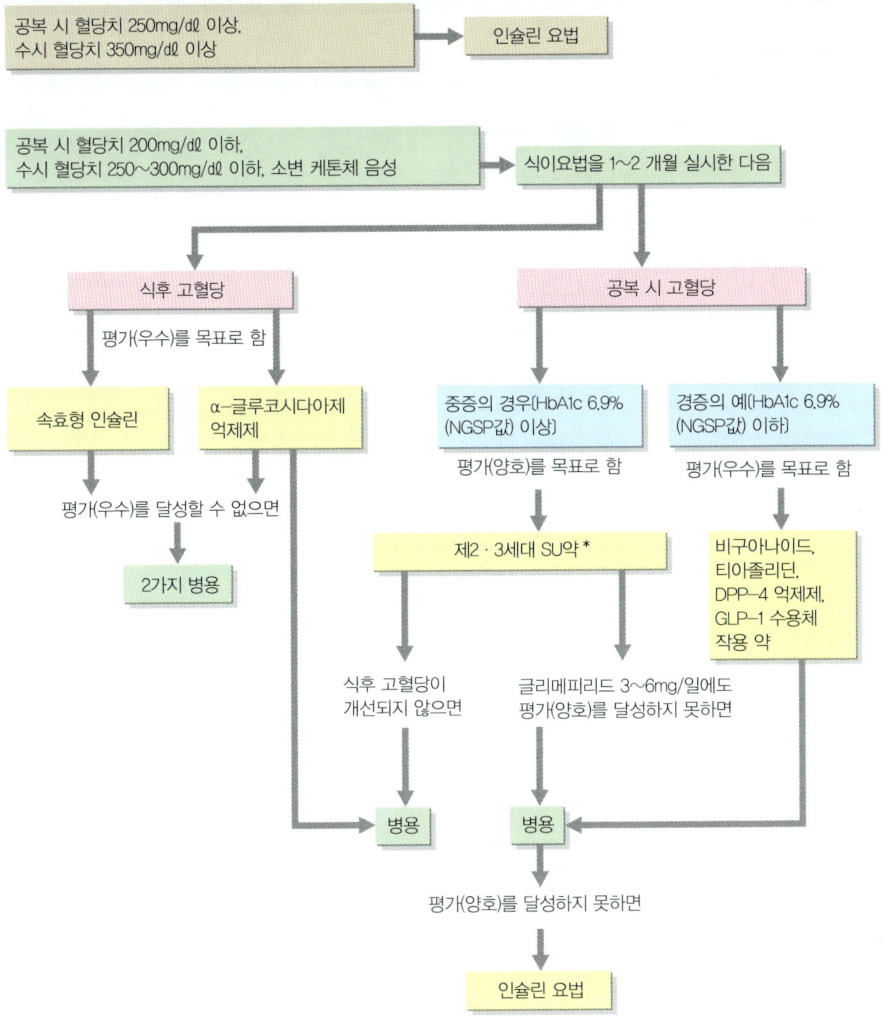

공복 시 혈당치 250mg/dℓ 이상,
수시 혈당치 350mg/dℓ 이상 → 인슐린 요법

공복 시 혈당치 200mg/dℓ 이하,
수시 혈당치 250~300mg/dℓ 이하, 소변 케톤체 음성 → 식이요법을 1~2 개월 실시한 다음

식후 고혈당

평가(우수)를 목표로 함

속효형 인슐린

α-글루코시다아제 억제제

평가(우수)를 달성할 수 없으면

2가지 병용

공복 시 고혈당

중증의 경우(HbA1c 6.9%
(NGSP값) 이상)

평가(양호)를 목표로 함

경증의 예(HbA1c 6.9%
(NGSP값) 이하)

평가(우수)를 목표로 함

제2 · 3세대 SU약 *

비구아나이드,
티아졸리딘,
DPP-4 억제제,
GLP-1 수용체
작용 약

식후 고혈당이
개선되지 않으면

글리메피리드 3~6mg/일에도
평가(양호)를 달성하지 못하면

병용

병용

평가(양호)를 달성하지 못하면

인슐린 요법

*DPP-4 억제제를 먼저 투여하고 평가를 달성할 수 없는 경우 제2 · 3세대 SU약을 병용해도 좋다.

당뇨병 환자의 간호

간호 과정 순서도

관찰 항목 (OP)	간호 문제 (간호 진단)	간호 목표 (간호 성과)	간호 활동 (간호 중재)

병인
1형 당뇨병: 췌장 랑게르한스섬B(β)세포의 파괴·소실
2형 당뇨병: 유전적 요인과 환경 요인, 노화

신체적 문제
- 초기 증상은 거의 없고, 고혈당 지속에 따른 특징적인 신체 증상(갈증, 다음, 다뇨, 쉽게 피로함, 비만 또는 체중 감소)
- 합병증
  당뇨병 혼수, 감염증, 당뇨병성 망막증, 당뇨병성 신증, 당뇨병성 신경병증, 당뇨병 발 병변, 동맥경화성 질환
- 생활습관
  식습관(식사 시간과 내용, 간식의 유무와 내용, 음주 습관의 유무와 양)
  운동습관(신체활동량, 운동의 종류·시간·빈도, 운동에 대한 의식)
  교육 경험의 유무와 내용
  구체적인 자기관리 방법
- 당뇨병 치료에 따르는 현상
  저혈당
  교감신경 자극 증상(발한, 불안, 심계 항진 등)
  중추신경 증상(공복감, 졸음기, 의식 수준 저하 혼수 등)
  컨디션 저하(당뇨병 치료 중에 식사를 할 수 없는 경우)

심리·사회적 문제
당뇨병으로 진단된 것에 대한 불안, 합병증 발병의 위험
라이프스타일 변화에 따른 부담
약물요법·저혈당에 대한 불안

간호 문제 (간호 진단)

\# 인슐린 작용 부족에 의해 당뇨병 조절 악화

\# 잘못된 해석으로 당뇨병을 경시한다.

\# 당뇨병의 조절이 안 되어 신체 방어 기능이 저하한다.

\# 자율신경 장애에 따른 소화기관의 운동 장애가 있고, 식이섬유, 수분 섭취량이 부족해 변비를 일으킨다.

\# 식이요법, 운동요법에 대한 지식 부족으로 과잉 영양을 섭취한다.

\# 감량의 실패 경험, 치료에 적합하지 않은 환경, 가족의 협력을 얻을 수 없는 등의 환경에 놓여 있다.

\# 불규칙한 식생활과 인슐린 요법 실시로 저혈당을 일으킬 가능성

\# 저혈당에 따른 의식장애에 의한 낙상, 외상의 위험

\# 당뇨병 진단을 받아 장기 치료가 필요함, 합병증의 발병·진전에 대한 불안감

\# 복잡한 당뇨병 치료 과정에서 앞으로 자기관리 행동에 따른 부담

간호 목표 (간호 성과)

당뇨병 조절을 위해 치료에 적극적인 참가 의지를 표현한다.

감염 예방에 대한 적절한 주의사항, 대처법을 설명하고, 실시할 수 있다.

규칙적인 배변의 중요성을 설명할 수 있다.

적절한 영양 섭취와 소비 균형의 이해, 적정한 체중을 목표로 한 생활습관을 위한 행동 변화와 수용에 대해 설명할 수 있다.

환자 자신이 적극적으로 생활환경을 만드는 방법을 구체적으로 말한다.

인슐린 주사와 저혈당 관리에 자신을 갖고 실시할 수 있다.

낙상에 의해 신체를 손상하지 않고 입원생활을 할 수 있다.

당뇨병을 가진 생활에서 심리적·신체적인 안락함을 느낀다.

환자·가족이 당뇨병 치료의 계속적인 필요성을 말할 수 있다.

간호 활동 (간호 중재)

OP 경과 관찰 항목
검사 소견
체중의 증감
신체 증상
식이요법, 운동요법
약물요법에 대한 환자와 가족의 반응
약의 부작용
저혈당의 유무

TP 간호 치료 항목
신뢰관계 확립과 정신적 고통을 표출할 수 있는 환경의 정비
상태에 따른 치료 처치에 대한 지원
당뇨병의 이해
식이요법, 운동요법의 지도
약물요법의 지도
필요성에 따른 일상생활 지원

EP 환자 교육 항목
질환 치료에 대해 환자·가족의 지도
환자·가족에게 자기관리 지도
합병증 예방과 대처법 지도
사회자원 활용을 위해 환자·가족에게 지원

기본 개념

- 혈당치를 중심으로 한 검사값을 양호한 상태로 조절하고 합병증의 발병·진행을 방지하며, 생활의 질(QOL) 유지·확대를 목표로 한 지원을 해나가야 한다.
- 일상생활을 하는 가운데 치료하기 때문에 환자·가족이 어떻게 자기관리를 실시하는가가 중요하다. 그러기 위해서는 당뇨병에 대한 환자·가족의 인식을 바로잡는 교육적인 지원이 필요하다.
- 자기관리 행동을 계속하기 위해서는 당뇨병 환자 자신이 생활의 목표를 찾아내게 하고, 자신의 상태를 정확하게 파악할 수 있으며, 필요할 때 적절한 지원을 요청할 수 있는 체계를 갖추는 것이 중요하다.

Step1 영향 평가	Step2 간호 초점	Step3 계획	Step4 실시	Step5 평가

정보 수집	평가 관점과 근거·잠재적 간호 문제
전신 상태 관찰	

당뇨병의 상태를 아는 것은 합병증의 조기 발견, 조기 치료에 도움이 된다. 또한 이후 합병증의 발병, 진행의 예방을 위한 구체적인 접근에 도움이 된다.

- 발병 시에는 자각 증상이 부족하고 치료가 필요한 상태에서도 진찰을 받지 않는 경우가 많다. 발견 시에는 이미 합병증이 일어난 경우가 있다. 따라서 자각·타각 증상과 검사 소견 등 전신의 꼼꼼한 관찰과 신속한 대응이 필요하다.
- 신장, 체중, 허리둘레 측정에서 개별 상태에 맞는 식이요법을 위한 지침과 열량에 대한 정보를 얻는다. 또한 20세 때의 체중, 과거 체중의 경과를 듣고 발병 후의 경과와 앞으로의 목표 체중에 대한 정보를 얻을 수 있다.
- 체중 감소를 보이는 경우는 당뇨병의 악화 가능성이 의심되므로, 식사 제한에 따른 것인지 자세하게 듣는다.

당뇨병 혼수

- 당뇨병 환자에게 일어날 수 있는 의식 장애로 당뇨병 케톤산증, 고혈당 고삼투압 상태, 저혈당 혼수, 뇌혈관 장애, 유산 산증 등이 있다. 당뇨병 케톤산증과 고혈당 고삼투압 상태는 인슐린 작용이 매우 부족할 때 생긴다. 어떤 경우에든 조기에 신속한 대응이 요구된다.

🔍 잠재적 간호 문제 : 저혈당에 의한 의식 장애로 인해 낙상, 외상 위험이 있다./삼투압 이뇨에 의해 순환 혈액량이 감소하고 있다.

감염증

- 당뇨병은 인슐린 부족에 의한 포도당 대사 장애, 고혈당에 의한 탈수, 영양 장애, 신경 장애, 혈관장애, 동맥경화증에 의해 쉽게 감염된다.
- 감염에 의해 인슐린 저항성이 증가하고 당뇨병의 조절이 더욱 악화된다.

🔍 잠재적 간호 문제 : 당뇨병의 조절이 안 되어 신체 방어 기능이 떨어진다.

저혈당

- 포도당은 뇌의 유일한 에너지원이기 때문에 혈액 중의 포도당 농도 저하는 생활의 위기를 가져온다. 이를 방지하기 위해 여러 증상이 나타나기 때문에 신체 증상의 변화에 민감해야 하며, 조기에 적절한 대응이 필요하다.
- 저혈당이 반복되어 혈당 저하에 대한 자율신경 반응이 저하하여, 저혈당 상태가 일어나지 않은 채 갑자기 의식을 잃는 경우가 있다(무자각성 저혈당).

🔍 잠재적 간호 문제 : 저혈당에 의한 의식 장애로 인해 낙상, 외상 위험이 있다./불규칙한 식생활에서의 인슐린 요법 실시로 저혈당을 일으킬 가능성이 우려된다.

혈관성 합병증

- 장기간 지속되는 고혈당·지질이상증(고지혈증)을 포함한 대사 장애와 혈관 장애로 인해 발생한다. 미세혈관 합병증은 당뇨병 특유의 병태에서 당뇨병성 망막증, 당뇨병성 신증, 당뇨병성 신경병증의 세 가지 주요 합병증이 있다. 대혈관 장애는 관상동맥 질환, 말초혈관 장애, 뇌혈관 장애가 있다.
- 자율신경 장애로 인한 소화기관의 운동 장애는 설사와 변비를 일으킨다.

	• 변비에 따른 배변 시 힘주기는 혈압 변동을 일으키는 뇌혈관 장애와 당뇨병성 망막증에 영향을 미친다. • 합병증의 발병 · 진행은 환자의 기능적 예후, 생명 예후에 깊이 관여하기 때문에 적절하고 신속한 대응이 중요하다. 🔍 잠재적 간호 문제 : 합병증의 발병 · 진전 가능성에 대한 불안감을 안고 있다./자율신경 장애에 따른 소화기관의 운동 장애가 있고, 식이섬유 · 수분 섭취량이 부족하여 변비를 일으킨다. **당뇨병성 족부 병변** • 자율신경 장애로 땀이 감소하여 피부가 건조하고 균열이 생기기 쉬우며, 피부 감염을 일으키기 쉽다. • 발에 상처가 있어도 발 관리에 대한 지식 부족, 감각신경 장애 등으로 환자가 족부 병변을 경시하여 진찰이 늦어질 수 있다. • 신체 방어 기능의 저하, 동맥경화에 의한 혈관 장애 등에 의해 상처 치유력이 떨어지고 장기 치료가 필요한 경우가 있다. 🔍 잠재적 간호 문제 : 잘못된 해석에서 당뇨병을 경시하고 있다./당뇨병 조절이 안 되어 신체 방어 기능이 떨어져 있다.
현재 병력의 파악	당뇨병의 상태를 환자가 드러내도록 하여 현재의 시점에서 당뇨병에 대한 인식을 명확히 하고 합병증의 예방을 위한 별도의 자기관리 행동을 하는 데 필요한 지원을 한다. • 2형 당뇨병은 발병 시 자각 증상이 부족하기 때문에 증상이 나타나 의료기관의 진료를 받기보다 건강검진 등으로 발견되는 경우가 많다. 의료기관 진료의 계기, 동기를 포함하여 지금까지의 경위를 알아 건강에 대한 관심, 행동 등 경향을 알 수 있다. • 자각 증상 장애가 없는 발병 시에는 당뇨병 진단을 부인하는 반응을 보인다. 당뇨병의 발병을 받아들이지 못하고, 자기관리의 필요성을 깨닫지 못하는 상황을 막기 위해 현재 환자의 당뇨병에 대한 인식, 지금까지의 문제에 대한 대처 행동에 주목하고 정보를 얻는 것이 중요하다. 🔍 잠재적 간호 문제 : 잘못된 해석으로 당뇨병을 경시한다./당뇨병으로 진단된 것을 인정하지 않고 자기관리에 노력하지 않는다.
당뇨병에 대한 지식, 자기관리 노력의 파악	환자 · 가족으로부터 당뇨병에 관한 지식, 자기관리에 대한 노력 등을 듣고, 생활 배경을 근거로 실제 생활습관의 개선점을 파악하고, 자기관리 행동의 목표 설정에 대한 지원을 가능하게 한다. • 식이요법, 운동요법의 의의에 대해 질문함으로써 당뇨병에 대한 지식을 확인할 수 있다. • 식사 섭취량, 내용, 횟수, 균형, 신체 활동, 운동의 종류와 빈도, 음주 · 흡연 습관의 유무, 당뇨병과 관련된 지식의 정보원, 교육받은 경험 등을 파악하여 향후 교육적인 지원에 도움을 줄 수 있다. • 식이섬유는 소화기관에서의 당 흡수를 서서히 하고 식후 급격한 혈당 상승, 인슐린의 과잉 분비를 억제한다. 또한 담즙산과 결합하여 배설을 촉진하고 혈중 콜레스테롤을 저하시키는 역할을 하기 때문에 지금까지의 식사 경향을 알고 향후 지도에 도움을 줄 수 있다. • 과거 체중 감량의 실패 경험, 치료에 적합하지 않은 직장 환경, 가족의 협력을 얻을 수 없는 것 등은 자기관리 행동에 영향을 미친다. 따라서 이에 영향을 미치는 심리적 · 외부적 · 신체적 요인을 밝히고, 환자 · 가족이 적극적으로 당뇨병에 대처할 수 있도록 지원한다. 🔍 잠재적 간호 문제 : 잘못된 해석으로 당뇨병을 경시한다./식이요법, 운동요법에 대한 지식 부족으로 과잉 영양을 섭취하고 있다./체중 감량의 실패 경험, 치료에 적합하지 않은 환경, 가족의 협력을 얻을 수 없는 환경에 놓여 있다.

치료에 따른 반응 관찰	입원 중에 실시되는 식이요법, 운동요법, 약물요법에 대한 환자·가족의 반응을 관찰한다. 또한 약물요법이 새롭게 추가된 경우 환자의 QOL을 고려하여 라이프스타일에 맞춘 자기관리 행동의 재검토가 필요하다.
	● 입원 중에 나오는 식사는 하루의 섭취 에너지를 일상생활에 지장을 주지 않는 범위에서 최소량으로 한 것이다. 병원 식사를 통해 지금까지의 식사와 비교하여 포만감, 규칙적인 식사 섭취로 공복감을 체감할 수 있고, 앞으로 자기관리 행동의 개선점을 스스로 찾는 데 도움이 된다.
	● 신체 상태에 따라 운동의 실시는 건강 상태를 악화시킬 수 있으므로, 운동요법을 시작할 때는 주의한다.
	● 적절한 운동요법을 실시할 때 당뇨병의 조절은 물론, 활동과 휴식의 건강한 생활 리듬을 되찾기를 기대한다.
	● 약물요법을 실시하면 혈당이 내려가는데, 이를 당뇨병이 치료된 것으로 생각하고 식이요법, 운동요법을 소홀히 하는 등의 문제가 발생할 수 있다. 따라서 약물 사용에 의한 혈당 개선뿐 아니라, 식이요법과 운동요법을 기본으로 한 치료 간호 효과에 주목한다.
	● 자각 증상이 없는 2형 당뇨병 환자의 경우는 인슐린 주사를 맞기가 어렵고, 지도에 곤란한 경우가 있다.
	● 저혈당은 약물 치료 중인 환자에게서 일어나는 경우가 많고, 인슐린이나 경구 혈당 강하제의 과잉 투여, 식사량 부족과 음식 섭취 시간 지연 등이 그 원인이다. 저혈당을 유발하는 상황이나 대처법에 대한 지식의 부족은 과도한 저혈당에 대한 두려움을 불러온다.
	🔍 잠재적 간호 문제 : 복잡한 당뇨병 치료 과정에서 향후 자기관리 행동의 실시에 당황한다./인슐린 주사, 언제 저혈당이 일어날지 모르는 상황을 두려워한다.
가족이나 주위 사람들의 반응, 협력 체계의 파악	가족과 주위 사람들이 당뇨병을 어떻게 인식하고 있는지 협력 체계를 확인한다. 가족을 비롯하여 주위 사람들이 당뇨병과 환자의 상태를 제대로 이해하고 환자에게 협력하는 체계가 정돈되면, 환자의 자기관리 의욕이 높아지고 행동을 계속 유지하는 것이 가능해진다.
	● 식이요법을 실시할 때는 평소 요리를 담당하고 있는 가족의 협력이 필수적이다. 가족의 당뇨병에 대한 치료의 필요성에 대한 인식을 높이는 것은 적절한 협력 체계를 정비하기 위해 중요하다.
	● 당뇨병을 잘 관리하지 못하고, 저혈당의 가능성이 있는 경우는 인슐린 주사를 맞기 어려운 상황이나 식사 시간이 불규칙한 직장은 피하는 것이 좋다. 저혈당의 가능성이 있는 경우에는 직장 동료들의 이해와 협력이 필요하다.
	● 실생활에서 불안과 구체적인 경험을 논의할 수 있는 환자 모임 등을 제공하도록 지원한다.
	● 다른 직종과 연계하며 팀으로 정보를 공유하고 환자·가족을 지원할 수 있는 체계를 정돈하여 여러 가지 문제의 발생에 대비한다.
	🔍 잠재적 간호 문제 : 인슐린 주사를 맞기 어렵고, 식사 시간이 불규칙한 직장 등 치료에 적합하지 않은 환경 또는 가족의 도움을 받을 수 없는 환경에 놓여 있다.

Step1 영향 평가	Step2 간호 초점	Step3 계획	Step4 실시	Step5 평가

간호 문제 리스트

#1 잘못된 해석으로 당뇨병을 경시한다(건강 지각–건강관리 패턴).

#2 식이요법, 운동요법에 대한 지식 부족에서 과잉영양을 섭취한다(영양–대사 패턴).

#3 불규칙한 식생활 때문에 인슐린 요법 실시에 따른 저혈당을 일으킬 가능성을 두려워한다(자기 인식 패턴).

#4 당뇨병에 따른 장기적인 치료가 필요한 합병증의 발병, 진행 가능성에 대한 불안을 안고 있다(자기 인식 패턴).

#5 당뇨의 조절 상태가 좋지 않아 신체 방어 기능이 떨어진다(영양-대사 패턴).

#6 저혈당에 따른 의식 장애로 낙상, 외상의 위험이 있다(건강 지각-건강 관리 패턴).

#7 자율신경 장애에 따른 소화기관의 운동 장애가 있고, 식이섬유와 수분 섭취량이 부족하여 변비를 일으킨다(배설 패턴).

#8 체중 감량의 실패 경험, 치료에 적합하지 않은 환경, 가족의 협력을 얻을 수 없는 등의 상황에 놓여 있다(건강 지각-건강 관리 패턴).

#9 당뇨병 치료의 복잡성에 따라 향후 자기관리 행동을 하는 데 어려움을 느낀다(건강 지각-건강 관리 패턴).

간호의 우선순위 지침

- 당뇨병 환자는 급성 합병증과 만성 합병증의 두 가지 가능성을 안고 생활하게 된다. 또한 당뇨병은 자각 증상이 부족하여 일상생활에서 의식하지 못하는 경우도 많다. 그러나 잘못된 대응에 따라 의식 장애를 동반하는 급성 합병증을 일으킬 가능성이 있어, 상태의 악화를 막기 위한 생명 유지가 우선된다.

- 당뇨병을 관리하기 위해서는 생활에서 자기관리가 필수적이기 때문에, 환자·가족의 인식에 영향을 미치는 교육적인 관점이 중요하다. 따라서 자기관리를 방해하는 요인을 제거하고 실천 가능한 행동을 명확히 하여 목표를 세워야 한다.

- 만성 합병증은 환자의 기능적 예후, 생명 예후에 깊이 관련되기 때문에 예방의 관점도 중요하다.

| Step1 영향 평가 | Step2 간호 초점 | Step3 계획 | Step4 실시 | Step5 평가 |

1 간호 문제	간호 진단	간호 목표(간호 성과)
#1 잘못된 해석으로 당뇨병을 경시한다.	비효과적 자기 건강관리 **관련 요인:** 치료 계획에 대한 불신감 **진단 지표** ☐ 치료 계획을 일상생활에 적용하기 어렵다고 말로 표현한다. ☐ 치료 계획을 가로막는 요소를 감소시키기 위한 행동을 취할 수 없다고 말로 표현한다.	〈장기 목표〉 환자·가족이 당뇨병 조절을 위해 치료에 적극적으로 참여하고자 하는 의욕을 갖는다. 〈단기 목표〉 1) 당뇨병을 관리하는 데 방해가 되는 것을 명확하게 한다. 2) 식사의 개선점을 말한다. 3) 운동의 실시방법을 말한다.

간호 계획	중재 포인트와 근거

OP 경과 관찰 항목

- 당뇨병의 상태를 알기 위하여 갈증, 다음, 다뇨, 체중 감소 등 증상의 유무와 정도를 관찰한다.

- 당뇨병의 정도와 합병증의 상태를 알기 위해 당뇨병 조절 지표(HbA1c, 혈당치, 글리코알부민, 혈압, 혈청 지질 등), 합병증에 대한 검사 소견(시력 검사, 안저 검사, 소변 알부민 배설량 정량, 요단백 정량, 신장 기능 측정, 반사, 진동 지각 검사, 심장 RR 변동 등)의 관찰

- 지금까지 체중 증감의 경위, 20세 때의 체중, 비만의 정도에서 발병 후의 경과와 앞으로의 목표 체중에 대한 정보를 얻는다.

- 식사 섭취량, 내용, 횟수, 균형, 신체 활동, 운동의 종류와 빈도, 음주·흡연 습관의 유무, 당뇨병에 관련된 지식, 교육받은 경험을 확인한다.

- 당뇨병 식사를 실제로 먹어보아 체험한 반응을 관찰한다.

➲ 지속적으로 확인하고 합병증의 예방에 주의를 기울인다. **근거** 경도의 혈당 상승은 특징적인 증상을 보이지 않는 경우가 많다.

➲ 합병증의 조기 발견, 조기 치료에 유의한다. **근거** 당뇨병 관리는 합병증 예방으로 이어진다.

➲ 비만 정도, 지금까지의 체중 변화를 확인한다. **근거** 내장형 비만은 인슐린 저항성을 일으킨다.

➲ 환자의 생활습관과 이에 영향을 주는 정보원을 안다. **근거** 생활습관의 문제점, 잘못된 지식을 명확하게 하는 것은 이후의 지도에 도움을 준다.

➲ 반응의 변화를 확인한다. **근거** 제한된 식사량과 섭취한 감각을 몸으로 기억한다.

- 지시한 운동을 실시할 때 신체 증상, 감상을 듣고 운동요법에 대한 반응을 관찰한다.
- 인슐린 주사 시의 표정, 말과 행동을 관찰하고 인슐린 주사에 대한 반응을 관찰한다.
- 환자를 둘러싼 생활환경에 주목해, 생활 배경이 미치는 영향을 확인한다.

➡ 반응의 변화를 확인한다. **근거** 운동에 따른 신체의 영향과 이후 지속 가능성을 판단하는 정보가 된다.
➡ 반응의 변화를 확인한다. **근거** 인슐린 주사에 대한 이해와 수용 정도를 판단하는 정보가 된다.
➡ 환자와 주변 사람들의 말과 행동을 관찰한다. **근거** 당뇨병 치료는 생활 전반에 영향을 미치는 경우가 많기 때문에 환자뿐만 아니라 가족과 직업, 사회활동 등 생활 배경을 고려한 지원을 한다.

TP 간호 치료 항목
- 현재 시점에서 당뇨병에 대한 인식을 확인하기 위해 환자의 당뇨병에 대한 이해와 인식을 이끌어낸다.
- 당뇨병 전반에 대한 새로운 정보의 획득을 지원하기 위해 당뇨병 교실의 참여를 독려하고, 참가 후의 감상이나 질문에 대응한다.

➡ 의도적인 대화로 끌어낸다. **근거** 당뇨병에 대한 인식을 밝히고, 환자가 의욕적으로 자기관리를 해나가도록 지원하는 데 기초가 된다.
➡ 참가 상황에 대하여 확인한다. **근거** 당뇨병에 대한 지식을 얻음으로써 잘못된 해석을 수정할 수 있다.

EP 환자 교육 항목
- 환자의 개별 라이프스타일과 사고방식에 맞추어 당뇨병에 대해 알기 쉽게 설명한다.
- 환자의 과제를 명확하게 한 후, 식이요법에 관해 알기 쉽게 설명한다.
- 가족의 적극적인 참여의 중요성을 설명하고 요리를 담당한 가족을 포함하여 식이요법에 대해 설명한다.
- 환자의 과제를 명확하게 한 후, 운동요법에 대하여 알기 쉽게 설명한다.

➡ 개별적으로 대응한다. **근거** 개개인에 맞는 지도를 하여 실현 가능한 자기관리의 동기를 부여한다.
➡ 개별적으로 대응한다. **근거** 개개인에 맞는 식생활을 함으로써 자기관리의 행동을 지속하도록 한다.
➡ 참여 가족의 반응에 따라 실시한다. **근거** 식생활은 일상생활의 행위이며 가족의 식습관이 환자에게 영향을 미친다.
➡ 개별적으로 대응한다. **근거** 운동요법도 식이요법과 마찬가지로 지속하는 것이 중요하므로 개별적으로 알맞은 지도가 필요하다.

2 간호 문제	간호 진단	간호 목표(간호 성과)
#2 식이요법, 운동요법에 대한 지식이 부족하여 영양 과잉 상태이다.	**영양 섭취 소비 균형 이상: 필요량 이상** **관련 요인:** 대사에 필요한 것 이상의 과도한 영양 섭취 **진단 지표** ☐ 신장과 골격으로부터 산출. 표준 체중보다 20% 늘어난 체중 ☐ 병적으로 먹는 행동 패턴 ☐ 외부 자극에 반응하여 먹는다.	〈장기 목표〉 적절한 영양 섭취와 소비 균형을 이해하고, 적정 체중을 목표로 한 생활습관을 들이기 위한 행동의 변화를 설명한다. 〈단기 목표〉 1) 체중을 줄이기 위해 적정 섭취 에너지 양으로 지시된 식사 섭취 의사를 표시한다. 2) 잘못된 생활습관이 혈당 조절에 준 영향에 대해 자신의 말로 설명한다. 3) 체중을 줄이는 것이 혈당 조절에 영향을 준다는 것을 설명한다.

간호 계획	중재 포인트와 근거

OP 경과 관찰 항목
- 동일한 조건에서 체중의 경과, 식사 섭취 기록, 운동 실시 기록, 혈당(공복 시, 식후 2시간 값), HbA1c, 요당 등을 확인한다.
- 환자가 자신의 당뇨병의 상태를 어떻게 생각하는지 확인한다.

➡ 환자와 함께 매일 변화를 관찰한다. **근거** 당뇨병 조절 지표의 변화를 환자와 함께 관찰하여 환자가 자기를 관찰하는 능력을 기르는 데 도움을 한다.
➡ 환자의 수용 변화를 확인한다. **근거** 자기관리에 대해 환자가 자신의 신체에 일어나고 있는 변화를 발견하고 이해하는 데 도움이 된다.

TP 간호 치료 항목
- 현재의 의문과 새로 얻은 정보에서 생기는 의문에 언제든지 대응하는 자세를 보여준다.

➡ 환자의 질문에 신속하게 대응한다. **근거** 신체 상황의 변화, 치료 변경 등 환자를 둘러싼 환경은 항상 변한다.

- 지금까지의 생활에서 섭취 에너지량과 소비 에너지량의 불균형 문제를 환자와 함께 검토한다.

- 이후 생활의 문제 해결을 향한 목표 설정을 환자와 함께 한다.
- 영양사 등 직원과 제휴하면서 팀으로 정보를 공유하고 개인의 생활 배경과 신체 상태에 따라 구체적인 실시방법을 검토한다.

EP 환자 교육 항목
- 환자 자신이 알고 싶은 것을 표현하게 해서 이를 단서로, 식이요법과 운동요법의 의의와 목적을 개별 상황에 맞게 설명한다.
- 환자 · 가족의 반응을 확인하면서 식품 교환표를 이용하여 식이요법에 대해 설명한다.

➡ 환자 자신이 충분히 느낄 수 있도록 환경을 정돈한다. **근거** 행동의 주체자인 환자 자신이 결정한 행동은 실행되기 쉽고, 지속 가능성이 높다.
➡ 우선순위를 제대로 익힐 수 있도록 도와준다. **근거** 당뇨병 관리를 위해 수정이 필요한 경우가 있다.
➡ 팀의 조정 역할을 한다. **근거** 각자의 능력에서 벗어나거나 다른 전문가에게 의뢰해야 할 부분은 다른 직종과 제휴를 하여 팀으로 종합적으로 지원한다.

➡ 개별적으로 대응한다. **근거** 환자가 얻은 정보를 자신의 상황에 비추어보도록 도와준다.

➡ 개별적으로 대응한다. **근거** 식이요법의 지속은 요리를 담당하는 가족의 이해와 협력에 달려 있다.

3 간호 문제	간호 진단	간호 목표(간호 성과)
#3 불규칙한 식사 생활에서 인슐린 요법을 실시하면 저혈당을 야기할 가능성을 두려워한다.	공포 **관련 요인:** 기능 장애를 일으키는 질환 **진단 지표** □ 자신이 없다는 호소함 □ 무섭다고 호소함 □ 경각심 증대	〈장기 목표〉 인슐린 주사와 저혈당 관리에 자신감을 갖고 실시할 수 있게 되었다고 말한다. 〈단기 목표〉 1) 인슐린 주사에 대한 마음을 표현한다. 2) 저혈당의 원인과 대처방법을 말한다. 3) 인슐린 주사를 스스로 실시할 수 있다.

간호 계획	중재 포인트와 근거

OP 경과 관찰 항목
- 인슐린 주사 또는 저혈당에 대한 두려움의 정도를 관찰한다.
- 인슐린 주사, 저혈당을 파악하는 방법을 확인한다.

➡ 환자가 나타내는 반응에 주목한다. **근거** 주사 자체가 무서운 마음을 조장하고 있을 가능성도 고려한다.
➡ 환자의 인식을 정확하게 파악한다. **근거** 불확실한 정보에 의해 불필요한 두려움을 갖고 있는 경우가 있다.

TP 간호 치료 항목
- 환자의 호소에 이해와 공감을 표시하고 인슐린 주사와 관련된 환자의 생각을 충분히 이끌어내 수용한다.
- 라이프스타일에 맞는 인슐린 주사의 실시방법을 환자와 논의하고, 필요 시 의사에게 조정을 요청한다.

➡ 꾸준하게 관리한다. **근거** 인슐린 주사는 환자의 이해와 동의가 필수적이다.
➡ 치료에 환자의 개별성을 반영한다. **근거** 환자의 라이프스타일에 맞는 치료에 대한 검토가 QOL을 향상시킨다.

EP 환자 교육 항목
- 환자의 개별 라이프스타일에 맞춘 저혈당 예방과 대처방법을 설명한다.

- 인슐린 주사에 대한 이해와 수용 상황에 맞게 주사법을 지도한다.

- 인슐린 작용에 맞춘 식이요법, 운동요법의 주의점과 실시방법을 설명한다.

➡ 공포심을 줄인다. **근거** 환자 스스로 저혈당을 미리 방지할 수 있다는 자신감을 갖게 하고, 불필요한 공포심을 없앤다.
➡ 기술 지도뿐만 아니라 환자의 심리적 상태에 맞게 추진한다. **근거** 공포에서 벗어남으로써 지도에 적극적이 된다.
➡ 인슐린 작용에 맞춰 설명한다. **근거** 적절한 식이요법과 운동요법이 저혈당을 예방한다.

<table>
<tr><td>4 간호 문제</td><td>간호 진단</td><td>간호 목표(간호 성과)</td></tr>
</table>

4 간호 문제

#4 당뇨병 진단을 받아 장기 치료가 필요한 경우, 합병증의 발병·진전의 가능성에 대해 불안감을 갖는다.

간호 진단

불안
관련 요인: 건강 상태의 변화, 건강 상태에 대한 위협
진단 지표
□ 불면증
□ 다른 사람을 비난하는 경향
□ 집중력 저하

간호 목표(간호 성과)

〈장기 목표〉 당뇨병을 갖고 생활하는 데 대해 심리적·신체적인 안락을 찾는다.
〈단기 목표〉 당뇨병 발병에 대해 수용하기 어려운 마음을 표현한다.

간호 계획

OP 경과 관찰 항목
• 불안 수준을 명확히 하기 위해 불안의 증상과 정도를 관찰한다.

• 새로운 정보를 얻음으로써 당뇨병에 대한 인식을 확인한다.

TP 간호 치료 항목
• 불안을 조장하지 않도록 조심스럽게 천천히 환자의 속도에 맞추어 말하고, 환자의 기분을 이해할 수 있게끔 정확하게 듣는다. 안정감과 안락함을 제공하고, 감정의 표출을 촉구한다.

EP 환자 교육 항목
• 전문 용어를 사용하지 않고 이해하기 쉬운 말을 사용하여 당뇨병을 설명한다.

중재 포인트와 근거

➡ 환자의 반응에 주목한다. **근거** 우울증이 있는 환자는 정신 건강 전문가의 치료가 필요한 경우가 있다. 또한 불안 스트레스가 혈당 조절에 영향을 미치고 있을 가능성이 있다.
➡ 환자의 인식 변화를 파악한다. **근거** 불확실한 정보로 인해 불필요한 불안감을 안고 있는 경우가 있다.

➡ 이야기하기 쉬운 환경을 만든다. **근거** 환자와 감정을 표출하도록 정서적 지원을 하여 스스로를 발견할 수 있게 한다. 환자는 불안의 원인을 명확하게 표현할 수 있게 되고, 간호사는 현실적인 피드백이 가능해진다.

➡ 개별적으로 대응한다. **근거** 질환에 대한 이해가 깊어지면서 불필요한 불안을 줄이는 데 도움이 된다.

---

5 간호 문제

#5 당뇨병 조절이 안되어 신체 방어 기능이 떨어지고 있다.

간호 진단

감염 위험 상태
위험 요인: 부적절한 제1차 방어 기구, 제2차 방어 기구

간호 목표(간호 성과)

〈장기 목표〉 감염 예방에 대한 적절한 주의사항과 대처방법을 설명하거나 실시한다.
〈단기 목표〉 감염 예방의 필요성을 언급한다.

간호 계획

OP 경과 관찰 항목
• 포도당 대사 장애, 미세혈관 장애, 동맥경화증, 탈수, 영양 장애, 신경 장애 등 감염 방어 기능이 떨어져 이후에 나타날 상태의 유무와 정도를 관찰한다.

• 전신(특히 다리, 족저간)의 피부, 구강을 관찰한다.

• 합병증에 대한 검사 소견의 관찰

TP 간호 치료 항목
• 발을 반드시 관찰하고 백선, 칸디다, 못 박힘, 티눈 등이 발견되면 의사와 상담한다.
• 구강 문제로 보통의 가벼운 식사를 섭취할 수 없는 경우는 식사의 형태를 검토하고, 필요한 경우 의사에게 치과 진료를 의뢰한다.
• 당뇨병 관리 불량 등으로 권태감이 클 경우, 전신의 청결을 유지할 수 있도록 도와준다.

중재 포인트와 근거

➡ 감염의 징후를 놓치지 않는다. **근거** 당뇨병 환자는 쉽게 감염 상태에 놓여 폐결핵, 요로 감염, 피부 감염을 보이며, 특히 다리의 피부 감염으로 괴저가 생길 가능성이 있다.
➡ 감염의 징후를 놓치지 않는다. **근거** 당뇨병 환자는 화농성 병변, 표재성 진균증도 많이 생긴다.
➡ 조기에 대응하고 경과를 관찰한다. **근거** 조기에 적절한 치료를 시작하여 악화를 방지한다.

➡ 적절한 치료를 하여 악화를 방지한다. **근거** 발의 궤양, 괴저의 원인이 된다.
➡ 식사의 영향을 고려한다. **근거** 구강 문제에 따라 부드러운 것 중심의 식사를 하면 식이섬유 등의 섭취가 부족하며 씹는 것이 불충분하고 과식을 초래한다. 구강 내 감염성이 증가하여 치주 질환과 충치가 생기기 쉽다.

* 당뇨병이 쉽게 감염되는 상태에 대해 일상생활의 주의점을 포함하여 설명한다.

* 피부 관찰방법을 설명한다.

* 발열, 설사, 구토, 식욕부진으로 식사를 할 수 없는 경우, 영양 공급방법, 인슐린 주사를 마음대로 중단하지 말 것, 진료 기준 등을 알기 쉽게 설명한다.

➡ 라이프스타일에 맞춰 설명한다. **근거** 감염은 당뇨병 조절을 악화시킬 가능성이 있으므로 지속적인 조절이 중요하다.

➡ 눈으로 상태를 확인한다. **근거** 관찰하기 어려운 발바닥이나 발가락에 생기기 쉬우므로 환자 자신이 관찰하기 어려운 경우가 있다.

➡ 말로 설명하고, 요점을 정리한 문서를 활용한다. **근거** 신체 증상에 따라 섭취 칼로리가 감소되는 한편, 스트레스 및 염증으로 인해 인슐린 저항성이 높아지기 때문에 혈당이 상승한다. 탈수 예방과 함께 자기 판단으로 인슐린 주사를 중단하지 말 것을 설명한다.

6 간호 문제	간호 진단	간호 목표(간호 성과)
#6 저혈당에 의한 의식 장애로 인해 낙상, 외상의 위험이 있다.	신체 손상 위험 상태 **위험 요인:** 생화학적 장애(저혈당)	〈장기 목표〉 낙상에 의해 신체를 손상하지 않고 입원 생활을 한다.

간호 계획	중재 포인트와 근거

OP 경과 관찰 항목
* 저혈당 증상의 출현 상황과 정도를 관찰한다.

TP 간호 치료 항목
* 안전한 환경으로 정비한다.

* 저혈당 증상이 나타나면 혈당을 측정하고 저혈당을 확인한다. 그때 경구 섭취가 가능한 경우는 당질을 보급한다. 경구 섭취가 불가능한 경우는 의사에게 글루코오스의 정맥 주사를 의뢰한다. 상태가 좋아지지 않는 경우는 같은 내용을 반복한다.

EP 환자 교육 항목
* 환자 · 가족에게 저혈당의 원인을 치료방법에 따라 설명한다.

* 저혈당 예방 관점에서 식이요법을 준수, 저혈당을 방지하기 위해 식품을 섭취하는 방법 등 라이프스타일을 설명한다.
* 저혈당 예방 관점에서 운동 실시 시간, 양, 식품을 취하는 방법에 대해 설명한다.
* ID카드, 당뇨병 수첩 등의 휴대, 가족이나 주위 사람들에게 적절한 행동을 설명하고 저혈당으로 인한 의식 장애를 일으켰을 때의 대책을 세운다.

➡ 저혈당 증상이 있으면 활동할 때 주의해야 한다. **근거** 환자가 급격히 의식 장애를 일으킬 수 있다.

➡ 환자의 활동 범위 전체를 고려한다. **근거** 저혈당의 출현은 환자의 상태, 치료 내용, 활동량 등에 따라 다르므로 환자의 활동 범위 전체의 안전을 평소에 유의한다.

➡ 조기에 대응한다. **근거** 저혈당이 지속되면 장애가 생길 가능성이 있기 때문에 조기 대응이 중요하다.

➡ 개별적으로 대응한다. **근거** 가족이나 주위 사람들이 적절하고 신속히 대응하여 저혈당에 의한 의식 장애를 방지한다.

➡ 개별적으로 대응한다. **근거** 라이프스타일을 고려하여 실현 가능한 해결책을 환자와 논의할 수 있다.

➡ 긴급 상황에 대비한다. **근거** 의료기관으로 이송되었을 때 다른 질환과의 감별이 가능하며, 빠른 처치를 받을 수 있다.

7 간호 문제	간호 진단	간호 목표(간호 성과)
#7 자율신경 장애에 따른 소화기관의 운동 장애가 있고, 식이섬유와 수분 섭취량이 부족하여 변비를 일으키고 있다.	**변비** **관련 요인:** 소화기관 운동의 약화, 섬유성 식품과 수분의 불충분한 섭취 **진단 지표** □ 딱딱한 유형의 변 □ 배변 횟수, 양의 감소	〈**장기 목표**〉 규칙적인 배변의 중요성을 설명할 수 있다. 〈**단기 목표**〉 1) 배변의 간격을 안다. 2) 당뇨병과 소화기관의 운동 장애에 대하여 설명할 수 있다.

간호 계획	중재 포인트와 근거
OP 경과 관찰 항목 • 배변 간격, 배변 시간, 대변의 모양, 잔변감의 유무를 확인한다. • 식이섬유의 섭취 상황을 확인한다. • 수분 섭취량을 관찰한다. • 운동량을 관찰한다. **TP** 간호 치료 항목 • 식사 이외에도 의식적으로 목표로 하는 수분량을 섭취할 수 있도록 적절한 수분 섭취를 촉구한다. • 필요에 따라 복부 마사지나 따뜻한 찜질을 한다. • 2일 이상 배변이 없으면 완하제 투여를 의사와 상담하고 검토한다. **EP** 환자 교육 항목 • 배변 조절이 잘못된 상황에 있는 것, 변비의 예방방법을 설명하고 라이프스타일에 맞게 대처방법을 논의한다.	➡지금까지의 배변에 관련한 인식을 확인한다. 근거 변비를 당뇨병과 관련하여 생각하지 않는 경우가 많다. 문제 인식이 낮은 것으로 추측된다. ➡칼로리 없는 수분을 섭취하게 한다. 근거 변의 70~85%는 수분이며, 배변을 촉진하기 위해서는 수분 섭취가 중요하다. ➡배변 리듬을 찾는다. 근거 변비에 따른 배변 시 힘주기는 혈압 변동을 일으키고, 뇌혈관 장애와 당뇨병성 망막증에 영향을 미치므로 배변 조절은 중요하다. ➡개별적으로 대응한다. 근거 라이프스타일의 변화로 배변 리듬에 문제가 생길 가능성이 높다.

8 간호 문제	간호 진단	간호 목표(간호 성과)
#8 체중 감량 실패의 체험, 치료에 적합하지 않은 환경, 가족의 협력을 얻을 수 없는 환경에 놓여 있다.	**불이행** **관련 요인:** 동기를 주는 힘, 관리 제공자의 연속성, 관리에 대한 만족도 **진단 지표** □ 지시에 따르지 않는 것을 나타내는 행동	〈**장기 목표**〉 환자 자신이 적극적으로 생활환경을 정돈하는 방법을 찾아 구체적으로 언급한다. 〈**단기 목표**〉 1) 당뇨병 관리의 필요성을 말한다. 2) 치료를 방해하는 원인을 명확하게 한다.

간호 계획	중재 포인트와 근거
OP 경과 관찰 항목 • 자각·타각 증상의 유무와 정도를 관찰한다. • 검사 소견을 관찰한다. • 당뇨병 치료에 대한 인식을 확인한다. • 생활 배경이 미치는 영향을 확인한다.	➡새로운 증상 출현에 주의한다. 근거 증상의 악화는 준수를 저하시킬 가능성이 있다. ➡매일의 변화를 환자와 함께 돌아본다. 근거 준수의 유지·향상을 기대할 수 있다. ➡치료 경과에 따른 환자의 인식 변화를 안다. 근거 당뇨병에 관한 새로운 지식과 경험에 의해 인식은 변화한다. ➡치료를 막는 원인을 명확하게 한다. 근거 당뇨병 치료는 생활 전반에 이르기 때문에 환자 개인뿐만 아니라 가족과 직업, 사회활동 등 생활 배경에 문제를 안고 있는 경우가 많다.

- 환자의 이야기를 귀기울여 듣고, 감정을 표출하기 쉬운 환경을 조성하며 환자가 안고 있는 문제를 표출하도록 돕는다.
- 환자와 유사한 상황에 있는 사람들과의 증상이나 치료방법 등을 이야기한다.
- 환자 자신이 달성할 수 있는 목표를 세우고 점차 목표를 높여갈 수 있도록 지원한다.
- 주위 사람들의 이해와 협력을 얻을 수 있도록 환자에게 도움을 줄 수 있는 사람들에게 제의한다.

- 환자의 잘못된 행동이 불러오는 당뇨병 악화의 가능성에 대해 설명한다.

➡ 이야기하기 쉬운 환경을 만든다. 근거 환자와 신뢰 관계를 형성하고 그 안에서 환자가 문제를 명확하게 볼 수 있도록 돕는다.

➡ 이야기를 할 수 있는 장소를 제공한다. 근거 동일한 상황에 있는 사람의 성공 경험과 문제 해결방법을 배우는 것은 자기효능감의 향상으로 이어진다.

➡ 성공 경험을 축적할 수 있도록 지원한다. 근거 성공 체험을 축적하는 것은 자기효능감의 향상으로 이어진다.

➡ 주위 사람들의 협력 체계를 정비한다. 근거 특히 요리를 담당하는 가족의 이해와 협력은 식이요법을 지속하는 데 중요하다.

➡ 개별적으로 대응한다. 근거 초점이 된 문제에 적절히 대응하는 것은 규정 준수 향상으로 이어진다.

9 간호 문제	간호 진단	간호 목표(간호 성과)
#9 복잡한 당뇨병 치료 과정에서 따른 자기관리 행동의 실시에 당혹감을 느낀다.	비효과적인 건강관리에 따른 위험 상태 **위험 요인:** 복잡한 치료 계획, 의사결정의 갈등, 지식 부족	〈장기 목표〉 당뇨병 치료의 지속적인 필요성에 대해 설명할 수 있다. 〈단기 목표〉 1) 당뇨병 관리에 필요한 자기관리 행동의 실시 동기를 말한다. 2) 정기검진의 필요성과 긴급 시 대응법을 설명할 수 있다.

간호 계획

- 자각 · 타각 증상의 유무와 정도를 관찰한다.
- 검사 소견을 관찰한다.
- 불안 수준을 관찰한다.
- 퇴원 후의 생활을 예측하며, 당뇨병에 대한 인식과 지식을 확인한다.

- 환자의 이야기를 적극적으로 들어주어 감정을 표출하여 자신이 안고 있는 문제를 드러내도록 한다.
- 환자의 호소를 듣고 환자의 라이프스타일에 맞춘 치료법의 검토를 요청한다.
- 환자 · 가족이 만족스러운 정보를 얻고 이해와 납득을 바탕으로 하는 치료에 참여하라고 촉구한다.

- 퇴원 후 생활을 예측할 수 있도록 환자 · 가족에게 알기 쉽게 설명하고 논의한다.
- 경과 관찰, 합병증의 조기 발견 · 조기 치료를 위한 정기검진의 필요성을 설명한다.

중재 포인트와 근거

➡ 환자에게 지도할 시점을 찾는다. 근거 신체 증상의 악화와 불안은 환자의 의지나 능력과 상관없는 경우가 있다.

➡ 치료 경과에 따른 환자의 인식과 지식의 변화를 파악한다. 근거 지식 수준의 평가에 따라 개별 환자에게 맞는 치료를 검토할 수 있다.

➡ 이야기하기 쉬운 환경을 만든다. 근거 환자와 신뢰 관계를 형성하고 이를 통해 환자가 문제를 명확히 하도록 도와준다.

➡ 치료에 환자의 개별성을 반영한다. 근거 개별 라이프스타일을 고려하여 치료 실시에 따른 자기관리 행동을 계속할 것을 촉구한다.

➡ 환자 · 가족의 치료에 참여할 것을 자극한다. 근거 환자 · 가족의 자기관리에 긍정적인 태도로 이어진다.

➡ 개별적으로 대응한다. 퇴원 후의 생활을 구체적으로 예상함으로써 불안감이 해소로 이어진다.

➡ 지속적인 치료를 강조한다. 근거 당뇨병 관리가 안정되면 진료를 중단하는 경우가 있다. 합병증에 대응하기 위해 정기 검진이 중요하다.

병기 · 병태 · 중증도별 관리 포인트

【발병 시】 가벼운 혈당 상승은 자각 증상이 거의 없고, 병에 대한 인식을 못 하는 경우가 많다. 따라서 일상생활의 행동 변화를 가져오는 자기관리 행동에 동기 부여가 되지 않고 계속 어려움을 느끼는 경우가 있다. 당뇨병 관리를 위한 식이요법, 운동요법을 기초로 한 요양 생활을 위해서는 환자 · 가족의 당뇨병과 치료에 대한 인식, 스트레스 파악, 환자와 가족이 함께 할 수 있는 자기관리 방법을 검토할 필요가 있다.

【조절이 안 될 때】 당뇨병 관리의 악화로 입원과 퇴원을 반복하는 경우가 있다. 그런 환자는 신체적 변화와 함께 자기관리 실패에 대한 자기효능감의 저하, 지금까지 치료를 중심으로 한 생활의 피폐 등 다양한 정신 상태에 놓여 있다. 따라서 악화 요인을 제시하고 개선책을 환자 · 가족과 함께 생각하여 자기관리 방법의 재건을 지원할 필요가 있다. 또한 혈당 조절을 목적으로 한 인슐린 치료를 시작하는 경우에는 수기의 지도뿐만 아니라 인슐린 주사에 대한 환자의 생각을 고려한 지원이 중요하다.

【조절이 현저하게 안 될 때】 당뇨병 관리가 현저하게 안 될 경우 혈당의 현저한 상승, 케톤산증, 탈수 등을 일으켜 당뇨병 혼수가 발생할 수 있다. 의식 수준, 탈수 상태의 관찰, 주입 관리 검사의 지원 등 신속하게 대응한다.

【합병증 발병 시】 장기간 지속되는 대사 장애와 혈관 장애로 혈관을 중심으로 한 만성 합병증을 일으켜 생명 예후와 사람들의 QOL에 크게 영향을 미친다. 합병증 예방의 지원과 함께 합병증으로 인해 다른 질환이 발생하면 일상생활에 대한 지원, 악화 방지를 위한 지원, 정신적 지원을 실시한다.

간호 활동(간호 중재) 포인트

- 환자 · 가족이 당뇨병 치료에 대한 생각과 수용 정도, 의심과 두려움을 표현하기 쉬운 환경을 만든다.
- 환자 · 가족의 호소에 이해와 공감을 보여 환자 · 가족의 생각과 감정을 충분히 이끌어낸다.
- 새로운 정보의 획득, 다른 당뇨병 환자들과의 관계를 위한 당뇨병 교실 참여를 권하고 환자 모임을 소개한다.
- 지금까지 생활에서의 문제를 명확히 하고, 환자가 주체가 되어 목표를 세울 수 있도록 지원한다.
- 영양사 등 직원과 연계하여 팀으로 정보를 공유하고, 개인의 생활 배경과 신체 상태에 따른 구체적인 실시방법을 검토한다.
- 라이프스타일에 맞춘 요양 생활의 실현을 위해 필요 시 의사에게 조정을 의뢰한다.
- 피부, 발, 구강 관찰을 정중하게 실시하고, 이상을 조기 발견하여 조기 치료에 노력한다.
- 환자의 증상에 맞게 ADL의 지원을 한다.
- 의식 장애의 가능성을 충분히 고려하고 안전한 환경을 정돈한다.
- 저혈당 시에는 신속하고 정확하게 대응한다.

퇴원 · 요양 지도

- 환자의 개별 라이프스타일과 사고방식에 맞게 전문 용어를 사용하지 않고 알기 쉽게 질환에 대해 설명한다.
- 환자가 해야 할 일을 명확하게 한 후 식이요법, 운동요법에 대해 알기 쉽게 설명한다.
- 가족의 적극적인 참여의 중요성을 설명하고, 요리하는 가족을 포함하여 식이요법에 대해 설명한다.
- 환자 및 가족을 포함한 주변 사람들에게 라이프스타일에 맞춘 저혈당 예방과 대처방법을 설명한다.
- 환자의 수용 여부에 따라 인슐린 주사의 설명, 실시 · 관리방법의 습득을 권유한다.
- 당뇨병 투병 중 감염되기 쉬운 상태에 대해 일상생활의 주의점을 포함하여 설명한다.
- 컨디션이 나쁠 때의 대응방법을 말뿐만 아니라 포인트를 정리한 문서 등을 이용하여 구체적으로 쉽게 설명한다.
- 경과 관찰, 합병증의 조기 발견 · 조기 치료를 위한 정기검진의 필요성을 설명한다.

평가 포인트

간호 목표 달성도

- 환자 · 가족은 당뇨병 관리를 위한 치료에 적극적으로 참여할 의지를 표현하는가?
- 적절한 영양 섭취와 소비 균형을 이해하고 적정 체중을 목표로 한 생활습관과 행동 변화를 말할 수 있는가?
- 인슐린 주사와 혈당 관리에 자신감을 가지고 실시할 수 있게 되었다고 말할 수 있는가?
- 당뇨병을 가진 상태에서 심리적 · 신체적 안락을 얻을 수 있는가?
- 감염 예방에 대한 적절한 주의사항, 대처방법을 설명하거나 실시할 수 있는가?
- 낙상에 의해 신체를 손상하는 일 없이 입원 생활을 할 수 있는가?
- 규칙적인 배변의 중요성을 설명할 수 있는가?
- 환자 자신이 적극적으로 생활환경의 정돈방법을 찾아 구체적으로 언급할 수 있는가?
- 환자 · 가족이 당뇨병 치료의 계속적인 필요성에 대해 설명할 수 있는가?

당뇨병 환자의 병태 관계도와 간호 문제

병인 악화 요인

- 1형 당뇨병: 자기면역성
- 2형 당뇨병: 인슐린 분비 저하를 부르는 유전적 요인
- 과식, 비만, 운동 부족, 스트레스 등의 환경 요인
- 연령

병태

- 랑게르한스섬 B세포 파괴 → 인슐린 결핍에 따른 인슐린 의존 상태 → 인슐린 작용 부족
- 인슐린 분비 저하, 인슐린 저항성에 의한 인슐린 비의존 상태 → 인슐린 작용 부족
- 인슐린 작용 부족 → 조절 부족 → 고혈당

#1 비효과적 자기 건강관리
#2 영양 섭취 · 소비 균형 이상: 필요량 이상

증상

급성 합병증

RC: 케톤산증
RC: 고혈당 고삼투압 상태
#5 감염 위험 상태
체액량 부족

만성 합병증 증상

당뇨병성 망막증(무자각~실명)
당뇨병성 신증(혈압 상승, 부종, 단백뇨 등)
당뇨병성 신경병증(사지 말단의 이상 감각, 발한 이상, 변비 이상 등)
당뇨병성 족부 병변(하지 궤양 · 괴저)
동맥경화성 질환(관동맥경화증, 뇌동맥경화증, 하지폐색성 동맥경화증)

RC: 당뇨병성 망막증
RC: 당뇨병성 신증
RC: 당뇨병성 신경병증
RC: 혈관성 질환
#7 변비
안락 장애

자각 증상

경도 혈당 상승: 없음
중등도 이상의 고혈당: 갈증, 다음, 다뇨, 체중 감소, 피로감 등

진단 검사

문진 · 진찰

당뇨병형, 경계형, 정상형의 분류 → 당뇨병 진단

검사

공복 시 혈당치, 75g OGTT 2시간 측정값, 수시 혈당치, HbAqc 값

#4 불안

치료 간호

식이요법 / 운동요법 / 약물요법

RC: 저혈당
#3 공포
#6 신체 손상 위험 상태

#8 불이행
#9 비효과적 자기 건강관리 위험 상태

32 고지혈증(이상지질증)

시모카도 겐타로

눈으로 보는 질환

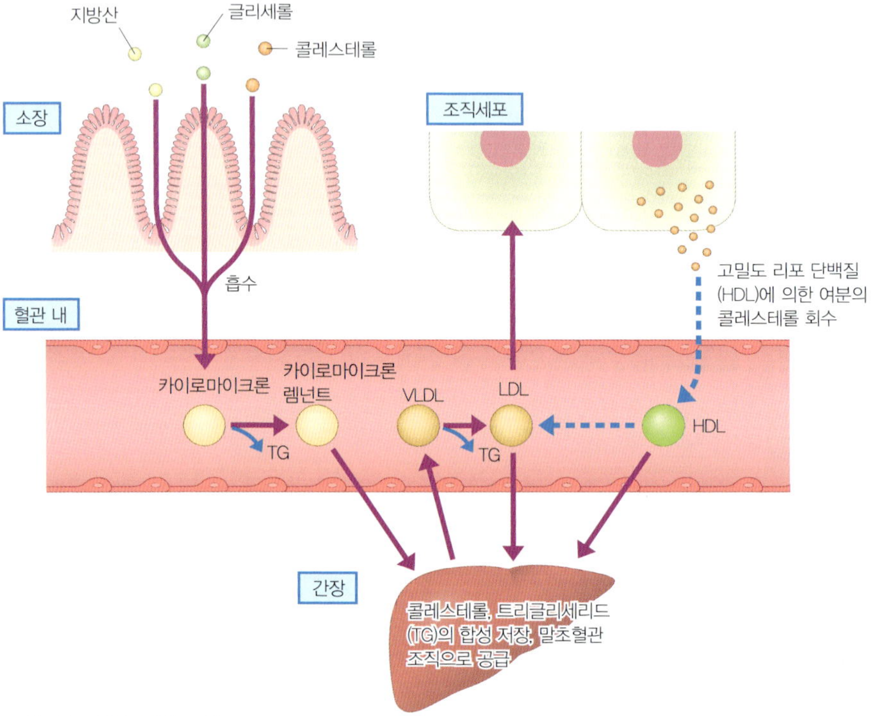

■ 그림 32-1 지질대사의 구조

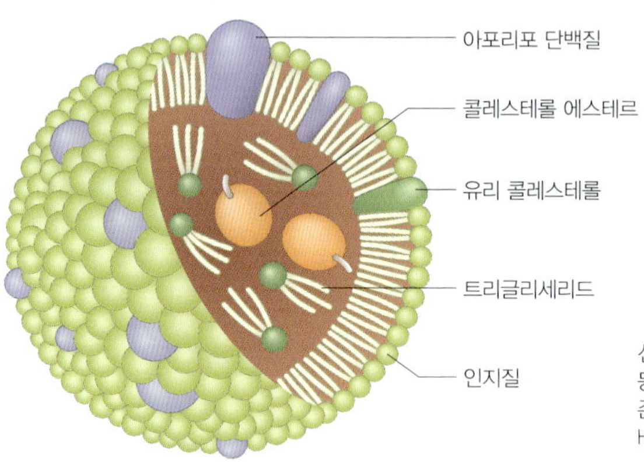

신체 내에서 콜레스테롤과 트리글리세리드 등의 지질은 왼쪽과 같은 리포 단백질 입자로 존재하고 있다. 카이로마이크론, VLDL, LDL, HDL도 리포 단백질이다.

■ 그림 32-2 리포 단백질의 구조

■ 표 32-1 리포 단백질의 종류

리포 단백질	비중	입자 지름	트리글리세리드	콜레스테롤	역할
카이로마이크론	< 0.96		85%	7%	장관에서 간으로 트리글리세리드, 콜레스테롤 수송
VLDL	0.96~1.006		55%	19%	간에서 말초 조직에 트리글리세리드, 콜레스테롤 수송
IDL	1.006~1.019		24%	46%	간에서 말초 조직에 트리글리세리드, 콜레스테롤 수송
LDL	1.019~1.063		10%	45%	간에서 말초 조직에 콜레스테롤 수송. 많은 콜레스테롤을 HDL로부터 받아 간으로 돌려보낸다.
HDL	1.063~1.21		5%	24%	말초 조직에서 여분의 콜레스테롤을 끌어내고 LDL로 전송한다.

병태 생리

고지혈증은 신체의 지질대사 이상으로 혈중 LDL 콜레스테롤, 트리글리세리드의 값이 상승 또는 HDL 콜레스테롤이 저하하는 병태이다. 동맥경화, 특히 관상동맥경화를 촉진한다.

- 콜레스테롤은 세포막의 필수 구성 성분인 동시에 부신피질 호르몬이나 성 호르몬의 원료이다. 신체 내에서 매일 500~1000mg의 콜레스테롤이 합성되고 300mg 정도가 음식으로 공급된다. 거의 같은 양의 콜레스테롤이 주로 배설물로 손실되기 때문에 신체 콜레스테롤의 균형은 비교적 일정하게 유지된다.
- 트리글리세리드는 음식 중의 중성 지방이 분해 · 흡수 · 재합성되는 것과 동시에, 당을 원료로 신체 내에서 합성된다. 간에서 합성된 트리글리세리드는 VLDL(초저밀도 리포 단백질)에 들어갔다가 방출되어 혈액 안에서 일단 분해되고 일부는 에너지원으로 이용되고, 나머지는 말초의 지방 조직 내에서 재합성, 저장된다(그림 32-1).
- 장에서 흡수된 지질은 카이로마이크론을 형성한다. 카이로마이크론의 트리글리세리드는 혈액 중에 분해되어 카이로마이크론 렘넌트가 되어 간으로 들어간다.
- 간은 몸에 필요한 콜레스테롤의 주요 합성 장소이다. 몸의 각 부분에서 필요로 하는 콜레스테롤을 VLDL 입자로 방출한다. VLDL은 혈류에서 중성 지방을 잃고 콜레스테롤에 많은 LDL(저밀도 지방 단백질)이 된다.
- LDL은 말초 조직에 LDL 수용체를 통해 받아들여져 콜레스테롤을 공급한다. 남은 LDL은 간으로 회수된다.
- 말초 조직에 남은 콜레스테롤은 HDL(고밀도 지방 단백질)에 의해 세포에서 떨어진다. HDL의 콜레스테롤은 혈류에서 LDL에 넘겨진 간의 LDL 수용체를 통해 간으로 되돌아간다(그림 32-1).
- 간과 말초 조직의 LDL 수용체가 선천적으로 모자라거나 신진대사의 영향으로 후천적으로 감소하면, 혈액 중의 LDL은 목적지를 잃고 고LDL 콜레스테롤혈증이 된다. 비만을 초래하는 에너지 과잉 상태에서는 중성 지방이 VLDL의 생산과 방출이 증가하고, 고트리글리세리드혈증을 초래한다.

병인 · 악화 요인

- 선천성 대사 이상: LDL 수용체 결핍, 콜레스테롤 에스테르 전송 단백질 결핍 등
- 비만, 당뇨병: 고트리글리세리드혈증, 저HDL 콜레스테롤혈증
- 과도한 음주: 고트리글리세리드혈증, 고HDL 콜레스테롤혈증
- 식사: 콜레스테롤의 함유량이 많은 음식 섭취로 인해 고콜레스테롤혈증이 악화되고, 탄수화물의 과잉 섭취로 고트리글리세리드혈증을 초래한다.

역학 · 예후

- 유전자의 자리가 다른 대립 유전자로 구성된 이형의 가족성 고콜레스테롤혈증의 빈도는 500명 중 1명, 같은 대립 유전자로 이루어진 사람은 100만 명 중 1명이다.

■ 표 32-2 고지혈증의 표현형 분류

유형	I	Ⅱa	Ⅱb	Ⅲ	Ⅳ	V
증가하는 리포 단백질	카이로마이크론	LDL	LDL VLDL	IDL 렘넌트	VLDL	카이로마이크론 VLDL
콜레스테롤	→ 또는↑	↑～↑↑↑	↑～↑↑	↑↑	→ 또는↑	↑
트리글리세리드	↑↑↑	→	↑↑	↑↑	↑↑	↑↑↑

■ 표 32-3 고지혈증: 검열을 위한 진단 기준(공복 시 채혈*1)

LDL 콜레스테롤	140mg/dℓ 이상	고LDL 콜레스테롤혈증
	120～139mg/dℓ	경계역 고LDL 콜레스테롤혈증*2
HDL 콜레스테롤	40mg/dℓ 미만	저HDL 콜레스테롤혈증
트리글리세리드	150mg/dℓ 이상	고트리글리세리드혈증

- LDL 콜레스테롤은 Friedewald(TC−HDL−C−TG/5)의 식으로 계산한다(TG가 400mg/dℓ 미만인 경우).
- TG가 400mg/dℓ 이상 또는 식후 채혈의 경우에는 non HDL−C(TC−HDL−C)를 사용하여 그 기준은 LDL−C＋30mg/dℓ로 한다.

*1 10～12시간 이상 단식을 '공복 시'라고 한다. 물이나 차 등 칼로리가 없는 수분의 섭취는 허용한다.

*2 선별 검사에서 경계 영역이 높은 LDL 콜레스테롤혈증을 나타내는 경우는 위험이 높은 병태가 있는지 검토하고 치료의 필요성을 고려한다.

(일본 동맥경화학회 편: 동맥경화성 질환 예방 가이드라인 2012년판, p13, 일본 동맥경화학회, 2012)

- 생활습관에 따라 고지혈증은 40세 이상 성인 30% 이상에서 나타난다. LDL 콜레스테롤 수치가 180mg/dℓ 이상은 100mg/dℓ 미만에 비해 관상동맥 질환의 위험이 3.8배나 된다.

증상

■ 지질 이상 자체에 의한 증상은 없다.
- 가족성 고콜레스테롤혈증은 눈꺼풀과 관절의 황색종, 아킬레스건에 두껍게 살이 찐다. 각막에 고리가 보인다.
- 고지혈증 환자에서는 관상동맥경화가 발생·진전되기 쉬우므로 동맥경화에 의한 장기 허혈 증상에 주의한다('14 고혈압·동맥경화증' 참조).

진단 · 검사값

- 공복 시의 혈액 검사(표 32-3)에 의해 이상지질 유형과 원인, 악화 인자를 결정한다.
- 고지혈증이나 동맥경화 질환이 있지 않은지 가족력을 자세히 듣고, 다른 관상동맥 질환의 위험 요인과 동맥경화의 진전 상황을 조사한다.
- ● 검사값
- 고지혈증의 평가에는 총콜레스테롤 수치가 아닌 프리드왈드(Friedewald) 공식으로 구한 LDL 콜레스테롤 수치를 사용한다.

> LDL 콜레스테롤(mg/dℓ)＝총 콜레스테롤 − HDL 콜레스테롤 − 트리글리세리드/5

- 중성 지방 400mg/dℓ 이상인 경우는 부정확하기 때문에, non HDL 콜레스테롤(총 콜레스테롤 − HDL 콜레스테롤)을 사용한다.
- LDL 콜레스테롤은 정상이 140mg/dℓ 미만이며, 치료 목표치는 1차·2차 예방 여부, 다른 위험 요인을 얼마나 갖고 있는가에 따라 변한다.

합병증

- 전신의 동맥경화증, 특히 관상동맥 질환, 뇌경색

치료법

■ 생활습관의 개선과 약물요법을 실시하지만, 관상동맥 질환의 유무에 따라 치료법을 선택한다.

■ 표 32-4 고지혈증의 주요 치료제

분류	일반명	주요 상품명	약의 효과 메커니즘	주요 부작용
HMG-CoA 환원 효소 억제제	프라바스타틴 나트륨	메바로틴	콜레스테롤 합성 저해 작용	횡문근 융해증
	아토르바스타틴 칼슘 수화물	리피톨		
	로스바스타틴 칼슘	크레스톨		
음이온 교환 수지	콜레스티미드	콜레바인	콜레스테롤 흡수 저해 작용	변비, 복부 팽만
소장 콜레스테롤 트랜스포터 억제제	에제티미브	제티아	콜레스테롤 흡수를 선택적으로 저해	과민증, 횡문근 융해증
EPA	이코사펜트산 에틸	에파델	혈청 중성 지방 저하	과민증, 출혈 경향
피브레이트계 약	베자피브레이트	베자톨SR	혈청 중성 지방 저하	횡문근 융해증, 간 기능 장애
	페놀피브레이트	리피데일		

■ 표 32-5 위험 구분별 지질 관리 목표치

치료 방침의 원칙	관리 구분	지질 관리 목표치(mg/dℓ)			
		LDL-C	HDL-C	TG	non HDL-C
1차 예방 우선 생활습관 개선을 실시한 후, 약물 치료의 적용을 고려한다.	카테고리-Ⅰ	< 160	≧ 40	< 150	< 190
	카테고리-Ⅱ	< 140			< 170
	카테고리-Ⅲ	< 120			< 150
2차 예방 생활습관의 교정과 함께 약물 치료를 고려한다.	관상동맥 질환 발생	< 100			< 130

- 가족성 고콜레스테롤혈증은 《동맥경화성 질환 예방 가이드라인》 2012년판 9장 참조
- 고령자(75세 이상)에 대해서는 위의 책 15장 참조
- 젊은이 등 절대 위험이 낮은 경우는 상대적 위험 차트(전술 설명서 참고 자료 1 p113)를 활용하여 생활습관의 개선에 대하여 동기 부여를 하는 동시에 절대 위험의 추이를 주의 깊게 관찰한다.
- 이러한 수치는 어디까지나 노력 달성 목표치이다.
- LDL-C는 20~30%의 감소를 목표로 하는 것도 고려한다.
- non HDL-C 관리 목표는 높은 TG혈증의 경우 LDL-C 관리 목표를 달성한 후 2차 목표로 설정한다. TG가 400mg/dℓ 이상, 식후 채혈의 경우 non HDL-C를 사용한다.
- 어떤 카테고리든 관리 목표 달성의 기본은 생활습관의 개선이다.
  카테고리-Ⅰ에서 약물요법의 적용을 고려하는 LDL-C의 기준은 180mg/dℓ 이상으로 한다.

(일본 동맥경화학회 편: 동맥경화성 질환 예방 가이드라인 2012년판, p26, 일본 동맥경화학회, 2012)

● **치료 방침**
- 관상동맥 질환의 위험인자 수, 이미 동맥 질환을 일으키고 있는지 여부, 향후 10년간 관상동맥 질환으로 사망하는 절대 위험[*]에 표적이 되는 LDL 콜레스테롤 수치 등을 파악하도록 권장한다.
- 이미 관상동맥 질환이 발병한 환자의 재발 예방(2차 예방) 시에는 약물요법과 생활습관 개선을 동시에 시작하지만, 1차 예방 시에는 3~6개월간 생활습관의 개선을 지도하고, 그래도 혈청 지질이 목표값에 도달하지 않으면 약물요법을 실시한다.

[*] 관상동맥 질환 사망 절대 위험: NIPPON DATA 80(일본에서 열린 대규모 관찰 연구)의 결과에 기초하여 위험요인과 연령, 성별에 따라 그 환자가 향후 10년간 관상동맥 질환으로 사망할 확률을 알 수 있게 되었다(일본 동맥경화학회 편: 동맥경화성 질환 예방 가이드라인 2012).

● **생활 지도**
- 모든 고지혈증에 대하여 관상동맥 질환의 위험 요인을 줄이기 위한 지도(운동, 금연, 고혈압이나 당뇨병 치료 등)를 실시한다.
- 고LDL 콜레스테롤혈증에 대해서는 달걀과 고기의 섭취 제한을 지도하고, 높은 중성지방혈증, 저HDL 콜레스테롤혈증에 대해서는 칼로리 제한과 운동 등을 통해 체중 감량을 지도한다. 운동과

금연은 HDL을 상승시킨다.

● 약물요법

Px 처방 예 고LDL 콜레스테롤혈증

1) 메바로틴정(10mg) 1회 1정 1일 1회 저녁 식사 후 ← HMG-CoA 환원 효소 억제제
  ※효과가 없을 때는 더 강한 스타틴을 사용하거나 흡수 억제제와 병용한다.
2) 리피톨정(10mg) 또는 크레스톨정(5mg) 1회 1정 1일 1회 ← HMG-CoA 환원 효소 억제제
3) 제티아정(10mg) 1회 1정 1일 1회 ← 소장 콜레스테롤 트랜스포터 억제제

Px 처방 예 고트리글리세리드혈증

● 베자톨SR정(200mg) 1회 1정 1일 2회 아침 · 저녁 식사 후 ← 피브레이트계 약

※LDL 콜레스테롤과 트리글리세리드가 높은 경우에는 HMG-CoA 환원 효소 억제제와 피브레이트계 약을 병용하지만, 병용에 의해 횡문근 융해증의 증가가 우려되므로 주의가 필요하다. HMG-CoA 환원 효소 억제제 대신 에제티미브(제티아)를 이용할 경우 문제되지 않는다. 허혈성 심장 질환의 치료 후 재발 예방에는 이코사펜트산에틸(에파델)을 병용한다.

● LDL 아페레시스

● 가족성 고콜레스테롤혈증 환자는 약물요법, 생활 지도 효과가 없으므로 정기적인 혈액 아페레시스로 LDL를 제거한다.

고지혈증의 병기 · 병태 · 중증도별 치료 순서도

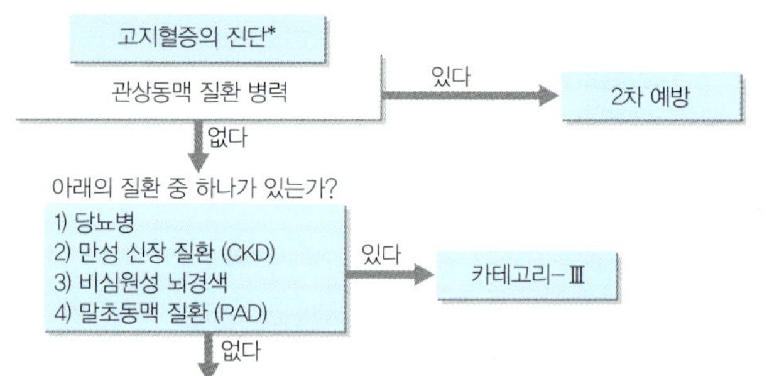

절대 위험에 기초한 관상동맥 질환 1차 예방을 위한 관리 구분(절대 위험은 《동맥경화성 질환 예방 가이드라인》 2012년판 1장 그림2 참조)

NIPPON DATA80에 따른 관상동맥 질환에 의한 10년 내 사망 확률(절대 위험)	추가 위험의 유무	
	추가 위험 없음	다음 중 하나가 있다. 1) 저HDL-C혈증(HDL-C < 40mg/dℓ) 2) 조기 발생 관상동맥 질환 가족력 (제1도 근친자이면서 남성 55세 미만, 여성 65세 미만) 3) 내당능 이상(당뇨병 제외)
0.5% 미만	카테고리-Ⅰ	카테고리-Ⅱ
0.5 이상 2.0% 미만	카테고리-Ⅱ	카테고리-Ⅲ
2.0% 이상	카테고리-Ⅲ	카테고리-Ⅲ

* 가족성 고콜레스테롤혈증(FH)에 대해서는 본 순서도를 적용하지 않는다.

(일본 동맥경화학회 편: 동맥경화성 질환 예방 가이드라인 2012년판, p24, 일본 동맥경화학회, 2012)

후쿠다 유코

간호 과정 순서도

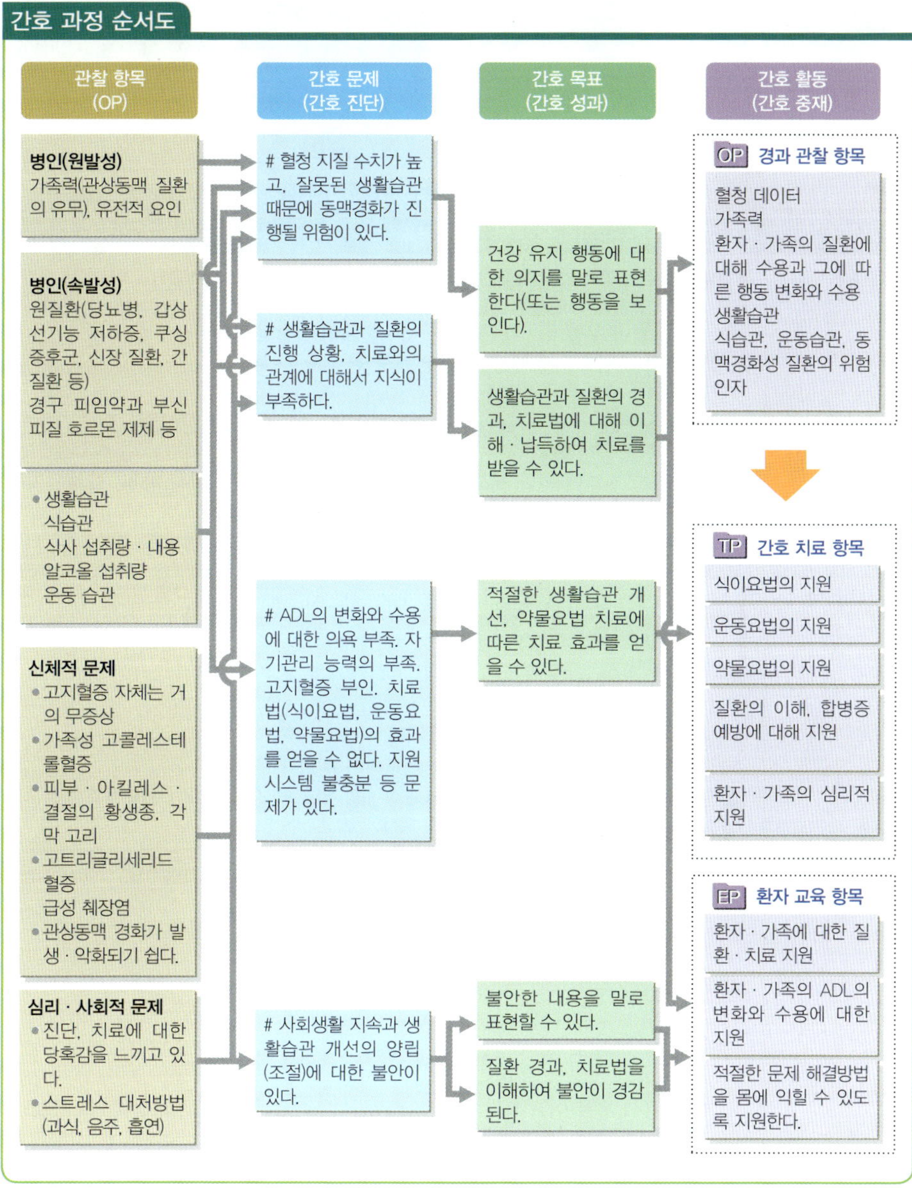

- 고지혈증(이상지질증)은 원발성(일차성)과 속발성(2차성)으로 크게 구별된다.
- 고지혈증은 동맥경화의 위험인자이며, 방치하거나 진행이 되면 심근경색, 뇌경색, 신경색, 말초혈관 장애, 동맥 저류 파열 등을 일으킬 수 있다. 치료의 기본은 생활습관을 바꾸는 것으로, 식생활 변화, 적정 체중 유지, 신체 활동 증가, 금연을 중심으로 적절한 ADL 변화를 유지할 수 있어야 한다.
- 고지혈증의 식이요법은 에너지 제한을 기본으로 하고, 총 콜레스테롤(TC), 트리글리세리드(TG), LDL 콜레스테롤(LDL-C), HDL 콜레스테롤(HDL-C)의 수치로 식사 방침이 달라진다.

Step1 영향 평가	Step2 간호 초점	Step3 계획	Step4 실시	Step5 평가

정보 수집	평가 관점과 근거 · 잠재적 간호 문제
신체 소견	기본적으로는 무증상으로 신체 소견이 부족한 질환이지만, 가족성 고콜레스테롤혈증 환자는 특유의 소견에 의해 확정 진단으로 연결된다. • 아킬레스건이 부종에 따른 짓무름, 발뒤꿈치의 자발적 통증 • 각막 고리(고지혈증에 따른 특유한 눈 증상) • 간종대(고카이로마이크론혈증) • 복통의 유무(현저한 고트리글리세리드혈증은 급성 췌장염이 발병할 수 있고 아랫배 통증을 동반한다) • 동맥경화성 질환에 의한 것으로 생각되는 증상(협심증과 간헐성 파행, 일과성 뇌허혈 발작 등)의 유무 Q 잠재적 간호 문제 : 고지혈증 또는 동맥경화성 질환의 증상으로 인해 일상생활에 지장을 받는다.
검사 데이터 파악	검사 데이터의 추이와 체중의 변화를 파악하고 지방 단백질의 증가 상태를 평가하여 식이요법의 계획을 세울 때 효과적이다. 혈액 데이터는 원질환의 제어 상태를 파악하는 데 도움이 된다. • TC, TG, LDL-C, HDL-C 수치 • 지방 단백질 분획(카이로마이크론, VLDL, LDL, IDL, HDL 등) • 신장, 체중, BMI 수치 • 간 기능, 신장 기능 등을 나타내는 데이터의 추이 Q 잠재적 간호 문제 : 생활습관과 질환의 진행 상황, 치료와의 관계에 대한 지식 부족/혈청 지질의 높은 수치는 동맥경화를 진행시킬 위험이 있다.
생활 배경, 기왕력 파악	고지혈증은 자각 증상이 거의 없는 경우가 많기 때문에, 문진에 의해 생활 배경과 기타 질환의 병력을 파악한다. • 발병 시기 또는 고지혈증으로 진단된 시기(검진, 다른 질환 진료 등) • 진단받은 시설(의사, 진료소 등) • 가족 요인의 유무(동맥경화성 질환의 가족력 등) • 기초 질환의 유무〔갑상선기능 저하증, 네프로제증후군, 원발성 담즙성 간경변, 폐색성 황달, 당뇨병, 쿠싱증후군, 요독증, SLE(전신성 홍반성 낭창), 혈청 단백 이상증, 신장 질환, 간 질환〕 • 약물 복용의 유무(이뇨제, β차단제, 코르티코스테로이드, 경구 피임약, 시크로스포린, 에스트로겐, 레티노이드 등) • 생활습관(직업, 생활리듬 등) • 비만도(과거 최대 체중과 비만증의 기왕력) • 운동 습관 • 사회적 역할 Q 잠재적 간호 문제 : 생활습관과 질병의 진행 상황, 치료와의 관계에 대한 지식 부족/부적절한 생활습관 때문에 동맥경화가 진행될 위험이 있다.

식습관 파악	식이요법은 식사 내용과 음식 섭취 행동 개선에 대한 평가를 실시하여, 앞으로 계속할 수 있도록 환자·가족 식이요법에 대하여 파악하는 방법도 고려하고 진행시켜나간다. ● 섭취량(총 섭취 에너지), 식사 내용 ● 즐겨 먹는 음식(달걀류나 동물성 지방의 섭취) ● 외식 상황 ● 주로 요리하는 사람 등 ● 환자·가족의 식습관 변화에 대한 인식 🔍 잠재적 간호 문제 : 생활습관과 질병의 진행 상황, 치료와의 관계에 대한 지식 부족/과잉 영양 섭취로 동맥경화가 진행될 위험이 있다.

가족력 파악	동맥경화성 질환을 중심으로 한 가족력을 듣고 고지혈증을 진단할 수 있으며 가족을 포함한 생활습관의 변화에 관한 교육에 도움을 준다.
	● 가족력: 부모, 형제, 조부모, 자녀
	  • 현재 나이 또는 사망 나이
	  • 기초 질환 또는 사망 원인 질환
	  • 고지혈증의 유무와 종류
	  • 동맥경화 질환의 유무, 발병 연령
	  • 뇌혈관 장애의 유무와 종류(뇌출혈, 뇌경색), 발병 연령
	🔍 잠재적 간호 문제 : 생활습관과 질병의 진행 상황, 치료와의 관계에 대한 지식 부족

동맥경화성 질환의 위험 요인 파악	고지혈증의 치료는 동맥경화성 질환 예방이 첫 번째 목표이다. 동맥경화성 질환의 발병 위험을 줄이기 위해 위험 요인에 대한 정보를 수집하고, 환자 자신이 위험 인자를 조금이라도 줄이는 노력을 할 수 있도록 돕는다. ● 고LDL콜레스테롤혈증, 저HDL 콜레스테롤혈증, 연령(남성 45세 이상, 여성 55세 이상), 당뇨병 유무, 고혈압 유무, 흡연 지수, 관상동맥 질환의 가족력, 비만 유무 🔍 잠재적 간호 문제 : 혈청 지질의 수치가 높으면 동맥경화가 진행될 위험이 있다.
식이요법, 운동요법에 대한 수용방법 (지식)과 실천 방법 관찰	이미 식이요법과 운동요법을 하고, 환자 나름대로 노력하고 있지만 효과가 없는 경우, 식이요법과 운동요법에 대한 이해와 수용의 오해가 생긴 경우가 있다. 그 원인을 파악하면 ADL 지도에 도움이 된다. ● 고지혈증에 대해 어떻게 받아들이고 있는가?(자각 증상이 없기 때문에 왜 자신이 식사 규정을 바꾸어야 하는지, 운동이 필요한지 불만을 느끼는 사람도 있다) ● 식이요법의 방침에 대한 이해의 정도(콜레스테롤과 트리글리세리드의 차이를 이해할 수 없고, 에너지 제한과 맛있는 음식을 먹을 수 없는 것을 혼동하고 있는 등) ● 식이요법, 운동요법으로 조심해야 하는 구체적 내용(식이요법에 대한 오해와 새로운 문제 발생) ● 식이요법, 운동요법에 대한 가족의 지원 체계 🔍 잠재적 간호 문제 : ADL의 변화와 수용에 대한 의욕 부족, 자기관리 능력의 부족, 이상지질증의 부인, 치료(식이요법, 운동요법, 약물요법)의 효과를 얻을 수 없고, 지원 시스템 불충분 등의 문제가 있다.
약물 치료에 관한 수용방법 (지식)과 실천 방법 관찰	자각 증상이 없기 때문에 임의대로 약 복용을 중단하는지 파악하고, 중단한 경우에는 배경과 이유를 파악하고 지속적인 치료의 중요성을 설명한다. 또한 약물의 강력한 효과로 식생활 개선을 소홀히 하고 있지 않은지에 대해서도 함께 평가한다. ● 약이 효과가 있는지를 관찰한다. 약이 효과가 없으면 약물요법 자체에 원인이 있는지, 환자의 약 복용 행동에 문제가 있는지, ADL에 문제가 있는지 가려낸다. ● 복용방법, 약물의 효과 인식 🔍 잠재적 간호 문제 : ADL의 변화와 수용에 대한 의욕 부족, 자기관리 능력의 부족, 고지혈증 부인, 치료(식이요법, 운동요법, 약물요법)의 효과를 얻을 수 없고, 지원 시스템 부족 등의 문제가 있다.

<table>
<tr><td>환자 · 가족의
심리 · 사회적
측면 파악</td><td>환자 · 가족이 질병을 어떻게 인식하고 있는지를 확인한다. 가족력이 있는 경우는 동맥경화성 질환의 예방과 ADL도 관리한다.
● 질병에 대한 느낌을 환자 · 가족이 나타내도록 하고, 잘못된 인식에 대해서는 정중하게 설명한다.
● ADL 개선에 대한 정신적 지원의 필요성이 있는지 파악하고 환자 혼자서 고민하지 않도록 지원 체계를 제공한다.
● 과식이나 음주, 흡연이 정신적 스트레스를 해소하는 방법이 된 경우가 있다.
🔍 잠재적 간호 문제 : 사회생활 지속과 생활습관 개선의 양립(조정)에 대한 불안이 있다./지원 시스템이 불충분하다.</td></tr>
</table>

Step1 영향 평가	**Step2 간호 초점**	Step3 계획	Step4 실시	Step5 평가

간호 문제 리스트

#1 생활습관과 질병의 진행, 치료와의 관계에 대한 지식이 부족하다(인지−지각 패턴).
#2 혈청 지질의 높은 수치, 잘못된 생활습관이 계속되어 동맥경화가 진행될 수 있다(건강 지각−건강관리 패턴).
#3 ADL의 변화에 대한 의욕 부족, 자기관리 능력 부족, 고지혈증 부인, 치료법(식사요법, 운동요법, 약물요법)의 효과를 얻을 수 없고, 지원 시스템 불충분 등의 문제가 있다(건강 지각−건강관리 패턴).
#4 사회생활 지속과 생활습관 개선의 양립(조정)에 대한 불안을 갖고 있다(자기인식 패턴).

간호의 우선순위 지침

● 고지혈증은 자각 증상이 없고, 혈중 콜레스테롤 또는 트리글리세리드(중성 지방) 수치 상승에 따라서 발견되는 경우와 심근경색이나 동맥폐색증 등의 질환에 의해 발견되는 경우가 있다. 그렇기 때문에 많은 환자가 고지혈증의 개선 및 합병증을 예방하기 위한 ADL의 변화에 관한 지식이 부족한 상태에 있다고 할 수 있다. 진단 후 대개 환자 교육을 받고, 어떻게 하면 건강하게 적정 체중까지 감량할 수 있는지, 혈청 지질을 개선할 수 있는지에 대한 지식은 있지만 실행하지 않는다. 또는 열심히 실행하고 있지만 잘못 인식하여 좋은 결과가 나타나지 않는 등 어려운 상황에 놓이면 자기 건강관리에 문제가 나타난다.
● 각 환자의 경과나 지식, 합병증 상태에 따라 간호 문제의 우선순위를 결정한다.
● 환자의 생활 배경을 종합적으로 평가하고, 동시에 동맥경화성 질환의 위험 상태에 대해 안다.

Step1 영향 평가	Step2 간호 초점	**Step3 계획**	Step4 실시	Step5 평가

1 간호 문제	**간호 진단**	**간호 목표(간호 성과)**
#1 생활습관과 질환의 진행 상황, 치료와의 관계에 대한 지식이 부족하다.	**지식 부족** **관련 요인:** 정보의 잘못된 해석, 학습에 대한 흥미 부족, 정보원에 익숙하지 않다. **진단 지표** □ 문제를 말로 표현 □ 지시된 것을 적절하게 수행한다. □ 시연을 적절하게 수행한다. □ 부적절한 행동	〈장기 목표〉 1) 생활습관과 질환의 관련성을 이해하고, 효과적인 치료 계획을 관리할 수 있다. 2) 질환의 경과, 치료법에 대해 이해하고 납득한 후에 치료를 받을 수 있다. 〈단기 목표〉 1) 적절한 식이요법과 운동요법에 대해 구체적으로 말할 수 있다. 2) 필요한 ADL의 변화를 말할 수 있다(금연, 저지방 식사, 규칙적인 운동). 3) 나타날 가능성이 있는 증상(동맥경화에 의한 장기허혈 증상)에 대해 설명할 수 있다. 4) 식이요법, 운동요법, 약물요법에 대해 의문점을 질문할 수 있다.

간호 계획	중재 포인트와 근거

OP 경과 관찰 항목

- 가족 구성, 직업, 취미, 기호, 생활양식
- 학습에 동기 부여를 하고 있는가?
- 정보에 대한 오해는 없는가?(식이요법, 운동요법, 약물 치료, ADL의 변화, 보건 행동, 스트레스나 흡연, 체중 과다 등 위험인자의 경감에 관한 지식과 정보)
- 어떤 지식이 부족하고 어떤 정보를 알고 싶어 하는가?
- 퇴원 후 ADL의 변화에 대해 학습하는 자세, 의사, 동기 부여를 어느 정도 하고 있는가?
- 보건을 위한 행동, 건강에 대한 신념, 식사에 대한 가치관, 가치 지향, 가족과의 상호작용과 협조

➡ 환자의 ADL과 사회적 역할 등을 고려하여 정보를 수집한다. 특히 건강에 대한 가치관을 알아내어 학습에 대한 동기 부여를 한다. **근거** 원래 건강하다고 생각했던 사람의 경우 고지혈증에 자각 증상이 없기 때문에 방치하는 경우가 많다.

➡ **근거** 환자가 수용적일 때 가장 잘 학습할 수 있다.

TP 간호 치료 항목

- 환자의 인식을 존중한다.
- 자원으로 활용할 수 있는 사람이나 전문가로 구성된 팀(스트레스, 흡연, 식이요법에 대한 상담 등)을 지원한다.
- 운동요법으로 가벼운 유산소 운동을 매일 30분 이상 계속하도록 지원한다.

➡ **근거** 수용적인 환경에서 관계를 구축한다.
➡ **근거** ADL의 변화와 수용에 대한 지원과 식이요법 관리를 한다.

➡ **근거** 유산소 운동에 의한 골격근, 지방세포의 리포단백 리파아제 활성이 증가함에 따라 혈중 중성 지방이 저하된다. 운동 시작 후 20분은 당질 중심으로 태워진 다음 지방이 사용된다.

EP 환자 교육 항목

- 의료기관의 정기적 진찰을 받도록 한다.
- 고지혈증과 관상동맥 질환과의 관련성을 나타내는 병태 생리를 설명한다.
- 스트레스 경감, 금연 등 ADL의 변화와 수용을 지도한다.
- 이해하기 쉬운 단어를 사용한다.
- ADL에 변화를 주겠다는 결정은 환자 본인이 하도록 한다.

➡ **근거** 질환의 메커니즘, ADL의 변화에 대한 정보를 제공한다.
➡ **근거** 관상동맥 질환의 위험 요인을 감소시킨다.

➡ **근거** 스스로 판단하고, ADL의 변화와 수용을 결정하면 효과가 높다.

2 간호 문제	간호 진단	간호 목표(간호 성과)
#2 혈청 지질의 높은 수치, 잘못된 생활습관 때문에 동맥경화가 진행될 위험이 있다.	비효과적 건강 유지 **관련 요인:** 정보의 잘못된 해석, 동기의 결여, 잘못된 건강교육 **진단 지표** ☐ 과식 ☐ 지방이 많은 식사 ☐ 건강에 해로운 습관이 있다고 보고한다.	〈장기 목표〉 건강 유지 행동과 관련된 의사를 말로 표현한다(또는 표현하게 한다). 〈단기 목표〉 1) 적절한 혈청 지질의 수치, 이상 체중에 가깝게 할 수 있다. 2) 규칙적으로 균형 잡힌 식사 행동을 취할 수 있다. 3) 과잉 섭취의 원인을 말할 수 있다. 4) 활동의 필요성을 이해하고 행동으로 옮길 수 있다. 5) 건강 유지에 방해가 되는 것을 명확하게 할 수 있다.

간호 계획	중재 포인트와 근거

OP 경과 관찰 항목

- 환자가 인식하는 건강의 정의
- 당면한 건강상의 문제점

➡ 환자가 인식하는 건강에 대해 평가한다. 또한 더 나은 건강이 가능하다는 의식을 높이도록 한다. 건강하고 싶은 이유에 주목하고 환자의 의식을 강화하도록 지도한다.

- 피로감, 이상이 의심되는 증상과 징후의 빈도
- 비만의 정도
- 영양 상태의 변화(신장, 체중, 허리둘레, 가슴둘레, 피하지방 두께)
- 혈청 데이터(혈청 지질 수치 등)

- 식생활: 내용, 양, 시간, 외식 빈도, 섭취한 식사량과 열량, 기호, 맛, 식사 환경, 식사에 관한 지식, 식욕, 알코올 섭취량
- 생활습관, 노동 시간, 활동량
- 질병, 치료, 검사에 대한 지식
- 건강관리 행동, 합병증 예방 지식

- 치료법(식이요법, 운동요법, 약물요법)에 대한 행동, 지도자 준수 행동
- 의료 관계자, 가족에 대한 신뢰감
- 상용하는 약의 유무와 부작용

- 가족의 이해 정도, 협력 체제

- 정신 상태(스트레스, 불안)와 스트레스 대처 행동(폭식, 흡연)
- 가정환경, 직장에서의 위치, 업무 내용

TP 간호 치료 항목
- 적정한 섭취 에너지에서 당질(C), 단백질(P), 지질(F)의 균형을 갖춘 식이요법을 한다. PFC의 비율은 15:25:60
- 콜레스테롤과 포화지방산 섭취를 제한한다.

- 금주, 알코올 섭취량의 제한을 돕는다.
- 효과적인 관리를 방해하는 인자를 명확하게 한다.
- 환자의 이야기를 잘 듣고, 환자에게 기대를 강요하지 않는다.
- 치료 계획을 관리하는 데 있어 환자가 과거에 성공한 경험을 확인한다.
- 치료에 대하여 예측되는 좋은 결과를 설명한다.

EP 환자 교육 항목
- 동맥경화를 일으키는 위험요인에 대한 정보를 제공한다.
- 식이 행동의 개선(1일 3식, 전부 먹거나 빨리 먹는 것을 피한다. 야식을 삼가는 등)을 돕는다.
- 재료, 조리방법에 대해 연구하도록 구체적으로 설명한다.
- 생활을 함께 하고 요리하는 사람에게도 식이요법을 이해를 하도록 돕는다.
- 적절한 영양사와 전문 기관을 소개한다.
- 정기적 검사에서 동맥경화 등의 이상의 조기 발견을 할 수 있도록 한다.
- 운동의 장점에 대해 논의한다.

➲ 빈도가 줄어드는 것을 통해 이전보다 더 나은 건강 상태로 변하고 있다는 것을 환자가 인식할 수 있다. 건강 유지 행동의 의식으로 이어진다.

➲ TC와 TG, LDL-C, HDL-C 수치에 따라 식사 계획이 달라진다.

➲ 일의 스트레스와 불안, 좌절, 분노와 외로움 등 공복 이외의 내적인 이유로 단것과 기호품을 먹는 행동하지 않는지 평가한다. 또한 직장에서의 습관(매일 간식 시간이 있고 이를 끊을 수 없는 것 등)과 가족의 저녁 식사 시간이 늦어 밤늦게 먹는 등의 생활습관이 혈청 지질 증가의 요인이 되는 경우가 있기 때문에 일상생활에 대한 정보를 수집한다.

➲ 장점을 발견하고 긍정적으로 표현하며 격려한다. 건강관리를 어렵게 하는 요인을 평가한다.

➲ 근거 약의 부작용에 따른 혈청 지질에 미치는 영향을 고려한다.

➲ 근거 식사를 조정하는 계획을 세우기 위한 데이터베이스가 된다.

➲ 충동에 의한 과식인지 공복에 의한 음식물 섭취인지 구별할 수 있도록 지도한다.

➲ 활동과 운동, 일상생활에서의 활동 강도를 평가하고, 식이요법과 운동요법의 관계를 보면서 지도한다.

➲ 가벼운 고지혈증의 식이요법과 공통되는 것은 에너지 제한과 균형식이다.

➲ 근거 알코올은 중성지방을 증가시킨다.

➲ 스트레스 대처 행동이 음주인 경우 스트레스 대처방법을 부정하는 것이 환자의 건강 전체에 문제가 되는 경우도 있다. 환자가 근거를 이해하고 스스로 선택할 수 있도록 지도한다.

➲ 식이요법의 중요성을 이해하고 현재의 식생활에서 마이너스 양상을 알리면 치료에 쉽게 협력할 수 있다.

➲ 일일 서비스와 방문을 받고 있는 경우는 관리 담당자, 방문 간호를 이용하고 있는 경우는 방문간호협회를 소개한다.

➲ 환자가 적당한 운동 프로그램을 짤 수 있도록 지원한다.

3 간호 문제	간호 진단	간호 목표(간호 성과)
#3 ADL의 변화와 수용에 대한 의욕 부족, 자기관리 능력 부족, 고지혈증 부인, 치료 방법(식이요법, 운동요법, 약물요법)의 효과를 얻을 수 없다.	비효과적 자기 건강관리 **관련 요인:** 헬스케어 시스템의 복잡성, 복잡한 치료 계획, 지식 부족, 문제의 중대성에 대한 의문, 과거의 실패 경험 **진단 지표** ☐ 치료 계획을 일상생활에서 할 수 없다고 말한다. ☐ 건강 목표를 달성하기에는 비효과적인 선택을 일상생활에서 한다. ☐ 위험요인을 감소시키는 행동을 할 수 없다.	〈장기 목표〉1) 혈청 지질 수치를 개선하고, 안정시킨다. 2) 신장, 연령, 성별, 체격에 맞는 표준 체중으로 회복하고 안정시킨다. 3) 치료를 지속할 수 있다. 〈단기 목표〉1) 치료 방침을 설명할 수 있다. 2) 증상을 일으키는 원인 질환 또는 증상의 조절을 위한 치료 계획에 대해 설명할 수 있다. 3) 건강관리의 변조를 일으킨 원인을 말한다. 4) 보고해야 하는 증상이나 징후를 들 수 있다.

간호 계획

OP 경과 관찰 항목
- 질환(중증도, 합병증의 가능성 등), 치료, 예방 조치에 관한 지식
- 질환을 받아들이는 환자의 말과 행동
- 식이요법, 운동요법, 약물요법에 대한 지식과 이해의 정도, 말과 행동
- 식사 내용
- 활동 상황
- 체중의 증가 또는 감소
- 지속적인 치료에 대한 의식과 행동 변화를 위한 교육
- 학습 능력과 학습에 영향을 미치는 요인
- 자기관리에 대한 자세
- 일상생활, 직장에서의 상황(사회적 역할 수행과 치료의 관계)
- 합병증의 징후
- 검사 데이터(콜레스테롤 수치 등)

- 스트레스의 유무와 정도, 스트레스 대처 행동
- 자기 효력감의 수준
- 학습 의욕, 이해력

TP 간호 치료 항목
- 지금까지 해왔던 자기관리의 행동과 노력을 인정하고, 환자의 의사와 생각을 존중하면서 이후의 치료 계획을 제시하고 공유한다.
- 건강 유지에 필요한 지식을 구체적으로 제공한다.
- 스트레스 관리의 지도(스트레스의 원인 규명과 효과적인 스트레스 대처방법 소개)

EP 환자 교육 항목
- 예전 생활습관의 문제점에 대해 환자·가족과 함께 구체적으로 검토하고 수정방법을 생각한다.

- 환자·가족이 스스로 정보를 구하고, 충분히 납득한 후 해결방법을 결정하도록 돕는다.
- 효과적인 사회자원의 활용법이나 전문가를 소개한다.

중재 포인트와 근거

➡ 잘못된 지식에 따른 행동이나 이해하고 있어도 여러 가지의 이유로 행동에 옮길 수 없었던 것 등 환자에 대해 이해하기 위한 정보를 수집한다. 그리고 무엇이 어떻게 달라졌는지 이유를 명확히 하면서 효과적인 치료 계획을 실천하도록 돕는다.

➡ 행동의 변화와 수용을 위해 환자가 연구할 수 있도록 도와준다.

➡ 직장의 생활 패턴이나 접대가 많은 영업직에 종사하고 있거나, 연말 등의 시기에 식이요법을 실천할 수 없는 등 사회적 역할 행동과 건강관리 행동의 실행 사이에서 스트레스를 받는 경우가 있다. 환자 자신이 선택하고, 스스로 결정한 건강관리 행동을 하도록 돕는다.

➡ 효과적인 관리를 방해하는 원인과 기여 요인을 명확하게 한다.

➡ 환자의 현재 수용 단계를 인식하고, 단계를 따라 목표를 설정하는 것이 효과적인 행동의 개선으로 이어진다.

➡ **근거** 정확하고 구체적인 정보는 환자의 이해를 돕고 불안을 완화시킨다. 또한 치료에 대해 정확한 지식으로 판단하고 적절하게 대응할 수 있다.

➡ 구체적인 목표를 가지고 환자와 함께 생각하고 표현할 수 있도록 하면 실천가능하다는 것을 실감할 수 있다.

➡ **근거** 치료 계획에 적극적으로 참여하여 스스로 질병을 조절할 수 있다는 의식을 갖게 되고, 치료 효과가 상승한다.

<table>
<tr><td>4 간호 문제</td><td>간호 진단</td><td>간호 목표(간호 성과)</td></tr>
<tr><td>#4 사회생활 지속과 생활습관 개선에 대한 불안이 있다.</td><td>불안
관련 요인: 건강 상태의 변화, 건강 상태에 대한 위협
진단 지표
□ 자신이 없다, 걱정스럽다는 등의 감정을 말한다.</td><td>〈장기 목표〉 병의 경과, 치료법을 이해하면 불안이 완화된다.
〈단기 목표〉 불안을 표출할 수 있다.</td></tr>
</table>

간호 계획

OP 경과 관찰 항목
- 질환, 치료 수용에 대한 환자의 말, 행동
- 불안의 원인과 내용에 대한 정보

TP 간호 치료 항목
- 마음을 정리할 수 있도록 관계를 만들고, 정보를 정리한다.
- 환자가 이야기하기 쉬운 환경·분위기 만들기, 말투와 태도에 주의한다.

EP 환자 교육 항목
- 환자에게 효과적이고 구체적인 정보를 제공한다.

중재 포인트와 근거

➡ 질환과 치료(행동의 변화와 수용·조정)의 자기관리 방법에 대한 지식이 부족하고, 구체적인 정보가 없으면 불안감을 가질 수 있다.

➡ 불안해하는 내용, 갖고 있는 고민을 말하거나 마음을 정리할 수 있도록 관계를 맺으면서 지원한다.
➡ **근거** 환자 자신이 고민과 불안을 표출하여 극복할 수 있다.

Step1 **영향 평가** | Step2 **간호 초점** | Step3 **계획** | Step4 **실시** | Step5 **평가**

병기·병태·중증도별 관리 포인트

원발성과 속발성을 감별하고, 후자는 원질환의 치료와 간호를 우선한다. 개별 환자의 위험·생활 상황을 평가하여 동맥경화성 질환이 발병 또는 진행되지 않도록 혈청 지질을 개선하기 위한 생활요법(식이요법, 운동요법을 중심으로 한 행동 개선), 약물요법 지원이 필요하다.

간호 활동(간호 중재) 포인트

ADL의 개선
- 지금까지의 ADL을 기반으로 개선점을 설명하고 환자가 납득할 수 있도록 지도한다.
- 행동 변화로 이어지도록 교육 지원을 실시한다.
- 질환과 합병증을 고려하여 건강 행동이 어떤 과정을 거쳐 수행되는지 변화한 모델을 참고하면서, 건강 행동의 단계를 평가하고 관리 지침을 생각한다.

고지혈증 이외에 동맥경화성 질환의 위험인자 관리
- 적절한 행동의 변화로 합병증을 방지하고 질병에 대한 지식과 이해 상황을 확인한다. 고지혈증에 따른 관상동맥 질환의 위험에 대해 설명하고 증상·징후를 발견하면 즉시 의사에게 보고하거나 진찰받을 수 있도록 지도한다.

지속적인 진찰에 대한 지원
- 자각 증상이 없더라도 지속적으로 의료기관에서 진찰하고 건강관리의 필요성을 설명한다.
- 보건 의료 전문가에게 보고해야 한다. 징후와 증상을 이해하도록 지도한다.

환자·가족의 심리·사회적 문제에 대한 지원
- 질환에 대해 환자와 가족에게 알기 쉽게 설명하고, 행동 변화·조정에 관한 불안을 해소하도록 지원한다.

퇴원 · 요양 지도

- 가벼운 고지혈증의 식이요법에 공통되는 것은 제한된 에너지와 균형식으로 TC와 TG, LDL-C, HDL-C의 수치에 따라 식사 계획이 다르다. 식생활을 바꾸려면 노력과 시간이 필요하며, 결과가 몸 상태로 나타나기까지 시간이 걸리고 요요 현상이 일어나는 경우도 있다. 이를 염두에 두고 식재료 선택과 조리방법을 연구하고 목표를 설정하여, 환자 · 가족이 부담을 느끼지 않고 식이요법을 계속할 수 있도록 돕는다.
  - 이해와 동기 부여(함께 개선점을 찾아내고 환자가 목적의식을 가지고 임할 수 있도록 한다.)
  - 증거 제시와 정신적 지원(다음 진료까지 구체적인 목표를 명시하고, 성공 사례 등 증거를 제시하여 평가해나간다.)
  - 노인의 식이요법(식생활 변화가 어렵거나 엄격한 식사 조절이 사는 보람을 저해하거나 반대로 영양 부족에 빠지는 경우도 있기 때문에, 식생활의 가치를 소중히 하면서, 함께 방법을 찾는다.)

| Step1 영향 평가 | Step2 간호 초점 | Step3 계획 | Step4 실시 | Step5 평가 |

평가 포인트

간호 목표 달성도

- 행동 변화에 대한 지식을 구체적이고 지속 가능한 것으로 받아들이고 있는가, 반대로 스트레스 요인이 되고 있지 않은가?
- 고지혈증에 대한 혈액 데이터가 기준치 내에 있는가?
- 체중 조절이 되고 있는가?
- 식생활이 개선되고 있는가?
- 생활 속에서 지시된 행동이 개선되고, 약물요법을 준수할 수 있는가?

고지혈증(이상지질증) 환자의 병태 관계도와 간호 문제

병인
악화 요인
유전적 요인
지질대사
경로의 장애
생활습관 속
영양 과다
약물(경구 피임약, 부신피질
호르몬제, 이뇨제, 혈압 강하
제), 음주, 비만
당뇨병, 신장 질환,
간 질환, 내분비 질환
병태
트리글리세리드 증가
콜레스테롤 증가
고트리글리세리드혈증
혼합형 지질 이상
고콜레스테롤혈증
Ⅰ형
카이로마이크론
상승
Ⅳ형
VLDL
상승
Ⅱb형
LDL, VLDL
상승
Ⅲ형
IDL 상승
Ⅱa형
LDL 상승
급성 췌장염
Ⅴ형
카이로마이크론, VLDL 상승
증상
복통
혈중 아밀라아제
상승
대부분 무증상
가족성 고콜레스테롤
혈증의 경우
• 혈색종
• 아킬레스건 비대
#2 비효과적 건강 유지
동맥경화가 진행될 위험
심근경색
협심증 등의 발생 위험이 높음
진단
검사
문진
생활습관(불규칙한 식사, 고지방 식사, 불규칙한 생활)
가족력
자각 증상
검사 · 진찰
채혈(혈중 지질 농도 측정, 아밀라아제 측정 등),
신체검사
검사
아킬레스건 부위
X선 촬영
치료
간호
식이요법
간호사, 영양사가
지도
운동요법
간호사, 운동지도사,
물리치료사가 중재
약물요법
간호사, 약제사가
중재
원질환,
합병증 치료
#1 지식 부족
#3 비효과적 자기 건강관리
#4 불안

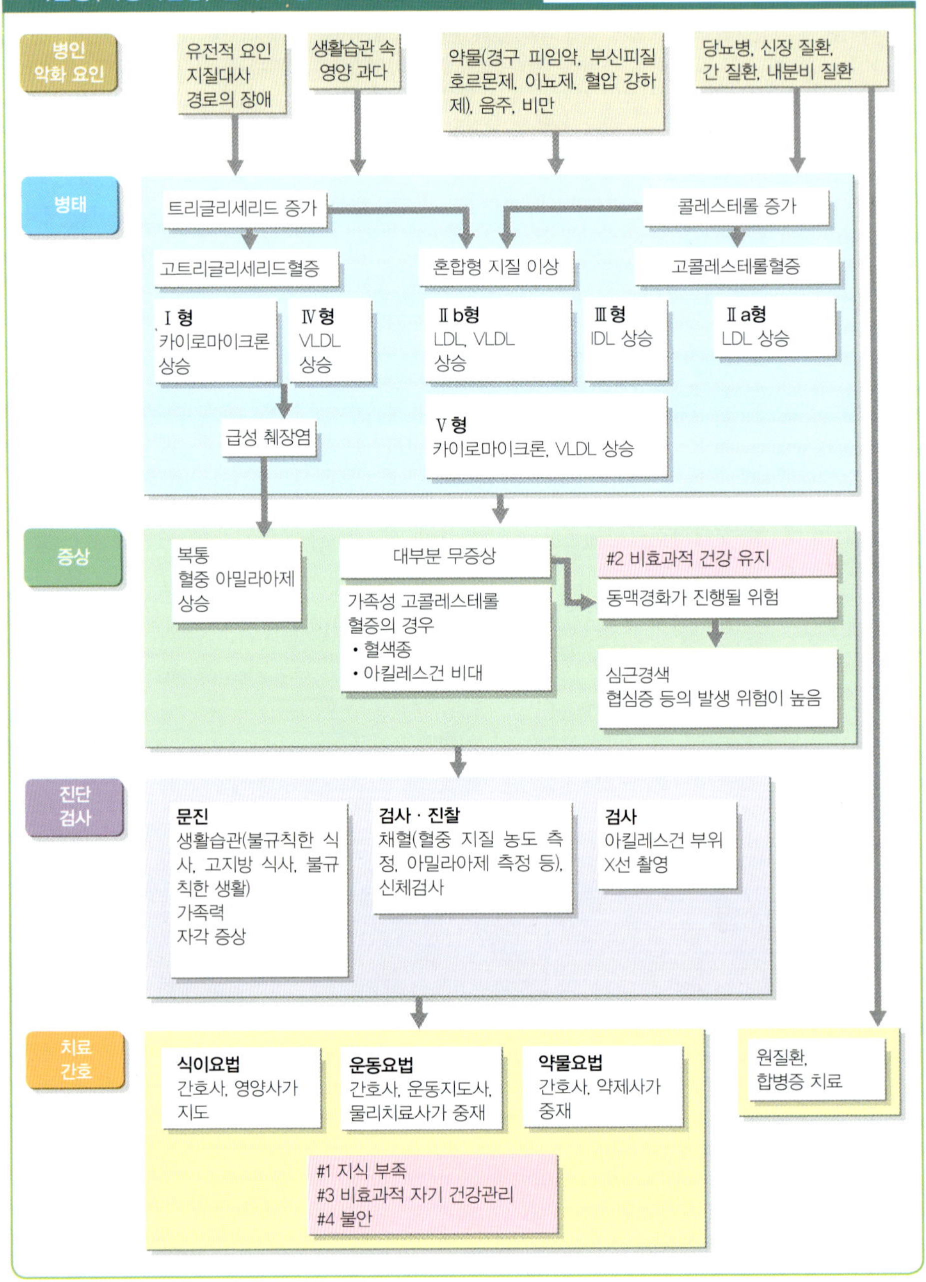

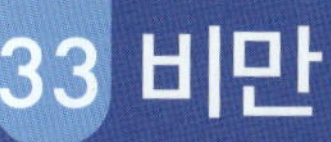

미야자키 시게루

눈으로 보는 질환

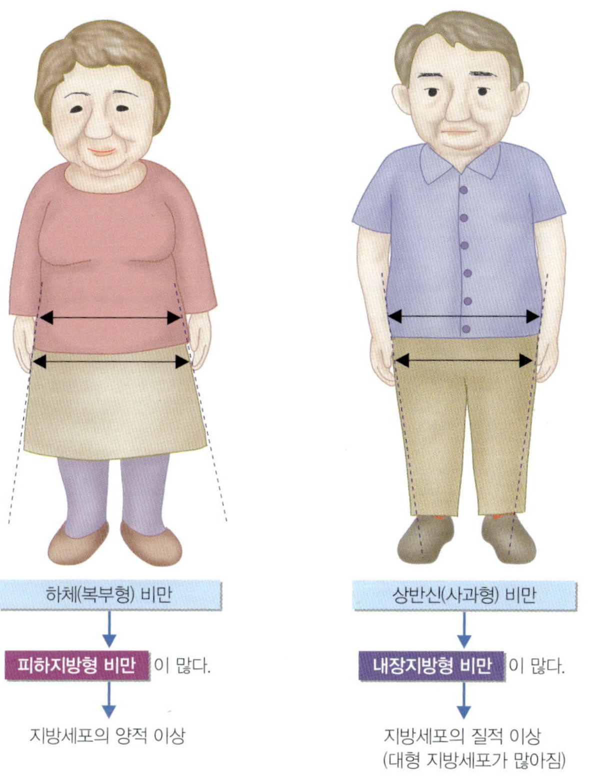

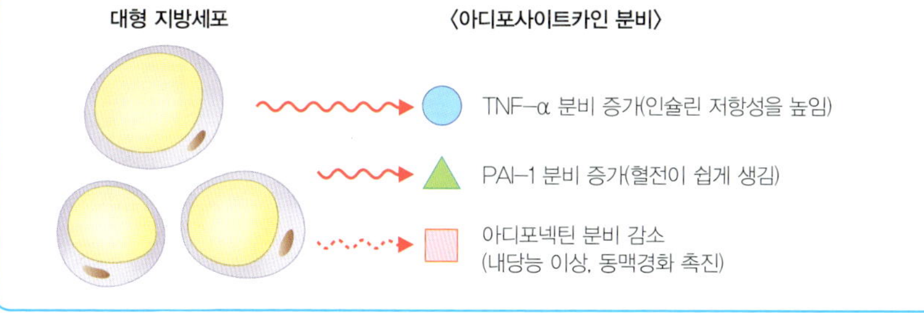

■ 그림 33-1 비만의 유형과 아디포사이트카인

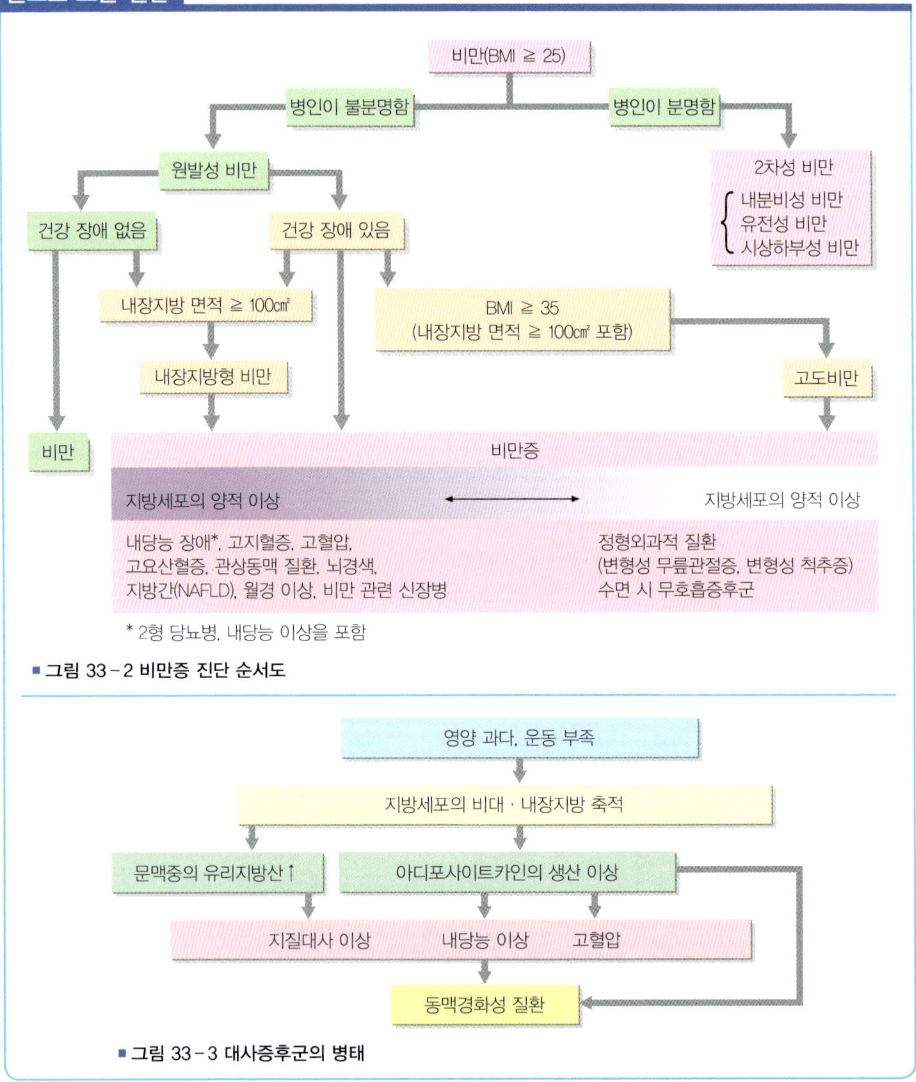

■ 그림 33 - 2 비만증 진단 순서도

■ 그림 33 - 3 대사증후군의 병태

비만은 체지방 조직이 과도하게 축적된 상태이다. 비만이 원인이거나 이와 관련된 건강 장애를 합병 또는 합병이 예측되는 경우로서, 의학적으로 체중 감량이 필요한 병태이다(그림 33-1, 33-2).

- 판정: body mass index(BMI)를 사용한다. BMI가 25 이상이면 비만으로 판정한다.

$$BMI = 체중(kg) \div 신장(m)^2$$

- 대사증후군: 과식, 운동 부족 등 생활습관으로 인해 비만이 되고, 특히 내장에 지방 조직이 쌓이면 내장 지방세포에서 다양한 아디포사이트카인(지방조직에서 나온 생리 활성 물질)이 이상 생산 · 분비된다. 그 결과 혈당 상승(당뇨병), 혈압 상승(고혈압), 지질대사이상(고지혈증)이 생기는 동시에

■ 표 33-1 비만도 분류

비만 판정		
BMI	일본비만학회 기준	WHO 기준
< 18.5	저체중	Underweight
18.5 ≦ ∼< 25	보통 체중	Normal range
25 ≦ ∼< 30	비만(1도)	Preobese
30 ≦ ∼< 35	비만(2도)	Obese class I
35 ≦ ∼< 40	비만(3도)	Obese class II
40 ≦	비만(4도)	Obese class III

■ 표 33-2 비만 때문이거나 이와 관련하여 체중 감소가 필요한 건강 장애

1) 2형 당뇨병, 내당능 장애
2) 지질대사 이상
3) 고혈압
4) 고요산혈증, 통풍
5) 지방간
6) 비만 관련 신부전(단백뇨)
7) 관상동맥 질환: 심근경색, 협심증
8) 뇌경색: 뇌혈전증, 일과성 뇌허혈 발작
9) 수면 시 무호흡증후군, 비만 저환기증후군(픽크위크
   (Pickwick) 증후군)
10) 정형외과적 질환: 변형성 관절염, 요추 질환
11) 월경 이상*

1)∼8): 지방세포의 질적 이상으로 비만증이 인정되기 쉬운 건강 장애
9)∼11): 지방세포의 양적 이상으로 비만증이 인정되기 쉬운 건강 장애
* 양적 이상의 관계로 인정되는 건강 장애

동맥경화가 촉진되어 심근경색, 뇌경색이 발병하기 쉬운 위험한 병태를 나타내며, 이를 '대사증후군'이라고 한다(그림 33-3).

병인 · 악화 요인

- 과식(영양 과다)과 운동 부족(활동성 저하)이 비만의 원인이며, '원발성 비만'이라고 한다. 비만의 원인으로 내분비 질환(쿠싱증후군 등)과 유전 질환에 따른 2차성 비만이 있지만, 대부분은 원발성 비만이다.
- 체중 증감은 섭취 에너지와 소비 에너지의 차이로 결정된다.
  - 섭취 에너지: 식사 등을 하고 얻은 에너지
  - 소비 에너지: 운동으로 소비하는 에너지, 기초대사, 열 생산에 의한 에너지
- 섭취 에너지가 소비 에너지보다 많으면 트리글리세리드(중성지방)로 변환되어 지방세포 내에 축적된다. 지방 조직은 1kg이 약 7200kcal이며, 7200kcal 초과하면 체중이 1kg 증가한다. 지방 조직에는 피하지방과 복강 내에 축적되는 내장지방이 있다.

합병증

- 피하지방형 비만(지방세포의 양적 이상 비만증): 피하지방의 축적은 둔부에서 대퇴부 등에 현저하게 나타나고 체중 증가 때문에 변형성 관절염 등을 일으킨다. 이외에도 수면 시 무호흡증후군, 월경 이상을 일으키는 경우가 많다.
- 내장지방형 비만(지방세포의 질적 이상으로 생긴 비만증): 내장 지방이 과도하게 축적되면 지방세포에서 아디포사이트카인의 이상 분비를 일으켜 당뇨병, 고혈압, 고지혈증, 지방간, 고요산혈증 등을 일으키고, 동맥경화, 심근경색, 뇌경색이 발병하기 쉬운 비만이다.
- 고도비만: 〈표 33-2〉에 나타난 건강 장애 외에 심부전, 신장 기능 장애, 폐색전증 등을 합병하기 쉽다.

역학 · 예후

- BMI 25 이상으로 비만이라 판정되는 비율이 가장 높은 것은 40대 남성으로 34.4%이고, 남성의 경우 각 연령대 모두 20년 전보다 약 10% 증가하고 있다.
- 여성은 가장 높은 연령이 60대로 30.3%, 70대 이상을 제외하고 비만자의 비율은 10년 전보다 3∼5% 감소하고 있다.
- 젊은 남성 비만율의 증가는 대사증후군 환자를 증가시키며 심혈관 질환, 뇌혈관 질환을 증가시킬 우려가 있다.

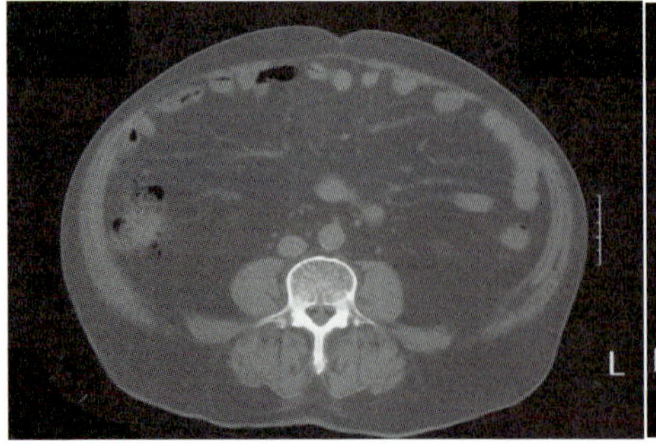
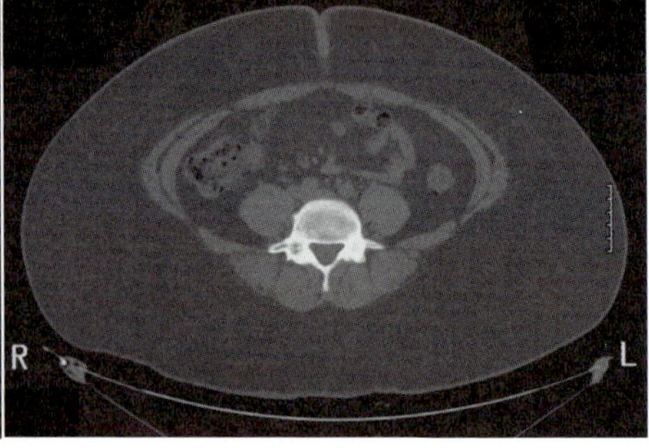

a. 지방세포의 질적 이상에 의한 비만(내장지방형 비만)   b. 지방세포의 양적 이상에 의한 비만(피하지방형 비만)

■ 그림 33-4 비만의 CT 영상

진단 · 검사값

BMI ≧ 25를 비만으로 보고, 비만증의 유형 분류를 실시한다. 대사증후군은 허리둘레와 고혈당, 고혈압, 지질대사 이상으로 진단한다.

- 비만: BMI가 25 이상이면 비만으로 판정한다.
- 비만증: 비만으로 판정된 경우 비만의 유형 분류를 실시한다.
  ① 건강 장애로 접근
     〈표 33-2〉의 1~8항목이 하나 이상 합병된 경우 질적 이상에 의한 비만증
     9~11항목이 하나 이상 합병된 경우 양적 이상과 관계가 큰 비만증
  ② 내장지방으로 접근
     CT에서 내장지방 면적이 100㎠ 이상이면 질적 이상에 의한 비만이지만, CT 검사는 일반 진료소, 건강검진, 보건소 등에서는 할 수 없기 때문에 검사방법으로 배꼽 부위 허리둘레로 대체한다. 남성은 85cm 이상, 여성은 90cm 이상이면 내장지방 면적 100㎠에 해당한다. 〈그림 33-4〉는 내장지방형 비만과 피하지방형 비만 CT 영상을 나타낸다. 〈그림 33-5〉는 허리둘레 측정방법이다.
  ③ BMI가 35 이상이면 고도비만
- 대사증후군(그림 33-6): 필수 항목은 내장지방 축적이지만, 현재 정확하게 측정하는 방법이 없기 때문에 허리둘레를 이용한다. 필수 항목인 허리둘레가 90cm 이상이고 고혈당, 고혈압, 지질대사 이상 3항목 중 2항목 이상 해당되면 대사증후군으로 진단한다.

치료법

식이요법과 운동요법 등 생활습관의 개선이 기본이다.

- 치료 방침
- 비만증: 소비(운동) 에너지보다 섭취(식사) 에너지를 줄이는 것이 필수다. 식이요법의 기본은 식사 제한으로 에너지 섭취를 줄이는 것이고, 운동요법은 스포츠와 활동성을 높임으로써 에너지 소비를 늘리는 것을 목적으로 한다. 식사 · 운동 요법으로 체중 감량이 안 되는 경우 약물요법, 수술적 치료를 선택한다.
- 지방세포의 질적 이상에 의한 비만증인 대사증후군은 현재 체중의 5%를 3~6개월 만에 감소시키는 치료 계획을 세운다. 지방세포의 양적 이상에 의한 비만증은 체중 과다를 치료하기 위해 10% 감소를 목표로 한다. 표준 체중까지 체중을 감소할 필요는 없다.
- 고도비만: 상당한 체중 감량이 필요하기 때문에 식이요법을 장기간 실시한다. 비만저환기증후군, 심부전, 신부전의 치료

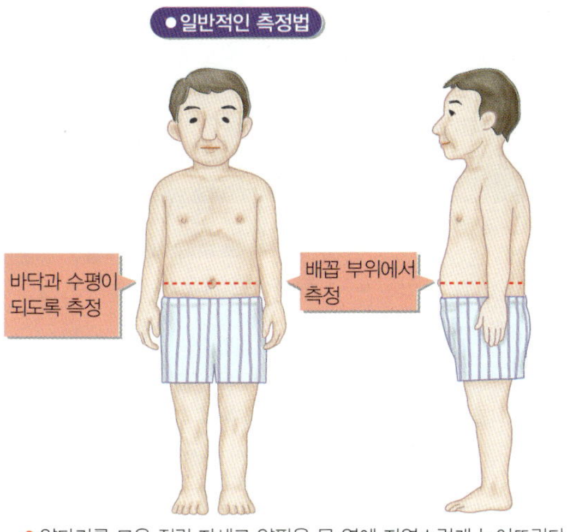

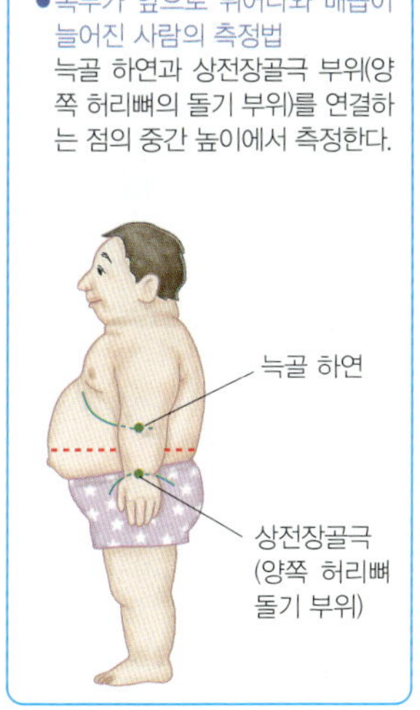

● 양다리를 모은 직립 자세로 양팔을 몸 옆에 자연스럽게 늘어뜨린다.
● 배의 긴장을 빼고, 자연스런 호흡을 하는 가운데 숨을 내쉴 때 측정한다.
● 지나치게 조이지 않도록 주의한다.
● 식사의 영향을 받지 않도록 공복에 측정한다.

(대사증후군 진단 기준 검토위원회: 일
본 내과학회 잡지 94: 188–203, 2005
를 참고로 작성)

■ 그림 33–5 허리둘레 측정방법

☆내장지방(복강 내 지방) 축적
　내장지방 면적: 남녀 모두 100㎠에 해당

허리둘레
남성: 85cm 이상, 여성: 90cm 이상

위 항목 이외에 다음 중 2항목 이상

☆ 지질대사 이상
• 고트리글리세리드혈증
• 저HDL 콜레스테롤혈증

트리글리세리드 수치
150mg/dℓ 이상

와
또는

HDL 콜레스테롤 수치
40mg/dℓ 미만
(남녀 모두)

☆ 높은 혈압 수치

수축기 혈압
130mmHg 이상

과
또는

확장기 혈압
85mmHg 이상

☆ 당 대사 이상
• 공복 시 고혈당

공복 시 혈당치
110mg/dℓ 이상

■ 그림 33–6 대사증후군의 진단 기준

■ 표 33 – 3 비만증의 주요 치료제

분류	일반명	주요 상품명	효과 메커니즘	주요 부작용
식욕 억제제	마진돌	사노렉스	식욕에 대한 신경 시냅스에서 카테콜아민 재흡수 저해 작용	의존성, 폐고혈압증

- **●식이요법**
- 저에너지식으로 한다. 지방 조직 1kg은 약 7200kcal이며, 한 달에 지방 조직으로 1kg 체중을 감소하기 위해서는 섭취 에너지를 소비 에너지보다 하루에 약 250kcal 적게 한다. 지시된 섭취 에너지량은 남성 1500~1900kcal, 여자 1200~1600kcal 정도이다. 단백질은 표준 체중 1kg에 대해 1.0g 이상 섭취해야 한다. 당질, 지방질의 섭취를 줄이면 보다 많은 열량 제한이 가능해진다. 비타민, 미네랄이 부족하지 않은 식품으로 구성한다.
- **●운동요법**
- 일상적으로 계속하기 쉽고, 에너지 소비량이 많은 것은 보행이나 조깅 등이다. 주 2~3회 운동(스포츠 등)뿐만 아니라 일상의 활동도를 높인다. 앉아 있는 시간을 줄이고 활동성을 높이는 것이 효과적이다.
- **●행동 치료**
- 스스로 잘못된 일상생활 습관에 주의하여 그것을 수정하고, 체중이 다시 증가하지 않도록 비만을 예방하고 감량한 체중을 유지하는 방법이다. 의료진에 의한 강압 대신 환자의 주의를 끌어내는 것이 중요하다. 그러기 위해서는 체중, 허리둘레, 일상의 행동을 기록하는 것이 효과적이다.
- **●약물요법**
- **Px 처방 예** BMI 35 이상의 식이요법 · 운동요법이 효과가 없는 비만증에 적합
- 사노렉스정(0.5mg)　1회 1정　1일 1회　점심 식사 전　최대 1일 3회까지 증량　← 식욕 억제제
  ※투여 기간은 3개월이 한도. 현재 일본에서는 지방 소화흡수 장애 작용이 있는 비만증 치료제 개발의 임상 실험이 이루어지고 있다.

- **●수술적 치료**
- 소화기관 바이패스를 수반한 위 축소 수술, 복강경 하위심박술 등이 실시되고 있지만, 일본에서는 아직 일반화되지 않았다.
- **●대사증후군의 치료**
- 대사증후군 치료의 기본은 식사와 운동을 중심으로 한 생활습관 개선이며, 고위험 상태인 것을 자각하게 하고, 체중과 허리둘레의 감소를 목표로 한다. 현재 체중의 5% 감소, 허리둘레의 단축이 목표이다. 생활습관을 잘 파악하고 지방세포의 질적 이상에 의한 비만증에 준하여 치료를 실시한다.

비만의 병기·병태·중증도별 치료 순서도

■ 비만증 치료의 진행 방식

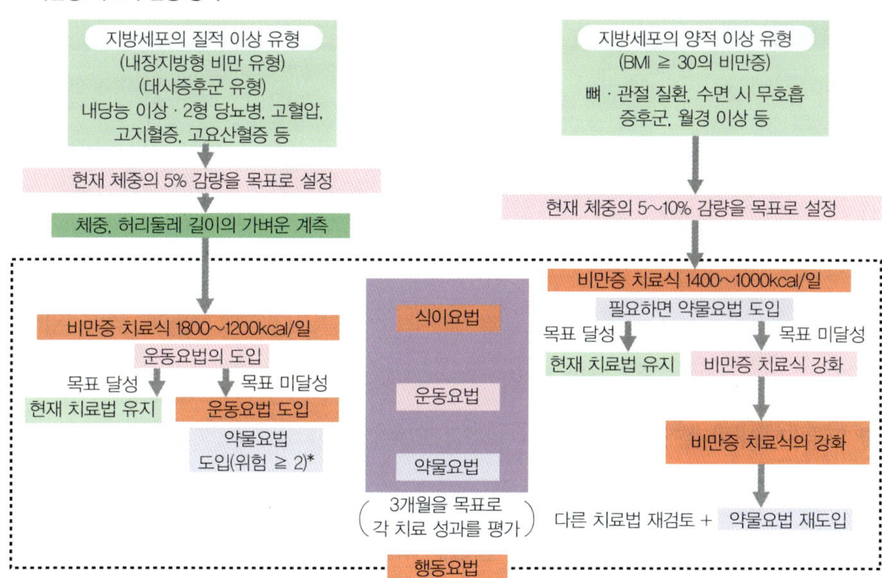

* 위험: 〈표 33–2〉의 1)~8), 11) 중 2개 이상 있는 경우

■ 대사증후군 치료방법

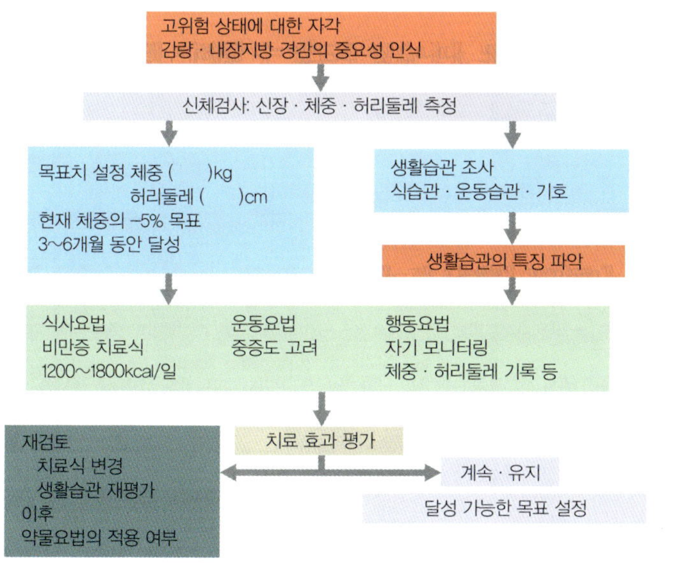

이즈미 다카코

간호 과정 순서도

관찰 항목 (OP)	간호 문제 (간호 진단)	간호 목표 (간호 성과)	간호 활동 (간호 중재)
병인 체지방의 과도한 증가 대사증후군은 내장지방의 축적	# 비만 진행에 따른 수반 증상의 악화	비만의 원인, 비만 방지를 위한 식사, 운동을 포함한 건강 행동에 대하여 설명할 수 있다.	**OP 경과 관찰 항목** 신장, 체중 비만 정도 식습관, 기호 생활습관 행동 패턴 생활환경 비만에 대한 지식 비만에 대한 생각 행동 의욕 스트레스 요인 가족의 지원 체계
신체적 문제 ● 발생할 수 있는 증상 내분비 이상 내당능 장애 고지혈증 고혈압 고요산혈증 지방간	# 부적절한 식이 행동, 운동 부족에 따른 섭취와 소비 에너지의 불균형	섭취 에너지가 소비 에너지를 초과하지 않는다.	
● 수반 증상 호흡 촉박, 심계항진, 흥분, 다한, 관절통, 요통			**TP 간호 치료 항목** 식사요법, 운동요법의 치료 계획 설정, 필요성 설명 신뢰관계 형성 비만의 원인 제거 ADL의 수정
● 대사증후군 징후의 유무			
● 환자의 배경 체질적 요인 식사에 관한 요인 에너지 소비와 관련된 요인 심리적 요인 환경적 요인 비만에 따른 질환 유무 사용 약물 라이프사이클 직업·노동의 내용 가족 배경 신념 스트레스 대처법 체형에 대한 생각	# 외부 환경, 스트레스로 인한 과식	스트레스 요인을 이해하고, 스트레스로 인한 과식을 하지 않는다.	**EP 환자 교육 항목** 자주적으로 대처할 수 있도록 동기 부여 식이요법, 운동요법에 대한 지도 직업·업무에 관한 지도
심리·사회적 문제 체형에 대한 자기혐오감 환자·가족의 식사요법에 관한 지식 부족	# 비만 체형과 관련된 자신에 대한 부정적인 감정	자신의 긍정적 측면을 파악할 수 있다.	

기본 개념

- 식사요법, 운동요법으로 섭취 에너지보다 소비 에너지가 높은 상태를 지속해나간다. 라이프스타일을 확인하고 식이요법, 운동요법을 지속할 수 있도록 적절한 방법을 함께 생각한다.
- 식이요법, 운동요법을 지속할 수 있도록 환자·가족의 이해를 얻고 환경을 정돈한다. 또한 식사 이외의 즐거움을 찾는 등 정서적 도움을 계속 지원한다.

Step1 영향 평가	Step2 간호 초점	Step3 계획	Step4 실시	Step5 평가

정보 수집	평가 관점과 근거 · 잠재적 간호 문제
비만 정도의 파악	▌지금까지의 경과, 수반 증상의 유무를 드러내도록 하여 비만의 종류·정도를 확인할 수 있다. ● 비만의 정도를 파악한다. ● 비만에 수반해 일어나는 내분비 대사 이상을 확인한다. ● 비만에는 단순성 비만(원발성 비만)과 다른 질환이 원인이 되는 증후성 비만(2차성 비만)이 있다. 지금까지의 경과에서 원인이나 동기가 되는 것을 파악하여 신체에 미치는 영향을 고려한다. ● 비만과 관련된 증상이 일상생활에 영향을 미친다. 🔍 잠재적 간호 문제 : 비만 진행에 따른 수반 증상의 악화
단순성 비만의 원인·동기의 파악	▌비만은 여러 가지 원인이 겹쳐져 있다. 비만의 원인·동기를 파악하여 평가를 하고, 치료와 간호 계획을 세우는 데 효과적이다. ● 체질적인 요인: 부모 또는 한 부모가 비만인 경우, 아이도 비만이 될 확률이 높은 것으로 알려져 있다. ● 식사에 관한 요인: 식사 습관과 기호, 편식 여부, 식사 내용, 횟수, 식사량, 식사 시간, 식사 환경, 간식의 유무, 외식 빈도 등을 확인하여 비만의 원인을 확인한다. ● 에너지 소비 관련 요인: 일상적인 행동 패턴, 운동 상황에서는 소비 에너지가 너무 적고, 섭취 에너지가 소비 에너지보다 많다. ● 심리적 요인: 현재, 과거에 정신적인 충격이나 스트레스, 심리적 갈등, 욕구 불만이 먹는 행동으로 전환되어(기분 풀이로 먹기) 과식으로 이어지는 경우가 있다. ● 환경적 요인: 가정 환경, 직장 환경, 노동 환경이 비만의 원인이 되는 경우가 있다. 🔍 잠재적 간호 문제 : 부적절한 식사 행동, 운동 부족에 의한 섭취 에너지와 소비 에너지의 불균형/외부 환경의 스트레스 요인 관련 과식/스트레스에 대한 대처법 부족/비만 체형에 따른 자신에 대한 부정적인 감정
증후성 비만의 원인 파악	▌다른 질병이 원인으로 비만이 된 경우는 원질환의 치료와 함께 실시할 필요가 있다. ● 증후성 비만은 내분비성 비만, 중추성 비만, 유전성 비만, 약물성 비만이 있다. 각 질환에 따라 비만의 기전이 다르다. **내분비성 비만** ● 쿠싱증후군에서는 코르티솔이 증가한다. 팔다리가 가늘지만 몸통을 중심으로 한 중심성 비만이 된다. ● 갑상선기능 저하증에서는 체액이 축적하여 점막수종을 일으킨다. 기초대사율이 떨어지기 때문에 지방이 침착하여 비만이 된다. ● 인슐린종은 인슐린을 생산·분비하는 췌장 랑게르한스섬의 종양이며, 인슐린의 과잉 분비에 의해 저혈당을 일으키기 때문에 식사를 과잉 섭취하여 비만이 된다. ● 스타인-레벤탈(Stein-Leventhal) 증후군은 다낭포성 난소에 따른 비만, 다모, 월경 이상을 주요 특징으로 한다. 비만은 사춘기에 시작되고, 동기는 난소에서 부신피질 호르몬(스테로이드)과 유사한 작용을 하는 호르몬을 분비하기 때문이다.

• 성선기능 저하증은 테스토스테론 동화 작용을 하는 스테로이드를 사용하고 대사를 변경하여 지방 이외의 신체량을 증가시킨다. 이 기능이 떨어지므로 남성은 약간 비만 경향이 되고, 여성은 비만과 관계없다.

🔍 잠재적 간호 문제 : 내분비 대사 이상으로 과식하여 지방 침착의 위험/질환과 관련하여 체형에 혼란을 느낌

중추성 비만

• 시상하부와 대뇌변연계, 기타 중추신경계는 섭식 행동의 조절에 관여하고 있다.
• 시상하부 복부 내측 핵에는 만복중추가 있다. 식사 시 혈당이 상승하면 만복중추가 자극되어 포만감을 얻을 수 있다. 만복중추 주변이 종양 등에 의해 기능이 떨어지면 포만감을 느끼지 못하고 과식하게 된다. 혈당치가 상승하면 인슐린 분비가 항진하고, 시상하부 외측 피질에 있는 섭식중추가 자극되어 과식으로 이어진다.
• 원질환은 종양이 많고, 그중에서도 두개인두종이 많다. 그 외에 백혈병 세포 침윤, 염증, 외상 등이 있다.
• 프뢸리히(Frohlich) 증후군은 시상하부 병변이며, 비만과 성기 발육 장애가 보인다.

🔍 잠재적 간호 문제 : 내분비 대사 이상에 따른 과식으로 지방 침착의 위험/질환과 관련하여 체형에 대한 혼란을 느낌

유전성 비만

• 어린 시절부터 나타나는 바르디트-비들(Bardet-Biedl) 증후군, 프래더-윌리(Prader-Willi) 증후군 등의 질환에서는 비만이 반드시 발견된다.

약물성 비만

• 체중이 증가하기 쉬운 약물에 페노티아진계, 에스트로겐계, 시프로헵타딘을 들 수 있다. 시프로헵타딘은 알레르기 치료약이지만 식욕항진 작용을 하고 식욕부진 치료에 사용된다(보험 적용 제외).
• 부신피질 호르몬 제제(스테로이드제)는 식욕항진을 보이며, 대량·장기 투여는 이상 지방 침착(중심성 비만, 만월양안모(보름달 얼굴), 들소 목)이 보인다.

🔍 잠재적 간호 문제 : 원질환에 대한 복약 준수 행동 저하

대사증후군의 확인	내장지방 축적의 정도와 지질대사 이상, 당 대사 이상, 고혈압의 유무를 확인하고, 대사증후군으로 판정되는지 확인한다. 대사증후군은 동맥경화성 질환의 위험이 높아진다. • 배꼽 높이에서 측정한 허리둘레가 남성 85cm 이상, 여자는 90cm 이상인 사람은 내장지방이 축적되어 있다고 판정된다. • 내장지방 축적이 있고, 지질대사 이상, 당 대사 이상, 고혈압 중 2개 항목이 해당되면 대사증후군이라고 판정된다. • 대사증후군의 에너지 제한은 비만과 같지만, 합병하는 질환에 따라 식사 지도의 내용이 다르다. • 환자의 대사증후군에 대한 지식 등을 확인할 필요가 있다. 🔍 잠재적 간호 문제 : 비만 진행에 따른 수반 증상의 악화
생활사, 라이프 사이클 확인	비만의 원인은 하나가 아닌 여러 요인이 관련된 경우가 많다. 생활사를 확인하여 원인이 되는 각 요소를 연관지어 생각할 수 있다. • 비만 경향을 보이기 이전의 생활 패턴을 확인하고 비만의 요인을 찾는다. • 비만 경향을 보인 뒤의 생활 패턴을 확인하여 환자의 비만에 대한 이해 상황, 비만에 대한 생각의 변화를 파악한다. • 현재의 행동을 확인함으로써 환자가 생각이나 잘못된 지식을 갖지 않았는지 파악한다. 환자가 의식하고 개선하고 있는 바른 행동은 향후 간호 계획에 넣는다.

<table>
<tr><td></td><td>

- 비만의 원인이라고 생각되는 사안에 대해 환자가 인식하지 않거나 할 수 없는 부분을 확인한다.
- 비만에 대해 지금까지 어떤 치료를 해왔는지 확인한다. 또한 치료가 환자에게 적절한 것이었는지, 무엇이 잘못이었는지 확인하고 향후 간호 계획에 반영한다.
- 환자가 지금까지의 생활사를 되돌아보는 것은 잘못된 행동에 대한 인식으로 이어진다.

🔍 잠재적 간호 문제 : 비만에 대한 지식 · 이해 부족
</td></tr>
<tr><td>

환자 · 가족의 심리 · 사회적 측면 파악
</td><td>

비만에 대한 환자 · 가족의 생각을 확인하고 향후 대처 의욕을 확인한다. 가정에서의 식단과 식사시간 등의 조정은 가족의 협력을 얻는 것이 바람직하다. 독신은 정신적 지주가 되는 협력자가 있는 것이 좋다.

- 체형의 변화에 혐오감을 갖고 사회적 접촉을 꺼릴 수 있다.
- 당사자 스스로 관리하려는 의욕이 중요하다.
- 지금까지의 생활, 기호에 관한 잘못된 인식을 인정하기는 어려우며, 이러한 기호와 스타일을 변경하는 것 또한 쉽지 않다. 따라서 현재 할 수 있는 것부터 시작하도록 환자의 의사를 확인한다.
- 공복감에 대한 대응방법을 확인하고 간호 계획에 넣는다.
- 식사 이외의 스트레스 대처법을 확인하여 간호 계획에 넣는다.
- 가족은 비만에 대해 어떻게 생각하는지, 협력을 얻을 수 있는지, 가족의 의사를 확인한다.
- 가족의 협력을 받을 경우 어떤 내용으로 협력을 받을 수 있는지 구체적으로 확인한다.

🔍 잠재적 간호 문제 : 비만 체형과 관련된 자신에 대한 부정적인 감정/치료에 대한 의욕 부족/공복에 의한 불면증 가능성/스트레스 대처법 부족/가족의 지원 부족
</td></tr>
</table>

代謝
33
비
만

Step1 영향 평가	Step2 간호 초점	Step3 계획	Step4 실시	Step5 평가

간호 문제 리스트

#1 비만의 진행에 따른 수반 증상의 악화(건강 지각–건강관리 패턴)
#2 부적절한 식사 행동, 운동 부족에 의한 섭취 에너지와 소비 에너지의 불균형(건강 지각–건강관리 패턴)
#3 외부 환경 스트레스 요인과 관련된 과식(코핑–스트레스 내성 패턴)
#4 비만으로 인한 신체 이미지의 혼란과 자신에 대한 부정적인 감정(자기 인식 패턴)

간호의 우선순위 지침

- 비만은 어떤 원인으로 섭취 에너지량이 소비 에너지량을 초과하여 일어난다. 따라서 비만에 대한 부족한 지식을 보완하고, 원인이 되는 ADL을 수정하고 적절한 행동을 할 수 있도록 교육적 중재를 하는 것이 주가 된다.
- 비만이 다른 질병을 수반하는 대사증후군이고, 치료 계획을 도입하기 어려운 상황일 경우, 간호 진단 '비효과 자기 건강관리'를 위주로 문제를 해결해나간다. 환자는 생활의 문제점을 좀처럼 찾지 못하고 문제 행동과 증상을 연관 지어 생각하기 어렵기 때문에 문제가 되는 근거를 제시한다. 라이프스타일 수정, 치료에 대한 의욕 등은 각자 다르므로 개인에 맞게 실현 가능한 간호 계획을 수립할 필요가 있다. 또한 환자가 모두 할 수 있게 효과적인 간호 계획을 세우는 것이 바람직하다. 치료 실시가 계속될 수 있도록 공복감의 완화 등 정신적 지원을 포함한 지원이 필요하다.
- 퇴원 후 또는 비만이 개선된 후에도 다시 비만이 되지 않도록 환자의 의욕을 지속적으로 개선시켜 나가는 건강관리의 관점도 중요하다.

1 간호 문제	간호 진단	간호 목표(간호 성과)
#1 비만의 진행에 따른 동반 증상의 악화	**비효과적 건강 유지** **관련 요인:** 적절한 판단을 할 수 없음, 가족의 비효과적 대처, 환자의 비효과적 대처법 **진단 지표** □ 기본적인 건강 실천에 대한 지식 부족을 나타냄 □ 건강한 행동을 개선하는 데 대한 관심 표명 부족 □ 건강 탐구 행동의 부족	〈**장기 목표**〉 비만의 원인, 비만 예방 식사, 운동을 포함한 건강 행동을 설명할 수 있다. 〈**단기 목표**〉 1) 변경 후의 행동 관리, 합병증 예방에 필요한 또는 바람직한 행동을 수행할 의사가 있다고 설명한다. 2) 보고할 필요가 있는 증상과 징후를 말할 수 있다.

간호 계획

OP 경과 관찰 항목

- 신체 상태
- 불안 강도
- 의사소통 능력

- 경제적 상황
- 정신 상태

- 가족의 지원 상황
- 실시하고 있는 건강관리 행동

TP 간호 치료 항목

- 환자·가족에게 의료 시스템의 활용방법, 정보를 제공한다.

- 현재의 신체 상태, 치료와 필요성에 대해 환자·가족과 논의한다.
- 논의하는 가운데 불안 요인을 찾아낼 수 있다.

- 논의하는 과정에서 환자가 할 수 있는 것을 찾아 긍정하고 칭찬해준다.
- 과거의 치료에서 환자가 실패했다고 생각하는 것을 검토하고 궁리하여 개선할 수 있도록 돕는다.

EP 환자 교육 항목

- 비만의 요인, 구성, 비만이 미치는 합병증에 대해 설명한다.
- 식이요법, 운동요법의 필요성을 설명한다.
- 저칼로리 식품, 요리, 조리법 등 고려사항에 대해 지도한다.
- 공복 시의 대처법에 대해 설명한다.
- 할 수 있는 부분을 긍정하고 사기를 북돋아준다.
- 다른 환자의 성공 사례를 보여주어 자신감을 갖게 한다.

중재 포인트와 근거

- ➲ **근거** 통증과 피로 등 신체적 증상과 불안이 원인이 되어 학습을 방해하고 의욕이 감퇴된다.
- ➲ **근거** 언어적 의사소통이 어려운 경우는 다른 대화 방법을 찾는다.
- ➲ **근거** 경제적인 자원이 부족하면 불안이 증가한다.
- ➲ **근거** 우울증은 학습 능력과 학습 동기 부여에 영향을 미친다.
- ➲ **근거** 환자 혼자서는 행동 변화가 어려운 경우 가족의 협력을 기반으로 의욕의 향상·유지로 이어진다.

- ➲ 계속적인 지원이 가능하다는 것을 전달하고 활용할 수 있는 자원 등을 소개한다. **근거** 의료 정보를 갖고 있지 않은 경우가 있다. 자신에게 적합한 의료를 선택할 수 있으면 치료를 긍정적으로 받아들이게 된다.
- ➲ 환자·가족이 논의하도록 하여 현재의 신체 상태를 어떻게 인식하고 있는지 확인하고, 부족한 정보의 보충·잘못된 정보를 수정한다. **근거** 환자·가족의 인식과 함께 생각의 패턴이나 중요하게 생각하고 있는 것이 무엇인지 알 수 있다. 치료방법을 강구할 때에도 환자·가족이 참여함으로써 동기 부여가 되고 스스로 질환을 조절할 수 있다는 의식을 갖게 된다.
- ➲ 실패가 에피소드로 그치는 것이 아니라, 이를 토대로 나아질 수 있도록 돕는다. **근거** 실패 경험으로 환자는 자신감을 잃고, 긍정적인 사고방식·동기 부여가 어려워진다.

- ➲ 'Step 4 실시'의 '간호 활동(간호 중재)의 포인트' 참조

- 식사, 운동, 체중 등을 적는 일기를 쓰도록 지도한다.
- 할 수 있는 것부터 시작하고, 환자의 페이스로 실시하는 데 가족이 도울 수 있도록 한다.

- 라이프스타일을 바꾸는 데는 시간이 걸린다는 것을 설명한다.

➡일기를 쓰는 것이 부담되지 않도록, 장점을 설명한다. 근거 일기 쓰기는 자신의 행동 패턴을 깨닫는 것으로 이어진다. 또한 경과를 지켜보아 되돌아봄으로써 자신의 변화를 인식할 수 있다.
➡교육적 중재는 신체적·정신적 고통과 불안이 없을 때에 실시한다. 근거 학습 효과를 기대할 수 없다.
➡할 수 있는 것부터 시작하도록 지도한다. 근거 할 수 없는 것이 많으면 의욕 감퇴로 이어진다.

2 간호 문제	간호 진단	간호 목표(간호 성과)
#2 잘못된 식습관, 운동 부족에 따른 섭취 에너지와 소비 에너지의 불균형	비효과적 자기 건강관리 **관련 요인:** 지식 부족, 치료 계획의 복잡성, 사회적 지원 부족, 행동을 일으키는 계기의 불충분 **진단 지표** □ 위험 요인을 감소시키는 행동을 할 수 없다. □ 지시된 치료방법을 실시하는 것이 어렵다고 말한다.	〈장기 목표〉 섭취 에너지를 소비 에너지보다 적게 한다. 〈단기 목표〉 1) 적절한 식사를 할 수 있다. 2) 규칙적인 운동을 한다.

간호 계획	중재 포인트와 근거

OP 경과 관찰 항목
- 비만의 정도(신장, 체중, 허리둘레, 엉덩이둘레, 피하지방 두께, 바이털 사인)
- 비만에 따른 수반 증상의 유무(빠른 호흡, 심계항진, 흥분, 다한, 무릎관절통, 요통 등)
- 식습관, 기호
- 식사 섭취량, 내용, 횟수, 시간, 환경
- 하루의 행동 패턴(평일·휴일)
- 직업, 근무 내용
- 식이요법, 운동요법에 대한 환자의 기분을 관찰한다.

➡환자의 의욕에 맞춰 수치 측정일을 정한다. 근거 구체적인 수치의 증감에 따라 목표 의식이 높아진다. 수치의 변동을 판단하고 목표치에 맞추어 적정하게 계획을 수정한다.
➡구체적으로 어떻게 식생활을 하고 있는지 식사 일기 등으로 확인한다. 근거 실제로 적절한 식사로 이행할 수 있는지 확인한다.

➡수치를 잴 때나 면접 시에 환자의 표정, 말, 행동 등에서 의욕의 변화를 관찰한다. 근거 의욕의 정도나 상황에 따라 간호 중재방법이 다르다.

TP 간호 치료 항목
- 수용적·공감적 태도로 대한다.
- 지지하는 태도를 취한다.
- 신뢰관계를 확립한다.
- 비만에 관한 지식을 확인한다.
- 긍정적인 행동을 표출하여 강화한다.
- 환자의 자발성을 존중한다.
- 환자에게 적합한 지시 에너지량을 설정한다.

➡환자의 이야기를 듣는 자세, 분위기를 소중히 하고 지지하는 말을 한다. 근거 정신적인 불안과 스트레스 등으로 과식하고 있거나 용모의 변화로 부정적인 정서를 갖고 있는 경우, 스스로는 ADL을 바꾸려고 생각하지만 환경적인 어려움으로 바꿀 수 없는 등 환자는 다양한 고민을 갖고 있다.
➡'Step4 실시'의 '간호 활동(간호 중재)의 포인트' 중 '식이요법에 대한 지원' 항목 참조

- 환자와 함께 라이프스타일에 따른 활동을 계획한다.
- 환자의 자기 건강관리 능력에 따른 활동을 지원한다.
- 희망하는 행동을 할 수 있도록 지원한다.

➡환자와 함께 하루 일정에 따라 보다 구체적으로 실현 가능한 것을 확인하면서 계획을 세운다. 근거 환자 자신이 스스로 하여 동기 부여가 된다. 또한 조절하는 방법을 익혀가는 것이 가능하게 된다.

EP 환자 교육 항목
- '간호 문제#1'의 EP 참조

3 간호 문제	간호 진단	간호 목표(간호 성과)
#3 외부 환경, 스트레스로 과식	비효과적 코핑 **관련 요인:** 조절의 수준이나 스트레스 요인에 대처하는 준비가 부적절 **진단 지표** ☐ 기본적 욕구를 만족할 수 없다. ☐ 적응 행동을 방해하는 대처방식 ☐ 사회적 지원 활용의 감소	〈장기 목표〉 스트레스 요인을 이해하고 스트레스로 인한 과식을 하지 않는다. 〈단기 목표〉 1) 스트레스 요인을 말할 수 있다. 2) 환자에게 맞는 기분 전환법, 스트레스를 완화시킬 수 있는 방법을 찾아낸다.

간호 계획	중재 포인트와 근거
OP 경과 관찰 항목 • 표정, 말과 행동 • 식욕의 변화 • 식사 섭취량 • 현재의 스트레스 요인 • 알코올 섭취량 • 흡연량	➡ 스트레스 요인의 관찰 **근거** 스트레스는 과식의 유발 원인이 되기 쉬우므로, 식사나 알코올 섭취량을 파악하는 동시에 스트레스가 환자에게 어떤 영향을 주고 있는지 파악한다.
TP 간호 치료 항목 • 이야기하기 쉬운 환경, 분위기를 만든다. • 신뢰관계를 형성한다. • 스트레스 요인을 해결할 수 있도록 함께 생각한다. • 생활 속에서 편안함을 찾아내면 스트레스를 경감할 수 있다. • 식사 제한이 오히려 더 스트레스가 되고 있는지 확인한다.	➡ 환자가 이야기하기 쉬운 환경을 만들고, 공감적인 태도로 경청한다. **근거** 스트레스 요인 중 사람들에게 말하기 어려운 것도 있다. 생각을 언어화하여 스트레스 요인을 자각할 수 있다. ➡ 식사량을 확인하면서 식사 제한이 스트레스가 되고 있는지 묻는다. **근거** 기존의 스트레스에 더해 식사 제한에 따른 스트레스가 심해지는 것을 알 수 있다.
EP 환자 교육 항목 • 스트레스에 의한 충동과 공복을 구별하고, 반드시 공복에 식사하도록 지도한다. • 환자의 라이프스타일을 고려하여, 부담 없이 실시할 수 있는 스트레스 완화방법에 대해 교육한다. • 기분 전환을 위한 행동을 추가하도록 돕는다.	➡ 환자가 관심을 갖고 있는 일 중에 준비, 비용, 시간 면에서 실행가능하고, 부담 없이 할 수 있는 것을 제안한다. **근거** 가볍게 실천할 수 없고 준비하는 데 노력이 필요하면 피로나 스트레스의 원인이 된다.

4 간호 문제	간호 진단	간호 목표(간호 성과)
#4 비만 체형과 관련하여 자신에 대한 부정적인 감정	상황에 따른 자존감의 저하 **관련 요인:** 체형에 대한 혼란 **진단 지표** ☐ 자기 부정적인 말을 한다. ☐ 외롭다고 표현한다.	〈장기 목표〉 자신의 긍정적인 측면을 발견할 수 있다. 〈단기 목표〉 자기존중을 위협하는 것이 무엇인지 깨달을 수 있다.

간호 계획	중재 포인트와 근거
OP 경과 관찰 항목 • 말과 행동 • 대처방법 • 사회생활의 참여 상황, 교류 정도 • 가정 내에서의 모습, 생활방법	➡ **근거** 외모의 변화가 원인이 되어 사회, 가정 내에서 소외될 수 있다.

TP 간호 치료 항목

- 환자가 자신의 생각을 말할 수 있는 환경을 만든다.
- 공감하면서 지지하는 태도로 대하여, 신뢰관계를 형성한다.
- 비만 체형에 대한 생각을 듣는다.
- 환자의 자기 부정적인 감정을 받아들인다.
- 자기평가와 ADL의 관계를 명확하게 한다.
- 환자의 긍정적인 측면을 찾아낸다.
- 환자의 긍정적인 면을 도입한 체중 감소 계획을 세운다.

➡ 조용하고 주위 사람이 없는 환경에서 부담없이 자신의 원래 모습대로 이야기할 수 있는 장소를 마련한다. **근거** 침착하게 자신의 의사를 표출할 수 있고, 상대의 생각을 받아들임으로써 간호사 등 지원자와 신뢰관계도 구축할 수 있다.

EP 환자 교육 항목

- 긍정적인 능력을 격려하고 강화해나간다.
- 할 수 있는 것에서 시작하여 식이요법, 운동요법을 시도하도록 돕는다.
- 혼자서만 시도하게 하는 것이 아니라, 주변의 지원을 전달한다.
- 환자 모임 등 레크레이션에 참여하도록 한다.

➡ 새롭게 행동을 시작할 때에는 곁에서 돕는 사람들이 지지하며 지원해주어야 한다. **근거** 환자는 '나는 ～할 수 없다'라고 생각하기 때문에 계속 함께 행동하면서 스스로를 긍정하고 행동의 변화를 돕는다.

Step1 영향 평가	Step2 간호 초점	Step3 계획	**Step4 실시**	Step5 평가

병기 · 병태 · 중증도별 관리 포인트

【도입기】 지금까지의 라이프스타일을 확인하고 비만의 요인을 찾아낸다. 비만은 여러 가지 요인이 관련된 경우가 많기 때문에 다양한 각도에서 정보를 수집하는 것이 중요하다. 정보를 수집해나가는 가운데 환자의 비만에 대한 지식, 이해 상황을 확인한다. 자발적으로 식이요법, 운동요법을 실시해가는 데에는 환자가 목적이나 필요성을 자각하고, '나는 앞으로 이렇게 되고 싶다'라는 생각을 해서 동기 부여가 되면 효과적으로 실시할 수 있다. 따라서 가족도 포함하여 교육하여, 치료의 목적이나 필요성을 이해하도록 돕는 것이 중요하다. 물론 이해할 수 있어도 행동으로 옮기는 것은 어려운 일이다. 식이요법, 운동요법의 구체적인 내용을 계획할 때에는 환자의 지금까지 라이프스타일에 따라서, 실현 가능하도록 한다. 이때 환자 · 가족과 함께 목표 의식을 통일하는 것도 필요하다.

【실행기】 섭취 에너지량의 감소, 소비 에너지량의 증가에 따라, 공복감과 기아감이 일어난다. 완화 방법 등 대응책, 가족의 정신적 지원 체제를 미리 생각해두는 것이 필요하다. 식이요법, 운동요법을 실시하고 있을 때에는 할 수 있는 것이나 성과를 확인하고, 의욕을 유지할 수 있도록 지도해나간다. 실시 중에 난관에 부딪쳤을 때는 되돌아가지 않도록 바로 상담하게 하고, 정신적 지원을 포함하여 돕는다.

【유지기】 퇴원 후나 비만이 개선된 뒤, 다시 비만이 되지 않도록 정기적 진찰로 동기 부여를 계속한다. 또한 '환자 모임' 등의 사회자원을 소개하고, 의욕이 지속되도록 지원한다.

간호 활동(간호 중재) 포인트

신뢰관계 형성

- 비만 경향이 있는 사람은 자기혐오감이 있어서 스스로에게 부정적인 감정을 가지기 쉽다. 또한 체중이나 식생활에 대해 사생활과 관련된 정보가 필요하기 때문에, 환자가 안심하고 이야기할 수 있는 환경을 만드는 것이 중요하다.
- 이야기할 때는 되도록 환자가 말하도록 하고 환자의 생각을 중심으로 정보를 수집한다.
- 공감하는 태도로 대하고 지식의 제공, 향후 계획 등 지원해나갈 것임을 전해 환자가 안심할 수 있도록 도움을 준다.

- 지방이 축적하는 원인에 대해서는 다양한 요인을 연관 지어 평가한다.
- 환자 스스로 살찌지 않았다고 생각하는 경우가 있으므로, 신체 이미지를 수정해주고 동기 부여를 하도록 지원한다.
- 식사 내용, 식사를 하는 시간 등 식사에 관한 정보를 상세히 수집한다.
  - 1회 섭취량이 많다, 빨리 먹는다, 간식과 외식이 많다, 업무 등에 따른 교제·회식이 많다, 저녁 식사 시간이 늦다, 먹다 남은 음식을 먹어버린다, 정신적 스트레스에 충동적으로 과식을 한다, 혼자 먹는다, 무언가를 하면서 식사를 한다 등
- 환자 본인이 '나는 어떻게 되고 싶은가'라는 생각을 확인한다.
- 과거와 현재의 ADL에서 할 수 있는 것에 주목하고, 실천할 방법을 생각한다.
- '왜 할 수 없는가'라는 부정적인 생각보다 '어떻게 하면 할 수 있을까'라고 긍정적으로 생각한다.
- 하루의 행동 패턴, 노동 내용의 정보를 상세하게 수집한다.
- 일상생활 속에서 운동을 할 수 있도록, 어느 시간에 하는 것이 적당할지 생각한다.
- 비만에 관한 지식, 치료의 필요성 등을 바르게 이해하지 않으면 동기 부여가 불충분해지고 잘못된 행동을 할 가능성이 있기 때문에, 비만에 관한 지식과 이해 상황을 파악한다.
- 환자가 자발적으로 해야 효과를 기대할 수 있기 때문에 환자의 의욕을 파악한다.

치료 계획에 대한 지원

- 생활에 따라 실현 가능한 계획을 설정한다.
- 계획은 환자·가족과 함께 세운다. 그런 다음 목표를 공유하고 환자·가족이 일체가 되어 의욕적으로 대처하게 한다.
- 성취감을 얻어 의욕을 높일 수 있도록 단계적으로 목표 설정을 준비한다.
- 스스로 자기관리 의식을 높이는 것과 행동의 경향을 인식할 수 있도록 행동, 식사, 운동을 기록하는 일기를 쓰도록 제안한다.
- 준비가 필요한 것, 시간이 걸리는 것, 노력을 해야 하는 것은 오래 견디지 못하기 때문에, 일상생활에서 부담 없이 실시할 수 있는 것부터 시작한다.
- 영양사가 제시한 식사의 구체적인 조언을 기초로, 가족도 포함하여 영양 지도를 실시한다.
- 교제 등으로 인해 조절이 어려운 경우와 같이 각각의 상황에서 구체적인 대처법을 계획한다.
- 공복 시의 대응, 완화방법 등 식사 제한에 따른 스트레스를 피하는 방법을 미리 생각해둔다.

식이요법에 대한 지원

- 식이요법의 어려운 점은 포만감을 얻을 수 없다, 에너지 계산이 어렵다, 영양 균형을 맞춰야 한다, 생활 환경상 외식이 많아 섭취 열량이 높다 등이다. 환자의 어려운 점을 파악하고 개별적으로 계획을 세운다.
- 지시 열량의 설정: 비만증의 치료식은 1000~1800kcal/일의 범위에서 200kcal 등급의 5단계로 나뉘어 있다. 또한 600kcal/일 이하의 초저열량식이 있지만, 그 경우는 반드시 입원하여 실시한다. 이러한 지시 열량은 환자의 연령, 성별, BMI 수치, 활동량을 참고하여 종합적으로 생각한다. 구체적으로는 다음의 계산식을 참고로 산출한다.
  - 1일 섭취 열량(지시 열량) = 이상적인 체중 × 기초대사 기준치 × 신체 활동 수준
  - 이상적인 체중(kg) = 신장(m)² × 22, 기초대사 기준치(표 33-4), 신체 활동 수준(표 33-5)
- 식이요법은 목표를 3개월마다 평가한다. 비만증의 유형별 목표(지방세포의 질적 이상은 현재 체중의 5%를 3~6개월에 감량, 양적 이상의 경우는 현재 체중의 10% 감량)를 달성했는지 평가하는 것이 중요하다.
- 다음 사항을 환자의 이해에 맞추어 설명한다.
  - 단맛이 나는 과자, 지방, 고기의 비계 등을 억제하고 표준 체중, 활동 강도에 따른 적절한 섭취 열량을 준수한다.
  - 영양소의 이름을 알려줘도 잘 인지하지 못하므로 설명할 때는 구체적인 식품명과 식단의 예를 보여준다.

■ 표 33-4 기초대사 기준치(kcal/kg/일)

연령(세)	남성	여성
1~2	61.0	59.7
3~5	54.8	52.2
6~7	44.3	41.9
8~9	40.8	38.3
10~11	37.4	34.8
12~14	31.0	29.6
15~17	27.0	25.3
18~29	24.0	22.1
30~49	22.3	21.7
50~69	21.5	20.7
70 이상	21.5	20.7

(일본 후생노동성: 일본인의 식사 섭취 기준 2010년판, 표 1, 기초
대사량에서 발췌)

■ 표 33-5 신체 활동 수준

	낮다(Ⅰ)	보통(Ⅱ)	높다(Ⅲ)
신체 활동 수준	1.50 (1.40~1.60)	1.75 (1.60~1.90)	2.00 (1.90~2.20)
일상생활 내용	생활의 대부분을 앉아서 하는 정적인 활동이 중심인 경우	앉아서 하는 일이 중심이지만 직장 내에서 이동과 서서 하는 작업·접객 또는 통근, 쇼핑, 가사, 가벼운 스포츠 등을 포함한 경우	이동과 서서 일하는 경우가 많은 사람, 스포츠 등 활발한 운동 습관을 갖고 있는 경우

〔후생노동성: 일본인의 식사 섭취 기준 2010년판, 표 9, 신체 활동 수준별로 본 활동 내용과 활동 시간의 사례(15~69세)에서
발췌〕

- 낮은 칼로리의 식단을 구성하려면 튀긴 것, 볶은 것 등의 기름을 사용하는 조리법에서, 찌거나 굽는 등의 조리법으로 바꾼다.
- 드레싱이나 마요네즈에는 지질이 포함되어 있어 칼로리가 높기 때문에 식초나 레몬즙, 간장 등의 저칼로리 소스를 사용한다.
- 밤늦은 시간대가 되면 대사 기능이 저하하고, 식후의 활동량도 적기 때문에 체중 감소를 기대할 수 없다. 따라서 저녁 식사는 이른 시간(20시 이전)에 한다.
- 씹는 횟수를 늘려 천천히 식사를 하여 포만감을 얻는다.

운동요법에 대한 지원
- 섭취 열량을 제한해도, 소비 열량이 많아야 체중 감소로 이어진다는 것을 알기 쉽게 설명한다.
- 비용이나 시간이 드는 일은 실천하기 어렵기 때문에, 일상생활에서 할 수 있는 방법을 생각한다. 예를 들어 한 정거장 일찍 내려서 걷고, 엘리베이터 대신 계단을 이용하는 등
- 극단적인 운동은 오히려 식욕을 증진시키기 때문에 생활에 맞추어 유지할 수 있는 방법을 생각한다.

환자·가족의 심리·사회적 문제에 대한 지원
- 라이프스타일을 바꾸려면 시간이 걸린다는 점을 설명하고 의욕이 감퇴하지 않도록 주의한다.
- 정신적인 스트레스를 받으면 부적절한 섭취를 하는 경우가 많기 때문에, 정신적 스트레스의 완화에도 주의한다.
- 환자 혼자는 어려울 수도 있으므로, 가족의 정신적 지원이 계속되도록 함께 관리한다.
- '환자 모임' 등 고민이나 체중 감소에 대한 생각을 공유할 수 있는 모임을 소개한다.

- 정기적으로 진찰하도록 동기 부여를 계속한다.
- 일기를 계속 쓰면서 자기관리 능력이 높아지도록 지원한다.

Step1 **영향 평가** ▷ Step2 **간호 초점** ▷ Step3 **계획** ▷ Step4 **실시** ▷ Step5 **평가**

평가 포인트

간호 목표 달성도

- 체중이 감소하고 있는가?
- 비만의 원인을 찾아낼 수 있는가?
- 비만의 원인, 비만 방지를 위한 식사나 운동을 포함한 행동에 대해 말할 수 있는가?
- 지금까지의 라이프스타일을 변경할 의사가 있는가?
- 달라진 라이프스타일에 대해 구체적으로 말할 수 있는가?
- 적절한 섭취 열량을 이해할 수 있는가?
- 적절한 섭취 열량에 따른 식이요법을 할 수 있는가?
- 소비 열량이 섭취 열량보다 많은가?
- 일상생활에 운동을 하고 있는가?
- 지속적으로 운동을 할 수 있는가?
- 자신에게 스트레스가 되고 있는 것에 대해 말할 수 있는가?
- 스트레스에 의해 행동이 변하고 있다는 것을 인식할 수 있는가?
- 스트레스를 느낄 때, 대처하는 행동을 하고 있는가?
- 대처하는 행동을 했을 때 스트레스가 줄어드는 것을 인식할 수 있는가?
- 식사 제한에 따른 스트레스는 없는가?
- 스스로를 긍정적으로 생각하고 있는가?
- 사회생활에 참여할 수 있는가?
- 가족의 지원을 계속해서 받을 수 있는가?

- 참고 문헌

1) 하드맨, T 헤저 편(일본 간호진단학회 감수): NANDA-I 간호 진단-정의와 분류 2012~2014, 의학서원, 2012
2) 일본 비만학회 편: 비만증 치료 가이드라인 다이제스트 판, 협화기획, 2007

비만(대사증후군) 환자의 병태 관계도와 간호 문제

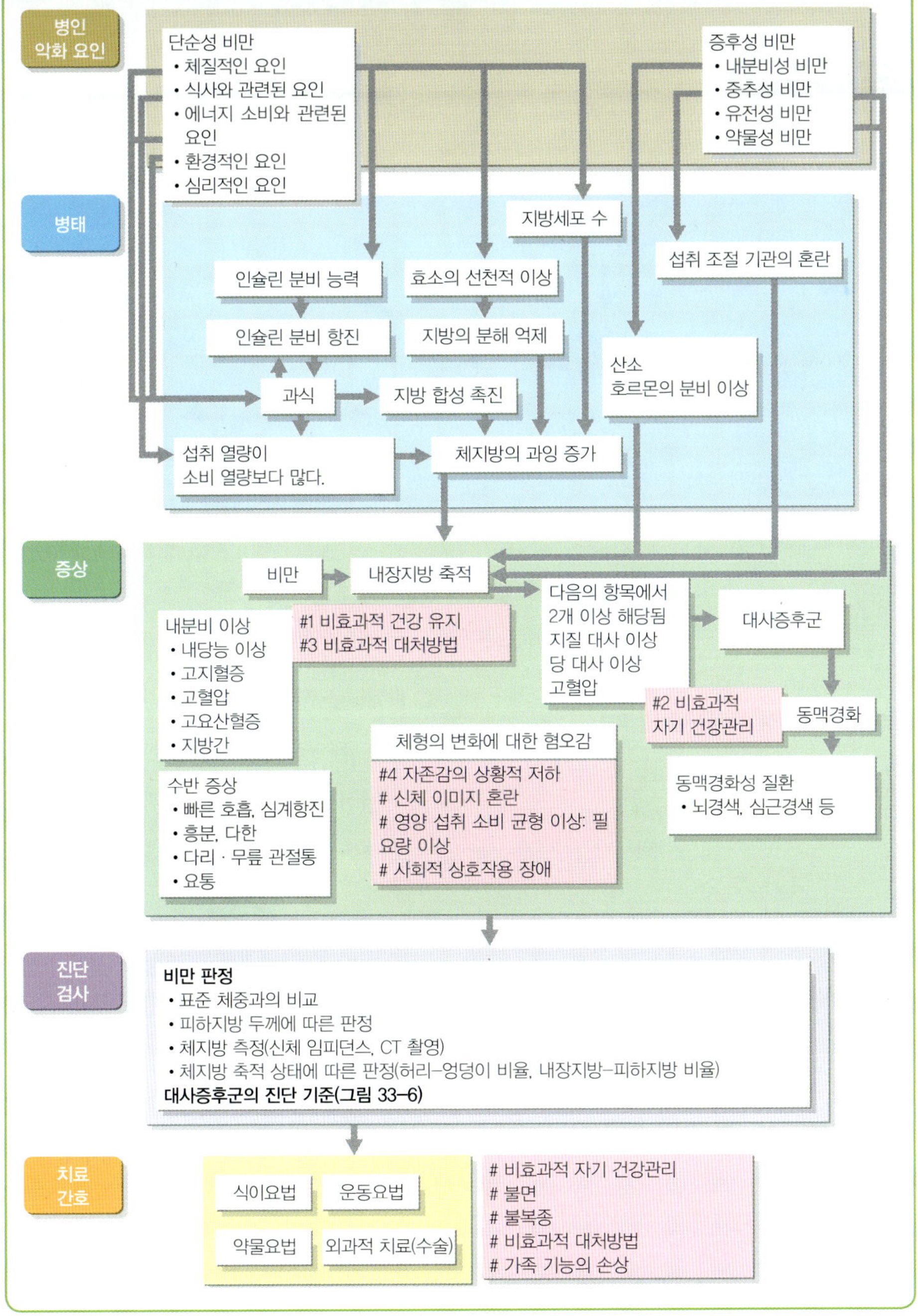

병인 악화 요인

단순성 비만
- 체질적인 요인
- 식사와 관련된 요인
- 에너지 소비와 관련된 요인
- 환경적인 요인
- 심리적인 요인

증후성 비만
- 내분비성 비만
- 중추성 비만
- 유전성 비만
- 약물성 비만

병태

지방세포 수

섭취 조절 기관의 혼란

인슐린 분비 능력

효소의 선천적 이상

인슐린 분비 항진

지방의 분해 억제

산소
호르몬의 분비 이상

과식 → 지방 합성 촉진

섭취 열량이 소비 열량보다 많다. → 체지방의 과잉 증가

증상

비만 → 내장지방 축적

내분비 이상
- 내당능 이상
- 고지혈증
- 고혈압
- 고요산혈증
- 지방간

#1 비효과적 건강 유지
#3 비효과적 대처방법

다음의 항목에서 2개 이상 해당됨
지질 대사 이상
당 대사 이상
고혈압
→ 대사증후군

#2 비효과적 자기 건강관리

동맥경화

수반 증상
- 빠른 호흡, 심계항진
- 흥분, 다한
- 다리 · 무릎 관절통
- 요통

체형의 변화에 대한 혐오감

#4 자존감의 상황적 저하
신체 이미지 혼란
영양 섭취 소비 균형 이상: 필요량 이상
사회적 상호작용 장애

동맥경화성 질환
- 뇌경색, 심근경색 등

진단 검사

비만 판정
- 표준 체중과의 비교
- 피하지방 두께에 따른 판정
- 체지방 측정(신체 임피던스, CT 촬영)
- 체지방 축적 상태에 따른 판정(허리–엉덩이 비율, 내장지방–피하지방 비율)

대사증후군의 진단 기준(그림 33–6)

치료 간호

식이요법 운동요법

약물요법 외과적 치료(수술)

비효과적 자기 건강관리
불면
불복종
비효과적 대처방법
가족 기능의 손상

34 고요산혈증(통풍)

오타 마야 · 시치리 마사요시

눈으로 보는 질환

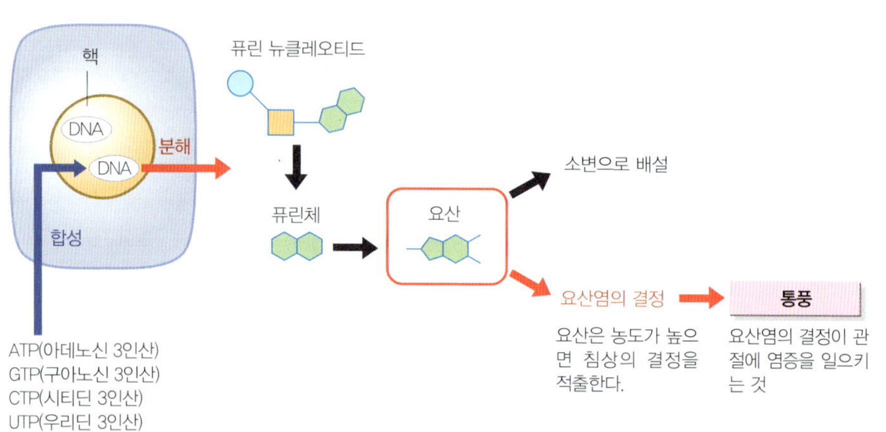

ATP(아데노신 3인산)
GTP(구아노신 3인산)
CTP(시티딘 3인산)
UTP(우리딘 3인산)

요산은 농도가 높으면 침상의 결정을 적출한다.

요산염의 결정이 관절에 염증을 일으키는 것

DNA는 세포가 생기는 한 분해되기 어렵지만, RNA는 왕성하게 새로운 것으로 교체된다.
오래된 RNA는 분해되어 마지막에 요산이 된다.
요산의 생산이 많아지거나 배설이 저하되면 고요산혈증이 된다.

■ 그림 34-1 고요산혈증(통풍)의 병태

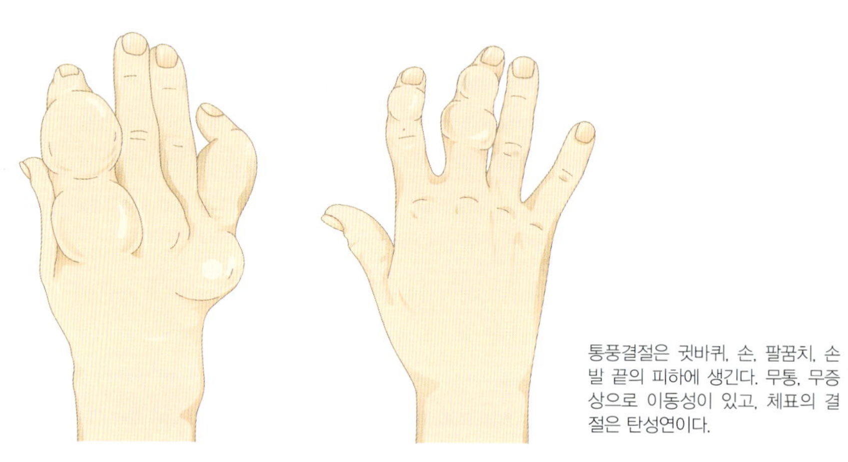

통풍결절은 귓바퀴, 손, 팔꿈치, 손발 끝의 피하에 생긴다. 무통, 무증상으로 이동성이 있고, 체표의 결절은 탄성연이다.

■ 그림 34-2 통풍결절

■ **통풍은 고요산혈증에 의해 요산 결정이 관절에 침착하는 급성 관절염 증상(통풍발작)을 일으키는 질환이다.**

- 통풍은 고요산혈증이 원인이고 급성 관절염 증상(통풍발작), 통풍결절, 만성 관절염을 일으키는 병태이다. 비만, 고혈압, 고지혈증, 신부전, 요로결석, 심근경색 등에 합병하는 빈도가 높다. 고요산혈증이 개선되어도 이러한 질환이 치료되지는 않지만, 생명 예후에 직접 영향을 미치는 만성 질환을 발견하여 치료하는 계기가 된다는 점에서 고요산혈증에 주목해야 한다.
- 요산은 핵산(DNA, RNA)의 구성 성분인 퓨린(purine) 염기의 최종 대사산물로, 하루 생산량은 약 700mg이다. 생산된 요산이 배설되는 것으로 간주되기 때문에 하루의 배설량도 거의 같은 양이다. 즉 소변 배설이 약 500mg 정도이고, 신장 이외(땀, 소화액 등)의 배설이 약 200mg이다(그림 34-1).
- 고요산혈증은 다음과 같은 유형으로 분류되어 있지만, 이 분류가 치료제 선택에 필수적이라고는 할 수 없다.
  ① 생산 과잉형: 어떠한 원인으로 요산의 합성 과잉이 되는 경우
  ② 배설 저하형: 소변 배설이 줄어든 경우
  ③ 혼합형: ①, ②가 합병하는 경우
- 고요산혈증은 다른 질환에 의해 일어나는 속발성(2차성)과 원인 불명의 원발성(1차성)으로 분류한다(표 34-1).
- 속발성 고요산혈증은 요산 생산 과잉을 일으키는 혈액 질환 및 악성 종양의 병태 등에서도 볼 수 있다. 탈수에 따른 신전성 고질소혈증, 임신성 고혈압, 신부전, 약의 부작용으로 인해 배설량 감소에서 오는 경우가 많아, 혈청 요산 수치도 높은 경향을 보인다.
- 고요산혈증이 심해도 일시적이면 통풍발작을 일으키지 않는다. 온도와 pH 저하에 의해 요산은 용해도가 급격히 감소하기 때문에 고요산혈증이 지속되는 병태에서는 온도가 낮은 손발이나 귓바퀴 부분에 요산 결정으로 요산나트륨이 생기기 쉽고, 관절 활막에 침착하여 관절 내 또는 관절 주위에 염증 반응을 일으킬 수 있다.

■ **표 34-1 고요산혈증의 분류**

1.	원발성(1차성) 고요산혈증
1-1.	요산 생산 과잉형 드 노브 합성계의 퓨린 뉴클레오티드 합성 항진
1-2.	요산 배설 저하형 신장 기능 장애는 아니지만, 요산 배설 저하
1-3.	혼합형 요산 생산 과잉, 요산 배설 저하
2.	속발성(2차성) 고요산혈증
2-1.	유전성 대사성 질환 레슈-니한 증후군, 선천성 근육성 고요산혈증 등
2-2.	세포 증식의 항진, 조직 파괴의 항진 1) 종양성(백혈병, 악성림프종, 골수종) 등 2) 비종양성(심상성 건선, 용혈성 빈혈, 2차성 다혈증, 타박상, 화상, 운동부하 등) 3) 종양융해증후군
2-3.	외인성 고퓨린식 과잉 섭취
2-4.	기타 신부전 약제성(티아지드, 피라진아마이드 등) 산증(소변의 산성화에 의한 요산의 배설 저하) 당뇨병 임신성 고혈압증후군

(일본 통풍 · 핵산대사학회 가이드라인 개정위원회 편: 고요산혈증 · 통풍의 치료 가이드라인 제2판, 메디컬 리뷰 사, 2010 일부 개정)

- 유전 인자가 상세하게 밝혀지진 않았지만 가족 내에 고요산혈증, 통풍 환자가 있는 경우가 50% 이상이고 비만 체형의 사람에게 통풍 환자가 많은 것 등에서, 유전적 요인이 관여하는 것으로 생각된다.
- 환경 요인으로는 과식, 음주, 기타 생활습관이 비만과 함께 고요산혈증의 원인이 된다.
- 대사증후군에서 고요산혈증은 인슐린 저항성 · 혈청 요산 수치 · 고중성지방혈증과 상관관계를 나타내며, 내장지방 축적 상태의 표현으로 동맥경화성 질환의 위험을 나타내는 만성 복합대사 장애의 부분 증상으로 되어 있다. 최근 고요산혈증 자체가 독립적인 위험 인자일 수 있다는 보고가 있지만, 조절이 어려운 고혈압이나 당뇨병, 고LDL 콜레스테롤혈증 등과 비교하면 훨씬 낮은 수준의 위험이다.
- 비만의 유형에 따라 생산 과잉(내장지방형 비만) 또는 배설 저하(피하지방형 비만)로 나타난다. 음주는 소변의 유기산 배설 항진을 일으키기 때문에 요산 배설이 저하되고 혈청 요산 수치를 상승시키지만 간에서 ATP 이용 · 분해 촉진을 통해 퓨린체 분해가 정상적으로 항진하여 생산 과잉으로도 이어진다.

- 중년 남성에게 많이 발생한다. 고요산혈증은 라이프스타일의 변화로 증가하고 있으며, 현재 환자의 수가 600만 명을 넘는 만성 대사성 질환이다. 그러나 고요산혈증의 정도가 가벼운 것은 통풍 발병의 위험이 낮고 평생 통풍발작도 발병하지 않는 무증상인 경우도 많다.
- 단발 관절염에 지나지 않는 통풍발작은 후유증도 없고 생명 예후에 영향을 주지 않는다. 그러나 고요산혈증은 신장 기능 장애와 혈관 장애의 위험 요인이 되는 각종 대사성 질환에 합병하는 빈도가 높기 때문에 이를 오랫동안 방치하면 허혈성 심장 질환이나 뇌경색 등의 심혈관 병변을 일으켜 생명 예후에 영향을 줄 수 있다.

▌고요산혈증 그 자체는 무증상이다. 통풍결절을 보이는 경우가 있으며, 통풍발작은 관절염이 원인이다.
- 급성 통풍발작: 주로 엄지발가락의 작은 관절에 발적, 종창, 열감을 동반한 관절통(급성 단관절염 ~다관절염)을 일으키는 것이 많다. 관절통은 대부분 엄지발가락의 중족골 관절부에 처음 발생하지만 발목, 무릎, 팔꿈치, 손목 관절에 생기는 경우도 있다. 전형적인 단관절염은 국소의 위화감, 가벼운 통증을 전조로 몇 시간~3일 이내에 급격한 통증 발작을 일으킨다. 이후 며칠 통증이 지속된 후, 자연적으로 회복된다. 통증은 일반적으로 심하게 느껴지고, 발 부분을 중심으로 발병하기 때문에 보행이 어려운 경우가 많다. 통풍의 '통'은 '통질'에서 유래한 말로 '바람만 불어도 통증을 느낄 정도로 아픈 병'이라고 비유된다.
- 간헐기(통풍발작과 발작 사이의 무증상 시기)에서 만성기: 심한 고요산혈증이 조절되지 않고 장기간 지속되면 귓바퀴와 각종 관절 부위에 통풍결절이 생길 수 있다. 통풍발작이 없는 무증상성 고요산혈증은 건강검진 등에서 발견되는 경우가 많다.
- 통풍결절에 대하여: 귓바퀴, 손가락, 팔꿈치, 사지 말단의 피하에 생긴 통풍결절은 몇 mm에서 몇 cm에 이르러, 석출된 요산염 결정 덩어리에 반응성 육아 조직이 생긴 것이지만, 무통 · 무증상이다. 내부는 괴사를 일으키고, 우윳빛 분필 모양의 흰색 요산염이 발견된다. 파동이 느껴지지 않으며 이동성이 있고, 체표의 결절은 탄력이 있고 유연하다(그림 34-2). 뼈에 닿으면 결절 아래의 골막 반응에서 X선 사진 영상(punched out 상)으로 볼 수 있다.
- 관절액에서는 요산염의 침상 결절과 증가한 다핵 백혈구가 관찰된다.

▌고요산혈증 · 통풍의 치료 지침에 따라 혈중 요산 수치 ≧ 7.0mg/㎗를 고요산혈증이라 한다.
- 일본 통풍핵산대사학회의 '고요산혈증 · 통풍의 치료 지침'과 일본 비만학회의 '비만 치료 지침'에서도 고요산혈증에 대해 다루고 있다.

■ 표 34-2 통풍 관절염의 진단 기준

1. 요산염 결정이 관절액에 존재하는 것
2. 통풍결절의 증명
3. 다음 항목 중 6개 이상 해당
   a) 두 번 이상 급성 관절염 발병
   b) 24시간 안에 염증이 정점에 달한다.
   c) 단관절염이다.
   d) 관절의 발적이 있다.
   e) 제일중족지관절의 동통이나 부종이 있다.
   f) 한쪽 제일중족지관절의 병변이 있다.
   g) 한쪽 다리 관절의 병변이 있다.
   h) 통풍결절(확진 또는 의심 진단)이 있다.
   i) 혈청 요산의 상승이 있다.
   j) X선상의 비대칭성 종창이 있다.
   k) 통풍발작이 완전히 완화되었다.

(일본 통풍핵산대사학회 가이드라인 개정위원회 편: 고요산혈증 · 통풍의 치료 지침 제2판, p67, 메디컬 리뷰 사, 2010)

- 통풍 관절염의 진단 기준은 〈표 34-2〉에 표시된 것과 같다.
- 통풍과 비슷한 증상을 나타내는 질환으로 유사 통풍이 있다. 유사 통풍은 피로인산칼슘 결정이 연골에 침착하고 고요산혈증의 유무에 관계없이, 통풍발작과 유사한 급성 관절염 증상이 무릎, 사타구니, 팔꿈치, 손, 발의 각 관절에 생기는 질환이다.

● 검사값

- 일반적으로 혈중 요산 기준치는 남성 4.0~7.0mg/㎗, 여성 3.5~6.0mg/㎗로 한다. 혈청 요산 수치는 이른 아침에 높아지기 때문에 이른 아침 공복에 측정하는 것을 원칙으로 한다. 일본에서는 연령·성별에 관계없이 혈청 요산 수치가 7.0mg/㎗ 이상일 때 고요산혈증으로 정의한다.
- 고요산혈증의 진단은 〈표 34-1〉에 나와 있는 속발성(2차성)의 각종 질환을 감별한다. 동시에 고혈압, 고지혈증, 당뇨병 유무 등의 검사를 실시하여 심혈관계 합병증의 위험이 예상되는 경우, 심전도 검사, 심장·경동맥 초음파 등을 실시하여 검사한다. 요잠혈 양성, 지속되는 산성뇨를 비롯한 요로 결석의 내력을 의심하게 하는 내용이 있으면 요로결석의 검열을 위한 복부 초음파 검사도 실시한다.
- 고요산혈증의 병태를 확실하게 하기 위해서는 요산 생산 과잉, 배설 저하를 확인한다.
- 1일 소변 중 요산 배설량은 체내의 요산 생산을 반영하는 생산 과잉의 중요한 지표이다. 배설 저하 여부는 요산 클리어런스와 사구체 여과율의 비율로 구한 요산 분별 배설률(FE_{UA})을 측정하여 판정한다. 간이법으로는 소변의 크레아티닌 농도로 사구체 여과율을 수시로 추정하고, 다음 계산식에 따른 요산·크레아티닌 농도 비율에서 FE_{UA}를 추정할 수 있다.

$$\text{요산 분별 배설률}(FE_{UA})(\%): \frac{\text{소변 요산 농도} \times \text{혈중 크레아티닌 농도}}{\text{혈중 요산 농도} \times \text{소변 크레아티닌 농도}} \times 100$$

그러나 이렇게 구한 FE_{UA}는 음수량과 수액에 의해 비교적 큰 변동을 나타내므로 구성 설명서에는 5.5% 이상이면 혼합형 또는 생산 과잉으로 기재되어 있지만, 절대적인 지표는 아니다. 또한 당뇨병성 신증의 초기 단계에서는 크레아티닌 농도가 감소하지 않지만 FE_{UA}는 높은 수치를 보여줄 수 있고, 신장 기능이 떨어질 때에도 FE_{UA}는 높은 수치를 나타내는 경향이 있다는 점에 유의한다.

- 통풍발작 시에는 CRP 양성, 백혈구 증가, 적침항진 등 염증 반응이 보인다. 발작 시 혈청 요산 수치는 발작 전에 비해 크게 떨어지는 경우가 많고, 초진 환자에서 발작 시 요산 수치는 통풍 진단에 영향을 미치지 않는다.

- 고요산혈증 환자의 약 2/3 정도에서 만성적인 산성뇨가 나타나는 것으로 알려져 있다. 요산의 용해도는 산성에서 낮아지기 때문에 요산 결석 형성을 조장하는 요인이 될 수 있다. 그러나 산성뇨 이외에 요산결석 형성에 영향을 주는 요인도 많기 때문에, 고요산혈증 환자는 반드시 요로결석의 유무를 조사해야 한다는 주장에는 이견도 많다. 요산은 수산과 인산을 기반으로 결석 형성을 조장하지만, 특히 소변 중 수산 배설은 요산뿐만 아니라 결석 형성 촉진 인자로 되어 있다. 반대로 소변 속 구연산은 대표적인 결석 형성 저해요인이다.

치료법

단순히 약물로 요산 수치를 낮추는 치료뿐만 아니라 대사증후군을 염두에 두고 내장지방의 축적을 해결하기 위해 생활습관 전체를 개선하여, 내인성 요산 상승의 원인까지 제거하는 것이 바람직하다.

● 치료 방침

- 발작 시에는 염증 반응의 개선을 목표로 하고, 간헐기에는 고요산혈증의 개선을 목표로 한다. 일본에서는 생활습관 지도를 실시하고 요로결석이나 통풍발작의 병력이나 가족력이 있으면, 8.0mg/㎗에서 요산 강하 요법을 시작해도 좋으며, 생활습관의 문제가 없는 경우에도 9.0mg/㎗를 초과하면 통풍발작의 위험이 높아지므로 요산 강하 요법을 실시한다.

- 그러나 미국 관절염 재단과 미국 내과학회에서는 통풍을 일으킨 적이 없는 무증상 고요산혈증 자체는 병적인 상태가 아니고, 고요산혈증만으로는 치료가 필요하지 않다는 입장에서 치료 지침이 만들어졌다. 무증상 고요산혈증(통풍발작이나 요산결석 등을 전혀 일으킨 적이 없고, 단지 요산 수치만 높은 상태)의 각 요산 수치당 통풍 발병률을 통계학적 데이터로 추정하면 9.0mg/㎗를 초과하는 무증상 고요산혈증 환자에게도 연간 통풍 발병률은 반드시 높은 것은 아니다. 따라서 고요산혈증이 발견된 시점에서 모든 경우에 요산 강하 치료를 평생 계속하는 것은 올바르지 않고, 통풍발작이 한 번이라도 발병한 환자에 대해 치료를 시작해야 한다는 입장을 취하고 있다.

- 무증상 고요산혈증은 심혈관 질환과 신장 질환의 위험요인이 아니라는 미국의 입장과 신장 기능 장애를 비롯한 각종 만성 질환을 야기하는 중요한 요인이 될 수 있다는 일본의 견해 차이도 영향을 주고 있다.

- 또한 한 번 분명한 통풍발작을 일으킨 적이 있는 경우, 재발률이 매우 높으므로 요산 수치가 높지 않아도 이론상 요산의 용해 농도를 밑도는 6.0mg/㎗ 이하로 장기간 유지하는 것을 목표로 한다는 것은 미국과 일본이 다르지 않다.

● 통풍발작 시 약물요법

- 통풍발작에 대해서는 비스테로이드성 항생제(NSAIDs)를 사용한다. 발작이 예감될 때나 발작 초기에는 콜히친을 투여하면 즉효성이 기대된다. 환부를 안정되게 유지·냉각하고, 금주를 지시한다. 발작 중이나 발작 직후부터 요산 강하제(요산 생성 억제제, 요산 배설 촉진제)를 투여하거나 증량하면 발작을 악화시키는 경우가 있다. 따라서 급성 발작이 완전히 안정되고 나서 요산 강하 치료를 시작한다. 그러나 이미 요산 강하제를 투여하고 있는 경우는 원칙적으로 중지하지 않고 그대로 복용한다.

Px 처방 예 통풍발작의 전조기~초기(늦어도 2~3시간 이내)

- 콜히친정(0.5mg)　1회 1정　첫날에만 사용　← 발작 치료제

Px 처방 예 통풍발작의 정점기

- 나이키산정(100mg)　1회 1정　1일 3회　← 비스테로이드성 항생제

※첫날에만 1회 3정을 3시간마다 3회까지, 다음은 1회 2정을 이용할 수도 있다. 증상에 따라 감량하고 경우에 따라서는 위장 보호약을 병용한다.

● 만성기 치료

- 만성기 치료는 식이요법과 약물요법에 따른다.

- 식이요법으로는 퓨린체를 포함한 식품 제한은 그다지 중요하지 않지만, 과음이나 육류 등의 과식을 개선하면 요산 수치는 떨어진다. 폭식과 폭음은 안 하는 것이 좋고, 비만 예방이 중요하며 운동요법도 권장한다.

■ 표 34-3 고요산혈증의 주요 치료제

분류	일반명	주요 상품명	약의 효과 메커니즘	주요 부작용
발작 치료제	콜히친	콜히친	통풍발작 시에 국소에 침투한 백혈구, 호중구의 작용 저지	재생 불량성 빈혈, 과립구 감소
비스테로이드성	나프록센	나이키산	항염증 작용, 진통 작용	쇼크, 아나플락시스양 증상, 소화성 궤양, 출혈
	인도메타신	인다신, 인디반		
	프라노프로펜	니프란		
	옥사프로진	알보		
부신피질 호르몬 제제	프레드니솔론	프레드닌, 프레드니솔론, 프레드한	항염증 작용	유발 감염증, 당뇨병과 소화성 궤양 유발
요산 생성 억제제	아로프리놀	자이로릭, 아로시톨, 리볼	퓨린 대사 경로의 최종 단계에 작용하는 크산틴옥시타제를 억제	피부점막안증후군
요산 배설	벤즈브로마론	유리놈, 마이로틴	요세관에 요산의 재흡수 촉진제를 억제	간 장애, 황달
	프로베네시드	베네시드		용혈성 빈혈
요 알카리화 약	구연산칼륨·구연산나트륨	우라릿트U, 우라릿트	소변의 요산 용해도를 개선	대사 이상 → 고칼륨혈증

- 일본에서는 신장 장애의 예방에 요로 관리가 필요하다고 하지만, 신장 검사나 부검 신장의 조직 표본을 아무리 검사해도 '고요산혈증에 의한 만성 신부전'이라는 병리조직 진단은 존재하지 않는다는 전문가도 많다. 또한 요로 결석의 예방에는 소변을 알칼리화하는 약의 투여가 권장되고 있지만, 이 점에 대해서도 미국과 일본의 진료 형태는 다르다. 요산 배설을 촉진하고 소변의 요산 농도를 낮춘다는 의미에서는 소변량이 크게 영향을 주기 때문에 수분 섭취량을 늘리는 것이 효과적임은 논란의 여지가 없다.
- 약물요법에는 통풍 관절염을 유발하지 않도록 최소량에서 조금씩 증량하여 유지량을 결정한다. 또한 약물 투여를 시작한 다음에는 반드시 부작용 증상을 주시한다. 성분 설명서에 요산 배설 저하형은 요산 배설 촉진제를 사용하고, 요산 생산 과잉형에는 요산 생성 억제제제를 사용한다고 기록되어 있다. 하지만 앞에서 설명한 것처럼 이 사용법이 소량의 복용량에서 효과적인 요산의 저하작용을 발휘할 수 있는 것은 아니다. 부작용을 일으키지 않고 장기간에 요산을 충분히 조절할 수 있는 종류의 약과 투여량을 선택하는 것이 핵심이다.

Px 처방 예 만성기의 약물요법
- 자이로릭정(100mg)　1회 1정　1일 1~3회　식후　← 요산 생성 억제제
  ※투여 시작 후 피부 증상, 간 기능, 혈액 소견을 확인한다. 유형에 관계없이 신장 기능 장애나 신장결석이 확인되는 경우에 많이 이용한다.
- 유리놈정(50mg)　1회 1~2정　1일 1~2회　식후　← 요산 배설 촉진제
  ※간 기능 장애의 경우에는 투여 금지이기 때문에 정기적으로 간 기능을 확인한다.
- 우라릿토U산(1g)　1회 1g　1일 1~2회　식후　← 소변 알칼리화 약
  ※소변 pH 값에 따라 사용한다. 이른 아침 소변 pH가 낮은 경우에는 저녁 식사 후~취침 전에 복용한다.

● 수술적 치료
- 통풍결절이 크면 미용상의 이유와 관절에 미치는 영향 때문에 절제를 고려할 수 있지만, 본래는 장기 안정된 요산 강하 요법으로 자연 소실된다.

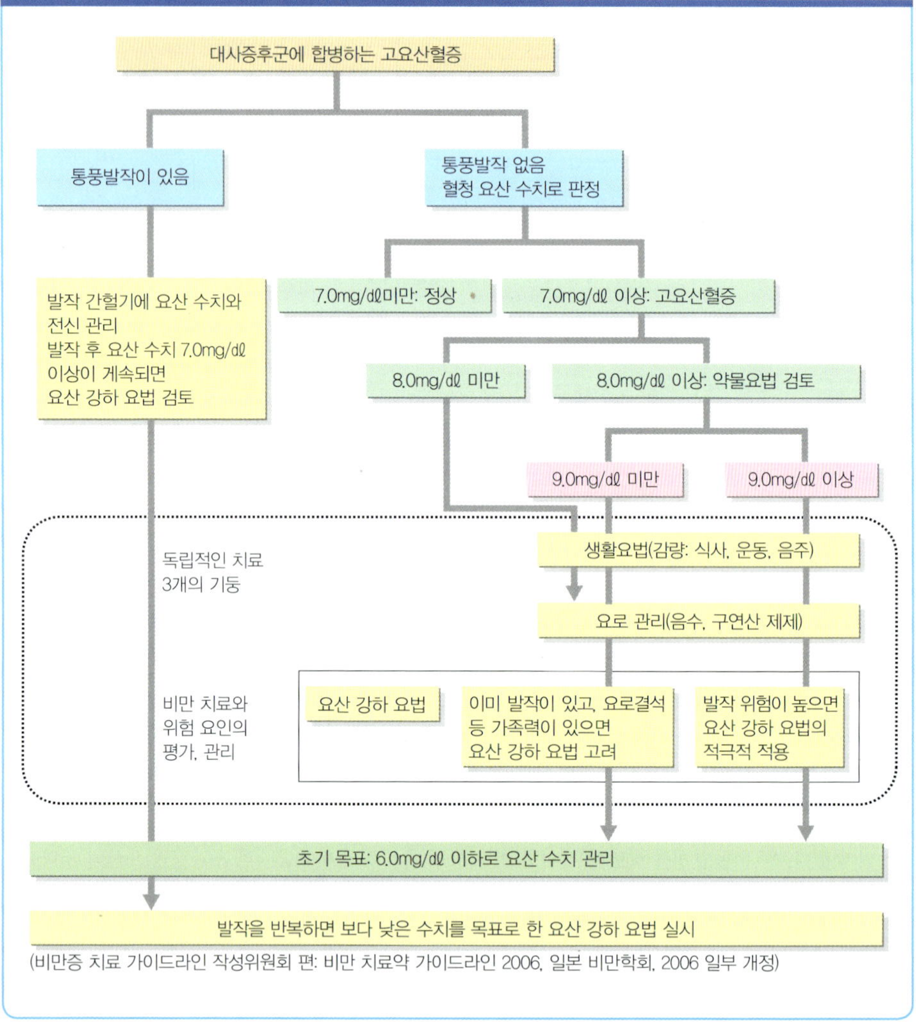

(비만증 치료 가이드라인 작성위원회 편: 비만 치료약 가이드라인 2006, 일본 비만학회, 2006 일부 개정)

고요산혈증(통풍) 환자의 간호

아리타 기요코

간호 과정 순서도

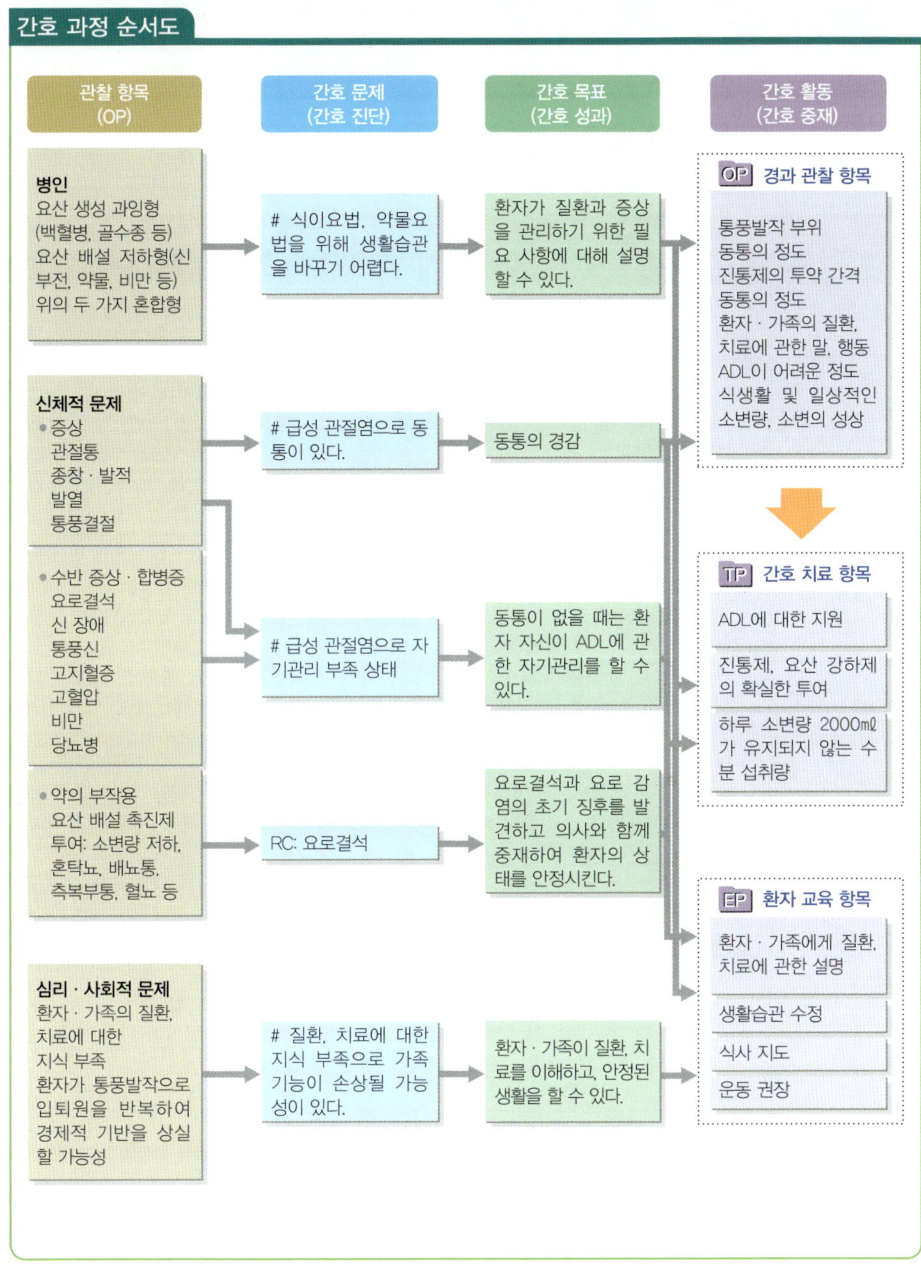

- 통풍발작 시에는 관절에 극심한 통증을 동반하기 때문에 진통제를 투여하는 동시에 냉각법이나 체위 조정으로 통증을 완화하기 위한 지원을 최우선으로 한다. 또한 통풍발작이 반복되면 동맥경화가 촉진되고 신장 기능 장애 등의 합병증을 일어난다. 따라서 합병증 예방을 위한 지원도 중요하다.
- 환자는 체내의 요산 축적을 방지하기 위해 평생 동안 식이요법·약물요법을 실시하고, 생활습관을 바꿀 필요가 있다.
- 환자 자신과 가족을 포함한 식이요법, 약물요법, 생활습관 변경, 관리를 수행할 수 있도록 지원하는 것이 중요하다.

Step1 영향 평가	Step2 간호 초점	Step3 계획	Step4 실시	Step5 평가

정보 수집	평가 관점과 근거 · 잠재적 간호 문제
전신 상태 파악	고요산혈증(통풍)은 급성 관절염(통풍발작), 신 장애, 요로결석, 발열 등 다양한 임상 증상을 나타낸다. 또한 고혈압, 심혈관 장애와 당뇨병, 비만 등을 합병하고, 성인병과 관련이 높기 때문에 전신 상태의 관찰과 일상생활(식사·수면·운동)에 대한 정보를 수집한다. • 혈청 요산 수치, 혈당 수치, 혈압, 신장, 체중 등 각종 검사 데이터 파악 • 요산 수치를 높이는 원인, 유도체 특정(식사, 내당능 저하, 비만, 동맥경화, 알코올 섭취, 약물) Q 잠재적 간호 문제 : 혈청 요산의 수치가 높은 상태로 계속되면 질환 진행, 합병증 발현의 가능성이 있다.
증상 부위, 출현 상황 관찰	증상 부위와 출현 상황을 확인하여 질환의 진행과 정도를 파악하고, 환자의 상황에 맞는 간호 계획을 세운다. • 고요산혈증(통풍)은 국소 증상으로 제일중족지절 관절의 심한 통증, 발적, 종창 등의 통풍발작으로 알게 되는 경우가 많다. • 통풍발작은 일주일 정도 지나면 증상이 없어지지만, 발작을 반복하면 만성 관절염, 통풍결절, 통풍신, 요로결석 등을 합병한다. 혈청 요산 수치가 높은 사람일수록 합병증 발병 비율이 높다고 알려져 있다. • 혈청 요산 수치를 6.0mg/㎗ 정도로 유지하는 것이 필요하다. 고요산혈증은 요산 생성 및 배설의 균형이 무너져 일어나기 때문에, 체내에 요산이 축적되지 않도록 식이요법을 중심으로 약물요법, 운동요법을 실시하여 적정 체중을 유지하도록 노력한다. Q 잠재적 간호 문제 : 통풍발작으로 ADL에 대한 자기관리 부족/식이요법, 약물요법을 계속하기 위한 생활습관을 바꾸기 어렵다. **통풍발작** • 통풍발작은 관절의 연골 내에 석출된 요산염 결정이 운동 등에 의해 박리되고, 관절액 안에서 염증 반응을 일으키기 때문에 심한 통증을 일으킨다. • 통풍발작의 대부분은 다리에 일어나며, 여러 관절에 보이는 것이 아니라 한 관절에 일어난다. 호발 부위는 제일중족지절 관절, 발등, 발 관절 등이다. • 통풍발작 후 적절한 치료(약물요법, 식이요법 등)를 하지 않으면 다시 발작을 일으킨다. Q 잠재적 간호 문제 : 급성 관절염으로 자기관리 부족 상태에 있다./급성 관절염으로 통증이 있다. **통풍결절** • 요산염 결정이 피하조직이나 연골 내외에 침착하여 염증 반응을 일으켜 육아조직을 형성한다. • 통풍결절은 무통성이며, 호발 부위는 관절의 신측부이다.

	●통풍결절은 식이요법, 약물요법으로 요산을 관리하면 사라진다. **[통풍신·요로결석]** ■ 요산염과 요산 결정이 신장에 석출되는 것으로, 염증 반응으로 인해 조직이 섬유화하고, 신장 기능 장애를 불러일으킨다. ●요세관과 요관에 요중요산염의 결정이 침착하여 요로결석이 된다. 🔍 잠재적 간호 문제 : 요산염 결정의 배설 불량으로 인해 신장 기능 장애 가능성
약물요법의 효과 관찰	■ 고요산혈증(통풍)에 대한 약물요법으로는 요산 강하제가 사용되는데, 통풍발작 시기에는 사용하지 않으며, 요산 강하제의 유지량은 통풍발작을 다시 일으키지 않도록 의사가 결정한다. ●요산 강하제를 복용해도 체내에서 퓨린체의 합성을 촉진하는 식품, 지나친 에너지 섭취, 심한 운동, 비만은 요산 수치를 증가시켜 통풍발작을 유발한다. 식이요법, 약물요법의 효과를 관찰할 때 적정 체중(BMI 25 미만)이 아닌 경우는 운동요법 지도도 검토할 필요가 있다. ●혈청 요산 수치의 관찰: 혈청 요산이 6.0mg/㎗ 이하인지 확인한다. ●통풍발작의 유무를 확인한다. 요산 강하제 투여는 발작 중에 시작하지 않는 것이 원칙이다. 🔍 잠재적 간호 문제 : 약물요법을 계속하기 위한 생활습관을 바꾸기 어렵다.
약물요법의 부작용 관찰	■ 약에 따른 부작용이 다르기 때문에 사용하는 요산 강하제의 종류를 파악할 필요가 있다. ●요산 배설 촉진제의 부작용에는 요로결석이 있기 때문에 1일 2000㎖ 이상의 소변량이 유지되는 것이 바람직하다. 🔍 공동 문제 : 요로결석
식이요법의 효과 관찰	■ 고요산혈증(통풍) 환자는 비만과 당뇨병, 동맥경화증을 합병하고 있는 경우가 많으며, 하루의 섭취 열량 제한이 필요한 경우가 많다. 따라서 개인의 연령, 체격, 소비 에너지량 등을 종합적으로 검토하고 섭취 열량을 제한한다. ●알코올은 당분이 높아 에너지원은 되지만, 영양 균형은 부족하고 체내의 퓨린체 합성을 촉진하기 때문에 섭취를 자제하도록 지도한다. ●고요산혈증(통풍)은 30~40대 남성에게 많이 발병하는 것으로 알려져 있다. 이 연령대에 있는 성인 남성은 가정과 사회의 중심이 되어 활약하는 세대이기 때문에 불규칙한 생활이 되기 쉽고, 식이요법·약물요법의 지속이 어려울 수 있다. ●환자는 물론 가족과 직장 등에도 협력을 얻어 식이요법·약물요법을 지속할 수 있도록 지원해야 한다. ●복용하고 있는 약물의 작용·부작용에 대해 환자에게 확인한다. ●복용을 지속하는 필요성을 이해하는지 환자에게 확인한다. ●평소의 식생활을 환자에게 확인한다. 필요하면 식사 지도를 한다. 🔍 잠재적 간호 문제 : 식이요법을 계속하기 위한 생활습관을 바꾸기 어렵다.
환자·가족의 심리·사회적 측면 관찰	■ 환자·가족이 질환을 어떻게 이해하고 있는지 확인한다. 통풍은 평생 동안 식사 관리와 약물 치료를 계속해나갈 필요가 있고, 그 이해의 정도와 협력 체계를 파악해둔다. 또한 성인 남성의 비율이 높기 때문에 사회적 책임이 있는 일을 하고 있으면 불규칙한 생활을 하기 쉽고, 식이요법·약물요법에 대한 관리가 어려워지므로 통풍발작을 반복하여 입퇴원 횟수가 늘어나 경제적 부담이 커질 가능성도 있다. ●가족의 경제 상황에 대해 파악하고 필요한 사회 서비스를 받을 수 있도록 정보를 제공할 필요가 있다. ●질병·치료에 대한 이해 정도를 알고 부족하면 보충한다. ●약물요법·식이요법에 대해 가족이 협력할 수 있는지 확인한다. 🔍 잠재적 간호 문제 : 질병·치료에 대한 지식 부족으로 가족 기능이 손상될 가능성이 있다.

간호 문제 리스트

RC: 요로결석

#1 급성 관절염으로 자기관리가 부족한 상태이다(활동-운동 패턴).

#2 급성 관절염으로 통증이 있다(인지-지각 패턴).

#3 식이요법, 약물요법을 지속하기 위한 생활습관을 바꾸기 어렵다(건강지식-건강관리 패턴).

#4 질환, 치료에 대한 지식 부족으로 가족의 기능이 파괴될 가능성이 있다(역할-관계 패턴).

간호의 우선순위 지침

- 고요산혈증(통풍)은 관절의 극심한 통증을 동반한 통풍발작을 일으키고, ADL에 심한 장애가 일어난다. 통풍발작이 있는 시기에는 통증 완화가 우선된다.
- 만성기에는 식사·약물·운동에 관한 교육·지도를 하고 통풍발작을 일으키지 않도록 한다. 또한 비만, 당뇨병, 동맥경화 등 합병증을 일으키지 않도록 ADL을 스스로 관리할 수 있게 지원하는 것이 중요하다.

공동 문제

RC: 요로결석

간호 목표(간호 성과)

〈간호 목표〉 신장결석, 요로결석의 초기 증상과 징후를 발견하고, 의사와 공동으로 중재하여 환자의 상태를 안정시킨다.

간호 계획

OP 경과 관찰 항목

- 하루 소변량의 성상, 횟수
- 복통, 측복부통, 등 부위 통증의 유무
- 혈청 요산 수치의 변동
- 발열 유무
- 요산 강하제(요산 배설 촉진제, 요산 생성 억제제)의 종류와 양
- 요산 강하제의 부작용 관찰

TP 치료 간호 항목

- 요산 강하제의 확실한 투여

EP 환자 교육 항목

- 2000㎖/일 이상의 소변을 봐야 때문에 수분 섭취를 장려한다.
- 요산 저하, 복통, 측복부통 등이 나타난 경우는 간호사에게 알리도록 지도한다.
- 되도록 저퓨린 식을 섭취하도록 식사 지도를 한다.

중재 포인트와 근거

➡ **근거** 혈청 요산 수치가 높으면 체내(주로 연골, 뼈, 신장)에 결정이 생긴다. 관절액 중에 결정이 형성되어, 염증을 일으켜 극심한 통증을 일으키는 것이 통풍발작이다. 이것이 신장에서 일어나면 신장결석, 요로결석이 되고 신장 기능 장애가 일어난다. 통풍 환자는 혈청 요산 수치를 저하시키기 위해 요산 강하제를 복용하지만, 그중에는 요로결석을 발생시키기도 하므로 소변량을 2000㎖/일 이상 유지해야 한다. 또한 요로결석이 생기면 발열과 복통 등의 증상이 나타나므로 함께 관찰한다.

➡ **근거** 요산은 간장에서 퓨린체가 분해되어 생기는 단백의 대사물질인데, 체내에서는 분해가 안 된다. 요산은 소변과 함께 80%가 배설되고, 20%는 땀과 소화관으로 배설된다. 고요산혈증은 요산 대사 과잉형, 요산 배설 저하형, 양자의 혼합형으로 크게 구별되고, 약물도 원인에 따라 처방된다. 약물에 대한 작용·부작용이 다르기 때문에 처방 약의 종류를 파악한 후에 투여한다.

➡ **근거** 결석 예방에는 2000㎖/일 이상의 소변량을 유지하기 위해 수분 섭취가 중요하다는 것을 알기 쉽게 설명한다.

➡ **근거** 통풍발작을 반복하게 된다. 요산 강하제의 복용을 계속함과 동시에 되도록 저퓨린 식사를 권장한다.

- 처방된 약물의 종류와 작용 · 부작용에 대하여 설명한다.

---

1 간호 문제	간호 진단	간호 목표(간호 성과)
#1 급성 관절염으로 자기관리 부족 상태에 있다.	**자기관리 부족 증후군** **관련 요인:** 동통에 관련된 것 **진단 지표** □ 식사, 목욕, 착탈의, 배설 등 자기관리가 어려움	〈간호 목표〉 동통이 없을 때는 환자 자신이 ADL에 대한 자기관리를 할 수 있다.

간호 계획	중재 포인트와 근거
OP 경과 관찰 항목 - 통증이 있는 관절 부위. 통증의 정도 - 발적 · 종창의 크기와 정도 - 관절 변형의 유무 - 운동 장애 정도 - ADL의 어려운 정도 - 진통제 복용에 따른 부작용 증상(설사, 위장 증상 등) 출현의 유무	➡ **근거** 급성 관절염은 동통이 강하고 운동 장애를 일으키기 때문에 ADL을 환자 자신이 할 수 없게 된다. 따라서 통증의 부위와 정도를 관찰하고 지원을 계획한다.
TP 치료 간호 항목 - 착탈의, 식사 동작 등 환자 스스로 할 수 있는 것은 스스로 하도록 지원한다. - 발가락 관절의 동통이 있어 서 있기 곤란한 경우는 휠체어를 이용해 화장실에 가거나 침대에서의 배설을 지원한다.	➡ 급성 관절염의 동통은 심하고 환자의 QOL이 저하하기 때문에 진통 완화와 함께 식사, 배설, 수면, 청결 등의 욕구를 충족시켜준다. **근거** 성인의 경우, 자기관리를 할 수 없으면 자기존중감의 저하로도 이어질 가능성이 있기 때문에 관절의 통증과 운동 장애의 정도를 관찰하고 가능한 행위는 환자 자신이 하도록 지원한다.
EP 환자 교육 항목 - 동통이 생긴 경우는 곧 간호사에게 알리도록 지도한다. - 설사 · 위장 증상이 나타난 경우는 간호사에게 알리도록 지도한다.	➡ 동통발작이 생겼을 때는 콜히친, 비스테로이드성 항생제(NSAIDs), 스테로이드제를 사용하여 동통을 완화한다. **근거** 콜히친의 부작용은 설사와 위장 증상이 나타나고, NSAIDs는 이것 이외에 알레르기 증상, 신부전 등이 발현할 수 있다. 약의 작용 · 부작용을 관찰하는 동시에 환자에게도 부작용의 증상을 설명하고 약물에 대한 준수사항을 강화한다.

---

2 간호 문제	간호 진단	간호 목표(간호 성과)
#2 급성 관절염으로 동통이 있다.	**급성 통증** **관련 요인:** 상처의 원인이 되는 것(관절 염증) **진단 지표** □ 신호에 의한 동통의 호소 □ 고통스러운 얼굴 □ 동통 증거의 관찰	〈간호 목표〉 환자의 동통을 경감시킨다.

<table>
<tr><th>간호 계획</th><th>중재 포인트와 근거</th></tr>
</table>

OP 경과 관찰 항목

- 통증이 있는 관절 부위, 통증의 정도
- 발적 · 종창의 크기, 정도
- 관절 변형의 유무
- 통풍결절의 유무, 형상
- 운동 장애 정도
- ADL의 어려운 정도
- 진통제 효과, 부작용 증상(설사, 위장 증상 등) 출현
  의 유무
- 환자, 통증에 대한 대처방법

TP 치료 간호 항목

- 통증 부위에 냉찜질을 한다.

- 등 마사지, 체위 변환을 한다.
- 지시된 진통제를 정확하게 투여한다.

EP 환자 교육 항목

- 통증이 심해진 경우는 간호사에게 알리도록 설명한다.

- 통풍발작의 통증은 7~10일 정도에서 소실되는 것을
  설명한다.

- 내복약의 작용 · 부작용에 대해 설명하고, 부작용이
  발현한 경우에는 간호사에게 알리도록 지도한다.

➡ **근거** 통풍 관절염의 동통은 단기간(7~10일간 정도)으로 짧지만, 통증이 심한 것으로 알려져 있다. 환자의 통증 부위와 정도를 파악하여 통증 완화를 위한 진통제 투여를 확실하게 하는 것이 필요하다.

➡ **근거** 진통제 투여 전후로 어느 정도 통증이 완화되었는지, 또한 부작용 증상이 나타나지는 않았는지 파악한다.

➡ **근거** 통증 부위에 냉찜질을 하여 감각신경의 역치를 저하시켜 통증을 가라앉힐 수 있다.

➡ **근거** 통증으로 인해 환자 자신이 체위 변경을 하기 어렵기 때문에 동일한 체위로 인해 신체 각 부분의 압박을 제거하고 통증을 없앨 방법을 찾는다.

➡ **근거** 통증이 심한 경우 약물을 이용하여 통증을 가라앉힐 것을 환자에게 설명하고, 통증에 대한 불안이 완화되도록 지원한다.

➡ **근거** 통풍발작의 통증은 심한 통증으로 알려져 있지만, 고통은 계속되지 않는다는 것을 설명하고 불안을 완화시킨다.

3 간호 문제	간호 진단	간호 목표(간호 성과)
#3 식이요법, 약물 치료를 계속하기 위한 생활습관을 바꾸기 어렵다.	**비효과적 자기 건강관리** **관련 요인:** 행동을 일으키는 계기가 불충분, 지식 부족, 사회적 지원의 부족 **진단 지표** ☐ 치료 계획이 일상생활에 개입될 수 없다. ☐ 위험 요인을 감소시키는 행동을 할 수 없다.	〈간호 목표〉 환자는 질환과 증상을 관리하기 위한 필요사항에 대해 설명할 수 있다.

<table>
<tr><th>간호 계획</th><th>중재 포인트와 근거</th></tr>
</table>

OP 경과 관찰 항목

- 통증의 유무
- 시각, 청각, 감각 장애의 유무
- 언어 능력의 정도

- 환자의 표정이나 말, 행동

➡ **근거** 통증이 있으면 약물요법과 식이요법에 관한 정보를 제공해도 통증 때문에 자기관리에 대해 학습하기 어렵다. 또한 통증이 없어도 감각 장애, 언어 능력의 저하나 장애 등이 있으면 환자는 정보를 얻기 힘들다.

➡ **근거** 질환이나 생활이 불안하면 표정이나 말, 행동에 나타난다. 환자의 상태를 잘 관찰하고 자기관리에 관한 학습이 가능한지 판단한다.

TP 치료 간호 항목

- 환자의 질환과 치료, 퇴원 후 생활에 관한 이해 상황을 파악한다.
- 필요하면 의사의 설명을 보충한다.

EP 환자 교육 항목

- 환자·가족에게 퇴원 후 약물요법, 식이요법에 관한 관리에 대해 설명한다.
- 환자·가족에게 통풍발작이 일어난 경우는 구급외래 진료를 받도록 설명한다.
- 지금까지의 생활습관을 바꾸고 식이요법, 약물요법을 계속하기 위해서는 시간이 걸린다는 것을 설명한다.

➡ **근거** 환자가 질환과 치료에 대해 어느 정도 이해하고 있는가를 파악하여 환자에게 맞는 식이요법, 약물요법, 일상생활에서의 주의에 관한 지도가 가능해진다.

➡ **근거** 가족은 환자에게 중요한 지원 시스템이다. 환자·가족에게 질환과 퇴원 후 생활에 대해 설명하는 것은 약물요법과 식이요법을 계속하는 데 중요한 사항이다.

➡ **근거** 혈청 요산 수치를 일정하게 유지하기 위해서는 식이요법, 약물요법으로 평생 동안 관리해야 한다. 그러기 위해서는 시간이 걸리고, 모르는 것이 있으면 질문하도록 설명하고, 자기관리가 계속되도록 지원한다. 또한 필요에 따라 영양사와 약사의 도움을 받는 것도 검토한다.

4 간호 문제	간호 진단	간호 목표(간호 성과)
#4 질병 치료에 대한 지식 부족으로 가족의 기능이 파괴될 가능성이 있다.	**가족 기능 파괴** **관련 요인:** 가족의 경제 상태 변화 **진단 지표** □ 문제 해결, 의사 결정에 참여의 변화 □ 가족 내에서 충돌 표현의 변화	〈간호 목표〉 환자·가족이 질병 치료를 이해하고, 안정된 생활을 할 수 있다.

간호 계획	중재 포인트와 근거
OP 경과 관찰 항목 • 질병 치료에 대한 환자·가족의 말과 행동	➡ 환자·가족의 상태를 관찰한다. **근거** 장기적인 치료요법이 가족에게 어떤 부담을 강요하고 있는지 파악한다.
TP 치료 간호 항목 • 가족의 협력 체계를 확인한다. 생활습관과 식습관의 변화가 가족에게 영향을 미칠 수 있고 가족이 환자와 함께 적응해가기 위한 방법을 함께 연구한다. • 가족의 신체적·정신적 상태를 확인한다.	➡ **근거** 생활습관의 수정, 식이요법은 식사 준비를 복잡하게 만들 수 있다. 환자뿐만 아니라 가족도 식사습관을 바꾸는 기회가 되도록 지도한다. ➡ 가족이 감당할 부담을 파악하고 경감할 수 있는 방법을 함께 생각한다.
EP 환자 교육 항목 • 질병과 치료에 관한 지식이 부족하면 알려준다.	➡ **근거** 환자가 입원과 퇴원을 반복하여 가족의 경제적 부담이 증가할 수 있다는 것도 고려한다. 통풍발작 예방에 관한 정보를 제공하고 환자·가족의 질병 치료에 대한 이해 상황을 파악하여 지원하는 것이 필요하다.

Step1 영향 평가	Step2 간호 초점	Step3 계획	Step4 실시	Step5 평가

병기·병태·중증도별 관리 포인트

【급성기】 급성 관절염은 심한 통증을 동반하기 때문에 환자의 ADL이 떨어진다. 따라서 약물 투여를 통해 통증이 완화되도록 지원하는 동시에 통증의 상태를 관찰하면서 QOL이 떨어지지 않도록 식사·배설·청결·착의 등 ADL을 돕는다. 통증이 심하기 때문에 환자가 미래의 생활과 질병에 대한 불안감을 갖는 경우가 많다. 지속 기간은 7~10일 정도이며 통증은 점차 사라진다는 것, 또 약물요법이나 식이요법을 지속적으로 실시하여 질병의 진행을 예방할 수 있음을 설명하고 환자의 불안을 줄여주도록 노력한다.

【만성기】 고요산혈증(통풍)은 동맥경화, 신장 기능 장애, 요로결석 등의 합병증을 예방하기 위해 평생 동안 식이ㆍ약물ㆍ운동 요법 등을 계속하고, 혈청 요산 수치를 6mg/㎗ 정도로 관리해야 한다. 따라서 환자가 필요성을 이해하도록 지원할 필요가 있다. 의사, 간호사, 약사, 영양사 등의 협력을 얻어 환자가 질환을 이해하고 복약ㆍ식이요법의 자기관리가 가능하도록 교육을 실시한다.

【회복기】 일상생활에서 생활습관을 바꾸고, 환자 자신이 장기간에 걸쳐 식이ㆍ약물ㆍ운동 요법 등을 계속할 수 있도록 지원한다.

간호 활동(간호 중재) 포인트

급성 관절염(통풍발작) 발현 시의 지원

- 급성 관절염이 발현할 때는 안정을 유지하도록 지도한다.
- 급성 통증일 때는 통증의 완화를 먼저 실시한다.

식이요법의 지도

- 퓨린체를 많이 포함한 식품(생선, 달걀, 맥주, 건어물 등)의 섭취를 최대한 피하도록 지도한다.
- 요산의 배설을 촉진하기 위해 하루 2000㎖ 이상의 소변량이 되도록 수분 섭취를 권장한다.

약물요법의 지도

- 급성 관절염이 발생한다고 느끼면 관절염 발병을 예방하기 위해 콜히친 1정(0.5mg)을 바로 복용하도록 지도한다.
- 요산 강하제는 정해진 시간에 정해진 양을 정해진 방법으로 복용하도록 지도한다.

퇴원ㆍ요양 지도

- 엄격한 식사 관리는 퇴원 후 계속하기가 어려울 수 있기 때문에 환자가 할 수 있는 범위에서, 퓨린체를 많이 포함한 식품 섭취를 피하도록 지도한다.
- 적정한 체중 유지(BMI 25 미만)를 위해 식이요법과 함께 일상생활에 도입할 수 있는 운동을 실시하도록 지도한다.
- 식이요법과 약물요법을 계속하면 고혈압, 동맥경화, 신장 기능 장애 등의 합병증을 예방할 수 있음을 설명한다.

Step1 영향 평가 　 Step2 간호 초점 　 Step3 계획 　 Step4 실시 　 Step5 평가

평가 포인트

간호 목표 달성도

- 급성 관절염에 따른 통증이 없으면 ADL에 대한 자기관리가 가능한가?
- 진통제의 작용과 부작용에 대해 설명할 수 있는가?
- 통증이 발현한 경우의 대처방법에 대해 설명할 수 있는가?
- 요산 강하제에 대한 작용과 부작용을 설명할 수 있는가?
- 하루 소변량 2000㎖이 될 수 있도록 수분을 섭취하는가?
- 발열, 측복부 통증, 소변량 감소가 신장ㆍ요로결석 때문임을 이해하고 있는가?
- 저퓨린 식의 식품의 이름과 고퓨린 식의 식품 이름을 말할 수 있는가?
- BMI가 25 이하가 되도록 식이요법, 운동요법을 계속할 수 있는가?
- 통풍발작을 반복했는가?

●참고 문헌

1) 와다 이사오, 미나미 유코, 오미네 미츠히로 편집: 간호대사전 제2판, p2035~2036, 의학서원, 2010

2) 우치소노 고지, 오사카 키노리 감수: 간호학대사전 제5판, p1479, 메디컬프렌드 사, 2002

3) 야마구치 가즈가츠 감수: 신판 병기의 길잡이, p158, 고단샤, 2000

4) 야마구치 도오루, 기타하라 미츠오, 후쿠이 지야 총편집: 오늘 치료 지침서 2012년판, p639~640, 의학서원, 2012

5) 일본 통풍 · 핵산 대사학회 가이드라인 개정위원회 편: 고요산혈증 · 통풍의 치료 가이드라인 제2판(다이제스트 판), 메디컬 리뷰 사, 2010

6) 요시오카 세이진: 요산 대사 이상. 계통간호학 강좌 전문 분야 · 성인 간호 6 내분비 · 대사 제13판, p180~184, 의학서원, 2011

7) 무라사키시바 요시마사, 무네무라 미에코, 무라세 도시로 편: 새로운 체계 간호학 전서 전문 분야 II · 성인 간호학, 내분비/영양 · 대사, p314~322, 372~375, 메디컬프렌드 사, 2010

8) 이가 다츠지, 고다키 이치, 사와다 야스후미 감수: 약의 길잡이, 고단샤, 2007

9) 칼페니트 = 모이에 LJ(후지사키 유, 야마세 히로시아키라 역): 칼페니트 간호과정 · 간호진단 입문—개념 맵과 간호 계획의 작성, 의학서원, 2007

10) 호소야 다츠오 편저: 현장의 의사에게 바로 도움이 되는 고요산혈증 · 통풍 진료 핸드북, 문광당, 2005

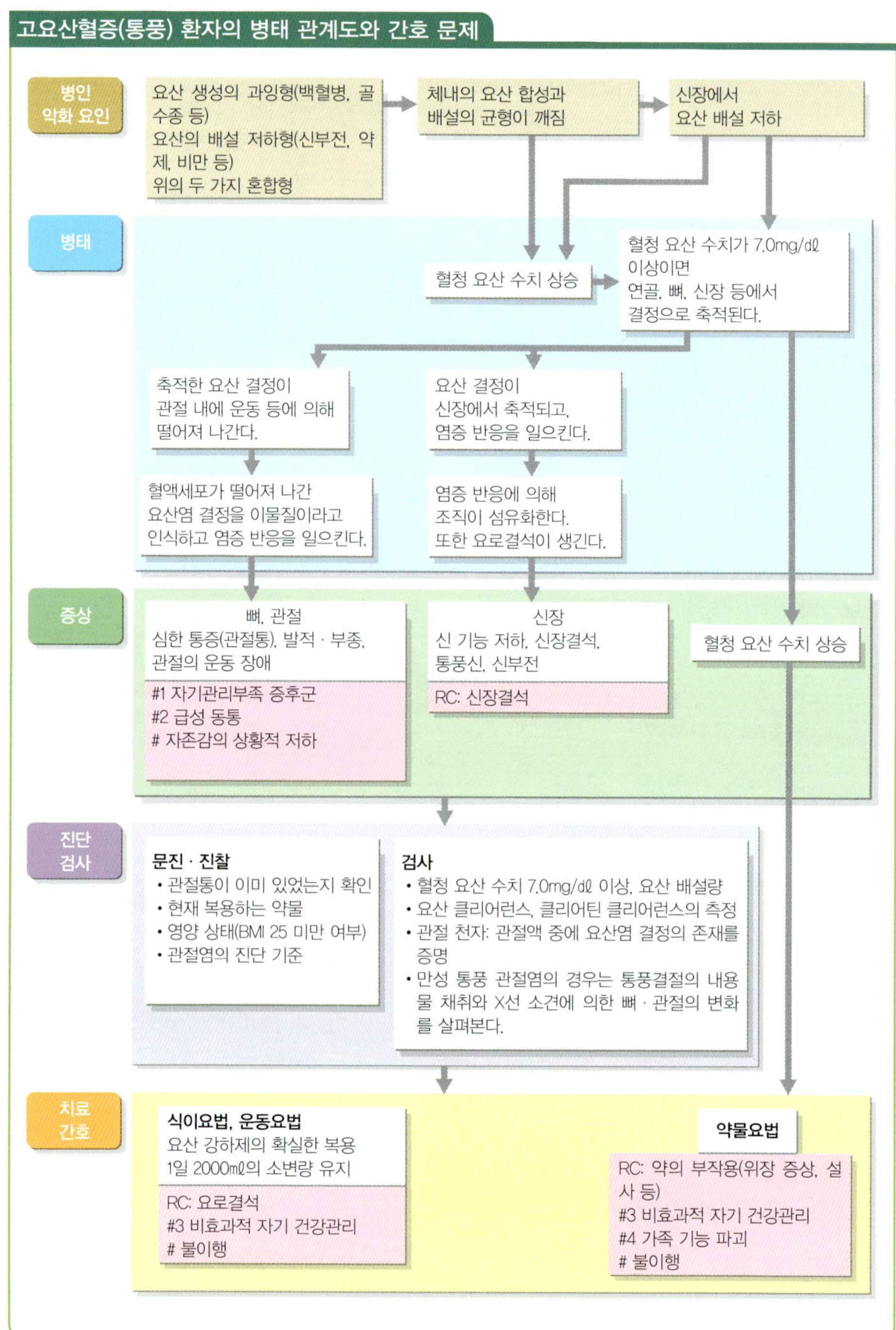
병인
악화 요인
요산 생성의 과잉형(백혈병, 골수종 등)
요산의 배설 저하형(신부전, 약제, 비만 등)
위의 두 가지 혼합형
체내의 요산 합성과 배설의 균형이 깨짐
신장에서 요산 배설 저하
병태
혈청 요산 수치 상승
혈청 요산 수치가 7.0mg/dℓ 이상이면 연골, 뼈, 신장 등에서 결정으로 축적된다.
축적한 요산 결정이 관절 내에 운동 등에 의해 떨어져 나간다.
요산 결정이 신장에서 축적되고, 염증 반응을 일으킨다.
혈액세포가 떨어져 나간 요산염 결정을 이물질이라고 인식하고 염증 반응을 일으킨다.
염증 반응에 의해 조직이 섬유화한다. 또한 요로결석이 생긴다.
증상
뼈, 관절
심한 통증(관절통), 발적·부종, 관절의 운동 장애
#1 자기관리부족 증후군
#2 급성 동통
자존감의 상황적 저하
신장
신 기능 저하, 신장결석, 통풍신, 신부전
RC: 신장결석
혈청 요산 수치 상승
진단
검사
문진·진찰
• 관절통이 이미 있었는지 확인
• 현재 복용하는 약물
• 영양 상태(BMI 25 미만 여부)
• 관절염의 진단 기준
검사
• 혈청 요산 수치 7.0mg/dℓ 이상, 요산 배설량
• 요산 클리어런스, 클리어틴 클리어런스의 측정
• 관절 천자: 관절액 중에 요산염 결정의 존재를 증명
• 만성 통풍 관절염의 경우는 통풍결절의 내용물 채취와 X선 소견에 의한 뼈·관절의 변화를 살펴본다.
치료
간호
식이요법, 운동요법
요산 강하제의 확실한 복용
1일 2000㎖의 소변량 유지
RC: 요로결석
#3 비효과적 자기 건강관리
불이행
약물요법
RC: 약의 부작용(위장 증상, 설사 등)
#3 비효과적 자기 건강관리
#4 가족 기능 파괴
불이행

제 5 장

내분비 질환

다테노 다에 · 이즈미야마 하지메 · 히라다 유키오

눈으로 보는 질환

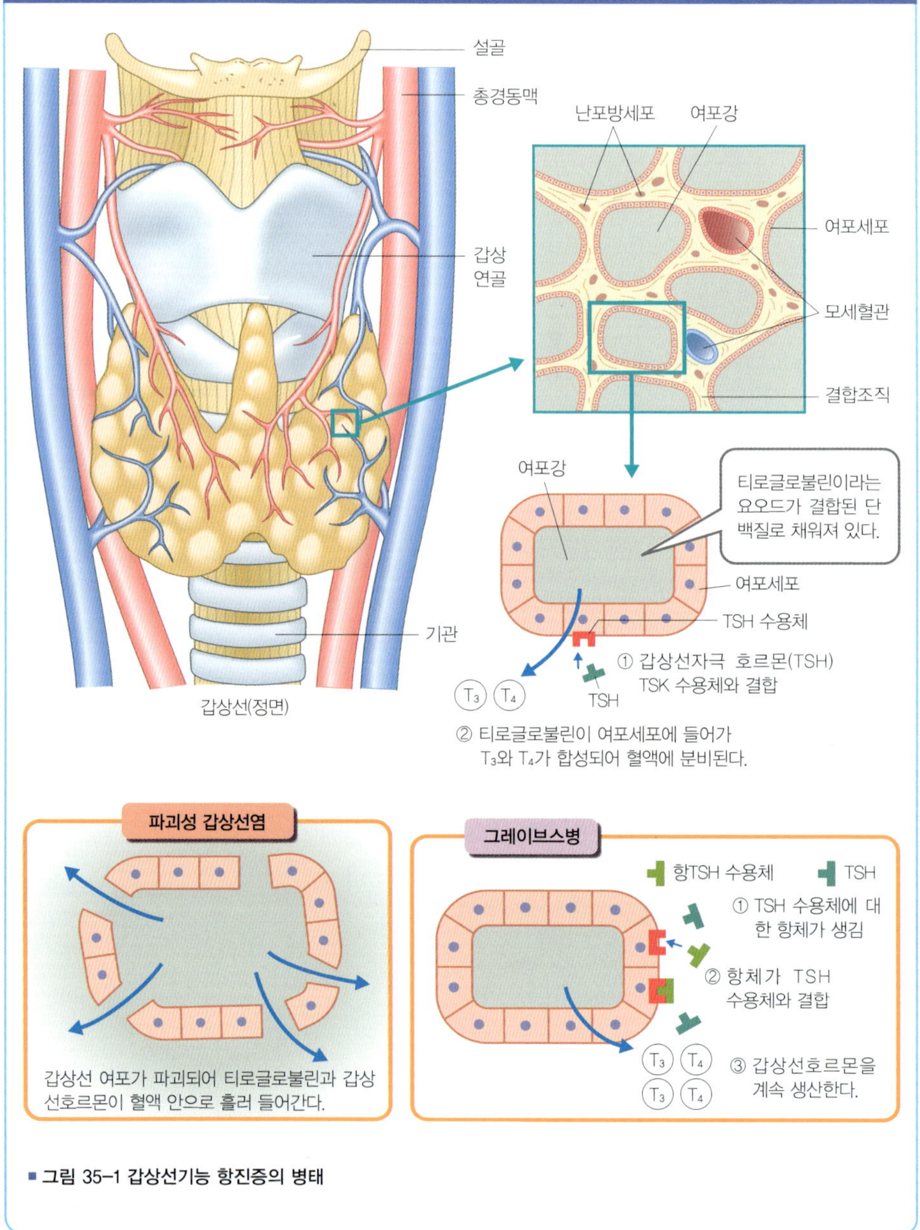

■ 그림 35-1 갑상선기능 항진증의 병태

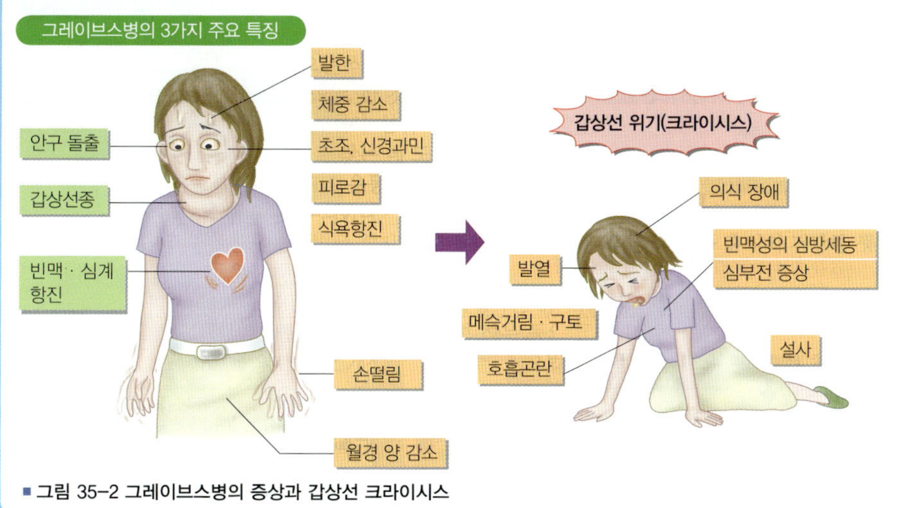

■ 그림 35-2 그레이브스병의 증상과 갑상선 크라이시스

병태 생리

▌그레이브스병은 확산성 갑상선종을 동반한 갑상선기능 항진증이며, 갑상선에 대한 자가 항체(항TSH 수용체 항체: TRAb)를 바이러스로 착각하여 공격하는 자가면역 질환이다.

- 그레이브스병은 갑상선자극 호르몬(TSH) 수용체에 대한 항체가 TSH 수용체와 결합하여 갑상선을 지속적으로 자극하여 갑상선의 종대와 기능항진증을 일으킨다(그림 35-1).
- 갑상선호르몬은 여포 상피세포에서 생성, 여포 내에 저장되어 99%가 혈장 단백(TBG)과 결합하여 존재하고, 극히 일부만 유리형(FT_4, FT_3)으로 생리 활성 작용을 한다. 갑상선호르몬은 전신의 여러 장기와 개체의 성장·발육에 중요한 작용을 할 뿐만 아니라 에너지 생산, 다양한 대사, 순환계의 조절 등도 맡고 있다(표 35-1).

병인 · 악화 요인

- 발병 기전은 가족 내의 집적으로 볼 수 있듯이, 유전적 소인(HLA-Bw35)으로 추측되고 있다. 거기에 각종 스트레스 등의 환경요인이 더해져 결국 갑상선에 존재하는 TSH 수용체에 대한 자극 항체가 생산되는 것으로 여겨지고 있다.
- 흡연, 정신적 스트레스는 악화요인이다.

역학 · 예후

- 그레이브스병은 전체 갑상선 질환의 약 40%를 차지하고, 갑상선중독증을 일으키는 질환의 약 90%를 차지한다. 20~40세의 젊은층에 많고 남녀 비율은 1:3~5로 여성에게 많다.
- 일반적으로 예후는 양호하다. 감염이나 스트레스에 의해 갑상선 중독 증상이 급격히 나타나고 매우 악화된 상태(갑상선 크라이시스)에서는 사망률이 20~30%에 달한다.

증상

▌특징적인 증상은 갑상선종, 빈맥, 안구 돌출이다.

- 갑상선종, 빈맥, 안구 돌출은 그레이브스병의 3가지 주요 특징이다(그림 35-2). 갑상선종은 확산성으로 부드럽고 표면이 매끄럽다. 갑상선중독증으로 빈맥 외에도 발한 과다, 손떨림, 체중 감소 등이 나타난다.
- 안구 돌출에 의한 눈 증상은 두 눈을 안쪽으로 들어가게 할 수 없다(뫼비우스(Möbius) 징후), 깜박

거림 감소[스텔와그(Stellwag) 징후]. 위쪽에서 아래쪽을 볼 때 안구의 운동보다 위 눈꺼풀의 움직임이 늦다. 위 눈꺼풀 아래에 흰색 안구가 보이는 현상[그레페(Graefé) 징후]. 놀란 눈[달림플(Dalrymple) 징후]이 유명하다(표 35-2).

진단 · 검사값

갑상선 기능 검사(FT₃, FT₄의 높은 수치, TSH의 저하)와 면역학적 검사(TBII 또는 TSAb 양성)로 진단한다(그림 35-3, 표 35-3).

- 갑상선 기능 검사: FT_3, FT_4가 갑상선 기능 이상의 정도를, TSH는 기능 항진 · 저하의 질적 진단을 하는 데 적당하다. 갑상선호르몬의 조절은 주로 뇌하수체에서 한다. 혈중 갑상선호르몬(주로 FT_4)이 저하하면 뇌하수체에서 TSH가 분비되어 갑상선을 자극한다. 그래서 갑상선호르몬은 정상화된다. 혈중 갑상선호르몬이 증가하면 TSH의 분비는 억제된다. 이러한 조절 기구는 '네거티브 피드백'이라고 불린다. 그레이브스병은 FT_3, FT_4가 높은 수치이고 TSH는 억제된다.
- 일반 검사: ALP(골형) · AST(GOT) · ALT(GPT) 상승, 혈중 콜레스테롤 저하, 내당능 이상이 확인된다.

■ 표 35-1 갑상선호르몬의 생리적 작용

열 생산작용	조직에서 산소 소비량 증가 → 기초대사율 상승
심장작용	아드레날린 β 수용체를 통한 작용의 증강 → 심장 수축력과 심장박동수의 증가
당대사작용	소화관에서 당 흡수 촉진 → 혈당치 상승
신경계작용	카테콜아민 반응의 증강 → 사고의 신속화, 과민 반응의 촉진작용
지질대사작용	LDL 수용체의 증가 → 혈중 콜레스테롤 수치 저하
골격근작용	단백질의 이화작용
성장 · 성숙작용	신체 · 두뇌의 정상적인 발육과 골격의 성숙

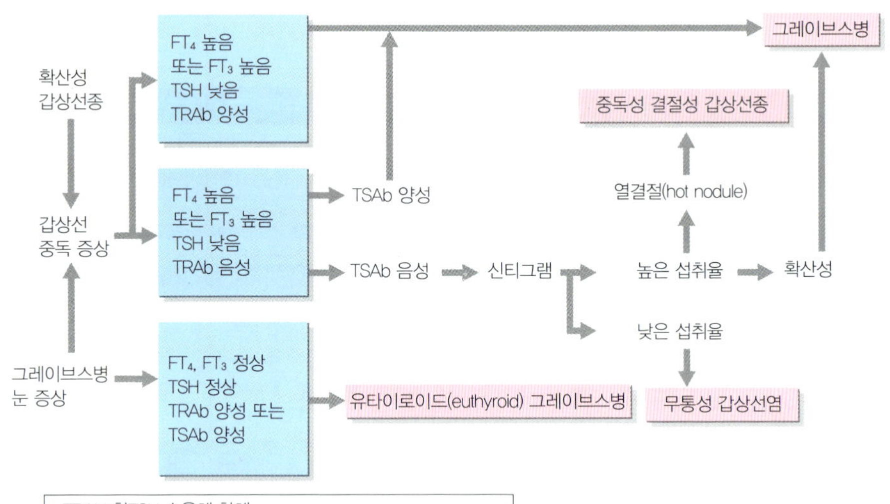

■ 그림 35-3 그레이브스병 진단 순서도
(일본 갑상선학회: 갑상선 질환 진단 가이드라인 7차 안, 그레이브스병의 진단 가이드라인에서 일부 개정)

■ 표 35-2 그레이브스병의 주요 증상

	갑상선종
눈 증상	안구 돌출 집중의 어려움(뫼비우스 징후) 상안검하강 부전(그레페 징후) 검열개대(달림플 징후) 깜박거림 감소(스텔와그 징후)
전신 증상	전신 권태감 체중 감소 더위
정신적 증상	초조감 불면증
순환기 증상	빈맥, 심계항진 맥박 상승 심박출량 증가
소화기 증상	식욕항진 설사, 연변
근육 증상	근력 저하
신경 증상	손떨림, 주기성 사지 마비 심부건반사 항진
생리	무월경
피부 증상	국한성 점액수종 탈모 발한 과다 피부 습윤

■ 표 35-3 그레이브스병의 진단 가이드라인

a) 임상 소견
    ① 빈맥, 체중 감소, 손떨림, 발한 증가 등의 갑상선중독증 소견
    ② 확산성 갑상선 종대
    ③ 안구 돌출이나 특유의 눈 증상
b) 검사 소견
    ① 유리 T_4(FT$_4$), 유리 T_3(FT$_3$) 중 하나 또는 모두 고수치
    ② TSH 저수치(0.1 μU/mℓ 이하)
    ③ 항TSH 수용체 항체(TRAb, TBII) 양성 또는 TSH 자극성 수용체 항체(TSAb) 양성
    ④ 방사성 요오드(또는 테크네튬) 갑상선 섭취율 고수치, 신티그램으로 확산성
[진단]
1) 그레이브스병: a) 1개 이상 이외에 b) 4개에 해당함
2) 확실한 그레이브스병: a) 1개 이상 이외에 b) ①, ②, ③을 갖고 있음
3) 그레이브스병 의심: a) 1개 이상 이외에 b) ①, ②가 있고 FT$_4$ · FT$_3$ 수치가 높은 상태가 3개월 이상 지속됨
[부록]
    ① 저콜레스테롤, 알칼리인산 분해 효소 최고치를 나타내는 경우가 많다.
    ② FT$_4$는 정상이고 FT$_3$만 높은 수치인 경우도 드물게 있다.
    ③ 눈 증상이 있고, TRAb 또는 TSAb 양성이지만, FT$_4$와 TSH가 정상의 예는 euthyroid Graves' disease 또는 euthyroid ophthalmopathy라고 한다.
    ④ 고령자의 경우 임상 증상이 부족하고, 갑상선종이 분명하지 않은 경우가 많으므로 주의한다.
    ⑤ 소아에게서는 학습 저하, 신장 촉진, 산만함 등이 나타난다.
    ⑥ FT$_3$(pg/mℓ)/FT$_4$(ng/dℓ) 비율은 무통성 갑상선염을 제외하는 데 참고가 된다.
    ⑦ 갑상선 혈류 측정은 무통성 갑상선염과의 감별에 효과적이다.

(일본 갑상선학회: 그레이브스병의 진단 가이드라인, 갑상선 질환 진단 가이드라인, 2010)

- 면역학적 검사: TRAb(TSH 결합 억제 면역 글로불린 TBII) 또는 TSH 자극 수용체 항체(TSAb) 양성. TRAb은 TSH 수용체에 결합한다. 이때 TSH도 TSH 수용체에 결합하려고 하기 때문에, TSH와 TRAb는 서로 충돌하게 된다. 이러한 결합 저해 활성을 돌보는 것이 TBII이다. 그레이브스병에서의 양성률은 90%이다. TRAb가 TSH 수용체에 결합한 후 TSH 수용체의 기능을 자극하지만, 이 자극 활동을 돌보는 것이 TSAb이다. 치료하지 않은 그레이브스병의 양성률은 92%이다. TBII와 TSAb를 합하면 그레이브스병의 98% 진단이 가능하다.
- 화상 검사: ① 갑상선 초음파–확산성 갑상선종을 확인하고, 표면은 평평하고 매끄러우며 컬러 드 프라로 혈액 증가가 확인된다. ② 갑상선 신티그램–방사성 요오드(^{123}I) 또는 테크네튬(^{99m}Tc)으로 높은 수치의 섭취율(^{123}I 섭취율 > 35~40%, ^{99m}Tc 섭취율 > 3~5%).

합병증

- 부정맥, 심부전, 갑상선 크라이시스, 고혈당(당뇨병) 등
- 갑상선중독증의 주기성 사지 마비의 경우 일어서기가 어렵다. 20세 이상 남성과 동양인에게 많다.

치료법

▌ 혈중 갑상선호르몬 농도의 정상화를 위해 항갑상선 약물 치료를 시작한다.

- **치료 방침**
- 혈중 갑상선호르몬 농도의 정상화를 목표로 갑상선호르몬 합성을 억제하는 약물요법, 호르몬 합성 장소를 축소하는 수술 치료, 동위원소 치료[방사성 요오드(^{131}I) 치료]가 있다.
- 기본적으로 약물요법으로 시작해서, 약물 저항 또는 부작용이 나타나 약물을 사용하면 안 될 경우, 다른 치료로 변경한다. 각 치료에는 장단점이 있으므로 환자의 병태·병기에 따라 적절한 치료를 선택할 필요가 있다(표 35-4).

- **약물요법**
- 치료약에는 항갑상선 약과 무기 요오드가 있다. 갑상선중독증으로 인한 빈맥이나 떨림이 심한 경우는 β차단제를 병용한다.

1) 항갑상선 약물
- 티아마졸(MMI: 메르카졸), 프로필티오우라실(PTU: 프로파질, 티우라질)이 갑상선 과산화 효소의 작용을 억제하여 갑상선호르몬 생산을 막는다.
- 부작용으로는 가려움증, 두드러기, 간 장애 등이 있다. 가려움증이나 두드러기 정도라면 항히스타민제를 병용하고 경과를 관찰한다. 간 장애 또는 MPO-ANCA 관련 혈관염(1년 이상 PTU 복용 환자에게 많다), 무과립구증 같은 심한 부작용이 나타났을 경우, 약을 교체(MMI ⇄ PTU)하거나 다른 치료법으로 변경한다. 무과립구증의 빈도는 500명 중 1~2명 정도로 복용 시작 후 몇 개월 이내에 일어나는 경우가 많고 처치가 지연되면 치명적이 된다. 증상이 나타났을 때 되도록 빨리 약을 중단해야 하며, 치료를 시작할 때 '갑자기 고열이 나면 약을 중단하고 즉시 진찰받을 것'을 환자에게 주시시키는 것이 중요하다.
- 부작용 측면에서 현재는 MMI가 첫 번째 선택 약으로 이용되고 있다.
- 그레이브스병의 항갑상선 약물 치료에 의한 관해율은 5년간 약 40%이다. 갑상선종이 작고 부드러우면 1~2년에 회복될 가능성이 높지만, 갑상선종이 크고 TRAb 수치가 높은 경우에는 장기간 복용 치료가 필요하다. 약을 중단하는 데 명확한 지표가 없기 때문에 환자에게 충분히 설명하고, 이후 정기적인 경과 관찰이 필요하다.
- 드물지만, 항갑상선 약물이 태아에 미치는 영향(선천성 기형의 관련성)도 지적되고 있어 임신 치료에서는 전문의와 상담할 것을 권한다.

2) 무기 요오드
- 대량(전체 10mg)의 무기 요오드(요오드화칼륨과 복용용 르골액)를 투여하면 갑상선호르몬 생산은 억제되고 동시에 갑상선에서 혈중의 갑상선호르몬 분비도 억제된다. 속효성이고 혈중 갑상선호르몬 농도를 급속히 감소시켜야 할 경우에 효과적이며, 보통 일주일 이내 임상 소견의 개선을 보인다.
- 2주일 정도라면 단독 치료는 가능하지만, 장기 사용(3~4주) 후 약 70%에서 분비 억제 효과가 소멸(에스케이프 현상)한다. 따라서 시작할 때부터 항갑상선 약물과 병용하고 증상이 안정되면

■ 표 35-4 그레이브스병의 치료법

	약물요법	수술적 치료	아이소톱 치료
장점	수술과 아이소톱 치료 후에 일어날 수 있는 기능저하증이 발생하지 않는다.	조기에 확실한 효과를 얻을 수 있다. 큰 갑상선종을 제거할 수 있다.	확실하고 간단하며 안전한 치료 결과를 예측할 수 있다.
단점	부작용의 빈도가 높다. 몇 개월마다 한 번씩 진찰을 받아야 한다. 약 과반수는 1~2년간 복용하면 완화되지만. 그렇지 않은 경우도 있다.	반회신경 마비와 부갑상선기능 저하증을 일으킬 위험이 있다. 입원이 필요하다. 비용 부담이 크다. 평생 갑상선호르몬 보충이 필요한 경우가 있다.	임신. 수유 중 금지 평생 갑상선호르몬 보충요법이 필요한 환자가 많다.
적용	수술과 아이소톱 치료를 거부하는 환자 경증으로 갑상선종이 작은 젊은 환자	약으로 조절이 안 되는 환자 부작용으로 약을 복용하지 못하고 아이소톱 치료를 거부하는 환자 종창 합병인 경우	약으로 조절되지 않는 환자 부작용으로 약을 복용하지 못하고 심장병과 정신 장애 등의 합병증이 있는 환자

■ 표 35-5 갑상선기능 항진증(그레이브스병)의 주요 치료제

분류	일반명	주요상품명	약의 효과 메커니즘	주요 부작용
항갑상선 약	티아마졸	메르카졸	갑상선호르몬의 생성을 저해한다.	무과립구증
	프로필티오우라실	프로파질. 티우라질		
β차단제	프로프라놀롤염산염	인데랄	교감신경 β수용체 차단 작용	울혈성 심부전

요오드를 중지하고 항갑상선 약만으로 치료한다. 그러나 요오드의 선행 투여로 항갑상선 약의 효과가 떨어질 수 있기 때문에 가능하면 1~2회 항갑상선 약을 선행 투여한다.

Px 처방 예
- 메르카졸정(5mg)　1회 3~6정　1일 1~2회　아침·저녁 식사 후　← 항갑상선 약
- 프로파질정(5mg) 또는 티우라질정(50mg)　1회 1~2정　1일 3회　아침·점심·저녁 식사 후　← 항갑상선 약

※이후 갑상선 기능을 정상으로 유지하면서 체중을 감소해나간다. FT_3, FT_4 정상화까지 수개월이 걸린다.

Px 처방 예 항갑상선 약물로 가려움증이나 두드러기가 확인되었을 때
- 지르텍정(10mg)　1회 1정　1일 1회　취침 전　← 항히스타민 제제

Px 처방 예 즉시 갑상선호르몬을 저하시키고 싶을 때
- 내복용 르골액(요오드 함유량: 7.5mg/방울)　1회 10~15방울　1일 1회　← 무기 요오드
- 요오드화칼륨 환(요오드 함유량: 38mg/환)　1회 2~3환　1일 1회　← 무기 요오드

Px 처방 예 빈맥이 합병됐을 때
- 인데랄정(10mg)　1회 1~2정　1일 3회　아침·점심·저녁 식사 후　← β차단제

● **수술적 치료**
- 갑상선 아전 적출 수술: 갑상선호르몬 생산 세포의 수를 직접적으로 줄이는 치료법이다. 항갑상선 약물로 부작용이 나타나 계속 복용할 수 없는 경우, 항갑상선 약물로 증세가 완화되지 않는 경우, 복용을 준수하지 않아 갑상선 기능이 불안정한 증례에 적합하다. 갑상선 기능을 억제하는 수술을 하지 않으면 갑상선 크라이시스의 위험이 있다. 치료 효과는 확실히 얻을 수 있지만, 수술 후 합병증으로 갑상선기능 저하증이나 후두신경 마비가 있다.

● **방사선 요법**
- 동위원소 치료(방사성 요오드 치료): 갑상선이 요오드를 높은 비율로 불러들이는 것을 이용한 치료법으로, 방사성 요오드(^{131}I) 복용에 의해 내부에서 갑상선 여포세포를 파괴한다. 적용은 수술적 치료와 같지만 18세 미만, 임신부(임신 가능성이 있는 경우 포함), 수유부에게 적용해서는 안 된다. 시행 가능한 의료시설이 제한되어 있다. 부작용으로 만발성 갑상선기능 저하증이 있다.

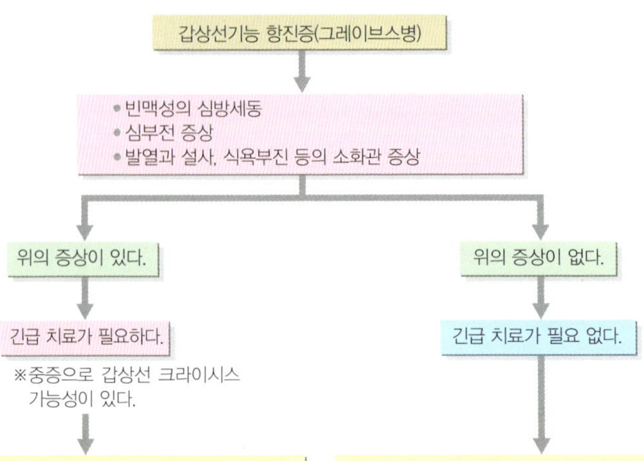

갑상선 크라이시스 치료
1) 갑상선호르몬 합성 억제
   메르카졸정(20mg/회)을 6시간마다 투여
2) 갑상선호르몬 분비 억제
   내복용 르골액(5방울/회) 또는 요오드화칼륨(50mg/회)을 6시간마다 투여
3) 순환부전에 대해 인데랄 1~2mg을 혈압 · 심전도 관리하에 1mg/분 이하의 속도로 주입한다. 최대 10mg까지
4) 갑상선호르몬의 T_4에서 T_3로 변환을 억제하는 솔코테프 주사를 200~300mg → 이후 100mg, 8시간마다 정맥 주사한다.
5) 발열에 대해
   전신의 쿨링(냉각)
   아세트아미노펜의 복용 또는 좌약
6) 유발요인 제거
   감염증, 외상, 당뇨병 등의 유발요인을 제거

갑상선 약 치료
메르카졸(5mg) 1회 3~6정, 1일 1~2회 개시 → 치료 개시 후 3개월 동안 2~4주일마다 진찰, 특히 처음의 2개월은 부작용의 확인을 위해 2주일마다 관찰 필요 → FT_4가 정상이면 항갑상선 약을 감량한다. → TSH, FT_4와 함께 정상화한 다음은 계속 유지한다. → 메르카졸 1일 1정으로 TSH 정상이 6개월 유지되면 투약 중지를 검토한다.
TRAb가 음성이면 완화될 가능성이 높다. → 메르카졸 2일 1정으로 TSH 정상화하면 중지 → 중지 후에도 재발의 유무를 정기적으로 확인한다.

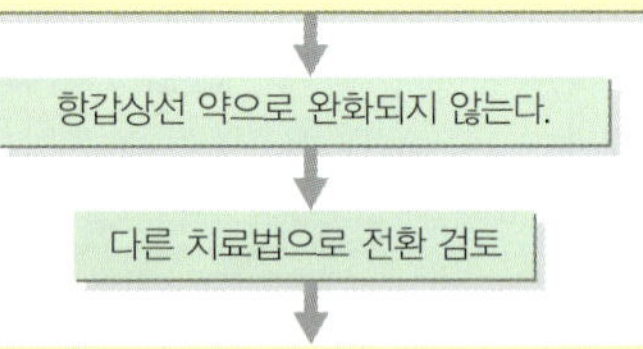

수술적 치료
수술의 기능 조절은 무기 요오드 약으로 하지만, 에스케이프한 경우는 β차단제와 부신피질 호르몬 제제를 이용한다.

아이소톱 치료
1시간 전부터 요오드 제한 식사 → 섭취율 측정 1주일 전부터 갑상선 약 중지 → 당일 신티그램을 실시하여 아이소톱 투여량을 결정한다. → 치료량의 캡슐을 복용 → 치료 후 4일째부터 캡슐 복용 → 치료 후 4일째부터 항갑상선 약 재개 → 요오드 금지는 치료 후 일주일까지 지속한다.

마나베 도모코

간호 과정 순서도

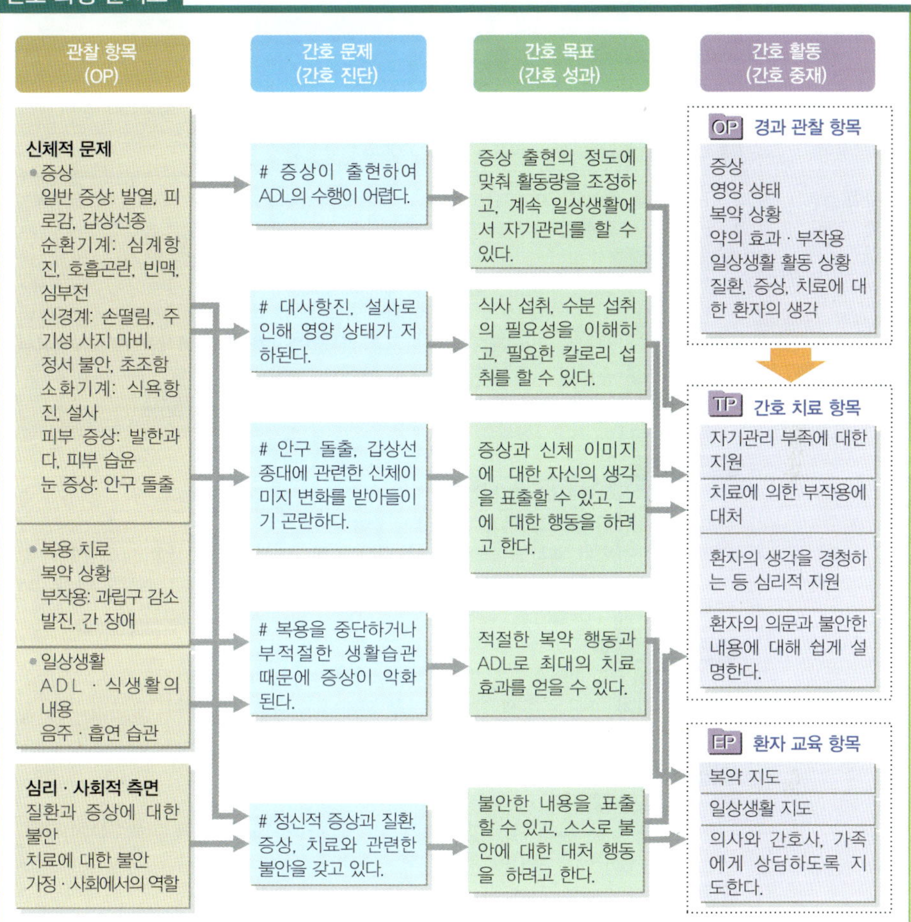

기본 개념

- 갑상선의 기능 항진으로 전신에 증상이 나타나고 ADL에 지장을 일으킬 수 있다. 환자의 자기관리 능력을 저하되지 않도록 일상생활의 지원을 할 필요가 있다.
- 치료가 장기화되는 경우가 많아, 적절한 일상생활을 준수하고 이를 유지 · 향상시킬 수 있는 지원이 필요하다. 신체적 · 심리적 스트레스는 증상 악화로 이어질 우려가 있기 때문에, 복약 · 생활 지도로 환자의 생각을 경청하여 심리적 부담을 완화시키고, 적극성을 띠도록 지원하는 것이 중요하다.
- 갑상선 기능 항진에 의한 정신적 증상뿐만 아니라 신체 이미지의 변화에 대해 심리적인 지원도 중요하다.

정보 수집	평가 관점과 근거 · 잠재적 간호 문제
전신 상태 파악	갑상선호르몬 분비 과다로 심혈관, 호흡기, 소화 · 운동계, 신경계 등의 증상이 전신에 이르는 것을 고려하여 전신 상태의 관찰이 필요하다. 또한 신체적 · 정신적 스트레스가 더해지면 갑상선호르몬의 과다 분비를 일으키고 갑상선 크라이시스(증상 악화, 이상 발한, 고열, 심한 설사, 심한 탈수가 발생하여 혼수에 빠짐)가 될 위험이 있다. ● 전신 상태 파악 → 다음 항목 참조 ● 나타난 증상으로 어떠한 ADL에 지장을 받는지 파악한다. ● 신체적 · 정신적 스트레스가 더해진 상황은 아닌지 파악한다. 🔍 잠재적 간호 문제 : 증상 출현과 관련된 ADL의 수행 곤란

어떤 증상이 출현했는지 정도를 파악하는 것은 일상생활의 지원, 정신적 지원 등 간호 계획을 세우는 데 효과적이다.

일반적인 증상

● 일반적으로 발열, 피로감, 갑상선 종대가 보인다.
● TSH(갑상선자극 호르몬) 수용체 항체의 지속적인 자극으로 갑상선 여포세포가 증식하고 갑상선에 전체적으로 부드러운 종양이 커진다. 또한 갑상선 내의 혈관 내피세포도 증식되고 혈관을 확장하여 혈류가 증가한다.
● 대사 항진에 의해 발열, 피로감이 나타난다. 피로감이 심한 경우에는 ADL에 지장을 받는다.

순환기 증상

● 교감신경이 자극되어 교감신경계의 항진 증상인 심계항진, 호흡곤란, 빈맥, 부정맥, 고혈압, 심부전 등 심장 혈관의 증상이 나타난다.
● 대사가 항진되기 때문에 산소 소비량도 증가한다. 이러한 증상은 일상생활의 활동 내성을 저하시키는 요인이 된다. 또한 카테콜아민에 대한 감수성도 높아지기 때문에 수축기 고혈압을 초래한다.

신경 · 근육 증상

● 신경 · 근육계의 항진으로 손떨림이 나타난다. ADL, 글씨를 쓰는 데에 지장을 받는다.
● 주기성 사지 마비는 황색 인종의 남성 환자에게 나타나기 쉽다. 당분의 과잉 섭취로 저칼륨혈증이 되어 사지 마비가 나타난다.

소화기 증상

● 식욕항진, 체중 감소, 설사, 간 기능 장애 등을 보인다.
● 장관 운동의 항진으로 식욕항진 또는 설사를 한다. 대사항진을 위해 식욕이 늘고 있음에도 불구하고 체중은 감소한다.

눈 증상

● 안구 돌출, 안광 예리, 눈 깜박임 반사의 감소, 위 눈꺼풀 하강 부전 등이 보인다.

피부 증상

● 발한 과다, 피부 침윤 등이 보인다.
● 대사 항진으로 발한 과다가 된다. 체중 감소, 빈맥과 함께 여름에 증상이 악화된다.

정신 증상

● 중추 신경계가 흥분 상태가 되어 초조함, 분노, 불안, 불면증, 집중력 저하와 같은 증상이 나타난다.
● 기타 월경 이상이 나타난다.

그레이브스병

● 전형적인 증상 소견으로 안구 돌출, 빈맥, 갑상선종(갑상선기능 항진증의 3가지 주요 특징)을 들 수 있다.
🔍 잠재적 간호 문제 : 증상 출현과 관련된 ADL 수행의 어려움/대사항진, 설사에 관련한 영양 상태의 저하/정신적 증상이나 질환, 증상 · 치료에 관한 불안/수면 장애

증상의 출현 상황 · 정도 파악

■ 표 35-6 요오드 제한 식사

섭취 금지 식품: 요오드 함량이 매우 높아 먹지 말아야 하는 식품	
해조류	다시마, 미역, 김, 톳, 큰 실말, 우뭇가사리 등
다시마 가공품	찐 다시마를 얇게 썬 식품, 조각 다시마, 다시마 조림, 다시마 차 등
다시마 국물, 조미료	인스턴트 된장국, 국물 재료, 맛 간장 등
다시마 진액 함유 식품	간장, 된장, 식초 등 다시마 국물과 다시마 진액을 사용한 것
시판 조미료	
요오드 달걀	
대량 섭취 금지 품목: 요오드 함량이 높아 대량으로 섭취하지 말아야 할 품목	
우뭇가사리 가공품	한천, 우무, 양갱, 곤약 등
어패류	대구, 대구 반죽 식품(생선묵, 어묵꼬치, 생선을 납작하게 찐 식품)
조개류, 새우ㆍ게류	
등 푸른 생선	고등어, 정어리, 다랑어, 방어, 청어 등
붉은 물고기	참치, 연어, 송어, 참치 통조림 등
영양 보조 식품(서플리먼트)	
우유	
육류(내장)	간, 곱창, 호르몬 등
카라기난을 포함한 식품	두유, 드레싱, 젤리, 푸딩, 아이스크림 등

일상생활 습관의 파악	갑상선기능 항진증의 악화를 초래하는 식생활과 기호품을 자제하는 등 생활습관의 개선이 필요하다. **요오드 함유 식품** ● 갑상선호르몬을 생산하는 데 요오드가 필요하지만, 과다 섭취는 항갑상선 약물의 효과를 불안정하게 할 수 있으므로 주의한다. ● 요오드 함유 식품: 해조류(다시마, 미역, 김), 생선ㆍ어패류(고등어, 다랑어, 방어, 정어리, 도미, 대구, 새우), 고기(닭, 돼지), 요오드 달걀, 다시마 가공 식품, 한천을 포함한 식품 등 **음주ㆍ흡연** ● 알코올 섭취는 빈맥, 열감 등의 증상을 악화시킨다. ● 흡연은 호흡ㆍ순환기 계통의 증상을 악화시키고 안구 돌출을 진전시키는 것으로 알려져 있다. 🔍 잠재적 간호 문제 : 잘못된 생활습관과 관련된 증상 악화/증상 출현과 관련한 ADL 수행의 어려움
약의 효과에 대한 관찰	그레이브스병의 대부분은 항갑상선 약물로 치료를 하지만, 약의 효과가 없는 경우나 부작용이 나타나 복용을 계속할 수 없는 경우는 방사선 요법, 수술적 치료가 시행되기 때문에 약의 효과를 꾸준히 관찰할 필요가 있다. ● 항갑상선 약은 1년 정도 복용해야 하지만, 증상이 개선되었다고 해서 복용을 중단하면 조절이 어려워져 증상이 악화될 위험이 있다. ● 약을 복용해도 증상이 개선되지 않을 경우에는 치료에 대한 불안과 불신이 높아져, 복약을 잘 지키지 않게 된다. ● 증상이 나타난 상태 → 증상의 출현 상황ㆍ정도 항목 참조 🔍 잠재적 간호 문제 : 약을 임의대로 중단하면 증상이 악화됨
약의 부작용에 대한 관찰	항갑상선 약에 따른 부작용의 유무를 관찰하고, 부작용이 발생했을 때는 신속하게 대처하는 것이 중요하다. ● 부작용이 발생하면 치료에 대한 불안과 공포가 커져 복약을 준수하기 어려운 상태가 되기 쉽다. ● 항갑상선 약의 부작용에는 과립구 감소증(0.1~0.5%), 간 장애(0.1~0.5%), 두드러기(1~5%)가 있다.

■ 표 35-7 그레이브스병의 치료법

치료법	장점	단점
항갑상선 약	• 간편하게 복용할 수 있도록 하는 것이 가능하다. • 초기에 가장 먼저 선택하는 약이다. 갑상선 크라이시스를 피하기 위해 다른 치료법을 쓰는 경우에도 항갑상선 약으로 갑상선 기능을 조절하는 것이 원칙이다.	• 심한 과립구 감소증 등의 부작용이 있다(기타 두드러기와 발진 등의 피부 증상, 드물게 간 경화가 나타남).
아이소톱 치료 (방사선 요오드 치료)	• 기본적으로 부작용은 거의 없다. • 중장년으로서 항갑상선 약의 부작용으로 지속할 수 없는 경우, 완화되지 않는 경우, 수술 후 재발한 경우에 적합하다.	• 눈 질환이 악화될 가능성이 높다는 보고가 있다. • 갑상선기능 저하증의 발생률이 높다. • 특수한 장비가 필요하다.
수술적 치료	• 단기적으로 완화된다. • 재발률이 낮다. • 항갑상선 약으로 완화되지 않거나 조절이 어려운 경우, 항갑상선 약 부작용으로 계속 복용할 수 없는 경우, 갑상선종이 큰 경우 등이 적합하다.	• 입원이 필요하다. • 신체에 부담이 크다.

	• 과립구 감소증이 생기면 중대한 감염증을 일으킬 위험성이 높아지므로 주의한다. 🔍 잠재적 간호 문제 : 부작용으로 감염 위험 상태에 놓임/복용을 준수하지 않음
신체 이미지 변화에 따른 심리 상태 파악	젊은 여성에게 발병률이 높고, 안구 돌출, 갑상선 종대 등 외모에 나타나는 증상에 대해 강한 혐오감과 혼란을 느낄 위험이 있다. 또한 남의 시선을 과도하게 의식하거나, 외출을 기피하고 활동 범위가 축소될 가능성이 있다. • 나타난 증상에 대하여 어떻게 느끼는가? 그에 따라 일상생활에 지장을 주는 부분은 없는지 파악한다. 🔍 잠재적 간호 문제 : 안구 돌출, 갑상선 종대에 따른 신체 이미지 변화를 받아들이기 어려움/정신적 증상과 질환, 증상·치료와 관련한 불안
사회적 또는 가정에서 역할 파악	결혼 적령기의 젊은 여성에게 발병하기 쉬우므로, 결혼·출산 즈음에 발병하는 경우가 많다. 따라서 이후의 치료와 증상에 불안감을 갖는다는 것을 염두에 두고 환자가 라이프사이클 중 어느 시기에 있는지 파악하는 것이 중요하다. • 증상이 나타난 상황에 따라 활동을 제한할 필요가 있고, 가정·사회에서의 역할과 활동 상황을 파악한다. • 가정 내에서의 역할과 수행 상황, 주요 인물을 파악한다. • 직업의 유무, 업무 내용을 파악한다. 🔍 잠재적 간호 문제 : 증상이 나타남에 따라 ADL 수행의 어려움/정신적 증상과 질환, 증상·치료와 관련한 불안/질환 때문에 지금까지 수행하던 역할을 할 수 없다.

| Step1 영향 평가 | Step2 간호 초점 | Step3 계획 | Step4 실시 | Step5 평가 |

간호 문제 리스트

#1 증상이 나타남에 따라 ADL 수행이 어렵다(활동-운동 패턴).
#2 임의로 약 복용을 중단하거나 잘못된 생활습관으로 증상이 악화된다(건강 지각-건강관리 패턴).
#3 안구 돌출, 갑상선 종대와 관련된 신체 이미지 변화를 수용하기 어렵다(자기인식 패턴).
#4 대사항진, 설사로 영양 상태가 저하된다(영양-대사 패턴).
#5 정신적 증상이나 질병, 증상·치료와 관련한 불안을 느낀다(자기인식 패턴).

간호의 우선순위 지침

- 대사항진에 심계항진, 호흡곤란, 피로감, 손떨림 등의 증상으로 ADL에 지장을 초래할 위험이 있고, 증상의 정도에 맞춰 일상생활에 대한 지원을 한다.
- 증상에 따라서는 외모에 영향을 주고, 환자가 자신의 신체적 변화를 파악하는 데에 혼란을 일으킬 수도 있다.
- 중추신경 자극에 의한 정신적 증상도 나타나기 때문에 심리적 지원이 필요하다. 또한 증상 개선을 위한 주요 치료법으로 약의 복용 관리에 대한 지원도 중요하다.
- 발현 증상과 정도, 질환이나 증상에 대한 환자의 생각에 따라 우선순위를 결정한다.

Step1 영향 평가	Step2 간호 초점	Step3 계획	Step4 실시	Step5 평가

1 | 간호 문제 | 간호 진단 | 간호 목표(간호 성과)

간호 문제

#1 증상 출현으로 ADL 수행이 더욱 어렵다.

간호 진단

활동 내성 저하
관련 요인: 갑상선 기능, 대사 수요의 증대
진단 지표
- □ 활동에 따른 혈압의 이상 반응
- □ 활동에 대한 심장박동수의 이상 반응
- □ 부정맥을 나타내는 심전도 소견
- □ 작업 시 호흡곤란
- □ 권태감 호소

간호 목표(간호 성과)

〈장기 목표〉 증상 발현의 정도에 따라 활동량을 조절하고, 계속 일상생활에서 자기관리를 할 수 있다.
〈단기 목표〉 환자 자신이 발현 증상을 파악할 수 있다.

간호 계획 | 중재 포인트와 근거

간호 계획

OP 경과 관찰 항목
- 증상 발현 상황, 정도의 관찰
- 환자의 자기관리 능력

중재 포인트와 근거

➡ 특히 호흡기계, 순환기계, 신경·근육계의 증상 관찰 근거 심계항진, 호흡곤란, 손떨림, 주기성 사지 마비 등의 발현은 ADL에 지장을 일으키기 쉽고, 자기관리가 저하되기 쉽다는 것을 예측할 수 있다.

TP 간호 치료 항목
- 증상 출현 상황에 따른 일상생활에서의 자기관리 부족에 대한 지원

➡ 환자의 증상 정도와 안정도에 맞추어 지원한다(발한 과다에 따른 청결 유지를 위한 지원).
근거 환자의 자기관리 능력을 저하시키지 않는다.

EP 환자 교육 항목
- 권태감, 피로감에 맞춰 적당한 휴식을 취하면서 ADL을 하도록 지도한다.
- 과도한 운동은 체력 소모가 될 수 있으므로 자제하도록 지도한다.
- 가족과 직업이 있는 사람이라면 직장에 이야기해 이해와 협력을 얻을 수 있도록 제의하도록 지도한다.

➡ 갑상선 기능이 안정되어 있으면 특별히 활동 제한 없이 환자와 상담하면서 지도한다. 정기적으로 혈중 갑상선호르몬 농도를 측정하고, 기준치 내에 있으면 취업·학업은 대체로 계속해도 좋다. 농도 상승이 보이는 경우는 일상생활의 활동량을 줄이고, 휴식과 수면을 취하도록 한다. 근거 일상생활의 제한을 많이 하면 환자의 스트레스가 높아지고 증상이 악화될 우려가 있다.

2 | 간호 문제 | 간호 진단 | 간호 목표(간호 성과)

간호 문제

#2 임의로 약 복용을 중단하거나 잘못된 생활습관으로 증상이 악화된다.

간호 진단

복용을 준수하지 않음
관련 요인: 계획된 치료 행동에 관한 지식, 동기를 주는 힘
건강관리를 계획하는 기간(장기 치료)

간호 목표(간호 성과)

〈장기 목표〉 적절한 복용 행동과 생활습관을 개선하면 최대의 치료 효과를 얻을 수 있다.
〈단기 목표〉 1) 적절한 복용으로 그 중요성을 이해할 수 있다.

진단 지표
- □ 지시에 따르지 않는 것을 나타내는 행동
- □ 증상 악화의 징후
- □ 합병증 발현의 징후

2) 부적절한 일상생활 행동의 치료와 증상에 미치는 영향, 적절한 일상생활을 이해할 수 있다.

간호 계획	중재 포인트와 근거

OP 경과 관찰 항목
- 증상 출현 상황, 정도의 관찰
- 환자의 질환에 대한 인식 확인
- 내복약에 대한 지식
- 복약 상황
- 부작용의 유무
- 식생활 · 기호품의 확인

TP 간호 치료 항목
- 부작용이 나타난 경우에는 즉시 의사에게 보고하고 신속하게 대처한다.

EP 환자 교육 항목
- 알코올은 빈맥이나 열감 등 증상을 악화시키기 때문에 음주를 자제하도록 지도한다.
- 흡연은 호흡기 · 순환기 계통의 증상을 악화시키고 안구 돌출을 악화시키므로 금연 지도를 실시한다.
- 요오드를 포함한 식품을 과다 섭취하지 않도록 지도한다.
- 약은 지시된 대로 복용하고 증상이 개선되었다고 해서 임의로 중단하지 않도록 지도한다.
- 부작용이 나타난 경우에는 즉시 알린다. 외래 진료의 경우는 곧바로 진찰하도록 지도한다. 특히 고열이 나타나면 즉시 진찰을 받는다.

➡ 약 복용과 생활습관의 변화에 따라 증상이 개선되는지 확인한다. **근거** 증상이 악화된다면 약 복용을 준수하지 않았을 우려가 있다.

➡ 환자가 임의로 복용을 중단하지 않았는지 파악한다. **근거** 증상이 개선되었다고 판단하여 스스로 복약을 중단하면 증상이 악화되기 쉽다.

➡ 특히 과립구 감소증에 주의한다. **근거** 과립구 감소증은 심각한 감염을 일으킬 우려가 있어 신속한 대응이 필요하다.

➡ 복약을 계속하고 일상생활을 제한하는 근거를 설명한다. **근거** 행동의 근거를 이해함으로써 준수 의지가 향상된다.

➡ 환자와 의논하면서 행동 변화를 돕는다. **근거** 일상생활에 제한이 지나치면 환자의 스트레스가 높아지고, 증상을 악화시킬 우려가 있다.

➡ 어떤 때에 어떻게 대처하면 좋은지를 알기 쉽게 설명한다. **근거** 과립구 감소증은 중대한 감염증을 일으킬 염려가 있어 신속한 대응이 필요하다. 과립구 감소증은 항갑상선 약을 복용한 지 1~2개월 후에 발병하기 쉽다.

3 간호 문제	간호 진단	간호 목표(간호 성과)
#3 안구 돌출, 갑상선 종대에서 오는 신체 이미지의 변화를 받아들이기 어렵다.	신체 이미지 혼란 **관련 요인:** 질환 **진단 지표** □ 신체 기능의 변화 □ 신체 구조의 변화 □ 타인의 반응에 두려움을 갖는다. □ 과거의 모습에 초점을 둔다. □ 신체에 대한 부정적인 정서 □ 현실에 존재하는 변화를 확인하지 않으려고 한다.	〈장기 목표〉 신체 이미지에 대한 자신의 생각을 표출할 수 있고, 그에 대한 행동을 할 수 있다.

간호 계획	중재 포인트와 근거

OP 경과 관찰 항목
- 증상 출현 상황, 정도의 관찰
- 증상에 대한 환자의 생각

➡ 증상에 대한 환자의 생각을 확인하고 신체 이미지 변화의 수용 상황을 파악한다. **근거** 환자의 생각에 따라 관리하는 것이 중요하다.

TP 간호 치료 항목
- 환자가 이야기하기 쉬운 환경을 만들고, 환자의 생각을 듣는다.
- 안구 돌출은 선글라스를 쓰면 눈에 띄지 않다는 것을 알려준다.
- 상안검 하강부전이나 눈 깜빡임의 감소가 나타날 때는 안약을 사용하여 각막을 보호한다.
- 갑상선 종대는 칼라와 스카프로 목을 가려 눈에 띄지 않게 할 수 있다고 전달한다.

EP 환자 교육 항목
- 갑상선 종대와 손떨림 등의 증상은 치료에 의해 개선될 수 있다고 설명한다.

- 사소한 것이라도 의사와 간호사, 가족에게 상담할 수 있도록 지도한다.

➡ 치료를 통해 개선된 증상을 평가하고, 환자가 신체 이미지 변화를 받아들일 수 있도록 지원한다. 근거 타인에게 증상 개선에 대한 평가를 듣는 것으로 정신적 안정을 얻을 수 있고, 신체 이미지 변화를 적극적으로 받아들이려는 자세가 된다. 이는 치료에 대한 의욕과 준수 행동으로 이어진다.
➡ 환자의 심리적 부담을 경감한다. 근거 정신적 스트레스를 받으면 증상이 악화될 가능성이 있다.

4 간호 문제	간호 진단	간호 목표(간호 성과)
#4 대사항진, 설사로 영양 상태가 저하한다.	영양 섭취 소비 균형 이상: 필요량 이하 **관련 요인:** 병태 생리 인자(대사항진, 설사) **진단 지표** □ 이상적인 체중보다 20% 이상 적은 체중 □ 설사 □ 일일권장 식품섭취량보다 적은 불충분한 음식 섭취에 대한 호소	〈**장기 목표**〉 식사, 수분 섭취의 필요성을 이해하고, 대사항진에 따른 필요 칼로리 섭취를 할 수 있다.

간호 계획	중재 포인트와 근거

OP 경과 관찰 항목
- 증상 출현 상황, 정도의 관찰
- 식사 섭취량, 수분 섭취량
- 영양 상태(체중, BMI, 총단백, 알부민)
- 식욕의 유무

TP 간호 치료 항목
- 고칼로리, 고단백, 고비타민의 균형이 좋은 식사를 제공한다.
- 수분 섭취를 촉진하고 수분 손실이 현저한 경우에는 의사의 지시 아래 수액을 준다.
- 환자가 눈에 띄게 마르는 경우는 매트리스 등으로 안락한 체위를 유지할 수 있도록 지원하고 돌출된 부위의 욕창을 예방한다.

EP 환자 교육 항목
- 발한과 설사에 의해 수분·전해질 균형이 깨지기 쉽다는 것을 설명하고, 나트륨과 칼륨이 포함된 스포츠음료 등을 섭취하도록 지도한다.
- 고칼로리, 양질의 단백질 위주로 반드시 필요 칼로리를 섭취하도록 지도한다.

➡ 설사의 유무와 정도를 관찰한다. 근거 설사의 경우는 수분 손실뿐만 아니라 영양소 흡수가 저하되고 영양 상태도 악화한다.

➡ 환자와 함께 식사 메뉴를 생각한다. 근거 지금까지의 식습관에 맞도록 지도해야 일상생활에 받아들이기 쉽고 효과적이다.

<table>
<tr><td>5 | 간호 문제</td><td>간호 진단</td><td>간호 목표(간호 성과)</td></tr>
<tr><td>#5 정신적 증상과 질환, 증상·치료와 관련된 불안감을 갖고 있다.</td><td>불안
관련 요인: 건강 상태의 변화, 건강 상태에 대한 위협
진단 지표
□ 불면증
□ 고민
□ 초조함(안절부절못함)
□ 불확실성</td><td>〈장기 목표〉 불안감의 내용을 표출할 수 있고, 스스로 불안에 대한 대처 행동을 할 수 있게 된다.</td></tr>
</table>

간호 계획	중재 포인트와 근거
OP 경과 관찰 항목 • 증상 출현 상황, 정도의 관찰 • 불안의 유무와 내용 • 수면 상황 • 환자가 불안에 대처하는 패턴	⮕ 되도록 빨리 불안의 내용을 파악한다. **근거** 왜 불안한지를 알면 지원하는 내용이 명확해지고 조기에 대처할 수 있다. ⮕ 환자가 지금까지 불안과 공포에 어떻게 대처해 왔는지 파악한다. **근거** 대처하는 패턴을 파악하여 환자가 스스로 해결하려는 행동에 대해 적절하게 지원한다.
TP 간호 치료 항목 • 심신의 안정이 유지되도록 환경을 정돈한다. • 환자가 이야기하기 쉬운 환경을 만들고 환자의 생각을 경청한다. • 질병이나 치료에 대한 설명과 환자의 의문점에 대해 알기 쉽게 설명한다.	⮕ 환자의 이해 상황을 확인하면서 한다. **근거** 환자가 이해할 수 없는 정보가 늘어나면 더욱 불안해질 수 있다.
EP 환자 교육 항목 • 사소한 것이라도 의사와 간호사, 가족에게 상담하도록 지도한다.	⮕ 환자의 심리적 부담을 완화시킨다. **근거** 정신적 스트레스로 증상이 악화될 우려가 있다.

Step1 영향 평가	Step2 간호 초점	Step3 계획	**Step4 실시**	Step5 평가

병기·병태·중증도별 관리 포인트

【중등도·경도】증상이 중등도나 경도인 경우 외래 약물 치료를 하는 것이 대부분이다. 따라서 복약 관리 및 일상생활에서 주의할 점에 대한 지도가 관리의 중심이 된다. 장기적인 치료가 필요하고 환자의 준수 유지·향상으로 연결될 수 있도록 심리적 지원이 필요하다.

【중증도】심부전 등 심각한 증상이 나타나는 경우에는 입원 치료가 필요하다. 증상의 정도에 따라 안정도가 제한될 수 있기 때문에 일상생활에서 자기관리 부족에 대한 지원이 필요하다. 갑상선 기능의 조절이 좋지 않을 때, 감염 등의 스트레스가 더해진 경우에 갑상선 크라이시스(증상 악화, 이상 발한, 고열, 심한 설사, 심한 탈수가 일어나 혼수에 빠짐)가 발병하고, 병태가 심각한 경우가 많아 전신 상태의 관찰과 증상 완화를 위한 지원이 필요하다.

간호 활동(간호 중재) 포인트

진료 및 치료 보조
• 복약 지도를 한다(지시에 따른 복용, 부작용이 발생했을 때 대처방법 등).
• 증상의 출현 상황과 정도를 꾸준히 관찰하고 약의 효과를 평가한다.
• 부작용이 나타났을 때 즉시 의사에게 보고하고 적절히 대처한다.

자기관리에 지원
- 증상 출현 상황이나 안정도에 따라 일상생활에서 자기관리 부족에 대한 지원을 한다.
- 권태감, 피로에 따라 적절하게 휴식을 취하면서 일상생활 활동을 하도록 지도한다.

신체 이미지의 변화, 질병에 대한 불안 등 심리적인 지원
- 적절한 치료를 통해 증상이 개선된다는 것을 설명하고, 증상이 개선될 경우 평가하여 전달한다.
- 환자가 이야기하기 쉬운 환경을 만들고 환자의 생각을 경청한다.
- 환자의 의문점이나 불안의 내용에 대해 환자의 이해 정도를 확인하면서 알기 쉽게 설명한다.
- 사소한 것이라도 의사와 간호사, 가족에게 상담하도록 지도한다.

퇴원 · 요양 지도

- 지시된 대로 복약하고 증상이 개선되었다고 해서 임의로 중단하지 않도록 한다.
- 복약 후 고열, 두드러기 등 부작용이 나타난 경우에는 즉시 연락 · 진찰하도록 지도한다.
- 권태감, 피로에 따라 적절하게 휴식을 취하면서 일상생활 활동을 하도록 지도한다.
- 가족이나 주위 사람에게 질병에 대한 이해와 협력을 얻을 수 있도록 돕는다.
- 과도한 운동, 음주 · 흡연, 요오드 함유 식품의 과다 섭취 등 증상의 악화와 약물 효과에 영향을 줄 가능성이 있는 ADL을 자제하도록 지도한다.
- 고칼로리, 고단백의 균형 식사, 수분 섭취에 유의하도록 한다.

| Step1 영향 평가 | Step2 간호 초점 | Step3 계획 | Step4 실시 | Step5 평가 |

평가 포인트

간호 목표 달성도
- 증상의 출현 정도에 맞추어 활동량을 조정하고 지속적으로 일상생활에서 자기관리를 할 수 있는가?
- 적절한 복약과 일상생활을 함으로써 최선의 치료 효과를 얻어 증상이 개선되고 있는가?
- 식사 섭취, 수분 섭취의 필요성을 이해하고 필요한 칼로리 섭취를 할 수 있는가?
- 불안의 내용을 표출하고 환자 스스로 불안에 대한 대처 행동을 할 수 있는가?

갑상선기능 항진증(그레이브스병) 환자의 병태 관계도와 간호 문제

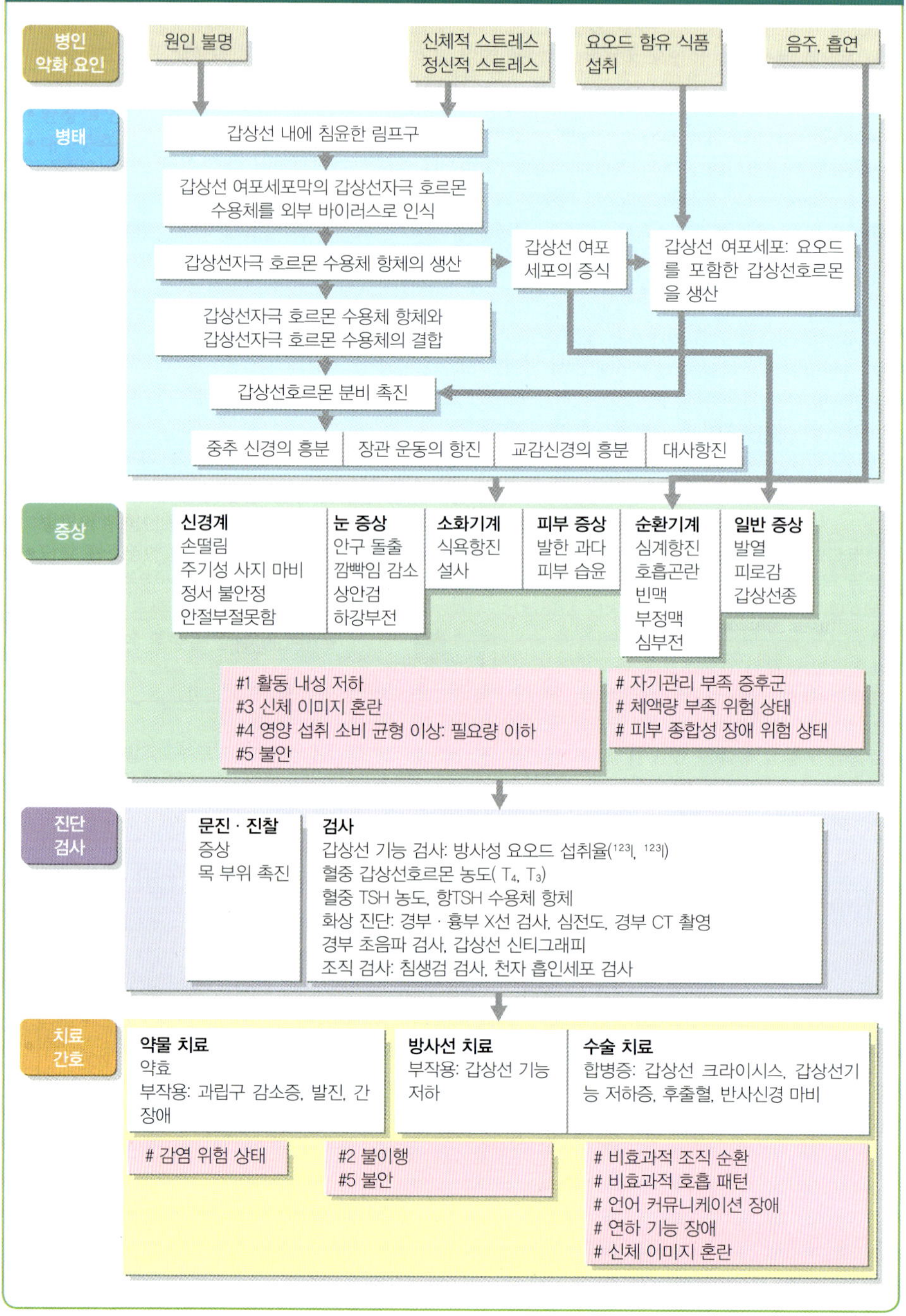

병인 악화 요인

| 원인 불명 | 신체적 스트레스 정신적 스트레스 | 요오드 함유 식품 섭취 | 음주, 흡연 |

병태

- 갑상선 내에 침윤한 림프구
- 갑상선 여포세포막의 갑상선자극 호르몬 수용체를 외부 바이러스로 인식
- 갑상선자극 호르몬 수용체 항체의 생산
- 갑상선자극 호르몬 수용체 항체와 갑상선자극 호르몬 수용체의 결합
- 갑상선호르몬 분비 촉진

- 갑상선 여포세포의 증식
- 갑상선 여포세포: 요오드를 포함한 갑상선호르몬을 생산

| 중추 신경의 흥분 | 장관 운동의 항진 | 교감신경의 흥분 | 대사항진 |

증상

신경계
손떨림
주기성 사지 마비
정서 불안정
안절부절못함

눈 증상
안구 돌출
깜빡임 감소
상안검
하강부전

소화기계
식욕항진
설사

피부 증상
발한 과다
피부 습윤

순환기계
심계항진
호흡곤란
빈맥
부정맥
심부전

일반 증상
발열
피로감
갑상선종

#1 활동 내성 저하
#3 신체 이미지 혼란
#4 영양 섭취 소비 균형 이상: 필요량 이하
#5 불안

\# 자기관리 부족 증후군
\# 체액량 부족 위험 상태
\# 피부 종합성 장애 위험 상태

진단 검사

문진 · 진찰
증상
목 부위 촉진

검사
갑상선 기능 검사: 방사성 요오드 섭취율(^{123}I, ^{123}I)
혈중 갑상선호르몬 농도(T_4, T_3)
혈중 TSH 농도, 항TSH 수용체 항체
화상 진단: 경부 · 흉부 X선 검사, 심전도, 경부 CT 촬영
경부 초음파 검사, 갑상선 신티그래피
조직 검사: 침생검 검사, 천자 흡인세포 검사

치료 간호

약물 치료
약효
부작용: 과립구 감소증, 발진, 간 장애

방사선 치료
부작용: 갑상선 기능 저하

수술 치료
합병증: 갑상선 크라이시스, 갑상선기능 저하증, 후출혈, 반사신경 마비

\# 감염 위험 상태

#2 불이행
#5 불안

\# 비효과적 조직 순환
\# 비효과적 호흡 패턴
\# 언어 커뮤니케이션 장애
\# 연하 기능 장애
\# 신체 이미지 혼란

36 갑상선·뇌하수체·부신 질환

다테노 다에 · 이즈미야마 하지메 · 히라다 유키오

A. 갑상선기능 저하증

눈으로 보는 질환

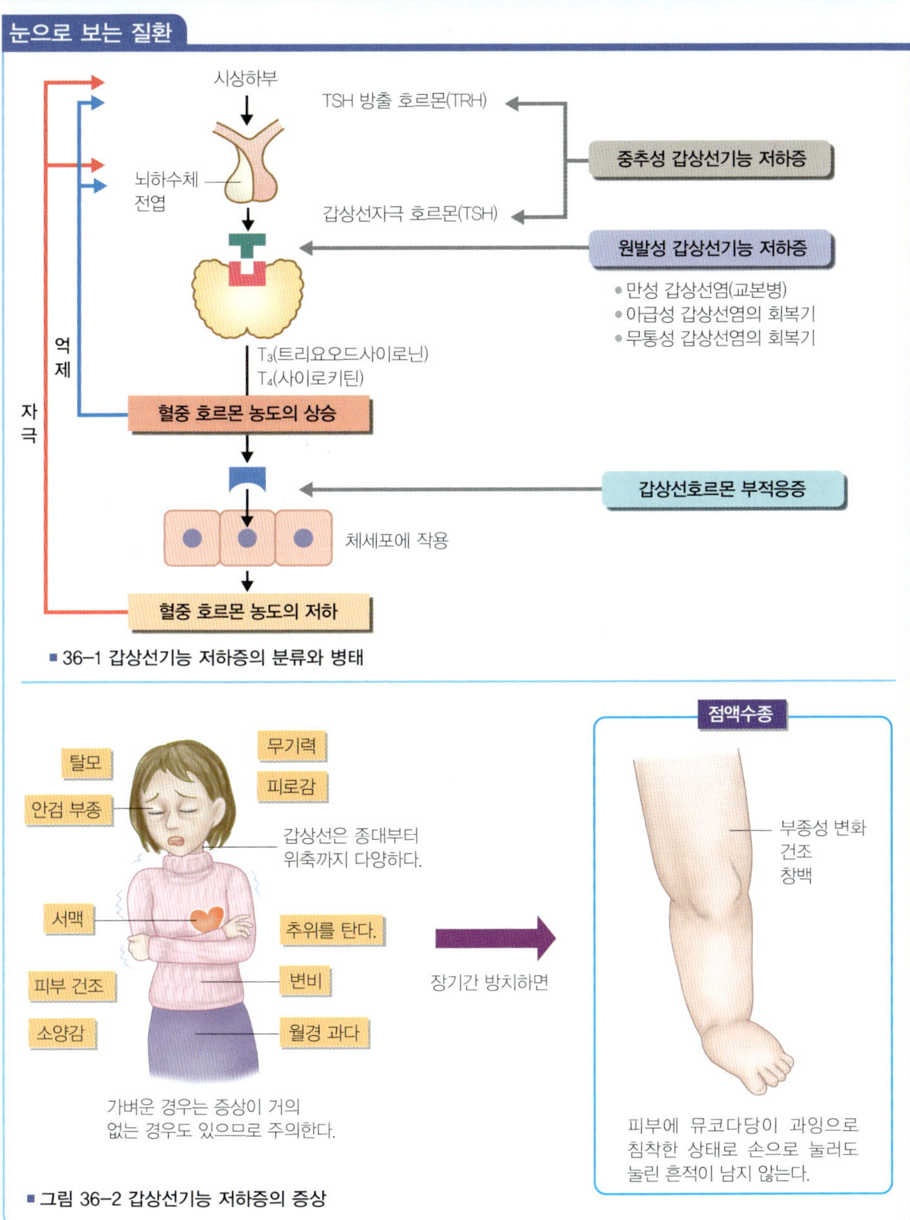

■ 36-1 갑상선기능 저하증의 분류와 병태

■ 그림 36-2 갑상선기능 저하증의 증상

❚ **갑상선기능 저하증은 신체 조직에 갑상선호르몬이 작용하지 않는 상태이다.**
- 갑상선기능 저하증은 ① 갑상선호르몬의 합성·분비가 저하된 상태(원발성 갑상선기능 저하증, 중추성 갑상선기능 저하증) ② 말초에서 갑상선호르몬 수용체의 이상으로 갑상선호르몬의 작용이 저하한 상태(갑상선호르몬 부적응증)로 크게 나뉜다.

병인·악화 요인

- 갑상선호르몬의 합성·분비 저하 또는 작용 부족이 원인이다(표 36-1).

역학·예후

- 남녀 비율은 1:3~7이고, 30~60대 여성에게 많다.
- 원발성 갑상선기능 저하증이 많고, 그중에서도 자기면역성 갑상선 질환에 따른 것이 가장 많다.

증상

❚ **특징적인 증상은 무기력, 피로감, 안검 부종, 추위를 잘 타는 것 등이다.**
- 가벼운 경우 임상 증상이 부족하다. 전형적인 증상으로는 무기력, 피로감, 안검 부종, 추위를 잘 탐, 기억력 저하, 변비, 체중 증가, 느린 동작, 졸음 경향이 있다. 심한 경우 의식 장애, 호흡·순환 부전, 저체온(점액수종성 혼수 상태)을 일으킨다.
- 정신 활동의 저하에 따라 치매나 우울증으로 오인되는 경우도 있다. 또한 피부에 점액 다당류의 침착으로 인해 눌린 흔적을 남기지 않는 부종이나 혀·성대·중이의 침착으로 인해 거대한 혀, 목이 쉬는 것, 난청이 나타난다.

■ **표 36-1 갑상선기능 저하증의 분류**

① 갑상선호르몬의 합성·분비 저하

Ⅰ : 원발성 갑상선기능 저하증
  1. 후천성
    a. 자가 면역성(만성 갑상선염(하시모토병), 억제형 TSH 수용체 항체(TSBAb) 등)
    b. 요오드 과잉(또는 부족)
    c. 갑상선 수술·방사선·방사성 동위원소 치료 후
    d. 파괴성 갑상선중독증의 회복기(무통성 갑상선염, 아급성 갑상선염 등)
    e. 약제(항갑상선 약, 리튬 제제, 아미오다론 염산염 등)
    f. 갑상선에 침윤 병변(악성 림프종, 갑상선암 등)
  2. 선천성
    a. 발생 이상(갑상선 무형성·저형성, 이소성 갑상선)
    b. 합성 장애(요오드 유기화 장애, 사일로글로불린 이상 등)
Ⅱ : 중추성 갑상선기능 저하증
  1. 시상하부성
    a. 시상하부 종양(두개인두종, 배아세포종, 뇌하수체 종양, 안상부 신장)
    b. 수술이나 방사선 조사
    c. 외상
    d. 사르코이도시스, 랑게르한스 세포 조직구증(조직 구증 X)
    e. 특발성
  2. 뇌하수체성
    a. 종양(뇌하수체 선종, 두개인두종 등)
    b. 수술이나 방사선 조사
    c. 시한증후군, 출혈성 괴사
    d. 사르코이도시스, 랑게르한스세포 조직 구증(조직 구증 X)
    e. 림프구성 뇌하수체염
    f. TSH 단독 결핍
    g. 특발성

② 갑상선호르몬의 작용 부족
갑상선호르몬 부적응증

■ 표 36-2 갑상선기능 저하증의 주요 치료제

분류	일반명	주요 상품명	약의 효과 메커니즘	주요 부작용
갑상선호르몬 제제	건조 갑상선	치라진	갑상선호르몬(T_3,T_4) 보충	협심증, 간 기능 장애
	레보티록신나트륨 수화물	치라진S	갑상선호르몬(T_4) 보충	
	리오치로닌나트륨	치로나민	갑상선호르몬(T_3) 보충	

진단 · 검사값

다양한 임상 증상으로 본 질환이 의심되면 혈중 TSH, FT_4를 측정한다.
- 원발성 갑상선기능 저하증은 저FT_4, 고TSH가 나타난다.
- 원인이 만성 갑상선염(하시모토병)인 경우, 항갑상선 과산화효소 항체(TPOAb) 또는 항사이로글로불린 항체(TgAb)가 양성이 된다.
- 억제형 항TSH 수용체 항체(TSBAb) 양성에 의해 저하증을 일으키는 경우도 있다.
- 중추성 갑상선기능 저하증은 저FT_4, 저TSH~정상이다. 갑상선중독증의 회복기, 중증 질환의 합병으로 나타난 경우, TSH 억제 약을 복용하는 경우는 중추성에서 제외된다.
- 출산 후 또는 요오드 과잉 섭취로 인해 일시적인 기능 저하, 시상하부성 갑상선기능 저하증으로 TSH가 상승(> 5~10 μU/㎖)하는 경우가 있으므로 감별에 주의가 필요하다.
- 일반 검사로는 혈중 콜레스테롤의 높은 수치, CPK(CK) · LDH의 증가, 빈혈, 흉부 X선 검사에서 심장 음영의 확대, 심전도로 서맥 · 저전위 · T파의 평저 또는 음전화를 확인한다.

합병증

- 방치하면 점액수종 혼수 상태에 빠진다.

치료법

- **치료 방침**
- 갑상선기능 저하증은 부족한 갑상선호르몬을 보충하는 약물 치료를 주로 한다.
- **약물요법**
- 갑상선호르몬 제제에는 건조 갑상선(치라진), T_4 제제(치라진S), T_3 제제(치로나민) 3종류가 있다.
- 갑상선호르몬은 T_3가 활성형으로, 혈중 T_3 농도를 일정하게 유지하는 것이 중요하다. T_3 제제는 반감기가 짧고(약 1일), 소량을 여러 차례 투여해야 하므로 드물게 사용된다(필요량을 한 번에 투여하면 위험). 또한 건조 갑상선은 소나 돼지의 갑상선조 추출물로 T_3, T_4의 함량이 들쭉날쭉(건조말 40~60mg으로 치라진S 100㎍에 해당)하고, 거의 사용되지 않는다.
- T_4 제제는 반감기가 길고(1주일) 말초에서 T_3로 전환되므로 현재 첫 번째로 선택하는 치료약이다. TSH 고수치(10μU/㎖ 이상)로 투여를 검토한다. 약간 높은 수치(10μU/㎖ 미만)라도 저FT_4 수치 또는 임신부나 임신 예정자는 투여를 시작한다. 갑상선기능 저하증 환자는 갑상선호르몬에 대한 감수성이 증가하기 때문에, 급속한 호르몬 보충은 심계항진, 협심증, 부정맥을 일으킨다. 특히 고령자 · 관상동맥 질환 · 부정맥 합병의 경우에는 치라진S를 소량(12.5~25㎍) 더 투여한다. 또한 부신피질기능 저하증 합병인 경우는 갑상선호르몬 선행 투여로 인해 부신부전을 유발할 위험이 높기 때문에 먼저 부신피질 호르몬 제제를 투여한 뒤 갑상선호르몬 제제를 투여한다.

Px 처방 예 고령자 · 관상동맥 질환 · 부정맥 합병 예제
- 치라진S정(25㎍)　1회 0.5~1정　1일 1~2회　아침 · 저녁 식사 후 시작　← 갑상선호르몬 제제(T_4 제제)
  ※2~4주마다 0.5~1알씩 증량(최대 4정)

Px 처방 예 기타
- 치라진S정(50㎍)　1회 1정　1일 1회　아침 식사 후 시작　← 갑상선호르몬 제제(T_4 제제)
  ※2~4주마다 0.5~1정씩 증량(최대 3정)

눈으로 보는 질환

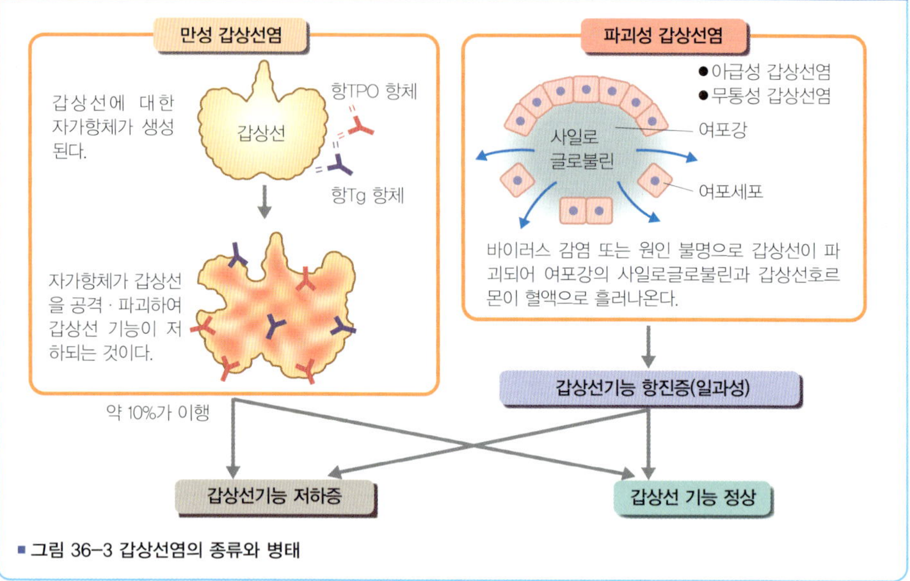

■ 그림 36-3 갑상선염의 종류와 병태

병태 생리

> 만성 갑상선염(하시모토병)은 자가 면역 질환, 아급성 갑상선염은 원인 불명의 염증성 질환, 무통성 갑상선염의 대부분은 만성 갑상선염의 아급성 악화로 발병한다.

- 만성 갑상선염(하시모토병)
- 확산성 갑상선종을 따라 병리학적으로 갑상선 조직의 림프구 침윤, 여포 상피세포의 변성과 붕괴, 호산성 변화, 간질의 섬유화를 특징으로 한다. 자가 면역성 질환으로 갑상선 기능에 관계없이 항갑상선 페르옥시다아제 항체(TPOAb)나 항사일로글로불린 항체(TgAb) 중 하나가 양성이면 진단한다.
- 아급성 갑상선염
- 아급성 갑상선염은 갑상선 국소의 심한 통증과 발열, 전신 권태감 등의 염증성 변화를 특징으로 하며, 일과성 갑상선 기능 장애(3개월 이내)를 일으키기는 하나 몇 개월 지나면 자연적으로 낫는다. 원인은 바이러스 감염과 유전성(HLA–Bw와 관련)이라는 보고가 있으나 불명확하다.
- 무통성 갑상선염
- 무통성 갑상선염은 아급성 갑상선염과 마찬가지로 일과성 갑상선중독증(3개월 이내)을 일으키지만, 통증을 수반하지 않는 것이 특징이다. 대부분은 만성 갑상선염이 진행되면서 아급성으로 악화된 것으로 추정된다.
- 출산 후(2~4개월)에 높은 빈도(약 10%)로 발병하고, 일과성 갑상선중독증 후 자연적으로(6개월 이내) 회복되지만, 갑상선 기능 저하가 지속되어 호르몬 보충이 필요할 수 있다. 완화기의 그레이브스병 환자에게도 발병할 수 있기 때문에 그레이브스병 재발과의 감별이 중요하다.

역학 · 예후

- 만성 갑상선염(하시모토병)
- 성인 여성에게 높은 빈도(약 10%)로 나타나고, 압도적으로 여성에게 많다(남성의 10~20배). 빈도는 나이가 들면서 증가한다.
- 아급성 갑상선염
- 40대에 주로 발병하고, 20세 미만은 드물다. 남녀 비율은 1:10으로 압도적으로 여성에게 많고, 여름철

a) 임상 소견
  1. 확산성 갑상선 종대
     그레이브스병 등 다른 원인이 확인되지 않는 것
b) 검사 소견
  1. 항갑상선 마이크로존 항체(또는 항갑상선 페르옥시다아제 항체, TPOAb) 양성
  2. 항사일로글로불린 항체(TgAb) 양성
  3. 세포진으로 림프구 침윤을 확인한다.
1) 만성 갑상선염(하시모토병)
  a)와 b) 중 1개 이상이 인정되는 것

【첨부】
1. 다른 원인이 확인되지 않는 원발성 갑상선기능 저하증은 만성 갑상선염(하시모토병)이 의심된다.
2. 갑상선 기능 이상도 갑상선 종대도 인정되지 않지만 항갑상선 마이크로존 항체 또는 항사일로글로불린 항체 양성의 경우는 만성 갑상선염이 의심된다.
3. 자가항체 양성의 갑상선 종양은 만성 갑상선염 의심과 종양의 합병으로 생각된다.
4. 갑상선 초음파 검사로 내부 에코 저하와 균일하지 않은 것이 확인되면 만성 갑상선염(하시모토병)의 가능성이 높다.

(일본 갑상선학회: 만성 갑상선염(하시모토병) 진단 가이드라인, 갑상선 질환 진단 가이드라인 2010)

(6~9월)에 주로 발병한다.

● **무통성 갑상선염**
● 주로 발생하는 연령은 20~50대이고, 여성에게 많다.

증상

▌ 갑상선의 종창은 일반적인 증상이다.

● **만성 갑상선염(하시모토병)**
● 확산성 갑상선 종대가 확인·진행되면 탄력성 있게 굳어서, 표면이 고르지 않은 형태가 되므로 경부에 압박감, 불쾌감을 느끼게 된다.
● 대부분의 증례에서 갑상선 기능은 유지되지만 약 10%에 갑상선기능 저하증이 인정되고, 무기력, 피로감, 눈꺼풀 부종, 추위를 잘 타고, 기억력 저하, 변비, 체중 증가, 동작이 느려짐, 졸음 등이 나타난다. 무통성 갑상선염에 합병되거나, 갑상선중독증* 소견이 인정되기도 한다.
* 갑상선중독증: 갑상선호르몬의 과잉으로 인한 증상으로 빈맥, 체중 감소, 손떨림, 발한 증가 등이 보이며 여름에 더욱 악화된다.

● **아급성 갑상선염**
● 유통증성 갑상선종이 주된 증상이다. 전구 증상으로 상기도 감염과 유사한 증상을 보이고, 자발적 통증·압통이 있기 전에 후두부 통증과 연하통을 수반하고, 가끔 39℃ 이상의 고열과 귓바퀴부터 머리까지 통증이 발생하는 경우가 있다. 시간이 흐르면서 통증이 반대쪽으로 이동하는 경우가 많다.

● **무통성 갑상선염**
● 가벼운 확산성 갑상선 종대가 확인되고 갑상선 중독이 발생하는 증상(심계항진, 빈맥, 다한, 피로감)은 그레이브스병에 비해 경증인 경우가 많아, 3개월 이내에 자연 치유된다.

진단·검사값

▌ 각 질환의 가이드라인에 따라 항갑상선 과산화효소 항체, 항사일로글로불린 항체, TSH, FT_4 등의 검사값으로 진단한다.

● **만성 갑상선염(하시모토병)**
● 만성 갑상선염 진단 가이드라인은 표를 참고한다(표 36-3). 확산성 갑상선 종대가 인정되고 TPOAb, TgAb 중 하나가 양성이면 진단할 수 있다. 항체가 음성의 경우에도 소견상 하시모토병이 의심되면 세포 진단에서 림프구 침윤을 확인할 수 있으면 진단할 수 있다.
● 갑상선 초음파는 균일하지 않은 저에코 수준의 소견이 인정된다.
● **아급성 갑상선염**
● 아급성 갑상선염(급성기)의 진단 가이드라인은 표를 참고한다(표 36-4). 급성기는 적침 항진, 고CRP, 고FT_4·저TSH, 고사일로글로불린(Tg) 수치가 인정된다. 경과 중에 일시적으로 TPOAb,

a) 임상 소견
　1. 유통증성 갑상선종
b) 검사 소견
　1. CRP 또는 적침 높은 수치
　2. 유리 T$_4$(FT$_4$) 높은 수치, TSH 낮은 수치(0.1 μU/mℓ 이하)
　3. 갑상선 초음파 검사에서 통증부와 일치하는 저에코 영역
1) 아급성 갑상선염
　위의 a)와 b)를 모두 갖는 것
2) 아급성 갑상선염이 의심되는 경우
　a)와 b) 중 1개 또는 2개를 갖는 것
제외 규정
하시모토병의 급성 악화, 낭포로의 출혈, 급성 화농성 갑상선염, 미분화 암
【부록】
1. 상기도 감염 증상의 전구 증상을 자주 수반하고, 고열도 자주 나타난다.
2. 갑상선의 동통은 흔히 반대쪽으로도 이동한다.
3. 항갑상선 자가항체는 고감도법으로 측정하면 치료하지 않은 상태에서 양성이 되는 경우도 있다.
4. 세포진에서 다핵 거세포를 인정하지만 종양세포와 하시모토병에 특이한 소견을 인정하지 않는다.
5. 급성기는 방사성 요오드(또는 테크네튬) 갑상선 섭취율의 저하가 확인된다.

(일본 갑상선학회: 아급성 갑상선염(급성기)의 진단 가이드라인, 일본 갑상선 질환 진단 가이드라인 2010)

■ 표 36-5 아급성 갑상선염의 주요 치료제

분류	일반명	주요 상품명	약의 효과 메커니즘	주요 부작용
비스테로이드성 항생제	아스피린	아스피린	프로스타글란딘 생합성을 억제하고 항염증·해열, 진통 작용	재생 불량성 빈혈, 아스피린 천식
부신피질 호르몬 제제 (스테로이드제)	프레드니솔론	프레도닌, 프레드니솔론	항염증·항알레르기 면역 억제 작용	유도 감염증, 내당능 이상, 위궤양
β차단제	프로프라놀롤 염산염	인디랄	교감신경 β수용체 차단 작용	서맥, 방실 블록, 심부전

　TgAb, TSH 수용체 항체(TRAb)가 양성이 될 수도 있다.
- 갑상선 초음파에서는 압통(염증) 부위에 일치하고 저초음파 영역(pseudocyst)이 인정되어 갑상선 신티그램 촬영에서도 섭취율은 떨어진다.
- 급성기에는 갑상선 여포가 파괴되고, 저장되는 갑상선호르몬이 대량으로 방출되기 때문에 갑상선 중독증을 일으키지만, 그후 여포 내 갑상선호르몬의 고갈과 함께 갑상선기능 저하증으로 이행한다. 여포의 수정 복원과 함께 갑상선 기능도 2~4개월 후에는 정상화된다.
- 무통성 갑상선염
- 무통성 갑상선염 진단 가이드라인을 참고한다(표 36-6). 고FT$_4$, 저TSH, 고Tg, TgAb 또는 TPOAb가 대부분의 경우에서 양성이다.
- 갑상선 초음파는 확산성 저초음파상을 나타내고 갑상선 신티그래피의 섭취율은 떨어진다.

치료법

아급성 갑상선염의 염증과 통증에 대한 약물 투여로 대증요법을 실시하지만 만성 갑상선염, 무통성 갑상선염은 갑상선중독증 또는 갑상선기능 저하증이 아니면 치료할 필요는 없다.

- 만성 갑상선염(하시모토병)
- 거의 갑상선 기능이 정상이며 몇 달 안에 자연 회복되기 때문에 치료할 필요는 없다.
- 갑상선기능 저하증 또는 무통성 갑상선염 합병에 의해 갑상선중독증에 걸린 경우는 각각에 따라 치료를 한다.
- 아급성 갑상선염
- 몇 달 안에 정상화되기 때문에 염증과 통증에 대한 대증요법이 기본이다. 가벼운 증상의 경우에는 비스테로이드성 항생제를, 심한 증상의 경우에는 부신피질 호르몬 제제(스테로이드제)를 사용

■ 표 36-6 무통성 갑상선염의 진단 가이드라인

a)임상 소견
 1. 갑상선 통증을 동반하지 않는 갑상선중독증
 2. 갑상선중독증의 자연 개선(보통 3개월 이내)
b)검사 소견
 1. 유리 T_4(FT$_4$) 높은 수치
 2. TSH 낮은 수치(0.1 $\mu\ell/m\ell$ 이하)
 3. 항TSH 수용체 항체(TRAb) 음성
 4. 방사성 요오드(또는 테크네슘) 갑상선 섭취율 낮은 수치
1) 무통성 갑상선염
 a)와 b)에 모두 해당
2) 무통성 갑상선염의 의심되는
 a)의 모두와 b)의 1~3에 해당
제외 규정
갑상선호르몬의 과잉섭취 예는 제외
【부록】
1. 만성 갑상선염(하시모토병)이나 완화된 그레이브스병이 경과 중 발병한 것이다.
2. 출산 후 수개월이 지나면 흔히 발병한다.
3. 갑상선 중독 증상은 경도의 경우가 많다.
4. 질병 초기에 갑상선중독증을 놓치고, 그 후 일과성의 갑상선기능 저하증을 발견하는 경우가 있다.
5. 항 TSH 수용체 항체 양성의 예가 드물게 있다.

(일본 갑상선학회: 무통성 갑상선염의 진단 가이드라인, 갑상선질환 진단 가이드라인 2010)

■ 표 36-7 무통성 갑상선염의 주요 치료제

분류	일반명	주요 상품명	약의 효과 메카니즘	주요 부작용
β차단제	프로프라놀 염산염	인데랄	교감신경 β수용체 차단 작용	서맥, 방실 블록, 심부전
갑상선호르몬 제제	레보티록신나트륨 수화물	치라진S	갑상선호르몬(T_4)의 보충	협심증, 간 기능 장애

한다. 스테로이드를 사용하면 며칠 사이에 줄어들지만, 갑자기 감량하면 재발할 가능성이 있기 때문에 2~3개월에 걸쳐 서서히 감량한다. 또한 갑상선 중독 증상이 심한 경우는 β차단제를 사용한다.

Px 처방 예 가벼운 증상의 경우 1)을, 심한 경우에는 2)를, 심계항진이 강한 경우에는 3)을 사용한다.
1) 아스피린(1.0) 1회 1정 1일 3회 아침 · 점심 · 저녁 식사 후 ← 비스테로이드성 항생제
2) 프레드닌정(5mg) 1회 2정 1일 2회 아침 · 저녁 식사 후 ← 부신피질 호르몬 제제
 → 다음 2주마다 5mg씩 감량하여 2개월 후에 중지한다.
3) 인디랄정(10mg) 1회 1정 1일 3회 아침 · 점심 · 저녁 식사 후 ← β차단제

● 무통성 갑상선염
● 원칙적으로는 치료할 필요가 없다. 갑상선중독증이 강한 경우는 β차단제 프로프라놀롤 염산염(인데랄)을, 갑상선 기능 저하가 지속되면 갑상선호르몬의 레보티록신 나트륨 수화물(치라진S)의 보충을 시작한다.

Px 처방 예 심계항진이 심한 경우
인디랄정(10mg) 1회 1정 1일 3회 아침 · 점심 · 저녁 식사 후 ← β차단제

Px 처방 예 갑상선 기능 저하가 지속되는 경우 고령자 · 관상동맥 질환 · 부정맥 합병의 예로는 1), 이외에는 2)를 사용한다.
1) 치라진S정(25μg) 1회 0.5~1정 1일 1~2회 아침 · 저녁 식사 후 시작 ← 갑상선호르몬 제제
 (T_4 제제)
 ※2~4주마다 0.5~1정씩 증량(최대 4정)
2) 치라진S정(50μg) 1회 1정 1일 1회 아침 식사 후 시작 ← 갑상선호르몬 제제(T_4 제제)
 ※2~4주마다 0.5~1정씩 증량(최대 3정)

눈으로 보는 질환

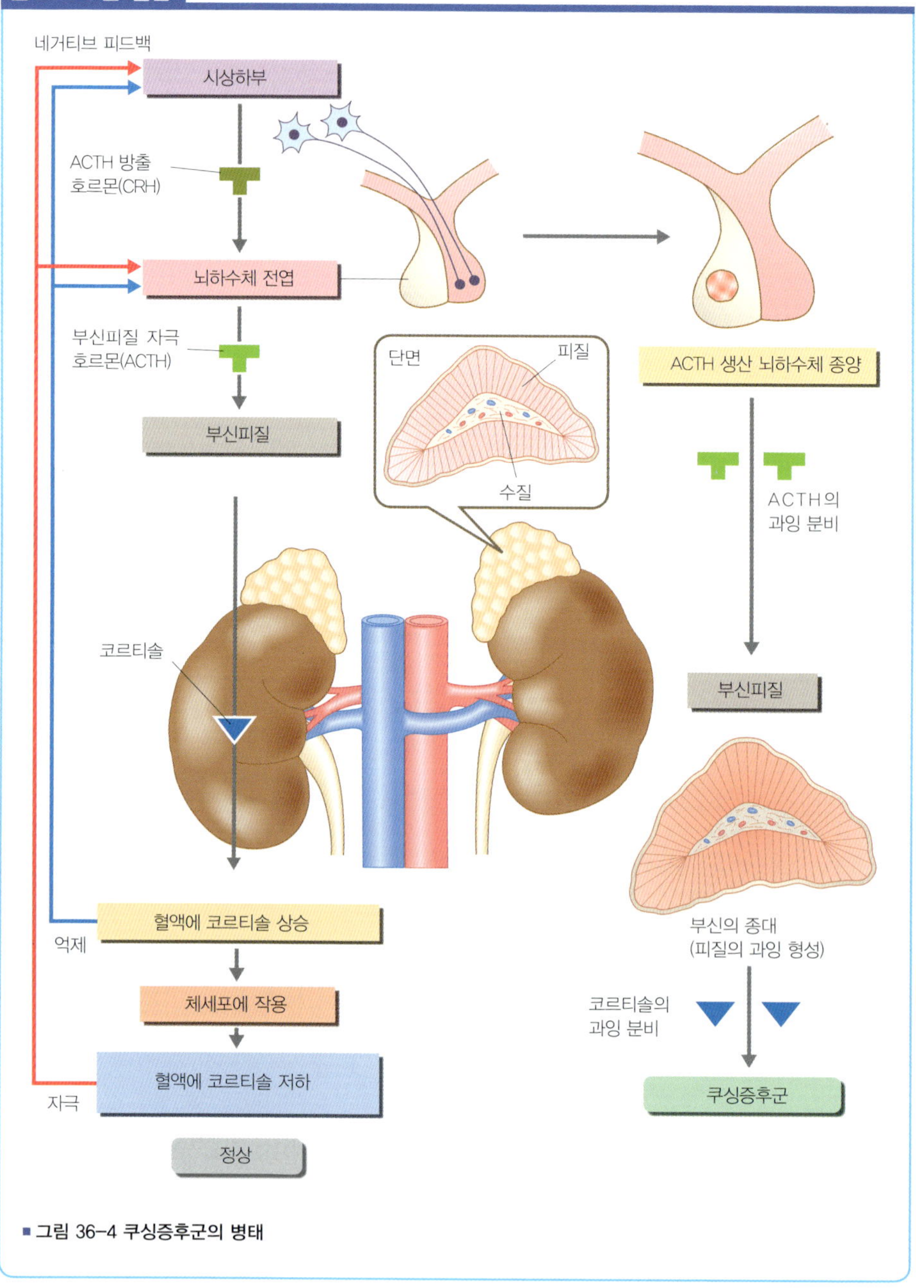

■ 그림 36-4 쿠싱증후군의 병태

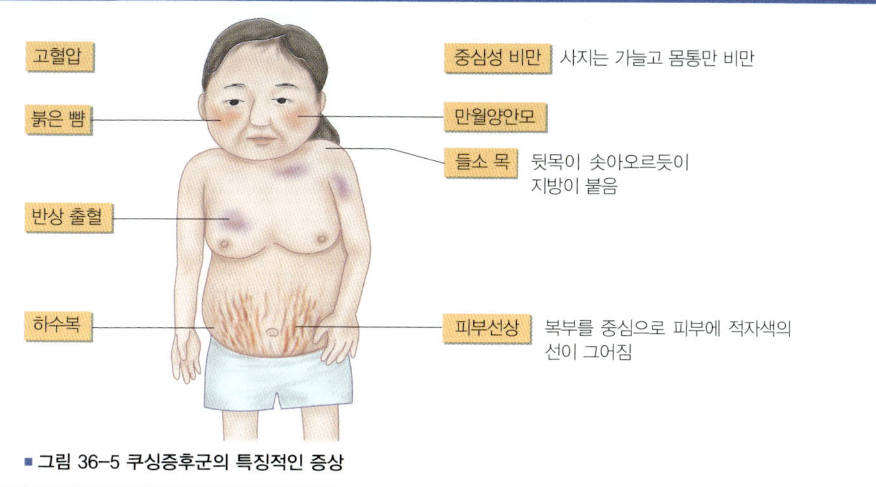

■ 그림 36-5 쿠싱증후군의 특징적인 증상

병태 생리

■ **쿠싱증후군은 뇌하수체에서 발생하는데 ACTH 과다 분비에 의한 뇌하수체 선종을 동반한다.**

- 부신피질 호르몬 중 당질 코르티코이드(코르티솔)의 만성적인 과잉 상태로 일어나는 특이한 증상(쿠싱 징후)을 나타내는 병태를 '쿠싱증후군'이라 한다(그림 36-5). 또한 뇌하수체 전엽에서 발생한 부신피질 자극 호르몬(ACTH) 생산 뇌하수체 종양으로 인해 고코르티솔혈증을 일으키는 질병을 '쿠싱병'이라 한다. 종양은 일반적으로 10mm 이하의 작은 선종이다. 이소성 ACTH 생산 종양이나 부신 종양에 의한 쿠싱증후군도 있다.
- 종양에서 과도한 ACTH를 분비하여 양측 부신이 종대하고 코르티솔, 부신 안드로겐의 과잉 증상을 나타낸다(그림 36-4).

역학 · 예후

- 40~60세의 중년 여성에게 많이 보이며, 남녀 비율은 1:4~5이고, 15세 미만은 드물다. 뇌하수체 종양의 약 10%를 차지하고, 쿠싱증후군 중 약 40%가 뇌하수체 종양에 의한 쿠싱병이다.

증상

- ACTH가 과다 분비하면 코르티솔 과잉으로 인한 고혈압, 당뇨병, 고지혈증, 골다공증, 유방 종양과 안드로겐 과다에 의한 다모, 월경 이상 등 다양한 증상을 나타낸다(표 36-8).

진단 · 검사값

■ **쿠싱 징후와 혈중 코르티솔의 상승이 인정되면 내분비 검사(덱사메타손 억제 검사, ACTH 방출호르몬 자극 검사), 뇌하수체 MRI 등으로 쿠싱증후군의 감별을 실시하여 진단을 확정한다.**

- 쿠싱증후군의 감별 진단을 위한 순서도는 〈그림 36-6〉과 같다. 쿠싱증후군의 특징적인 신체 징후에서 질환을 예상하고, 코르티솔의 자율적인 과잉 생산을 증명한다. 소변 중 유리 코르티솔 수치가 높고, 소량(0.5mg) 덱사메타손 억제 검사에서 코르티솔 억제가 부족하며 야간 혈중 코르티솔의 수치가 높으면 쿠싱증후군의 진단을 확정한다.
- 쿠싱병은 혈중 ACTH 농도는 정상~증가한다(ACTH 의존성). 혈중 ACTH 농도가 낮은 수치이면(ACTH 비의존성), 부신성 쿠싱증후군이 예상되면 부신 병변을 찾을 수 있다. 뇌하수체 MRI로 종양이 보이고, 대량(8mg) 덱사메타손 억제 검사에서 코르티솔이 이전 수치의 50% 이하로 억제되고, ACTH 방출호르몬(CRH) 검사에서 혈중 ACTH 농도가 이전 수치의 1.5배 이상으로 증가하면 쿠싱병으로 진단된다.

	증상	병태 생리
코르티솔	만월양안모, 중심성 비만	체지방 분포의 이상
	고혈압	미네랄 코르티코이드양 작용으로 나트륨, 물 고임
	들소 목	체지방 분포의 이상
	적색 피부 선조	단백 이상 항진으로 피부가 얇아지고, 갑자기 살이 쪄서 피부가 튼다.
	부종	미네랄 코르트코이드양 작용
	근육 위축	단백 이상 항진으로 인해 근력 저하
	골다공증	뼈 생산의 억제
	요로결석	비타민D의 작용 억제로 장관에서 칼슘 흡수 저하, 소변으로 칼슘 배설 항진
	당뇨병	당 생산 항진, 인슐린 저항성 증대
	피하 자혈, 자반	혈관 벽의 이상 작용
	정신적 증상	중추신경계의 피자극성이 항진
	감염성	면역 반응의 억제
안드로겐	월경 이상	LH 분비 억제
	다모, 좌창	남성화 작용

- 이소성의 ACTH 증후군과의 감별은 하추체 정맥동(IPS) 또는 해면 정맥동(CS) 샘플링을 시행하고 영상 소견과 함께 뇌하수체 선종이 있는지 확인한다.
- 검사값
- 일반 검사: 호중구 증가, 호산구·림프구 감소, 저칼륨혈증, 대사성 알칼로시스, 고혈당, LDL 콜레스테롤 증가, HDL 콜레스테롤 저하, 응고 기능 항진
- 내분비 검사: 혈중 ACTH와 코르티솔(동시 측정)은 고도~정상, 소변 중 유리 코르티솔의 높은 수치, 야간 혈중 코르티솔의 높은 수치
- 화상 검사: 1.5스텔라의 뇌하수체 MRI에서 종양의 존재(검출률 40~60%).

치료법

■ 최우선 선택은 수술적 치료인 뇌하수체 선종 절제술이다.
- 치료 방침
- 나비굴을 통과하여 뇌하수체 선종 적출 수술을 제일 먼저 선택한다(치료율 75~90%). 수술로 치료되지 않는 경우나 수술을 할 수 없는 경우, 재발한 경우는 방사선 치료나 약물 치료(표 36-9)를 실시한다.
- 약물요법

Px 처방 예

- 메트필론 캡슐(250mg)　1회 1캡슐　1일 2~3회　아침·점심·저녁 식사 후　← 부신피질 호르몬 합성 억제제
- 오페프림 캡슐(500mg)　1회 1캡슐　1일 3회　아침·점심·저녁 식사 후　← 부신피질 호르몬 합성 억제제

- 방사선 요법
- 감마 나이프 등의 정위적 방사선 조사를 실시(관해율 약 80%). 효과 발현에는 장기간(몇 개월~몇 년)이 필요하기 때문에 약물요법의 병용 또는 부신 절제 수술을 고려한다.

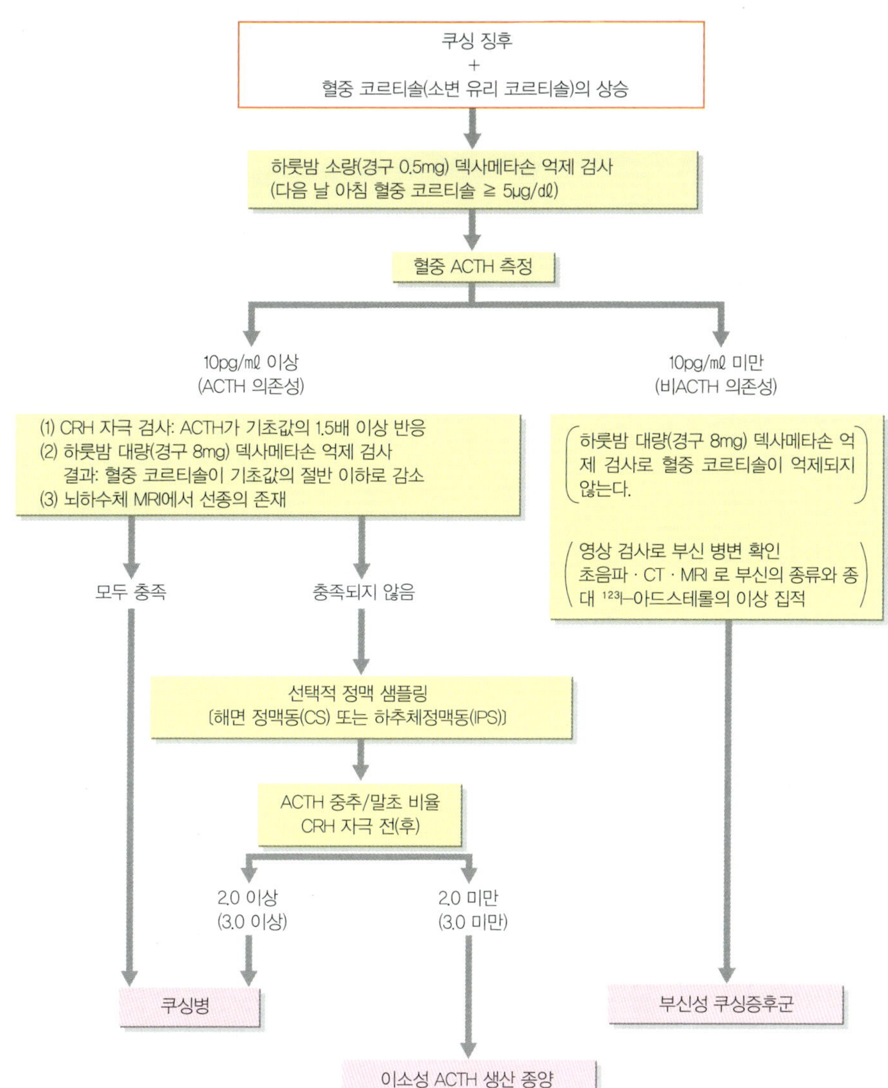

■ 그림 36-6 쿠싱증후군의 감별 진단 순서도

(히라타 유키 저: Cushing 증후군의 진단과 치료, 일본 내과학 잡지 92:259—336, 2003)

■ 표 36-9 쿠싱병의 주요 치료제

분류	일반명	주요 상품명	약의 효과 메커니즘	주요 부작용
부신피질 호르몬 합성 억제제	메티라폰	메트필론	11β–하이드록시라아제를 특이적으로 억제	소화기 증상
	미토탄	오페프림	부신피질 세포 독 작용, 스테로이드 합성 억제 작용	소화기 증상, 중추신경 증상, 간경화

눈으로 보는 질환

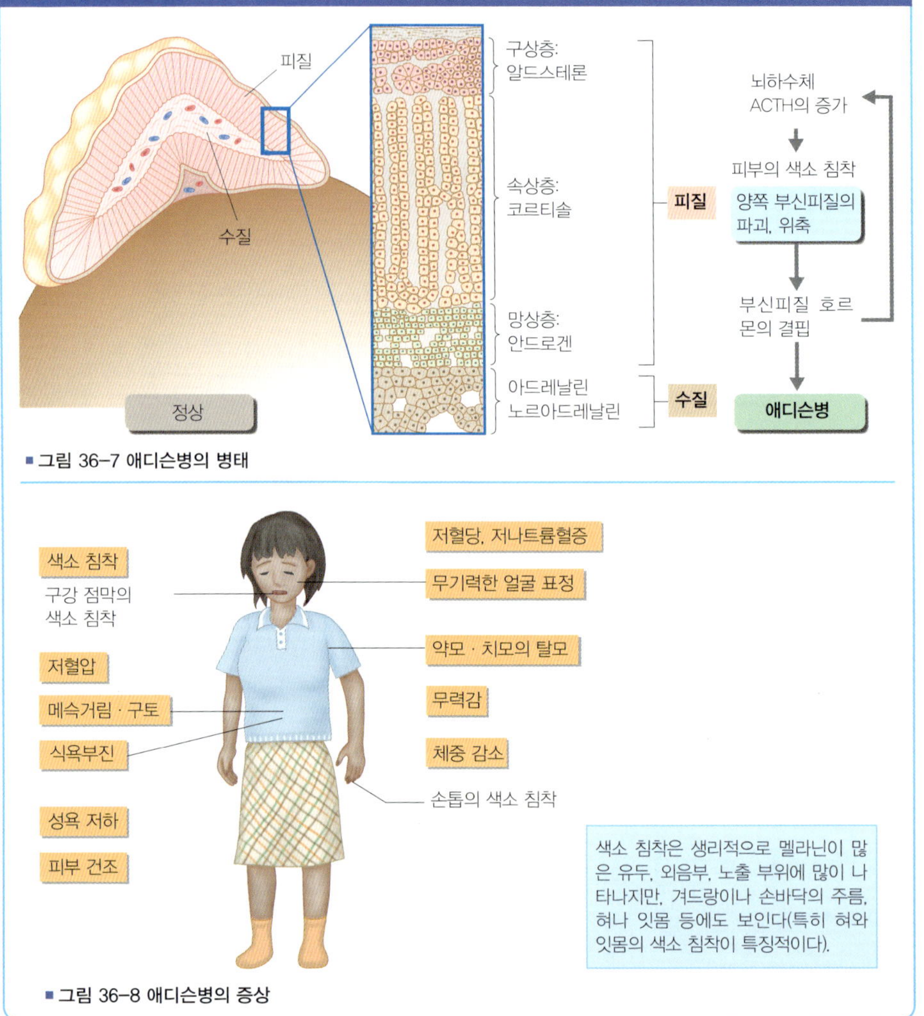

■ 그림 36-7 애디슨병의 병태

■ 그림 36-8 애디슨병의 증상

병태 생리

▌애디슨병은 양쪽의 부신피질이 파괴되어 부신피질 호르몬이 만성적으로 부족한 상태이다.

- 부신피질은 구상층, 속상층, 망상층의 3층으로 구성되며, 각각 알드스테론, 코르티솔, 안드로겐을 생성한다.
- 애디슨병은 부신 병변으로 인해 모든 부신피질 호르몬이 만성적으로 부족한 상태이다.
- 양쪽 부신의 90% 이상이 파괴되거나 위축되어 발병한다. 코르티솔 저하로 인해 ACTH의 분비는 증가하기 때문에 전신에 피부 침착이 생긴다.

병인 · 악화 요인

- 병인으로 결핵, 악성 종양의 부신 전이(유방암, 폐암, 위암, 대장암, 악성 림프종, 악성 흑색종 등), 부신 출혈. 경색, 감염증(곰팡이, 사이토메갈로바이러스, HIV)에 의한 것과 특발성 위축이 있다.
- 특발성의 원인으로는 항부신 항체가 확인되어 자가 면역성이라 간주되고 있다.
- 다선성(호르몬 결핍) 자가면역 증후군(APS) 중 하나의 병태를 나타내고 있는 것이 있다. APS에는 부갑상선기능 저하증, 점막 피부 칸디다증 등을 합병하는 Ⅰ형(HAM증후군)과 하시모토병, 성선 기능 저하증, 1형 당뇨병 등을 합병하는 Ⅱ형(슈미트증후군)이 있다.

역학 · 예후

- 남녀 비율은 1:1이고, 50~60대에 많다. 일본에서도 서양처럼 특발성(42%)이 증가하는 추세이지 만, 여전히 결핵성(37%)도 많다.

증상

> **부신피질 호르몬 결핍에 의한 피로감, 체중 감소, 혈압 저하와 부신피질 자극 호르몬(ACTH)의 높은 수치에 따른 피부 색소 침착이 확인된다.**

- 특이 증상으로 신진대사 전반(피로감, 무기력, 체중 감소, 저혈압), 당 대사 이상(저혈당), 전기 분 해질 이상(저나트륨혈증, 고칼륨혈증), 부신 안드로겐 저하(액모 · 음모의 탈모), 색소 침착(피부, 관절, 손톱, 구강 내), 무기력, 소화기 증상(메슥거림, 구토, 식욕부진), 정신적 증상 등이 인정된 다(그림 36-8).

진단 · 검사값

- 임상 증상과 일반 검사에서 애디슨병을 예상한다. 그러나 질환의 진행이 느리고 비특이적이어서 조 기 진단은 좀처럼 어렵다. 빠른 ACTH 검사로 부신피질 예비 기능을 평가하고 확정 진단을 한다.
- 검사값
- 일반 검사: 저나트륨혈증, 고칼륨혈증, 고요소 질소혈증, 호산구 증가, 저혈당, 정구성 빈혈, 대사 성 산증
- 내분비 검사: 이른 아침 혈청 코르티솔의 낮은 수치, 혈중 ACTH의 높은 수치, 소변 유리 코르티 솔 감소, 항부신 항체 양성
- 빠른 ACTH 검사는 합성(1-24) ACTH(코토로신: $250\mu g$)를 정맥 주사한다. 0, 30, 60분 후 혈청 코르티솔을 채혈하고 정상 수치가 $18{\sim}20\mu g/d\ell$ 미만일 때, 또는 코르티솔의 증가량이 $5{\sim}7\mu g/d\ell$ 미만인 경우 부신피질기능 저하증으로 진단한다.

합병증

- 감기 등의 감염 병발로 인해 급성 부신 크라이시스가 발병한다.

치료법

> **평생 부신피질 호르몬의 보충이 필요하며, 기본적으로 당질 코르티코이드와 광질 코르티코이드를 투여한다.**

- 치료 방침
- 당질(글루코) 코르티코이드의 보충이 필수적이다. 일반적으로 하이드로코르티손(코토릴)의 보충 요법을 적용한다. 단시간 작용형 당질 코르티코이드(플루드로코르티손 에스테르, 하이드로코르티 손)는 광질(미네랄) 코르티코이드 작용도 있지만, 중 · 장시간 작용형 당질 코르티코이드는 광질 코르티코이드 작용이 약하고, 저나트륨혈증이나 저혈압이 개선되지 않으면 광물 코르티코이드를 보충한다. 하루 중 변동에 따라 아침 1회 또는 아침 · 저녁 2회 복용(아침 복용량은 많게)하는 것이 일반적이다. 그러나 단시간 작용형 당질 코르티코이드는 이른 아침 ACTH 분비 억제가 불충분하 기 때문에 색소 침착이 생길 수 있고, 그 경우는 장시간 작용형 당질 코르티코이드(덱사메타손)를 취침 전에 투여하는 것이 효과적이다. 부신 안드로겐의 보충은 일반적으로 필요 없다.

분류	일반명	주요 상품명	약의 효과 메커니즘	주요 부작용
당질 코르티코이드 제제	하이드로코르티손	코트릴	항염증 · 항알레르기 작용	감염증 악화, 내당능 이상, 위궤양
	덱사메타손	데카도론		
광질 코르티코이드 제제	초산플루드로코르티손 에스테르	플로리네프	물 · 나트륨 축적	고혈압, 저칼륨혈증

발열이나 스트레스 시에는 당질 코르티코이드의 필요량이 증가하기 때문에 급성 부신부전이 발병할 수 있고, 그 경우에는 복용 약을 늘리도록 환자 교육이 필요하다(순서도 참조).

● 약물요법

● 부신피질 호르몬 제제(스테로이드)가 사용된다. 색소 침착은 덱사메타손(데카도론), 저나트륨혈증과 저혈압에는 초산플루드로코르티손 에스테르(플로리네프)를 투여한다(표 36-10).

Px 처방 예

● 코트릴정(10mg) 1회 1/0.5정 1일 2회 아침 식사 후 1정, 저녁 식사 후 0.5정 또는 1회 1정 1일 2회 아침 · 저녁 식사 후 ← 당질 코르티코이드 제제

● 데카도론정(0.5mg) 1회 1정 1일 1회 저녁 식사 후 ← 당질 코르티코이드 제제

● 플로리네프정(0.1mg) 1회 1정 1일 1회 아침 식사 후 ← 광질 코르티코이드 제제

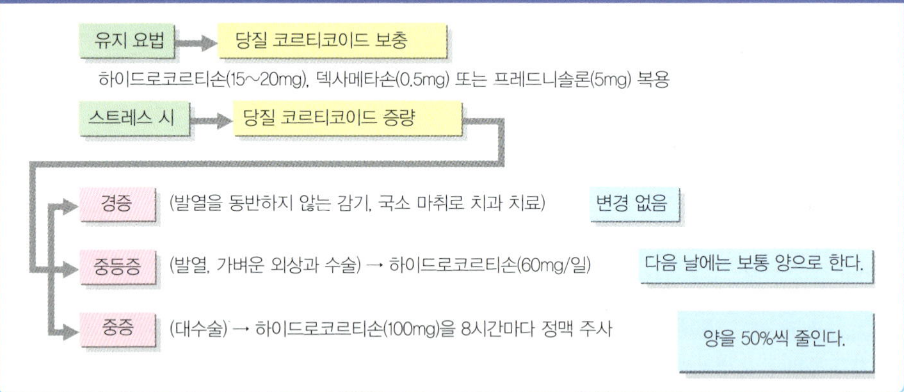

E. 부신 크라이시스

병태 생리

▌부신 크라이시스는 부신피질 호르몬인 코르티솔이 급격하게 부족하여 생긴다.
- 처음 증상은 특이한 것이 없지만, 생명 유지에 필수적인 체액량 · 전해질의 조절이 잘되지 않고, 저혈압, 저혈당, 저나트륨혈증을 초래한다. 부신 자체가 원인(원발성)인 경우와 시상하부–뇌하수체 체계가 원인(속발성)인 경우가 있다.
- 원발성 부신 크라이시스는 애디슨병, 부신 출혈〔워터하우스–프리데리크센(Waterhouse–Friderichsen)증후군〕, 암 전이 등으로 생기고, 속발성 부신 크라이시스는 부신피질 호르몬 제제의 장기 복용 중단, ACTH 단독결손증, 범뇌하수체기능 저하증에 의해 발생한다.

병인 · 악화 요인

- 정상은 부신에서 하루 약 20mg의 코르티솔이 분비된다. 감염 · 외상 · 수술 시 등 스트레스를 받으면 코르티솔 분비가 하루 100~300mg으로 증가하여 스트레스로부터 신체를 방어한다.
- 서서히 진행하는 만성 부신기능 저하증을 앓고 있는 경우, 평소 자각 증상이 없어도 스트레스가 많아지면 급속한 코르티솔의 분비 장애가 발생하여 코르티솔의 절대량이 부족하거나 증가한 수요에 맞는 공급이 이루어지지 않아 결핍이 되어 부신 크라이시스가 발병한다.

역학 · 예후

- 애디슨병이 진행 중일 때 부신 크라이시스 발병률은 37.4%이다. 원인으로 감염(75%)과 스테로이드 보충 중단(7.5%) 등을 들 수 있다.
- 신속한 진단과 적절한 치료가 이루어지지 않으면 치명적이다.

증상

▌증상은 특별한 것이 없고 다양하다.
- 초기 증상은 주로 전신 권태감, 피로감, 식욕부진, 소화기 증상(메슥거림 · 구토, 복통, 설사)과 발열을 수반하고 탈수 소견이 인정된다.
- 12시간 이상 경과하면 실인, 오인, 기명력 장애 등의 의식 장애가 나타나고, 혈압 저하, 저혈당, 탈수 증상이 진행되고 순환부전에 의한 쇼크사에 이른다.
- 패혈증이나 부신 출혈은 자반, 피하 출혈, 티아노제를 일으키는 경우가 많다.

진단 · 검사값

- 특이한 증상이 없기 때문에 원인 불명의 의식 장애나 쇼크 상태를 일으킨 환자는 이 질환을 의심해보아야 한다.
- 저나트륨혈증, 고칼륨혈증, 고요소질소혈증, 저혈당, 호산구 증가, 대사성 산증 등을 나타내고 종종 빈혈이나 고칼슘혈증을 확인할 수 있다. 혈중 코르티솔은 일반적으로 낮은 수치이지만 기준치 내의 경우도 있으므로 주의가 필요하다.

합병증

- 쇼크

치료법

▌검사 결과를 기다리지 말고 신속하게 당질 코르티코이드 투여와 수액의 적용을 시작한다.
- 부신 크라이시스가 의심되는 경우 ACTH, 코르티솔의 검사 결과를 기다리지 말고 즉시 치료를 시작한다. 치료의 기본은 당질 코르티코이드 투여와 수액이며, 쇼크 · 파종성 혈관내응고 증후군(DIC)에 대한 대증요법, 감염 등의 원인에 대한 치료를 병용한다('치료 순서도' 참조). 급격한 나트륨 보충은 다리 중심 척수막 붕괴 증후군(CPM)을 발병하기 때문에 주의가 필요하다.

부신 크라이시스의 병기 · 병태 · 중증도별 치료 순서도

부신 크라이시스의 발병 →

1. 급성기

〈1일째〉

1) 정맥 라인의 확보
2) 혈당, 전해질, ACTH, 코르티솔의 측정
3) 하이드로코르티손(100mg)을 정맥 내 투여
4) 5% 포도당 500mℓ + 생리 식염수 500mℓ를 1~2시간 점적 정맥 주사(첫날 주입량은 3000~4000mℓ/일)
5) 하이드로코르티손(100mg/8시간) 지속 점적(300mg/일)

↓

〈2일째 이후〉

쇼크 상태를 벗어나면, 2일째는 하이드로코르티손 200mg/일, 3일째는 100mg/일, 4일째는 50mg/일로 줄이고, 하이드로코르티손의 경구 투여(15~20mg/일)로 변경한다. 증상이 개선되지 않는 경우는 대량(300~400mg/일) 투여를 계속한다.

↓

2. 만성기

1) 부신 크라이시스를 일으킨 원인을 검색하고 감별 진단한다.
2) 당질 코르티코이드를 경구 투여로 변경한다.
3) 저혈압, 저나트륨혈증이 지속되면 광질 코르티코이드의 초산플루도르코르티손 에스테르(플로리네프 0.1mg/일)를 병용한다.

갑상선기능 저하증 환자의 간호

사카이 아키코

간호 과정 순서도

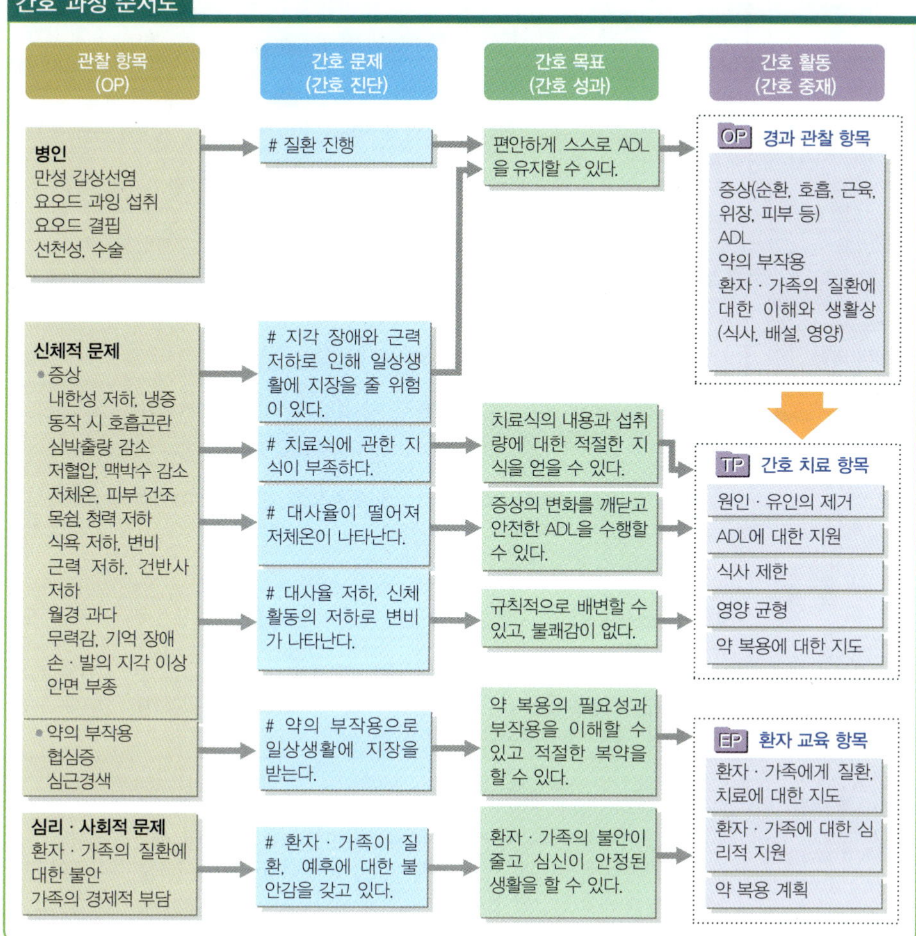

기본 개념

- 갑상선기능 저하증은 갑상선 기능 장애가 갑상선호르몬인 티록신(T_4), 트리요오드티로닌(T_3)의 부족을 일으킨다. 치료는 갑상선호르몬 제제를 복용하는 것이 기본이다. 따라서 일과성 기능저하증을 제외하고는 평생 복약이 필요하다는 것을 이해시킨다.
- T_3와 T_4는 신체의 신진대사 유지를 관장하는 호르몬이기 때문에 신진대사가 저하되면 권태감이 강해져 활동성이 떨어지고 무기력해지며 정신 활동도 활발하지 않게 된다. 가능하면 환자 스스로 일상생활을 할 수 있도록 지원하는 것이 중요하다.

정보 수집	평가 관점과 근거 · 잠재적 간호 문제
전신 상태 파악	갑상선호르몬과 ADL과 관련하여 발생하는 전신 상태의 변화를 파악하는 것이 중요하다. 예를 들어 갑상선호르몬 부족으로 열 생산이 일어나지 않아 저체온증이 되고, 몸 전체가 차가워져 춥다고 표현한다. 땀이 줄어들기 때문에 피부가 건조해진다. 혈액순환이 나빠져 심장박출량과 맥박수가 감소한다. 식욕부진이나 일상생활의 활동성이 떨어진 경우는 변비 증상이 나타난다. • 왜 현재의 증상이 발병했는지, 전신 상태와 관련하여 파악하고 평가한다. • 체온, 맥박, 혈압, 호흡: 저체온, 내한성 저하, 서맥, 호흡곤란, 저혈압 또는 고혈압, 심장비대증, 흉수 • 피부 상태, 얼굴 모양의 변화: 피부 건조, 발한 감소, 피부 비후, 안면 부종, 무표정 • 소화기 증상: 식욕부진, 메슥거림, 구토, 복부 팽만, 변비 • 정신 활동: 전신 권태감, 피로감, 근육통, 근력 저하, 무기력, 무관심 🔍 잠재적 간호 문제 : 대사율의 저하에 따른 저체온증 발생/전신 상태의 변화로 일상생활에 지장을 받음/자가 조정으로 약효 감소
증상의 출현 상황, 정도 관찰	갑상선호르몬 부족의 정도와 기간과 관련하여 신진대사가 저하되므로 질환의 징후와 정도를 파악한다. • 심장: 심장 조직의 변화, 심박출량 감소, 심장박동수 감소가 보인다. 말초순환 기능이 심장 기능을 변화시킨다. • 호흡: 저환기에 의해 신체 반응이 저하된다. • 신경: 신경의 대사 이상과 조직의 간질성 부종으로 손발의 감각 이상이 생긴다. • 근육 · 골격: 근력 저하에 따라 뮤코단백질이 축적되어 부종이 생긴다. 병적 골절은 칼슘의 전송 장애 때문에 일어난다. • 위장: 소화불량은 소화기 점막의 위축과 염산의 생산 능력 저하로 인해 일어난다. • 호르몬: 부신피질의 변화로 저혈당 증상이 나타난다. TSH(갑상선자극 호르몬)가 증가한다. 🔍 잠재적 간호 문제 : 신진대사 기능 저하에 따른 일상생활에 지장/대사율의 저하, 신체 활동의 저하로 변비가 생긴다./환자 · 가족이 질병 예후에 대한 불안을 안고 있다./지각 장애나 근력 저하로 일상생활에 지장을 받을 우려가 있다.
약의 효과 · 부작용에 대한 관찰	갑상선호르몬 제제는 소량으로 시작한 후 증량하므로 정확하게 투약하고 효과를 관찰한다. • 관찰 시에는 맥박의 관찰이 중요하다. • 장기 또는 평생 복용해야 하기 때문에 중단하지 않도록 필요성을 충분히 설명한다. • 부작용으로 빈맥, 심계항진, 부정맥, 발한, 정서 불안이 나타나므로 부작용의 증상과 복용에 대한 환자의 생각을 충분히 확인한다. 🔍 잠재적 간호 문제 : 약물의 부작용으로 일상생활에 지장을 받는다.
환자 · 가족의 심리 · 사회적 측면 파악	환자 · 가족이 질병을 어떻게 인식하고 있는지 확인한다. 약물을 장기간 복용하기 때문에 부작용 증상에 주의하도록 충분히 설명한다. 또한 자의적인 판단으로 복약을 중단 · 증감할 위험에 대해서도 지도할 필요가 있다. • 증상이 서서히 나타나기 때문에, 환자 · 가족이 눈치채지 못하는 경우가 있다. 또한 호르몬의 영향으로 지각과 감각이 둔해지기 때문에 환자가 질병을 인식하기 어려우므로 주의한다. • 질병에 대한 인식은 복약에 영향을 미치고, 치료의 효과나 지속성을 좌우하며 QOL에 영향을 준다.

<table>
<tr><td></td><td>

- 가족이 정신적인 부담을 느끼게 되므로 이에 대해서도 지원한다.
🔍 잠재적 간호 문제 : 치료식에 관한 지식 부족/환자·가족이 질환과 예후에 불안감을 갖는다./ 수면 장애가 생긴다.
</td></tr>
</table>

| Step1 영향 평가 | **Step2 간호 초점** | Step3 계획 | Step4 실시 | Step5 평가 |

간호 문제 리스트

#1 지각 장애와 근력 저하로 일상생활에 지장을 받는다(활동–운동 패턴).
#2 약물의 부작용으로 일상생활에 지장을 받는다(건강 지각–건강관리 패턴).
#3 치료 음식에 관한 지식이 부족하다(인지–지각 패턴).
#4 대사율의 저하로 저체온증이 나타난다(영양–대사 패턴).
#5 대사율의 저하, 신체 활동의 저하로 변비가 생긴다(배설 패턴).
#6 환자·가족이 질병 예후에 대한 불안감을 안고 있다(자기 인식 패턴).

간호의 우선순위 지침

- 갑상선호르몬의 저하로 권태감이 심하고 활동성이 떨어지기 때문에 일상생활에 대한 지원이 필요하다. 약을 장기간 계속 복용해야 하므로, 부작용 증상이 나타나는지 관찰하면서 복약에 대한 이해와 함께 치료를 계속하도록 환자의 의욕을 북돋우는 것이 중요하다.

| Step1 영향 평가 | Step2 간호 초점 | **Step3 계획** | Step4 실시 | Step5 평가 |

1 간호 문제	**간호 진단**	**간호 목표(간호성과)**
#1 지각 장애와 근력 저하로 인해 일상생활에 지장을 줄 위험이 있다.	**활동 내성 저하 위험 상태** **위험 요인:** 체력 감퇴, 순환기·호흡기에 문제가 발생	〈**장기 목표**〉 활동성이 떨어져 정신력도 흐려지기 쉬우므로 가능한 행동과 불가능한 행동의 범위를 이해하고, 안정된 일상생활을 할 수 있다. 〈**단기 목표**〉 신체 상태에 따라 활동 범위를 넓히고 여유를 갖고 행동할 수 있다.

간호 계획	**중재 포인트와 근거**

OP 경과 관찰 항목

- 안정 시와 활동 시 호흡 상태의 변화 관찰(호흡수, 노력 호흡, 환기 상태, SpO₂)
- 안정 시와 활동 시의 순환 상태 관찰(맥박, 혈압)

- ADL의 행동 범위의 변화

TP 간호 치료 항목

- 호흡·순환 상태에 따라 ADL을 스스로 조정할 수 있도록 검토·지도한다.
- 환자의 페이스로 수행할 수 있도록 환경을 조정한다.

EP 환자 교육 항목

- 환자와 가족과 함께 일상생활의 행동 범위를 조정할 수 있도록 지도한다.
- 약의 효과에 맞추어 생활을 조정하도록 지도한다.

➡ **근거** 대사 저하는 몸 전체에 영향을 미쳐 호흡·순환의 동태가 변화한다. 예를 들어 심장 기능이 변화하여 심박출량 저하, 심장박동수 감소가 심장에서 박출되는 혈액량을 감소시킨다.
➡ 증상의 변화가 ADL에 미치는 영향을 관찰한다.

➡ **근거** 호흡·순환 상태의 변화에 따라 활동에 대한 불안도 생기지만, 스스로 할 수 있는 것과 없는 것을 생각하고, 심신을 안정시켜 자신의 페이스로 ADL을 수행하는 것이 중요하다.

➡ 이를 위해서는 주위의 지원과 약의 복용으로 인한 증상의 안정에 주의를 기울인다.

<table>
<tr><td>2 간호 문제</td><td>간호 진단</td><td>간호 목표(간호성과)</td></tr>
</table>

2 간호 문제	간호 진단	간호 목표(간호성과)
#2 약물의 부작용이 일상생활에 지장을 준다.	비효과적 자기 건강관리 **관련 요인:** 치료 계획에 대한 불신, 지식 부족 **진단 지표** □ 치료 계획을 일상생활에서 수행할 수 없다. □ 지시된 치료법을 실시하기 어렵다고 말로 표현한다.	〈**장기 목표**〉 1) 적절한 복약 행동으로 최대의 치료 효과를 얻을 수 있다. 2) 부작용이 나타났을 때에는 조기에 대응할 수 있다. 〈**단기 목표**〉 환자가 맥박수의 이상을 스스로 확인할 수 있다.

간호 계획	중재 포인트와 근거
OP 경과 관찰 항목 • 복용 시간과 부작용이 나타난 시간, 복용 용량과 부작용이 나타난 시간의 관련성을 확인한다. • 신진대사의 급격한 변화에 따른 증상 관찰 : 두통, 심계항진, 협심증 • 갑상선호르몬으로 인한 대사 비율 상승에 따른 증상 관찰 : 빈맥, 호흡수의 증가, 불면증, 발열, 발한, 설사, 골밀도 감소	➡ **근거** 갑상선호르몬 제제의 투여량이 너무 많으면 갑상선기능 항진증이나 대사율 상승이 일어난다. 갑상선호르몬 제제의 부작용은 갑상선기능 항진증과 같은 증상을 나타내는 것을 인식하고 증상의 변화에 주의한다.
TP 간호 치료 항목 • 부작용이 나타났을 때에는 즉시 의사에게 알린다. • 부작용 증상에 따라 대처한다.	➡ **근거** 약물 혈중 농도의 변화는 갑상선기능 저하증의 증상을 일으키기 때문에 환자는 매일 규칙적으로 복약을 계속할 수 있도록 지도한다. 부작용 발현 시에는 즉시 상담하도록 설명한다.
EP 환자 교육 항목 • 환자 · 가족에게 올바른 복약을 이해하고 자기관리를 할 수 있도록 지도한다. • 맥박수의 이상을 확인하는 방법을 지도한다.	➡ **근거** 약물 대사의 지연이 약물 혈중 농도의 최고치가 되는 것을 이해하도록 한다. 혈중 농도의 변화는 질환 상태를 악화시킨다는 것을 설명한다.

3 간호 문제	간호 진단	간호 목표(간호성과)
#3 치료식에 관한 지식이 부족하다.	지식 부족 **관련 요인:** 정보를 잘못 해석, 학습에 대한 관심 부족 **진단 지표** □ 지시된 것을 적당히 수행한다. □ 부적절한 행동	〈**장기 목표**〉 1) 치료식의 필요성을 이해한다. 2) 필요 시 의료 관계자에게 상담하여 안정된 증상을 유지하는 것이 가능하다. 〈**단기 목표**〉 치료식의 내용 및 섭취량에 관한 올바른 지식을 얻을 수 있다.

간호 계획	중재 포인트와 근거
OP 경과 관찰 항목 • 질환의 징후와 증상의 진행 • 행동 변화(흥분, 혼란, 환각, 망상) • 극도의 피로 • 스트레스 • 다리 · 발목의 부종 • 식욕, 수분의 섭취 상태	➡ **근거** 기분이 가라앉아 있거나 주의가 산만하면 학습 능력이 저하된다. 식사 섭취 상태와 정신적인 반응을 충분히 관찰한다.
TP 간호 치료 항목 • 저에너지식에 대해 설명한다. • 영양가 높은 음식을 소량씩 섭취하도록 지도한다.	➡ **근거** 저에너지식은 신진대사율을 낮춘다. ➡ **근거** 소량의 식사는 염산 생산을 감소시켜 소화 장애가 발생하지 않도록 돕는다.

- 수분의 과잉 섭취를 피하도록 지도한다.

- 식이섬유가 많은 음식을 섭취하게끔 식단을 짜도록 한다.
- 콩, 무, 양배추, 땅콩 등을 섭취하지 않는다.

EP 환자 교육 항목
- 치료식의 필요성을 이해할 수 있도록 지도한다.
- 의문 사항이 있으면 의사, 간호사, 영양사와 상담할 수 있도록 한다.
- 환자의 평소 식습관을 중심으로 무리가 없는 치료식을 생각할 수 있도록 가족에게 협력을 한다.

➡ **근거** 수분 섭취의 제한은 모세혈관 투과성의 증가에 따라 수분 축적을 감소시킨다.
➡ **근거** 식이섬유가 많은 식품의 섭취는 위장 운동을 돕는다.
➡ **근거** 갑상선호르몬의 분비를 방해하는 음식을 피한다.

➡ **근거** 대사율의 저하와 관련하여 정신적으로 불안정하고 주의력이 산만한 상태가 되면 효과적인 치료식을 유지할 수 없다. 환자·가족과 함께 적절한 방법을 의논하여 계획을 세우도록 한다.

4 간호 문제	간호 진단	간호 목표(간호 성과)
#4 대사율의 저하로 저체온이 나타난다.	저체온 **관련 요인:** 질환, 대사율의 저하 **진단 지표** □ 정상 범위 이하로 떨어진 체온 □ 피부 냉증	〈장기 목표〉 저체온의 증상과 대처방법, 적절한 보온방법의 지식을 얻어 저체온의 예방 행동을 취할 수 있다. 〈단기 목표〉 저체온을 예방하기 위한 ADL을 수행할 수 있다.

간호 계획	중재 포인트와 근거
OP 경과 관찰 항목 - 저체온의 징후를 관찰한다. - 직장 체온 - 맥박·호흡수의 감소 - 냉감 - 오한 - 창백, 홍조, 안색 나쁨 **TP 간호 치료 항목** - 주거 환경의 온도를 올린다. - 틈새 바람을 막는다. - 야간에 담요를 걸치는 등을 보온을 권한다. - 옷을 겹쳐 입도록 권한다. - 모자, 양말, 장갑 착용을 권한다. - 보온을 꾸준히 하여 서서히 체온을 상승시킨다. - 금연하도록 지도한다. **EP 환자 교육 항목** - 오한을 방지하는 방법을 이해하고 환자가 스스로 적절한 방법을 선택할 수 있도록 지도한다. - 저체온에서 회복 시 빠른 보온을 하지 않고 적절한 보온을 할 수 있도록 지도한다.	➡ **근거** 갑상선호르몬의 감소가 신진대사율을 저하시킨다. 혈관 수축이 저체온의 위험성을 증가시키는 것을 이해한다. ➡ **근거** 오한은 대사율을 증가시키고, 심장에 부담을 준다는 것을 이해한다. ➡ 저체온이 되지 않도록 하는 예방 행동이 중요하다는 것을 인식시킨다. ➡ **근거** 갑자기 따뜻하게 하면 신진대사가 급격히 빨라지고 심근의 산소 필요량이 증가하며 혈관 허혈 상태가 되므로 주의가 필요하다. ➡ **근거** 흡연은 대사율을 저하시켜 혈관 수축을 늘리고, 말초 부위의 냉감을 증가시킨다.

5 간호 문제	간호 진단	간호 목표(간호 성과)
#5 대사율의 저하, 신체 활동의 저하로 변비를 일으킨다.	변비 **관련 요인:** 불충분한 신체 활동, 약물 **진단 지표** □ 배변 횟수 감소 □ 복부 위화감	〈장기 목표〉 심신 상태에 따라 ADL을 정돈하고, 규칙적으로 배변할 수 있고, 불쾌감이 없다. 〈단기 목표〉 식사, 수분 섭취, 배변 습관을 정돈하고 규칙적으로 배변할 수 있다.

<table>
<tr><th>간호 계획</th><th>중재 포인트와 근거</th></tr>
</table>

OP 경과 관찰 항목
- 배변 횟수 · 양, 배변 시간
- 복부 팽만
- 식사 · 수분 섭취 상태
- 활동량

TP 간호 치료 항목
- 수분의 과잉 섭취를 자제한다.
- 식이섬유가 많은 식품의 섭취를 촉진한다.
- 피로감을 고려하여 적당한 운동을 하도록 한다.
- 하복부 마사지를 한다.
- 배변 시간을 조정한다.
- 설사약 투여

EP 환자 교육 항목
- 변비의 원인을 설명하고 일상생활에서 식사와 활동 방법을 의논한다.
- 배변 습관을 확립할 수 있도록 지도한다.

➡ **근거** 대사율의 저하, 신체 활동의 저하가 계속되어 장 연동이 떨어져 변비를 일으키기 때문에 변비 증상과 함께 호르몬 저하 상태나 신체 활동량을 관찰해야 한다.

➡ **근거** 수분을 과잉 섭취하면, 모세혈관 투과성 항진으로 부종을 조장하거나, 심장에 부하가 걸리기 때문에 주의한다.

➡ **근거** 심신 상태에 따라 변비 예방을 위한 ADL을 고려해 배변 습관을 갖는 것이 중요하다.

<table>
<tr><th>6 간호 문제</th><th>간호 진단</th><th>간호 목표(간호 성과)</th></tr>
</table>

#6 환자 · 가족이 질병 예후에 대한 불안을 갖고 있다.

불안
관련 요인: 건강 상태의 변화, 건강 상태에 대한 위협
진단 지표
- ☐ 고뇌
- ☐ 불면
- ☐ 인생의 변화에 따른 걱정을 표현한다.

〈장기 목표〉 환자 · 가족의 불안이 경감되고 심신이 안정된 생활을 할 수 있다.
〈단기 목표〉 불안에 따른 심신의 변화를 최소한으로 줄일 수 있다.

<table>
<tr><th>간호 계획</th><th>중재 포인트와 근거</th></tr>
</table>

OP 경과 관찰 항목
- 감정의 변화
- 기억의 변화, 망상
- 발언 내용
- 행동의 변화(흥분, 혼란)
- 피로감

TP 간호 치료 항목
- 적절하고 유용한 정보를 제시한다.
- 알기 쉬운 표현으로 설명한다.
- 불안감의 내용을 잘 듣는다.
- 기분 변화와 주의력에 따라 지도 내용을 고려한다.

EP 환자 교육 항목
- 환자 · 가족에게 질병, 치료, 예후에 대해 알기 쉽게 설명한다.

➡ **근거** 대사율 저하와 관련된 정신적인 불안정과 주의력 산만 등으로 더욱 증상을 악화시킬 수 있기 때문에 ADL과 언행의 변화에 주의한다.

➡ **근거** 증상 변화에 따라 학습 지속 능력이 저하될 수 있다. 정신적인 면을 지원하면서 적절한 정보를 알기 쉽게 제시한다.

병기 · 병태 · 중증도별 관리 포인트

갑상선기능 저하증의 치료 초기에는 정신적인 면을 배려하면서 영양 보급이나 배변 조절, 환경 조정을 하고 여유를 갖고 일상생활을 할 수 있도록 지원한다. 치료 결과 갑상선호르몬이 기준치 안에 들어갈 경우에는 환자 스스로 무리 없이 일상생활을 할 수 있지만, 약을 계속 복용해야 한다는 필요성을 충분히 이해할 수 있도록 지원한다.

간호 활동(간호 중재) 포인트

진찰 보조
- 대사율 저하가 호흡 · 순환에 미치는 영향을 염두에 두고 호흡, 맥박, 혈압, 체온의 변화를 파악한다. 저체온, 서맥, 저혈압 또는 고혈압, 호흡곤란의 유무와 정도를 관찰한다.
- 식욕부진, 복부 팽만, 변비 증상 등 소화기 증상을 관찰한다.
- 전신 권태감이나 피로감, 근력 저하, 무기력, 무관심 등 정신 상태의 관찰에서 얻은 정보를 간호 중재 활동으로 활용한다.

일상생활의 지원
- 피로감이 심하고 활동성이 저하되며 기력, 정신 활동도 저하되므로 되도록 환자 스스로 ADL을 하도록 제의한다.
- 적극적인 호소를 하지 않기 때문에 고통과 고뇌를 감지하여 지원한다.
- 저체온, 저혈압, 내한성 저하가 있으므로 보온에 주의하고 옷과 온도 조절에 유의한다.
- 식욕부진이 심하고, 변비가 생길 수 있기 때문에 식욕을 늘리고 배변 조절을 하게 한다.
- 피부가 건조하고 다리 경골부에 압흔을 남기지 않는 부종(점액 수종)이 생기면 손상과 감염 등이 일어나기 쉬우므로 피부 보호에 유의한다.
- 행동력이나 주의력 저하가 사고 발생으로 이어지지 않도록 주의한다.

복약 지도
- 갑상선호르몬 제제의 복용은 장기간 이루어지므로 내복약의 필요성과 부작용을 잘 이해하고 복약이 계속되도록 지원한다.

환자 · 가족의 심리 · 사회적 지원
- 질환에 대한 환자 · 가족에게 알기 쉽게 설명하고 불안을 해소하도록 지원한다.
- 가족 부담이 경감되도록 불안에 대한 이야기를 듣는다. 또한 사회자원 활용이 필요한 경우는 정보를 제공하고 지원한다.

퇴원 · 요양 지도

- 적절한 호르몬을 보충하고 있으면 정상적으로 생활할 수 있지만, 경우에 따라서는 식사 제한이 필요한 경우도 있다.
- 복약의 필요성과 부작용에 대해 설명하고 지시량을 엄수하여 적절한 복약을 계속할 수 있도록 지원한다.
- 증상의 변화, 불안과 걱정은 언제든지 전문가와 상담하는 것이 중요하다는 것을 이해하게 한다.

평가 포인트

간호 목표 달성도
- 약효 지속시간을 이해하고 그 시간에 맞추어 스스로 ADL을 할 수 있는가?
- 무리 없이 ADL을 할 수 있는가?
- 치료식에 대한 이해가 깊어 적절한 식사 섭취가 가능한가?
- 저체온을 예방할 수 있고, 저체온 시에는 적절한 보온이 가능한가?

- 규칙적으로 배변하고 있으며 복부 불편감이 없어졌는가?
- 적절한 복약 행동으로 최대의 치료 효과를 얻고, 부작용 발현 시에는 조기에 대응할 수 있는가?
- 가족의 불안이 완화되고, 환자 · 가족은 심신이 안정된 가정생활을 준비하고 있는가?

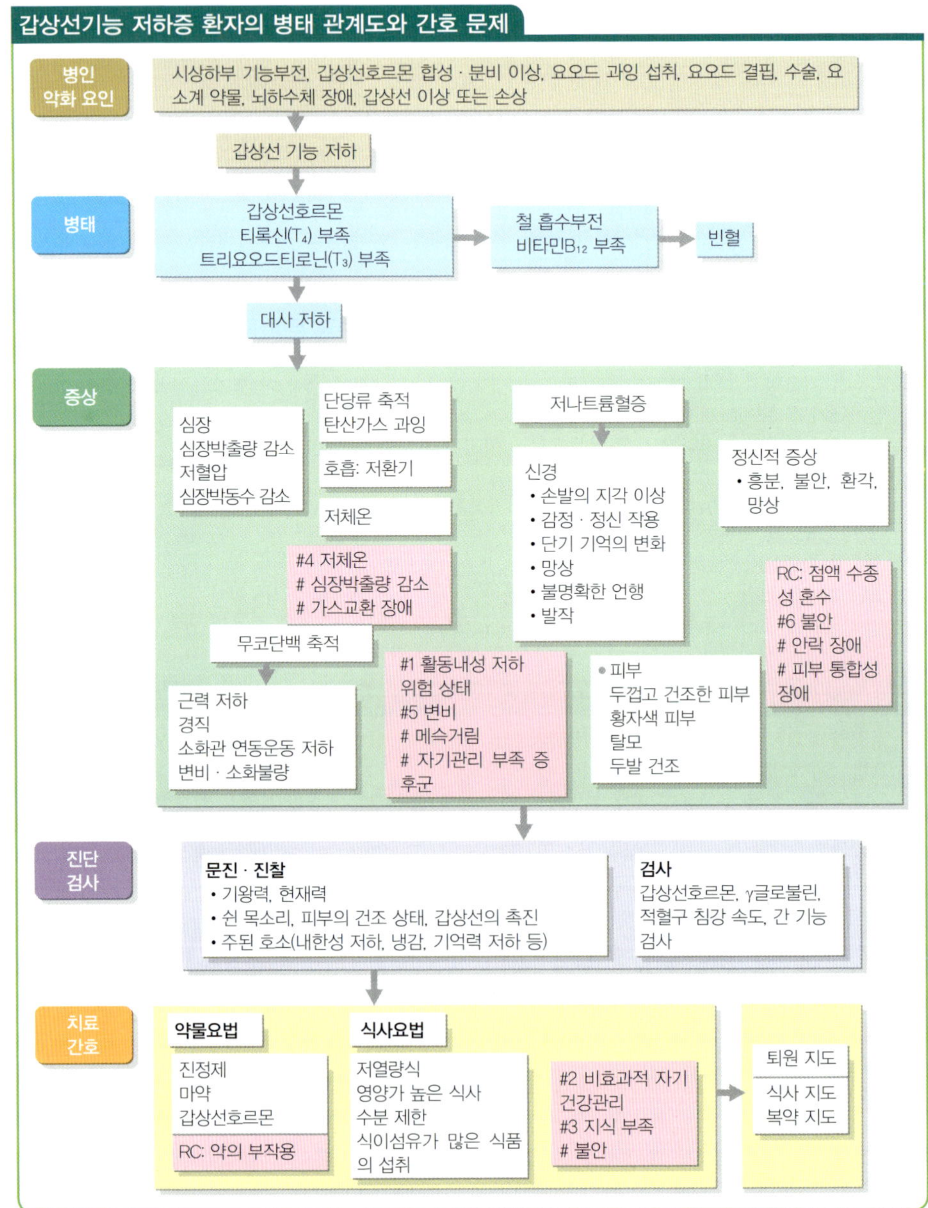

제 6 장

혈액·조혈기 질환

눈으로 보는 질환

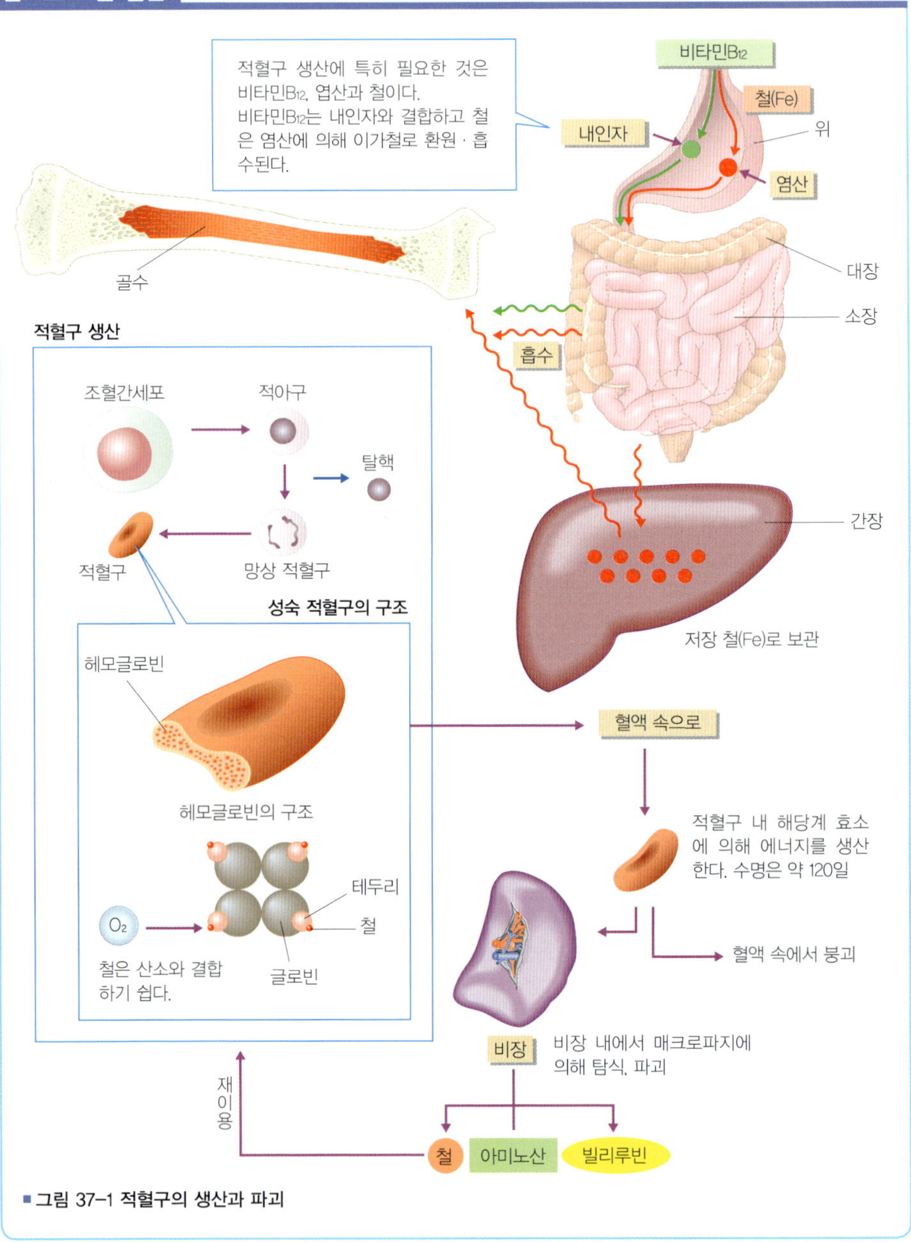

■ 그림 37-1 적혈구의 생산과 파괴

● 철결핍성 빈혈, 거대적아구성 빈혈
염산
철(Fe)
위
결핍
비타민B12, 엽산
결핍
섭취부족
내인자의 결핍
=
악성 빈혈
출혈, 임신, 출산, 수유, 과다월경 등에 의한 철 수요의 증대
철결핍성 빈혈
헤모글로빈을 충분하게 생산할 수 있는 적혈구가 적어진다.
헤모글로빈이 적다.
거대적아구성 빈혈
조혈 줄기세포
거적아구
골수
조혈 줄기세포가 제대로 발육하지 않고 거적아구가 된다.
● 용혈성 빈혈
〈선천적 용혈성 빈혈〉
적혈구 막
나트륨 펌프의 기능 저하
유전자 이상
(예: 유전성 구상적혈구증)
나트륨이 비정상적으로 축적
막이 이상한 적혈구 생산
H2O
확산에 의해 수분이 적혈구 안으로 들어가 구형이 된다.
〈후천성 용혈성 빈혈〉
(예: 자가면역 용혈성 빈혈)
이상적혈구로 비장에서 파괴
적혈구 막에 대해 자가항체가 발생
● 재생불량성 빈혈
지방조직
모든 혈구의 생산 저하
조혈 줄기세포에 대한 면역학적 손상
조혈 줄기세포의 감소에 따라 적색의 골수가 지방 골수화

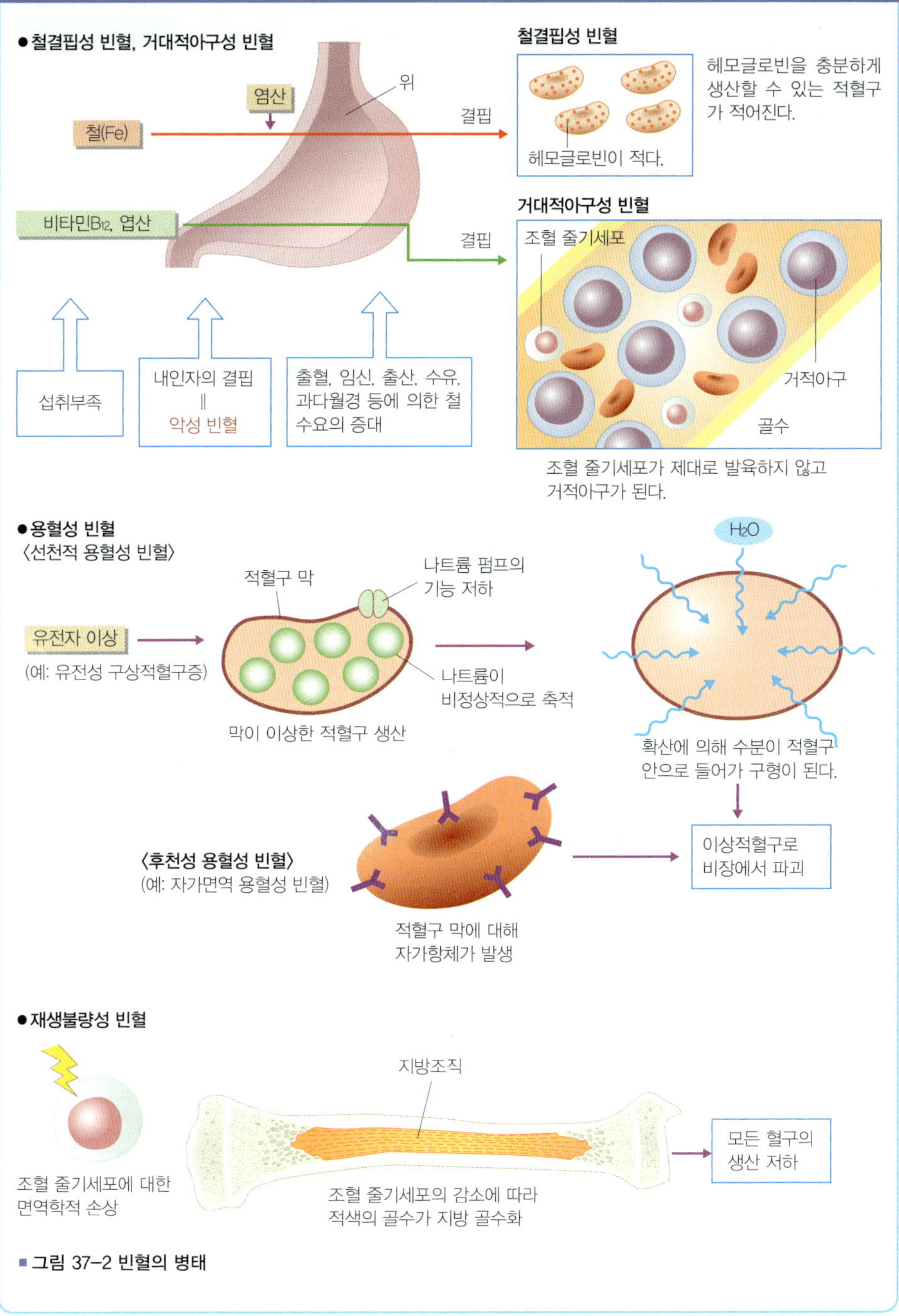

■ 그림 37-2 빈혈의 병태

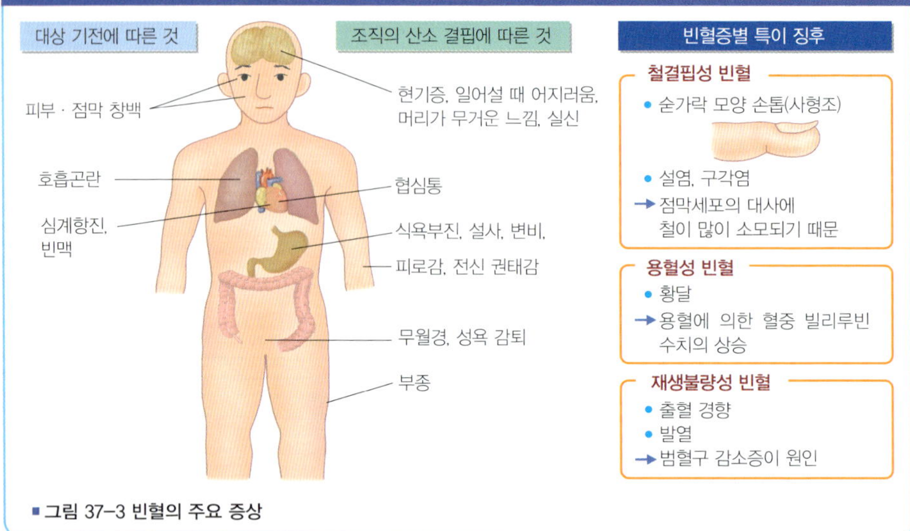

■ 그림 37-3 빈혈의 주요 증상

병태 생리

▌빈혈은 질병 이름이 아니라 '몸의 적혈구가 부족하다'는 병태를 가리키는 용어이다.

- 빈혈을 일으키는 원인은 다양하며 원인마다 질환명이 따로 있다(표 37-1).
- 건강한 상태에서는 적혈구의 수명에 따라 체내에서 상실되는 양과 그에 맞게 골수의 적혈구 생산량이 균형을 이루고 있다. 따라서 ① 적혈구 생산량의 감소 ② 적혈구의 과도한 파괴 ③ 적혈구의 혈관 밖 손실. 이중 어느 것에 속하든 빈혈이 일어난다.
- 적혈구의 양을 나타내는 지표에는 적혈구 수, 혈색소(헤모글로빈) 농도, 적혈구 용적률 수치가 있다. 기본적으로 이러한 지표는 동시에 변화하기 때문에 빈혈 여부를 알기 위해 어떤 지표를 이용해도 차이는 없다. 그러나 폐호흡에 의해 체내에 들어온 산소가 헤모글로빈에 결합되어 각 조직에 운반되는 것이 적혈구의 주요 기능임을 감안할 때, 헤모글로빈 수치가 기준치보다 낮으면 빈혈로 정의하는 것이 적절하다.
- 헤모글로빈의 기준치는 연령에 따라 다르지만, 대략 남성은 14g/dℓ 미만, 여자는 12g/dℓ 미만을 빈혈이라 한다.
- 빈혈에는 수십 종류의 질환이 있지만, 여기에서는 1) 철결핍성 빈혈 2) 용혈성 빈혈 3) 재생불량성 빈혈 4) 거대적아구성 빈혈에 대해 설명한다.

병인 · 악화 요인

1) 철결핍성 빈혈
- 어떤 원인으로 체내의 철분(헤모글로빈의 재료)이 부족하여 일어난다.

■ 표 37-1 빈혈증 유형

• 철결핍성 빈혈	• 자가면역 용혈 빈혈
• 철아구성 빈혈	• 발작성 야간 헤모글로빈뇨증
• 지중해 빈혈	• 적혈구파괴 증후군
• 이상 헤모글로빈증	• 재생불량성 빈혈
• 거대적아구성 빈혈	• 적아구병
• 유전성 구상 적혈구증	• 2차성 빈혈
• 적혈구 효소 이상증	• 골수이형성 증후군

- 가장 중요한 원인은 자궁근종이나 자궁내막증에 의한 과다월경이나 부정 성기 출혈, 소화관 궤양과 암 등의 만성 출혈이다(철을 다량 함유한 적혈구가 출혈로 손실된다).
- 사춘기의 빈혈은 철의 수요 증대에 따라 섭취량을 공급하지 않아서 일어난다.

2) 용혈성 빈혈
- 용혈성 빈혈도 몇 가지 질환군의 총칭이며, 적혈구 자체의 이상에 의한 선천적 용혈성 빈혈, 적혈구 이상 외의 이상(항적혈구 자가 항체와 혈관 내피의 이상)에 의한 후천적 용혈성 빈혈이 있다.

3) 재생불량성 빈혈
- 면역 기전에 의해 조혈 줄기세포가 손상되어 적혈구가 감소한다.

4) 거대적아구성 빈혈
- 흡수 장애나 수요 증대에 따른 비타민B_{12} 또는 엽산 부족이 원인이다.

역학 · 예후

1) 철결핍성 빈혈
- 혈액 질환 중에서 가장 빈도가 높고, 가임기의 여성에게 가장 많다.

2) 용혈성 빈혈
- 선천적 용혈성 빈혈 중에서는 유전적 구상 적혈구증이 가장 빈도가 높고, 후천적 용혈성 빈혈 중에서는 자가면역 용혈성 빈혈이 가장 높다.

3) 재생불량성 빈혈
- 유병률은 인구 10만 명당 2.5~6명 정도로 추정된다.

증상

빈혈은 체내 각 조직에 산소를 운반하는 적혈구(헤모글로빈)가 부족한 것이다. 따라서 빈혈의 기본적인 증상은 조직의 산소 부족으로 발생한다.
- 빈혈은 조직의 산소 부족에 따른 증상 이외에, 몸의 산소 부족에 대한 대상 작용을 한다(그림 37-3). 또한 이러한 빈혈 전체에 공통된 증상 이외에 각 빈혈증마다 특유한 증상이 있다.
- 각 조직의 산소 부족 증상은 중추신경계에서는 현기증, 일어설 때 어지러움, 머리가 무거운 느낌, 실신 등이 있고, 심장에서는 협심증, 소화관에서는 식욕부진, 설사, 변비 등이 있으면 골격근에서는 피로감, 전신 권태감 등이 있다.
- 빈혈에 대한 대상 작용으로는 심장에서 더 많은 혈액을 보내기 위해 빈맥, 심계항진, 더 많은 산소를 필요로 하므로 빈호흡, 호흡곤란 등이 있다.
- 각 빈혈증 특유의 증상으로는 철결핍성 빈혈은 숟가락 모양의 손톱이나 설염, 용혈성 빈혈은 황달, 재생불량성 빈혈은 혈액 출혈 경향이나 발열, 거대적아구성 빈혈은 소화기 증상과 신경 증상 등이 나타난다.

진단 · 검사값

조직의 산소 결핍에 따른 증상, 각 빈혈증에 특유한 증상을 보면 빈혈을 의심하고 말초 혈액 검사를 실시한다.
- 모든 빈혈증은 적혈구의 크기(평균 적혈구 용적)와 적혈구의 혈색소 농도(평균 적혈구 헤모글로빈 농도)를 기본으로 소구성 저색소성 빈혈, 정구성 정색소성 빈혈, 대구성(정색소성) 빈혈 중 하나로 분류된다.
- 철결핍성 빈혈은 소구성 저색소성 빈혈, 용혈성 빈혈과 재생불량성 빈혈은 정구성 정색소성 빈혈, 거대적아구성 빈혈은 대구성 빈혈로 나뉜다(표 37-2).
- 검사값(표 37-3)

1) 철결핍성 빈혈
- 말초 혈액 검사: 소구성 저색소성 빈혈
- 혈액 생화학 검사: 혈청 철 낮은 값, 종합 철 결합 기능 높은 값, 혈청 페라틴 낮은 값

2) 용혈성 빈혈
- 말초 혈액 검사: 정구성 정색소성 빈혈이며, 연결망 적혈구 증가가 반드시 나타난다. 말초 혈액 도말표본에서 용혈성 빈혈의 각 질환마다 특유한 적혈구 형태 이상이 보인다.

■ 표 37-2 적혈구 유형에 따른 빈혈 분류

적혈구 유형	빈혈증
소구성 저색소성 빈혈	철결핍성 빈혈, 지중해 빈혈, 철아구성 빈혈 등
정구성 정색소성 빈혈	용혈성 빈혈, 재생불량성 빈혈, 2차성 빈혈, 실혈성 빈혈 등
대구성(정색소성) 빈혈	거대적아구성 빈혈, 악성 빈혈, 엽산 결핍증, 골수이형성 징후 등

■ 표 37-3 각 빈혈증에 특유한 검사값 이상

	말초 혈액 검사	혈액 생화학 검사	기타 특수 검사
철결핍성 빈혈	소구성 저색소성 빈혈	혈청 철 낮은 값 종합 철 결합 능력 높은 값	
용혈성 빈혈	정구성 정색소성 빈혈 연결망 적혈구 증가 적혈구 형태 이상	간접 빌리루빈 높은 값 LDH 높은 값 합토글로빈 낮은 값	적혈구 삼투압 저항 약화 (유전성 구상적 혈구증) 쿰스 시험 양성 (자가면역성 용혈성 빈혈)
재생불량성 빈혈	정구성 정색소성 빈혈 범혈구 감소증 연결망 적혈구 저하	혈청 철 높은 값 종합 철 결합 능력 낮은 값 혈청 페라틴 높은 값	골수 저형성 골수 거핵구 수 감소
거대적아구성 빈혈	대구성 빈혈 범혈구 감소증	LDH 높은 값 간접 빌리루빈 높은 값 비타민B_{12} 낮은 값 엽산 낮은 값	거대적아구성 골수

- 혈액 생화학 검사: 용혈에 대한 간접 빌리루빈과 LDH는 높은 값을, 합토글로빈은 낮은 값을 나타낸다.
- 기타 특수 검사: 유전성 구상적혈구증은 적혈구 삼투압 저항 약화, 자가 면역성 용혈성 빈혈은 쿰스 시험 양성을 나타낸다.

3) 재생불량성 빈혈
- 말초 혈액 검사: 정구성 정색소성 빈혈이 나타나는데, 특히 범혈구 감소증과 연결망 적혈구 수가 낮은 값 또는 정상 아래인 것이 중요하다.
- 혈액 생화학 검사: 혈청 철은 높은 값, 종합 철 결합 능력은 낮은 값, 혈청 페라틴은 높은 값을 나타낸다.
- 기타 특수 검사: 골수 검사가 필수이며, 골수 저형성 또는 무형성으로 골수 거핵구 수 감소를 확인한다.

4) 거대적아구성 빈혈
- 말초 혈액 검사: 대구성 빈혈을 나타낸다. 빈혈뿐만 아니라 범혈구감소증을 나타내는 경우가 많다.
- 혈액 생화학 검사: 잘못된 조혈에 의해 LDH가 현저하게 높은 수치를 나타내며, 간접 빌리루빈도 높은 수치를 나타낸다. 비타민B_{12} 결핍증은 혈청 비타민B_{12}가, 엽산 결핍증은 혈청 엽산이 낮은 수치를 나타내는 것으로 감별할 수 있다.
- 기타 특수 검사: 골수 검사를 통해 거대적아구성 변화를 확인한다(표 37-3).

치료법

가장 높은 빈도의 철결핍성 빈혈은 철분제 투여와 원질환의 치료를 실시한다. 약물 치료가 중심이지만, 사용하는 약제와 방법은 빈혈의 종류에 따라 다르다.

1) 철결핍성 빈혈
- 철 보충 이외에 원인 규명과 치료가 중요하다.
- 철결핍성 빈혈은 체내의 철이 거의 고갈된 시점에 발병하기 때문에 1개월 정도 철분제 투여를 하여 빈혈이 개선된 시점에서 치료를 끝내면 단기간에 재발한다. 따라서 4~5개월간의 치료를 계속할 필요가 있다.

■ 표 37-4 빈혈의 주요 치료제 분류

분류	일반명	주요 상품명	약의 효과 메커니즘	주요 부작용
철분제	구연산제일철나트륨	훼로미아	헤모글로빈 합성	소화기 증상
	함당산화철	훼진		쇼크, 철 과잉증
부신피질 호르몬 제제	프레드니솔론	프레드닌, 프레드한, 프레드니솔론	면역 억제	위궤양, 고혈압, 당뇨병, 감염증, 정신 증상
면역 억제제	아자티오프린	이무란, 아자닌		골수 억제
	사이클로스포린	네오랄		위 장애, 간 장애, 다모, 잇몸 부종
알킬화제	시크로포스라미드	엔도키산		발암성, 골수 억제
단백동화 호르몬제	메테노론 초산	프리모볼란	조혈 자극	간 장애, 쉰 목소리
항인간면역 글로불린 제제	항인간흉선세포 토끼면역글로불린	사이모글로불린	T림프구 억제	신장 장애, 혈청병, 감염되기 쉬움
비타민B_{12} 제제	하이드로키소코바라민 초산염	프레스민S	엽산 대사 촉진	과민증
엽산	엽산	폴리아민	DNA 합성 촉진	

Px 처방 예
● 훼로미아정(50mg)　1회 2정　1일 1회　저녁 식사 후　← 철분제
Px 처방 예 부작용 또는 합병증으로 인해 철분제를 복용할 수 없는 경우
● 훼진 주사(Fe: 40mg/2mℓ/A)　1회 1~2캡슐을 20% 포도당 용액 20mℓ에 용해하여 2분 이상 걸쳐 천천히 정맥 주사　← 철분제

2) 용혈성 빈혈
● 유전성 구상적혈구증은 비장 절제술 빈혈이 개선된다.
● 자가면역성 용혈성 빈혈 중 온식항체에 의한 것은 부신피질 호르몬 제제를 가장 먼저 사용하며, 효과가 없을 때에는 면역 억제제를 투여한다. 적비 수술을 하는 경우도 있다.
Px 처방 예 자가면역성 용혈성 빈혈의 경우
● 프레드닌정(5mg)　0.5~1.0mg/kg　1일 3회　매 식후 완화되면 감량하여 유지한다.　← 부신피질 호르몬 제제
Px 처방 예 위의 처방이 효과가 없을 경우 다음 중 하나를 사용
● 이무란정(50mg)　1회 1~2정　1일 1회　아침 식사 후(효능으로 적응 외)　← 면역 억제제
● 엔도키산정(50mg)　1회 1~2정　1일 1회　아침 식사 후(효능으로 적응 외)　← 알킬화제

3) 재생불량성 빈혈
● 치료는 중증 정도에 따라 다르다.
● 경증은 단백동화 호르몬 요법, 보통은 면역억제 요법, 중증은 면역억제 요법 또는 조혈 줄기세포 이식을 한다.
Px 처방 예 경증의 경우
● 프리모볼란정(5mg)　0.5mg/kg 1일 2회　식후　← 단백동화 호르몬제
Px 처방 예 중등증의 경우 다음의 하나를 병용한다.
● 사이모글로불린주(25mg)　2.5~3.75mg/kg　1일 1회　점적 정맥 주사 5일간 연속 투여　← 항인간면역 글로불린 제제
※사이모글로불린 투여 시에는 부신피질 호르몬 제제를 병용한다.

• 네오랄 캡슐(50mg)　6mg/kg 1일 2회　식후 효과적이면 연속 투여하고 점차적으로 감량　← 면역 억제제

Px 처방 예 중증의 경우도 위의 중등증과 같음

※덧붙여 호중구 감소가 고도의 경우 과립구 콜로니 자극 인자(G-CSF) 제제를 병용한다.

4) 거대적아구성 빈혈

Px 처방 예 비타민B₁₂ 결핍에 대해서는 비타민B₁₂의 근육 주사를 놓는다.

• 프레스민S주(1mg)　1회 1mg 근육 주사　← 비타민B₁₂ 제제

※치료 시작 시는 약 14회 연속 투여하여 비타민B₁₂를 보충한다. 이후 약 3개월마다 유지량을 투여한다.

Px 처방 예 엽산 결핍의 경우

• 폴리아민정(5mg)　1회 1정　1일 3회　아침 · 점심 · 저녁 식사 후　← 엽산

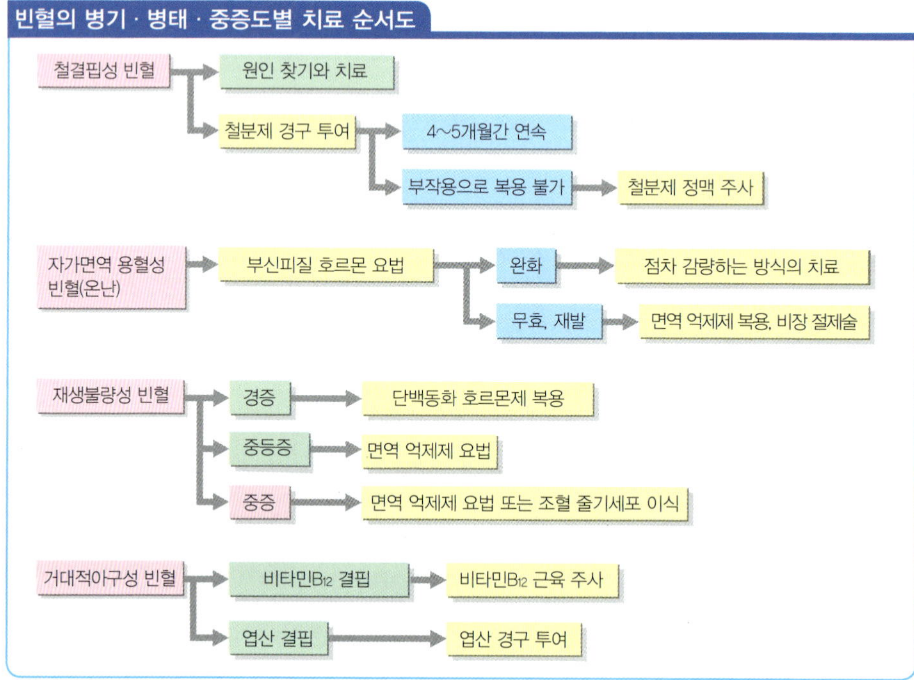

빈혈 환자의 간호

아리타 기요코

간호 과정 순서도

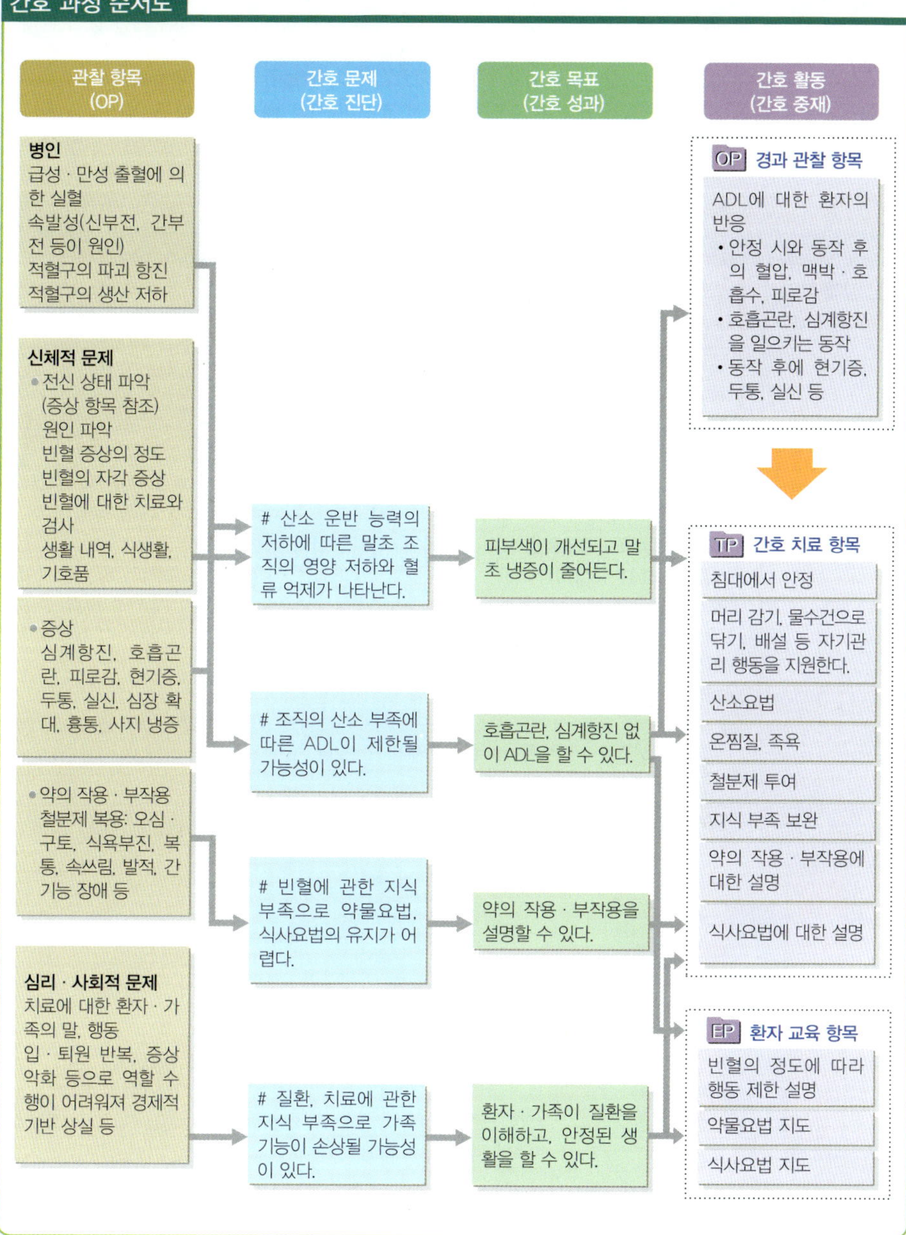

- 빈혈은 혈액의 적혈구, 헤모글로빈 등의 절대량이 어떠한 원인으로 인해 기준치보다 저하된 상태를 말하며, 만성 빈혈은 자각 증상 없이 건강검진에서 발견되는 경우도 많다. 적혈구, 헤모글로빈의 저하는 전신에 산소 운반 기능 저하를 의미하고 심계항진, 호흡곤란, 피로감, 현기증으로 자각 증상이 나타난다. 따라서 조직의 산소 부족으로 생기는 말초 순환 장애, 행동 범위 제한 등의 관리를 실시한다.
- 빈혈의 원인을 밝히기 위해 여러 가지 검사를 하는 것부터 검사에 대한 지원도 필요하다.
- 철결핍성 빈혈의 경우는 철분제의 복용과 식이요법이 중심이 되기 때문에 환자가 철분제 복용과 식이요법을 계속할 수 있도록 지원한다.

Step1 영향 평가	Step2 간호 초점	Step3 계획	Step4 실시	Step5 평가

정보 수집	평가 관점과 근거 · 잠재적 간호 문제
전신 상태 파악	빈혈의 원인은 ① 급성 · 만성의 출혈로 인한 실혈 ② 신부전, 간 질환에 속발하는 2차성의 질환 ③ 적혈구 파괴 항진 ④ 적혈구 생산 저하 등에 의해 일어난다. 빈혈 증상은 갑자기 자각되는 것부터 대부분 자각 증세가 없이 진행되는 것까지 다양하다. 전신 상태를 관찰하고, 빈혈 정도를 파악하며 조직으로의 산소 운반 기능이 떨어져 일어나는 ADL 제한과 현기증, 두통 등의 수반 증상에 따른 정확한 치료를 실시한다. • 전신 상태 파악 → 다음 항목 참조 • 빈혈의 원인을 파악한다. • 빈혈의 증상 정도를 파악한다. 자각 증상으로는 심계항진, 호흡곤란, 피로감이 있고, 타각 증상으로는 피부 · 점막 · 손톱 밑이 창백하고, 심장 확대 등이 있다. 모두 빈혈의 정도와 발병의 경과에 따라 다양하다. • 빈혈의 자각 증상(심계항진, 호흡곤란, 피로감)은 헤모글로빈 수치가 $8g/d\ell$ 이하로 나오는 것이 많지만, 만성의 경우는 대상 기능이 작용하기 때문에 자각 증상이 없는 경우도 있다. • 빈혈의 검사 데이터를 파악한다. • 환자의 생활 내력, 식생활, 기호품을 파악한다. 🔍 잠재적 간호 문제 : 조직의 산소 부족으로 ADL이 제한될 가능성이 있다./효소 운반 능력 저하로 말초 조직의 영양 저하와 혈류 억제가 나타난다.

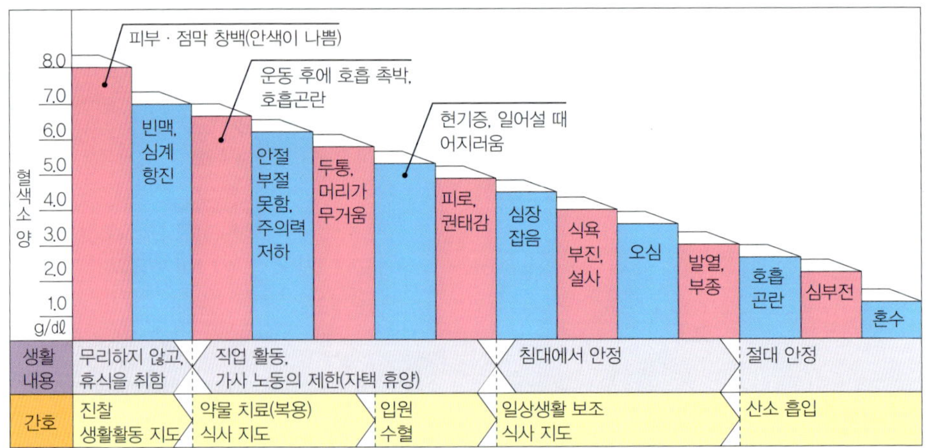

■ 그림 37-4 빈혈의 증상과 간호

(오쿠노미야 아키코 편: 생활 조정을 필요로 하는 사람들의 간호 II, 중앙법규출판, p194, 1996)

<table>
<tr><td>증상의 출현
상황 관찰</td><td>

빈혈은 신체의 각 조직에 산소 공급이 충분히 이루어지지 않기 때문에 심계항진, 호흡곤란, 피로감, 두통 등의 증상을 일으킨다. 이러한 증상의 정도를 관찰하고 고통 완화를 위해 간호한다.

- 걷고, 서고, 배설하고, 목욕하는 등의 ADL은 골격 근육 운동을 위해 산소 소비가 증가한다(성인 남성의 산소 소비량은 각성·침대에 누워서 안정=220㎖/분, 안정·좌위=285㎖/분 정도). 이때 산소 부족을 보충하기 위해 심장박동수를 증가시키므로, 심계항진과 호흡곤란을 느낀다.
- 두통, 현기증은 뇌세포의 산소 공급이 부족하기 때문에 생긴다. 신체에서 산소 수요량이 큰 장기는 심장, 뇌 등이다. 빈혈이 있는 경우, 운동할 때 산소 소비량이 증가하기 때문에 두통과 현기증 현상이 더욱 강화된다.

🔍 잠재적 간호 문제 : 조직의 산소 부족으로 ADL이 제한될 가능성이 있다.

- 적혈구, 헤모글로빈 수치가 떨어지면 말초 조직의 영양·산소의 교환 비율이 저하된다. 이를 보충하기 위해 1회 심장박출량과 심장박동수가 증가하여 환류하는 혈액이 증가하게 된다. 이것이 심근에 부하를 일으켜 X선 소견상 심장 확대가 보이는 것이다.

🔍 잠재적 간호 문제 : 조직의 산소 부족으로 ADL이 제한될 가능성이 있다.

- 산소 수요가 큰 장기(뇌, 심장, 폐, 간 등)의 혈류를 많게 하기 위해 피부·점막의 혈관이 수축하기 때문에 혈류가 줄어들어 피부·점막이 창백해진다.

🔍 잠재적 간호 문제 : 산소 운반 기능의 저하로 말초 조직의 영양 저하와 혈류 억제가 나타난다.

- 빈혈로 산소 운반 기능이 저하되면 산소 수요가 큰 장기(뇌, 심장, 폐, 간 등)에 산소를 운반하는 대상 기능이 작용하기 때문에 말초 순환이 감소한다. 그러면 사지 말단에 냉증을 느끼고 티아노제가 나타나는 경우도 있다.

🔍 잠재적 간호 문제 : 산소 운반 기능의 저하로 말초 조직의 영양 저하와 혈류 억제가 보인다.

</td></tr>
<tr><td>식사요법,
약물요법의
효과 관찰</td><td>

빈혈을 조장하는 요인은 라이프사이클과 일상의 식생활에 의해 좌우된다. 따라서 각 라이프사이클에 따라 일상생활 습관을 파악하고 식이요법, 약물요법을 계속하도록 지원해야 한다.

- 몸에 필요한 철분 양은 성인 남성 1mg/일로 알려져 있다. 그러나 성인 남성은 일반적으로 외식이 많고, 식사 시간이 불규칙하기 쉽다. 또한 소화기 계통의 악성 종양 또는 궤양 등이 잘 발생하는 연령이기 때문에, 식생활이나 소화기 증상에 주의해야 한다.
- 여성은 월경, 임신, 출산 시 체내의 철분을 배설·이용한다. 특히 성인 여성은 1.7mg/일 이상의 철분 섭취를 해야 하며, 남성에 비해 헤모글로빈 수치, 적혈구 수의 기준치가 낮기 때문에 철분을 섭취하지 않으면 빈혈이 생기기 쉽다.
- 고령자는 노화로 인한 소화 기능의 저하로 식사 섭취량의 감소와 골수 기능 저하로 빈혈이 일어나기 쉽다. 또한 악성 종양이 잘 발생하는 연령이기 때문에, 고령자에게 빈혈이 일어난 경우 소화관 내시경 검사와 혈액 검사가 필요할 수 있다.

🔍 잠재적 간호 문제 : 빈혈에 대한 지식 부족으로 인해 약물요법, 식이요법을 계속하기 어렵다.

- 빈혈은 적혈구의 형태에 따라 ① 대구성(정색소성) 빈혈(비타민B₁₂ 부족·흡수 불량, 엽산의 부족·흡수 불량이 원인), ② 정구성 정색소성 빈혈(적혈구 파괴 항진, 골수 기능의 억제), ③ 소구성 저색소성 빈혈(철분 섭취 부족, 흡수 불량, 만성 출혈이 원인)로 분류된다.

</td></tr>
</table>

<table>
<tr><td></td><td>

- 치료는 철분제의 투여가 원칙이지만, 식사요법은 가벼운 철결핍성 빈혈과 재발 예방을 위해서 필요하다. 따라서 장기간 동안 철분과 엽산이 많이 함유된 식품을 꾸준히 섭취해야 한다.
- 대구성 빈혈은 간, 조개류 등 비타민B_{12}가 많이 포함된 식품을 섭취해야 한다. 소구성 빈혈은 빈혈의 종류(철결핍성, 지중해 빈혈, 철아구성 등)에 따라 해조류와 육류 등 섭취하는 식품이 다르지만, 규칙적인 식사를 하고, 균형 있는 음식 섭취를 계속할 필요가 있다.

🔍 잠재적 간호 문제 : 빈혈에 대한 지식 부족으로 식이요법이 계속되지 않는다.

> **약물요법**

- 철결핍성 빈혈의 치료는 원칙적으로 철분제 투여와 식이요법을 한다. 철분제는 복용을 기본으로 하지만 위장 점막 자극 증상이 심하고 메슥거림, 구토, 식욕부진, 복통, 속쓰림 등이 나타나기 때문에 복용을 중지해버리는 경우가 있다. 이 밖에, 발진, 간 기능 장애, 현기증, 피로감 등이 발생할 수 있으므로 위장 증상에만 주목하지 말고 전신의 상태를 파악하고 약물 치료를 계속하도록 지원하는 것이 중요하다.

🔍 잠재적 간호 문제 : 강한 부작용 때문에 계속 약을 복용할 수 없다.

</td></tr>
<tr><td>

환자 · 가족의 심리 · 사회적 측면 파악

</td><td>

일상생활에서 심계항진, 호흡곤란, 두통 등을 보일 때 학업과 일을 계속하기 어렵다. 또한 철분제 복용과 식이요법의 지속 등 생활습관의 변화가 부득이한 경우가 많다. 따라서 환자 자신은 자각 증상과 생활습관의 변화 등으로 스트레스를 받기 쉽다.

- 아동~성인기에 환자가 식이요법, 약물요법을 계속하기 위해서는 가족의 치료에 대한 이해와 협력이 필수적이다. 또한 증상의 악화로 입원과 퇴원을 반복하면 학업을 계속하기 어렵거나 경제적 기반 상실 등을 할 수 있다.

🔍 잠재적 간호 문제 : 질병, 치료에 대한 지식 부족으로 가족 기능이 손상될 가능성이 있다.

</td></tr>
</table>

Step1 영향 평가	**Step2 간호 초점**	Step3 계획	Step4 실시	Step5 평가

간호 문제 리스트

#1 조직의 산소 부족으로 ADL이 제한될 가능성이 있다(활동–운동 패턴).
#2 산소 운반 기능의 저하로 말초 조직의 영양 저하와 혈류 억제가 나타난다(활동–운동 패턴).
#3 빈혈에 대한 지식 부족으로 약물요법, 식이요법을 지속하기 어렵다(건강지식–건강관리 패턴).
#4 질환, 치료에 대한 지식 부족으로 가족 기능이 손상될 가능성이 있다(역할–관계 패턴).

간호의 우선순위 지침

- 빈혈 증상은 ADL을 제한하고, 심계항진, 호흡곤란, 피로감 등의 자각 증상을 동반한다. 그래서 환자의 QOL이 현저하게 저하된다. 자각 증상, 혈액 데이터, 운동량 등을 종합적으로 판단하고, 산소 부족으로 인한 증상이 생기지 않고 일상생활을 할 수 있도록 지원하는 것이 우선이다.
- 철결핍성 빈혈의 치료는 철분제의 복용이 중요하지만 위장 증상 등의 부작용이 심하기 때문에 환자가 약 복용을 중단하는 경우도 있다. 부작용 증상의 정도를 계속적으로 관찰하고 의사와 공동으로 약 복용을 계속할 수 있도록 지원한다. 식이요법만으로 빈혈을 개선하기는 어렵지만 빈혈의 악화를 예방하기 때문에 식이요법은 중요하며, 빈혈의 종류에 따라 식생활 지도를 할 필요가 있다.

Step1 영향 평가	Step2 간호 초점	**Step3 계획**	Step4 실시	Step5 평가

1 간호 문제	간호 진단	간호 목표(간호 성과)
#1 조직의 산소 부족으로 ADL이 제한될 가능성이 있다.	활동 내성 저하 **관련 요인:** 산소의 공급/수요 균형 이상	〈간호 목표〉 호흡곤란, 심계항진 없이 일상생활을 할 수 있다.

진단 지표
□ 일할 때 호흡곤란
□ 활동에 대한 심장박동수의 이상 반응
□ 권태감의 호소

간호 계획	중재 포인트와 근거

OP 경과 관찰 항목
- 안정 시와 동작 후의 혈압, 맥박, 호흡수, 피로감을 관찰한다.
- 호흡곤란, 피로감, 맥박수 증가가 없는지 관찰한다.
- 혈액 검사 데이터(적혈구 수, 헤모글로빈 수치)
- 동작 시와 활동 후에 현기증, 두통, 실신, 호흡곤란 등이 없는지 관찰한다.

➡ **근거** 안정 시와 동작 후의 혈압, 맥박, 호흡수, 피로감을 비교하여 동작의 강도가 적절한지 판단할 수 있다. 이것을 토대로 행동을 확대하는 지표가 되는 정보를 얻을 수 있다.

➡ **근거** 적혈구 수의 감소로 이러한 증상이 생긴다. 특히 현기증과 두통은 산소 수요가 많은 뇌세포의 산소 부족을 나타난다. 이것은 환자가 불쾌한 자각 증상을 느낄 뿐만 아니라 낙상 등의 위험도 있기 때문에 동작할 때와 활동 후 환자의 상태를 관찰한다. 빈혈은 혈액 검사 데이터와 자각 증상이 일치한다고는 할 수 없기 때문에 검사 데이터를 경과적으로 관찰하는 것이 중요하다.

TP 간호 치료 항목
- 동작 후 호흡곤란이 있는 경우는 침대에서 약간 팔을 벌린 자세 또는 대자로 벌린 자세를 취한다.
- 필요에 따라 물수건으로 닦음, 목욕, 머리 감기 등의 자기관리 행동을 지원한다.
- 산소요법의 지시가 있는 경우는 지시된 산소량을 투여한다.

➡ **근거** 앙와위보다 반좌위 또는 좌위가 폐포를 확장하여 산소 공급을 효율적으로 잘할 수 있게 한다.

➡ **근거** 특히 목욕은 산소 소비량이 많기 때문에 심폐계에 산소 공급이 부족해져 심계항진과 호흡곤란 등의 증상이 나타나기 쉽다. 환자의 상황에 따라 목욕 대신 물수건으로 닦는것 등을 고려할 필요가 있다.

EP 환자 교육 항목
- 피로감과 심계항진, 호흡곤란 등을 일으키는 활동은 삼가도록 설명한다.
- 빈혈의 정도에 따라 제한해야 하는 행동에 대해 설명한다.

➡ **근거** 신체 운동은 산소 소비의 증가를 수반하기 때문에 심계항진, 호흡곤란, 피로감 등의 증상이 나타나기 쉽다는 것을 설명해준다. 또한 환자의 상황에 따라 가능한 행동범위를 알려주고 증상이 나타나지 않게 주의하도록 환자·가족을 지도한다.

2 간호 문제	간호 진단	간호 목표(간호 성과)

#2 산소 운반 능력이 떨어짐으로써 말초 조직의 영양 저하와 혈류 억제가 나타난다.

비효과적 말초 조직 순환
관련 요인: 질환의 경과에 대한 지식 부족
진단 지표
□ 피부 성상의 변화
□ 감각 이상

〈간호 목표〉 피부색이 개선되고 피부 냉증이 없어진다.

간호 계획	중재 포인트와 근거

OP 경과 관찰 항목
- 피부색
- 피부 냉증의 유무
- 사지 냉증의 유무
- 기초 질환의 유무와 증상

➡ **근거** 혈액의 헤모글로빈 수치가 낮으면 안색과 피부색이 창백해 보이기 때문에 빈혈의 정도를 판단할 수 있다.

➡ **근거** 2차성 빈혈의 경우는 기초 질환의 치료에 따라 빈혈이 완화되는 경우가 많다. 고령자는 특히 주의한다.

- 사지 냉증이 있는 경우는 온찜질, 족욕 등을 적절하게 한다.
- 담요나 옷으로 몸을 따뜻하게 한다.

EP 환자 교육 항목

- 혈류를 개선하는 방법을 구체적으로 설명한다.
- 적절한 행동 범위를 알려주고, 범위를 초과하는 운동은 산소 소비량을 증가시켜 증상이 악화된다는 것을 설명한다.

➡ 근거 신진대사가 저하되고, 사지 냉증과 한기를 느끼기 쉽다. 보온을 하면 사지 냉증이 개선되고 환자는 편안하게 지낼 수 있다.

➡ 근거 환자·가족이 대처방법을 이해하여 증상 악화로 인한 낙상 등의 위험을 면할 수 있다.

3 간호 문제	간호 진단	간호 목표(간호 성과)
#3 빈혈에 대한 지식 부족으로 약물요법, 식이요법을 지속하기가 어렵다.	비효과적 자기 건강관리 **관련 요인:** 지식 부족, 치료 계획의 복잡성 **진단 지표** ☐ 치료 계획을 일상생활에 넣을 수 있다. ☐ 질환을 관리하고 싶다고 말로 표현한다.	〈**간호 목표**〉 1) 약의 작용과 부작용을 설명할 수 있다. 2) 섭취해야 하는 식품을 알고 있다.

간호 계획	중재 포인트와 근거

OP 경과 관찰 항목

- 빈혈, 자각 증상에 대한 환자 자신의 인식
- 빈혈에 수반하는 자각 증상과 약의 부작용 유무
- 식사 섭취량
- 약물의 부작용의 유무: 메슥거림, 구토, 식욕부진, 복통, 속쓰림, 발진, 간 기능 장애 현기증, 권태감
- 언어 능력의 정도
- 설명에 대한 환자의 표정과 말, 행동

➡ 근거 심계항진과 호흡곤란, 두통 등의 빈혈 증상, 철분제 등의 부작용이 나타나면 식이요법이나 약물요법에 대한 정보를 제공해도 그것을 알아듣기 어렵다. 환자가 학습을 준비가 되었는지 여부를 확인할 필요가 있다.

➡ 근거 설명을 들을 때의 표정과 말, 행동을 관찰하면 환자가 어떻게 받아들여 대처할지 알 수 있는 단서가 된다.

TP 간호 치료 항목

- 지시된 약의 정확한 투여

- 질환과 치료, 퇴원 후 생활에 관한 환자의 이해 상황을 파악하고, 필요할 경우 의사, 약사, 영양사 등의 협력을 받아 환자에게 부족한 지식을 보강해줄 수 있는 계획을 세운다.

➡ 근거 약물요법과 빈혈의 악화를 예방하기 위한 식이요법을 실시하지만 지시된 약을 확실하게 투여하는 것이 가장 중요하다.

➡ 근거 환자가 퇴원 후 자기관리를 계속하도록 질환과 치료, 약의 부작용에 대한 이해 정도를 파악하여 환자에게 맞는 지도 계획을 세운다.

EP 환자 교육 항목

- 환자·가족에게 퇴원 후 약물요법과 식이요법을 이용한 자기관리 방법에 대해 설명한다.

- 자각 증상이 악화되거나, 약물요법의 부작용이 심한 경우 외래 진료를 받도록 지도한다.

➡ 근거 약물요법, 식이요법을 계속하기 위해서는 가족의 협력이 필요하다. 지도할 때 가족이 함께 참석하도록 한다.

➡ 근거 철분제를 복용하는 경우는 위장 증상이 심하게 나타나고, 복용을 지속하기 어려운 경우가 많다. 부작용 증상이 심할 때는 외래 진료를 받도록 하고 의사의 협력을 받아 약물의 종류와 용량 변경을 검토한다.

<table>
<tr><td>4   간호 문제</td><td>간호 진단</td><td>간호 목표(간호 성과)</td></tr>
<tr><td>#4 질환, 치료에 대한 지식 부족으로 가족 기능이 손상될 가능성이 있다.</td><td>가족 기능 파괴
관련 요인: 가족의 역할 변경, 가족의 경제 상황 변화와 수용
진단 지표
□ 문제 해결, 의사 결정에 참여하는 구성원의 변화
□ 가족 내에서 충돌의 표명 변화</td><td>〈간호 목표〉 환자 · 가족이 질환과 치료에 대해 이해하고 안정된 생활을 할 수 있다.</td></tr>
</table>

간호 계획	중재 포인트와 근거
OP 경과 관찰 항목 • 질환, 치료에 대한 가족의 말, 행동	➡ 환자 · 가족의 상태를 관찰 `근거` 치료가 가족에게 주는 부담감을 파악한다.
TP 간호 치료 항목 • 가족의 협력 체계를 확인한다. 식이요법은 가족의 식생활에 영향을 주기 때문에 가족을 포함한 식사 지도가 필요하다. • 가족의 신체적 · 정신적 상태에 대해 확인한다.	➡ `근거` 가족에게 부담이 되는 요소를 파악하고 완화할 수 있는 방법을 함께 생각한다.
EP 환자 교육 항목 • 질환과 치료에 대해 부족한 지식이 있으면 보완한다.	➡ `근거` 빈혈에 따른 두통, 호흡곤란, 피로감, 집중력 저하 등의 증상이 나타나면 학업과 일뿐만 아니라 일상생활을 하는 데에도 커다란 지장을 준다. 빈혈이 진행되어 입 · 퇴원을 반복하면 경제적 기반의 상실과 역할 수행이 어려워지므로 빈혈의 악화를 예방하고, 자기관리를 계속할 수 있도록 지원한다.

Step1 영향 평가   **Step2 간호 초점**   **Step3 계획**   **Step4 실시**   **Step5 평가**

병기 · 병태 · 중증도별 관리 포인트

【급성기】 적혈구 수, 헤모글로빈 수치 등이 급격하게 저하된 경우, 심계항진, 호흡곤란, 피로감 등을 강하게 자각하고, 만성적으로 저하된 경우에는 자각 증상이 약하다. 그래서 혈액 데이터, 검사 데이터, 자각 · 타각 증상을 종합적으로 판단하여 ADL과 활동 범위 등을 고려한 관리를 진행한다.
【만성기】 빈혈의 경과는 치료에 따라 다르다. 일반적으로는 철분제 복용으로 상태가 호전되는 경우가 많은데, 2주일 정도 지나도 빈혈이 개선되지 않는 경우는 골수 천자, 소화관 조영 등을 하고 빈혈의 원인을 검사한다. 환자는 검사에 대한 불안을 갖기 쉬우므로 이에 대한 관리를 하는 동시에 철분제의 복용 유지와 식이요법에 대한 지원을 한다.
【회복기】 철분제의 복용과 식이요법을 지속할 수 있도록 지원한다.

간호 활동(간호 중재) 포인트

ADL 제한에 대한 지원
• 자각 증상과 혈액 검사 데이터를 종합적으로 판단하고, 활동 범위를 환자와 상담하고 결정한다.
• ADL의 전후에는 조직의 산소 소비량이 증가하고 현기증이나 실신 등을 일으킬 위험이 있으므로 낙상에 주의한다.
• 일상생활이 제한되는 경우에는 신체의 청결과 배설에 관한 지원을 하고 환자의 기본적인 욕구가 충족되도록 지원한다.

37
빈혈

- 철분제의 부작용 증상 여부를 관찰하고, 필요시에는 의사와 상담하여 철분제의 변경과 용량을 검토한다.
- 지시된 약물을 확실하게 투여하고, 퇴원 후에는 약물요법이 지속되도록 약에 대한 환자의 반응을 관찰·지도한다.

식이요법 지도

- 단백질이 결핍되면 식사에서 철분을 섭취해도 헤모글로빈 형성이 지연되기 때문에 고단백질, 고비타민식이 되도록 지도한다.
- 식물성 단백질보다는 동물성 단백질을 섭취하도록 지도한다.
- 식욕부진일 때는 조리방법을 연구한다.

퇴원·요양 지도

- 약물요법과 식이요법을 계속할 수 있도록 질환에 대한 환자·가족의 이해를 확인하고, 부족한 것이 있으면 보완한다.
- 약물요법의 작용·부작용에 대해서 설명한다.
- 식사는 고단백질, 고비타민식을 섭취할 수 있도록 지도한다.
- 빈혈 증상으로 현기증, 실신 등이 나타나므로 낙상에 주의하도록 지도한다.

| Step1 영향 평가 | Step2 간호 초점 | Step3 계획 | Step4 실시 | Step5 평가 |

평가 포인트

간호 목표 달성도

- 혈액 검사 데이터(적혈구 수, 헤모글로빈 수치)는 개선되었는가?
- 빈혈의 자각 증상은 없어졌는가?
- ADL 제한은 지시한 대로 줄이고 있는가?
- 사용하는 약물의 작용과 부작용에 대해 설명할 수 있는가?
- 식이요법(고단백질, 고비타민식)으로 섭취해야 하는 식품명을 예로 들 수 있는가?
- 약물요법, 식이요법은 지시한 대로 계속하고 있는가?

●참고문헌
1) 나카노 쇼이치 편: 도해생리학, p34~44, 의학서원, 2000
2) 오쿠노미야 아키코 편: 생활 조절을 필요로 하는 사람들의 간호Ⅱ, p190~200, 중앙법규출판, 1996
3) 와다 오사무, 미나미 유코, 고미네 미츠히로 총편: 간호대사전 제2판, p2502~2503, 의학서원, 2010
4) 우치소노 고지, 고사카 기노리 감수: 간호학대사전, 제5판, p1845, 메디컬프렌드 사, 2002
5) 다카구 후미마로, 오가타 에츠로, 구로카와 기요시 외 감수: 신임상내과학(3분권 중 판 제1권) 제8판, p1663~1180, 의학서원, 2002
6) Underwood JCE(스즈키 도시미츠 감역): 컬러판 언더우드병리학, p605~617, 니시무라서점, 2002
7) 니시자키 오사무: 도해 알고 싶은 병태생리, p162~171, 의학서원, 2002
8) 다카키 에이코 감수: 간호과정에 따른 대증간호 제4판, p532~549, 학연 메디컬 수윤사, 2010
9) 자페MS(사토 치후미, 가노다니 유카 감역): 간호진단에 기초한 간호관리 기준3-신경계 근골격계 혈액/면역계 안과/이비인후과 외피계 편, p174~181, 일본 간호협회출판회, 2006
10) 칼페니트=모이에 LJ(후지사키 가오루, 산세이 히로아키 역): 칼페니트 간호과정·간호진단 입문-개념 지도와 간호계획의 작성, 의학서원, 2007
11) 미조구치 히데아키, 가와노 요시코, 모토지 도시코 편: 신체계 간호학전서 전문분야Ⅱ 성인간호학, 혈액·조혈기, p176~182, 32~35, 메디컬프렌드 사, 2010
12) 이이노 교코: 주요 증상을 가진 환자의 간호, 계통간호학 강좌 전문 분야Ⅱ 성인간호학4 혈액·조혈기, p128~132, 의학서원, 2012

병인 악화 요인
급성 · 만성 출혈에 의한 실혈
속발성(신부전, 간부전이 원인)
적혈구 파괴 항진
적혈구 생산 저하
적혈구 수 저하
헤모글로빈 수치 저하
헤마토크리트(적혈구 내적률) 감소
병태
산소 운반 기능의 저하
뇌 조직(세포)의 산소 공급 부족
심장(심근)의 산소 공급 부족
근육 조직(근세포)의 산소 공급 부족에 따른 신진대사 저하
피부 조직의 산소 공급 부족
증상
두통 현기증 실신
혈액 점조도 저하에 따른 1회 박출량 증가
피로감(쉽게 피로함) 사지 · 전신의 냉증
안색 창백
심계항진 · 호흡곤란 흉통, 협심통, 심장 확대, 심부전
#1 활동 내성 저하
#2 비효과적 말초 조직 순환
신체 손상 위험 상태
진단 검사
문진 · 진찰
• 빈혈의 자각 증상
• 안색(창백)
• 안검 결막, 구강 점막
검사
• 혈액 일반 검사
• 혈액 생화학 검사
• 소변 검사, 대변 검사
• 골수 천자
• 흉부 X선 검사
• 심전도
• 문진, 진찰로 빈혈의 자각 증상과 정도를 파악한다. 혈액 일반 검사, 생화학 검사를 하여 빈혈의 원인과 종류를 파악한다.
• 빈혈의 원인을 찾기 위해 대변 검사, 소변 검사를 하여 출혈의 유무를 판정한다.
치료 간호
약물요법
식이요법
안정요법
산소요법
수혈요법
#1 활동 내성 저하
#3 비효과적 자기 건강관리
#4 가족 기능 손상
불이행
신체 손상 위험 상태

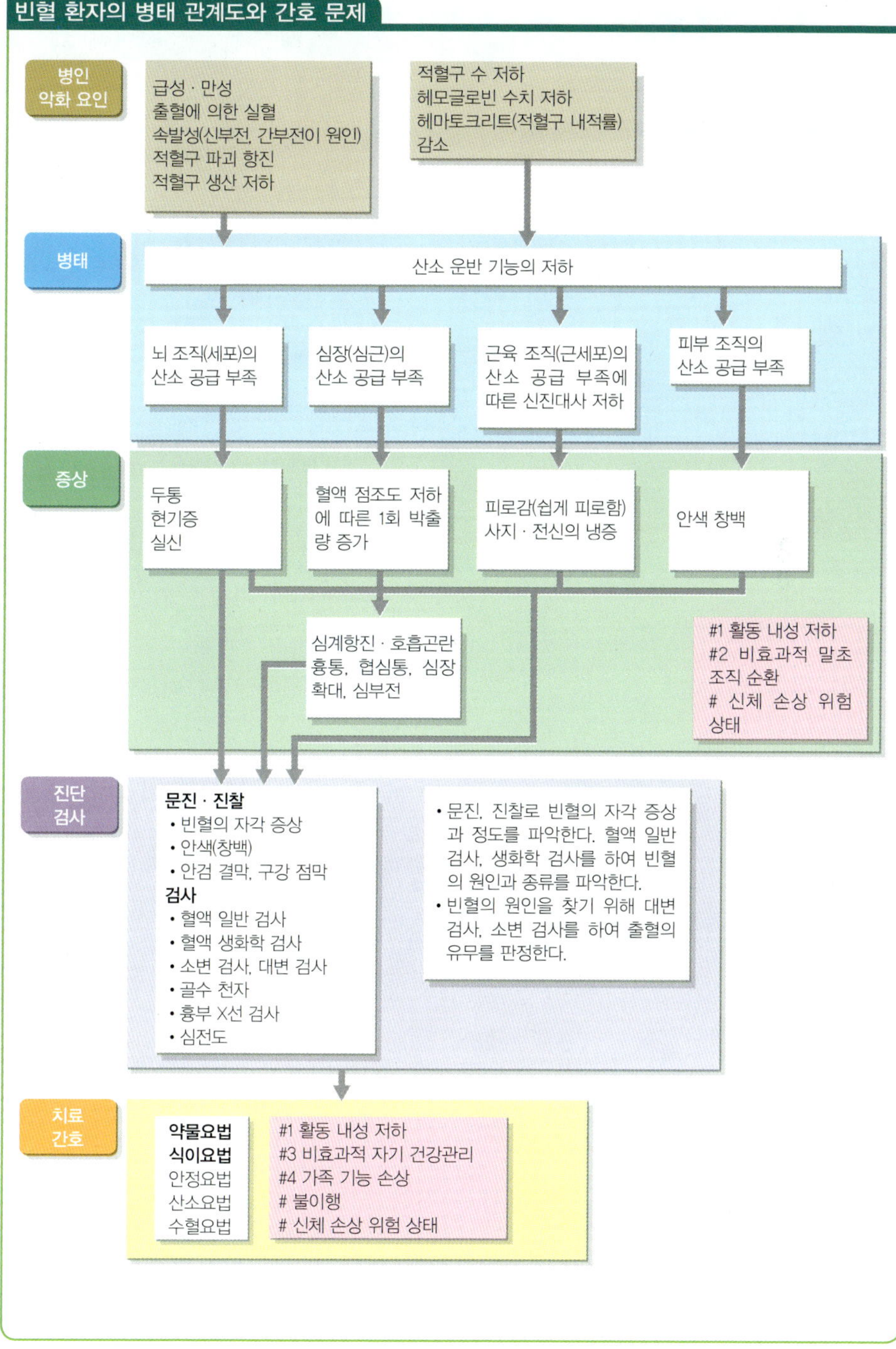

37
빈혈

38 백혈병

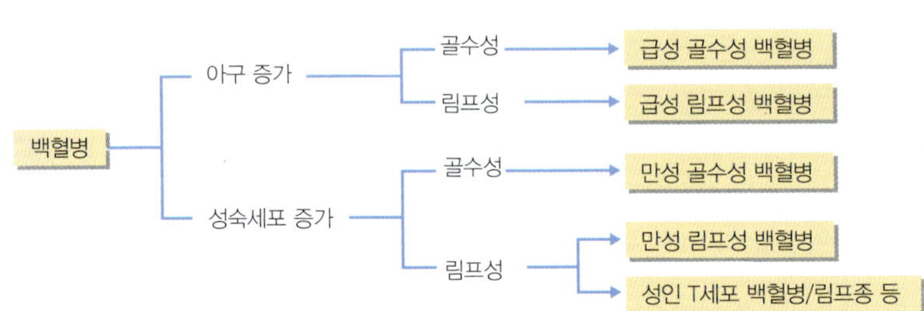

■ 그림 38-1 백혈병의 종류

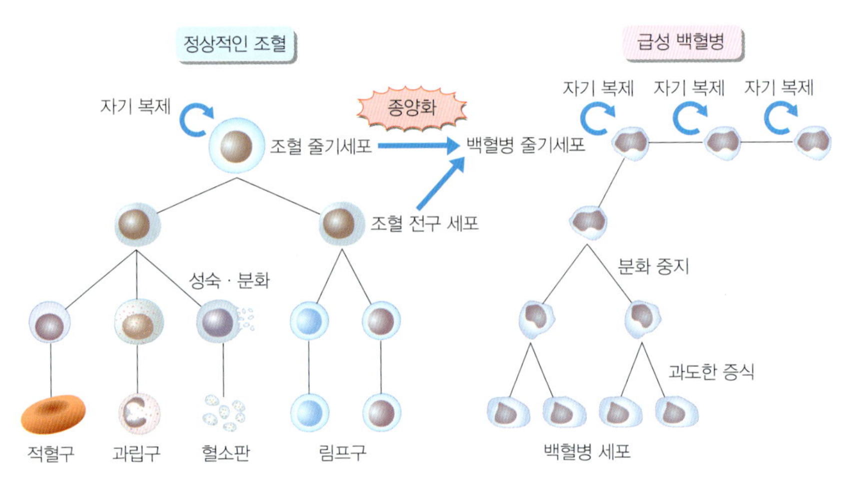

■ 그림 38-2 급성 백혈병의 발병 기전

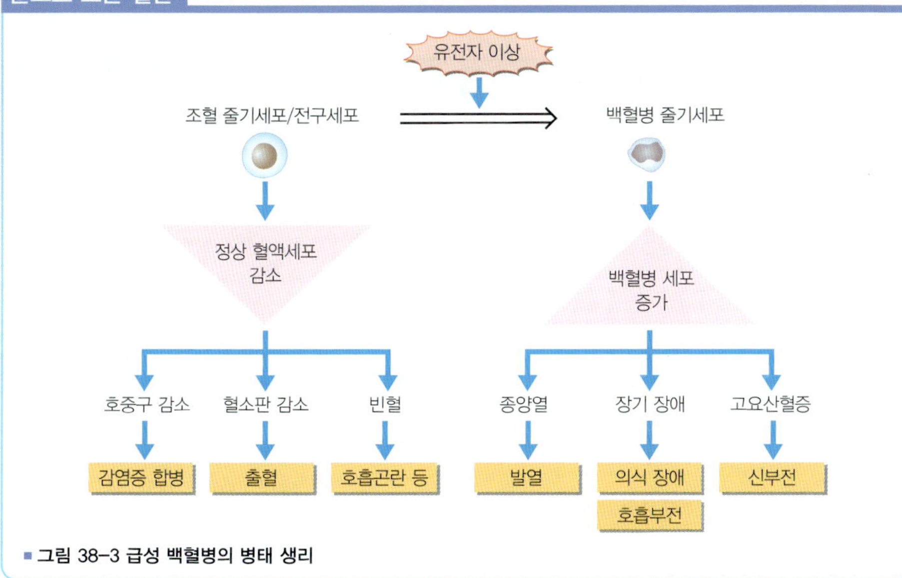

■ **그림 38-3 급성 백혈병의 병태 생리**

병태 생리

▌백혈병은 혈액세포가 종양화하여 생긴 백혈병 세포가 골수와 혈액에 과잉으로 증가하는 종양성 질환이다.

- 정상인의 골수에서 조혈모세포가 조혈 전구세포를 거쳐 분화하면서 적혈구, 호중구, 혈소판, 림프구 등으로 성숙하여 혈액에 공급된다. 또한 조혈모세포는 고갈되지 않도록 적당한 자기 복제를 한다. 골수의 조혈모세포, 전구세포에 세포 증식과 관련된 유전자 이상이 생겨 종양화하면 백혈병 줄기세포가 발생해 백혈병이 발병한다.

- 백혈병은 미성숙세포인 아구가 증가하는 급성 백혈병과 성숙세포가 증가하는 만성 백혈병이 있으며, 각각 골수성과 림프성으로 나뉜다. 각각은 백혈병 세포의 성질에 의한 WHO 분류에 따라 세부 병형으로 분류된다.

- 급성 백혈병 세포는 분화가 중지되어 자기 복제와 증식이 과도해져 골수 백혈병 아구가 점거하여 정상 조혈세포가 현저하게 감소한다. 따라서 빈혈, 호중구 감소에 따른 감염증 합병, 혈소판 감소에 의한 출혈 경향을 초래한다. 또한 세포 증식에 의해 생기는 종양 열 때문에 발열을 일으킨다. 백혈구 수가 10만/μl를 넘는 등 크게 증가하는 경우에는 백혈병 세포가 뇌와 폐 등 장기의 모세혈관에 막혀 장기 장애를 일으킬 수 있다.

- 만성 백혈병의 경우 백혈병 세포의 분화, 성숙 기능은 유지되고 있기 때문에 만성 골수성 백혈병은 성숙 호중구가 주가 된 백혈구 증가를, 만성 림프성 백혈병은 성숙 B림프구의 증가를 초래한다. 이에 따라 만성 골수성 백혈병은 비장 종양이, 만성 림프성 백혈병은 림프절 부종이나 비장 종양이 생긴다. 일본인에게 비교적 많은 성인 T세포 백혈병/림프종은 성숙 T림프구의 종양이다.

병인 · 악화 요인

- 조혈모세포, 전구세포에 세포 증식 · 분화와 관련된 유전자의 후천적인 이상이 발생하여 백혈병이 발병한다. 유전자 이상은 2개의 염색체가 상호 전좌에 따라 2종류의 유전자로 구성된 융합 유전자의 형성, 유전자의 점돌연변이나 결핍과 손실 등이 있다. 유전자 이상이 생기는 원인은 밝혀지지 않았으나, 우발적인 돌연변이가 축적된 것으로 추정된다. 극히 일부의 경우에서는 방사선이나 DNA 손상을 일으키는 항암제의 사용에 기인한다. 성인 T세포 백혈병/림프종은 HTLV-바이러스 감염으로 인해, 대부분은 수유 등을 통한 모체 감염에서 발병한다.

- 어떤 백혈병이든 시간의 경과에 따라 다양한 유전자 이상이 더해지거나 백혈병 세포가 항암제를 제거하는 방법을 획득함으로써 악성도가 높아져 치료 저항성이 생길 수 있다.

역학 · 예후

- 백혈병 발병률은 연간 10만 명당 6명으로 그중 80%가 급성 백혈병이다. 급성 골수성 백혈병과 급성 림프성 백혈병의 비율은 성인은 4:1, 아동은 1:3이다. 만성 림프성 백혈병은 일본인에게는 많지 않으며, 전체 백혈병의 2% 정도이다. HTLV-바이러스는 일본에 약 100만 명 가량 발생하며, 연간 약 1000명이 발병한다.
- 급성 백혈병의 예후는 병형과 연령에 따라 다양하지만, 장기 생존은 대략 30~40%이다. 또한 아동의 급성 림프성 백혈병의 약 80%는 치유된다. 만성 골수성 백혈병은 분자 표적 치료제를 복용하면 장기 생존을 기대할 수 있다. 만성 림프성 백혈병은 연 단위로 천천히 진행하는 질환이지만, 화학요법을 실시해도 치유하기 어렵다.

증상

- 급성 백혈병은 특이 증상은 없고, 호흡곤란과 권태감 등의 빈혈 증상, 발열(감염증 합병이나 종양 열에 의한), 피부의 점상 혈반과 코피 등 출혈 증상, 뼈 통증(골수에서 백혈병 세포의 급격한 증식에 따름) 등이 보인다.
- 만성 백혈병은 특별한 증상이 없어 건강검진 시 혈액 검사에서 백혈구 증가로 인해 발견되는 경우가 많다. 진행되는 경우에는 종양 열에 의한 미열이 지속되고, 비장의 부종에 의한 만복감, 림프절 부종이 나타난다.

진단 · 검사값

- 급성 백혈병: 혈액 검사에서 백혈구 수가 증가하고 도말 표본에서 아구가 보인다. 백혈구 수가 기준 범위 내에 있거나 감소하는 경우도 있다. 빈혈과 혈소판 감소도 나타난다. 골수 검사에서는 과형성(세포가 가득 막혀 있는 것)으로 아구가 대부분(진단 기준상 아구가 20% 이상)을 차지한다. 유세포 분석기 검사를 실시하여 백혈병 세포의 표면 항원 분석을 통해 골수성 또는 림프성을 판별하며, 림프성의 경우 B세포성 · T세포성 구분, 세포의 분화 성숙도는 어느 단계인지를 조사한다. 염색체 검사와 필요에 따라 유전자 검사도 실시한다. 이러한 결과를 종합하여 병형을 결정한다.
- 만성 골수성 백혈병: 혈액 검사에서 백혈구 증가를 확인한다. 아구가 보인다 해도 소수이고 대부분은 성숙 호중구가 차지하며, 호염 기구가 증가하는 것이 특징이다. 골수 검사에서는 과형성으로 아구 비율의 증가는 없고, 적아구 비율이 적은 것이 특징이다. 염색체 검사에 의해 제9염색체와 제22염색체 장완의 상호 전좌 또는 유전자 검사로 BCR-ABL 융합 유전자를 검출하는 것이 진단에 필요하다. 또한 이 상호 전좌에 의해 생긴 장완을 단축한 제22염색체를 '필라델피아 염색체(Ph 염색체)'라고 한다(그림 38-4).
- 만성 림프성 백혈병: 혈액 검사에서 백혈구 증가가 인정되고, 그 대부분은 성숙 림프구가 차지한다. 표면 항원 분석에 의해 특징적인 발현 패턴(CD5, CD19, CD23이 양성, CD20이 약양성)과 단클론성(면역글로불린 경쇄가 κ또는 λ의 한쪽에 치우치는 것)을 인정함으로써 진단된다. 단순히 만성 림프성 백혈병이라고 하는 것은 성숙 B림프구에 따른 것을 가리킨다.
- 성인 T세포 백혈병/림프종: 혈액 검사에서 핵에 톱니 모양이나 분엽이 있는 T림프구의 이상이 확인된다. 혈청의 항HTLV-I 항체가 양성이고 유전자 검사에서 HTLV-I 프로바이러스 단클론성이 증명되면 진단이 확정된다. 병태에 따라 진행되지 않는 형, 만성형, 림프종형, 급성형의 4병형으로 분류된다.

합병증

- 감염증: 급성 백혈병은 호중구 감소로 인해 초진 시에 이미 폐렴 등의 감염을 합병하고 있는 경우가 있다. 항암제의 투여 시작 후 약 2주째에 혈구 수가 줄어들고, 다음 2주째에 회복된다. 혈구 수가 줄어든 시기에는 정상인에게는 그다지 보이지 않는 녹농균 등 그람 음성 간균에 의한 패혈증이나 아스페르길루스 등 곰팡이에 의한 폐렴을 종종 합병한다. 또한 구강 내 상주균이 잇몸으로

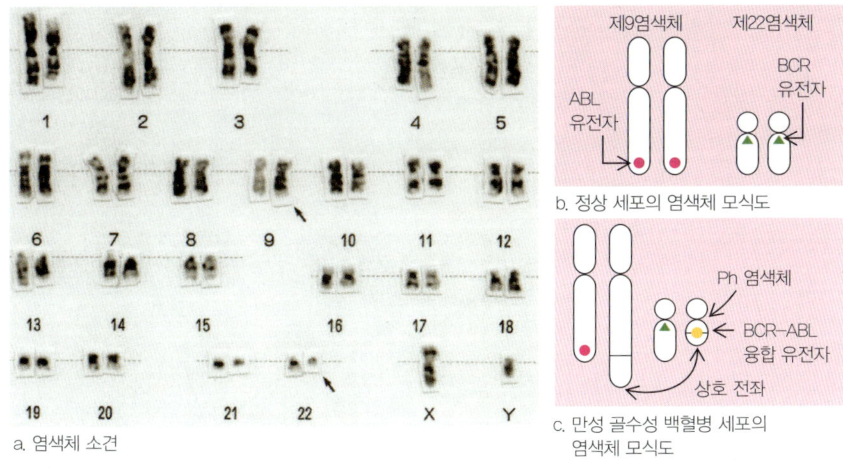

■ 그림 38-4 만성 골수성 백혈병의 염색체 소견과 모식도

〔히가시다 슈지: 백혈병, 임상 검사 51(12): 1389, 2007〕

침투하여 안면봉와직염이 되거나 치질이 항문 주위 농양으로 확대될 수 있다. 만성 림프성 백혈병이나 성인 T세포 백혈병/림프종은 치료에 따른 면역 기능 저하가 더해지면 뉴모시스티스 폐렴이나 대상포진의 합병이 일어날 수 있다.

- 출혈: 급성 백혈병은 혈소판 감소로 피부의 출혈 반점이나 코피뿐만 아니라 소화관 출혈이나 뇌출혈 같은 심각한 출혈을 합병할 수 있다. 항암제 투여로 인해 백혈병 세포가 손상되면 세포 내의 조직 인자가 혈액 중에 방출되고 이것이 혈액 응고 기능을 항진시키고, 파종성 혈관내응고(DIC)를 합병하여 전신의 혈전 증상과 출혈 증상이 혼합된 심각한 상태가 된다. 급성 전골수구성 백혈병이라는 병형은 DIC가 반드시 발생한다.

- 대사 이상: 항암제로 백혈병 세포가 손상되면 세포 내의 핵산이 방출되고 고요산혈증이 되어, 요산 결정이 요세관에 막혀 신부전을 일으킬 수 있다. 성인 T세포 백혈병/림프종은 백혈병 세포가 부갑상선호르몬과 관련된 단백질 등을 생산하여 고칼슘혈증을 일으킬 수 있다.

치료법

백혈병의 병형과 환자의 상태에 따라 화학요법(항암제 투여)을 실시한다. 신장과 체중으로 계산한 체표 면적, 간 기능과 신장 기능에 따라 약 복용량을 결정한다.

- 급성 백혈병의 화학요법: 병형마다 확립된 프로토콜에 기초해 여러 항암제의 조합에 따라 관해 도입요법을 실시한다. 치료를 시작하고 약 4주 후 혈액 검사에서 호중구 수와 혈소판 수가 회복되고, 아구는 보이지 않으며, 골수 검사에서 아구 비율이 5% 미만이 되면 완전관해되었다고 판정한다. 그 다음 관해 후 요법('기초 치료'라고도 한다)을 3~5코스 실시한다(그림 38-5). 계속해서 약하게 유지요법을 반복하는 병형도 있다.

- 이식 치료: 위의 치료로 관해에 이르지 않는 경우, 완전관해되었지만 높은 비율의 재발이 예상되는 경우, 관해 후에 재발한 경우 조혈모세포 이식을 실시한다.

- 지지요법: 화학요법이나 이식 치료는 고도의 골수 억제를 동반하기 때문에 감염 예방 조치(무균관리, 구강이나 항문 주위의 청결, 항균제의 예방 투여 등), 혈소판 수혈에 따른 심각한 출혈의 예방, 적혈구 수혈 등을 한다. 또한 제토제나 수액에 의한 영양관리, 정신적 스트레스에 대한 관리도 실시한다. 또한 치료와 관련하여 사망 가능성이 예상되는 고령자는 강력한 관해도입 요법은 실시하지 않고 QOL을 중시하여 소량 항암제요법과 지지요법을 실시한다.

- 만성 골수성 백혈병의 치료: BCR-ABL 티로신키나제를 억제하는 분자 표적 치료제를 계속 복용한다. 약효가 없는 경우에는 조혈모세포 이식을 실시한다.

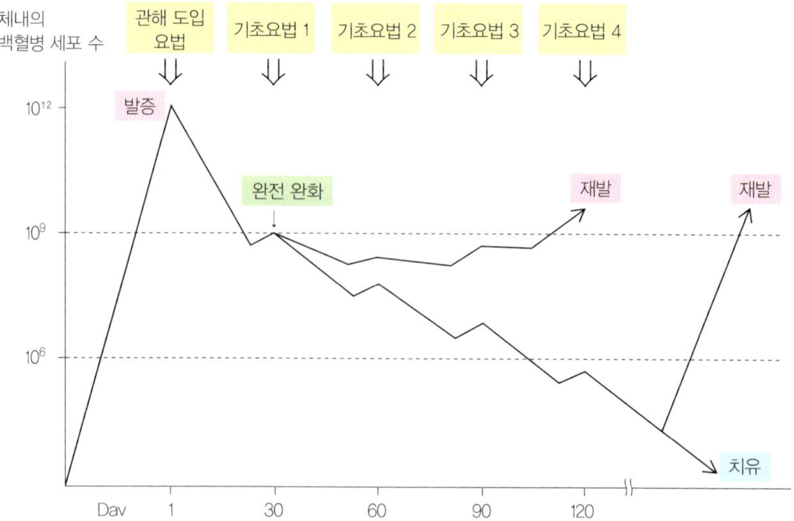

■ **그림 38-5 급성 백혈병의 치료 경과**
(히가시다 슈지: 유전자 검사의 유용성, 특히 진단과 치료 효과 판정, 일본 검사혈액학회지 7(2): 341, 2006 개정)

- 만성 림프성 백혈병의 치료: 빈혈과 혈소판 감소가 가벼운 것은 치료하지 않고 경과를 관찰한다. 이것이 진행되면, 풀다라빈인산 에스테르정 등의 복용으로 백혈구 수를 조절한다.
- 성인 T세포 백혈병/림프종의 치료: 진행되지 않는 형과 만성형은 치료 없이 경과를 관찰한다. 급성형과 림프종형은 여러 가지 항암제를 7일마다 투여하는 프로토콜이 사용되지만, 효과는 충분하지 않고 확정적인 치료는 정해져 있지 않다. 이식 치료를 적용하기도 한다.

Px 처방 예 급성 골수성 백혈병(급성 전골수구성 백혈병은 제외) 관해도입 요법
- 이다마이신주 1회 12mg/m² 정맥 주사 1~3일 ← 항생물질 항암제
- 킬로사이드주 1회 100mg/m² 점적 정맥 주사 1~7일 ← 대사 길항제

Px 처방 예 급성 전골수구성 백혈병의 관해도입 요법
- 베사노이드 캡슐(10mg) 1회 15mg/m² 1일 3회 매 식후 연일(최장 60일) ← 분자 표적 치료제
※백혈구 수와 백혈병 세포 수가 많은 증례에서는 이다마이신주와 킬로사이드주를 추가한다.

Px 처방 예 급성 림프성 백혈병의 관해도입 요법
- 엔도키산주 1회 1200mg/m² 점적 정맥 주사 1일 ← 알킬화제
- 다우노마이신주 1회 45mg/m² 점적 정맥 주사 1~3일 ← 항생물질 항암제
- 온코빈주 1회 1.3mg/m²(최대 2mg) 정맥 주사 1, 8, 15, 22일 ← 알칼로이드계
- 로이나제주 1회 3000U/m² 점적 정맥 주사 9, 11, 13, 16, 18, 20일 ← 대사길항제
- 프레드닌정(5mg) 1회 20mg/m² 1일 3회 매 식후 1~21일, 이후 1주부터 차츰 감량 ← 부신 피질 호르몬 제제

Px 처방 예 만성 골수성 백혈병의 치료
- 글리벡정(100mg) 400mg 1일 1회 아침 식사 후 매일 ← 분자표적 치료제

Px 처방 예 만성 림프성 백혈병의 치료
- 풀다라정(10mg) 40mg/m² 1일 1회 아침 식사 후 1~5일, 23일간 휴약, 6코스 ← 대사 길항제

분류	일반명	주요 상품명	약의 효과 메커니즘	주요 부작용
항생물질 항암제	이다루비신염산염	이다마이신	핵산 합성 저해	심독성
	다우노루비신염산염	다우노마이신		
대사 길항제	시타라빈	킬로사이드	핵산 합성 저해	시타라빈 증후군
	L-아스파라기나아제	로이나제	L-아스파라긴 분해에 의한 영양 결핍	응고 장애, 췌장염
	풀다라빈인산 에스테르	풀다라	핵산 합성 저해	감염되기 쉬움
알킬화제	시클로포스파미드	엔도키산	DNA를 알킬화하여 복제 저해	출혈성 방광염
알칼로이드계	빈크리스틴 황산염	온코빈	세포 분열 시 미세소관을 저해	말초신경 장애, 변비
부신피질 호르몬 제제	프레드니솔론	프레드닌	아포토시스 유도에 따른 세포 파괴	고혈당, 감염되기 쉬움
분자표적 치료제	트레티노인	베사노이드	분화 유도 작용	레티노인산 증후군
	이마티니부메실산염	글리벡	티로신키나제 억제	발진, 부종, 간 장애

백혈병의 병기 · 병태 · 중증도별 치료 순서도

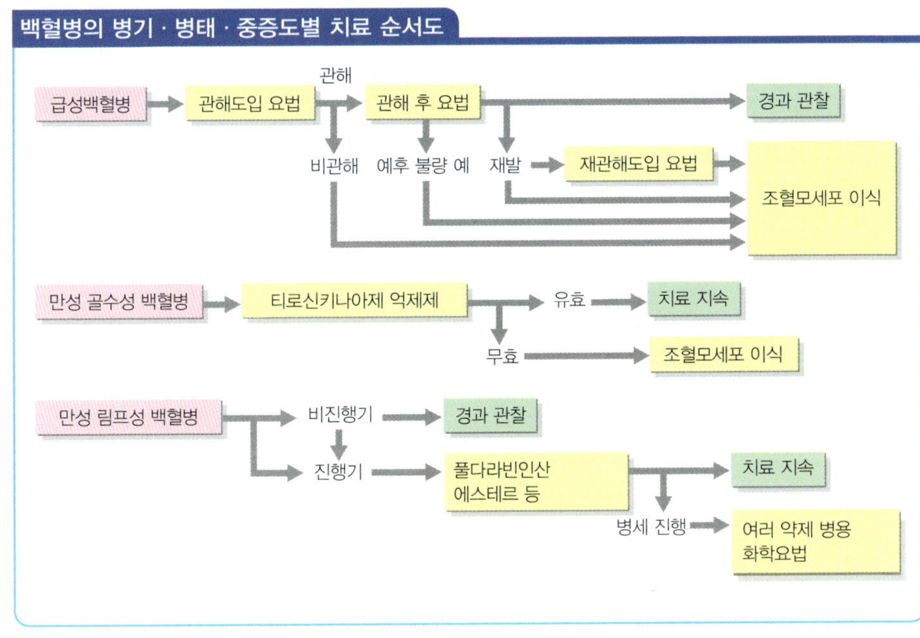

백혈병 환자의 간호

다카하시 나쓰코

간호 과정 순서도

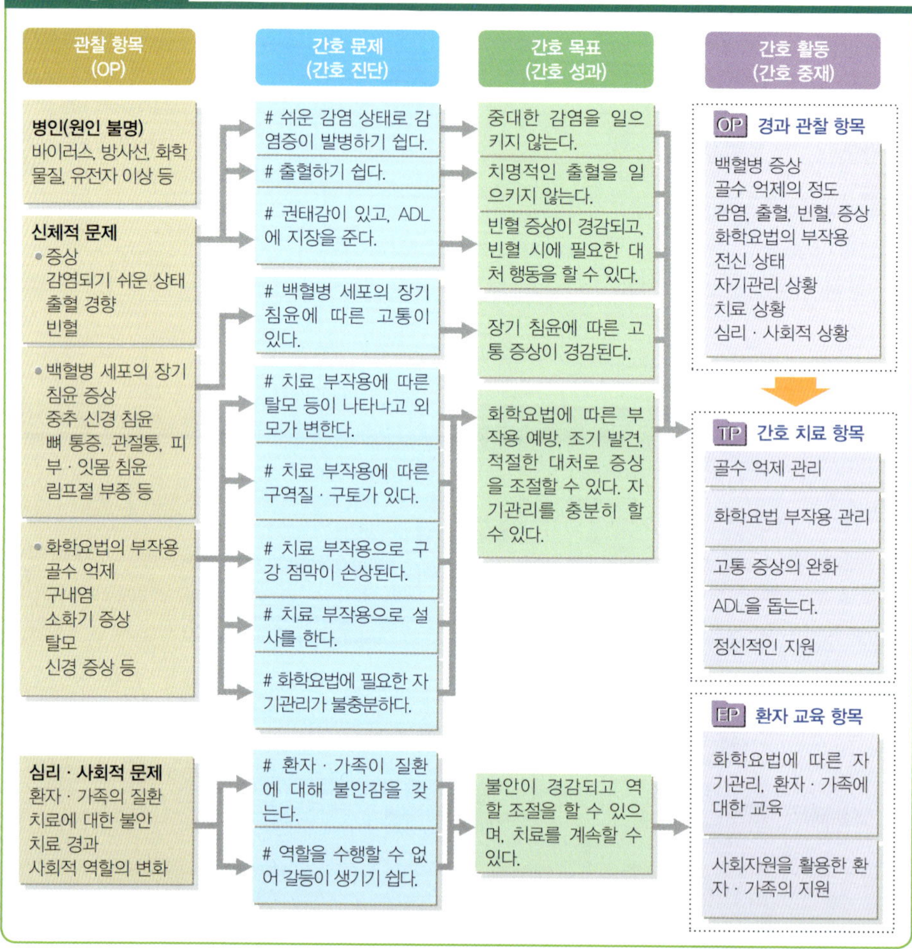

기본 개념

- 백혈병 치료는 화학요법이 중심이며 부작용 예방, 조기 발견, 대처방법에 따라, 화학요법을 안전하고 안락하게 극복할 수 있도록 지원하는 것이 필요하다.
- 백혈병의 3가지 주요 증상(감염 상태, 출혈 경향, 빈혈)이 화학요법의 주요 부작용인 골수 억제로 인해 더욱 악화되기 때문에 관리가 중요하다.
- 백혈병은 화학요법을 받는 환자의 치료뿐만 아니라 조혈모세포 이식을 받는 경우와 화학요법의 효과가 보이지 않는 경우의 치료도 고려해야 한다.
- 치료가 장기간에 걸쳐 이루어지기 때문에 특히 환자 · 가족의 심리 · 사회적인 문제를 배려하면서 긍정적인 관계를 맺는 것이 중요하다.

정보 수집	평가 관점과 근거 · 잠재적 간호 문제
백혈병 증상 관찰	백혈병은 증식한 백혈병 세포가 다른 장기에 침윤하여 생기는 증상과 정상 혈액세포의 생산을 방해하고 백혈구, 적혈구, 혈소판이 감소하여 생기는 증상이 있다. 환자가 고통을 느끼고 있는 증상에 주목하여 증상을 완화시켜야 한다. • 혈액 검사, 골수 검사에서 백혈구 수, 백혈병 세포 수를 확인한다. • 급성 림프성 백혈병은 장기 침윤에 따른 증상이 생기기 쉽다. • 중추신경, 뼈, 피부, 잇몸, 림프절 등 전신 장기에 침윤하기 쉽다. • 중추신경 침투에 따른 증상: 두통, 구역질, 의식 수준 저하 등 • 뼈 침윤에 의한 증상: 뼈 통증, 관절통 등 • 피부, 잇몸 침윤에 따른 증상: 발진, 발적, 가려움, 잇몸 부기 등 • 림프절 침윤에 의한 증상: 림프절 종창, 림프 부종 등 기타: 간 비대, 비장 종대에 의한 복부 팽만감 등 • 골수 억제 증상 → 다음 항목 참조 🔍 잠재적 간호 문제 : 백혈병 세포의 장기 침윤에 따라 고통을 주는 여러 증상이 있다.
골수 억제의 정도 관찰	골수 억제는 백혈병 세포의 증식이나 화학요법에 의해 정상 혈액세포의 생산이 억제되어 생긴다. 골수 억제기에 심각한 감염이나 치명적인 출혈 등을 일으키지 않고, 생명을 지키고 안전하게 극복해나가는 것이 백혈병 환자의 치료로서 매우 중요하다. • 일반적으로 화학요법 시작부터 2주 전후가 골수 억제기가 된다. • 검사 데이터로 백혈구, 호중구, 적혈구, 헤모글로빈, 혈소판 수치와 추이(혈구 수가 상승 추세인지 하락 추세인지)를 확인한다. **백혈구 감소** • 백혈구 수 1000/μl 또는 호중구 수 500/μl 이하가 되면 심각한 감염증이 발병하기 쉽다. • C 반응성 단백질(CRP)은 염증 급성기의 12시간 이내에 상승하기 때문에 감염증의 지표가 된다. • 감염되기 쉬운 부위와 관련 증상을 파악하고 감염 예방, 증상의 조기 발견이 필요하다. • 감염에 따른 전신 증상으로 발열, 오한, 쇼크 등이 있다. 🔍 잠재적 간호 문제 : 감염되기 쉬운 상태로 면역력 저하 감염증이 발병하기 쉽다./감염에 따른 발열이 나타난다./치료의 부작용으로 구강 점막이 손상된다. **적혈구(헤모글로빈) 감소** • 헤모글로빈 값이 8g/dl 이하가 되면, 심계항진, 호흡곤란 등의 빈혈 증상이 명확히 나타나고, 심장 기능에도 영향을 주기 쉽다. • 현기증, 현기증으로 인한 낙상 등의 위험이 있다. 🔍 잠재적 간호 문제 : 권태감이 있고, ADL에 지장을 준다./낙상의 위험 **혈소판 감소** • 혈소판 감소로 인해 출혈 경향이 있다. 특히 1만/μl의 경우 뇌출혈, 폐출혈 등 치명적인 출혈이 발생할 수 있으므로 주의한다. • 점상 출혈, 반상 출혈 등의 피부 증상도 잘 관찰한다. • 파종성 혈관내응고(DIC)가 생기기도 한다. 특히 급성 전골수구성 백혈병(FAB 분류 M3)에서는 DIC를 합병하기 쉽다. 🔍 잠재적 간호 문제 : 출혈이 일어나기 쉽다.

38
백혈병

치료 효과 · 부작용 관찰	백혈병의 치료는 화학요법이 중심이다. 사용하는 항암제의 종류, 양, 화학요법을 실시한 기간에 나타나는 부작용의 시기, 종류, 호중구 감소의 피크를 예측할 수 있기 때문에 간호 중재의 계획 입안에 효과적이다. 화학요법의 부작용은 주로 골수 억제, 골수 억제 이외의 부작용으로 크게 구별한다. 조혈모세포 이식 후에는 'GVHD(이식 편대 숙주병)'라는 특유의 부작용이 나타날 수 있다.

- 화학요법의 부작용은 조기에 나타나는 것(항암제 투여 후 14일까지)과 중 · 후반에 나타나는 것(항암제 투여 후 14일 이후)이 있다.
  - 초기에 나타나는 부작용: 아나필락시스, 구역질 · 구토, 설사, 발진, 구내염, 백혈구 감소, 간 · 신장 장애, 간질성 폐렴 등
  - 중 · 후반에 나타나는 부작용: 신경 독성, 심장 독성, 빈혈, 탈모, 색소 침착, 폐섬유증, 2차 발암
- 항암제는 골수 억제, 구역질 등 대부분의 약물에서 일반적으로 생기는 부작용과 그 약물에 특이하게 나타나기 쉬운 부작용이 있다.
- 골수 억제는 위 항목 참조
- 골수 이외의 부작용으로는 피부 · 점막 상해, 탈모, 저림(말초신경 장애), 구역질 · 구토, 변비, 설사 등의 소화기 증상, 기타(성 기능 장애, 신장 · 간 · 심장 기능 장애) 등이 있다.
- 생기기 쉬운 부작용과 대표적인 항암제의 종류
  - 심독성: 안트라사이클린계 약제
  - 간 장애: 알킬화제, 대사길항제
  - 신경 독성 · 변비: 알카로이드계 제제
  - 점막 손상: 메토트렉세이트, 안트라사이클린계 제제, 알킬화제
  - 성 기능 장애: 알킬화제
- GVHD는 이식 후 100일까지 생기는 급성 GVHD(피부 발진, 설사, 간 기능 장애)와 그 이후에 다양한 증상이 나타나는 만성 GVHD가 있다.

🔍 잠재적 간호 문제 : 치료의 부작용으로 구역질 · 구토/탈모 등 외모의 변화/성 기능 장애 · 불임/말초신경 장애에 따른 외상 우려/ 치료의 부작용으로 설사를 한다.

치료 상황 파악	병기와 중증 정도에 따라 치료 상황이 다르다. 현재 치료뿐만 아니라 지금까지의 치료 상황, 이후 치료 방침을 파악해둘 필요가 있다. 또한 지금까지의 화학요법에 대한 경험을 듣고 자기 나름의 대처방법이나 생각, 감정을 확인할 필요가 있다.

- 급성 백혈병의 경우 긴급히 입원하여 치료를 시작하는 경우가 많기 때문에 심신이 불안정해지기 쉽다.
- 특히 재발했을 때에는 환자의 정신적 고통이 크다.
- 조혈모세포 이식은 위험이 큰 치료이기 때문에 환자 자신이 납득하고 선택할 수 있도록 환자와 신뢰관계를 맺을 필요가 있다.
- 화학요법의 효과가 없으면 환자 · 가족이 예후, 향후 치료에 대해 어떻게 생각하고 있는지 확인하고, 납득할 만한 치료법을 선택하는 것이 바람직하다.

🔍 잠재적 간호 문제 : 환자 · 가족이 질병에 대한 불안감을 안고 있다.

자기관리 상황 파악	장기간 치료가 계속되므로 환자의 감염 예방 행동 등 주체적인 자기관리가 중요하다.

- 환자의 이해 상황에 따라 질환, 화학요법, 자기관리 행동에 대한 지식을 확인한다.
- 자기관리에 대한 의욕, 실천 상황을 확인한다.

🔍 잠재적 간호 문제 : 화학요법을 실시할 때 요구되는 자기관리가 부족하다.

심리적 상황 파악	치료 효과가 불확실하고 미래가 보이지 않는 상황, 신체적 고통, 장기간에 걸친 치료 등으로 환자의 감정이 흔들리기 쉽고 불안정해지기 쉽다. 신뢰관계의 형성과 유지에 노력하고, 환자를 지지하는 자세가 필요하다. ● 치료 경과에 따라 불안, 의문 사항이 달라진다. ● 질병 치료에 대한 인식, 향후 전망, 희망하는 것을 확인할 필요가 있다. 🔍 잠재적 간호 문제 : 환자 · 가족이 질병에 대한 불안을 안고 있다.
사회적 상황 파악	백혈병은 사회적 역할이 큰 청소년기, 장년기에 많이 발병한다. 치료가 장기간 이루어지기 때문에 직업, 가정 등 사회적 역할을 충분히 수행하지 못하고 자기 개념이 저하되어 갈등이 생기기 쉽다. 또한 가족도 장기간 치료가 지속되는 데 대한 불안을 안고 있다. ● 가족의 역할, 직업의 역할과 수행 상태, 환자의 생각을 확인한다. ● 생식 연령의 환자에 대해서는 불임 가능성에 대해 이야기할 기회를 갖는다. 🔍 잠재적 간호 문제 : 역할을 수행하지 못하여 갈등이 생기기 쉽다./환자 · 가족이 질병에 대한 불안을 갖고 있다./성 기능 장애, 불임이 될 위험이 있다.

Step1 영향 평가　　Step2 **간호 초점**　　Step3 계획　　Step4 실시　　Step5 평가

간호 문제 리스트

#1 쉬운 감염 상태에서 감염증이 발병하기 쉽다(영양–대사 패턴).
#2 출혈하기 쉽다(건강 지각–건강관리 패턴).
#3 권태감을 느끼고 ADL에 지장을 받는다(활동–운동 패턴).
#4 환자 · 가족이 질병에 대한 불안을 갖고 있다(자기 인식 패턴).
#5 치료 부작용으로 탈모 등이 나타나고 외모가 변한다(자기 인식 패턴).
#6 치료 부작용으로 구토를 한다(인지–지각 패턴).
#7 치료 부작용으로 구강 점막이 손상된다(영양–대사 패턴).
#8 역할을 수행하지 못하여 갈등이 생기기 쉽다(역할–관계 패턴).
#9 치료 부작용으로 설사를 한다(배설 패턴).
#10 화학요법에 필요한 자기관리가 부족하다(건강 지각–건강관리 패턴).

간호의 우선순위 지침

● 백혈병 환자의 치료에서는 화학요법의 골수 억제기에 전신 상태가 변화하기 쉽고 심각한 감염, 출혈 등으로 치명적이 되는 경우도 있기 때문에 생명을 지키는 것이 최우선이다.
● 다음으로 질환, 화학요법의 부작용에 따른 다양한 고통 증상이 발생하기 때문에 증상을 완화하는 것이 중요하다. 특히 발생하기 쉬운 부작용, 환자의 고통 정도가 큰 증상을 예측하여 예방, 조기 발견, 대처할 필요가 있다. 또한 다른 문제에 미치는 영향도 우선순위로 생각한다.
● 치료 효과가 불확실하고 장기간 치료해야 하기 때문에 정신적 스트레스도 크다. 치료 경과를 근거로 하여 심리 · 사회적 영향에도 주목할 필요가 있다.

Step1 영향 평가　　Step2 간호 초점　　Step3 **계획**　　Step4 실시　　Step5 평가

1 간호 문제	간호 진단	간호 목표(간호 성과)
#1 쉬운 감염 상태로 감염증을 발병하기 쉽다.	감염 위험 상태 **위험 요인:** 약물, 부적절한 제1차 방어 기구, 부적절한 제2차 방어 기구	〈장기 목표〉 심각한 감염을 일으키지 않고 화학요법을 안전하게 진행할 수 있다. 〈단기 목표〉 1) 감염을 일으키지 않는다. 2) 감염 예방 행동을 이해하고 실천할 수 있다.

간호 계획	중재 포인트와 근거
OP 경과 관찰 항목 ● 혈액 검사 데이터(백혈구, 호중구, 염증 반응, 백혈병 세포 수)	➡ 백혈병 세포의 증식과 화학요법에 따른 골수 억제 정도에서 감염의 위험을 파악한다. **근거** 감염 징후를

- 감염되기 쉬운 부위, 증상
  - 구강(혀, 잇몸, 점막): 발적, 부종, 통증, 궤양
  - 호흡기(상부 호흡기, 폐, 기관지): 비한, 재채기, 발적, 기침, 가래, 호흡곤란
  - 소화기(위, 장점막): 구역질, 설사, 복통
  - 피부: 발적, 부종, 통증, 항문 주위 농양
  - 요로: 빈뇨, 잔뇨, 배뇨 시 통증, 소변 혼탁
  - 성기: 가려움, 냉 증가
- 발열의 유무
- 영양 상태

TP 간호 치료 항목
- 환경 정비(환경을 청결하게 유지)
- 백혈구 1000/㎕ 이하가 계속되면, 개인실 관리 또는 고성능 미립자 필터 장비를 갖춘 병실이 바람직하다.
- 면회를 제한한다.
- 피부 점막의 청결을 유지하고 손상을 방지한다.
- 구강 케어('간호 문제 #7' 참조)
- 배변 후 비데를 사용하고 생식기의 청결을 유지한다.
- 중심 정맥 라인 등 신체의 삽입물 관리
- 영양 상태와 수분 섭취량을 유지한다.
- 날것의 섭취를 금지한다.
- 스트레스를 줄이고, 기분 전환 등
- 발열 시 해열, 진통, 증상을 완화한다.

EP 환자 교육 항목
- 감염 예방의 필요성을 설명한다.
- 백혈구, 염증 반응 등의 혈액 검사 데이터를 보는 방법과 의미를 설명한다.
- 화장실, 마스크, 구강 케어, 면회 제한, 활동 제한(사람이 많은 곳은 피한다) 등 감염 예방 행동에 대해 설명한다.
- 감염 징후를 환자 자신이 조기에 발견할 수 있도록, 감염되기 쉬운 부위와 증상에 대해 설명한다.
- 특히 사소한 자각 증상, 항문 주위의 염증 등 말하기 어려운 자각 증상도 숨기지 말고 알리며, 감염 조기 발견의 중요성을 설명한다.

조기 발견, 대처함으로써 감염의 중증화, 지연화를 예방하고 백혈구, 호중구가 감소한 상황에서는 발열해도 감염 부위가 불명확한 경우도 많아 주의 깊게 관찰할 필요가 있다.

➲ 병원성 미생물의 침입을 막기 위해 감염 기회를 줄인다. **근거** 병원 미생물의 침입 부위를 청결하게 유지하고 상처가 생기지 않도록 한다.

➲ **근거** 영양 상태를 높이고 스트레스를 완화하여 감염에 대한 저항력을 높인다.

➲ 장기간 치료를 계속하면서 감염 예방을 실천해나가기 위해서는 환자 자신의 주체적인 자기관리가 중요하다. 가족에 대한 지도도 함께 할 필요가 있다.

2 간호 문제	간호 진단	간호 목표(간호 성과)
#2 출혈이 일어나기 쉽다.	**신체 손상 위험 상태** **위험 요인**: 혈액 체액 성분의 이상, 화확적 인자(약물), 영양 상태	〈장기 목표〉 치명적인 출혈을 일으키지 않고 화학요법을 안전하게 극복할 수 있다. 〈단기 목표〉 1) 출혈의 요인을 방지하고 출혈을 예방할 수 있다. 2) 낙상하지 않는다.

간호 계획	중재 포인트와 근거
OP 경과 관찰 항목 - 출혈 경향을 나타내는 데이터(혈소판, 프로트롬빈 시간, 활성화 부분 트롬보플라스틴 시간, 섬유소 분해 산물, 피브리노겐 농도 등) - 헤모글로빈 수치, 빈혈 증상	➲ 백혈병 세포의 증식과 화학요법에 따른 골수 억제의 정도에서 출혈 경향과 상태를 파악한다. **근거** 혈소판이 4만/㎕ 이하에서 출혈이 생긴다. 혈소판 수 1만/㎕ 이하에서는 치명적인 출혈이 생기기 쉽다.

- 출혈하기 쉬운 부위와 증상
  - 뇌: 두통, 구토, 의식 장애
  - 눈: 눈의 통증, 시야 결손
  - 피부: 점상 출혈, 반상 출혈
  - 구강: 잇몸 출혈, 구강 내 출혈
  - 비강: 코 출혈
  - 폐 · 기관지: 기침, 선홍색의 거품에 혈담
  - 소화관: 토혈, 하혈
  - 기타: 혈뇨, 부정 성기 출혈
- 전신 상태
- 말초신경 장애(손발의 저림, 감각 이상 유무 · 정도)
- 의식 수준
- ADL
- 영양 상태(식사 섭취 상황, 총 단백 수치, BMI 등)

➡ 출혈하기 쉬운 부위는 혈관이 많은 피부, 코, 구강, 기도, 소화관, 눈, 안저, 성기 등이다.

➡ 낙상, 외상의 요인을 관찰한다.

TP 간호 치료 항목

출혈 예방
- 안정을 취한다.
- 기립성 저혈압, 현기증에 주의한다.
- 침대 주위, 복도 등 환경 정비를 한다.
- 물수건으로 닦을 때 피부와 점막을 강하게 문지르지 않는다.
- 피부 점막의 청결 · 적당한 습윤을 유지한다.
- 혈압 측정, 채혈 등을 할 때 커프나 및 구혈대를 꽉 조이지 않는다.

➡ **근거** 안정을 취하게 하고, 피부 점막의 압박 손상을 피한다.
➡ 낙상, 외상에 따른 출혈을 예방하기 위해 환경을 정비한다. **근거** 낙상 위험을 파악하여 예방한다.

출혈 시 대처
- 피부: 깨끗한 천이나 거즈로 압박 지혈한다.
- 안저: 안정을 취한다.
- 비강: 안정하고 코 날개를 압박한다. 혹은 면봉을 삽입하여 압박한다.
- 구강: 입안의 혈액을 양치질로 제거한다.
- 소화관: 식사를 제한한다.
- 항문: 패드나 기저귀를 대고, 자연 지혈을 기다린다.
- 기타: 폐출혈, 뇌출혈 징후가 있을 때는 응급처치를 한다.

➡ 압박 지혈이 가능한 경우는 실시하고, 자연 지혈을 기다리면서 의사에게 보고하고, 전문의의 진찰이 필요한 경우는 진찰을 받는다.
근거 출혈은 환자의 불안감을 높이기 때문에 필요한 처치를 하면서 불안에도 대응한다.

수혈 시 케어
- 심각한 부작용은 투여 후 15분 이내에 발생하는 경우가 많기 때문에 투여 후 5분간은 환자 곁에 머물고 부작용(알레르기 반응, 호흡곤란, 쇼크, 발진, 부종 등)을 관찰한다.

➡ 뇌출혈, 폐출혈은 치명적인 경우이기 때문에 그 징후는 간과해서는 안 된다.

➡ **근거** 혈소판 수 2만/$\mu\ell$ 이하의 경우 혈소판 수혈이 적합하다. 또한 DIC를 합병하고 있는 경우는 신선동결혈장 제제가 적절하다.

EP 환자 교육 항목
- 혈소판 수를 보는 방법과 의미를 설명한다.

출혈 예방
- 피부: 청결하게 하고, 크림 등으로 보습한다. 부드러운 잠옷을 선택하고, 양말이나 속옷의 압박을 방지한다. 강하게 문지르지 않는다.
- 점막: 부드러운 칫솔을 사용하여 잇몸이 손상되지 않도록 한다. 코를 세게 풀지 않는다. 눈을 비비지 않는다. 치질 예방과 치료를 한다.

➡ 출혈 경향의 정도를 파악하고, 예방 조치를 하도록 한다. **근거** 피부 건조, 마찰, 압박에 따른 손상과 출혈을 방지한다. 잇몸, 치질, 비강, 결막의 출혈을 방지한다. 낙상, 외상, 타박상이 없도록 주의한다. 힘 주기, 심한 기침으로 뇌출혈이나 폐출혈이 유발될 수 있다. 뇌출혈, 폐출혈은 치명적일 수 있으므로 특히 주의가 필요하다.

- 활동: 지시된 안정의 정도를 지킨다. 신체 움직임은 천천히 여유를 가지고 실시한다. 미끄러지지 않는 슬리퍼나 신발을 선택한다. 배변 시 힘 주기, 심한 기침을 피한다. 칼 같은 날카로운 물건을 다룰 때 주의한다.

출혈 시 대처
- 점상 출혈 등의 피부 증상과 배변 시 출혈, 기타 출혈을 보이는 경우는 의사에게 전한다.

3 간호 문제	간호 진단	간호 목표(간호 성과)
#3 권태감을 느끼고 ADL에 지장을 받는다.	**활동 내성 저하** **관련 요인:** 침상안정, 전신 쇠약 ☐ 권태감 호소 ☐ 활동에 대한 심장박동수의 이상 반응 ☐ 활동 시 호흡곤란	〈장기 목표〉 빈혈 증상이 완화되면 빈혈 시에 필요한 대처 행동을 취할 수 있고, 화학요법을 안전하게 극복할 수 있다. 〈단기 목표〉 1) 빈혈 증상이 경감 2) 적절한 행동범위를 이해하고, 안정의 정도를 지킬 수 있다. 3) 낙상 예방 조치를 취할 수 있다.

간호 계획	중재 포인트와 근거

OP 경과 관찰 항목
- 빈혈을 나타내는 데이터(적혈구, 헤모글로빈, 헤마토크리트)
- 피부·점막의 색조: 피부, 안구 결막, 구강 점막, 손톱 창백
- 동반 증상: 피로감, 현기증, 이명, 두통, 심계항진, 호흡곤란, 식욕부진, 사지냉증, 부종, 의식 수준 저하 등
- 영양 상태
- 심부전 징후
- 호흡 상태(SpO_2 등)

➲ 항암제 투여 후 2주째 이후에 나타난다. 빈혈의 자각 증상은 헤모글로빈 수치가 10g/dℓ 이하가 되어도 나타나지 않는 경우가 많다. 근거 진행이 완만한 경우는 자각하기 어렵다.

➲ 빈혈이 진행되면 조직과 뇌, 말초세포로 산소의 운반·공급이 저하되어 각종 증상이 발생한다.

TP 간호 치료 항목
- 빈혈의 정도와 자각 증상에 따라 안정 순위를 정한다.
- 안정 순위에 따라 ADL을 지원한다. 현기증이 있을 때는 보행 시 지원. 배설은 무리를 하지 않고, 필요 시 휴대용 화장실 또는 소변 용기를 사용한다.
- 양말·장갑 착용. 따뜻한 찜질이나 족욕 등으로 손발을 보온한다.
- 환경을 정비하고 낙상의 위험을 방지한다.
- 수혈 시 케어('간호 문제 #2' 참조)

➲ 산소의 공급·운반 기능이 저하되어 있으므로 안정을 취해야 한다. 근거 자각 증상이 없어도 낙상의 위험이 있으므로 주의한다.

EP 환자 교육 항목
- 빈혈의 데이터와 자각 증상을 이해할 수 있도록 설명한다.
- 증상이 나타났을 때는 보고하고, 골수 억제기에 현기증, 낙상에 의해 치명적인 상황에 놓일 수 있다는 점을 설명하고 낙상 예방과 안정의 필요성을 이해시킨다.
- 갑자기 일어나지 말고 천천히 일어난다.
- 활동은 심계항진, 호흡곤란 등 증상이 나타나지 않는 범위에서 천천히 한다.

➲ 근거 증상을 자각하지 않고, 낙상 등의 사고를 일으킬 위험이 높기 때문에 환자가 안정의 필요성을 이해하는 것이 중요하다. 화장실 이용 시 지원 등에는 저항을 나타내는 경우도 많지만, 환자의 의사를 존중하면서 안전을 지키기 위해 필요한 관리를 실시한다.

<table>
<tr><td>4 간호 문제</td><td>간호 진단</td><td>간호 목표(간호 성과)</td></tr>
<tr><td>#4 환자·가족이 질병에 대한 불안을 갖고 있다.</td><td>불안
관련 요인: 죽음에 대한 공포, 건강 상태에 대한 위협, 환경의 변화
진단 지표
□ 고뇌
□ 좌절, 초조감
□ 교감신경 지표
□ 생각의 차단, 혼란 등</td><td>〈장기 목표〉 의사와 신뢰관계를 구축하고, 치료 경과에 따른 불안을 표현하며, 이에 대처할 수 있다.
〈단기 목표〉 1) 불안을 표출할 수 있다. 2) 불안의 수준이 내려간다.</td></tr>
</table>

38
백혈병

간호 계획	중재 포인트와 근거
OP 경과 관찰 항목 • 불안의 정도, 동반 증상 • 치료 경과 • 질병, 치료에 대한 생각 • 신체적 고통의 정도 • 주변의 중요한 사람과의 관계 **TP 간호 치료 항목** • 환자와의 신뢰관계 구축에 노력한다. • 질병 치료에 대한 생각 등 불안을 표출할 수 있는 장을 만든다. • 불안의 내용을 확인하고 지식 부족에서 불안이 발생하는 경우 필요한 정보를 제공한다. • 환자의 생각에 따르며 지원하는 자세를 전달한다. • 불안이 강한 경우나 우울증 등의 정신 증상이 보이는 경우에는 의사에게 보고한다. • 신체적 고통을 완화할 수 있도록 도와준다. • 기분 전환이나 릴랙스를 하도록 한다. **EP 환자 교육 항목** • 불안, 염려, 걱정스러운 것은 언제든지 편하게 말하도록 전달한다. • 필요 시 환자 모임 등의 지원이나 사회자원에 대한 정보를 제공한다.	⇒ 근거 백혈병 치료는 장기간에 걸쳐, 마음의 동요가 생기기 쉬우므로 정신 상태를 파악하는 것이 중요하다. ⇒ 근거 치료 경과에 따라 환자의 불안은 다르다. 특히 초기 치료나 재발했을 때 치료 효과가 부족하면 정신적으로 불안정해지기 쉽다. ⇒ 근거 신체적 고통이 크면 정신적인 면에도 영향을 준다. 증상 완화가 중요하다. ⇒ 근거 치료에 따라 다양한 불안이 생긴다. 그중에는 불확실한 상황, 죽음에 대한 불안도 포함돼 있다. 이러한 불안에 대해서는 간호사가 환자와 함께 질환과 마주하는 태도, 질병을 극복해나가는 방법을 생각하고 지지해주는 자세가 필요하다. ⇒ 환자는 의사를 경계하는 경우가 많다. 근거 의사는 정신적인 면에서 지원 체계에 대해 전달하며, 같은 투병 경험이 있는 환자들의 지원도 유용하다.

<table>
<tr><td>5 간호 문제</td><td>간호 진단</td><td>간호 목표(간호 성과)</td></tr>
<tr><td>#5 치료 부작용으로 탈모 등이 나타나고 외모에 변화가 있다.</td><td>신체 이미지 혼란
관련 요인: 질병 치료
진단 지표
□ 신체에 대한 부정적인 정서
□ 사회적 관계의 변화</td><td>〈장기 목표〉 화학요법의 부작용인 탈모를 심리적으로 받아들여 대처하면서 치료를 적극적으로 계속할 수 있다.
〈단기 목표〉 1) 탈모에 대한 올바른 지식을 얻는다. 2) 탈모에 대한 감정을 표출할 수 있다. 3) 탈모의 대처방법을 안다.</td></tr>
</table>

간호 계획	중재 포인트와 근거
OP 경과 관찰 항목 • 사용하고 있는 항암제의 종류, 양, 투여방법 • 탈모의 정도 • 탈모에 대한 언행 • 피부 상태	⇒ 백혈병 치료에 이용되는 항암제인 아드리아마이신 에트포시드, 시크로호스파미드의 작용으로 심한 탈모가 생긴다. 근거 치료가 시작되고 2주 정도 후 탈모가 시작된다. 탈모 진행은 빠르게 진행되어 1∼2개월에 모발이 거의 다 빠진다.

TP **간호 치료 항목**

- 모발이 흩어져 있지 않도록 침대 주위를 접착 테이프 등으로 제거하여 청결하게 유지한다.
- 탈모에 대한 감정과 신체 이미지, 성 정체성 등의 영향에 대해 이야기하는 기회를 갖는다.
- 가족과 주위 사람들이 상처받기 쉬운 환자의 마음을 배려하고 공유할 수 있는 장을 만든다.

EP **환자 교육 항목**

- 탈모의 과정, 시기와 정도를 설명한다.
- 머리가 긴 경우는 탈모 전에 자르는 것이 바람직하므로 이를 전달한다.
- 화학요법이 종료된 뒤 머릿결이 변할 가능성은 있지만, 모발은 다시 자란다는 것을 알려준다.
- 두피에 상처가 생기지 않도록 손톱을 짧게 자르고, 빗은 부드러운 것을 사용한다.
- 두피의 보호, 보온, 용모 변화(가발, 모자, 스카프의 사용과 메이크업 방법)와 관련된 정보를 제공한다.

❍탈모에 따른 외모의 변화는 매우 크다. 이를 받아들이는 것은 개인차가 있지만, 자기 이미지가 저하되기 쉽고 심리·사회적인 영향을 준다. **근거** 환자의 기분에 따르고, 공감하는 자세가 중요하다.

❍ **근거** 사전에 환자 자신이 탈모의 진행 과정을 알고 이에 대해 예측하고 대처할 수 있다.

❍ **근거** 용모 변화에 대한 정보를 제공함으로써 환자가 자신에게 맞는 방법을 생각할 수 있고, 심리·사회적 고통을 경감할 수 있다.

---

6 간호 문제	간호 진단	간호 목표(간호 성과)
#6 치료 부작용으로 구역질·구토가 나타난다.	**구역질** **관련 요인:** 약물, 불안, 불쾌한 맛 ☐ 구역질 호소 ☐ 음식에 대한 혐오	〈장기 목표〉 구역질의 증상을 조절하고 구역질·구토로 인한 2차적 장애가 일어나지 않는다. 불안도 경감되어 치료를 계속할 수 있다. 〈단기 목표〉 1) 구역질이 경감된다. 2) 동반 증상이 경감된다.

간호 계획	중재 포인트와 근거

OP **경과 관찰 항목**

- 사용하는 항암제의 종류, 양, 투여방법

- 구역질·구토의 종류, 발현 빈도, 정도
- 구역질에 대한 불안, 이전 치료에서 구역질과 구토 상태
- 신체 상태(안색, 표정, 권태감 등의 불편 증상)
- 동반 증상(식욕부진, 탈수, 불면증, 부종 등)
- 2차적 장애의 유무(신 기능 장애, 신경 장애 등)

TP **간호 치료 항목**

- 적절한 구토제를 사용한다.

- 환경 정비: 냄새, 환기, 옷, 체위 등을 바꾸어 환경을 개선한다. 구토 후에는 신속하게 정리하고 양치질 준비를 한다.
- 식사에 대한 연구: 환자의 기호에 맞추고, 먹고 싶을 때 원하는 양을 먹도록 한다. 무리하지 않고, 소화가 잘되는 것을 섭취하게 한다. 경우에 따라 영양 보조 식품을 이용한다.

❍ **근거** 구역질이 나타날 위험이 높은 약물은 시스플라틴, 시크로포스파미드, 다우노루비신 염산염, 시타라빈 등이다.

❍ **근거** 화학요법으로 인한 구역질·구토는 다음의 3종류가 있다. ① 즉시형 구토(화학요법 약 1~2시간 후에 시작되고, 투여 후 24시간 소실), ② 지연형 구역질·구토(화학요법 약 24~48시간 후에 시작, 며칠간 지속된다.) ③ 예측형 구역질·구토(정신적 요인이 크다.)

❍ **근거** 즉시형의 경우는 5-HT3 수용체 길항제가 효과적이다. 지연형의 경우는 스테로이드가 효과적인 것도 있지만, 예측형과 함께 제토제로 조절이 어려운 경우도 많다.

❍ **근거** 죽과 쌀밥의 냄새가 구역질·구토를 유발하는 경우도 있기 때문에 주먹밥, 면류가 좋다. 또한 기름기가 많은 음식, 자극이 있는 음식, 너무 단 음식과 뜨거운 음식은 피한다.

- 정신적 지원: 구역질 · 구토에 대한 불안감에 대해 들어주고, 다음 치료에 대한 불안, 공포를 완화시켜준다.
- 릴랙션을 하도록 한다. 손목에서 손가락 3개를 모아 댄 곳인 내관혈 아래의 내천이라는 혈을 지압하면 효과가 있는 경우가 있다.

EP 환자 교육 항목
- 구역질 · 구토의 부작용에 대해 설명하고 반드시 개선하고, 필요할 때에는 제토제를 사용하여 참지 않도록 설명한다.

➡ **근거** 구역질 · 구토는 감정에 따라 유발되기도 한다. 과거 화학요법 시 구역질 · 구토의 경험이 영향을 미치는 경우도 많다. 호흡법과 자율훈련법 등을 활용한다.

---

7 간호 문제	간호 진단	간호 목표(간호 성과)
#7 치료 부작용으로 구강 점막이 손상된다.	**구강 점막 장애** **관련 요인**: 화학요법, 약물 치료의 부작용, 혈소판 감소, 타액 분비 감소, 감염, 영양실조, 부적절한 구강 관리, 기계적 요인(틀니, 우치 등) **진단 지표** □ 출혈 □ 구순염, 구내염, 구강내 궤양 □ 구강 통증 □ 설태 □ 미각 이상을 호소	〈장기 목표〉 구강 점막 장애를 예방, 증상을 완화한다. 2차적 증상이 생기지 않는다. 〈단기 목표〉 1) 2차 감염을 예방한다. 2) 적절한 구강 관리를 실시할 수 있다.

간호 계획	중재 포인트와 근거

OP 경과 관찰 항목
- 항암제의 종류, 양, 투여방법
- 구강 내의 상태를 매일 관찰한다.
  - 입술, 입가, 잇몸, 뺨 점막, 혀 상태
  - 점막의 상처, 발적, 출혈, 미란의 유무
  - 통증 상태
  - 침 분비 상태, 구강 건조의 유무
  - 기타: 삼키기 어렵고, 말하기 어려운 것 등
- 미각의 변화
- 검사 데이터(백혈구, 헤모글로빈, 혈소판, 영양 상태)
- 구강 관리의 실시 상황

➡ **근거** 화학요법에 의한 구내염은 항암제의 직접 작용과 백혈구 감소에 따른 국소 감염에 의해 발생한다. 구내염을 일으키기 쉬운 항암제는 빈크리스틴황산염, 아드리아마이신, 이다루비신염산염, 시타라빈, 메토트렉사트 등이다.

➡ **근거** 일반적으로 항암제 투여 후 2~10일에 나타나고, 치료는 2~3주간 소요된다.

TP 간호 치료 항목
- 부드럽고 작은 칫솔로 양치질하여 플라크를 제거한다.

- 낮에는 2시간마다, 야간에는 깨어 있을 때에 양치질을 한다.
- 필요시에는 치과 검진을 권한다(우치 치료, 의치 조정 등).
- 구강 내 건조를 예방한다(껌, 인공 타액 분무, 구강 내 보습 젤 이용).
- 통증을 제어한다(국소 마취제가 든 함수제를 머금거나 도포하고, 필요시 비마약계 · 마약계 진통제 사용).
- 항염증, 조직 복구 작용이 있는 양치질액, 타액 분비, 육아 형성 작용을 하는 생리 식염수를 사용한다.
- 식사에 대해 연구한다(시거나 자극이 강한 것, 뜨거운 것, 단단한 것은 피한다).

➡ 양치질로 구강 내의 청결 · 보습을 유지하고, 구강 점막 장애를 예방한다.

➡ 양치질은 생리 식염수나 물로 한다. **근거** 구강 내에 상처가 있을 때 알코올이 들어 있는 포비돈요오드는 사용하지 않는 것이 바람직하다.

➡ **근거** 구강 점막 장애는 통증을 동반하고, 식사 섭취에도 영향을 주기 때문에 예방이 중요하다.

➡ **근거** 통증이 심하기 때문에 적극적으로 대응한다.

➡ **근거** 영양 상태가 저하되지 않도록, 또한 투병 의욕을 유지할 수 있는 식사 연구가 중요하다.

- 구강 관리의 중요성을 설명하고 치약과 양치질 등 구강 관리방법, 구강 내 관찰방법에 대해 지도한다.

8 간호 문제	간호 진단	간호 목표(간호 성과)
#8 역할을 수행하지 못하여 갈등이 발생하기 쉽다.	**비효과적 역할 수행** **관련 요인:** 신체 이미지의 변화, 신체 질환, 자기존중감의 저하, 불충분한 지원 시스템, 발달 단계 **진단 지표** □ 불안 □ 무기력 □ 자신이 지각하고 있는 역할의 변화 □ 역할 갈등	〈**장기 목표**〉 사회적 역할을 조정하여 치료를 계속할 수 있다. 〈**단기 목표**〉 1) 사회적인 불안, 걱정을 표출할 수 있다.

간호 계획	중재 포인트와 근거

OP 경과 관찰 항목

- 장기 입원, 치료에 따른 역할 변화에 대한 불안, 걱정
- 가정 또는 직장 내의 역할
- 경제 상황
- 지원 시스템
- 성적 특질에 대한 불안, 걱정

TP 간호 치료 항목

- 역할 변화에 대한 불안감을 이야기할 기회를 갖는다.
- 환자의 기분을 존중하고 자기 개념이 저하되지 않게 한다.
- 환자의 희망을 듣는다.
- 가족과 이야기할 기회를 갖고, 필요에 따라 가족과 조정할 수 있도록 한다.
- 불안이 강한 경우, 우울증 등 정신 증상이 있는 경우에는 전문의에게 진찰받을 수 있도록 한다.
- 필요시 사회복지사에게 의뢰한다.
- 환자가 여성이고 난자 배아의 동결 보존을 희망하는 경우 치료 상황에 따라 전문가에게 상담하는 기회를 갖도록 한다.

EP 환자 교육 항목

- 장기 치료, 입원, 사회적인 불안, 걱정에 대해 의사에게 말해도 문제가 없다는 것을 알려준다.
- 골수 억제기에는 성생활을 피할 필요가 있지만, 감염과 출혈에 주의하면 문제가 없으며, 상담이 가능하다는 것을 알려준다.
- 배아의 동결 보존을 희망하는 경우는 전문가에게 상담할 수 있다는 것을 알려준다.

➡ 백혈병은 사춘기, 장년기에 발병하는 경우가 많으며, 이 시기는 가정과 직업에서의 역할이 큰 시기에 해당한다. 장기간의 치료로 역할 변경이 부득이한 경우도 있어 갈등이 생기고, 치료를 계속하기 어려워지기도 한다. 환자 자신이 삶과 가치관을 전환할 필요가 있다.

➡ 간호사는 환자의 사회적 역할에 대한 불안에도 관심을 가져야 한다. 불안을 경감하기 위해 가족 관리와 더불어 필요한 전문가와 연결하는 역할을 한다.

➡ 사회적인 불안, 걱정에 대해 상담할 수 있는 시스템이 있다는 것을 환자에게 알려준다.

➡ 성적 특질에 대한 욕구는 개인차가 크다. 간호사의 가치관에 따라 환자의 욕구를 억누르게 하거나 경시하지 않는다. **근거** 조혈모세포 이식을 하면 전신 방사선 치료와 대량의 항암제 사용으로 생식 기능이 떨어질 가능성이 높다. 정자와 난자의 동결 보존 등의 생식 의료 부분이 발달해 있으므로, 배아의 동결 보존을 희망하는 경우에는 이식 전에 전문가와 상담할 기회를 갖는 것이 환자의 QOL 향상에 중요하다.

9 간호 문제	간호 진단	간호 목표(간호 성과)
#9 치료의 부작용으로 설사를 한다.	**설사** **관련 요인:** 약물 치료의 부작용, 감염의 경과, 불안 **진단 지표** □ 적어도 하루에 3회 액상의 변 배출 □ 장음 항진 □ 복통	〈장기 목표〉 구역질의 증상을 조절할 수 있고, 설사로 인한 2차적 문제를 일으키지 않는다. 전신 상태가 악화되지 나타나지 않는다. 〈단기 목표〉 1) 유형변이 배출된다. 2) 탈수가 없다. 3) 피부 문제가 없다.

간호 계획	중재 포인트와 근거
OP 경과 관찰 항목 • 사용하는 항암제의 종류, 양, 투여방법 • 설사의 유무와 정도(횟수, 양, 성상, 색) • 수반 증상(복통, 식욕부진, 항문 통증, 피부 증상 등)의 유무와 정도 • 전해질 이상, 탈수의 유무와 정도 • 설사에 대한 정신적 고통의 정도 **TP 간호 치료 항목** • 찜질 등으로 복부를 보온한다. • 수액요법 관리 • 설사약, 정장약 투여 **EP 환자 교육 항목** • 설사 증상이 있을 때는 의사에게 보고한다. • 장 점막을 자극하지 않고 소화 흡수가 잘되는 음식을 소량씩 섭취한다. 설사가 심할 때는 장관의 안정을 위해 단식이 필요하다는 것을 설명한다. • 항문 주위를 깨끗하게 유지한다(비데 사용).	➡ 설사를 일으킬 위험이 높은 약물은 메트트레키서트, 에트포시드, 시타라빈, 아드리아마이신 등이다. ➡ **근거** 항암제로 인한 설사는 점막 장애에 의한 것이 많다. 특히 조혈모세포 이식 후 GVHD에 따라 장 점막이 손상되어 심각한 설사가 생긴다. ➡ **근거** 보온을 하여 장 연동의 항진이나 복통을 완화한다. ➡ 설사가 계속되어 탈수, 전해질 이상이 발생하기 때문에 경구 섭취가 어려운 경우에 실시한다. **근거** 설사로 인해 체력이 소모되기 쉽다. 적절한 약물을 투여하여 설사를 조절할 필요가 있다. ➡ **근거** 설사로 인해 발적, 미란 등의 피부 문제가 생기기 쉽기 때문에 건조와 청결을 유지할 수 있도록 한다.

10 간호 문제	간호 진단	간호 목표(간호 성과)
#10 화학요법에 필요한 자기관리가 불충분하다.	**비효과적 자기 건강관리** **관련 요인:** 지식 부족, 사회적 지원 부족, 무능력, 의사결정에서의 갈등 **진단 지표** □ 치료 계획을 일상생활에 적용할 수 없다. □ 위험 요인을 감소시키는 행동을 할 수 없다.	〈장기 목표〉 화학요법에 필요한 자기관리를 할 수 있으며, 주체적으로 치료에 임할 수 있다. 〈단기 목표〉 1) 감염 예방 행동을 이해하고 실행할 수 있다. 2) 출혈이나 낙상을 예방할 수 있다.

간호 계획	중재 포인트와 근거
OP 경과 관찰 항목 • 자기관리에 대한 의욕 • 화학요법에 필요한 자기관리의 이해 상황 • 감염 예방 행동 등 자기관리의 실시 상황 • 사회적 지원 상황 • 전신 상태	➡ 자기관리를 계속할 수 있도록 환자의 의욕, 이해 상황을 확인한다. **근거** 치료 경과에 따라 환자가 자기관리를 할 수 없게 되는 상황도 있으므로 간호사가 대신하는 시점도 중요하다.

TP 간호 치료 항목

- 감염 예방 행동 등 필요한 자기관리를 할 수 있는 경우, 환자의 노력을 인정하고 계속할 수 있도록 한다.

- 전신 상태가 나쁠 때는 무리하게 자기관리를 추진하지 말고 간호사가 대신한다.

➡ 자기관리가 필요하지만 환자가 계속하기 어렵다.
근거 환자의 노력을 인정하는 말을 하여 동기 부여를 해주고 계속 지원한다.

EP 환자 교육 항목

- 자기관리의 필요성, 구체적인 방법에 대해 설명한다 ('간호 문제 #1~3, 5~7' 참조).

| Step1 영향 평가 | Step2 간호 초점 | Step3 계획 | **Step4 실시** | Step5 평가 |

병기 · 병태 · 중증도별 관리 포인트

백혈병은 정상 혈액세포의 생산이 문제가 되어 골수를 비롯한 전신에 백혈병 세포가 침투하는 질환이다. 치료는 화학요법이 중심이 되지만, 효과가 없으면 조혈 줄기세포 이식을 한다.

【급성기】 화학요법 실시 중일 때와 골수 억제기에는 전신 상태가 변화하기 쉽고 감염, 출혈로 인해 생명이 위험할 수도 있다. 따라서 특히 감염, 출혈, 빈혈 예방, 조기 발견, 대처가 중요하다. 다양한 증상이 나타남에 따라 고통과 불안이 커지므로 증상을 조절하는 동시에 정신적 케어도 중요하다.

【만성기】 화학요법으로 골수 억제를 하여 회복시키고, 다음 치료를 위해 신체 상태를 관리하는 시기이다. 화학 치료에 따른 자기관리를 위해 환자의 상황에 맞는 교육이 필요하다.

【회복기】 외래 통원 치료를 하는 시기이다. 사회생활에 서서히 적응할 수 있도록 지원한다.

【암흑기】 화학요법의 효과가 적어, 치유가 어려워져 고통의 완화, 환자 · 가족의 정신적 케어가 중요하다.

간호 활동(간호 중재) 포인트

화학요법에 대한 지원

- 화학요법을 실시할 때 사용하는 약물의 종류, 양, 시간, 일정 등 오류가 없도록 의사와 간호사에게 확인한다.
- 사용하는 약물의 부작용이 나타나는 시기와 종류를 예측하여 예방하고 조기 발견, 해결할 수 있도록 한다.
- 특히 감염 예방, 출혈, 빈혈 시의 대처가 중요하므로 데이터를 파악하여 감염, 출혈하기 쉬운 부위나 증상, 빈혈 증상의 정도를 확인한다.
- 골수 억제기에 낙상하면 뇌출혈 등으로 치명적일 수 있으므로, 낙상 예방이 중요하다.
- 사용하는 항암제로 인해 구역질, 구내염, 설사 등 다양한 증상이 발생하므로 고통의 완화를 위해 힘쓴다.
- 탈모로 신체 이미지가 변화하기 때문에 환자의 기분을 배려하면서 외모를 보완할 수 있는 방법 등을 설명하고 대처할 수 있도록 한다.

자기관리에 대한 지원

- 장기간에 걸친 화학요법을 안전하게 극복하기 위해서는 환자 자신의 주체적인 자기관리가 필수적이기 때문에 화학요법에 따른 자기관리의 필요성을 이해할 수 있도록 환자 교육을 실시한다.
- 감염이 되면 치료가 중단될 뿐만 아니라 고통스러운 증상도 나타나기 때문에 감염 예방이 중요하다.
- 환자의 이해에 따라 혈액 데이터 보는 방법과 의미를 설명하고 골수 억제의 정도를 파악할 수 있도록 한다.
- 환자 자신이 감염, 출혈, 빈혈 증상을 조기 발견하고 의사에게 보고할 수 있도록 한다.
- 환자가 자기관리를 할 수 있는 경우는 인정해주어 계속할 수 있도록 지원한다.

환자 · 가족의 심리 · 사회적 문제에 대한 지원

- 질병, 치료에 대해 어떤 인식을 가지고 있는지 확인한다.
- 환자 · 가족에게 질병, 치료, 자기관리에 대해 알기 쉽게 설명하고 불안을 줄일 수 있도록 한다.
- 치료가 장기간에 걸쳐 이루어지기 때문에 치료 상황에 따라 마음이 흔들리기 쉽다는 것을 염두에 두고 지원한다.
- 특히 처음 치료 시, 재발 시, 치료 효과가 미미한 상황이 되었을 때에는 정신적으로 불안정해지기 쉽기 때문에 신뢰관계 형성에 노력하고, 환자의 불안한 상황을 경청하도록 한다.
- 조혈모세포 이식을 선택하는 경우와 치료 효과가 미미한 경우, 이를 납득하고 치료법을 선택할 수 있도록 지원한다.
- 가정과 직장에서의 역할을 충분히 수행하지 못해 갈등이 생기기 쉬우므로, 가족 내에서의 역할 조정하도록 돕고 필요하면 사회복지사에게 의뢰한다.
- 환자 모임 등의 사회적 지원 방법을 소개한다.
- 배아 동결 보존을 희망하는 경우는 치료 상황을 보면서 전문가와의 상담 기회를 마련한다.

퇴원 · 요양 지도

- 정기적으로 외래 진료를 하도록 지도한다.
- 발열 등 감염 증상이나 출혈이 나타나면 진찰하도록 설명한다.
- 외래 화학요법이 시행될 경우는 특히 감염 · 출혈 예방, 빈혈 시의 대처 등 자기관리를 계속하도록 설명한다.
- 지시된 약물을 지키도록 지도한다.
- 가사나 일은 처음에는 체력에 맞춰 무리하지 않게 수행하도록 지도한다.
- 성생활은 특별히 제한되지 않지만, 감염에 주의하도록 설명한다.

Step1 영향 평가	Step2 간호 초점	Step3 계획	Step4 실시	Step5 평가

평가 포인트

간호 목표 달성도

- 필요한 감염 예방 행동 등 자기관리 방법을 이해하고 수행할 수 있는가?
- 안정도에 맞춘 ADL을 할 수 있는가?
- 낙상의 위험을 이해하고 예방할 수 있는가?
- 심각한 감염, 출혈이 나타나지 않는가?
- 구역질 · 구토, 구강 점막 장애 등의 고통 증상이 완화되고 있는가?
- 신체 이미지의 변화를 받아들일 수 있는가?
- 불안을 표출할 수 있는가?
- 가정, 직장에서의 역할 조정을 할 수 있는가?

- 참고 문헌
1) 이노우에 도모코 편: 증상으로 본 간호 과정의 전개─병태 생리 및 치료의 포인트. 의학서원. 2007
2) 사사키 츠네오 감수: 암 화학요법 부작용 대책의 베스트·프랙티스, 조림사, 2003
3) 사이죠 나가히로, 와타나베 다카코 편: 암 화학요법 간호, 암 간호 1. 2월 증간호: 11, 2006
4) 사이죠 나가히로, 코지마 미사코 감수: 암 화학요법의 부작용 대책과 간호 케어─화학요법을 중심으로 제2판, 첨단의학사, 2000
5) 하드 맨, T 헤더 편(일본 간호진단학회 감역: NANDA─I 간호진단─정의와 분류 2012~2014, 의학서원, 2012
6) 칼페니트=모이에 LJ(신도 유키에 감역): 간호 진단 핸드북 제8판. 의학서원, 2011
7) 다카하시 나츠코: 백혈병 환자의 간호 과정. 클리닉 연구 26:291─300, 2005
8) 호리타 치코우, 요코타 히로코 편: 혈액·조혈기 질환의 치료와 간호, 남강당, 2002
9) 하다케 기요히코 외 편: 혈액암 환자의 치료와 간호, 암 간호 14(2), 2009

백혈병 환자의 병태 관계도와 간호 문제

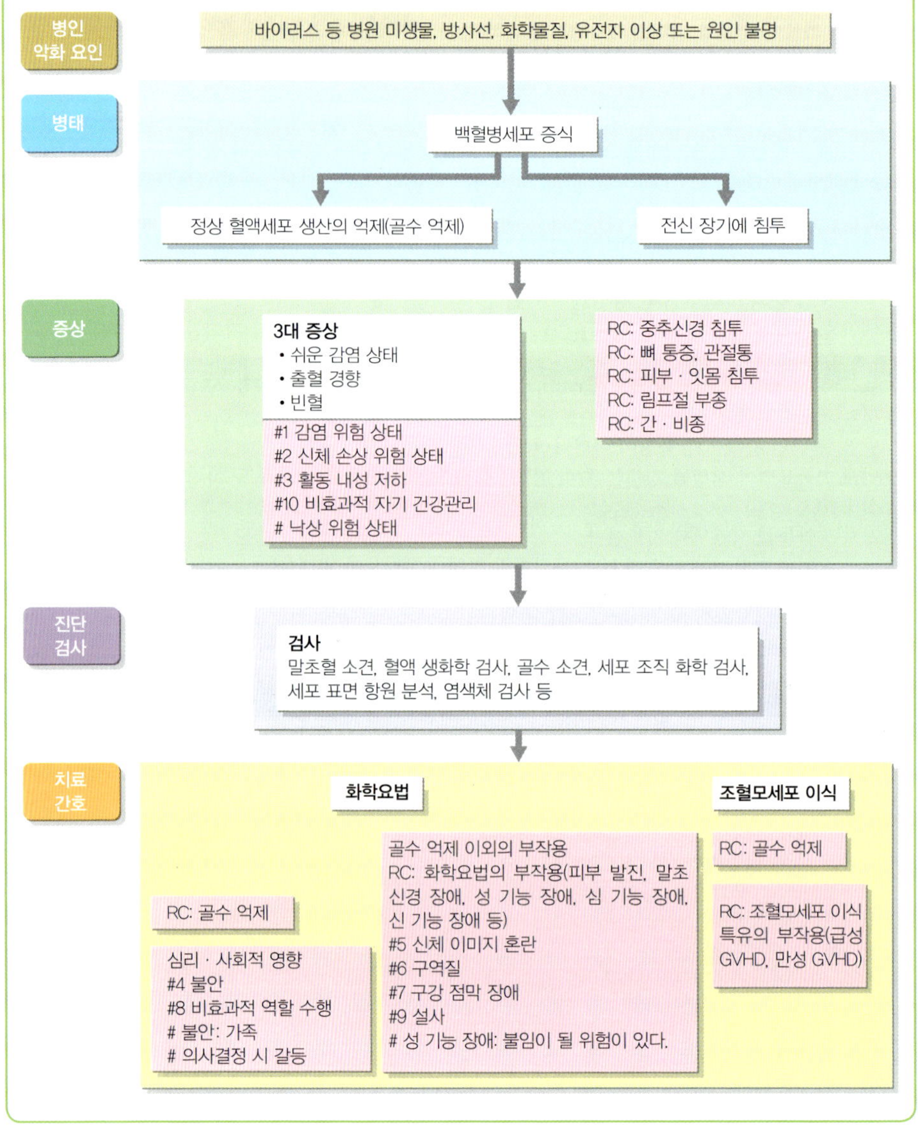

병인 악화 요인
바이러스 등 병원 미생물, 방사선, 화학물질, 유전자 이상 또는 원인 불명
병태
백혈병세포 증식
정상 혈액세포 생산의 억제(골수 억제)
전신 장기에 침투
증상
3대 증상
• 쉬운 감염 상태
• 출혈 경향
• 빈혈
#1 감염 위험 상태
#2 신체 손상 위험 상태
#3 활동 내성 저하
#10 비효과적 자기 건강관리
낙상 위험 상태
RC: 중추신경 침투
RC: 뼈 통증, 관절통
RC: 피부 · 잇몸 침투
RC: 림프절 부종
RC: 간 · 비종
진단 검사
검사
말초혈 소견, 혈액 생화학 검사, 골수 소견, 세포 조직 화학 검사, 세포 표면 항원 분석, 염색체 검사 등
치료 간호
화학요법
조혈모세포 이식
RC: 골수 억제
심리 · 사회적 영향
#4 불안
#8 비효과적 역할 수행
불안: 가족
의사결정 시 갈등
골수 억제 이외의 부작용
RC: 화학요법의 부작용(피부 발진, 말초신경 장애, 성 기능 장애, 심 기능 장애, 신 기능 장애 등)
#5 신체 이미지 혼란
#6 구역질
#7 구강 점막 장애
#9 설사
성 기능 장애: 불임이 될 위험이 있다.
RC: 골수 억제
RC: 조혈모세포 이식 특유의 부작용(급성 GVHD, 만성 GVHD)

39 악성 림프종

후쿠다 데쓰야

눈으로 보는 질환

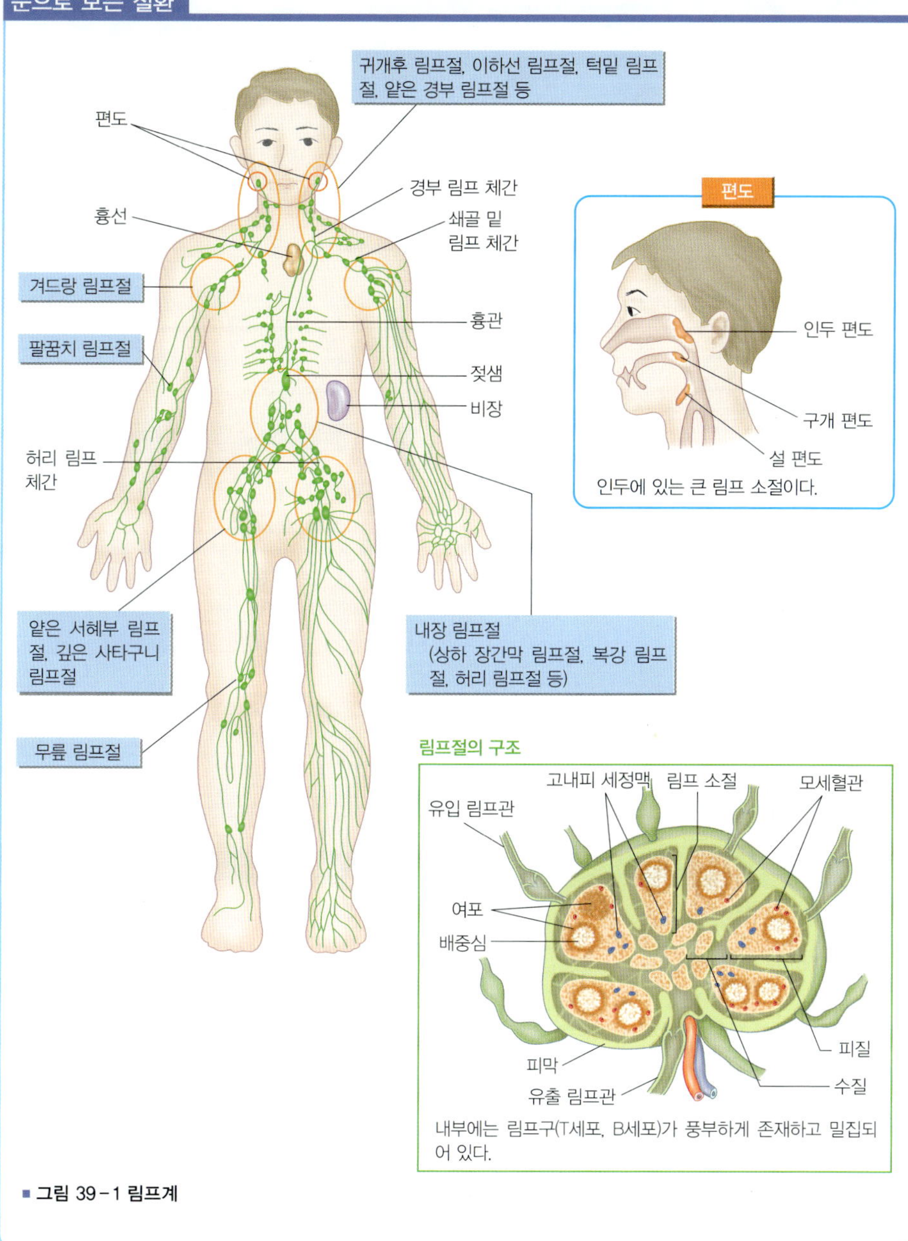

■ 그림 39-1 림프계

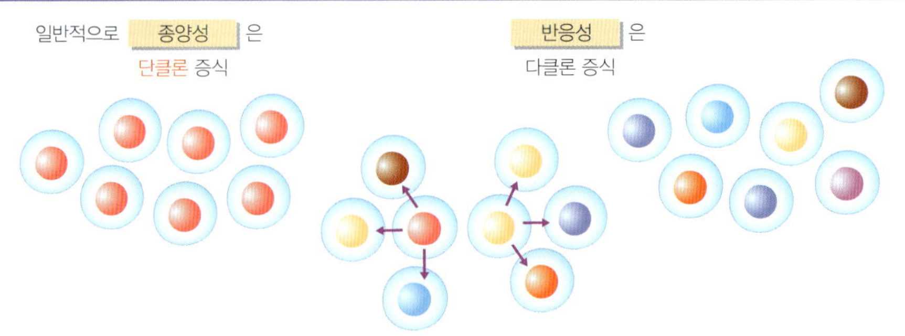

악성 림프종은 림프구의 종양성 증식이다. 그러나 종종 다복제 증식을 동반한다.

■ 그림 39-2 악성 림프종이란

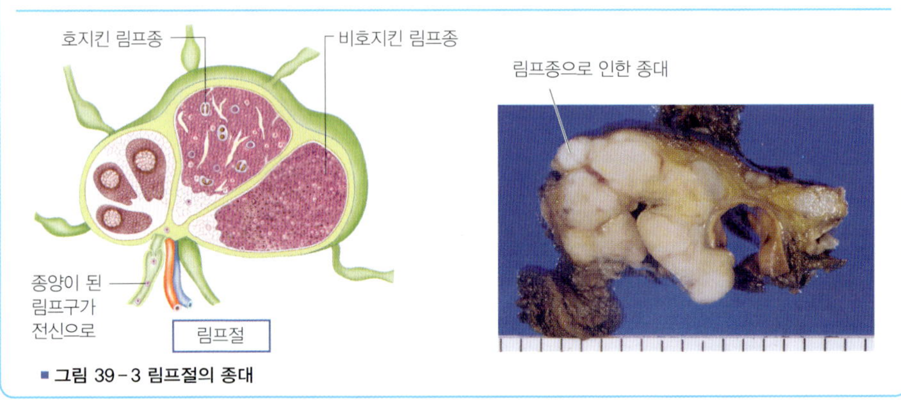

■ 그림 39-3 림프절의 종대

병태 생리

▌악성 림프종은 림프구가 종양이 된 혈액의 암이다.

- 림프구는 다양한 외래 물질(항원)과 반응하기 때문에 하나하나의 세포가 각각 다른 항원 인식 분자(면역글로불린 또는 T세포 수용체)를 가지고 있다. 일반적으로 바이러스 감염 등으로 림프구가 활성화된 경우에는 자극에 따라 여러 종류의 세포가 동시에 증가하지만(다복제), 악성 림프종은 하나의 세포에서 나온 림프구가 종양이 되어 증식한 것이다(단일 복제). 악성 림프종 세포가 생산하는 사이토카인 등의 작용으로 인해 정상 림프구의 다복제 증식과 염증 세포의 활성화를 수반하고, 발열 등의 증상을 일으킬 수 있다.
- 림프구는 혈액, 림프관을 흘러서 전신을 순환하고 림프절, 편도선, 비장 등의 2차 림프 조직에서 자극을 받아 분화·증식한다. 이 과정에서 염색체 전좌 등의 유전자 이상을 일으키면 림프구는 종양화하는 것으로 추정된다. 따라서 악성 림프종은 전신의 어떤 부위에서도 발생할 수 있다.
- 악성 림프종은 호지킨 림프종(Hodgkin 호지킨병)과 비호지킨 림프종으로 크게 분류된다.
- 호지킨 림프종은 대부분 경·흉부 림프절에서 발생하여 인접하는 림프절로 전파되는 성질이 있다.
- 비호지킨 림프종은 뇌, 간, 소화관, 폐 등의 림프절 이외의 장기에서도 발생한다. 비호지킨 림프종은 조직학적으로 30종류 이상으로 분류되지만, 그 기원에서 B세포성, T/NK세포성으로 나뉜다.

■ 표 39-1 국제 예후 지표(IPI)

① 임상 병기	Ⅲ 또는 Ⅳ		
② LDH	정상 수치보다 높음		
③ 수행 양상	2개 이상(일상생활에 도우미가 필요함. 낮에도 잠자리 필요)		
④ 림프절 이외의 병변	2개 이상		
⑤ 연령	61세 이상		
①~⑤의 항목 수가 예후 위험을 판정		60세 이하는 ①~③의 항목 수로 판정	
항목 수	위험	5년 생존율*	항목 수	위험	5년 생존율*
0, 1	낮음(L)	73%	0	낮음(L)	83%
2	중저(LI)	51%	1	중저(LI)	69%
3	고중(HI)	43%	2	고중(HI)	46%
4, 5	높음(H)	26%	3	높음(H)	32%

* 5년 생존율은 1993년 현재 확산성 대세포형이고, 병형에 따라 크게 다르며 현재는 이보다 생존율이 높다고 추정된다.

병인·악화 요인

- 많은 악성 림프종에서 원인을 알 수 없다.
- EB바이러스(농흉 관련 림프종 등)나 HTLV-Ⅰ 바이러스(성인 T세포 백혈병/림프종) 등 바이러스, 헬리코박터 파일로리(위장 MALT 림프종) 등이 발병에 관여한다.

역학·예후

- 일본인의 발병 빈도는 10만 명당 10~12명으로 추정되며 최근 증가 추세이다.
- 유럽과 미국에서는 호지킨 림프종이 1/3을 차지하지만, 일본에서는 10% 정도이며 나머지 90%는 비호지킨 림프종이다. 비호지킨 림프종의 90% 정도가 B세포성이다.
- 호지킨 림프종의 3/4은 치유 가능하고, 비호지킨 림프종의 예후는 병형에 따라 크게 다르다.
- 진행기 호지킨 림프종의 예후 인자로는 7개의 인자(혈중 알부민 < 4g/dℓ, 헤모글로빈 < 10.5g/dℓ, 남성, 임상 병기Ⅳ, 연령이 45세 이상, 백혈구 ≧ 1만5000/μℓ, 림프구 수 < 600/μℓ 또는 백혈구 수의 8% 미만)가 있고, 인자의 수가 많을수록 예후가 나쁘다.
- 비호지킨 림프종의 예후 판정에는 국제 예후 지표(international prognostic index: IPI)가 활용된다(표 39-1).

증상

- 림프절이나 장기의 부종을 일으키는 것이 초기 증상인 경우가 많다. 일반적으로 무통성이지만, 신경의 압박을 동반하거나 부종이 급속히 진행되는 경우 통증을 일으킨다.
- 흉수와 복수를 동반하고, 호흡곤란이나 장기 침투에 따른 증상을 나타내는 경우도 있다.
- 앤 아버(Ann Arbor) 분류의 B증상(표 39-2)과 같이 발열, 식은땀, 체중 감소나 권태감, 식욕부진의 전신 증상이 나타나는 경우도 있다.

진단·검사값

림프절 생검 등에 의한 조직 진단이 정확한 진단, 병형 분류에 필요하다.
- 세포진에서는 정상적으로 림프구, 특히 활성화된 림프구와 림프종 세포를 구별하기 어려운 것이 많다. 또한 치료 방침을 결정하기 위해서도 림프절 생검 등을 하여 정확한 진단이 필요하다.
- 유세포 분석기를 통한 세포 표면 항원의 검출과 염색체 검사, FISH법이나 서던 블롯법을 통한 유전자 검사 등은 종종 진단에 중요한 소견이 된다.
- 비호지킨 림프종은 그 진행성에서 연 단위로 병세가 진행되는 저악성도군(indolent lymphoma, 느리다), 월 단위로 진행되는 중악성도군(aggressive lymphoma, 진행성), 즉시 치료 시작이 필

■ 표 39-2 앤 아버(Ann Arbor) 분류에 따른 병기

Ⅰ기	1개의 림프절 영역 또는 림프절 외 병변 예: 오른쪽 경부에 2개 부위의 림프절이 연달아 부어 있다.
Ⅱ기	횡격막을 끼지 않은 두 개 이상 부위에 병변 예: 양쪽 목, 오른쪽 겨드랑이 림프절이 부어 있다.
Ⅲ기	횡격막의 위아래에 걸쳐 병변 예: 목, 겨드랑이와 사타구니 림프절이 부어 있다.
Ⅳ기	림프 조직 이외의 확산성 내지 파종성 병변 예: 간이나 폐의 다발성 결절 그림자. 골수, 복수, 흉수에서 림프종 세포 검출

A증상
환자가 특정한 임상 증상을 동반하지 않음
B증상
반 년 동안 10% 이상의 체중 감소, 38℃ 이상의 발열, 식은땀(잠잘 때 옷을 갈아입지 않으면 안 될 정도)
10cm 이상의 거대한 종양을 동반할 때는 X, 림프절 외의 병변을 동반할 때는 E를 추가한다(예: CS Ⅱ BX).

■ 표 39-3 비호지킨 림프종의 악성도 분류

분류	병세	증상	대표적인 병형
저악성도	연 단위로 진행	없는 경우가 많다.	여포성 림프종, MALT(점막 관련 림프 조직형) 림프종
중악성도	월 단위로 진행	때때로 동반	확산성 대세포형 B세포 림프종
고악성도	주 단위로 진행	있는 경우가 많다.	버킷 림프종, 림프아구형 림프종

요한 고악성도군(very aggressive)으로 나뉜다(표 39-3).
- 낮은 수준의 것도 경과 중에 보다 악성도가 높은 유형으로 변화할 수 있다(형질 전환).
- 병기는 〈표 39-2〉에 표시된 앤 아버 분류가 널리 사용되고 있으며, B증상이 없을 때는 A, 있을 때는 B를 지정하고 임상 병기(CS)Ⅱ A 등으로 기술한다.
- 검사값
- 혈청 LDH의 상승, 가용성 인터류킨 2수용체(sIL-2R)의 상승을 나타내는 경우가 많아 치료 효과를 판정할 때 보조 수단이 된다. CRP와 β_2 마이크로글로불린 상승이 나타날 수도 있다.
- CT, 갈륨 신티그래피, PET(FDG-PET) 등의 영상 검사로 전신 림프절, 장기로 림프종의 확산을 검사한다. 또한 골수 천자, 요추 천자(뇌척수액 검사)로 림프종 침윤의 유무를 확인하고 병기를 결정한다.

합병증

- 버킷(Burkitt) 림프종 등 증식이 빠른 동시에 세포 괴사가 많이 일어나는 종양은 종양세포에서 방출되는 물질로 인해 고요산혈증, 고인산혈증 등을 초래하여, 신부전을 일으키는 종양용해 증후군을 일으킬 수 있다. 특히 치료 시작과 함께 현저히 나타나면 고칼륨혈증과 산증 등으로 치명적인 경우도 있다.
- 병형·병기로 인해 파종성 혈관내응고(DIC), 상대정맥 증후군, 기회 감염, 고칼슘혈증 등이 합병할 수 있다.

치료법

❙ 악성 림프종의 병형과 병기에 따라 치료 방침이 다르다.
- 치료 방침
- 악성 림프종은 CT 등으로 국한된 병변에서 다른 병변이 분명하지 않더라도 조기에 전신에 퍼지는 경향이 강하다. 따라서 항암제를 조합한 약물요법이 치료의 중심이 되고, 경우에 따라서는 국소 조절력이 뛰어난 방사선 요법을 이용한다.
- 악성 림프종의 병형에 따라 치료법이 다르고, 국한기(임상 병기 Ⅰ, Ⅱ기) 또는 진행기(임상 병기 Ⅲ, Ⅳ기)이냐에 따라 치료법의 선택이 다르다.

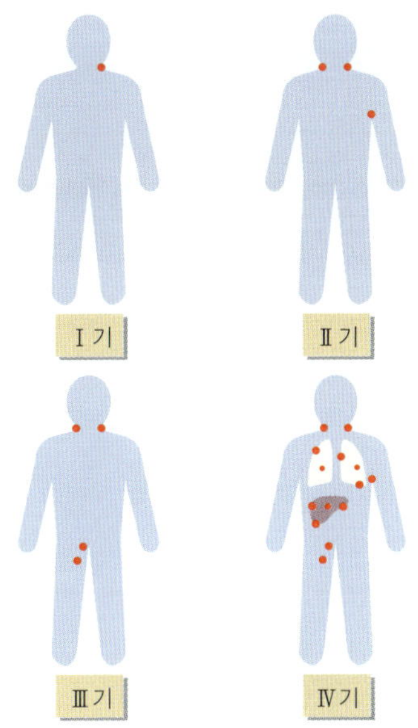

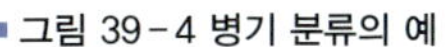

■ 그림 39-4 병기 분류의 예

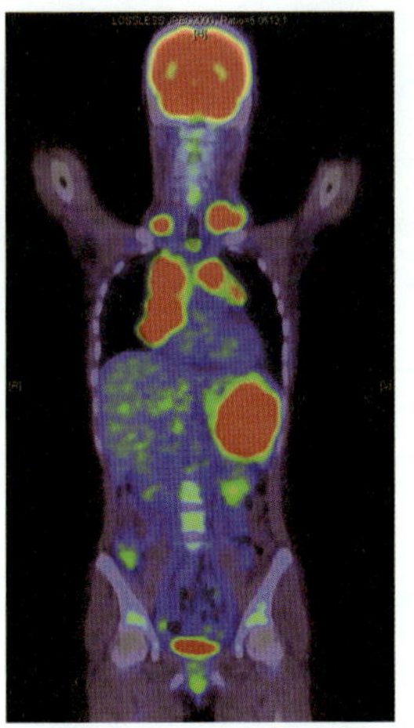

■ 그림 39-5 호지킨 림프종의 FDG-PET/CT의 예

양 쇄골 위 림프절, 종격, 비장에 강한 집중 축적이 확인된다 (임상 병기 Ⅲ).

● 화학요법

- 몇 가지 약을 함께 사용하는 것이 일반적이다.
- 각종 약제로 인한 부작용에 주의할 필요가 있지만 많은 항암제로 백혈구, 특히 호중구 감소, 혈소판 감소 등의 골수 억제가 일어난다. 항암제 투여 10~14일에 현저하게 나타나는 경우가 많고, 호중구 $500/\mu\ell$ 이하에서는 특히 감염 합병에 대한 주의가 필요하다. 다음 항암제 투여 예정일까지 혈구의 회복이 충분하지 않으면 치료를 연기한다.
- 체중과 신장에서 체표면적(m²)을 구해, 그에 따라 약의 용량을 결정하는 경우가 많다.
- ABVD 요법(표 39-5): 호지킨 림프종은 ABVD 치료(독소루비신 염산염＋브레오마이신 염산염＋빈블라스틴 황산염＋다카르바진)가 일반적이다.
- CHOP 요법(표 39-6): 비호지킨 림프종은 CHOP 요법(시클로포스파미드＋독소루비신 염산염＋빈크리스틴 황산염＋프레드니솔론)을 실시하는 경우가 많다.
- 리툭시맙(리툭산): B세포성의 비호지킨 림프종의 대부분에서는 세포 표면에 CD20이라고 하는 분자가 나타난다. 이 CD20과 결합하는 항CD20 단클론 항체가 리툭시맙이다. 이 약의 투여 시 빈발하게 나타나는 인퓨전 반응(발열, 오한, 두통 등)을 완화시키기 위해 약 투여 전에 항히스타민제, 해열 진통제 등을 투여한다.
- R-CHOP 요법(표 39-7): 리툭시맙은 골수 억제 등의 부작용이 적고, 그 상승 효과에서 항암제와 함께 사용되는 경우가 많으며, CHOP 요법과 결합시킨 R-CHOP 요법이 B세포 림프종의 표준 치료로 적용되고 있다. 리툭시맙은 CHOP 요법을 실시하기 전날 또는 당일에 투여하는 경우가 많지만, 종양의 양이 많을 때는 종양용해 증후군의 예방 등을 위해 CHOP를 선행한다. 일반적으로 2일간(3주간)을 1주기로 하여 3주마다 반복한다.

Px 처방 예 ABVD 치료

- 아드리아신주 1회 25mg/m² 정맥 주사 1, 15일 ← 항생물질 항암제
- 브레오주 1회 10mg/m² 점적 정맥 1, 15일 ← 항생물질 항암제
- 에쿠잘주 1회 6mg/m² 정맥 주사 1, 15일 ← 알칼로이드계 항암제
- 다카르바진주 1회 375mg/m² 정맥 주사 1, 15일 ← 알킬화제

※28일(4주간)을 1주기로 하여 4주마다 반복한다.

■ 표 39 – 4 악성 림프종의 주요 치료제

분류		일반명	주요 상품명	약의 효과 메커니즘	주요 부작용
항암제	항생물질 항암제	독소루비신 염산염	아드리아신	DNA, RNA의 생합성을 억제	심독성
		브레오마이신 염산염	브레오	DNA 합성 저해, DNA 고리 차단 작용	알레르기, 간질성 폐렴
	알칼로이드 계 항암제	빈블라스틴 황산염	에크잘	마이크로튜브 기능 장애에 따른 유사 분열을 중기에 정지시킨다.	신경 장애, 변비
		빈크리스틴 황산염	온코빈		
	알킬화제	다카르바진	다카르바진	알킬화 작용에 따른 항종양 효과 발현	혈관통, 구역질
		시클로포스파미드	엔도키산	악성 종양 세포의 핵산 대사 억제	출혈성 방광염
	분자 표적 치료제	리툭시맙	리툭산	보체 의존성·항체 의존성 세포 상해 작용	저혈압, 혈관 부종, 기관지 경련
부신피질 호르몬 제제		프레드니솔론	프레드닌, 프레드한, 프레드니솔론	항염증 작용, 림프구의 세포 괴사 유도	고혈당, 고혈압

■ 표 39 – 5 ABVD 치료

약제	1주기				2주기	
	1일	2~14일	15일	16~28일	29일	30일~
아드리아신	○	← 휴약 →	○	← 휴약 →	○	← 휴약
브레오	○	← 휴약 →	○	← 휴약 →	○	← 휴약
에크잘	○	← 휴약 →	○	← 휴약 →	○	← 휴약
다카르바진	○	← 휴약 →	○	← 휴약 →	○	← 휴약

■ 표 39 – 6 CHOP 요법

약제	1주기						2주기				
	1일	2일	3일	4일	5일	6~21일	1일	2일	3일	4일	5일
엔도키산	○				—	← 휴약 →	○				
아드리아신	○				—	← 휴약 →	○				
온코빈	○					← 휴약 →	○				
프레드닌	○	○	○	○	○	← 휴약 →	○	○	○	○	○

■ 표 39 – 7 R–CHOP 요법

약제	1주기							2주기				
	–1~0일	1일	2일	3일	4일	5일	6~21일	1일	2일	3일	4일	5일
리툭산		○					← 휴약 →	○				
엔도키산		○					← 휴약 →	○				
아드리아신		○					← 휴약 →	○				
온코빈		○					← 휴약 →	○				
프레드닌		○	○	○	○	○	← 휴약 →	○	○	○	○	○

Px 처방 예 CHOP 요법

- 엔도키산주 1회 750mg/m² 점적 정맥 주사 1일 ← 알킬화제
- 아드리아신주 1회 50mg/m² 정맥 주사 1일 ← 항생물질 항암제
- 온코빈주 1회 1.4mg/m²(2mg까지) 정맥 주사 1일 ← 알칼로이드계 항암제
- 프레드닌정(5mg) 1회 100mg 1일 1회 아침 식사 후 1~5일 ← 부신피질 호르몬 제제
  ※21일(3주)을 1주기로 하여 3주마다 반복한다.

Px 처방 예 리툭시맙 단독 투여

- 리툭산 주사 첫회 투여 시는 375mg/m²를 500㎖ 이상의 생리 식염수 또는 5% 포도당 액으로 희석하여 소량에서 투여 시작. 혈압 저하, 기관지 경련, 혈관 부종 등의 증상이 없으면 25mg/시 → 100mg/시 → 200mg/시로 증량한다. ← 분자 표적 치료약
  ※부작용은 초기 투여 시에 강하게 나타나고, 두 번째 이후에는 감소하는 경우가 많다.

● 방사선 요법
- 국한기 림프종에서 화학요법과 함께 사용한다.
- 저악성 정도군의 림프종은 방사선 치료만으로 치유될 수 있다.
- 거대한 종양(bulky mass)에 대해서는 화학요법 후 추가 치료로 방사선 치료를 한다.

● 수술적 치료
- Ⅰ기의 MALT 림프종 등 극히 일부를 제외하고 완전 치료되지 않는다.
- 소화관 천공이나 출혈의 조절과 예방, 척수 압박의 해제 등 대중적인 방법도 있다.

● 조혈모세포 이식
- 비교적 젊은 층(65세 정도까지)으로 전신 상태가 좋고, 화학요법에 감수성이 있는 재발의 경우, 난치성의 경우에는 자가 말초 조혈모세포 이식이 이루어지는 사례가 많다.
- 병형·병기에 따라 HLA 일치 동포, 골수 뱅크 등의 기증자에 의한 조혈모세포 이식이 이루어지는 경우도 있다.

● 기타
- 위 MALT 림프종은 헬리코박터 파일로리의 제균 치료가 효과적이다.

● 치료 효과 판정
- 림프종 병변이 모두 소실된 경우를 '완전 관해(CR)', 50% 이상 축소된 경우를 '부분 관해(PR)'라고 한다. 관해하지 못하고 악화 없이 상태를 안정(SD)하거나 병변의 증가 또는 새로운 병변 출현을 인정하는 것을 '진행(PD)'이라고 한다.
- CT 소견에서 병변이 잔존하고 있어도, PET 검사에서 양성이 음성으로 되면 CR이라 한다.

악성 림프종의 병기·병태·중증도별 치료 순서도

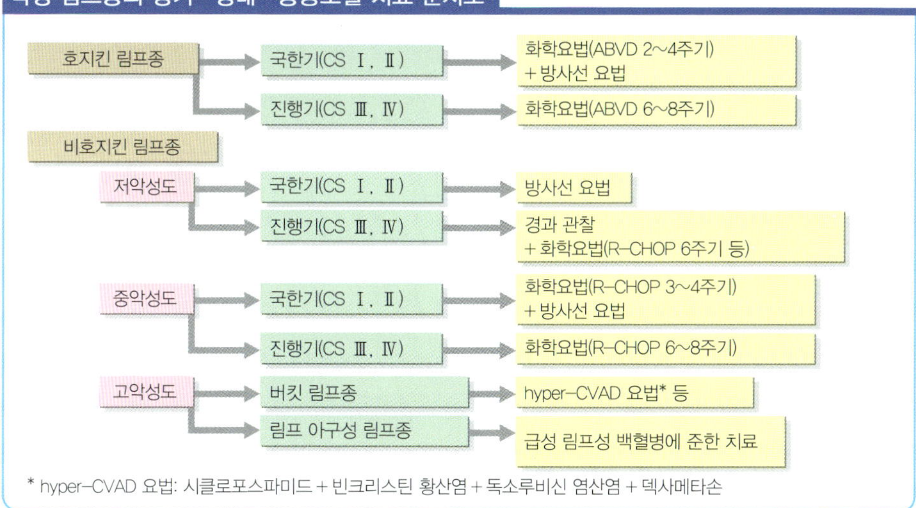

* hyper-CVAD 요법: 시클로포스파미드 + 빈크리스틴 황산염 + 독소루비신 염산염 + 덱사메타손

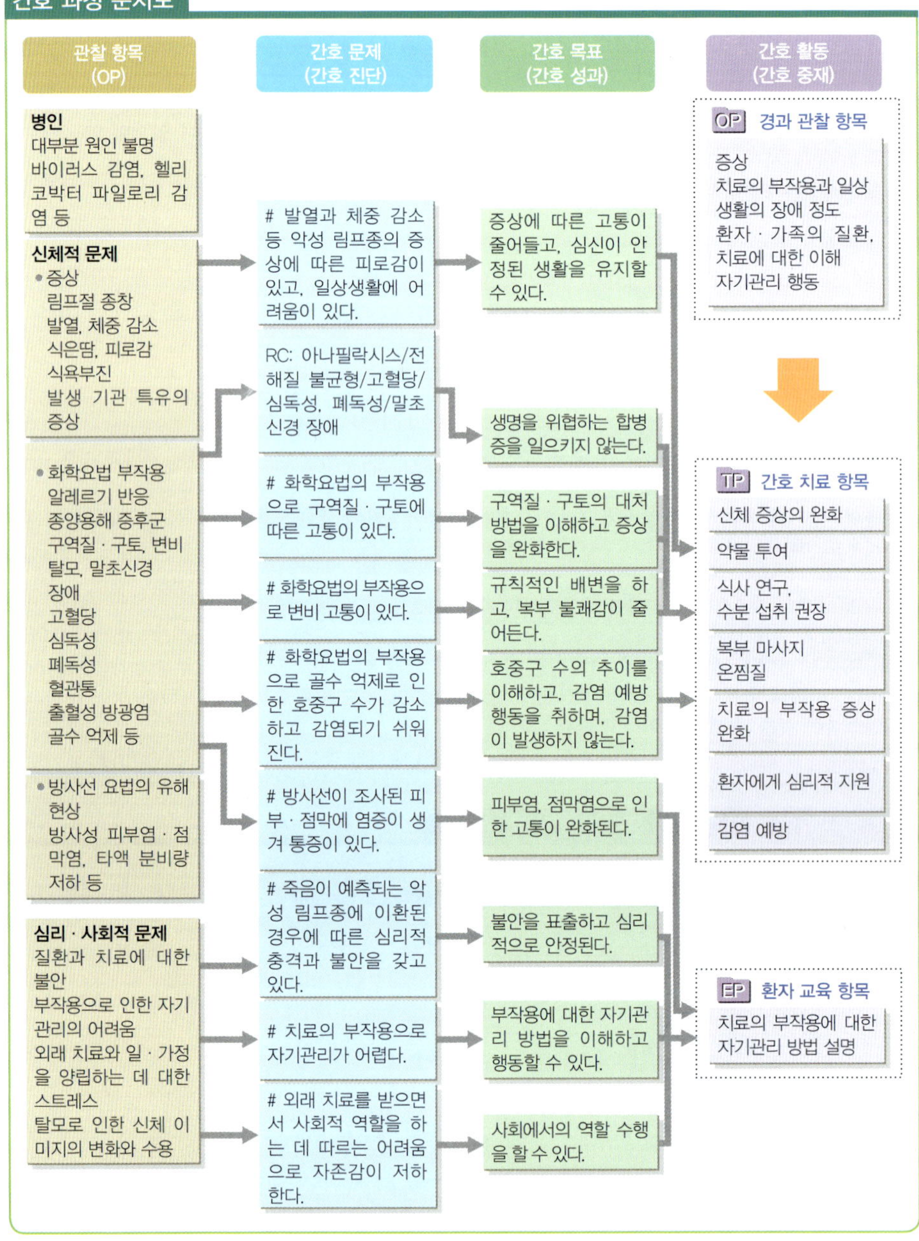

관찰 항목
(OP)

간호 문제
(간호 진단)

간호 목표
(간호 성과)

간호 활동
(간호 중재)

병인
대부분 원인 불명
바이러스 감염. 헬리
코박터 파일로리 감
염 등

신체적 문제
• 증상
 림프절 종창
 발열, 체중 감소
 식은땀, 피로감
 식욕부진
 발생 기관 특유의
 증상

• 화학요법 부작용
 알레르기 반응
 종양용해 증후군
 구역질 · 구토, 변비
 탈모, 말초신경
 장애
 고혈당
 심독성
 폐독성
 혈관통
 출혈성 방광염
 골수 억제 등

• 방사선 요법의 유해
 현상
 방사성 피부염 · 점
 막염, 타액 분비량
 저하 등

심리 · 사회적 문제
질환과 치료에 대한
불안
부작용으로 인한 자기
관리의 어려움
외래 치료와 일 · 가정
을 양립하는 데 대한
스트레스
탈모로 인한 신체 이
미지의 변화와 수용

발열과 체중 감소
등 악성 림프종의 증
상에 따른 피로감이
있고, 일상생활에 어
려움이 있다.

RC: 아나필락시스/전
해질 불균형/고혈당/
심독성. 폐독성/말초
신경 장애

화학요법의 부작용
으로 구역질 · 구토에
따른 고통이 있다.

화학요법의 부작용으
로 변비 고통이 있다.

화학요법의 부작용
으로 골수 억제로 인
한 호중구 수가 감소
하고 감염되기 쉬워
진다.

방사선이 조사된 피
부 · 점막에 염증이 생
겨 통증이 있다.

죽음이 예측되는 악
성 림프종에 이환된
경우에 따른 심리적
충격과 불안을 갖고
있다.

치료의 부작용으로
자기관리가 어렵다.

외래 치료를 받으면
서 사회적 역할을 하
는 데 따르는 어려움
으로 자존감이 저하
한다.

증상에 따른 고통이
줄어들고, 심신이 안
정된 생활을 유지할
수 있다.

생명을 위협하는 합병
증을 일으키지 않는다.

구역질 · 구토의 대처
방법을 이해하고 증상
을 완화한다.

규칙적인 배변을 하
고, 복부 불쾌감이 줄
어든다.

호중구 수의 추이를
이해하고, 감염 예방
행동을 취하며, 감염
이 발생하지 않는다.

피부염, 점막염으로 인
한 고통이 완화된다.

불안을 표출하고 심리
적으로 안정된다.

부작용에 대한 자기관
리 방법을 이해하고
행동할 수 있다.

사회에서의 역할 수행
을 할 수 있다.

OP 경과 관찰 항목

증상
치료의 부작용과 일상
생활의 장애 정도
환자 · 가족의 질환,
치료에 대한 이해
자기관리 행동

TP 간호 치료 항목
신체 증상의 완화
약물 투여
식사 연구,
수분 섭취 권장
복부 마사지
온찜질
치료의 부작용 증상
완화
환자에게 심리적 지원
감염 예방

EP 환자 교육 항목
치료의 부작용에 대한
자기관리 방법 설명

기본 개념

- 악성 림프종의 증상과 치료의 부작용에 따른 신체적 고통을 완화하는 데 노력한다.
- 환자가 질환과 치료에 대해 이해하고 주체적으로 참여하며 자기관리 행동을 할 수 있도록 지원한다.
- 외래 치료와 개인의 생활이 양립할 수 있도록 심리·사회적인 문제에 대해 지원한다.

| Step1 영향 평가 | Step2 간호 초점 | Step3 계획 | Step4 실시 | Step5 평가 |

정보 수집	평가 관점과 근거·잠재적 간호 문제
악성 림프종에 따라 증상 부위, 출현 상황, 정도 관측	악성 림프종에 따른 신체적 증상을 파악하여 완화하고 심신이 안정된 생활을 유지하기 위한 간호 계획에 도움을 준다. • 악성 림프종의 증상(발열, 체중 감소, 식은땀, 피로감 등)은 체력 소모와 ADL의 저하를 불러 질환에 대한 불안을 야기한다. • 림프 조직의 파괴로 인해 면역력이 저하되어 감염이 일어나기 쉽다. • 악성 림프종의 발병 부위에 따라 나타나는 증상은 다양하다. 목 림프절 부종에 따른 기도 압박 등 생명이 위험해지는 경우도 있어, 신체 증상의 평가와 계속적인 관찰이 필요하다. 🔍 잠재적 간호 문제 : 발열이나 체중 감소 등 악성 림프종의 증상으로 인한 피로감이 있고, 일상생활에 장애가 있다./발생한 장기 특유의 증상으로 인한 신체적 고통(예: 경부 림프절 종창에 의한 호흡곤란, 비종에 의한 복부 팽만감)/면역력의 저하에 따른 감염 위험
치료의 부작용 출현 상황, 정도의 관찰, 일상생활에 미치는 영향	치료에 사용되는 항암제의 종류에 따라 나타나는 부작용이 다르다. 먼저 치료에 사용되는 항암제와 부작용에 대해 이해한 다음 치료의 부작용에 따른 증상을 관찰한다. 부작용 증상의 조절을 하지 않으면 일상생활에 지장이 생겨 치료를 계속하려는 의욕을 저하시킨다. 또한 골수 억제에 의한 감염 등 생명 유지에 영향을 미치는 부작용도 있어 위험을 예방하는 차원에서도 중요하다. **과민증, 인퓨전 반응** • 항암제는 약물 투여 후에 I형 알레르기 반응을 일으킬 수 있다. 또한 분자 표적 치료 약물의 리툭시맙은 인퓨전 반응(오한, 발열, 두통, 발진, 목의 위화감, 혈압 저하, 호흡곤란 등)을 일으키기 쉽다. 과민증, 인퓨전 반응의 대부분은 초기 투여 시에 일어난다. • 심각한 아나필락시스는 생명을 위협하기 때문에 증상 출현 시 긴급 대응한다. 🔍 공동 문제 : 화학요법에 따른 아나필락시스 **종양용해 증후군** • 치료 시 종양세포가 급속하게 파괴되는데, 이때 전해질 이상이 생겨 고요산혈증, 고칼륨혈증, 고인산혈증, 저칼슘혈증을 일으킨다. • 급성 신부전과 고칼륨혈증에 의한 부정맥을 동반하고 생명이 위험해지므로 증상을 관찰한다. 수분 보급, 수분 출납 관리, 예방을 위한 치료를 확실하게 실시한다. 🔍 공동 문제 : 화학요법에서 오는 종양용해 증후군에 따른 전해질 불균형 **구역질·구토** • 구역질·구토는 신체적 고통뿐만 아니라 식사량을 감소시켜 영양 상태가 악화되고 불안감이 커진다. • 구토에는 항암제 투여 후 급성으로 생기는 구토, 항암제 투여 후 24시간 이후에 발생하는 구토, 예측성 구토가 있으며, 이에 대한 지속적인 관찰이 필요하다. • 예측성 구토의 예방에는 급성의 구역질·구토의 예방과 경감이 중요하다. 🔍 잠재적 간호 문제 : 화학요법의 부작용인 구역질·구토로 인한 통증이 있다./지속되는 구역질·구토로 인해 식사 섭취량이 적어진다.

- 주로 알칼로이드계 항암제에 의한 자율신경 기능의 장애로 장관 운동이 억제된다.
- 수반 증상으로 식욕부진, 구역질·구토, 불면증 등을 초래하고 가끔 마비성 장폐색을 일으킨다.
- 배변 상황의 변화와 수반 증상의 유무를 관찰하고 수분 출납 관리, 복부의 신체 평가를 실시해, 변비 증상이 있을 때에는 완하제 투여 등으로 대응한다.

🔍 잠재적 간호 문제 : 변비가 생길 우려가 있다./화학요법의 부작용으로 변비가 생긴다.

골수 억제

- 항암제에 의한 골수의 조혈 기능 장애로 백혈구(호중구), 혈소판, 헤모글로빈이 감소한다.
- 호중구 수는 항암제 투여 후 1~2주에 가장 많이 감소하고 쉽게 감염 상태가 되기 때문에 감염 징후를 관찰한다.
- 외래 치료를 하는 경우, 호중구 감소 시에는 사람이 많고 혼잡한 장소를 피하는 등 감염 예방을 위한 주의가 필요하다.
- 안전하게 치료하기 위해서는 환자가 호중구 수의 추이를 이해하고 치료 시작 전부터 감염 예방 조치를 취하는 것이 중요하다.
- 혈소판은 항암제 투여 후 2~3주에 가장 많이 감소한다. 또한 헤모글로빈은 완만하게 감소한다. 검사값의 추이를 파악하고, 출혈 경향이나 빈혈 증상을 관찰한다.

🔍 잠재적 간호 문제 : 화학요법의 부작용인 골수 억제로 인해 호중구가 감소하고 감염, 출혈이 일어나기 쉬우며 빈혈에 따른 피로감이 있다.

탈모

- 항암제 투여 후 2~3주에 나타난다.
- 수반 증상으로 두피의 건조나 가려움증이 나타날 수 있다.
- 모발이나 눈썹 탈모에 의한 외모의 변화는 신체 이미지의 변화, 슬픔, 인간관계의 변화 등을 불러오고 자존감을 저하시킨다.
- 치료 전부터 모자와 가발의 구입 등 준비를 하여 탈모에 의한 외모의 변화를 가능한 한 줄이도록 노력한다.

🔍 잠재적 간호 문제 : 신체 이미지의 혼란/외래 치료를 받으면서 사회적 역할을 하는 어려움 때문에 자존감이 낮아진다.

말초신경 장애

- 주로 알칼로이드계 항암제에 의한 부작용으로, 손끝·발끝의 저림, 찌릿찌릿한 느낌, 지각 저하가 나타난다.
- 지각 저하가 나타날 수 있으므로 외상에 대한 주의가 필요하다.
- 마비로 손가락의 정교함이 떨어지고 일상생활에 지장을 초래한다.

🔍 공동 문제 : 말초신경 장애
🔍 잠재적 간호 문제 : 신체 부상의 위험/손가락이 마비가 되어 일상생활에 지장을 받는다.

고혈당, 불면증, 소화성 궤양

- R−CHOP(리툭스맙＋시클로포스파미드＋아드리아마이신＋빈크리스틴＋프레드니솔론) 치료는 부신피질 호르몬 제제(프레드니솔론)를 사용한다. 부작용으로 고혈당, 불면증, 소화성 궤양을 일으킬 수 있다. 증상을 관찰하면서 환자에게 증상 출현의 가능성을 설명한다.

🔍 공동 문제 : 고혈당, 불면증, 소화성 궤양

심독성, 폐독성, 출혈성 방광염

- 독소루비신 염산염의 부작용에는 심독성이 있다. 심독성을 나타내는 증상(부정맥, 울혈성 심부전 등)을 조기 발견하기 위해서는 빈맥, 호흡 속도, 심장 소리 이상, 혈압 변화의 유무를 관찰한다.

<table>
<tr><td></td><td>

- 브레오마이신 염산염의 부작용에는 폐독성이 있으며, 간질성 폐렴과 폐섬유증을 일으킬 위험이 있다. 호흡곤란, 기침의 유무를 관찰한다.
- 시클로포스파미드의 부작용에는 출혈성 방광염이 있다. 혈뇨, 배뇨 시 통증의 유무를 관찰하고, 수분 섭취의 필요성을 설명한다.

🔍 공동 문제 : 심독성, 폐독성, 출혈성 방광염

방사성 피부염

- 조사선 양이 20~30Gy(그레이)가 되면 피부염, 점막염이 나타난다.
- 목 림프절에 대한 조사는 타액 분비의 저하와 염증이 나타나 식생활에 영향을 미친다.

🔍 잠재적 간호 문제 : 방사선이 조사된 피부, 점막에 염증이 발생하여 통증이 있다.

</td></tr>
<tr><td>

치료에 대처하는 태도, 부작용의 자기관리 행동 관찰

</td><td>

치료는 외래로 하는 경우가 많다. 치료가 안전하고 안락하게 이루어지기 위해서는 환자 자신이 부작용 증상을 관찰하고 대처할 수 있도록 하는 것이 중요하다.

- 악성 림프종에 대한 지식, 치료·부작용에 대한 이해 정도, 치료 효과에 대한 기대, 외래 치료에 대한 불안과 기대 등 질병 치료에 대한 환자의 심리를 파악하여 적절한 정보 제공과 환자 교육에 도움이 되도록 한다.

🔍 잠재적 간호 문제 : 치료의 부작용에 대한 자기관리가 어렵다.

</td></tr>
<tr><td>

환자·가족의 심리·사회적 측면 파악

</td><td>

악성 림프종은 진단 즉시 치료를 시작하는 경우가 많다. 환자는 병에 걸린 심리적 충격에서 회복되자마자 고통이 따르는 치료를 받아야 한다. 또한 외래로 치료를 받으면서 평소대로 생활하기 때문에 치료와 직장 생활, 가사의 양립이 가능할 수 있도록 지원할 필요가 있다.

- 악성 림프종은 혈액암으로 환자에게 죽음을 연상시키기 쉽다. 발병의 충격에서 빨리 회복되어 주체적으로 치료에 임할 수 있도록 지원해야 한다.
- 부작용 증상에 대처하면서 치료 전과 같이 일이나 가사노동을 하는 것은 어렵다. 환자가 납득할 수 있는 방법으로 사회적 역할을 할 수 있도록 지원한다.
- 탈모에서 오는 외모 변화는 인간관계를 유지하는 데 영향을 주므로, 정신적 케어를 실시한다.

🔍 잠재적 간호 문제 : 죽음을 연상시키는 악성 림프종에 걸린 데 따른 심리적 충격과 불안을 안고 있다./외래 치료를 받으면서 사회적 역할을 하는 어려움 때문에 자존감이 저하한다.

</td></tr>
</table>

Step1 영향 평가　▶　**Step2 간호 초점**　▶　Step3 계획　Step4 실시　Step5 평가

간호 문제 리스트

RC: 아나필락시스/전해질 불균형

#1 발열이나 체중 감소 등 악성 림프종의 증상에 따른 피로감이 있고, 일상생활에 장애가 된다(자기 지각 패턴).

#2 화학요법의 부작용인 구역질·구토로 고통받는다(인지–지각 패턴).

#3 화학요법의 부작용인 변비로 고통받는다(배설 패턴).

#4 화학요법의 부작용인 골수 억제에 따라 호중구 수가 감소하고 감염되기 쉬워진다(영양–대사 패턴).

#5 방사선이 조사된 피부, 점막에 염증이 발생하여 고통받는다(영양–대사 패턴).

#6 죽음을 연상시키는 악성 림프종에 걸린 데 따른 심리적 충격과 불안을 갖고 있다(자기 지각 패턴).

#7 치료의 부작용에 대한 자기관리가 어렵다(건강 지각–건강관리 패턴).

#8 외래 치료를 받으면서 사회적 역할을 하는 어려움 때문에 자존감이 저하한다(자기 지각 패턴).

39
악성 림프종

Step1 영향 평가	Step2 간호 초점	Step3 계획	Step4 실시	Step5 평가

공동 문제	간호 목표(간호 성과)
RC: 아나필락시스	〈장기 목표〉 생명을 위협하는 합병증을 일으키지 않는다. 〈단기 목표〉 이상을 조기에 발견하고 적절한 치료를 한다.

간호 계획	중재 포인트와 근거
OP 경과 관찰 항목 • 알레르기 기왕력 유무 파악 • 알레르기 증상, 리툭시맙의 인퓨전 반응(오한, 발열, 두통, 발진, 목의 위화감, 혈압 저하, 호흡곤란 등)의 출현 상황, 정도 관찰 **TP** 간호 치료 항목 • 증상 출현 시 의사에게 보고하고 원인이 되는 약물 투여를 즉시 중지한다. • 의사의 지시에 따라 증상에 긴급 대처한다. **EP** 환자 교육 항목 • 증상 출현의 가능성과 시기, 경미한 증상에도 신속히 알리도록 설명한다.	➡ **근거** 알레르기 병력이 있으면 알레르기 증상이 중증으로 되기 쉽다. ➡ 알레르기 증상인 인퓨전 반응에 대해 주의 깊게 관찰하고 이상을 조기에 발견한다. 또한 증상이 나타났을 때에는 조기에 적절한 치료를 받을 수 있도록 지원한다. **근거** 아나필락시스 쇼크는 생명의 위험을 동반하기 때문에 조기 대응이 필요하다.

공동 문제	간호 목표(간호 성과)
RC: 전해질 불균형	〈장기 목표〉 생명을 위협하는 합병증을 일으키지 않는다. 〈단기 목표〉 이상을 조기에 발견하고 적절한 치료를 한다.

<table>
<tr><th>간호 계획</th><th>중재 포인트와 근거</th></tr>
</table>

OP 경과 관찰 항목
- 체중 변화, 수분 출납, 부종의 유무
- 검사 데이터: 혈청 칼슘, 칼륨, 인, 요산 수치, 심전도, 소변의 PH
- 고칼륨혈증 증상: 무력감, 감각 이상, 근육 경련, 구역질, 설사, 식욕부진
- 저칼슘혈증의 증상: 테타니(칼슘 경직), 경련

TP 간호 치료 항목
- 지지요법에 사용되는 약물을 확실하게 투여한다.

EP 환자 교육 항목
- 수분 섭취에 유의하도록 지도한다.
- 증상이 나타난 경우에는 즉시 알리도록 지도한다.

➡신부전의 유무의 관찰과 조기 발견, 고칼륨혈증, 고인산혈증, 저칼슘혈증의 조기 발견 **근거** 종양용해 증후군은 처음 치료 시에 일어나기 쉽다. 특히 급성 신부전, 고칼륨혈증은 생명의 위험을 수반한다. 예방에 노력하는 동시에 관찰하여 증상이 나타났을 때는 조기에 대응한다.

➡종양용해 증후군에 대한 치료를 확실히 받도록 지원한다. **근거** 확실한 예방과 증상 출현 시의 조기 대응이 생명의 위험을 줄일 수 있다.

➡충분한 수분 보급을 하게 한다. **근거** 수분 섭취로 요산과 인, 칼륨의 혈중 농도를 저하시킨다.

<table>
<tr><th>1 간호 문제</th><th>간호 진단</th><th>간호 목표(간호 성과)</th></tr>
</table>

#1 발열이나 체중 감소 등 악성 림프종의 증상으로 인해 피로감이 있고, 일상생활에 장애가 있다.

소모성 피로
관련 요인: 질환 상태, 수면 장애
진단 지표
- ☐ 신체적 불편이 증가한다.
- ☐ 피곤하다.

〈**장기 목표**〉 악성 림프종의 증상에 따른 고통이 경감되고 심신이 안정된 생활을 유지할 수 있다.
〈**단기 목표**〉 고통 증상이 나타났을 때는 완화를 위해 치료를 받을 수 있다.

<table>
<tr><th>간호 계획</th><th>중재 포인트와 근거</th></tr>
</table>

OP 경과 관찰 항목
- 전신 증상(발열, 체중 감소, 식은땀, 피로감)의 출현 상황, 정도 관찰
- 국소 증상(림프절 종창, 림프절 종창에 따른 압박 증상, 비종으로 복부 팽만감 등 발병 부위 특유의 증상)
- 증상이 일상생활에 미치는 장애 정도

TP 간호 치료 항목
- 의사의 지시에 따라 해열제를 투여한다.
- 식은땀을 흘렸을 때 잠옷 갈아입기 등 증상에 따른 일상생활의 쾌적함을 지원한다.

EP 환자 교육 항목
- 증상으로 인한 고통이 심할 때는 안정을 찾도록 설명한다.
- 고통이 심할 때는 부담 없이 의사에게 말하도록 설명해준다.

➡전신 증상의 정도를 파악한다. **근거** 증상 완화에 도움을 준다.
➡국소 증상의 정도를 파악한다. **근거** 생명을 위협하는 증상의 유무를 파악하고, 증상의 조기 발견과 완화에 도움을 준다.
➡증상으로 인한 일상생활의 장애 정도를 파악한다. **근거** 장애 정도에 따라 지원방법을 검토한다.

➡신체적 고통 증상을 완화하고 일상생활에서 필요한 것을 지원한다. **근거** 증상에 따른 소모성 피로는 신체적 고통은 물론 치료를 계속하려는 의욕 저하와 불안감을 불러오므로, 증상을 완화하고 안락한 생활을 하도록 지원한다.

➡증상에 의한 소모를 최소화하고 조기에 완화하기 위한 치료를 받을 수 있도록 한다.

<table>
<tr><td>2 간호 문제</td><td>간호 진단</td><td>간호 목표(간호 성과)</td></tr>
<tr><td>#2 화학요법의 부작용인 구역질·구토로 고통받는다.</td><td>구역질
관련 요인: 약물
진단 지표
□ 음식에 대한 혐오
□ 구역질 호소</td><td>〈장기 목표〉 구역질·구토 증상이 완화된다.
〈단기 목표〉 1) 구역질·구토의 원인을 이해할 수 있다. 2) 구역질·구토 시 식사를 연구한다.</td></tr>
</table>

간호 계획	중재 포인트와 근거
OP 경과 관찰 항목 • 구역질·구토의 출현 상황, 정도 관찰 • 수반 증상(식욕부진, 탈수, 빈맥, 설사, 변비 등) **TP 간호 치료 항목** • 식사에 대해 연구한다(환자가 좋아하는 냄새, 온도, 맛, 모양). • 좋아하는 시간에 좋아하는 것을 먹을수 있도록 준비한다. • 수분 섭취를 권장한다. • 환경의 정돈: 구토를 유발하는 냄새를 제거한다. 복부를 압박하지 않는 체위를 한다. • 환자가 편안하도록 방법을 연구한다. **EP 환자 교육 항목** • 구역질의 원인을 알려주고 구역질은 반드시 개선하도록 설명한다. • 제토제의 복용방법을 설명한다. • 피해야 할 식품(지질성 식품, 자극이 강한 것, 너무 단 것 등)을 알려준다.	➡구역질·구토, 수반 증상의 정도를 파악한다. **근거** 증상 완화방법을 연구하는 데 도움이 된다. ➡구역질·구토를 완화하고 수분과 식사 섭취가 진행되도록 지원한다. **근거** 증상을 완화하고 탈수와 영양 부족을 예방한다. ➡음식 냄새 등 구토를 유발하는 환경을 피하고, 편안한 체위를 하도록 해서 구토를 완화시킨다. **근거** 냄새나 복부 압박 등 구토의 악화 요인을 제거한다. ➡구역질·구토의 대처법을 설명한다. **근거** 구역질·구토의 대처방법을 이해하고 환자가 자기관리를 할 수 있도록 지원한다. 부작용 증상에 잘 대처할 수 있는 것은 환자의 자신감으로 이어지고 계속되는 치료에 대한 의욕을 높인다.

<table>
<tr><td>3 간호 문제</td><td>간호 진단</td><td>간호 목표(간호 성과)</td></tr>
<tr><td>#3 화학요법의 부작용인 변비로 고통받는다.</td><td>변비
관련 요인: 약물 요인(알칼로이드계 항암제)
진단 지표
□ 배변 횟수의 감소
□ 장음 약화</td><td>〈장기 목표〉 규칙적으로 배변하며, 복부 불쾌감이 사라진다.
〈단기 목표〉 1) 변비의 원인을 이해할 수 있다. 2) 변비의 해결방법을 이해할 수 있다.</td></tr>
</table>

간호 계획	중재 포인트와 근거
OP 경과 관찰 항목 • 변비, 수반 증상(복부 팽만감, 구역질·구토, 불면)이 나타난 상황, 정도 관찰 • 복부의 신체 평가 **TP 간호 치료 항목** • 구역질·구토의 상황에 맞추어 수분 섭취를 권장한다. • 필요에 따라 복부 마사지와 온찜질을 한다. • 배변이 안 되면 의사와 상담한 후, 완하제의 조절이나 투여를 검토한다.	➡변비와 동반하는 증상의 정도를 파악한다. **근거** 증상을 완화할 방법을 찾는 데 도움이 된다. 마비성 장폐색을 일으킬 위험성이 있으며, 복부의 상태를 관찰하여 이상의 조기 발견에 힘쓴다. ➡수분을 섭취하여 굳은 변이 되는 것을 방지한다. **근거** 알칼로이드계 항암제에 의한 신경 장애로 변비가 생기기 쉽다. 변이 복부에 장시간 머무르면 변비가 되고, 배설이 더욱 어려워진다. 구역질·구토가 있으면 수분 섭취가 어렵기 때문에 증상이 완화되면 수분 섭취를 권장하여 변이 딱딱해지는 것을 방지한다.

EP 환자 교육 항목

- 화학요법의 부작용으로 변비가 나타난다는 것을 설명한다.
- 가벼운 운동과 복부 마사지의 필요성을 설명한다.
- 완하제의 사용방법을 설명한다.

➡ 변비를 해결하는 방법을 설명한다. **근거** 운동과 마사지, 대장을 자극하는 완하제를 사용하면 장연동이 촉진된다. 또한 변비에 잘 대처할 수 있는 것은 환자의 자신감으로 이어지고 계속되는 치료에 대한 의욕을 높인다.

4 간호 문제	간호 진단	간호 목표(간호 성과)
#4 화학요법의 부작용으로 호중구 수가 감소하고 감염되기 쉬워진다.	감염 위험 상태 **위험 요인:** 약물, 부적절한 제2차 생체 방어 기구(자혈구 감소증)	〈장기 목표〉 감염의 징후가 없다. 〈단기 목표〉 1) 호중구의 역할과 추이를 이해할 수 있다. 2) 감염 예방 행동을 할 수 있다.

간호 계획	중재 포인트와 근거

OP 경과 관찰 항목

- 검사 데이터: 백혈구 수, 호중구 수, CRP
- 감염 징후: 구강 발적, 설태, 백반, 콧물 · 재채기, 오한, 발열, 기침, 복통, 설사, 항문 주위의 발적 · 통증, 빈뇨, 잔뇨감 등

➡ 호중구 수의 추이와 감염 징후의 유무를 파악한다. **근거** 호중구 수가 1000/$\mu\ell$ 미만이 되면 심각한 감염이 생기기 쉽다. 항암제 투여 후 1~2주간에 호중구 수가 가장 많이 감소하기 때문에 감염 징후를 주의 깊게 관찰하고 조기에 발견할 필요가 있다.

TP 간호 치료 항목

- 배변이 안 되면 의사와 상담한 후 완하제 조절 또는 투여를 검토한다.
- 감염 징후가 있는 경우 의사와 대응방법을 상담한다.

➡ 변비를 예방한다. **근거** 변비에 의한 치질의 악화와 항문의 균열은 감염의 원인이 된다.
➡ 감염에 조기 대응한다. **근거** 심각한 감염은 생명의 위험으로 이어진다.

EP 환자 교육 항목

- 호중구의 역할, 호중구 수 감소의 원인, 호중구 수의 추이에 대해 설명한다.
- 화장실 사용법, 양치질, 사람이 많은 곳에 외출을 피해야 할 필요성을 설명한다.

➡ 감염을 예방하는 방법과 필요성을 설명한다. **근거** 외래로 안전하게 치료가 이루어지기 위해서는 환자 자신이 감염 예방 조치를 취하는 것이 중요하다. 또한 감염 예방에 잘 대처할 수 있는 것은 환자의 자신감으로 이어지고 계속되는 치료에 대한 의욕을 높인다.

5 간호 문제	간호 진단	간호 목표(간호 성과)
#5 방사선이 조사된 피부, 점막에 염증이 발생하여 고통받는다.	피부 통합성 장애 **관련 요인:** 방사선 조사 **진단 지표** □ 피부층의 균열(진피) □ 피부 표면의 균열(표피)	〈장기 목표〉 피부염, 점막염에 의한 고통이 완화된다. 〈단기 목표〉 1) 피부염, 점막염이 나타나는 이유와 시기를 이해할 수 있다. 2) 피부와 점막의 보호방법을 이해할 수 있다.

간호 계획	중재 포인트와 근거

OP 경과 관찰 항목

- 조사 부위의 피부 · 점막의 염증, 통증, 짓무름, 궤양, 가려움증의 출현 상황, 정도 관찰
- 피부염 · 점막염과 동반 증상

➡ 피부염 · 점막염과 동반 증상의 정도를 파악한다. **근거** 피부염이 악화되면 짓무르고, 통증을 동반한다. 또한 구강, 인두, 식도 점막에의 조사는 구내염과 연하장애, 타액 분비의 저하, 통증이 발생하고, 식사 섭취에 영향을 미친다. 위장 점막에의 조사는 설사 등의 소화

기 증상을 일으킨다. 증상을 파악하고 증상 완화방법을 연구한다.

➡피부염, 점막염의 증상을 완화한다. **근거**피부염, 점막염에 의한 고통은 치료를 지속하려는 의욕을 저하시킬 가능성이 있기 때문에 증상을 적절히 조절한다.

➡설사를 제어한다. **근거**정장약을 사용하여 설사를 완화시키고 수분 섭취로 탈수를 방지한다.

➡피부염, 점막염의 대처방법을 설명한다. **근거**염증이 나타나는 시기를 설명하면 환자 자신이 증상이 나타나는 것을 준비할 수 있다. 음주·흡연에 의한 점막 자극과 피부를 세게 문지르는 등의 자극은 증상을 악화시키므로 피한다. 이를 잘 대처하면 환자의 자신감으로 이어져 치료 지속에 대한 의욕을 높인다.

TP 간호 치료 항목
- 피부 가려움증에 대해서는 의사의 지시에 따라 스테로이드 외용약을 바른다.
- 구내염의 통증에 대해서는 소염제가 함유된 양치질을 하고 진통제를 투여한다.
- 설사에 대해서는 정장약을 투여하고 수분 보급을 촉진한다.

EP 환자 교육 항목
- 20~30Gy에서 피부염, 점막염이 나타나는 것을 설명한다.
- 구강, 인후, 식도 점막염에 대해서는 음주·흡연을 제한하도록 설명한다.
- 피부의 청결을 유지한다(비누 사용은 하지 않는다).
- 방사선이 조사된 부위의 안정을 유지한다(부드러운 옷을 입는다. 반창고나 파스는 사용하지 않는다).

6 간호 문제	간호 진단	간호 목표(간호 성과)
#6 죽음을 연상하게 하는 악성 림프종에 걸린 데 따르는 심리적 충격과 불안감을 갖고 있다.	**불안** **관련 요인:** 건강 상태의 변화, 건강 상태에 대한 위협, 죽음에 대한 예측 **진단 지표** □ 고뇌 □ 불면 □ 식욕부진 □ 안절부절못함 □ 긴장한 표정 □ 불확실성	〈장기 목표〉악성 림프종에 걸렸다는 사실을 받아들여 주체적으로 치료받는 자세를 취한다. 〈단기 목표〉1) 불안을 표출할 수 있다. 2) 밤에 숙면할 수 있다.

간호 계획	중재 포인트와 근거

OP 경과 관찰 항목
- 질병과 치료에 대해 말할 때의 표정이나 어조
- 수면 상태, 식욕 정도, 안절부절못한다.
- 질병과 치료에 대해 받아들인다.
- 질병과 치료에 대한 지식과 이해 정도

➡불안의 내용이나 정도, 불안을 강화하는 요인을 파악한다. **근거**악성 림프종은 혈액암으로서 환자에게 죽음을 연상시키기 쉽고, 불안을 야기한다. 또한 질병과 치료에 대한 지식 부족은 불안이 커지는 요인이 된다. 불안이 커지면 주체적으로 치료받기 어려워진다.

TP 간호 치료 항목
- 침착하게 말할 수 있는 환경을 만들어 환자의 불안감에 대해 듣는다.

➡경청하여 불안을 완화한다. **근거**불안을 말로 표현하게 하여 환자가 스스로 마음을 정리할 수 있도록 돕는다.

- 적합한 방법으로 기분전환을 하게 한다.

➡기분전환을 하게 하여 불안을 완화시킨다. **근거**무엇인가에 열중하거나, 불안감을 잊을 수 있는 시간을 가져서 완화시키도록 한다.

- 환자가 가진 질환이나 치료에 관한 의문점에 대해 의사가 설명하는 자리를 마련한다.

➡질환과 치료방법에 대해 이해한다. **근거**관련 지식은 불안의 완화로 이어진다.

EP 환자 교육 항목
- 질병과 치료에 대해 환자에게 알기 쉽게 설명한다.

<table>
<tr><th>7 간호 문제</th><th>간호 진단</th><th>간호 목표(간호 성과)</th></tr>
<tr><td>#7 치료의 부작용으로 자기관리가 어렵다.</td><td>비효과적 자기 건강관리
관련 요인: 헬스케어 시스템의 복잡성, 지식 부족
진단 지표
□ 위험 요인을 감소시키는 행동을 할 수 없다.
□ 지시된 치료방법을 실시하기 어렵다고 말한다.</td><td>〈장기 목표〉 부작용에 대한 자기관리를 할 수 있다.
〈단기 목표〉 1) 자기관리의 필요성을 이해할 수 있다. 2) 부작용 증상이 나타나는 시기와 대처 방법을 이해할 수 있다. 3) 자신의 어려움을 말로 표현함으로써 대응할 수 있다.</td></tr>
</table>

간호 계획	중재 포인트와 근거
OP 경과 관찰 항목 • 치료에 대한 기대, 자기관리에 대한 태도 파악 • 치료나 부작용에 대한 환자의 이해 정도 파악 • 자기관리 행동 파악	➡ 치료와 부작용 관리에 대해 환자가 어떻게 생각하고 어떤 태도로 자기관리를 하는지 파악한다. 근거 치료에 대한 기대와 자기관리에 대한 생각, 치료와 부작용에 대한 이해 정도는 자기관리를 하는 태도에 영향을 줄 수 있다.
TP 간호 치료 항목 • 자기관리의 어려움이나 이에 대한 생각을 듣는다. • 자기관리를 하는 데 겪고 있는 어려움을 듣고 함께 대응방법을 생각한다. • 현재 잘 대처하고 있는 부분이나 환자의 노력을 긍정적으로 평가하고 전달한다.	➡ 자기관리의 어려움을 공유한다. 근거 환자는 자기관리를 계속해야 하는 부담과 불안을 갖는 경우가 많다. ➡ 환자가 가진 능력과 자신감을 강화한다. 근거 간호사와 함께 자기관리를 하여 문제를 해결하고, 잘하고 있다는 칭찬으로 자신감이 갖게 한다.
EP 환자 교육 항목 • 치료나 예측되는 부작용을 알기 쉽게 설명한다.	➡ 환자에게 지식을 제공한다. 근거 지식을 갖게 되면 효과적인 자기관리 행동이 촉진되고 불안의 해소로 이어진다.

<table>
<tr><th>8 간호 문제</th><th>간호 진단</th><th>간호 목표(간호 성과)</th></tr>
<tr><td>#8 외래 치료를 받으면서 사회적 역할을 수행하는 어려움 때문에 자존감이 저하된다.</td><td>상황에 따른 자존감의 저하
관련 요인: 사회적 역할의 변화, 신체 이미지의 혼란
진단 지표
□ 자기 부정적인 말을 한다.
□ 도움이 되지 않는다고 표명한다.
□ 스스로 잘 관리할 수 없다고 자신을 평가한다.</td><td>〈장기 목표〉 외래 치료를 받으면서 사회적 역할을 수행할 수 있다.
〈단기 목표〉 1) 탈모에 의한 외모 변화에 대응할 수 있다. 2) 현재 상황에서 환자가 해야 할 역할을 찾아낼 수 있다.</td></tr>
</table>

간호 계획	중재 포인트와 근거
OP 경과 관찰 항목 • 외래에서 지속적으로 이루어지는 치료에 대한 생각을 파악한다. • 사회적 역할에 대한 생각을 파악한다. • 탈모에 의한 외모 변화와 그에 따른 인간관계의 변화에 대한 환자의 생각을 파악한다.	➡ 치료와 사회적 역할의 변화에 대한 생각과 탈모로 인한 외모 변화가 주는 인간관계의 변화를 파악한다. 근거 치료와 직장생활, 가사를 동시에 수행하기 어렵다. 사회적 역할을 수행할 수 없어 자존감이 저하된다. 자존감의 저하는 치료 의욕의 지속에도 영향을 준다.
TP 간호 치료 항목 • 사회적 역할을 다하지 못하거나 탈모에 의한 외모 변화, 인간관계의 변화에 따른 심정을 듣는다.	➡ 환자의 괴로움을 공유한다. 근거 괴로운 감정을 말로 표현함으로써 환자 자신이 마음을 정리할 수 있도록 돕는다.

- 현재 상황에서 환자가 해야 하는 역할을 함께 연구한다.

- 화학요법 시작 전부터 탈모를 해결하는 방법(모자나 가발 구입)을 함께 연구한다.

 환자 교육 항목
- 자신의 감정과 생각을 상대방에게 전달하는 것의 중요성을 설명한다.

○ 환자가 자신의 역할을 찾아낼 수 있도록 지원한다. **근거** 부작용 증상에 대처하면서 치료 전과 같이 일이나 가사를 지속하기 어려운 경우가 많다. 환자가 납득할 수 있는 방법으로 사회적 역할을 할 수 있도록 지원한다.

○ 탈모에 의한 외모 변화를 최소화한다. **근거** 외모 변화는 수치심을 동반하여 지금까지의 인간관계를 변화시킬 수 있다.

○ 주변 사람들과의 대화 능력을 높인다. **근거** 사회적 역할을 다할 수 없는 것에 대해 혼자 고민하는 경우가 있으므로, 기분을 표출하고 인간관계를 스스로 조정할 수 있도록 지원한다.

Step1 영향 평가	Step2 간호 초점	Step3 계획	Step4 실시	Step5 평가

병기 · 병태 · 중증도별 관리 포인트

【치료기】 악성 림프종에 걸린 충격을 극복하고 주체적으로 치료에 임하는 자세를 가질 수 있도록, 환자의 생각을 경청하고 적절한 정보 제공을 한다. 또한 질환의 증상과 치료의 부작용 증상을 완화하면서 환자 자신이 자기관리를 할 수 있도록 교육을 실시한다. 탈모에 의한 외모 변화나 외래에서 치료하면서 직장이나 집안일을 하는 데 따른 심리 · 사회적 고통을 완화하게 한다.

【관해기】 치료 후에도 부작용 증상(말초신경 장애, 타액 분비량 감소 등), 체력 저하 등에 대처하면서 정상적인 일상생활을 되찾을 수 있도록, 환자가 경험하는 생활상의 어려움을 파악하여 해결방법에 대해 교육한다. 또한 재발의 불안에 대한 심리적 지원을 한다.

【재발기】 재발의 고뇌를 공유하고 치료(구원요법, 이식 · 완화 화학요법) 선택의 의사결정을 지원한다. 또한 안전 · 안락하게 치료가 이루어지도록 부작용 관리와 일상생활의 지원을 한다.

【말기】 림프종 세포의 침윤 · 종양 증대에 의한 통증, 출혈, 면역 억제 등 신체 증상과 죽음에 대한 전인적 고통을 완화하고 남겨진 시간을 사람답게 보낼 수 있도록 지원한다.

간호 활동(간호 중재) 포인트

악성 림프종 발병에 의한 심리적 충격과 불안의 경감
- 악성 림프종에 걸린 데 대한 충격과 죽음에 대한 불안을 경청한다.
- 질병 치료에 대해 알기 쉽게 설명하고 불안을 경감한다.

악성 림프종의 증상과 부작용으로 인한 신체적 고통의 완화
- 악성 림프종의 증상 정도를 관찰하고, 증상이 나타났을 때는 의사와 상의하여 해결방법을 검토한다.
- 증상에 영향을 받는 일상생활에 대한 지원을 한다.
- 치료의 부작용이 나타나는 시기를 이해하고, 부작용 출현과 정도를 주의 깊게 관찰한다.
- 부작용이 나타났을 때에는 신속하게 의사에게 보고하고 대응을 검토하여 아나필락시, 전해질 불균형, 마비성 장폐색, 심각한 감염 등 생명을 위협하는 위험을 예방한다.
- 증상에 따르는 괴로움을 참지 말고, 증상이 나타났을 때 즉시 의사에게 말하도록 설명한다.

자기관리의 지원
- 치료와 자기관리에 대한 생각을 경청하고 환자가 주체적으로 치료받을 수 있도록 지원한다.
- 치료 내용이나 부작용이 나타나는 시기, 부작용의 대처방법을 알기 쉽게 설명한다.
- 부작용에 잘 대응할 수 있는지 평가하고 자기관리에 자신감을 갖도록 지원한다.
- 치료를 계속하는 것과 자기관리의 괴로움을 공유한다.

외래에서 치료와 일상생활 수행에 대한 지원

- 치료와 일상생활의 동시에 하는 데 따르는 어려움, 사회적 역할을 수행할 수 없는 괴로움을 경청한다.
- 치료 시작 전에 탈모의 대처방법을 검토하고 외모 변화를 최소화한다.
- 치료를 받으면서 사회적인 역할을 어떻게 수행할 수 있는지 환자와 함께 강구한다.

퇴원 지도(입원 치료에서 외래 치료로 전환)

- 치료나 부작용, 부작용의 대처방법에 대한 환자의 이해 정도를 파악한다.
- 부작용이 나타나는 시기를 설명한다.
- 구역질·구토, 변비, 탈모, 방사선에 의한 피부 질환의 대처방법, 감염 예방 행동에 대해 설명한다.
- 38℃ 이상의 발열, 구역질·구토, 설사 등으로 섭취할 수 없는 경우에는 병원에 연락하도록 설명한다.
- 장기간 치료를 받는 것에 대한 불안과 부담감에 대해 경청한다.
- 외래에서 치료를 받음으로써 생활에 어떤 영향을 미치는지를 듣고 가능한 대응책을 함께 찾는다.

| Step1 영향 평가 | Step2 간호 초점 | Step3 계획 | Step4 실시 | Step5 평가 |

평가 포인트

간호 목표 달성도
- 악성 림프종의 증상이 완화되어 심신이 안정된 생활을 유지할 수 있는가?
- 아나필락시스와 종양용해 증후군에 의한 전해질 불균형을 예방하고 안전한 치료를 받을 수 있는가?
- 구역질·구토 증상이 완화되었는가?
- 규칙적인 배변이 있고 복부 불편감이 없어졌는가?
- 감염의 징후가 없이 경과했는가?
- 피부염, 점막염에 따른 고통이 완화되었는가?
- 악성 림프종에 걸린 사실을 받아들여 주체적으로 치료받는 자세를 가질 수 있는가?
- 치료의 부작용에 대한 자기관리를 할 수 있는가?
- 외래 치료를 받으면서 사회적 역할을 할 수 있는가?

악성 림프종 환자의 병태 관계도와 간호 문제

병인
대부분 원인 불명
바이러스 감염(엡스타인바(Epstein–Barr) 바이러스)
헬리코박터 파일로리(Helicobacter pylori) 감염

병태
염색체 · 유전자 이상 등

↓

림프 조직이 종양성으로 증식

↓

림프절의 종창 | 림프절 외의 림프 조직 · 장기의 침윤 증상

증상

전신 증상
• 발열
• 식은땀
• 체중 감소
• 권태감
• 세포성 면역 기능 저하

국소 증상
• 무통성의 림프절 종창
• 림프절 종창에 의한 압박 증상
  예: 종격 림프절 종대에 의한 상대정맥의 압박
    —두통, 안면 · 경부 · 상지의 부종, 호흡곤란
• 발생 장기 특유의 증상
  예: 위 · 장—복통, 식욕부진, 구역질 · 구토

#1 소모성 피로
#6 불안
고체온
체액량 과잉
구역질

진단 검사

검사
병형 진단: 림프절 · 종괴의 생검에 의한 병리 조직 검사
진행 정도: 영상 진단: 흉부 단순 X선 촬영, 체간부 CT 검사, 갈륨 신티그래피
골수 병변의 유무와 조혈 기능 검사: 골수 검사
종양의 양 · 병세의 지표: 혈청 LDH, CRP, 가용성 인터류킨 2 수용체

치료 간호

화학요법
항암제의 부작용
RC: 아나필락시스
RC: 전해질 불균형
RC: 고혈당
RC: 심독성
RC: 폐독성
RC: 출혈성 방광염
#2 구역질
#3 변비
#4 감염 위험 상태
신체 이미지 혼란: 탈모
신체의 외상 위험 상태

방사선 치료
#5 피부 통합성 장애
구강 점막 장애

부작용에 대한 자기관리의 어려움. 외래 치료와 일상생활 병행에 따른 부담

#7 비효과적 자기 건강관리
#8 상황에 따른 자존감 저하

40 다발성 골수종

아라이 아야코

눈으로 보는 질환

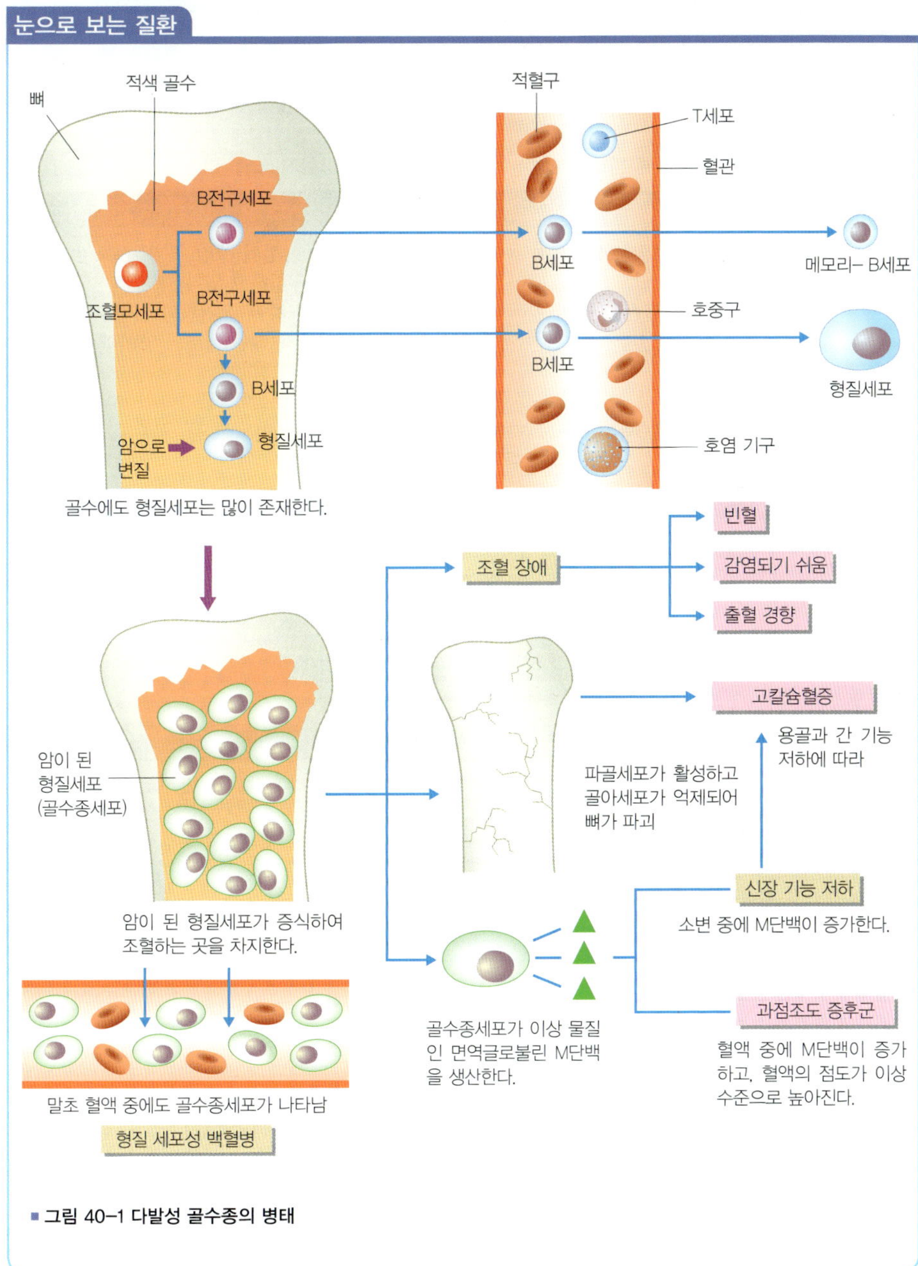

■ 그림 40-1 다발성 골수종의 병태

다발성 골수종은 혈액 악성 종양의 하나이다. 림프구 중 가장 성숙한 B세포로 면역글로불린(항체)을 생산하는 기능을 하는 형질세포가 종양성으로 증식하는 질환이다.

- 골수종세포는 골수에서 증식한다. 골수종세포에 의해 파골세포가 활성되어 골아세포가 억제된 결과, 뼈의 파괴가 일어난다.
- 골수는 조혈하는 장소이기 때문에 조혈 장애, 즉 빈혈, 백혈구 수, 혈소판 수의 저하가 일어난다.
- 골수종세포를 생산하는 단클론성 면역글로불린(M단백)이 증가하고 조직에 축적되어 신장 등의 장기에 장애가 일어난다.
- 정상적인 면역글로불린(항체)의 생산이 억제되기 때문에 감염에 쉽게 노출된다.

- 형질세포로의 분화가 결정되는 B세포에 돌연변이에 의한 유전자 이상이 생긴 결과, 세포가 죽지 않거나 무질서한 확산, 즉 암으로 변질되어 골수종세포가 된다고 추정하고 있다. 특징적인 유전자 이상으로 13번 염색체의 결손과 14번 염색체에 있는 면역글로불린 중쇄 유전자와 다른 유전자의 상호 전좌 등이 보고되고 있다. 하지만 이것은 단독이 아니라 일부가 쌓여 세포의 암이 되는 것으로 추정하고 있다.
- 골수종세포 주위의 환경, 즉 골수 중 조혈세포 이외의 지지세포(스토로마 세포)에서 분비되는 사이토카인과 케모카인 같은 물질이나 그 지지세포와 세포간기질(피브리노겐 등) 골수종세포의 접착 등이 질병 진행에 매우 중요한 역할을 한다.

- 일본에서는 인구 10만 명당 약 3명이 발병하고, 혈액 악성 종양의 약 10%를 차지한다. 고령자에게서 발병이 많고, 발병 연령은 60대가 가장 많다. 남녀의 차이는 거의 없지만 남성에게 약간 많은 경향이 있다는 보고도 있다.
- 항암제를 이용한 화학 치료를 하지만, 완치 치료법은 아직 없다.
- 대량 화학요법에 이어지는 자가말초 조혈모세포 이식은 약 1년의 연명 효과를 나타낸다.
- 동종 조혈모세포 이식이 시도되고 있으나 효과는 분명하지 않다.

뼈 병변에 의한 골절, 신경마비, 신장 기능 장애로 따른 부종, 권태감, 조혈 장애에 의한 빈혈과 호흡곤란, 감염증, 출혈 경향 등의 증상이 나타난다.

- 뼈 병변은 약 80%의 빈도로 확인된다. 부위는 척추 뼈가 가장 많고, 증상으로는 압박 골절에 의한 통증이 가장 많다. 종양이 척수를 압박하고 그로 인해 신경마비가 일어날 수 있다.
- 조혈 장애로 빈혈, 백혈구, 혈소판 수가 감소되면 호흡곤란, 감염증, 출혈 등의 증상이 나타난다.

신체 증상에서 골수종이 의심되는 경우 혈청 또는 소변의 M단백의 존재, 골수에서 복제된 형질세포의 증가, 골 파괴상 등으로 진단한다.

- 신체 증상에서 골수종이 의심되면 다음의 검사를 실시한다. 건강검진 등의 혈액 검사에서 총 단백의 높은 수치로 M단백의 존재가 의심 · 발견되는 경우도 있다.
- 혈청과 소변의 단백 전기 영동으로 혈청 유리 경쇄 측정(free light chain)을 실시하여, M단백의 유무를 조사한다. M단백이 확인되면 면역 전기 영동을 실시하여 면역글로불린의 종류, 유형을 결정한다.
- 골수 천자 또는 생검을 실시하여 골수종세포의 존재와 비율을 확인한다.
- 전신 뼈 X선, CT, MRI 촬영을 하고 뼈 병변의 평가를 실시한다.
- M단백혈증을 나타내는 다른 질환(원발성 아밀로이드증, 원발성 매크로글로불린혈증, B세포성 림프종, 만성 림프성 백혈병)을 제외한다.
- 진단 기준: 대표적인 진단 기준인 국제 골수종 워킹 그룹(International Myeloma Working Group: IMWG)의 진단 기준은 〈표 40-1〉을 참조한다. 이것을 기준으로 여러 검사 결과를 조합하여 진단한다.

■ 표 40-1 다발성 골수종의 진단 기준(International Myeloma Working Group: IMWG)

단클론성 면역글로불린증 : MGUS	형질세포 백혈병
혈청 M단백 < 3g/dℓ 골수의 클론인 형질세포의 비율 < 10% 다른 B세포 증식성 질환이 아님 장기 장애[*1]가 없음	말초 혈액 형질세포의 비율 > 2000/mm^3 백혈구 분획 중 형질세포 비율 ≧ 20%
무증상 골수종(잠재형 골수종)	**단발성 골형질 세포종**
혈청 M단백 ≧ 3g/dℓ and/or 골수의 클론인 형질세포의 비율 ≧ 10% 장기 장애[*1]가 없음	혈청과 소변에서 M단백이 검출되지 않음[*2] 클론인 형질세포의 증가로 인해 한 군데 골 파괴 정상 골수 병변부 이외에는 정상적인 전신 뼈 소견(X선 사진, MRI) 장기 장애[*1]가 없음
증상성 골수종	**골수성 형질 세포종**
혈청 and/or 소변에서 M단백 검출 골수의 클론인 형질세포의 증가 또는 형질세포종 장기 장애[*1]가 있음	혈청, 소변에서 M단백질이 검출되지 않음[*2] 클론인 형질세포에 따른 골수 이외의 종괴 정상 골수 정상적인 전신골 소견 장기 장애[*1]가 없음
비분비형 골수종	**다발성 형질 세포종**
혈청과 소변에 M단백이(면역 고정법으로) 검출되지 않음 골수의 클론인 형질세포의 비율 ≧ 10% 또는 형질세포종 장기 장애[*1]가 있음	혈청, 소변에서 M단백이 검출되지 않음[*2] 한 군데 이상에서 클론인 형질세포의 골 파괴 또는 골수 이외의 종괴 정상 골수 정상적인 전신골 소견 장기 장애[*1]가 없음

[*1] 장기 장애
　고칼슘혈증: 혈청 칼슘 > 11mg/dℓ 또는 기준치보다 1mg/dℓ 이상 상승
　신부전: 혈청 크레아티닌 > 2mg/dℓ
　빈혈: 헤모글로빈 값이 기준치보다 2g/dℓ 이상 저하 또는 10g/dℓ 미만
　뼈 병변: 용골성 병변 또는 압박 골절을 수반하는 골다공증(MRI 또는 CT)
　기타: 과점조도 증후군, 아밀로이드증, 연 2회 이상 세균 감염
[*2] 소량 검출되는 경우도 있다.

(Br J Haematol 121:749~757, 2003)

■ 표 40-2 다발성 골수종의 국제 병기 분류(International Staging System: ISS)

병기	기준	생존 중앙값
I	혈청 β$_2$, 마이크로글로불린 < 3.5mg/ℓ 및 혈청 알부민 ≧ 3.5g/dℓ	62개월
II	I 도 III도 아닌 것	44개월
III	혈청 β$_2$ 마이크로글로불린 ≧ 5.5mg/ℓ	29개월

(J Clin Onocl 23:3412, 2005)

- 중증도 분류: 〈표 40-2〉는 현재 사용되는 국제 병기 분류이다. 간편하고 예후와 상관관계를 잘 나타내고 있다.
- 검사값
- ① 혈청, 소변 중에 M단백의 존재(전기 영동, 혈청 유리 경쇄 측정) ② 골수에 클론인 형질세포의 증가(골수 천자, 생검) ③ 골파괴상(뼈 X선, CT, MRI) ④ 혈청 칼슘 상승 ⑤ 혈청 크레아틴 상승 ⑥ 빈혈 ⑦ 혈청 β$_2$ 마이크로글로불린 저하 ⑧ 혈청 알부민 상승
- ① ②는 골수종에 특징적인 검사값이며, ③~⑧로 병형·병기가 결정된다.

합병증

- 골절, 감염증(기회 감염증), 신장 기능 장애, 신부전이 주요 합병증이다.
- M단백에 의한 장기 장애로 단백뇨, 신장 기능 장애가 다수 인정된다. 또한 M단백이 아밀로이드로 장기에 축적되면 아밀로이드증으로 신장 기능 장애, 수근관증후군, 거설증, 말초신경 장애 등이 나타난다.

- 혈액에 M단백이 증가하여 혈액의 점도가 높아지고, 혈액 흐름이 어려워진 상태(과점조도 증후군)가 되는 경우가 있고 현기증, 두통, 의식 장애가 생긴다.
- 용골과 신장 장애에 의해 고칼슘혈증이 생기면 식욕부진, 구역질, 부정맥, 의식 장애 등이 일어난다.

치료법

치료 대상은 증상성 다발성 골수종이며 줄기세포 이식, 화학요법을 실시한다. 자가말초 조혈모세포 이식의 적용은 65세 미만에 하며 무증상 골수종은 경과 관찰만 하고 치료하지 않는다.

● 치료 방침

- MGUS(monoclonal gammopathy of undetermined significance), 무증상 골수종은 치료를 하지 않고, 경과 관찰만 한다.
- 단발성 골형질세포종과 골수외성 형질세포종에는 병변 부위에 방사선 조사를 실시한다.
- 증상성 골수종에 대한 치료는 순서도에 나타낸다.
  - 65세 미만이면 관해도입 요법을 실시한 뒤, 자가말초 조혈모세포 이식(PBSCT)을 병용한 대량 화학 치료를 실시한다. 관해도입 요법으로는 BD요법(볼테조밉＋덱사메타손)을 실시한다.
  - 65세 이상 또는 이식을 희망하지 않는 경우는 BD요법, DEX(덱사메타손) 대량요법 또는 MP요법(멜팔란＋프레드니솔론)을 실시한다.
  - 신부전을 합병하는 경우는 BD 치료 또는 DEX 대량요법을 실시한다.
  - 고령자에게 BD 치료를 할 경우는 말초신경 장애에 주의한다.
  - 위의 치료를 시행하고도 효과가 없는 경우, 또는 관해 후에 재발·진행되는 경우는 구원 치료로 탈리도마이드, 레나리도미드 수화물을 이용한 치료를 실시한다.
  - 뼈 병변이 있는 경우는 진행을 막기 위해 비스포스포네이트 제제를 사용한다.

● 약물요법

- 항종양제를 이용한 치료는 IMWG의 진단 기준(표 40-1)에 표시된 것들 중 증상성 골수종, 비분비형 골수종, 다발성 형질세포종, 형질세포 백혈병이다.

Px 처방 예 BD요법. 항종양 작용을 나타낸다.

- 벨케이드　1회 1.3mg/m² 1, 4, 8, 11일째 정맥 주사　← NF－kB 억제제
- 데카도론　1일 40mg 1, 2, 4, 5, 8, 9, 11, 12일째 정맥 주사　13～20일 휴약, 이러한 과정을 1주기라고 한다.　← 부신피질 호르몬 제제

Px 처방 예 DEX 대량요법. 항종양 작용을 나타낸다.

- 레나덱스정(5mg)　1회 8정, 1일 1회를 4일 동안 2주마다 효과가 확인될 때까지 투여. 이후는 4주마다 반복한다.　← 부신피질 호르몬 제제

Px 처방 예 L-PAM 대량요법

- 알케란주(50mg/V)　200mg/m²를 2일에 나누어 점적, 계속해서 말초 조혈모세포 이식을 한다.　← 알킬화제

Px 처방 예 MP요법

- 알케란정(2mg)　0.25mg/kg 식전 복용 4일간 4～6주마다 반복한다.　← 알킬화제
- 프레드닌정(5mg)　2mg/kg 3회로 나누어 4일간 4～6주마다 반복한다.　← 부신피질 호르몬 제제

Px 처방 예 재발·난치성 골수종

- 레브라미드(5mg)　1회 5캡슐　1일 1회　21일간 복용하고 7일간 휴약한다.　← 항다발성 골수종 약
※ 덱사메타손(레나덱스)을 병용한다.
- 레나덱스(5mg)　1회 8정　1일 1회　1, 8, 15, 22일　← 부신피질 호르몬 제제
- 사레드(100mg)　1회 1정　1일 1회　취침 전　← 항다발성 골수종 약

Px 처방 예 뼈 병변의 예방(항파골세포 작용)

- 조메타주(4mg/5㎖/V)　1일 30～45mg　1일 1회　30분에 걸쳐 점적 정맥 주사 1개월마다 점적　← 비스포스포네이트 제제(뼈 대사 개선 약)

■ 표 40-3 다발성 골수종의 주요 치료제

분류	일반명	주요 상품명	약의 효과 메커니즘	주요 부작용
알칼로이드계 항암제	빈크리스틴 황산염	온코빈	종양세포의 증가 억제	골수 억제, 말초신경 장애
항생물질 항암제	독소루비신 염산염	아드리아신		골수 억제, 심독성
알킬화제	멜팔란	알케란		골수 억제
프로테아솜 억제제	볼테조밉	벨케이드	종양세포 아포토시스 항진	골수 억제, 말초신경 장애
부신피질 호르몬 제제	덱사메타손 인산 에스테르나트륨	올가드론, 데카도론		내당능 이상, 고혈압, 감염
	덱사메타손	덱사메타손, 데카도론, 레나덱스		
	프레드니졸론	프레드닌, 프레드니솔론, 프레드한		
비스포스포네이트 제제	조레드론산 수화물	조메타	항파골세포	턱뼈 괴사
항다발성 골수종 약	탈리도마이드	사레드	항혈관 신생	졸음, 혈전증, 말초신경 장애
	레나리도미드 수화물	레브라미드	항사이트카인 생산	골수 억제

다발성 골수종의 병기 · 병태 · 중증도별 치료 순서도

*1 환자의 상태(ADL, 합병증의 유무 등)를 고려하여 선택한다.
*2 고원 단계: M단백의 양이 감소한 후 이를 멈추고 일정해진 상태를 말한다.

간호 과정 순서도

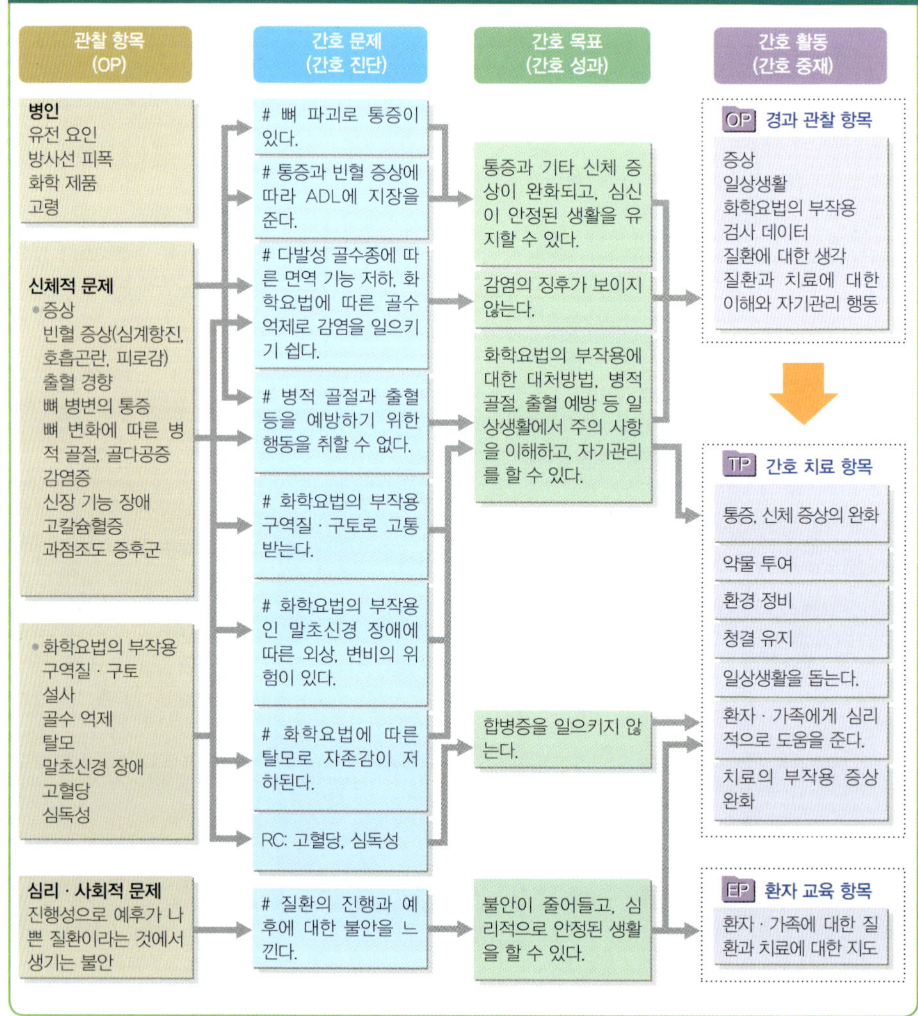

기본 개념

- 진행성으로 예후가 나쁜 질환이기 때문에 생기는 불안을 완화한다.
- 화학요법의 부작용으로 인한 고통을 완화하고 부작용에 대한 자기관리를 할 수 있도록 교육한다.
- 통증이나 빈혈 등 다발성 골수종의 증상으로 지장받는 일상생활을 지원한다.
- 병적 골절이나 출혈의 위험성을 이해하고 예방 조치를 취할 수 있도록 교육을 실시한다.

정보 수집	평가 관점과 근거 · 잠재적 간호 문제
증상의 출현 상황, 정도 관찰	다발성 골수종의 증상은 다양하다. 증상의 완화는 환자의 QOL 향상을 위해 중요하다. 어떤 증상이 어느 정도 나타나고 있는지 파악하고, 증상 완화를 위한 치료를 돕는다. 또한 고통 증상에 지장을 받는 일상생활의 정도를 관찰하고 안락한 생활을 하도록 돕는다. **통증** ● 뼈 파괴에 의한 통증이 있고, 요통 등 통증으로 나타난다. 통증은 신체를 움직이면 심해진다. ● 통증은 일상생활에 지장을 주고 건강 상태에 대한 불안을 강화한다. ● 뼈 병변의 진행을 억제하기 위해 약물요법(비스포스포네이트 제제)을 실시한다. 통증에 대해서는 진통제 투여, 방사선 치료를 한다. ● 통증을 완화하여 심신이 안정된 생활을 유지할 수 있도록 돕는다. 🔍 잠재적 간호 문제 : 뼈 파괴로 인한 통증이 있다./통증이 일상생활에 지장을 준다. **빈혈** ● 골수종세포 증가로 적혈구 생산이 감소하여 빈혈이 된다. 피로감, 심계항진, 호흡곤란, 얼굴이 창백한 증상이 나타난다. 피로감이나 몸을 움직일 때 심계항진, 호흡곤란으로 일상생활에 지장이 있다. ● 빈혈은 천천히 진행하여 증상이 자각되지 않을 수 있다. ● 빈혈로 어지러움을 느껴 발생하는 낙상은 골절의 원인이 된다. 🔍 잠재적 간호 문제 : 빈혈에 따른 심계항진/호흡곤란에 의한 일상생활의 지장/어지러움에 따른 낙상 위험 **감염증** ● 골수종세포 증가로 백혈구 생산이 저하된다. 또한 정상 면역글로불린의 생산이 저하하여 감염이 쉬운 상태가 된다. 요로 감염증, 폐렴을 일으키기 쉽다. ● 화학요법의 부작용인 골수 억제가 더해지면 심각한 감염을 일으킬 위험성이 있다. 🔍 잠재적 간호 문제 : 다발성 골수종에 의한 면역 기능 저하, 화학요법에 따른 골수 억제로 감염을 일으키기 쉽다. **출혈 경향** ● 골수종세포의 증가로 혈소판 생산이 저하하고 출혈이 생기기 쉽다. ● 부상을 당하지 않도록 주의할 필요가 있다. 🔍 잠재적 간호 문제 : 출혈을 예방하기 위한 행동을 취할 수 없다. **합병증** ● 뼈 파괴에 따른 골다공증이 생기고 병적 골절을 일으키기 쉽다. ● 뼈 파괴에 따른 혈액 중의 칼슘 유출과 신장 기능 저하에 따른 칼슘 배출 감소로 고칼슘혈증이 생긴다. 갈증, 구역질, 변비, 의식 혼탁 등의 증상이 나타난다. ● 벤스–존스 단백질이 신장에 침착하여 신장 기능 장애가 생긴다. ● 고칼슘혈증, 신부전은 조속한 치료가 필요하므로 징후를 주의 깊게 관찰해야 한다. 🔍 공동 문제 : 고칼슘혈증, 신부전 🔍 잠재적 간호 문제 : 병적 골절을 예방하기 위한 행동을 할 수 없다.
자기관리 행동 관찰	다발성 골수종의 병태에서 병적 골절이나 출혈이 생길 위험이 있다. 이러한 위험은 일상생활에서 주의하면 줄어들기 때문에 자기관리가 중요하다. 또한 뼈의 통증 제어, 화학요법 부작용의 대처를 환자 자신이 할 수 있는 것은 치료를 안전하게 하고 증상을 적절히 완화해주어 QOL을 향상하는 데 중요하다. ● 다발성 골수종에 대한 지식, 치료 · 부작용에 대한 이해 정도, 치료 효과에 대한 기대, 자기관리 행동의 필요성에 대한 의식을 파악하고 자기관리 행동을 할 수 있도록 돕는다.

	• 자기관리를 잘할 수 있으면 환자가 자신감을 갖고, 계속되는 치료에 대한 의욕을 높일 수 있다. 🔍 잠재적 간호 문제 : 통증 제어에 대한 지식 부족/병적 골절이나 출혈 등을 예방하기 위한 행동을 할 수 없다.
화학요법의 부작용 관찰	치료(VAD(빈크리스틴, 아드리아마이신, 덱사메타손)요법, DEX(덱사메타손) 대량요법, MP(멜팔란, 프레드니솔론)요법, 볼테조밉, 탈리도마이드 등)에 사용되는 항암제의 종류에 따라 나타나는 부작용이 다르다. 우선 치료에 사용되는 항암제와 부작용에 대해 이해하도록 한다. 또한 부작용으로 인한 증상을 관찰하고 이를 완화시킨다. • 안전하게 치료가 이루어지도록 하기 위해 화학요법의 부작용을 관찰한다. 부작용 증상을 조절할 수 없으면 일상생활에 지장이 생기고, 치료에 대한 의욕 저하로 이어진다. • 다발성 골수종으로 세포성 면역, 체액성 면역이 저하되고, 항암제로 인한 골수 억제로 쉽게 감염 상태가 된다. 빈혈을 초래하기 쉽고, 출혈 경향이 있다. • 구역질·구토, 설사 등 소화기 독성이 생긴다. 이러한 증상은 식사 섭취량의 감소를 일으키는 원인이 되고 체력 저하로 이어진다. • 부작용으로 인한 탈모는 외모를 변화시킨다. 외모 변화는 신체 이미지나 인간관계의 변화를 일으켜 자존감을 저하시킨다. 빈크리스틴 황산염, 볼테조밉, 탈리도마이드는 말초신경 장애를 일으켜 손끝과 발끝의 감각 저하를 불러온다. 이를 관찰하여 감각 저하가 있는 경우는 외상에 대한 주의가 필요하다. 또한 빈크리스틴 황산염은 변비를 일으킬 수 있으므로, 복부 증상을 관찰한다. • 부신피질 호르몬 제제(프레드니솔론, 덱사메타손)는 위궤양과 당뇨병의 악화, 불면증을 일으킬 수 있으므로 소화기 증상이나 혈당의 변화, 수면 상태에 주의한다. • 독소루비신 염산염의 부작용으로는 심독성이 있다. 심독성의 증상을 조기 발견하기 위해 빈맥·호흡 속도·심장 소리 이상·혈압의 변화 유무를 관찰한다. 🔍 공동 문제 : 고혈당, 위궤양, 불면증, 심독성 🔍 잠재적 간호 문제 : 골수 억제에 따라 감염을 일으키기 쉽다./빈혈에서 오는 어지럼증으로 낙상 위험이 있다./출혈 가능성/구토에 따른 고통/탈모로 인한 자존감 저하/말초신경 장애에 따른 외상 위험 있다.
환자·가족의 심리·사회적 측면 파악	다발성 골수종의 발병에 대해 환자와 가족이 어떻게 인식하고 있는지 확인한다. 완치 치료법이 없기 때문에 생기는 질병의 진행에 대한 불안을 줄이기 위해 현재의 상황을 어떻게 파악하고 있는지 이해하는 것이 중요하다. • 다발성 골수종은 완치 방법이 없고 예후가 나쁘기 때문에 환자·가족이 질병의 진행과 전망에 대한 불안을 갖기 쉽다. • 감정을 표출할 수 있는 관계를 형성하고 불안이 표출될 때 충분히 경청한다. 🔍 잠재적 간호 문제 : 질병의 진행과 향후 전망에 대한 불안을 느낀다.

Step1 영향 평가 Step2 간호 초점 Step3 계획 Step4 실시 Step5 평가

간호 문제 리스트

#1 뼈 파괴에 따른 통증이 있다(인지-지각 패턴).
#2 다발성 골수종에 의한 면역 기능 저하, 화학요법에 의한 골수 억제로 감염을 일으키기 쉽다(영양-대사 패턴).
#3 화학요법의 부작용인 구역질과 구토로 고통받는다(인지-지각 패턴).
#4 화학요법으로 인한 탈모로 자존감이 저하된다(자기-인식 패턴).
#5 병적 골절이나 출혈 등을 예방하기 위한 행동을 할 수 없다(건강 지각-건강관리 패턴).
#6 질환의 진행과 향후 전망에 대한 불안이 있다(자기-인식 패턴).

간호의 우선순위 지침

- 다발성 골수종의 증상은 다양하며, 생명의 위험이 큰 증상과 환자에게 고통이 심한 증상의 완화가 우선된다. 통증은 신체적 고통뿐만 아니라 건강 상태에 대한 불안을 강화하고, 일상생활에 지장을 주기 때문에 조기에 완화하는 것이 필요하다.
- 다발성 골수종에 의한 면역 기능 저하와 화학요법에 의한 골수 억제는 감염 위험을 높이고, 심각한 감염증은 생명의 위험을 가져올 수 있기 때문에 감염 예방이 중요하다.
- 화학요법의 부작용을 완화하는 것은 QOL의 저하를 방지하고 환자가 심신이 안정된 생활을 하는 것으로 이어진다. 병적 골절이나 출혈을 예방하기 위한 행동을 환자 자신이 취할 수 있도록 도움으로써 위험을 줄이고 안전하게 지낼 수 있다.
- 건강 상태에 대한 불안은 항상 존재할 가능성이 있으므로, 환자와 가족의 심리 상태를 파악하고 우선순위를 고려한다.

| Step1 영향 평가 | Step2 간호 초점 | Step3 계획 | Step4 실시 | Step5 평가 |

1 간호 문제 / 간호 진단 / 간호 목표(간호 성과)

간호 문제	간호 진단	간호 목표(간호 성과)
#1 뼈 파괴로 인한 통증이 있다.	**만성 통증** **관련 요인:** 만성적인 신체 장애 **진단 지표** ☐ 통증 부위를 감싸 안으려는 행동의 관찰 ☐ 통증을 호소하는 말을 함	〈장기 목표〉 통증을 완화하여 심신 모두 안정된 생활을 유지할 수 있다. 〈단기 목표〉 1) 통증의 원인과 조절방법을 이해할 수 있다. 2) 통증 조절에 주체적으로 참여할 수 있다.

간호 계획 / 중재 포인트와 근거

OP 경과 관찰 항목

- 통증의 부위, 강도, 지속 시간, 성질, 통증의 악화 요인, 완화 요인
- 진통제의 효과, 진통제의 부작용 정도

- 통증이 일상생활에 미치는 영향

➡ 통증과 통증 관리 상태를 평가한다. **근거** 통증의 상태와 정도를 파악하고 적절하게 조절하도록 돕는다. 진통제의 부작용 정도를 파악하는 것은 부작용 증상의 완화에 도움이 된다.
➡ 통증이 일상생활에 미치는 장애 정도를 안다. **근거** 일상생활에 대한 지원을 한다.

TP 간호 치료 항목

- 의사의 지시에 따라 진통제를 투여한다.

- 통증에 의해 제한되는 일상생활(이동 및 청결 유지 등)을 돕는다.

➡ 통증을 제어한다. **근거** 진통제를 적절히 사용하여 통증을 완화시키고 QOL을 향상하게 한다.
➡ 통증으로 제한되는 일상생활을 돕는다. **근거** 안락한 생활을 하도록 돕는다.

EP 환자 교육 항목

- 페인 스케일(Pain scale)을 이용한 통증의 표현방법을 설명한다.
- 진통제의 사용방법, 부작용에 대해 설명한다.
- 아프면 참지 말고 적절한 진통제를 사용하는 것이 중요하다는 점을 설명한다.

➡ 통증 조절에서 환자 자신이 할 수 있는 일을 지도한다. **근거** 통증은 주관적인 것이며, 통증의 정도를 정확히 표현하는 것은 적절한 통증 조절을 위해 중요하다. 환자 자신이 주체적으로 통증을 조절하는 데 참여하면 보다 효과적으로 통증을 완화할 수 있다.

2 간호 문제 / 간호 진단 / 간호 목표(간호 성과)

간호 문제	간호 진단	간호 목표(간호 성과)
#2 다발성 골수종에 따른 면역 기능 저하, 화학요법에 따른 골수 억제로 감염을 일으키기 쉽다.	**감염 위험 상태** **위험 요인:** 약물, 잘못된 제1차 방어 기구, 잘못된 제2차 방어 기구	〈장기 목표〉 감염의 징후가 없다. 〈단기 목표〉 감염 예방 조치를 할 수 있다.

<table>
<tr><td>

간호 계획

OP 경과 관찰 항목
- 검사 데이터(백혈구, CRP)
- 감염 증상: 빈뇨 · 잔뇨감, 기침, 오한, 발열, 항문 주위의 발적 · 통증, 구내염 등

TP 간호 치료 항목
- 청결 유지: 양치질, 목욕, 샤워를 돕는다.
- 변비의 경우에는 완하제를 투여한다.

EP 환자 교육 항목
- 양치질을 하고, 손을 씻고, 사람이 많은 장소에 가는 것을 피해야 하는 까닭을 설명한다.

</td><td>

중재 포인트와 근거

➲ 백혈구 수, 면역 기능 상태와 감염 증상의 유무를 파악한다. **근거** 질환으로 인한 면역 기능 저하와 화학요법의 부작용으로 인한 골수 억제로 심각한 감염이 발생하기 쉽다. 특히 항암제 투여 후 1~2주간에 백혈구 수가 가장 많이 감소하기 때문에 감염 징후를 주의 깊게 관찰하고 조기에 발견할 필요가 있다.

➲ 청결을 유지하고 변비를 예방한다. **근거** 요로 감염 예방을 위해 성기의 청결을 유지한다. 변비로 인한 치질 악화나 항문 균열은 감염의 원인이 된다.

➲ 감염 예방방법을 설명한다. **근거** 환자 자신이 감염 예방 조치를 취하게 되면 감염의 위험이 감소하고, 환자의 자신감으로 이어진다.

</td></tr>
</table>

3 간호 문제	**간호 진단**	**간호 목표(간호 성과)**
#3 화학요법의 부작용인 구역질 · 구토로 고통받는다.	구역질 **관련 요인:** 약물 **진단 지표** □ 음식에 대한 혐오 □ 구역질 호소	〈장기 목표〉 구역질 · 구토 증상이 완화된다. 〈단기 목표〉 1) 구역질 · 구토의 원인을 이해할 수 있다. 2) 구토의 대처방법을 이해할 수 있다.

<table>
<tr><td>

간호 계획

OP 경과 관찰 항목
- 구역질 · 구토가 나타난 상황, 정도 관찰
- 수반 증상(식욕부진, 탈수, 빈맥, 설사, 변비 등)

TP 간호 치료 항목
- 식사에 대해 연구한다(환자가 좋아하는 냄새, 온도, 맛, 모양).
- 좋아하는 시간에 좋아하는 것을 먹을 수 있도록 준비한다.
- 수분 섭취를 권한다.

- 환경 정돈: 구토를 유발하는 냄새를 제거한다. 복부를 압박하지 않는 체위를 연구한다.
- 환자가 편안하도록 방법을 연구한다.

EP 환자 교육 항목
- 구역질은 반드시 개선하도록 설명한다.
- 제토제의 복용방법을 설명한다.
- 피해야 할 음식(지질성 식품, 자극이 강한 것, 너무 달콤한 것 등)을 알려준다.

</td><td>

중재 포인트와 근거

➲ 구역질 · 구토에 동반하는 증상의 정도를 파악한다. **근거** 증상 완화방법의 연구에 도움을 준다.

➲ 수분과 식사 섭취가 잘 진행되도록 돕는다. **근거** 탈수와 영양 부족을 예방한다.

➲ 음식 냄새 등 구토를 유발하는 환경을 없애고, 체위를 연구하고, 편안한 휴식을 취해 구토가 경감되도록 한다. **근거** 냄새나 복부 압박 등 구토의 악화 요인을 없앤다.

➲ 구역질 · 구토의 대처방법을 설명한다. **근거** 구역질 · 구토에 대한 대처방법을 이해하고 환자가 자기관리를 할 수 있도록 돕는다. 부작용 증상에 잘 대처하는 것은 환자의 자신감으로 이어져 치료를 지속할 수 있는 의욕을 높인다.

</td></tr>
</table>

4 간호 문제	간호 진단	간호 목표(간호 성과)
#4 화학요법에 따른 탈모 때문에 자존감이 저하된다.	상황에 따른 자존감의 저하 **관련 요인**: 신체 이미지 혼란, 사회적 역할의 변화 **진단 지표** □ 자기 부정적인 말을 한다.	〈장기 목표〉 탈모를 해결하고 심리적으로 안정된 생활을 유지할 수 있다. 〈단기 목표〉 1) 탈모를 해결하는 방법을 이해할 수 있다. 2) 탈모에 대한 생각을 표출할 수 있다.

간호 계획

OP 경과 관찰 항목
- 탈모 부위, 정도, 두피 관찰

- 탈모로 인한 심리·사회적 영향(신체 이미지 변화, 인간관계의 변화, 외출을 꺼리게 되는 것 등)

TP 간호 치료 항목
- 탈모에 대한 환자의 생각을 듣는다.
- 빠진 머리카락이 날리지 않도록 접착 테이프로 제거한다.

EP 환자 교육 항목
- 화학요법의 부작용으로 탈모가 발생하고, 항암제 투여한 지 2~3주에 시작되며, 치료 종료 후 3개월 정도에 다시 머리카락이 나는 것을 설명한다.
- 탈모에서 발생하는 외모 변화에 대한 대처방법(스카프, 모자나 가발 준비)을 설명한다.
- 머리 감을 때는 중성 샴푸를 이용하고, 파마나 머리 염색은 하지 말라고 설명한다.

중재 포인트와 근거

➡ 탈모의 정도와 두피에 미친 영향을 파악한다. **근거** VAD 요법에 사용되는 독소루비신 염산염은 탈모를 일으킨다. 모발에 의해 보호되고 있던 두피에 건조나 가려움증, 외상 등의 영향이 나타난다.

➡ 외모 변화에 따른 심리·사회적 영향을 파악한다. **근거** 탈모에 의한 외모 변화는 신체 이미지와 지금까지의 인간관계를 변화시키고 부정적인 자기 이미지를 형성한다.

➡ 탈모로 인한 고민을 줄여준다. **근거** 빠진 머리카락이 흩어져 있는 것을 보면 탈모로 인한 괴로움이 더 커지므로 환경을 정리한다. 또한 환자의 괴로움을 경청하여 슬픔을 줄여준다.

➡ 탈모를 해결하는 방법을 지도한다. **근거** 탈모에 의한 외모 변화, 모발·두피를 보호하는 방법을 설명하고 환자의 자기관리를 돕는다. 탈모에 잘 대처하여 자신감을 가질 수 있게 되고, 부정적인 자기 이미지가 수정된다.

5 간호 문제	간호 진단	간호 목표(간호 성과)
#5 병적 골절이나 출혈 등을 예방하기 위한 행동을 할 수 없다.	비효과적 자기 건강관리 **관련 요인**: 지식 부족 **진단 지표** □ 위험 요인을 감소시키는 행동을 할 수 없다.	〈장기 목표〉 낙상으로 인한 외상이나 골절을 일으키지 않고 ADL을 할 수 있다. 〈단기 목표〉 위험 요인을 이해할 수 있다.

간호 계획

OP 경과 관찰 항목
- ADL의 위험 요인과 정도
- 질병에 대한 이해, 병적 골절이나 출혈의 위험성에 대한 생각
- 빈혈(헤모글로빈 수치, 적혈구 수)의 정도와 증상(휘청거림, 피로감), 출혈 경향(혈소판 수)의 정도와 출혈 유무, 통증의 정도 관찰

TP 간호 치료 항목
- 안전한 환경을 유지한다. 바닥이 젖어 있지 않은지, 침대 높이가 맞는지, 울타리나 난간의 상태, 장애물의 유무를 점검한다.

중재 포인트와 근거

➡ 일상생활 속 위험 요인의 정도를 파악한다. **근거** 낙상이나 출혈을 예방하기 위한 행동을 할 수 있는지, 병적 골절 등의 위험에 대한 생각, 일상생활에서 주의할 점, 위험 요인의 정도를 파악하고 적절한 예방 조치를 하는 데 도움을 준다.

➡ 생활환경을 안전하게 정돈한다. **근거** 낙상이나 외상을 일으킬 위험을 최소한으로 하고 병적 골절이나 출혈을 예방한다.

● 일어나기 쉬운 사고와 장면, 그에 따른 대책을 설명한다.

➡ 안전한 생활을 하도록 지도한다. **근거** 병적 골절이나 출혈 예방에는 환자 자신이 위험 요인을 이해하고 주의하면서 일상생활을 하는 것이 필수적이다.

6 간호 문제	간호 진단	간호 목표(간호 성과)
#6 질환의 진행과 향후 전망에 대한 불안감이 있다.	**불안** **관련 요인:** 건강 상태의 변화, 건강 상태에 대한 위협, 죽음에 대한 예측 **진단 지표** □ 고뇌 □ 불면증 □ 불안정	〈**장기 목표**〉 불안이 완화되고 심리적으로 안정된 생활을 유지할 수 있다. 〈**단기 목표**〉 1) 불안을 표출할 수 있다. 2) 밤에 잠을 잘 수 있다.

간호 계획	중재 포인트와 근거
OP 경과 관찰 항목 ● 질병과 치료에 대해 말할 때의 표정이나 어조 ● 수면 상태, 식욕 정도, 불안정 ● 질병과 치료에 대한 수용 ● 질병과 치료에 대한 지식과 이해의 정도 **TP** 간호 치료 항목 ● 침착하게 말할 수 있는 환경을 만들어 환자의 불안에 대해 경청한다. ● 적절한 방법으로 환자가 기분 전환을 할 수 있게 한다. ● 질환이나 치료에 대해서 의사의 설명을 들을 수 있는 자리를 마련한다. **EP** 환자 교육 항목 ● 괴로움을 언제든지 표출해도 좋다는 것을 일러둔다.	➡ 불안의 내용이나 정도, 불안을 강화하는 요인을 파악한다. **근거** 예후가 나쁜 질환이기 때문에 환자는 죽음에 대한 불안감을 갖기 쉽다. 또한 질병과 치료에 대한 지식 부족은 불안을 강화하는 요인이 된다. ➡ 경청하여 불안을 완화시킨다. **근거** 불안을 말로 표현하여, 환자가 마음의 정리하도록 돕는다. ➡ 기분 전환을 하게 하여 불안을 완화시킨다. **근거** 무엇인가에 열중하여 잊을 수 있는 시간을 가지면 불안이 완화된다. ➡ 불안을 쉽게 표출하도록 한다. **근거** 간호사가 언제나 환자의 생각을 듣는 태도를 보이면 환자는 불안을 표출하기 쉬워진다

Step1 영향 평가	Step2 간호 초점	Step3 계획	Step4 실시	Step5 평가

병기 · 병태 · 중증도별 관리 포인트

【치료기】 다발성 골수종은 뼈 병변에 따른 통증과 골수 기능 저하로 인한 빈혈 증상, 면역 기능 저하에 따른 감염증 등 다양한 증상을 동반하는 것이 특징이다. 증상으로 인한 신체적 고통을 완화하고 일상생활에서 지장을 받지 않도록 돕는다. 주요 치료법은 화학요법이며, 표준 치료법인 MP 치료는 외래 통원으로 이루어지는 경우가 많다. 부작용의 관찰 및 감염 예방과 빈혈로 인한 낙상 예방 등 자기관리 행동을 할 수 있도록 교육을 실시한다. 진행성 질환이며, 병적 골절, 고칼슘혈증, 신부전을 일으킬 수 있으므로 증상을 주의 깊게 관찰할 필요가 있다. 완치할 수 있는 치료법이 없기 때문에 질병의 진행과 전망에 대한 불안을 완화시킨다.

【말기】 질환의 악화에 따른 신체적 고통을 완화시킨다. 죽음에 대한 불안 등에 대해 심리 · 사회적인 도움을 준다.

간호 활동(간호 중재) 포인트

고통 증상의 완화
● 다발성 골수종 증상(통증, 빈혈, 권태감 등)의 정도를 관찰하고 완화시킨다.
● 화학요법의 부작용 증상(구역질 · 구토, 골수 억제, 탈모 등)의 정도를 관찰하고 증상을 완화시킨다.

- 증상에 의해 영향을 받는 일상생활을 돕는다.
- 괴로움은 참지 않아도 되며, 증상이 나타났을 때 즉시 의사에게 말하도록 지도한다.

자기관리에 대한 도움
- 화학요법이나 부작용이 나타났을 때 환자의 자기관리에 대한 생각을 경청한다.
- 치료 내용이나 부작용이 나타난 시기, 부작용의 대처방법을 알기 쉽게 설명한다.
- 병적 골절이나 출혈의 위험성이 있어, 일상생활에서 주의할 사항에 대해 설명한다.
- 자기관리를 잘 할 수 있는지 평가하고 환자가 자신감을 가질 수 있도록 돕는다.

환자 · 가족의 심리 · 사회적 문제에 대한 지원
- 진행성으로 예후가 나쁜 질병이기 때문에 이후 생기는 증상과 향후 전망에 대한 불안을 경청한다.
- 질병과 치료에 대해 알기 쉽게 설명하고 불안을 완화시킨다.

퇴원 · 요양 지도

- 가정이나 직장 환경을 듣고 병적 골절이나 출혈을 예방하기 위한 주의사항 등을 함께 고려한다.
- MP 치료는 외래에서 이루어지는 것이 많기 때문에 치료의 내용과 부작용, 부작용에 대한 대처 방법을 설명한다.
- 환자 스스로 통증 관리를 할 수 있도록 지도한다.
- 빈혈 증상이 심할 때는 안정을 유지하도록 지도한다.
- 감염 예방을 위한 양치질, 손 씻기의 필요성, 사람이 많은 장소에 외출을 피할 것 등을 설명한다.
- 부작용이 나타난 경우에는 즉시 연락하도록 지도한다.
- 진행성으로 예후가 나쁜 질병이기 때문에 이후에 발생하는 증상과 향후 전망에 대한 환자의 불안을 경청한다.

Step1 영향 평가　　Step2 간호 초점　　Step3 계획　　Step4 실시　　Step5 평가

평가 포인트

간호 목표 달성도
- 통증을 완화하고 심신이 안정된 생활을 유지할 수 있는가?
- 감염의 징후 없이 경과하고 있는가?
- 구역질 · 구토의 증상이 경감하고 있는가?
- 탈모에 대처하고 심리적으로 안정된 생활을 유지할 수 있는가?
- 낙상으로 인한 외상이나 골절을 일으키지 않고 ADL을 할 수 있는가?
- 불안이 완화되고 심리적으로 안정된 생활을 유지할 수 있는가?

다발성 골수종 환자의 병태 관계도와 간호 문제

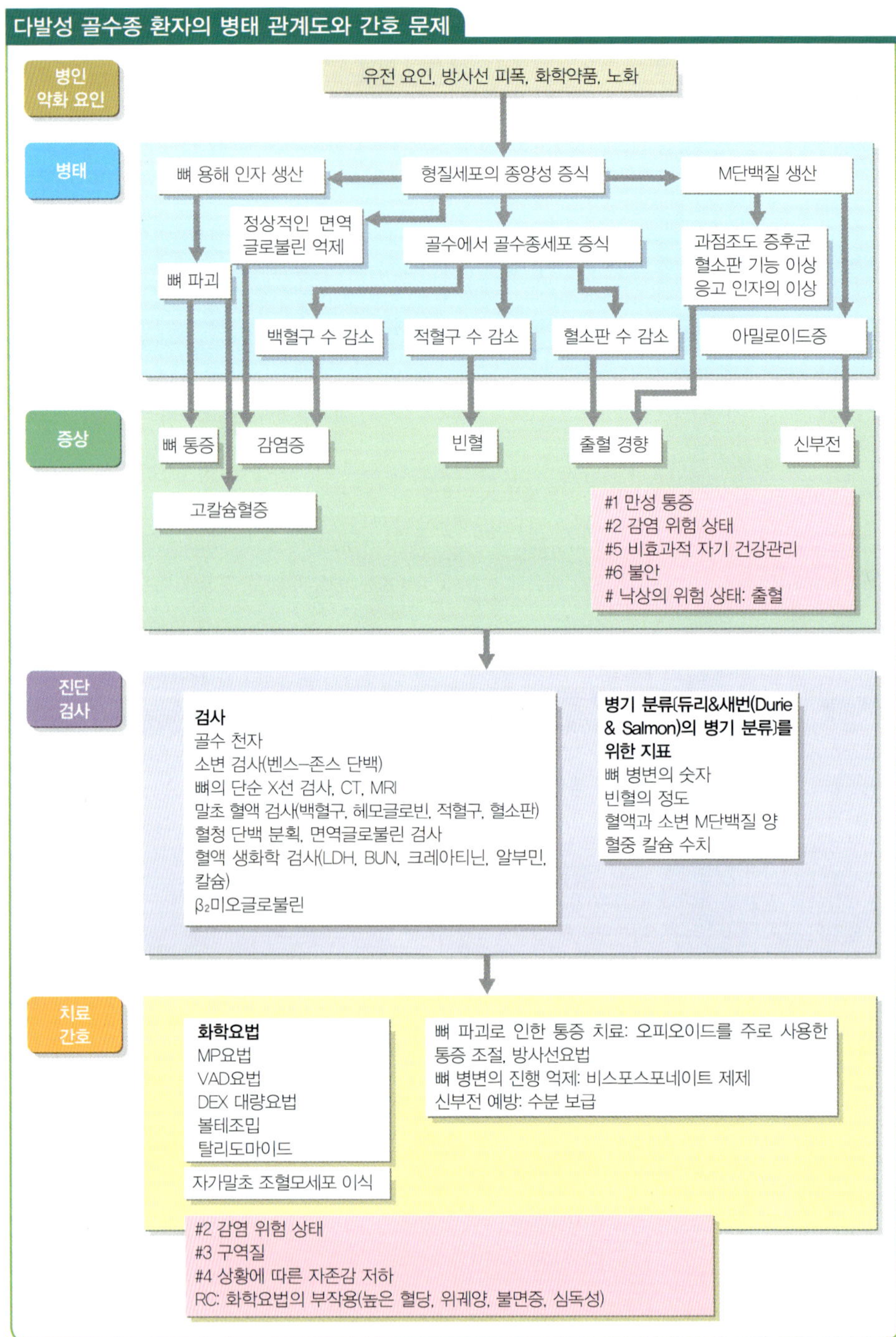

41 파종성 혈관내응고(DIC)

고야마 다카도시

눈으로 보는 질환

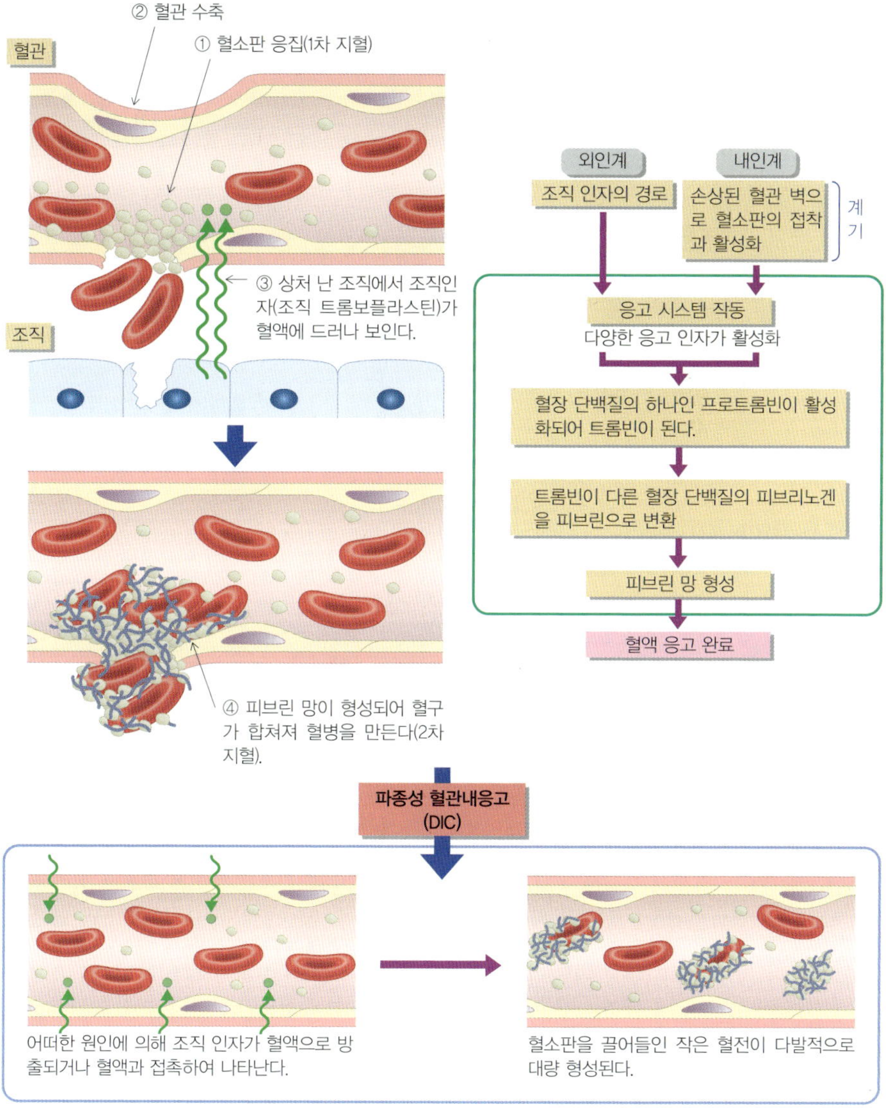

■ 그림 41-1 혈액 응고의 메커니즘과 DIC

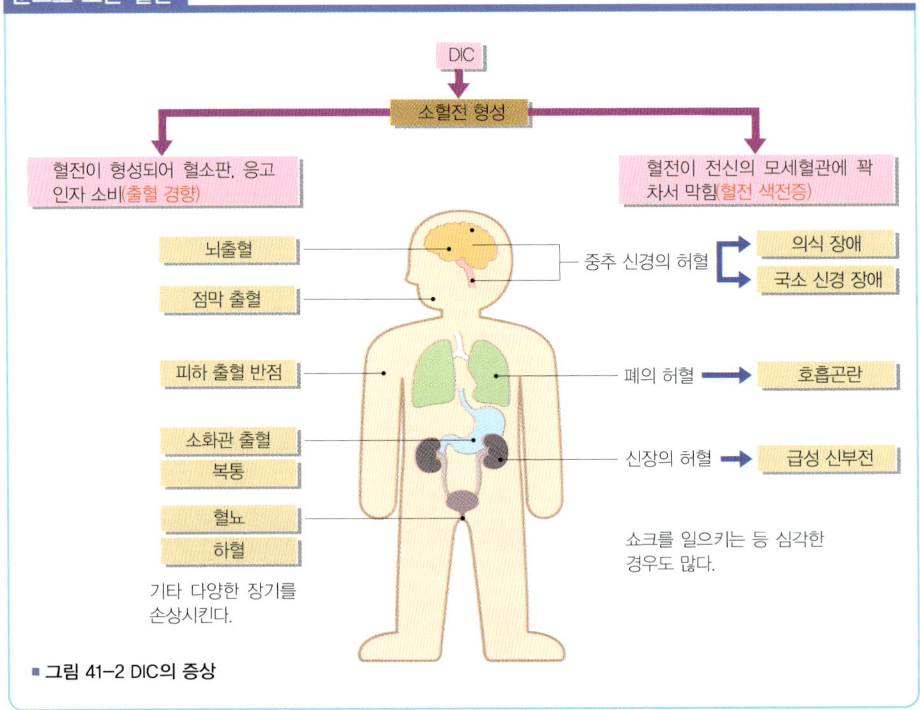

■ 그림 41-2 DIC의 증상

병태 생리

DIC는 다양한 원인에 의해 응고계가 활성화되어 주로 전신의 모세혈관 내에 피브린 혈전을 많이 만들고, 이로 인해 허혈성 장기 손상을 일으키는 증후군이다.

- 파종성 혈관내응고(disseminated intravascular coagulation: DIC)는 혈전 형성에 응고 인자와 혈소판이 소비 · 저하되고 2차적인 선용 항진(섬유소 분해)이 더해져, 종종 출혈 경향을 보인다.
- 혈액 응고 인자의 하나인 조직 인자(tissue factor: TF) 등의 응고 활성 물질이 혈관에 유입되거나 혈류와 접촉하여 나타나거나, 혈관 내피세포의 항혈전성이 장애를 입는 것이 DIC 발병의 원인이다.
- DIC 병태에는 대부분에서 혈액 응고 선용계와 혈소판의 동태에 영향을 미치는 종양 괴사 인자(tumor necrosis factor: TNF) 등의 염증성 사이토카인이 중요한 역할을 하며 호중구, 단핵구, 대식세포 등도 관여하고 있다. 활성화된 호중구는 엘라스타제 등의 단백질 분해 효소나 활성 산소를 방출하여 혈관 내피 손상을 일으킨다. 활성화된 단핵구, 대식세포는 TNF를 분비한다. 장기나 조직에 장애가 일어났을 때에는 각 조직에 특이한 응고 활성 물질과 맥관 작동 물질 등의 방출을 통해 혈관 내 응고가 촉진된다.
- 이렇게 DIC는 전신성의 응고 · 염증 반응의 이상으로 추정된다. 2001년에 국제혈전지혈학회의 과학적 표준화위원회가 발표한 DIC의 개념은 '섬유소 관련 산물의 생성과 이를 반영한 모세혈관의 염증성 또는 비염증성 장애를 특징으로 한다'이다.

■ 표 41–1 1988년 구 후생성 DIC 연구반 진단 기준(요약)

점수	0	1	2	3
기초 질환	무	유		
출혈 증상	무	유		
장기 증상	무	유		
FDP(μg/mℓ)	< 10	10 ≦ < 20	20 ≦ < 40	40 ≦
혈소판(만/μℓ)	> 12	12 ≧ > 8	8 ≧ > 5	5 ≧
피브리노겐(mg/dℓ)	> 150	150 ≧ > 100	100 ≧	
PT 비율	< 1.25	1.25 ≦ < 1.67	1.67 ≦	

- 〔판정〕 7점 이상: DIC, 6점: DIC 의심, 5점 이하: DIC의 가능성 적음
- 백혈병 외에 골수 거핵구 감소가 현저하고, 심한 혈소판 감소를 보이는 경우 혈소판 수와 출혈 증상의 항목은 0점으로 하고 판정의 총점은 3점씩 낮게 설정한다(4점 이상 DIC 등).
- 본 진단 기준은 신생아, 산부인과 영역, 극성 간염의 DIC 진단에는 적용하지 않는다.

병인 · 악화 요인

- DIC에는 기초 질환이 반드시 존재한다. 내과 · 외과 · 소아과 영역에서는 기초 질환으로 백혈병이나 악성 림프종 등의 조혈기에 나타나는 악성 종양, 고형암, 중증 감염증이 가장 중요하다. 조혈 악성 종양이나 감염증에 매크로파지의 활성화를 수반하는 혈구탐식 증후군이 합병하면 심각한 DIC가 발병한다. 이외에 쇼크, 중증 간염, 당뇨병 혼수, 열사병이나 산부인과 영역에서 상위 태반 조기 박리도 기초 질환으로서 중요하다.
- 산증, 저산소혈증, 순환 혈액량의 감소와 탈수가 있으면 DIC의 악화요인이 된다.
- 대동맥류, 심실 동맥류는 지역성 소비성 응고 장애로 DIC와 유사한 검사 소견을 나타내지만 DIC의 병태와는 다르다.

역학 · 예후

- 일본의 DIC 환자 수는 연간 약 7만3000명으로 추정하는 보고가 있고, 증례의 수는 패혈증, 쇼크가 압도적으로 많지만, 발병 빈도는 기초 질환마다 다르다.
- DIC 자체의 치료법이 있지만 예후는 대개 기초 질환에 달려 있다. 하지만 일단 DIC가 발병하면 환자의 생명 예후도 위험하고, 기초 질환의 치료에도 영향을 미친다. 따라서 조기 진단과 조기 치료 등의 신속한 대응이 필요하다.

증상

▌ 피하 출혈 반점이나 점막, 위장 등에서 출혈 경향이 있고, 복통 · 의식 장애 등이 나타난다.
- 임상 사진으로 기초 질환의 증상 외에도 피하출혈 반점 또는 점막출혈, 소화관출혈, 뇌출혈 등 출혈 증상을 중심으로 혈전 색전증, 쇼크, 급성 신부전 등이 다양한 조합으로 보이며, 피부 · 폐 · 신장 · 부신 · 간 · 중추신경계 등의 장기에 장애를 일으킨다.
- 채혈이나 점적을 할 때 삽입부의 지혈에 대한 어려움도 특징적인 증상이다.

진단 · 검사값

▌ 진단에 필수적인 요소로서 기초 질환의 유무와 함께 D 이합체(함유 분해 산물)의 상승, 혈소판 수의 저하가 있다.
- 임상 시험 결과는 ① 응고 활성화 ② 2차적인 선용 활성화 ③ 혈소판 · 응고 인자의 소비를 반영한 데이터가 있고 DIC 진단을 한다.
- 1988년에 마련된 DIC에 대한 후생성 진단 기준은 진단 확률이 높고, 국제적으로도 평가되고 있다. 〈표 41–1〉가 DIC 진단 기준이다.

- 섬유소/섬유소 분해 산물(FDP)은 선용계의 활성화에 의한 섬유소 분해 산물과 피브리노겐 분해 산물을 포함한다. D 이합체 함유 분해 산물은 섬유소 플라스민에 의한 분해 산물만을 반영하기 때문에 DIC 진단에서 가장 신뢰할 수 있는 중요한 측정 항목이다.
- DIC 진단 필수 항목으로 기초 질환의 확인, FDP 특히 D 이합체(함유 분해 산물)의 상승, 혈소판 수가 저하하는 경향이 있다.
- 원질환에서 혈소판 수의 감소가 보이는 경우에는 FDP와 D 이합체만으로 판정한다. 트롬빈 · 항트롬빈 복합체(TAT), 가용성 섬유소, 플라스민 · (a_2-) 플라스민인히비타 조합체(PIC)의 상승을 참고하며, 피브리노겐 저하 경향, 프로트롬빈 시간(PT) 연장, 출혈 증상, 장기 증상 등의 임상 증상이 있으면 DIC가 중증임을 알 수 있다.
- 급성기일 때 의료 현장에서는 전신성 염증반응 증후군(systemic inflammatory response syndrome: SIRS)에 따라 발병하는 DIC가 많다. 그렇기 때문에 일본 구급의학회에서는 패혈증 등의 염증 병태가 있는 질환군의 조기 DIC 진단을 목표로 하고, SIRS 점수를 진단 기준에 포함하여 급성기 병태로 보이는 DIC의 진단 기준(2007)을 공표했다.

치료법

치료의 기본은 원인 제거를 위한 기초 질환 치료이다. '산증, 저산소혈증, 순환 혈액량의 감소와 탈수가 있으면 DIC 악화 요인이 되기 때문에 치료와 함께 전신 관리도 필요하다.

● 치료 방침

- 실제로는 기초 질환의 치료가 어려운 경우도 있어 다음과 같은 항응고 요법을 실시한다. 혈소판 및 응고 인자의 감소가 현저한 경우에는 항응고 요법과 함께 농축 혈소판(PC)이나 신선동결 혈장(FFP) 등의 대체요법을 실시한다.
- DIC 합병 시에는 혈소판이 2만/$\mu\ell$ 이상으로 유지되도록, 필요한 최소한의 혈소판 수혈을 한다. FFP는 피브리노겐 수치, PT 등을 참고로 투여한다. 피브리노겐은 기준으로서 100mg/$d\ell$ 이상으로 유지한다.

● 약물요법

- 〈표 41-2〉에 표시된 DIC 치료약이 DIC 개선에 기여한다는 확실한 증거는 없다. DIC가 발병한 환자의 경우 심각한 증세인 사례가 많고 기초 질환 치료도 병행하며, 이중맹검 · 위약 대조시험이 어렵기 때문이다. 이론적으로 가능한 다음과 같은 항응고제 치료가 있으며, 실제 임상에서도 효과를 거두고 있다.
- 패혈증 동물의 응고 활성화를 미분획 헤파린이 억제했다는 동물 실험 결과에서 헤파린은 DIC 환자에게 널리 사용되어왔다. 그러나 과량 투여로 출혈 증상이 악화되는 경우가 있고, 뇌출혈이나 소화관 출혈 등 심각한 출혈 증상이 있는 경우에는 사용하지 않는다. 미분획 헤파린은 저렴하지만 원래 출혈 경향의 환자가 많은 혈액내과 영역에서는 사용 빈도가 줄고 있다.
- 한편 저분자 헤파린, 헤파리노이드의 임상적인 항혈전성은 기존의 미분획 헤파린과 같다는 점이 일본에서는 이중맹검 시험으로 나타나 있다. 이들은 항활성화 제X인자 활성이 유지되지만, 항트롬빈 활성은 약하고, 개체 간에 미분획 헤파린보다 효과가 안정되어 있으며 출혈 경향을 일으키지 않는다. 보통 양의 투여로 활성화 부분 트롬보플라스틴 시간(APTT)을 모니터할 필요는 없다. 다나파로이드나트륨(오르가란)은 헤파란 황산이 주성분이고 반감기가 길며 단발 정맥 주사가 가능하다. 저분자 헤파린, 헤파리노이드를 포함한 헤파린 제제의 항응고 작용은 항트롬빈(AT)(기존의 ATⅢ) 농도에 의존하기 때문에 AT 농도를 70% 이상으로 유지하도록 한다.
- 단백질 분해 효소 억제제(합성 프로테아제 억제제)는 AT 비의존성으로 활성화 응고 인자, 플라스민 등을 저해하는 일본 고유의 약제이다. 부작용으로, 메실산염 가베키사토(에프오와이 등)는 투여 부위의 혈관염, 메실산염 나파모스타트(후탄)는 칼륨 보존성에 따른 고칼륨혈증이 있다. 후탄 투여 시는 칼륨 보충을 하지 않는다. 백혈병이 원인으로 나타나는 DIC는 선용 항진이 현저해 메실산염 가베키사토나 메실산염 나파모스타트를 사용하는 경우가 많다. 상용 분량으로는 후탄이 항응고 · 항선용 작용 모두 강하다.
- 급성 전골수성 백혈병(APL)은 선용 항진이 강한 DIC가 발병하기 쉽다. 올트랜스형 레티노인산(ATRA)의 트레티노인(베사노이드)을 이용한 APL의 분화 유도에 의한 관해도입 요법은 치료

분류		일반명	주요 상품명	약의 효과 메커니즘	주요 부작용
헤파린류	미분획 헤파린	헤파린 나트륨	헤파린 나트륨, 노보·헤파린 등	안티트롬빈 등의 생리적 프로테아제 억제제에 의한 항응고 작용 강화	쇼크, 아나필락시스 증상, 출혈
	저분자 헤파린	달테파린 나트륨	프라그민		
	헤파리노이드(헤파란 황산)	다나파로이드 나트륨	오르가란		
혈액 응고 억제제		건조농축사람 안티트롬빈(Ⅲ)	안스로빈 P, 노이드, 헌혈 논스론	항응고 작용	쇼크, 아나필락시스 증상
단백질 분해 효소 억제제		메실산염 가베키사토	에프오와이 등	항응고 작용·항선용 작용	쇼크, 아나필락시스 증상
		메실산염 나파모스타트	후탄		
혈액 응고 억제제(유전자 조직 재조합 제제)		트롬보모듈린 알파	리코모듈린	항응고 작용	출혈

시작 후 다른 항응고 요법을 하지 않아도 DIC는 빠르고 가볍게 치료되지만, 혈소판 및 FFP 등의 보충요법을 충분히 해준다. ATRA 자체는 백혈병 세포와 혈관 내피세포의 조직 인자(TF) 발현을 약화시키고, 항응고 당단백질인 트롬보모듈린의 발현을 증강하는 항응고 작용이 있으며 백혈병 세포 선용 촉진도 억제한다. 위장 출혈이 있는 등 출혈 경향이 심한 경우에는 합성 프로테아제 억제제를 병용한다. 또한 관해 도입은 이다루비신 염산염 등의 항암제 병용이 이루어지는 경우가 많아 DIC가 급속하게 악화될 수 있으므로, 합성 프로테아제 억제제를 병용하는 경우가 많다.

- 혈관 내피 세포막 단백질 트롬보모듈린의 세포 외 부분을 가용화 분자로서 정제한 유전자 조작 제제(리코모듈린)도 2008년에 발매되었다. 1일 1회 30분 정맥 주사로 투여한다. 트롬빈에 의해 프로테인 C 활성화의 보조 인자로서 작용이 있고, 항염증 작용을 병합한 것이 시사되고 있지만, 다른 약제에 비해 고가이다.

Px 처방 예 다음 중 하나를 사용한다.
- 헤파린 나트륨주(1000단위) 또는 노보·헤파린 주사(5000단위, 1만 단위) 5~10단위/kg/시 지속 정맥 주사 ← 미분획 헤파린
- 프라그민주(5000단위) 75단위/kg/일 지속 정맥 주사 ← 저분자 헤파린
- 오르가란주(1250단위) 1회 1250단위 1일 2회 12시간마다 정맥 주사 ← 헤파리노이드

Px 처방 예 헤파린 류를 병용한다.
- 안스로빈 P주(500 단위) 또는 노이아토주(500 단위) 1회 30단위/kg 1일 1회 ← 혈액 응고 억제제
※산부인과·외과적인 DIC 등 긴급 시에는 40~60단위/kg 1일 1회 천천히 정맥 주사 또는 점적 정맥 주사

Px 처방 예 다음 중 하나를 사용한다. 헤파린 제제와의 병용은 일반적으로 불필요하다.
- 에프오와이주(100·500mg) 1~2mg/kg/시 지속 정맥 주사 ← 단백질 분해 효소 억제제
- 후탄주(10·50mg) 0.06~0.2 mg/kg/시 지속 정맥 주사 ← 단백질 분해 효소 억제제

Px 처방 예 패혈증 등 중증 감염증 DIC를 중심으로 사용된다.
- 리코모듈린주 380U/kg 1일 1회 30분 정맥 주사 ← 혈액 응고 억제제

Px 처방 예 APL에서 사용한다. 항종양 작용과 항DIC 작용을 병합한다. 합성 프로테아제 억제제와 겸용은 잘 이루어진다.
- 베사노이드 캡슐(10mg) 45mg/m² 1일 3회 ← 항응고제·항선용 작용이 있는 항종양제

- 보충요법

Px 처방 예 다음 중 하나 또는 병용한다.

- 농축 혈소판(PC)　1회 10(~20)단위　1일 1회 수주　← 혈소판 보충
- 신선동결 혈장　1회 3~6단위　1일 1회 수주　← 응고 인자, 항응고 인자 보충
- 수술적 치료
- 환자에게는 뇌출혈, 소화관 출혈, 장기 손상 등으로 치명적인 가능성이 있는 병태이며, 기초 질환의 치료와 함께 상기와 같은 항응고 요법, 보충요법이 필요하다는 것을 바로 설명하고 조기 치료 시작을 준비한다. 또한 산부인과적 원인에 의한 DIC이면 즉시 수술을 생각하고 산부인과를 소개한다. 종양 등의 수술적 절제가 가능한 DIC의 기초 질환이 있으면 외과에 소개한다.

파종성 혈관내응고(DIC)의 병기 · 병태 · 중증도별 치료 순서도

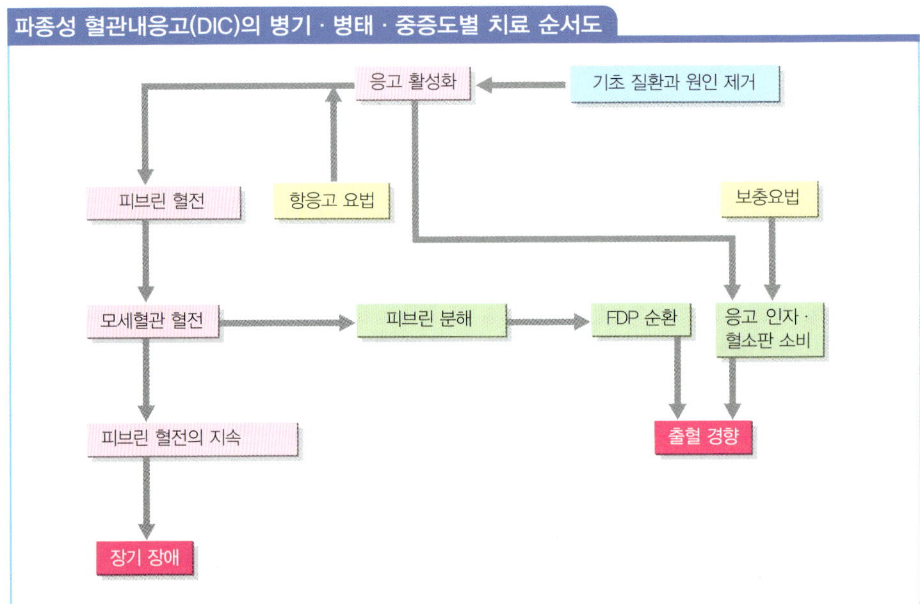

파종성 혈관내응고(DIC) 환자의 간호

야마세 히로아키

간호 과정 순서도

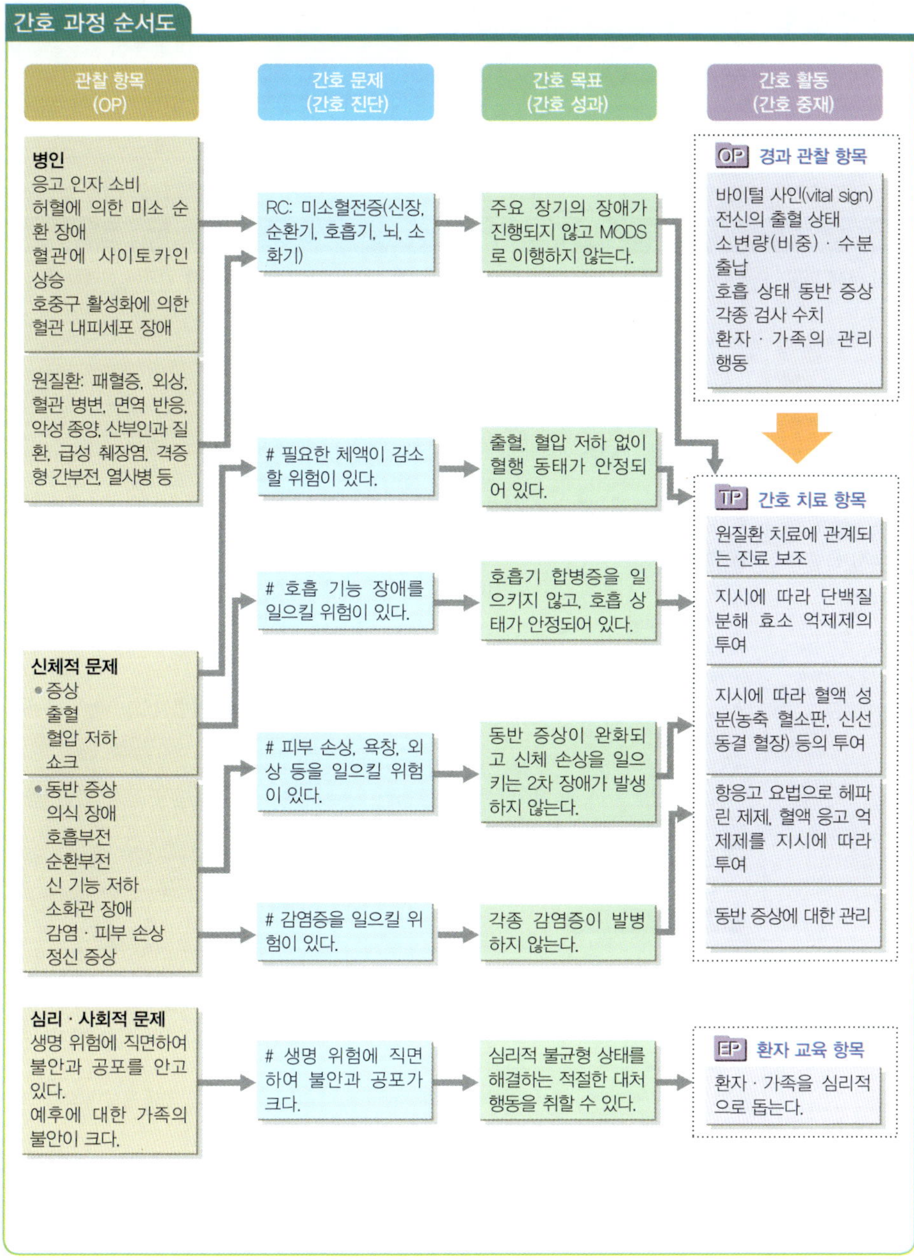

- 파종성 혈관내응고(DIC)는 패혈증, 외상 등의 원질환이 있어 발병하는 2차적인 증후군이기 때문에 원질환의 치료와 관리가 기본이다.
- SIRS(전신성 염증반응 증후군)로 생체 방어 반응을 보이는 질환이며, 계속하여 발병하는 MODS(다장기 기능장애 증후군)으로의 이행을 방지하는 것이 중요하다.
- 주요 증상은 출혈이며, 출혈 경향, 순환 혈액량의 손실, 쇼크, 미소 색전의 영향 등에 주의한다.
- MODS로 이어지는 심각한 질환으로 생명 위험에 직면하여 불안과 공포를 갖기 쉽다. 따라서 신체뿐만 아니라 정신적인 측면의 치료도 중요하다.

Step1 영향 평가	Step2 간호 초점	Step3 계획	Step4 실시	Step5 평가

정보 수집	평가 관점과 근거 · 잠재적 간호 문제
전신 상태 파악	DIC는 SIRS로 전신의 생체 방어 반응을 나타내는 질환으로, 여러 주요 장기에 장애를 일으키는 MODS로 이행하기 쉬운 증후군이다. • 전신 상태 파악 • 원질환의 파악 • 쇼크 상태의 조기 발견 • MODS 현상을 놓치지 않는다. 🔍 공동 문제 : MODS/미소혈전증(신장, 순환기, 호흡기, 뇌, 소화기)
증상 부위, 출현 상황 · 정도의 관찰	증상이 어느 부위에 어떻게 나타나고 어느 정도인지 관찰하며, 증상의 상태나 정도를 파악하는 것은 질병의 진행도를 파악, 치료 및 간호 계획 수립에 효과적이다. **출혈 쇼크** • 혈액 응고 기능의 변화로 전신에 출혈반 · 자반, 점상 출혈, 반상 출혈, 심부 출혈 등이 보인다. • 뇌출혈이 발생하면 의식 수준, 정신 상태에 변화를 보인다. • 폐출혈이 발생하면 호흡 상태에 변화를 보인다. • 소화관 출혈, 복강내 출혈이 발생하면 복부 상태 변화, 하혈(변잠혈) 및 위 내용물에 혈액 혼입을 보인다. • 출혈 경향이 있고 말초혈관 폐색의 가능성이 있다. • 쇼크, 혈압 저하, 빈맥, 의식 소실, 냉감, 말초 순환 장애, 소변량 감소, CVP(중심 정맥압) 저하 등을 일으킨다. 🔍 잠재적 간호 문제 : 필요한 체액이 감소할 위험이 있다./순환기, 호흡기, 소화기, 뇌, 말초 순환 장애를 일으킬 위험이 있다. **의식 상태 · 정신 상태** • 의식 수준, 정신 상태의 변화는 뇌출혈의 신호이며 의식 수준 저하, 동공 부동, 대광 반사 소실, 마비 출현, 경련, 착란 등을 일으킨다. • 중추 신경의 허혈성 변화로 의식 장애와 다양한 국소 신경 증상이 나타난다. • 정신 상태의 변화에 따라 부주의한 행동으로 침대에서 낙상하거나 침대 난간 등에 부딪혀 타박상을 입을 위험이 있다. 🔍 잠재적 간호 문제 : 의식 장애를 일으킬 위험이 있다./피부 손상, 욕창, 외상 등을 일으킬 위험이 있다. **호흡 상태** • 호흡 상태의 변화는 폐출혈이나 미소 색전에 의한 폐경색 등으로 일어난다. • 폐포에서의 충분한 가스 교환이 일어나지 않으면 혈액 가스 데이터, SpO_2, 호흡음, 호흡 패턴, 의식 상태 등에 변화가 나타난다. • 폐출혈이나 폐경색으로 인해 기도 분비물의 성상에 변화를 보인다.

<table>
<tr><td></td><td>

• 병상이 진행되면 ARDS(급성 호흡곤란 증후군)를 나타낸다.
🔍 잠재적 간호 문제 : 호흡 기능 장애를 일으킬 위험이 있다.

복부 · 소화기 증상
• 하혈(변잠혈), 위 내용물에 혈액 혼입은 소화관 출혈, 복강내 출혈을 나타낸다.
• 복강내 출혈을 일으키면 복부 팽만, 장연 동음의 소실, 복통 등을 보인다.
🔍 잠재적 간호 문제 : 소화기 장애를 일으킬 위험이 있다.

소변량 · 소변 비중
• 소변량의 감소는 순환 혈액량의 감소를 나타내고, 시간당 0.5~1㎖/kg의 소변 양이 기준값의 목표가 된다.
• 급성 신부전의 경우는 소변량 감소와 함께 소변 비중도 떨어진다. 소변 비중이 높은 경우는 체액량 부족과 신전성 신부전을 고려할 수 있다.
• 신장에서는 허혈성 변화가 일어나기 쉽고 혈뇨, 핍뇨, 무뇨가 된다.
🔍 잠재적 간호 문제 : 필요한 체액이 감소할 위험이 있다./신장 기능 장애를 일으킬 위험이 있다.

피부 상태
• 혈액 응고 기능의 변조로, 피부에 출혈반 · 자반, 점상 출혈, 반상 출혈 등을 볼 수 있다.
• 부종 등에 의한 피부의 취약성, 면역 기능 장애로 인해 피부 손상을 일으키기 쉽다.
🔍 잠재적 간호 문제 : 피부 손상, 욕창 등의 위험이 있다.

감염 징후
• 부종 등에 의한 피부의 취약성, 출혈, 면역 기능 장애로 인해 감염되기 쉽다.
🔍 잠재적 간호 문제 : 감염을 일으킬 위험이 있다.

</td></tr>
<tr><td>

치료제 · 혈액 성분 보충의 효과, 부작용에 대한 관찰

</td><td>

▌치료제의 효과와 부작용을 관찰한다.
• 항응고 요법으로 투여되는 헤파린, 저분자 헤파린(프라그민), 헤파리노이드 제제(오르가란) 등의 투여 여부를 확인하고, 출혈 경향도 항진되는 것에 주의한다.
• 단백질 분해 효소 억제제(메실산염 가베키사토, 메실산염 나파모스타트)의 투여 상황을 확인함과 동시에 그 부작용인 아나필락시스 쇼크나 혈압 저하, 출혈 경향의 항진 등에 주의한다.
• 농축 혈소판, 신선동결 혈장 또는 건조농축 안티트롬빈(Ⅲ) 등의 혈액 성분 보충과 쇼크나 과민증 등의 면역학적 부작용 등에 주의한다.
🔍 잠재적 간호 문제 : 필요한 체액이 감소될 위험이 있다.

</td></tr>
<tr><td>

환자 · 가족의 심리 · 사회적 측면 파악

</td><td>

▌환자 · 가족이 질병을 어떻게 인식하고 있는지 확인한다. 중증 정도가 높은 질환이기 때문에 불안과 공포가 크다. 또한 예후에 대한 가족의 불안도 크다.
• 생명의 위기 상태에 빠지면 불안과 죽음에 대한 두려움이 커진다.
• 심리적 항상성이 불안정하면 문제 해결을 위한 코핑이 효과적으로 작동하지 않는다.
🔍 잠재적 간호 문제 : 생명의 위기에 직면하여 불안과 공포가 크다.

</td></tr>
</table>

Step1 영향 평가	Step2 간호 초점	Step3 계획	Step4 실시	Step5 평가

간호 문제 리스트

RC: 미소혈전증(신장, 순환기, 호흡기, 뇌, 소화기)
#1 필요한 체액이 감소할 위험이 있다(영양-대사 패턴).
#2 호흡 기능 장애를 일으킬 위험이 있다(활동-운동 패턴).

#3 감염을 일으킬 위험이 있다(영양-대사 패턴).
#4 피부 손상, 욕창, 외상 등을 일으킬 위험이 있다(건강 지각-건강관리 패턴).
#5 생명의 위기에 직면하여 불안과 공포가 크다(코핑-스트레스 내성 패턴).

간호의 우선순위 지침

- DIC는 전신성 질환이며 심각도가 높은 MODS로 이행할 가능성이 높기 때문에, 주요 장기의 손상을 방지하고 그 현상을 조기에 발견하는 것이 중요하다. 따라서 질병 문제와 치료 문제에 대한 우선순위를 높이 두고, 전신 관리에 관점을 둔다. 환자 · 가족은 생명의 위기 상황에 직면하여 정신적으로 불안정한 상태가 되기 때문에 심리적인 문제에 대한 관리도 필요하다.

Step1 영향 평가	Step2 간호 초점	Step3 계획	Step4 실시	Step5 평가

공동 문제

RC: 미소혈전증(신장, 순환기, 호흡기, 뇌, 소화기)

간호 목표(간호 성과)

〈장기 목표〉 주요 장기의 손상이 진행되지 않고 MODS로 이행하지 않는다.

〈단기 목표〉 1) 바이털 사인(vital sign)이 안정된다. 2) 출혈 경향이 보이지 않는다. 3) 호흡, 순환, 소화기, 신장, 중추신경의 기능에 이상이 없다.

간호 계획

중재 포인트와 근거

OP 경과 관찰 항목

- 혈압, 맥박, 체온 관찰
- 심전도 모니터, CVP, 소변 양 · 비중 · 성상, 수분 출납 관찰
- 호흡 상태와 기도 분비물 관찰, SpO_2 모니터링, 혈액 가스 데이터 관찰
- 전신의 출혈반 · 자반, 점상 출혈, 반상 출혈 관찰

- 의식 수준 저하, 동공 부동, 대광 반사 소실, 마비 증상, 경련, 착란, 국소 신경 증상 등을 관찰

- 복부 상태, 하혈(변잠혈) 출현, 위 내용물에 혈액 혼입 상태 관찰
- 사지의 냉감, 부종 관찰

TP 간호 치료 항목

- 원질환의 치료와 관련된 진료의 보조
- 지시에 따른 단백질 분해 효소 억제제 투여

- 지시에 따른 혈액 성분(농축 혈소판, 신선동결 혈장) 등의 투여
- 지시에 따른 헤파린 제제, 혈액 응고 억제제 투여
- 심부정맥 혈전증 예방(탄성 스타킹이나 간헐적 공기 압박법(IPC) 시행)

EP 환자 교육 항목

- 자각 증상이 나타나거나, 신체의 이상을 느끼면 바로 보고하도록 지도한다.

➡ 주요 장기의 장애를 나타내는 신호를 항상 확인한다. **근거** DIC는 SIRS로 생체 방어 반응을 나타내는 질환이고, MODS로 이행될 위험이 있다.

➡ 출혈 경향에 주의한다. **근거** 주요 증상은 출혈이고, 출혈로 인한 순환 혈액량 손실, 쇼크 등에 주의할 필요가 있다.

➡ 동반 증상을 간과하지 않는다. **근거** 주요 증상만이 아니라, 전신에 나타나는 변화를 관찰하여 조기 이상을 발견할 수 있다.

➡ DIC의 원질환을 파악하고 필요한 진료를 보조한다. **근거** DIC의 원질환은 매우 다양하기 때문에 치료 방침을 확인하면서 원질환의 치료가 원활히 이루어지도록 노력한다.

➡ 지시된 약물 투여, 수혈을 확실하게 실시한다. **근거** 주된 치료는 단백질 분해 효소 억제제, 혈액 성분, 항응고제 투여다.

➡ 하지정맥 혈전을 예방하기 위한 비침습적인 관리를 한다. **근거** 혈전 형성에 의한 혈관 폐색을 예방할 필요가 있다. 그러나 말초 순환부전이 있는 경우는 증상 악화와 부종으로 인한 욕창에 주의한다.

➡ 환자들이 느끼는 이상 신호를 놓치지 않는다. **근거** 조기 이상의 발견으로 이어진다.

<table>
<tr><td>1 간호 문제</td><td>간호 진단</td><td colspan="2">간호 목표(간호 성과)</td></tr>
<tr><td>#1 필요한 체액이 감소할 위험이 있다.</td><td>체액량 부족 위험 상태
위험 요인: 수분 흡수에 영향을 미치는 정상에서의 일탈, 필요한 수분 양에 영향을 미치는 요인</td><td colspan="2">〈장기 목표〉 체액 상실에 의한 장기 장애를 일으키지 않고, 혈행 동태가 안정되어 있다.
〈단기 목표〉 1) 출혈이 보이지 않는다. 2) 혈압 저하, 빈맥, 호흡부전 등의 쇼크 징후가 없다. 3) 필요한 량의 배뇨가 보인다.</td></tr>
</table>

간호 계획	중재 포인트와 근거

OP 경과 관찰 항목
- 혈압, 맥박, 체온 관찰
- 심전도 모니터, CVP, 소변 양·비중·성상, 수분 출납 관찰

- 호흡 상태 관찰, SpO_2 모니터링, 혈액 가스 데이터 관찰
- 전신의 출혈 반점·자반, 점상 출혈, 반상 출혈의 관찰
- 각 장기의 출혈 현상 관찰

➡ 출혈에 의한 체액 상실 증상을 조기에 발견한다. 근거 DIC의 주 증상은 출혈이며, 그에 따른 바이털 사인(vital sign) 변화, 소변량, CVP, 동반 증상 등을 지속적으로 관찰할 필요가 있다.
➡ 쇼크 징후를 간과하지 않는다. 근거 일반적인 쇼크 증상으로 쇼크의 5P*가 있다.
* 쇼크 5P: pallor(창백), prostration(허탈), perspiration(식은땀), pulselessness(맥박 촉진 불능), pulmonary deficiency(호흡부전)

TP 간호 치료 항목
- 출혈로 이어지는 자극을 주지 않음: 정맥 라인 동맥 혈 라인, 드레인 관리, 조심스런 흡인 조절, 구강 케어 시 칫솔질 금지, 물수건 세정 시 피부를 너무 문지르지 않음, 혈압 측정 시에 커프 감는 법 등
- 수액, 수혈(혈액 성분 투여) 관리를 확실하게 한다.

➡ 비침습적이고 자극이 적은 치료를 선택한다. 출혈을 수반하는 처치는 처리 후 충분히 관찰한다. 근거 약간의 자극으로 출혈을 일으킬 가능성이 있다.

➡ 체액량 유지, 손실된 혈액 성분을 보충한다.

EP 환자 교육 항목
- 자각 증상이 나타나거나, 신체의 이상을 느끼면 즉시 보고하도록 지도한다.

➡ 환자들이 느끼는 이상 신호를 간과하지 않는다. 근거 조기 이상의 발견으로 이어진다.

<table>
<tr><td>2 간호 문제</td><td>간호 진단</td><td colspan="2">간호 목표(간호 성과)</td></tr>
<tr><td>#2 호흡 기능 장애를 일으킬 위험이 있다.</td><td>비효과적 호흡 기능 위험 상태
위험 요인: 폐출혈, 폐경색</td><td colspan="2">〈장기 목표〉 호흡기 합병증을 일으키지 않고 호흡 상태가 안정되어 있다.
〈단기 목표〉 1) 호흡곤란을 호소하지 않는다. 2) 호흡 상태, 혈액 가스 데이터에 이상이 보이지 않는다.</td></tr>
</table>

간호 계획	중재 포인트와 근거

OP 경과 관찰 항목
- 호흡 수·리듬·패턴의 관찰
- 호흡음의 청취, 호흡에 대한 자각 증상 관찰
- SpO_2 모니터링, 혈액 가스 데이터 관찰

- 기도 분비물 관찰
- 맥박, 혈압, 피부 색조 관찰

➡ 호흡 상태를 평가하기 위한 다양한 관찰을 실시한다. 근거 폐출혈, 폐경색을 일으키면 호흡 상태가 변한다. MODS로 이행하는 ARDS를 일으키기 전에 조기 이상 발견이 필요하다.

➡ 기도 분비물을 관찰하면 폐출혈, ARDS 현상을 알 수 있다.
➡ 호흡 상태의 변화는 바이털 사인(vital sign)에 영향을 준다.

TP 간호 치료 항목

- 안락하게 호흡할 수 있는 자세(파울러 자세 등)를 취한다.
- 가래 객담을 촉진한다.
- 인공호흡기로 호흡을 돕는 경우는 인공호흡기 관리를 충분히 실시한다.
- 기관 흡입을 하는 경우는 흡입 횟수를 최소한으로 하고 카테터를 깊이 삽입하지 않는다.

EP 환자 교육 항목

- 자각 증상이 나타나거나, 신체의 이상을 느끼면 즉시 보고하도록 지도한다.

⊃적절한 호흡을 할 수 있고, 필요한 호흡 환기량을 유지할 수 있도록 한다. **근거** 파울러 자세 등의 상체를 일으키는 자세는 호흡을 편안하게 한다.

⊃호흡 상태가 악화되면 인공호흡기를 장착하여 호흡을 관리하는 경우도 있다.

⊃기도에 필요 이상의 자극을 주지 않는다. **근거** 흡인 카테터로 기도 점막을 기계적으로 자극하고 손상시킬 가능성이 있다.

⊃환자들이 느끼는 이상 신호를 간과하지 않는다. **근거** 조기 이상 발견으로 이어진다.

3 간호 문제	간호 진단	간호 목표(간호 성과)
#3 감염증을 일으킬 위험이 있다.	감염 위험 상태 **위험 요인:** 부적절한 1차 방어 기제, 부적절한 2차 방어 기제	〈장기 목표〉 각종 감염증이 발병하지 않는다. 〈단기 목표〉 1) 감염 징후가 없다. 2) 체온을 위주로 한 바이털 사인(vital sign)이 안정되어 있다. 3) 피부 손상을 일으키지 않는다.

간호 계획

OP 경과 관찰 항목

- 체온, 맥박, 혈압, 호흡 상태 관찰
- 피부 상태 관찰
- 상처가 있다면 창부의 발적, 부종의 유무 관찰
- 기도 분비물의 성상, 소변의 성상, 수액 라인·드레인 삽입부, 거즈 오염과 드레인에서 배출되어 나온 액의 성상 관찰

TP 간호 치료 항목

- 처치 및 치료를 하려면 반드시 손을 씻고, 장갑을 장착하는 등 표준 예방책을 철저히 한다.
- 전신을 물수건으로 깨끗이 닦고, 구강 케어 등의 청결 관리를 실시하는 경우에는 부종과 피부 손상에 주의하고, 강한 자극을 주지 않는다.
- 상처 난 부위의 청결을 유지한다.
- 라인, 드레인, 카테터를 청결하게 관리한다.
- 기관 내 흡입 시는 무균 작업을 철저히 한다.
- 지시된 항생제를 투여한다.

EP 환자 교육 항목

- 자각 증상이 나타나거나 신체의 이상을 느끼면 즉시 보고하도록 지도한다.
- 감염 기회가 늘어나지 않도록 무균 처치하지 않고는 상처, 라인이나 드레인의 삽입부 등에 닿지 않도록 지도한다.

중재 포인트와 근거

⊃감염되기 쉬운 부위의 감염 증상을 간과하지 않는다. **근거** DIC에 의한 피부의 취약성(출혈이나 부종)으로 인해 피부 감염을 일으키기 쉽다. 또한 면역 기능이 저하되어 있기 때문에 호흡기, 요로, 상처 등에 감염을 일으킬 가능성이 있다.

⊃**근거** 감염 예방의 기본은 표준 예방책을 철저히 하는 것이다.

⊃비침습적이고 자극이 적은 치료를 선택한다. 출혈에 따른 처치는 처치한 후 충분히 관찰한다. **근거** 약간의 자극으로 출혈이나 피부의 손상을 야기하고, 감염 기회가 증가한다.

⊃환자들이 느끼는 이상 신호를 간과하지 않는다. **근거** 조기 이상 발견으로 이어진다.

<table>
<tr><td>4　간호 문제</td><td>간호 진단</td><td>간호 목표(간호 성과)</td></tr>
<tr><td>#4 피부 손상, 욕창, 외상 등을 일으킬 위험이 있다.</td><td>신체 손상 위험 상태
위험 요인: 혈액 체액 성분의 이상, 면역 기능 장애, 정신적 요인</td><td>〈장기 목표〉 동반 증상이 완화되고, 신체 손상을 일으키는 2차적인 문제가 발생하지 않는다.
〈단기 목표〉 1) 피부 손상을 일으키지 않는다. 2) 욕창이 발생하지 않는다. 3) 타박상, 외상을 입지 않는다.</td></tr>
</table>

간호 계획

OP 경과 관찰 항목
- 피부 상태 관찰: 출혈반·자반, 점상 출혈, 반상 출혈, 부종, 욕창 현상 등
- 전신 타박상 후 외상 유무 관찰

TP 간호 치료 항목
- 전신을 물수건으로 닦아서 깨끗이 하고, 구강 케어 등의 청결 관리를 실시할 경우에는 부종과 피부 손상에 주의하여 강한 자극을 주지 않는다.
- 안전한 환경을 유지한다. 침대 높이를 낮게 하고 울타리·난간의 상태, 장애물 유무를 점검한다.

- 피부 손상이나 욕창이 있는 부위는 조기에 치료를 실시한다.
- 욕창 대책을 철저하게 한다.

EP 환자 교육 항목
- 피부의 취약성과 출혈 경향이 있음을 설명하고, 안정을 유지할 수 있도록 지도한다.

중재 포인트와 근거

➡️피부 손상의 신호를 간과하지 않는다. 　근거　출혈 반점·자반, 점상 출혈, 반상 출혈, 부종, 욕창 징후 등은 피부 손상을 일으킨다.

➡️비침습적이고 자극이 적은 치료를 선택한다. 출혈에 따른 처치 후 충분히 관찰한다. 　근거　약간의 자극으로 출혈이나 피부 손상을 일으킨다.

➡️부주의한 신체 움직임이나 침대 낙상으로 인한 타박상, 외상을 방지한다. 　근거　중추 신경의 허혈성 변화나 뇌출혈 등으로 정신 상태에 이상을 야기하여, 불온한 행동이 나타날 수 있다.

➡️손상 부위의 확대를 방지한다. 　근거　혈액 체액 성분의 이상, 면역 기능 장애가 있기 때문에 손상 부위를 방치하면 바로 상처가 커지고 감염을 일으키기 쉽다.

➡️환자가 부주의한 행동을 하지 않도록 주의한다.

<table>
<tr><td>5　간호 문제</td><td>간호 진단</td><td>간호 목표(간호 성과)</td></tr>
<tr><td>#5 생명의 위기에 직면하여 불안과 공포가 크다.</td><td>비효과적 코핑
관련 요인: 위기 상황, 불확실성, 강도에 따른 위협
진단 지표
☐ 잘못된 문제의 해결
☐ 수면 장애
☐ 평상시 대화 패턴의 변화
☐ 정신 집중이 안 됨</td><td>〈장기 목표〉 심리적 불균형 상태를 해결하기 위해 적절한 대처 행동을 취할 수 있다.
〈단기 목표〉 1) 불안을 표출할 수 있다. 2) 문제 해결을 위한 도움을 받을 수 있다. 3) 문제 해결에 필요한 합리적 행동을 취할 수 있다.</td></tr>
</table>

간호 계획

OP 경과 관찰 항목
- 불안이나 공포 등의 정서적 반응 관찰
- 수면 상태
- 타인과의 대화 상황
- 코핑 행동의 유형(문제 지향적, 정서적)
- 부주의한 행동의 유무

중재 포인트와 근거

➡️심리적 불균형 상태를 평가한다. 　근거　생명의 위협에 직면하고 정신적 위기 상태가 되면 심리적으로 불균형과 함께 불안이나 공포 등의 정서 반응이 나타난다.

➡️문제 해결을 위해 실시하고 있는 코핑 행동을 평가한다. 　근거　심리적 불균형 상태에 있는 경우 정서적 코핑이 강하고, 방어기제가 나타난다. 불균형 상태가 해소되면 문제 지향적 코핑이 강해진다.

- 불안에 대한 호소를 듣는다.
- 필요한 정보를 알기 쉬운 말로 제공한다.
- 간호사가 정신적 도움을 줄 수 있음을 전달한다.
- 신체적인 안락 요구 충족: 고통 완화, ADL 지원
  - ➡ 신체 치료를 하면 심리적으로 안정된다. **근거** 신체적인 안락 욕구가 충족됨에 따라 정신적으로도 안정된다.

EP 환자 교육 항목

- 불안과 걱정은 언제든지 이야기해도 되며, 감정을 억제하지 않아도 된다는 것을 설명한다.
  - ➡ 감정 표출을 촉진한다.

Step1 영향 평가 | **Step2 간호 초점** | **Step3 계획** | **Step4 실시** | **Step5 평가**

병기·병태·중증도별 관리 포인트

【급성기】DIC의 원질환 치료 및 관리를 하면서 MODS로의 이행을 방지하기 위해 DIC의 예방과 치료가 집중적으로 진행된다. 예후가 나쁘고 중증 정도가 높은 질환이므로 주의 깊은 전신 관리가 필요하다. 병태가 진행되고, 체액량 상실에 의한 쇼크나 중요한 장기의 기능부전 징후가 나타나면 즉시 필요한 대응을 한다. 환자·가족은 생명의 위기 상황에 직면하여 정신적으로 불안정한 상태가 되기 때문에 심리적 케어가 중요하다.

【만성기】MODS로의 이행이 없고, 전신 상태가 안정되는 시기이다. 원질환의 치료 및 관리를 계속하고 다시 DIC가 발병하지 않도록 노력한다. 순조롭게 회복할 수 있도록 환자의 투병 의지를 강화한다.

【회복기】원질환의 치료와 함께 일상생활의 자립을 촉진한다. 무리 없이 사회생활에 적응하도록 한다.

간호 활동(간호 중재) 포인트

진단·치료 지원

- 지시에 따른 단백질 분해 효소 억제제(메실산염 가베키사토, 메실산염 나파모스타트)를 정확하게 투여한다.
- 지시에 따른 혈액 성분(농축 혈소판, 신선동결 혈장) 등을 정확하게 투여한다.
- 지시에 따른 헤파린 제제, 혈액 응고 억제제를 정확하게 투여한다.
- 수액, 수혈(혈액 성분 투여) 관리를 확실히 한다.
- 인공호흡기로 호흡 관리를 하는 경우는 인공호흡기 관리를 철저히 실시한다.

전신 상태 및 주요 장기의 관찰과 모니터링

- 바이털 사인(vital sign)을 관찰한다.
- 심전도 모니터, CVP, 소변 양·비중·성상, 수분 출납을 관찰한다.
- 호흡 상태, SpO_2 모니터링, 혈액 가스 데이터를 관찰한다.
- 전신의 출혈 반점·자반, 점상 출혈, 반상 출혈 상태를 관찰한다.
- 의식 수준, 동공, 복부 상태를 관찰한다.
- 사지의 냉감, 부종, 욕창 상태를 관찰한다.

출혈 경향·혈전 형성에 대응

- 정맥 라인이나 동맥혈 라인 관리, 드레인 관리, 조심스런 흡인 작업, 구강 케어는 칫솔질을 하지 않는다. 전신을 물수건으로 닦을 때 피부를 너무 문지르지 말고, 혈압 측정 시 커프 감는 방법 등 출혈로 이어지는 자극을 주지 않는다.
- 심부정맥혈전증을 예방한다(탄성 스타킹이나 IPC 시행).
- 욕창 대책을 실시한다.

MODS로의 이행 방지
- 주요 장기의 조기 이상을 발견하고 신속하게 대처한다.
- ARDS, 급성 신부전, 의식 장애, 소화관 출혈 등의 주요 장기 손상을 예방하고 MODS로의 이행을 예방한다.
- 피부 손상, 감염을 방지한다.

환자 · 가족의 심리적 문제에 대한 도움
- 불안 호소를 경청한다.
- 필요한 정보를 알기 쉬운 말로 제공한다.
- 간호사가 정신적 도움을 줄 수 있음을 전한다.
- 신체적인 안락 요구를 충족: 고통 완화, ADL 지원
- 가족의 불안에 부응하여 다양한 요구를 들어주도록 노력한다.

퇴원 · 요양 지도

- 원질환의 치료와 함께 일상생활의 자립을 촉진한다.
- 원질환의 관리에 필요한 사항에 대해 실행 가능한 내용을 알기 쉽게 지도한다.
- 무리 없이 사회생활에 적응하도록 돕는다.

| Step1 영향 평가 | Step2 간호 초점 | Step3 계획 | Step4 실시 | Step5 평가 |

평가 포인트

간호 목표 달성도
- 원질환을 치유했는가?
- 바이털 사인(vital sign)이 안정되어 있는가?
- 출혈에 의한 순환 동태의 변화, 쇼크가 일어나지 않는가?
- 호흡, 순환, 소화, 신장, 중추 신경에 이상이 없는가?
- MODS로 이행하고 있지 않는가?
- 수분 출납(I/O)에 문제는 없는가?
- 각종 감염이 발병하고 있지 않는가?
- 욕창, 타박상, 외상 등을 일으키지 않는가?
- 불안이 완화되고 심리적 불균형 상태는 아닌가?

파종성 혈관내응고(DIC) 환자의 병태 관계도와 간호 문제

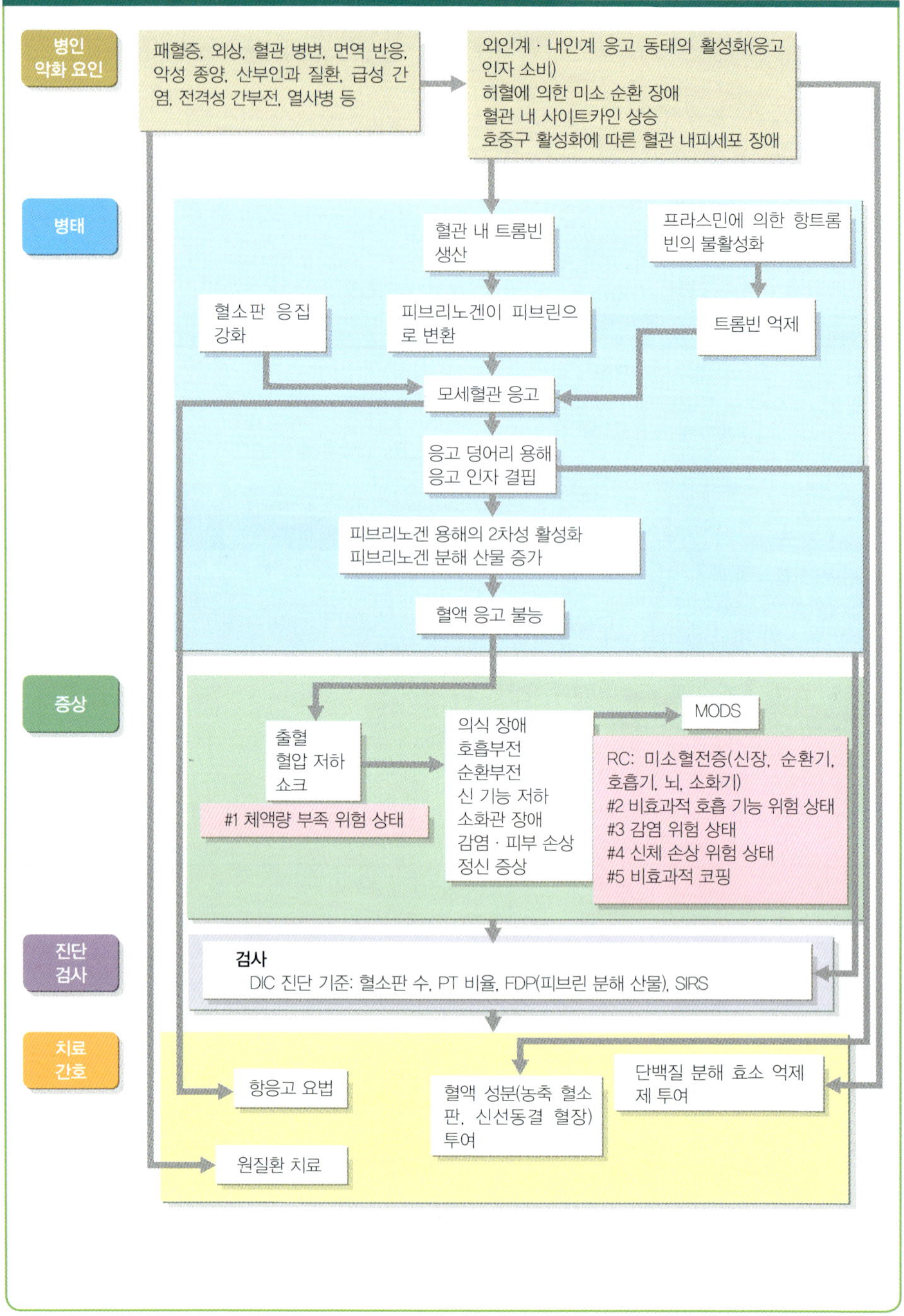

신장 질환

눈으로 보는 질환

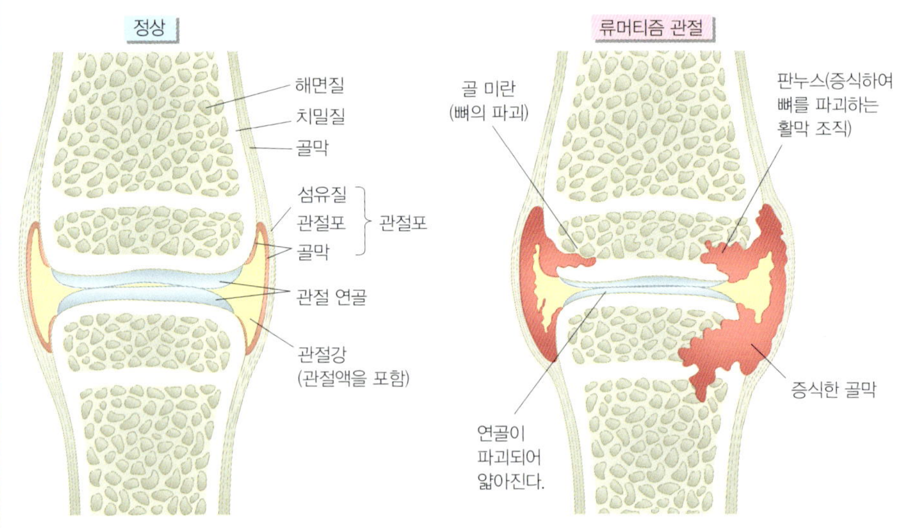

X선 사진에서는 연골이 보이지 않기 때문에 뼈와 뼈 사이에는 빈틈(열극)이 있다.

활막이 증식하여 뼈를 침식한다. 연골도 파괴되고, 관절의 빈틈(열극)이 좁아진다.

■ **그림 42-1 류머티즘 관절염의 병태**

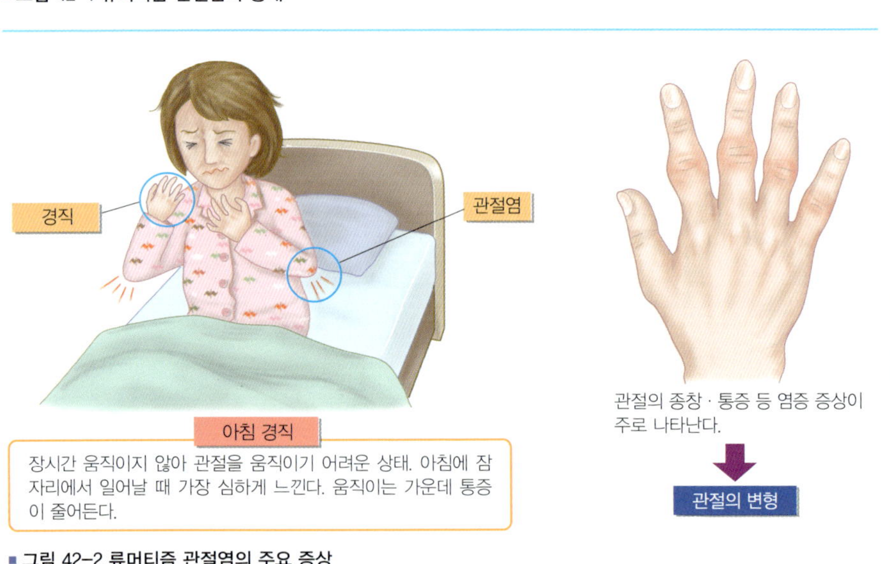

아침 경직

장시간 움직이지 않아 관절을 움직이기 어려운 상태. 아침에 잠자리에서 일어날 때 가장 심하게 느낀다. 움직이는 가운데 통증이 줄어든다.

■ **그림 42-2 류머티즘 관절염의 주요 증상**

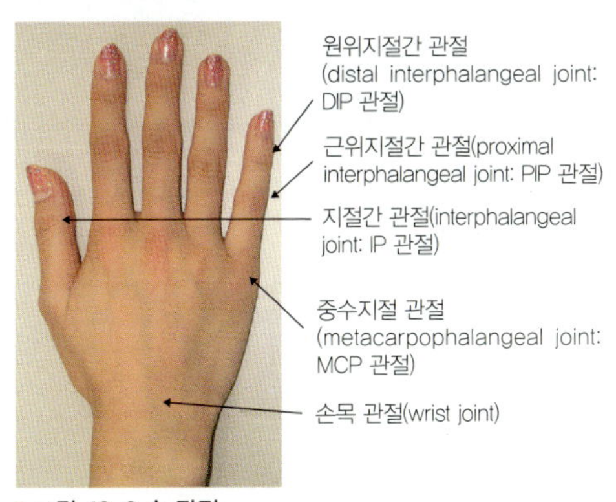

■ 그림 42-3 손 관절

위에 표시된 관절 중 DIP 관절은 퇴행성 관절 질환이 잘 생기는 부위. 그 외는 RA가 잘 생기는 부위이다.

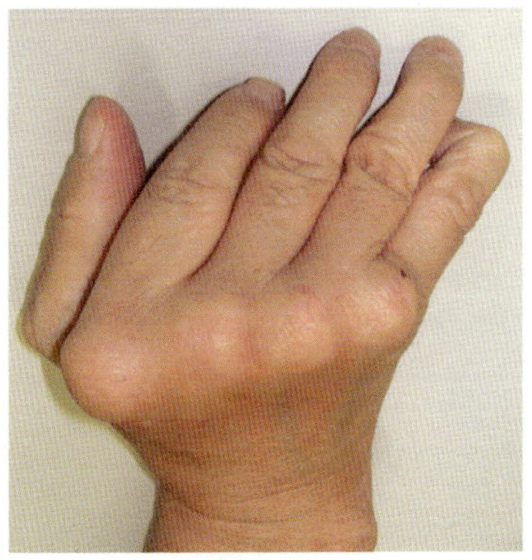

■ 그림 42-4 RA 증례의 손

MCP 관절의 활막이 두꺼워지고 둘째~다섯째 손가락은 척측 편위가 발생한다. 셋째, 넷째 손가락은 PIP 관절이 지나치게 늘어나 DIP 관절이 굽는 스완넥 변형을 일으키고 있다.

병태 생리

■ 류머티즘 관절염(RA)은 만성의 다관절염을 주 특징으로 하는 교원병이다.

- 류머티즘 관절염(rheumatoid arthritis: RA)은 관절 속을 뒷받침하고 있는 활막에 만성 염증이 계속되는 질환이다.
- 활막 세포는 염증을 악화시키는 IL-1, IL-6, TNFα 등의 사이토카인과 조직을 파괴하는 효소 등을 분비하면서 증식한다. RA의 활막에서 파골 세포의 분화·성숙이 일어나고 뼈를 용해해나간다. 그래서 관절에 종창이 발생하고, 연골과 뼈의 파괴가 진행되면 변형되어 움직일 수 있는 영역도 제한된다(그림 42-1).
- 발열, 피로감, 피하 결절(류머티즘 결절), 간질성 폐렴, 늑막염, 혈관염 등의 관절 외 증상을 동반할 수도 있다. 특히 혈관염으로 인한 증상이 눈에 띄는 경우는 악성 류머티즘 관절염(malignant RA)으로 진단하고, 특정 질환(난치병)으로 의료비 조성의 대상이다.

병인·악화 요인

- 병인은 불명이며 일부는 감염을 통해 발병 또는 악화된 것으로 추정되는 증례도 있다. 각 사람의 질병 상태에 따라 적당한 운동은 바람직하지만, 과도한 운동이나 불규칙한 약 복용은 증세를 악화시킨다.
- 흡연은 폐 합병증을 악화시킨다.

역학·예후

- 남녀 비율은 약 3:7로 여성에게 많다. 발병 연령은 20세 전후~80세 정도까지로 폭이 넓다. 일본의 환자 수는 60만 명 정도로 추정된다.
- 관절염은 대개 20년 이상 만성적으로 계속되고, 치료가 불충분하면 점차 관절이 변형되어 일상생활에 문제를 일으킨다. 심해지면 휠체어를 사용하거나 누워서만 생활하게 된다.
- 1990년대 이후 새로운 항류머티즘 약(disease-modifying antirheumatic drugs: DMARDs)의 개발과 2003년 이후 생물학적 제제의 인가로 조기에 정확하게 진단하고 적절한 치료를 시작한 증례의 예후는 크게 개선되고 있다.
- 간질성 폐렴과 아밀로이드시스 등의 합병증은 예후가 나쁘다.

관절 병변	
1개의 큰 관절	0
2~10개의 큰 관절	1
1~3개의 작은 관절	2
4~10개의 작은 관절	3
1개의 작은 관절을 포함한 11개 이상의 관절	5
혈청 검사	
류마토이드 인자 · 항CCP 항체 음성	0
적어도 하나가 낮은 역가 양성	2
적어도 하나는 높은 역가 양성	3
활막염의 지속 기간	
6주 미만	0
6주 이상	1
급성기 반응 단백질	
CRP, ESR 정상	0
CRP, ESR 중 하나가 높은 수치	1

판정: 합계 6점 이상을 류머티즘 관절염이라 한다(미국 류머티즘학회/유럽 류머티즘학회, 2010).

■ 표 42-2 악성 류머티즘 관절염의 진단 기준

RA이며 A의 3항목 이상 또는 A의 1항목 이상과 B에 해당하는 것을 악성 류머티즘 관절염으로 진단한다.

A. 임상 증상, 검사 소견
  1) 다발성 신경염(지각 장애 또는 운동 장애)
  2) 피부 궤양 또는 변색과 지족 괴저
  3) 피하 결절
  4) 상강막염 또는 홍채염
  5) 삼출성 늑막염 또는 심낭염
  6) 심근염
  7) 간질성 폐렴 또는 폐섬유증
  8) 장기 경색(장관, 심근, 폐 등)
  9) 류마토이드 인자의 높은 수치(2회 이상 RAHA 테스트에서 2560배 이상)
  10) 혈청 저보체가 또는 혈액 면역 복합체 양성
B. 조직 소견
  생검으로 소동맥 또는 중동맥에 괴사성 혈관염, 육아종성 혈관염이나 폐쇄성 내막염을 확인한다.

(구 후생성, 1989)

증상

관절의 종창, 통증을 위주로 한 염증 증상이 나타난다. 아침에 일어났을 때나 걷기 시작할 때 심한 통증을 느낀다.

- 전신 증상: 발열, 피로감, 무력감, 체중 감소, 식욕 저하
- 염증이 있는 관절에는 종창과 통증이 있다. 염증이 심하면 발적이나 열감을 나타난다. 통증은 자발적 통증, 운동 통증, 압통 등이 있으며, 특히 기상 시(아침 경직)나 걷기 시작할 때 등 안정을 취하고 난 뒤에 심하고, 움직이는 가운데 감소하는 경향이 있다(그림 42-2).
- 통증 때문에 또한 관절 파괴로 인한 관절 가동 범위가 제한되어 ADL이 저하된다.
- 관절 변형이 발생하면 발바닥에 못(굳은살)이 박히는 등 변형으로 인한 통증도 더해진다.
- RA 관절 외 증상으로, 피하 결절, 간질성 폐렴, 아밀로이드시스 등이 있다.
- 간질성 폐렴은 RA 증상의 일부로 합병하는 경우도 있고, 항류머티즘 약물의 부작용으로 발병할 수도 있다. 발열, 건성기침, 호흡곤란 등을 일으킨다.
- 피부와 내장에 혈관염이 있으면 그 부위에 통증, 경색, 괴사 등을 일으킨다.

진단 · 검사값

진단의 기본은 만성적인 복수의 관절염이다.

- 관절통이 나타나는 질환은 여러 가지가 있지만, 종창과 압통을 동반하는 관절염이 복수의 관절염이고, 또한 만성적으로(6주간 이상이 기준) 지속되는 경우에는 RA일 가능성이 높다(표 42-1).
- 검사값
- 류마토이도 인자(rheumatoid factor: RF)는 RA의 약 80%에서 양성을 나타낸다. 하지만 RA가 아니라도 양성인 경우와 반대로 RA라도 음성인 사례도 있으므로 진단할 때에 참고 소견 중 하나로 사용한다.
- 항CCP 항체(항시트룰린화 펩타이드 항체)는 RF보다 질환 특성이 높다.
- 염증의 정도와 상관되는 지표로는 적혈구 침강 속도(ESR), C 반응성 단백질(CRP), 매트릭스 메타로프로티나제-3(MMP-3) 등을 정기적으로 측정하면 좋다. MMP-3은 활막 세포 등에서 분비되는 효소로, 연골 등의 결합 조직을 파괴한다.
- X선 검사는 관절 뼈 파괴의 정도를 평가하고, 간질성 폐렴 등의 합병증을 확인할 때 필요하다.
- 악성 류머티즘 관절염은 기존 RA에 혈관염을 비롯한 관절 외 증상으로 피부 궤양이나 심막염, 늑막염 등이 인정되고, 난치성 또는 심각한 임상 병태를 수반하는 경우를 말한다. RA 환자의 약 1% 정도이다(표 42-2).

분류	일반명	주요 상품명	약의 효과 메커니즘	주요 부작용
부신피질 호르몬 제제(스테로이드제)	프레드니솔론	프레드닌, 프레드니조론	항염증 작용, 항알레르기 작용	골다공증, 당뇨병, 감염성, 위궤양
	트리암시놀른아세트니드	케나콜트-A		감염 악화, 스테로이드 결정성 관절염
비스테로이드성 항염증성 약	록소프로펜나트륨 수화물	록소닌	프로스타글란딘의 생합성을 억제하여 항염증 작용과 해열 진통 작용을 발휘한다.	위궤양, 신장 장애, 무균성 수막염
	디클로페낙나트륨	볼타렌		
	메록시캄	모빅		
항류머티즘 약 (DMARDs)	부시라민	리마틸	면역계 억제 작용	무과립구증, 혈소판 감소, 빈혈, 단백뇨
	사라조설파피리진	아잘휘진 EN		무과립구증, 혈소판 감소, 빈혈, 발진
	메토트렉세이트	류마트렉스		무과립구증, 혈소판 감소, 빈혈, 간질성 폐렴, 구내염, 감염증, 간장애
생물학적 제제	인후리키시마브	레미케이드	TNFα 작용 억제	투여 시 알레르기 반응, 감염증
	에타넬세프트	엔브렐		
	아다림마브	휴미라		
	고림마브	신포니		
	트시리즈마브	악템라	IL-6 작용 억제	
	아바타세프트	오렌시아	CD28 기능 억제	

합병증

- 다른 자가 면역 질환을 합병하는 예도 드물지 않다. 특히 하시모토병, 쇼그렌증후군 등이 많다.
- 염증과 폐용성, 부신피질 호르몬 제제(스테로이드제)의 부작용 때문에 골다공증을 합병하기 쉽다.

치료법

염증을 억제하고 통증 완화, ADL 개선, 관절의 변형 방지를 목적으로 항류머티즘 약물, 생물학적 제제를 중심으로 한 약물요법을 실시한다.

● 치료 방침

- 현재의 통증을 완화하기 위해, 그리고 앞으로 관절 변형을 최소화하기 위해 치료한다. 이미 현저한 변형을 일으킨 증례에서는 통증 완화 또는 ADL 개선을 기대하는 경우 정형외과적 치료를 고려한다.

● 약물요법

- RA에 사용되는 약제는 상대적으로 부작용의 빈도가 높은 경우가 많기 때문에 주의하면서 사용한다.
- RA 진단이 확정되면 초기부터 항류머티즘 약(DMARDs)을 사용하여 질병 활성도를 억제한다. 그러나 개별 약제에 대한 효과와 부작용이 나타나는 데는 개인차가 있는데 미리 아는 방법은 없다. 따라서 먼저 선택한 항류머티즘 약을 3개월 정도 사용해도 효과가 없거나 부작용이 나타나는 경우 또는 단기간은 효과적이었는데 도중에 갑자기 효과가 없어질 때(탈출 현상) 다른 약으로 변경한다. 질병 활성도가 높은 항류머티즘 약 복용으로 충분히 조절할 수 없는 증례는 생물학적 제제의 사용을 고려한다.
- 생물학적 제제로 항TNFα 단클론 항체인 인후리키시마브(레미케이드), 아다림마브(휴미라), 고림마브(신포니), 수용성 TNFα 수용체인 에타네르세프트(엔브렐), 항IL-6 수용체 단클론 항체 트시리즈마브(악템라), CTLA4-Ig 제제(오렌시아)가 허가되어 있다. 이것들은 염증성 사이토

카인의 작용과 T세포의 활성화를 억제하여 RA 염증을 강력하게 억제하지만, 단백질이기 때문에 드물게 심각한 알레르기 반응을 일으킬 수 있다. 또한 생체 방어에 필요한 염증 반응도 억제하기 때문에, 심각한 감염을 일으킬 우려도 있어 주의가 필요하다.

- 항류머티즘 약물의 효과가 충분히 발휘될 때까지 필요에 따라 비스테로이드성 항염증 약(NSAIDs) 도 병용한다. 질환 활동성이 높은 경우에는 부신피질 호르몬 제제도 병용할 수밖에 없지만, 장기간 사용하면 골다공증이나 감염증 등의 부작용을 일으키므로 최소한 사용해야 한다.

Px 처방 예

- 류마트렉스 캡슐(2mg) 1회 1~2캡슐 매주 같은 요일에 대략 12시간 간격으로 3회 복용하는 것을 반복한다. ← DMARDs
※부작용이 없는 것을 확인하면서 1주일 복용량을 8캡슐(16mg)까지 증량할 수 있지만, 그 경우도 약 12시간 간격으로 3회에 나누어 복용한다.
※잘못하여 매일 복용하지 않도록 약 복용을 지도하는 것이 중요하다.

Px 처방 예 류마트렉스 단독으로 효과가 불충분한 경우 다음 중 하나를 병용한다.

1) 레미케이드주 1회 3mg/kg 정맥 주사 두 번째는 2주 후, 세 번째는 4주 후, 네 번째 이후는 8주간 간격이 기본 ← 생물학적 제제
2) 엔브렐주 1회 50mg 주 1회 피하 주사 ← 생물학적 제제
3) 휴미라주 1회 40mg 격주에 1회 피하 주사 ← 생물학적 제제
4) 악템라주 1회 8mg/kg 정맥 주사 4주 간격 ← 생물학적 제제

● 정형외과적 치료

- 항류머티즘 약으로 거의 잘 조절되고 있지만, 제한된 1~2개소의 관절에만 종창·통증이 계속되면 해당 관절의 활막 절제술을 할 수 있다.
- 항류머티즘 약으로 질병 활동이 조절되고 있음에도 불구하고 이미 고도의 변형을 일으켜서 통증이 완화되지 않는 경우, 또는 ADL이 크게 제한되면 관절 성형술, 인공관절 치환술 등을 고려한다.
- 재활요법: 통증으로 뼈와 근육의 폐용성 구축이 진행되면 관절 기능이 더욱 악화되므로 개별 사례에 따라 관절염 체조나 근력 트레이닝의 지도가 필요하다.

류머티즘 관절염의 병기·병태·중증도별 치료 순서도

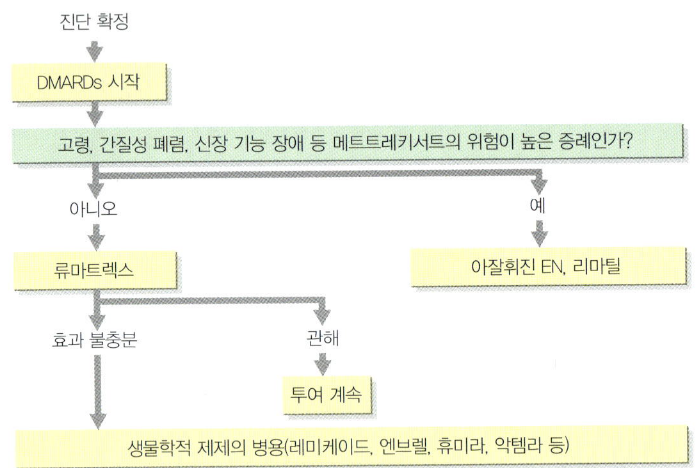

그동안 필요에 따라 NSAIDs, 부신피질 호르몬 제제를 병용한다. 특히 악성 류머티즘 관절염은 부신피질 호르몬 제제의 필요성이 높고, 면역 억제제를 병용할 수도 있다.

류머티즘 관절염 환자의 간호

가와세 쇼코

간호 과정 순서도

관찰 항목 (OP)	간호 문제 (간호 진단)	간호 목표 (간호 성과)	간호 활동 (간호 중재)

병인
원인 불명: 내적 요인(유전적 요인)에 외적 요인(면역 이상, 바이러스 등)이 작용하는 것으로 추정된다.

신체적 문제
- 질병 활동성, 진행 정도
- 관절 증상
  통증, 관절의 종창
  관절의 변형, 구축
  아침에 경직
  관절가동역
  ADL
  근력 저하
- 전신(관절 외) 증상
  발열, 피로감, 권태감
  식욕부진, 체중 감소
  림프절 종창
  피하 결절
  폐, 심장, 눈 병변
  말초신경 장애
  피부 질환
- 검사 소견(혈액, 소변, 초음파)
- 치료 내용·효과
- 병력 등

심리·사회적 문제
환자·가족의 질병 및 치료에 대한 반응과 이해
기분(생각)
일상생활의 상황·배경
경제적 부담 등

간호 문제 (간호 진단)
- \# 관절통, 저림, 경직, 변형과 위축으로 편안함을 유지할 수 없다.
- \# 통증 등 고통이 심해 휴식, 수면을 취할 수 없다.
- \# 관절 및 전신 증상에 따라 ADL에 문제가 발생한다.
- \# 관절 증상이나 신체 가동성 장애, 의욕 저하 등으로 자발적인 자기관리를 유지·향상시킬 수 없다.
- \# 관절 증상이나 신체 가동성 장애로 안전하게 활동할 수 없다.
- \# 지나친 불안과 지식 부족으로 적절한 치료를 계속할 수 없다.
- \# 환자·가족이 질환과 치료에 대한 불안, 인생 설계 재구성에 대한 고민을 안고 있다.
- \# 활동 제한과 의욕 저하로 사회와의 접촉이 감소하고 자신의 존재 가치가 저하된다.
- \# 변형이나 관절 구축으로 신체 이미지에 문제가 생긴다.
- RC: 약물 유해 반응, 쉬운 감염성 또는 감염증, 면역 저하, 골다공증, 간질성 폐렴

간호 목표 (간호 성과)
- 고통이 완화된다.
- 충분한 휴식을 취할 수 있다.
- 관절통을 조절할 수 있고, ADL의 저하를 막을 수 있다.
- 관절 기능 유지·확대하게 하고, 활동 제한을 최소한으로 할 수 있다.
- 질환의 경과 및 활동성, 치료 목표를 이해하고, 안전하게 치료를 계속할 수 있으며 의사결정을 할 수 있다.
- 인생 설계를 재구성할 수 있고, 사회 속에서 자신의 역할을 담당할 수 있다.
- 불안의 내용을 표출하고, 이를 줄이기 위한 방법을 의사 등과 검토할 수 있다.
- 부작용, 합병증에 대해 이해하고 예방한다.

간호 활동 (간호 중재)

OP 경과 관찰 항목
증상, 검사 소견, 바이털 사인, 전신 상태, ADL, 약물 치료, 환자·가족의 질병·치료에 대한 반응과 이해, 기분, 일상생활 상황, 생활 배경

TP 간호 치료 항목
- 기초요법(안정, 수면, 영양)
- 통증 완화(냉·온 찜질, 지지, 온도 관리)
- 관절의 부담을 줄인다.
- 류머티즘 관절 완화 체조
- 릴랙션
- 보조 기구에 대한 연구

EP 환자 교육 항목
- 질병과 치료 학습에 대한 지원, 요양 환경을 만드는 조언
- 통원, 지속적인 약 복용의 중요성에 대한 인식 확인
- 운동, 안정, 안전한 방법, 효과적인 방법(보온), 약 복용방법과 분량 확인
- 의사에게 보고해야 하는 사항 확인
- 사회 복지 제도와 환자 모임 등 정보 제공
- 임신·출산에 관한 주의사항 확인

42

- 류머티즘 관절염은 치료하지 않고 방치하면 관절 손상, 기능 장애, 변형까지 이르는 진행성 염증성 질환이다. 환자에 따라 증상, 질병 활동성, 반응하는 약의 종류나 양이 다르고, 자연 회복 또는 예상 외의 악화가 나타나며 조절이 어려운 경우도 있다. 하지만 전문의의 적절한 치료에 따라 질병의 활성도를 억제하면 ADL · QOL의 저하를 막는 것이 가능하다.
- 질병과 치료에 대한 올바른 이해와 함께 자기관리를 잘하게 하고 건강 상태를 관찰, 평가, 조기 이상의 발견 · 해결, 시기에 맞는 물리치료, 일상생활의 어려움과 불안의 완화 등 다방면으로 관리하는 것이 중요하다. 또한 환자뿐만 아니라 가족에게 질병과 치료에 대한 이해를 하게 하고, 요양 환경을 조성하는 것이 중요하다.

Step1 영향 평가	Step2 간호 초점	Step3 계획	Step4 실시	Step5 평가

정보 수집	평가 관점과 근거 · 잠재적 간호 문제
전신 상태 파악	질병과 치료에 대한 인식 등의 심리 상태는 신체에 영향을 미치며 신체 및 심리적 스트레스가 더해지면 질환이 악화될 수 있다. 따라서 심리 상태를 포함하여 전신 상태에 대한 환자의 이야기를 듣는 것이 중요하다. ● 전신 상태(피로감, 권태감, 발열, 체중 감소, 식욕부진, 영양 불량의 유무와 정도, 피부 · 폐 · 눈 · 심장 · 말초신경 등의 병변 파악) ● 추정되는 원인 및 유도 인자 파악(급성 감염, 과로, 스트레스 등) ● 휴식과 활동의 균형, ADL 파악 ● 심리 상태(질환과 치료에 대한 반응, 이해도) 등 파악 🔍 잠재적 간호 문제 : 관절통, 저림, 경직, 변형이나 구축으로 안락을 유지할 수 없다./통증 등 고통이 심해지는 데 따라 휴식, 수면을 취할 수 없다./질환이나 치료에 대한 불안, 인생 설계 재구성에 대한 고민을 갖고 있다./지나친 불안과 지식 부족으로 인해 적절한 치료를 계속하지 않는다./관절 증상이나 신체 가동성 장애, 의욕 저하 등으로 자발적인 자기관리를 유지 · 향상시킬 수 없다.
증상 부위, 출현 상황, 정도의 관찰	증상이 어느 부위에서 어떻게 나타나고, 어느 정도인지 관찰하는 것이 질병 활동성과 치료 효과 판정에 도움이 되므로 중요하다. ● 관절 증상이 나타난 부위와 지속 기간, 아침 관절 강직 유무 및 정도와 지속 시간 　• 중수지절(MCP) 관절, 근위지절간(PIP) 관절, 손목, 발목 등 중소 관절에 많이 발생하는가? 　• 관절염은 종창을 수반하고 다발성이고 대칭성인가? 　• 통증은 몇 주간 지속되고 있는가? ● 관절 가동~범위, 근력, 관절의 구축이나 변형의 유무와 정도 ● ADL, 자기관리 내용 🔍 잠재적 간호 문제 : 관절통, 저림, 경직, 변형이나 구축으로 안락을 유지할 수 없다./통증 등 고통이 심해짐에 따라 휴식, 수면을 취할 수 없다./관절 및 전신 증상으로 ADL에 지장을 가져온다./관절 증상이나 신체 가동성 장애로 안전하게 활동할 수 없다./질환과 치료에 대한 불안, 인생 설계 재구성에 관한 고민을 갖고 있다./활동 제한과 의욕 저하로 사회적 접촉이 감소하고 자신의 존재 가치가 떨어진다.
약의 효과 · 부작용에 대한 관찰	치료 효과, 약효 약화 등의 판정, 부작용 발생의 조기 발견 · 해결을 위한 치료 시작 후 상태와 객관적인 데이터 파악이 중요하다. 치료에 대한 지나친 불안을 안고 있는 경우와 이해가 부족한 경우는 약물의 자기 조절 · 임의 중단에 이르고, 적절한 효과 판정이 불가능하므로 치료에 대한 이해 정도, 복약 상황을 확인하는 것도 중요하다. ● 치료 내용과 치료 기간, 복약 상황 ● 부작용 증상, 탈출 현상(약효 저하)의 유무: 쉬운 감염성, 신장 장애, 골수 억제,

	위장 장애, 피부 · 점막 장애(피부 발진, 구내염), 폐섬유증(골다공증, 불면증 등) ● 치료에 대한 이해, 불안, 수용 ● 의사에게 보고해야 하는 신호, 증상에 대한 지식의 유무 🔍 공동 문제 : 약물의 유해 반응, 쉬운 감염성, 간질성 폐렴, 골다공증, 신장 장애, 간 장애 🔍 잠재적 간호 문제 : 지나친 불안과 지식 부족으로 적절한 치료가 계속되지 않는다./질병 · 치료에 대한 불안, 인생 설계 재구성에 대한 고민을 갖고 있다.
검사 소견 파악	환자의 자각 증상과 주된 호소는 전문의에 의한 진찰, 진단, 질병 활성도 평가의 근거가 되기 때문에 검사 소견을 파악하는 것이 중요하다. 이전 상태나 가장 상태가 나빴을 때의 데이터와 비교, 질병 활동성, 진행 정도를 파악하는 데 효과가 있다. ● 질병 활동성, 치료 효과(CRP, ESR, MMP-3, 류머티즘 반응, 헤모글로빈, 총단백질, 알부민, 백혈구, 적혈구, 혈소판 등) ● 질병의 진행 정도(X선, MRI 소견) ● 부작용의 유무와 정도(간 기능, 신장 기능 등) 🔍 공동 문제 : 쉬운 감염성, 간질성 폐렴, 골다공증, 신장 장애, 간 장애 🔍 잠재적 간호 문제 : 과도한 불안과 지식 부족으로 적절한 치료가 계속되지 않는다./질병 및 치료에 대한 불안, 인생 설계 재구성에 대한 고민을 갖고 있다.
환자 · 가족의 심리 · 사회적 측면 파악	환자 · 가족의 질병이나 치료에 대한 부적절한 이해는 효과적인 치료 계획 관리를 방해할 수 있기 때문에 언제든지 설명에 대한 반응이나 모습, 이해 상황을 파악하는 것이 중요하다. 또한 환자 · 가족이 불안을 느끼는 상태에서는 바람직한 요양 환경을 조성할 수 없기 때문에 불안의 내용을 공개하고 함께 대책을 검토하는 것이 중요하다. ● 질병과 치료에 대한 이해 상황과 생각, 각오 ● ADL, 사회적 역할 등 ● 도움을 주는 사람, 활용 가능한 사회자원의 유무 ● 경제 상황 ● 증상과 돌이킬 수 없는 변화에 대한 신체 이미지 문제 🔍 잠재적 간호 문제 : 질병이나 치료에 대한 불안, 인생 설계 재구성에 관한 고민을 갖고 있다./지나친 불안과 지식 부족으로 인해 적절한 치료를 계속하지 않는다./활동 제한과 의욕 저하로 인해 사회적 접촉이 감소하고 자신의 존재 가치가 떨어진다./변형이나 관절 구축에 의한 신체 이미지가 문제가 된다.

| Step1 영향 평가 | Step2 간호 초점 | Step3 계획 | Step4 실시 | Step5 평가 |

간호 문제 리스트

RC: 약물 유해 반응, 쉬운 감염성 또는 감염증, 면역 저하, 골다공증, 간질성 폐렴

\#1 관절통, 마비, 경직, 변형이나 경직으로 안락함을 유지할 수 없다(인지–지각 패턴).

\#2 통증 등 고통이 심해져 휴식, 수면을 취할 수 없다(자기 인식 패턴: 수면–휴식 패턴).

\#3 관절 및 전신 증상에 따라 ADL에 지장을 준다(활동–운동 패턴).

\#4 관절 증상이나 신체 이동성 장애, 의욕 저하 등으로 자발적인 자기관리가 유지 · 향상되지 않는다(활동–운동 패턴).

\#5 관절 증상이나 신체 가동성 장애로 안전하게 활동할 수 없다(건강 지각–건강관리 패턴).

\#6 환자 · 가족이 질병이나 치료에 대한 불안, 인생 설계 재구성에 대한 고민을 갖고 있다(자기 인식 패턴).

\#7 과잉 불안과 지식 부족으로 적절한 치료를 지속하지 않는다(건강 지각–건강관리 패턴).

\#8 활동 제한과 의욕 저하로 사회적 접촉이 감소하고 자신의 존재 가치가 떨어진다(역할–관계 패턴).

\#9 변형이나 관절 구축에 따른 신체 이미지에 문제가 생긴다(자기 인식 패턴).

- 치료하지 않고 방치하면 관절 손상, 기능 장애가 진행되기 때문에 먼저 질환과 치료에 대해 제대로 이해하고 효과적인 치료 관리가 이루어지고 있는지 확인하는 것이 중요하다. 간호 문제의 우선순위는 개별 환자의 증상, 신체 가동성 장애, 약의 부작용이나 합병증 유무, 환자의 특성이나 사고방식, 각오 등에 따라 달라진다. 하지만 주로 관절통과 관련된 다양한 문제, 만성 질환과 더불어 사는 데 대한 문제, 장기적인 약물 치료에 관한 문제, 의욕 저하 등 심리적인 문제를 들 수 있다.
- 질병의 경과가 장기간에 걸쳐 진행되기 때문에 환자의 안전, 안락을 배려하면서 ADL · QOL의 유지와 향상을 위해 건강관리의 관점에서 고려하는 것이 중요하다.

Step1 영향 평가	Step2 간호 초점	Step3 계획	Step4 실시	Step5 평가

공동 문제

RC: 약물 유해 반응, 쉬운 감염성 또는 감염증, 면역 저하, 골다공증, 간질성 폐렴

간호 목표(간호 성과)

〈장기 목표〉 적절한 약 복용으로 최대의 치료 효과를 얻을 수 있도록 하고, 부작용이 나타났을 때에는 조기에 대처한다.

〈단기 목표〉 부작용과 합병증의 증상이 나타나는 것을 관리하고 최소화한다.

간호 계획

OP 경과 관찰 항목

- 전신 상태(권태감, 구역질과 구토, 복통 등)
- 바이털 사인(vital sign)
- 피부 상태(발진, 피하 출혈, 구내염 등의 유무)
- 혈액 데이터(간 기능, 신 기능, 백혈구, 적혈구, 헤모글로빈)
- 식사 섭취량, 마시는 음료 양, 배뇨 · 배변의 유무
- 약물 치료의 내용과 효과
- 부작용이나 합병증에 대한 설명 후 반응, 이해 상황
- 피로, 급성 감염 등 신체적 소모
- 과도한 행동, 지나친 불안 등 정서적 소모

TP 간호 치료 항목

- 부작용이 나타났을 때 즉시 의사에게 보고한다.
- 의사의 지시에 따라 신속하게 대처한다.

EP 환자 교육 항목

- 약 복용 상황 확인
- 부작용이나 합병증의 초기 증상 관련 지식, 감염 예방방법에 대해 확인한다.
- 가역적인 부작용의 경우는 약에 의한 증상이라는 점을 설명하고, 약을 중지하면 사라진다는 것을 설명한다.
- 재발과 돌이킬 수 없는 부작용에 대한 환자의 기분을 배려한다.

중재 포인트와 근거

➡ 부작용이나 합병증에 대한 불안을 강화시키지 않을 정도로 나타날 수 있는 증상을 전달하고, 보고할 사항을 확인한다. **근거** 부작용에 대한 조기 발견 · 조기 대처

➡ **근거** 메트트렉시트는 간질성 폐렴 등 심각한 부작용을 일으킬 우려가 있기 때문에 주의 깊은 관찰이 필요하다. 대응이 늦어지면 심각해지기 쉽기 때문에 미리 환자 · 가족에게 부작용 증상을 설명하고, 증상이 나타났을 때는 바로 연락을 취하도록 전달한다.

<table>
<tr><td>1 간호 문제</td><td>간호 진단</td><td colspan="2">간호 목표(간호 성과)</td></tr>
<tr>
<td>#1 관절통, 저림, 경직, 변형과 구축으로 안락을 유지할 수 없다.</td>
<td>안락 장애
관련 요인: 관절염, 변형, 구축
진단 지표
□ 고통을 느끼는 증상 호소
□ 불편 호소
□ 치료와 관련된 유해 작용(약물요법)</td>
<td colspan="2">〈장기 목표〉 통증 등의 증상이 완화되어 고통이 줄어든다.
〈단기 목표〉 통증 완화방법을 습득하고 적절하게 실행할 수 있다.</td>
</tr>
</table>

간호 계획	중재 포인트와 근거

OP 경과 관찰 항목

- 증상이 나타난 부위, 정도, 나타난 시기, 나타난 상태(갑자기 또는 서서히), 지속 시간, 증상의 강도 변화, 운동 시/안정 시 통증 여부, 경직과 저림의 유무와 정도
- 종창 부위, 정도, 열감의 유무
- 변형이나 경직의 유무와 정도
- 골다공증, 대퇴골두 괴사, 압박 골절의 유무와 정도
- 피하 결절의 유무, 부위
- 관절 가동의 변화, 근력 저하 유무, ADL 제한 정도
- 바이털 사인(vital sign)
- 검사 데이터(CRP, ESR, 백혈구, 류마토이드 인자)
- 약물요법의 내용(관절염 치료제의 내용, 복용 상황, 진통제의 사용 빈도, 효과 등)
- 활동과 휴식의 균형, 수면의 양과 질
- 표정, 동작

➡ 통증의 종류를 판별한 후 대응이 필요하다. **근거** 관절염으로 인한 통증, 연골 파괴로 인한 통증, 결절의 통증, 또는 류머티즘이 아닌 변형성 관절증, 외반 모지, 과다 사용에 의한 통증 등 통증에도 여러 종류가 있다. 따라서 진통제의 효과가 있는 것과 보호함으로써 완화할 수 있는 것 등 통증의 종류에 따라 대응이 다르다.

➡ 진통제의 복용 상황을 확인한다. **근거** 진통제는 류머티즘의 근본적인 치료가 아니라, 대증요법으로 하는 것이기 때문에 적절한 빈도로 효과적으로 복용하고 있는지 확인한다. 통증이 심할 때와 약할 때로 분류하여 사용하는지 등 개개인에 맞는 대처법을 연구한다. 사용 후에는 통증 조절 효과를 관찰한다.

TP 간호 치료 항목

- 온찜질, 냉찜질(아침 목욕 등)
- 실내온도 조절(보온)
- 의사의 지시에 따라 진통제, 파스 등의 사용
- 체위와 자세의 연구, 필요 시 관절 보호, 고정(서포터, 붕대)
- 마사지, 심호흡
- 염증 반응이 심한 시기는 안정을 유지, 보조 기구 사용에 대한 연구, 필요에 따라 ADL 지원
- 안정기에는 자기관리와 관절염 체조를 한다.

➡ 관절염 체조를 권한다. **근거** 염증성 통증에 의한 운동 제한은 가동역이 축소되고, 근력 저하 등 폐용성 변화를 진행시켜 골다공증을 일으킨다. 또한 몸을 움직이는 습관을 들여 체력을 기르고, 경직의 개선, 휴식을 취하게 한다.

EP 환자 교육 항목

- 통증의 완화 방법, 통증을 일으키거나 심화시키지 않는 방법에 대해 확인한다(장갑·무릎 덮개 사용, 실내 온도 관리 등으로 보온, 체중을 늘리지 않는다, 장시간 서 있거나 걷지 않는다, 들어올리거나 비틀고 쥐는 등의 동작은 주의한다 등).
- 낙상, 외상 예방에 대해 알려준다.

- 표준 체중을 유지한다.
- 통증을 참지 않도록 전달한다.
- 진통제 사용에 관한 불안을 경청하고 조언한다.
- 통증과 약에 대해 적절한 지식을 갖고 있는지 확인한다.

➡ 표준 체중을 유지한다. `근거` 뛰는 동작으로 무릎에 부담을 주지 않도록 하고, 표준 체중+10% 이내로 조절하게 한다. 특히 부신피질 호르몬 제제(스테로이드제) 사용자이며 식욕 증진이 보이는 경우는 초기부터 주의하고 예방하게 한다.

2 간호 문제	간호 진단	간호 목표(간호 성과)
#2 통증 등 고통이 심해 휴식, 수면을 취할 수 없다.	**소모성 피로** **관련 요인:** 관절염, 발열, 빈혈 **진단 지표** □ 피로감 □ 신체적 호소 증가 **불면증** **관련 요인:** 신체적 불편(통증, 저림, 발열, 빈혈) **진단 지표** □ 환자가 잠들기 어렵다고 호소 □ 환자가 수면 지속의 어려움 호소	〈장기 목표〉 양, 질 모두 충족된 휴식을 취할 수 있다. 〈단기 목표〉 활동과 휴식의 균형에 대해 이해하고 적절하게 휴식을 취할 수 있다.

간호 계획	중재 포인트와 근거

OP 경과 관찰 항목
- 피로감, 권태감
- 통증, 저림, 경직의 유무와 정도
- 수면의 양과 질(잠들기 어려움, 중간에 깨어나는 등의 유무)
- 바이털 사인(발열), 검사 데이터(염증, 빈혈, 영양 상태 등)
- ADL, 활동량
- 초조, 불안 등 심리적인 측면

➡ 피로의 정도와 수면 상태를 평가한다. `근거` 염증과 통증, 고통의 정도, 질환 활동성이 반영되고 있다.

TP 간호 치료 항목
- 진통제와 파스, 찜질 등으로 통증 완화
- 숙면할 수 있는 환경을 조성한다.
- 체위와 자세를 조정한다.
- 수면제 사용 검토, 의사의 지시에 따른 사용

EP 환자 교육 항목
- 양, 질 모두 충족된 휴식의 중요성을 설명한다.
- 피곤을 느끼면 쉬도록 설명한다.
- 균형 잡힌 식사(단백질, 철분, 비타민 C 등)
- 활동과 휴식의 균형을 위해 다음 날 피곤하지 않을 정도의 운동을 한다(운동 시간의 2배로 안정 시간 확보).

➡ `근거` 고통과 통증은 피로를 증강시키고, 이로 인해 고통과 통증이 강화된다. 충분한 휴식을 취할 수 있도록 약물 투여와 치료를 하고 환자가 편안해지도록 환경을 조성한다.

<table>
<tr><td>3 간호 문제</td><td>간호 진단</td><td>간호 목표(간호 성과)</td></tr>
<tr><td>#3 관절 및 전신의 증상에 따라 ADL에 지장을 받는다.</td><td>신체 가동성 장애
관련 요인: 관절염, 활동 내성의 저하, 경직, 근육량의 감소, 통증
진단 지표
☐ 관절 가동 범위(ROM)의 제한
☐ 어색한 운동</td><td>⟨장기 목표⟩ 1) 최대 근력과 관절 가동 범위를 유지할 수 있다. 2) 구축, 혈류 정체 등이 일어나지 않는다.
⟨단기 목표⟩ 1) 관절 가동 범위를 유지할 수 있다. 2) 근력 저하가 일어나지 않는다.</td></tr>
</table>

간호 계획	중재 포인트와 근거
OP 경과 관찰 항목 • 관절 가동 범위, 근력, 변형이나 경직의 유무와 정도 • 통증, 피로감, 경직, 저림 • 활동 상황, ADL, 자기관리 모습 • 스테로이드제의 부작용으로 압박 골절, 골두 괴사의 유무	➡ 활동과 휴식의 균형을 잡는다. **근거** 염증이 나아지면 가동 범위의 유지·확대, 근력 유지, 재발 예방을 위해서도 일상생활의 활동과 휴식을 균형 있게 한다.
TP 간호 치료 항목 • 활동 능력에 따라 보조 기구와 관리 도구를 사용한다. • 장애가 심한 경우에는 보조한다. • 물리치료사 등과 연계하고, 약물요법을 병행하여 각 단계에 맞는 재활을 한다.	➡ **근거** 류머티즘 관절염의 대부분은 관절 기능 장애를 수반하여 ADL이 저하된다. 관절 가동 범위와 근력 유지·향상을 목적으로 재활하면 ADL의 유지가 가능해진다. 환자·가족에게 재활요법의 중요성을 설명하고 적극적으로 수행하도록 지도한다.
EP 환자 교육 항목 • 느린 동작이라도 지켜본다. 가족에게도 지켜보도록 지도한다. • 폐용성 변화와 골다공증 예방의 필요성에 대한 인식을 확인한다. • 안전하고 안락한 방법을 함께 검토하고 실천한다.	➡ 관절과 근육에 부담이 되지 않는 운동 내용을 함께 검토·상담하고 진행해나가도록 지도한다.

<table>
<tr><td>4 간호 문제</td><td>간호 진단</td><td>간호 목표(간호 성과)</td></tr>
<tr><td>#4 관절 증상과 신체 가동성 장애 및 의욕 저하 등으로 자발적인 자기관리를 유지·향상시킬 수 없다.</td><td>자기관리 부족 증후군
관련 요인: 통증, 관절 가동 범위 축소, 근력 저하와 관련된 것, 의욕(기력) 저하, 학습 부족
진단 지표
☐ 식사 행위의 자기관리 부족
☐ 목욕 행위의 자기관리 부족
☐ 옷을 갈아입는 행위의 자기관리 부족
☐ 배설 행위의 자기관리 부족
☐ 도구 사용의 자기관리 부족</td><td>⟨장기 목표⟩ 자기관리의 한계를 파악하고 휴식과 활동의 균형을 잡고 자발적으로 안전하게 움직일 수 있다.
⟨단기 목표⟩ 자기관리의 중요성을 이해하고 안전한 자기관리 기술을 습득하여 실천할 수 있다.</td></tr>
</table>

<table>
<tr><th>간호 계획</th><th>중재 포인트와 근거</th></tr>
<tr><td>

`OP` 경과 관찰 항목
- 관절 증상, 전신 상태
- 관절 가동 범위, 근력
- ADL, 활동 상황
- 자기관리에 대한 인식과 의욕
- 움직일 수 있는 시간대 파악

`TP` 간호 치료 항목
- 필요에 따라 보조 기구 및 관리 도구를 사용하여 일상생활을 안전하게 혼자서 할 수 있도록 연습한다. 필요할 때에는 돕는다(식사, 배설, 착탈의, 청결 유지, 약 복용·개봉 등).
- 통증과 경직이 심하지 않은 시간대에 활동한다.
- 관절염 체조로 가동 범위 유지·구축, ADL 저하 방지

`EP` 환자 교육 항목
- 환자·가족에게 자기관리의 중요성에 대한 인식을 확인하고 인식이 낮은 경우 자기관리의 필요성을 이해하도록 한다.
- 안전한 자기관리 기술에 대해 조언한다.
- 환경 조정, 가족 협력 필요성에 대한 인식을 확인한다.
- 필요할 때에는 보조 기구나 사회자원을 잘 활용하도록 한다.

</td><td>

➲증상을 확인하고 ADL에 어떤 영향을 주는지 파악한다. `근거`ADL에 지장을 받는 부분에 대해서 적절하게 돕는다.

➲염증이 나아지면서 적극적으로 자기관리를 할 수 있게 한다. `근거`통증과 질환으로 인한 쇼크 때문에 우울해지기 쉬운 경향이 있지만, 관절의 경직을 방지하고 ADL·QOL을 유지하기 위해서는 초기부터 자기관리를 잘하도록 하는 것이 중요하다.

➲스스로 적극적으로 감염 예방을 위해 노력하는 것이 중요성을 각인시킨다. 손 씻기, 양치질, 독감 예방 접종 등의 필요성에 대해 지도한다.
➲질환과 치료의 수용은 자기관리를 잘하는 데 중요한 기반이 된다.

</td></tr>
</table>

<table>
<tr><th>5 간호 문제</th><th>간호 진단</th><th>간호 목표(간호 성과)</th></tr>
<tr><td>

#5 관절 증상과 신체 가동성 장애로 안전하게 활동할 수 없다.

</td><td>

신체 손상 위험 상태
위험 요인: 신체적 요인(통증, 저림, 관절 가동 범위 축소, 근력 저하, 골다공증), 심리적 요인(초조와 불안, 염려)

</td><td>

〈**장기 목표**〉 낙상으로 외상이나 골절 등 손상을 일으키지 않고 ADL을 할 수 있다.
〈**단기 목표**〉 한계를 파악하고 안전하게 ADL을 할 수 있다.

</td></tr>
</table>

<table>
<tr><th>간호 계획</th><th>중재 포인트와 근거</th></tr>
<tr><td>

`OP` 경과 관찰 항목
- 관절 가동 범위, 근력, ADL
- 통증과 경직, 저림이 심한 시간대 파악
- 요양 환경
- 골다공증의 정도
- 초조와 불안, 염려

`TP` 간호 치료 항목
- 환경 조정: 침대 높이를 낮게 하고 울타리나 난간의 상태, 장애물의 유무를 점검한다.
- 필요에 따라 보조 기구 및 관리 도구를 사용하여 익힌다.
- 위험성이 높은 경우는 돕는다.
- 안정도(행동 범위)를 정한다.
- 고통이 심한 시간대를 피한다.

</td><td>

➲낙상을 예방한다. `근거`통증이나 저림, 변형 등으로 균형을 잃거나, 스테로이드제의 장기 복용으로 근력 저하와 골다공증 등으로 인해 낙상, 골절되기 쉽다.

➲손상을 예방한다. `근거`스테로이드제의 사용이나 종창 때문에 피부가 약해지면 손상되기 쉽고, 상처가 낫기 어려우며, 감염되기 쉽다는 등의 문제가 있다.

</td></tr>
</table>

EP 환자 교육 항목

- 일어나기 쉬운 사고와 장면, 그 대책에 대해 환자 · 가족에게 설명한다.
- 골다공증을 예방하는 식사 메뉴를 지도한다.
- 안전한 ADL의 중요성에 대한 인식을 확인하고 연습한다.
- 필요할 때는 염려하지 말고 도움을 청하도록 설명한다.

➡근력 저하에 대해 학습하면서 가능한 범위에서 근력을 키우는 훈련을 하도록 한다.

6 간호 문제	간호 진단	간호 목표(간호 성과)
#6 환자 · 가족이 질병이나 치료에 대한 불안, 인생 설계 재구성에 관한 고민을 한다.	**불안** **관련 요인:** 일반적으로는 효과가 없는 약물 치료, 건강 상태 변화, 인생의 중요한 목표에 대한 무의식의 갈등, 경제 상황에 대한 부담 **진단 지표** □ 인생의 커다란 변화에 따른 걱정을 표현한다. □ 문제 해결 능력, 학습 능력의 약화 □ 고뇌, 공포 **무력감** **관련 요인:** 질병과 관련된 치료 계획 **진단 지표** □ 이전과 같은 활동을 할 수 없는 것에 대한 불만, 실망을 표현한다. □ 역할 수행에 관한 의문을 표명한다.	〈장기 목표〉 의사와 상담을 통해 불안이 완화되어 심신이 안정된 생활을 할 수 있다. 〈단기 목표〉 불안을 갖지 않고, 의사나 주위 사람들에게 표출할 수 있다.

간호 계획	중재 포인트와 근거
OP 경과 관찰 항목 - 환자 · 가족의 불안에 대한 표출 내용(미래에 대한 불안 등), 표정, 말, 행동 - 질병과 치료에 대한 이해와 대처방법 - 가족의 수용 체계 - 사회적 역할 - 관절 가동 범위의 변화, ADL 제한 정도 - 경제 상황 **TP** 간호 치료 항목 - 환자의 호소를 경청하고 해결방법을 검토한다. - 주위의 도움이나 사회자원 등을 활용한다. **EP** 환자 교육 항목 - 심리 상태가 신체 증상이나 질환을 악화시키므로, 심리 상태를 평온하게 유지하는 것의 중요성을 설명하고, 자발적으로 잘 조절해나갈 수 있도록 한다. - 환자 · 가족에게 불안한 점이나 어려운 점 등에 대해 상담하도록 전달한다. - 그대로 포기하지 말고 가능한 것부터 시작하게 한다.	➡심리 상태의 변화를 간과하지 않는다. **근거** 불치병이라는 걱정, 약의 효과가 좀처럼 나타나지 않는 데 대한 우려, 심각한 부작용을 일으키는 스테로이드제, 면역 억제제가 치료의 주가 되는 것, 경제적인 문제, 통증 등 증상에 따른 고통, 미래에 대한 불안, 인생 설계의 재구성 등 환자와 가족이 안고 있는 고통은 여러 가지이다. ➡환자가 인생 위기와 관련된 고민에 직면했을 때, 의료인은 적절하게 도울 수 있도록 장기적인 관점에서 환자와 관계를 맺도록 한다.

7 간호 문제	간호 진단	간호 목표(간호 성과)
#7 과잉 불안과 지식 부족으로 적절한 치료를 계속할 수 없다.	비효과적 자기 건강관리 **관련 요인:** 장벽이라는 생각에 빠짐, 무능력, 지식 부족, 일반적으로는 효과가 없는 약물요법 **진단 지표** □ 위험요인을 감소시키는 행동을 할 수 없다. □ 건강 목표 달성에 효과적이지 않은 선택을 일상생활에서 계속한다.	〈**장기 목표**〉 질환이나 치료에 대해 적절하게 이해하고, 확실한 치료를 계속할 수 있다. 〈**단기 목표**〉 질환과 치료 내용에 대한 적절한 지식을 가지고 있다.

간호 계획	중재 포인트와 근거
OP 경과 관찰 항목 • 건강 상태, 진행 정도, 치료 내용과 효과 • 약 복용 상황(중단, 조정의 유무) • 환자, 가족의 질병과 치료에 대한 수용과 이해 • 환자와 가족의 특성, 사회적 배경 **TP** 간호 치료 항목 • 의사의 지시에 따라 정확하게 약을 전달한다. **EP** 환자 교육 항목 • 지나친 불안을 갖고 있거나 지식이 부족한 경우에는 그 내용을 명확하게 하고 반복하여 정중하게 설명한다. • 확실하게 복용하도록 지도한다.	➡질환과 치료에 대한 이해 상황을 확인한다. **근거** 질환이나 치료에 대해 이해하면 의료관계자와 함께 최선의 치료 효과를 기대할 수 있을 뿐만 아니라 불안의 해소로 이어진다. ➡치료의 장점과 단점을 알고, 최선의 판단을 할 수 있도록 환자를 돕는다. 또한 도중에 결심이 바뀔 수도 있기 때문에 환자가 고민하고 있을 때에는 언제든지 대응하는 것이 중요하다.

8 간호 문제	간호 진단	간호 목표(간호 성과)
#8 활동 제한과 의욕 저하로 사회적인 접촉이 줄고 존재 가치가 떨어진다.	사회적 고립 **관련 요인:** 건강·정신 상태 변화, 신변의 변화 **진단 지표** □ 방에 틀어박힌다. □ 질병 □ 타인의 기대를 충족시킬 수 없다.	〈**장기 목표**〉 원래 맡고 있었던 사회적 역할을 담당할 수 있다. 〈**단기 목표**〉 사회적인 접촉의 중요성을 인식하고, 일상생활에 연계할 수 있다.

간호 계획	중재 포인트와 근거
OP 경과 관찰 항목 • 신체 가동성의 장애 정도 • 활동 상황 • 본래의 사회적 역할 • 의욕, 심리 상태 **TP** 간호 치료 항목 • 환자의 생각을 경청하고, 해결책을 함께 검토한다.	➡가정 및 사회에서의 역할을 확인하고 가능한 범위에서 계속할 수 있도록 돕는다. **근거** 질환을 이유로 그만두지 말고 역할을 계속하면 삶의 보람과 의욕 향상으로 이어진다. 따라서 필요에 따라, 생활 태도나 방식을 바꾸면서 계속해나갈 수 있도록 대책을 강구한다.

EP 환자 교육 항목

- 질환으로 인한 제한을 이해하고 가능한 범위에서 역할을 계속할 수 있도록 한다.
- 초조한 마음을 배려하면서 천천히 진행시켜나간다.

9 간호 문제	간호 진단	간호 목표(간호 성과)
#9 변형이나 관절 구축으로 신체 이미지에 문제가 생긴다.	**신체 이미지 혼란** **관련 요인:** 질병 진행, 약 부작용 **진단 지표** □ 신체에 대한 부정적인 정서	〈장기 목표〉 환자가 관절의 변형을 받아들일 수 있다. 〈단기 목표〉 약물요법의 장점을 이해하고, 일시적인 부작용의 경우 현재의 상태를 받아들일 수 있다.

42
류머티즘 관절염

간호 계획	중재 포인트와 근거
OP 경과 관찰 항목 • 변형이나 경직의 유무, 정도 • 스테로이드제의 부작용(만월양안모(보름달 얼굴), 여드름, 비만 등)의 유무와 정도 • 신체 이미지 문제로 의욕 저하, 활동량 감소 **TP** 간호 치료 항목 • 환자가 자신의 장점을 찾을 수 있도록 돕는다. • 환자의 상태에 긍정적인 변화를 지적한다. **EP** 환자 교육 항목 • 환자가 스스로 도움이 되지 않는다고 생각하지 않도록 한다. • 약 복용으로 인한 일시적인 부작용의 경우 약을 사용하지 않으면 사라진다는 것을 설명하고, 부작용 증상에 대한 대책을 함께 검토한다.	➡ 스테로이드제로 인한 만월양안모 등 일시적인 증상에 대해서는 메이크업과 마스크 착용 등으로 완화하고, 체중을 감량하면 반드시 되돌릴 수 있다는 것을 설명한다. **근거** 돌이킬 수 없는 변화라고 느껴 충격을 받는 경우가 많다. ➡ **근거** 환자는 외모가 바뀐 자신을 부정적으로 인식하는 경우가 있다. 환자가 자신의 부정적인 요소에만 신경 쓰지 말고 가족의 협력을 받으면서 장점 등 좋은 면을 보도록 지도한다.

| Step1 영향 평가 | Step2 간호 초점 | Step3 계획 | **Step4 실시** | Step5 평가 |

병기 · 병태 · 중증도별 관리 포인트

【급성기】 발병 초기, 재발 시에는 관절의 통증과 종창, 염증으로 인한 발열이나 권태감, 진단이나 재발 충격 때문에 미래에 대한 불안이 커지면서 질환이나 치료에 대한 설명을 들어도 받아들이지 않는다. 그러나 적절한 치료를 통해 조기에 질병의 활동성을 억제할 수 있다면 증상이 안정되고, 관절 파괴와 변형에 따른 ADL, QOL의 저하를 방지할 수 있다. 이 시기를 놓치지 말고 질병 및 치료에 관한 적절한 정보를 제공하여 안전한 약물요법을 계속하고, 환자−의료진 간의 신뢰를 구축한다. 항류머티즘 약은 모든 사람에게 효과가 있는 것은 아니며, 즉효성이 없는 등 효과를 실감하기 어렵기 때문에 서둘러 민간요법을 실시하거나 염증이 심할 때에 과도한 재활요법을 하거나, 약의 부작용에 관한 정보에 과민해질 수 있다. 환자의 상태나 반응, 약의 효과를 관찰하면서 고통의 경감, 안전을 유지할 수 있도록 배려한다. 환자의 심리를 이해하는 섬세한 대응으로 질병과 치료에 대해 올바르게 이해하고 자기관리를 잘할 수 있도록 하는 것이 중요하다.

【만성기】 치료의 효과로 염증이 줄고, 질환 활동성이 억제되면 관절 가동 범위와 근력을 유지 · 확대하기 위한 재활요법을 시작하도록 하며 정상적인 일상생활을 할 수 있도록 돕는다. 안정과 안전을 배려하고, 인생 설계를 다시 하여 제 역할을 해나갈 수 있는 자기관리 방향과 방법을 함께 연구한다. 치료의 장기화에 따른 영향을 관찰하고, 임신 · 출산을 고려하여 약 복용 조정 등을 계속할 수 있도록 돕는다. 통증이 완화되면 약을 자의로 판단해 중단하거나 통원과 치료를 그만두는 경우가 있다. 또한 예상 외로 질환이 악화되거나 치료제의 효과가 떨어지는 경우도 있다. 통원과 약 복용 지속의 중요성을 설명하고, 불안이 조기에 해소되도록 돕는다. 질병 활동성을 좀처럼 억제할 수 없거나 재발을 반복하는 경우, 부작용이나 합병증 등이 나타난 경우는 불안과 초조가 심하고 의욕도 저하되기 쉽다. 자신에게 맞는 약의 종류나 양을 판별할 때까지, 또한 부작용이나 합병증이 완화 · 개선될 때까지 기분의 변화를 보면서, 재활요법의 지속과 남아 있는 기능으로 가능한 활동을 검토한다. 일상생활 도구 및 관리용품의 사용, 사회자원의 활용 등으로 ADL, QOL 저하 예방에 노력하는 것이 중요하다.

간호 활동(간호 중재) 포인트

진료 및 치료의 보조
- 질환과 치료 내용에 대해 제대로 이해하고, 안전하고 효과적인 약 복용을 계속할 수 있도록 환자 · 가족의 말과 행동을 관찰하고 돕는다.
- 부작용이나 합병증에 대해 의사에게 보고해야 하는 증상에 대한 이해 여부를 확인한다.

안전, 안락과 신체 가동성을 유지한다.
- 안전한 요양 환경(침대 난간 설치, 계단 철거)을 조성한다.
- 찜질, 목욕, 마사지 등으로 통증과 저림 등을 완화한다.

자기관리에 대한 도움
- 관절 가동 범위와 근력의 유지 · 확대를 위해 최대한 스스로 할 수 있도록 지도한다.
- 감염되기 쉬운 상태임을 이해하고 손 씻기, 양치질, 마스크 착용 등의 감염 대책이나 청결 유지에 유의하도록 지도한다.

환자 · 가족의 심리 · 사회적 문제에 대한 도움
- 역할을 수행하지 못하고 의존적이 되거나 신체 이미지, 미래에 대한 과도한 불안, 일상생활에서의 불안 등을 파악하고, 이를 완화할 수 있는 방안을 함께 강구한다. 필요 시에는 전문 상담을 소개한다.
- 간호 부담을 경감하도록 가정환경과 사회자원의 활용 등 필요한 도움을 준다.
- 환자 모임 등을 소개하고, 고민을 나누거나 간호를 배울 수 있는 곳에 대한 정보를 제공한다.

퇴원 · 요양 지도

- 환자 · 가족과 안정된 가정생활을 할 수 있도록 환경 정비를 돕는다.
- 균형 잡힌 식사와 충분한 휴식을 취하도록 지도한다.
- 휴식과 활동의 균형을 잡는다(단계적인 안정도 지시).
- 지시대로 약을 계속 복용하고 있는지, 진통제는 얼마나 자주 사용하는지 확인한다.
- 약의 부작용이나 합병증 때문에 나타날 수 있는 증상에 대해 설명하고 주의하도록 한다.
- 상태가 나쁠 때의 해결방법을 지도한다.
- 낙상으로 인한 외상이나 골절에 주의하도록 한다.
- 재발이나, 합병증, 부작용이 나타나거나 약의 효과가 떨어지면 사회생활과 일상생활에 대한 자신감이 없어지므로 스스로 할 수 있는 것에 관심을 갖도록 돕는다.
- 다양한 형태로 사회적인 접촉을 계속하게 한다. 관절에 부담이 가지 않도록 체중을 관리하고 가능한 범위에서 신체 활동성을 유지할 수 있도록 한다.

평가 포인트

간호 목표 달성도

- 치료와 자기관리에 대해 의료관계자나 가족 등과 함께 의사결정을 하는가?
- 최대한의 근력과 관절 가동 범위를 유지하고 있는가? 경직이나 피부 손상 등이 없는가?
- 한계를 인지한 후, 가능한 범위에서 본래 하고 있던 사회적 역할을 하는가?
- 적절한 통증 완화방법을 이해하고 실천할 수 있는가? 또한 통증을 유발하거나 악화시키는 활동을 이해하고 피할 수 있는가? 고통의 완화에 대해 설명할 수 있는가?
- 활동과 휴식의 균형을 염두에 두고 안전하고 안락하게 ADL을 하겠다는 의사를 표시하는가?
- 약을 복용하는 행동으로 최대의 치료 효과를 얻을 수 있고, 보고해야 하는 징후에 대해 이해하는가?
- 환자 · 가족의 불안이 완화되고, 심신이 안정된 가정생활을 할 수 있는가?

42

류머티즘 관절염

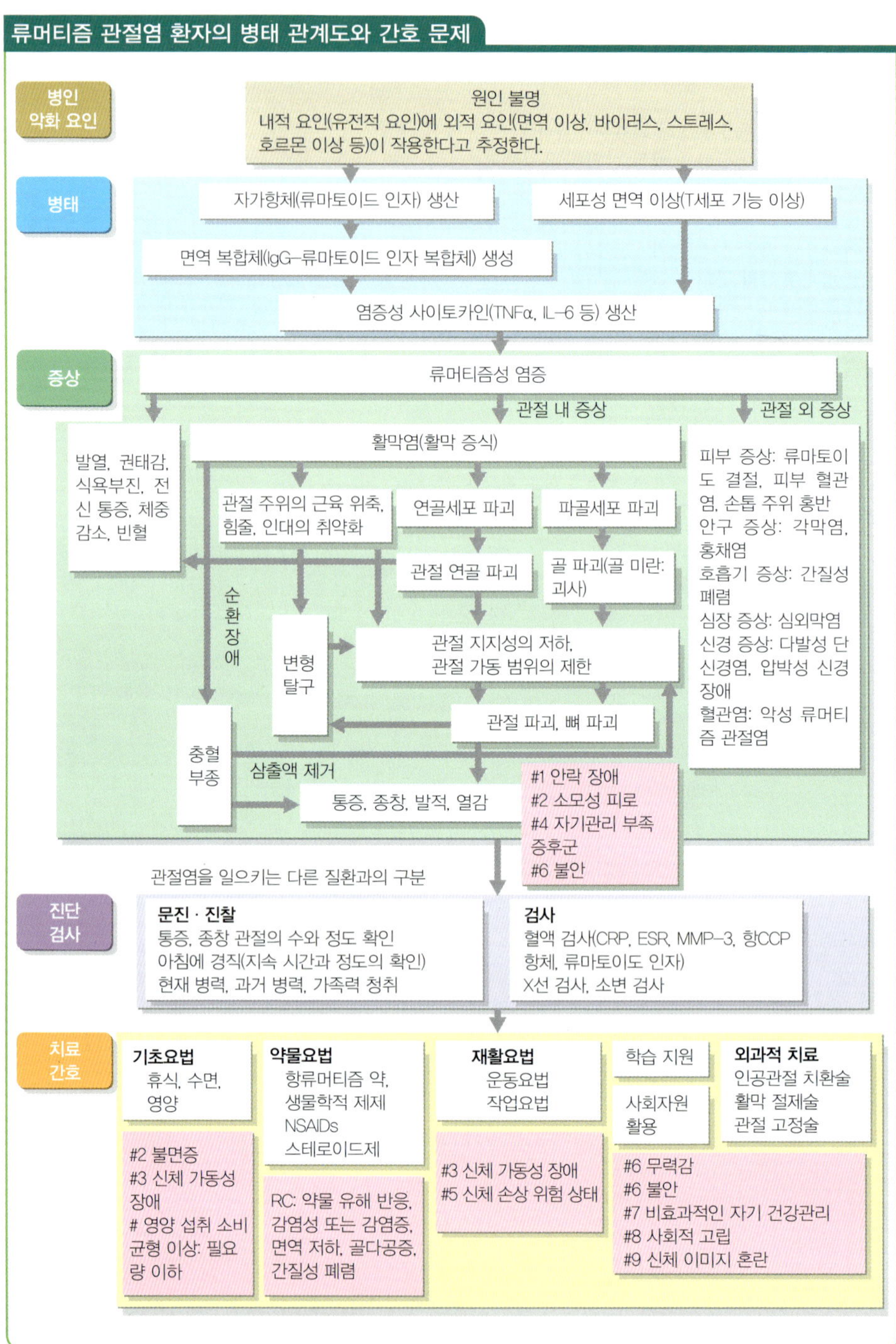

병인
악화 요인
병태
증상
진단
검사
치료
간호
원인 불명
내적 요인(유전적 요인)에 외적 요인(면역 이상, 바이러스, 스트레스, 호르몬 이상 등)이 작용한다고 추정한다.
자가항체(류마토이드 인자) 생산
세포성 면역 이상(T세포 기능 이상)
면역 복합체(IgG-류마토이드 인자 복합체) 생성
염증성 사이토카인(TNFα, IL-6 등) 생산
류머티즘성 염증
관절 내 증상
관절 외 증상
활막염(활막 증식)
발열, 권태감, 식욕부진, 전신 통증, 체중 감소, 빈혈
관절 주위의 근육 위축, 힘줄, 인대의 취약화
연골세포 파괴
파골세포 파괴
관절 연골 파괴
골 파괴(골 미란: 괴사)
순환 장애
변형 탈구
관절 지지성의 저하, 관절 가동 범위의 제한
충혈 부종
관절 파괴, 뼈 파괴
삼출액 제거
통증, 종창, 발적, 열감
피부 증상: 류마토이드 결절, 피부 혈관염, 손톱 주위 홍반
안구 증상: 각막염, 홍채염
호흡기 증상: 간질성 폐렴
심장 증상: 심외막염
신경 증상: 다발성 단신경염, 압박성 신경 장애
혈관염: 악성 류머티즘 관절염
#1 안락 장애
#2 소모성 피로
#4 자기관리 부족 증후군
#6 불안
관절염을 일으키는 다른 질환과의 구분
문진 · 진찰
통증, 종창 관절의 수와 정도 확인
아침에 경직(지속 시간과 정도의 확인)
현재 병력, 과거 병력, 가족력 청취
검사
혈액 검사(CRP, ESR, MMP-3, 항CCP 항체, 류마토이드 인자)
X선 검사, 소변 검사
기초요법
휴식, 수면, 영양
약물요법
항류머티즘 약, 생물학적 제제 NSAIDs 스테로이드제
재활요법
운동요법 작업요법
학습 지원
사회자원 활용
외과적 치료
인공관절 치환술 활막 절제술 관절 고정술
#2 불면증
#3 신체 가동성 장애
영양 섭취 소비 균형 이상: 필요량 이하
RC: 약물 유해 반응, 감염성 또는 감염증, 면역 저하, 골다공증, 간질성 폐렴
#3 신체 가동성 장애
#5 신체 손상 위험 상태
#6 무력감
#6 불안
#7 비효과적인 자기 건강관리
#8 사회적 고립
#9 신체 이미지 혼란

43 전신성 홍반성 루프스(SLE)

구보타 데쓰오

눈으로 보는 질환

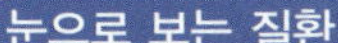

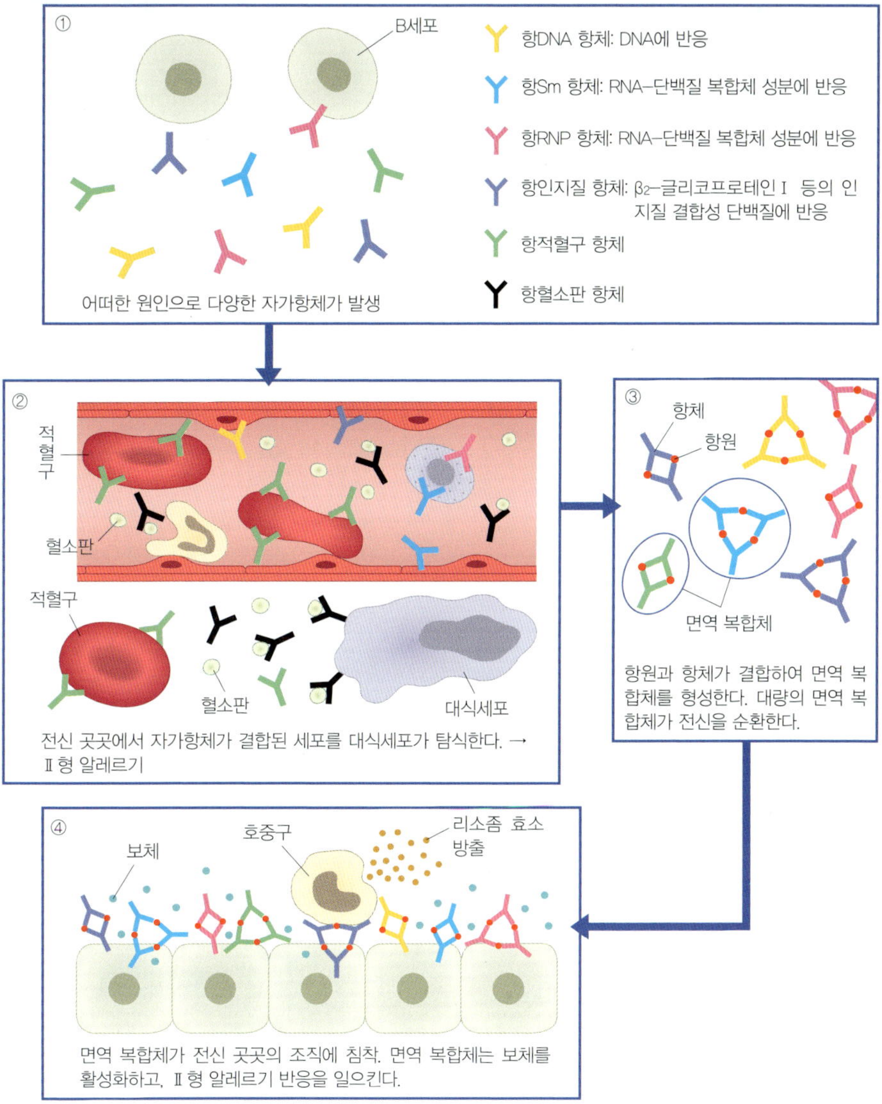

■ 그림 43-1 전신성 홍반성 루프스(systemic lupus erythematosus: SLE)의 병태

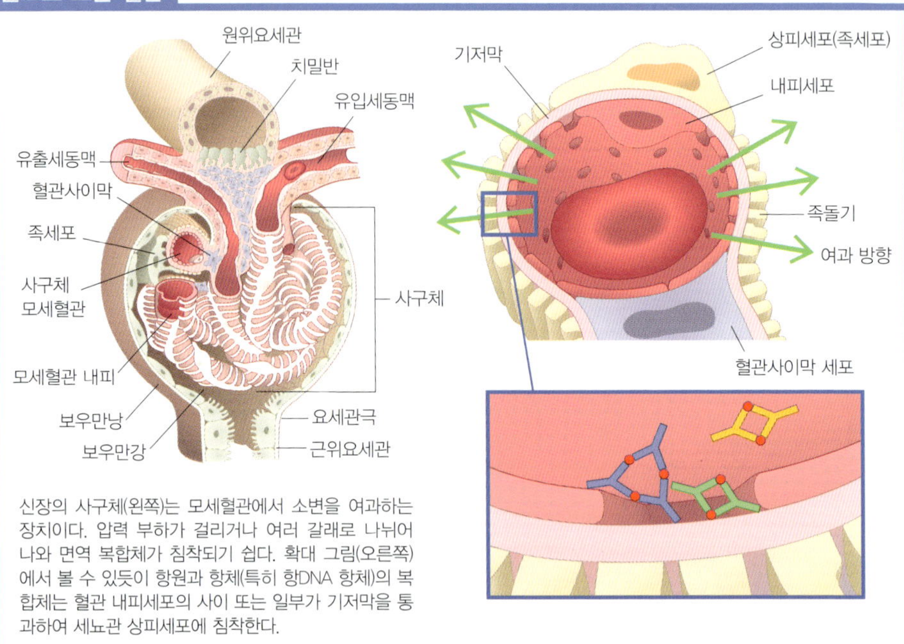

신장의 사구체(왼쪽)는 모세혈관에서 소변을 여과하는 장치이다. 압력 부하가 걸리거나 여러 갈래로 나뉘어 나와 면역 복합체가 침착되기 쉽다. 확대 그림(오른쪽)에서 볼 수 있듯이 항원과 항체(특히 항DNA 항체)의 복합체는 혈관 내피세포의 사이 또는 일부가 기저막을 통과하여 세뇨관 상피세포에 침착한다.

■ **그림 43-2 루프스 신염의 메커니즘**

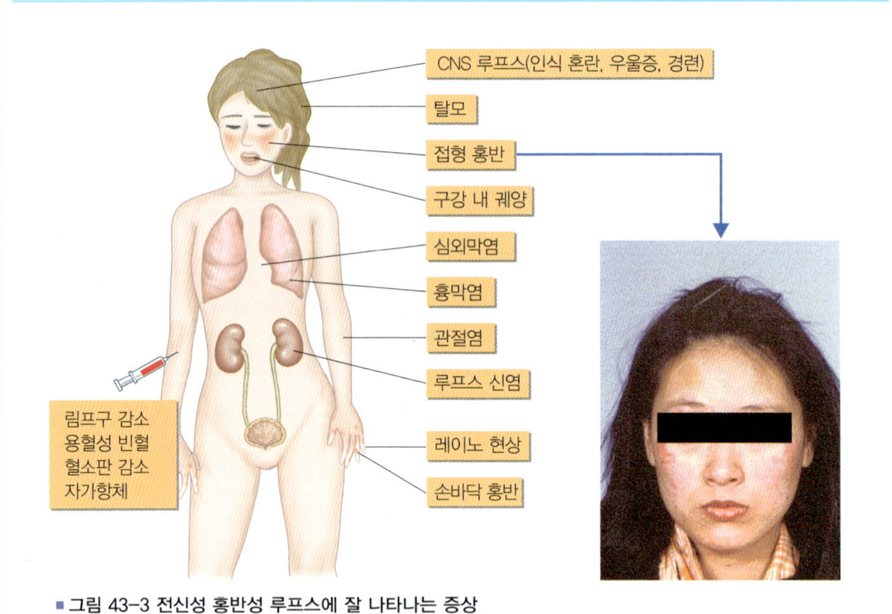

■ **그림 43-3 전신성 홍반성 루프스에 잘 나타나는 증상**

병태 생리

▌전신성 홍반성 루프스(SLE)는 다양한 자가항체가 생산되어 표적세포에 결합하거나, 면역 복합체가 조직에 침착하여 다양한 병태를 일으키는 전신성 자가면역 질환이다.

- 항DNA 항체가 생산되어 혈액의 DNA와 결합하여 면역 복합체가 형성되고, 신장 사구체의 모세혈관 벽과 기저막에 침착하면 사구체 신염(루프스 신염)을 일으킨다.
- 적혈구와 혈소판 세포막의 항원과 반응하는 자가 항체가 생산되는 것도 있고, 용혈성 빈혈이나 혈소판 감소증을 일으키는 것도 있다.
- 늑막염, 심외막염 같은 장막염을 일으킬 수 있다.
- 경련, 의식 장애, 정신 장애 등의 중추신경 증상을 일으킬 수 있다(CNS 루프스).
- β_2-글리코프로테인(β_2-glycoprotein I: β_2-GP I) 등의 인지질 결합성 단백질과 반응하는 자가항체가 생산되어, 항인지질 항체 증후군(antiphospholipid syndrome: APS)을 합병할 수 있고, 유산, 조산, 하지정맥 혈전증, 뇌경색 등을 일으킬 수 있다.

병인 · 악화 요인

- 병인은 불분명하지만 일란성 쌍둥이는 함께 발병하는 비율이 높으므로 유전적 요인에 환경 요인이 더해져 발병하는 것으로 추정하고 있다.
- 자외선 노출은 악화요인이 되므로, 수영과 스키는 물론 여름철 외출에 주의한다.
- 임신 · 출산도 악화요인이 될 수 있으므로 비관해기의 임신은 피한다.

역학 · 예후

- 일본의 환자 수는 약 6만 명, 남녀 비율은 1:9로 여성에게 압도적으로 많다. 발병 연령은 소아기에서 폐경기 정도까지지만 20대, 30대에서 많이 발병한다.
- 이전에는 신부전 등이 주요 사망 원인이 되었지만, 최근에는 조기에 적절한 치료를 받는 사례가 늘어 전신성 홍반성 루프스 자체의 병태보다 감염증이나 동맥경화성 질환 등 치료제의 부작용으로 병태가 예후를 달리하는 경우가 많다.

증상

▌처음 증상은 발열, 피부 발진, 관절통 등이 많지만 증례마다 다른 다양한 증상이 나타난다(그림 43-3).
- 피부 증상으로는 접형(나비 모양) 홍반이 전형적이지만, 손바닥 홍반이나 탈모도 잘 나타난다. 치료를 통해 빠르게 회복되지만, 각질 경향이 강한 디스코이드 홍반(원반 모양 홍반)은 좀처럼 사라지지 않는다.
- 심각한 장기 병변으로 루프스 신염, CNS 루프스, 폐포 출혈 등이 있으며, 강력한 치료가 필요하다.
- CNS 루프스(중추신경 증상)에는 경련, 의식 장애, 기질성 뇌증후군, 조울증, 우울증, 환각 · 망상 등의 정신 증상, 무균성 수막염 등이 있으며, 혼수를 동반한 전신 경련 발작은 예후가 나쁘다.

진단 · 검사값

▌발열, 피부 발진, 관절통 등의 임상 증상과 혈액학적 이상, 소변 소견, 면역학적 이상으로 진단한다.
- 미국 류머티즘학회의 분류 기준(표 43-1)이 널리 사용되고 있다.
- ● 검사값
- 혈액 검사는 빈혈, 백혈구 감소(특히 림프구), 혈소판 감소를 인정하는 경우가 많다. 적혈구 침강 속도는 항진하지만, CRP는 장막염과 관절염이 없으면 항진하지 않는 경우가 많다. CRP가 높은 수치의 예제에서는 오히려 감염증 합병 등도 의심할 필요가 있다.
- 수신증이 있으면 단백뇨, 혈뇨, 원주뇨 등을 인정하고, 수신증이 진행되면 혈청 알부민 수치가 저하하고, 네프로제증후군이나 신부전에 이른다. 신장 병변을 자세히 평가하기 위해 신장 조직 검사가 유용하다.
- 자가항체로는 항핵 항체, 항DNA 항체, 항Sm 항체, 항RNP 항체 등이 검출되고, 면역 복합체가 높은 수치를 나타내며, 보체(C3, C4, CH_{50})는 소비되어 낮은 수치를 나타낸다.
- 항인지질항체 증후군이 합병하면, 항β_2-GP I 항체 · 항칼지올핀 항체가 양성이 되고, 혈소판 감소, 활성화 부분 트롬보플라스틴 시간(APTT) 연장을 인정한다. 칼지올핀은 매독 혈청 반응에도

■ 표 43-1 전신성 홍반성 루프스의 분류 기준

사용하는 지표
1. 접형(나비 모양) 홍반
2. 원판형 홍반
3. 광선 과민증
4. 구강 내 궤양
5. 관절염
6. 장막염(늑막염, 심외막염)
7. 신장 장애(0.5g/일 이상 또는 3+이상의 지속성 단백뇨 또는 세포성 원주)
8. 신경학적 장애(경련 또는 정신 장애)
9. 혈액학적 이상(용혈성 빈혈, 백혈구 감소증, 림프구 감소증 또는 혈소판 감소증)
10. 면역학적 이상(항DNA 항체, 항Sm 항체, 항인지질 항체 양성)
11. 항핵 항체 양성

경과 중에서 왼쪽의 11항목 중 4항목 이상이 인정될 때 전신성 홍반성 루프스로 진단할 수 있다.

(미국 류머티즘학회, 1997)

■ 표 43-2 부신피질 호르몬 제제(당질 코르티코이드)의 주요 부작용

주요 부작용	경미한 부작용
당뇨병	다모
소화관 궤양	좌창
골다공증	만월양안모
무균성 뼈 괴사	피하 익혈
감염 유발	자반
중추신경 증상	
고혈압, 고지혈증	
백내장, 녹내장	

환자는 경미한 부작용에 신경을 많이 쓰지만, 의료팀은 주요 부작용의 출현을 놓치지 않는 것이 중요하다.

이용되는 인지질이며, 환자가 매독 혈청 반응이 거짓 양성을 나타낼 수 있다.
- 중추신경 병변이 있으면 수액세포 수와 단백질, IL-6의 증가를 평가한다.
- 장막염, 간질성 폐렴 등의 평가에 X선 검사, CT, 심장 초음파 등이 필요하다.

합병증

- 기회 감염: 부신피질 호르몬 제제(스테로이드)와 면역 억제제의 영향
- 항인지질 항체 증후군
- 대퇴골두 괴사: 부신피질 호르몬 제제의 부작용 중 하나이다.
- 장기간 치료 중인 증례에서는 부신피질 호르몬 제제의 영향으로 골다공증, 고혈압, 고지혈증 등이 나타날 빈도가 높다.

치료법

면역학적 활동성을 억제하고 돌이킬 수 없는 장기 손상을 방지하기 위해 병태에 따라 부신피질 호르몬 제제, 면역 억제제를 투여한다.

- 치료 방침
- 부신피질 호르몬 제제를 단독 또는 필요한 경우 면역 억제제와 병용하여 질병 활동성을 조기에 진정시킨다. 그후에는 약을 줄이고 필요 최소한의 양(유지량)으로 관해를 유지하고 재발을 방지한다.
- 약물요법
- 부신피질 호르몬 제제는 병태에 따라 소량, 중량, 대량으로 구분하여 사용한다.

Px 처방 예 피부 발진, 관절염 등 비교적 가벼운 증상인 경우
- 프레드닌정(5mg)　1회 2정　1일 1회　아침 식사 후　← 부신피질 호르몬 제제

Px 처방 예 장막염 등 중증인 경우
- 프레드닌정(5mg)　1회 2정　1일 3회　아침 · 점심 · 저녁 식사 후　← 부신피질 호르몬 제제

Px 처방 예 신장염, 중추신경 증상, 용혈성 빈혈, 혈소판 감소증 등에 대해*
- 프레드닌정(5mg)　1회 4정　1일 3회　아침 · 점심 · 저녁 식사 후　← 부신피질 호르몬 제제

■ 표 43-3 전신성 홍반성 루프스 치료에 사용되는 주요 면역 억제제

분류	일반명	주요 상품명	약의 효과 메커니즘	주요 부작용
면역 억제제	시클로포스파미드	엔도키산	세포의 핵산 합성 억제	골수 억제, 출혈 성방광염, 난소 기능 부전
	아자티오프린	아자닌, 이무란		골수 억제
	시클로스포린	네오랄, 산디문	T세포의 사이토카인 생산 억제	양이 많으면 신장 장애를 일으키기 쉽다.
	타크로리무스 수화물	프로그라프		
	미코페놀산 모페틸	셀세프트	림프구의 증식·분화 억제	골수 억제, 소화관 궤양

어느 약제도 감염에 대한 저항력을 약화하기 때문에 기회 감염 등에 주의가 필요하다.

Px 처방 예 앞의 효과가 불충분한 경우, 아래 1)~4) 중 하나의 병용을 고려한다.
1) 엔도키산주 1회 500~1000mg　4~8주 간격으로 간헐적 정맥 주사(엔도키산 펄스)　← 면역 억제제
2) 엔도키산정(50mg)　1회 1~2정　1일 1회　아침 식사 후　← 면역 억제제
3) 아자닌정(50mg)　1회 1~2정　1일 1회　아침 식사 후　← 면역 억제제
4) 프로그라프 캡슐(1mg)　1회 3캡슐　1일 1회　저녁 식사 후 ← 면역 억제제

Px 처방 예 병세가 강하게 급속 진행성인 경우 스테로이드 펄스 요법으로 부신피질 호르몬 제제를 최대량 투여한다.
● 솔메도롤주　1회 500~1000mg　1일 1회　점적 정맥 주사(보험 적용 외)　← 부신피질 호르몬 제제

※3일간 연속 투여를 1주기로 하여 4일째부터는 후 치료로 위의 처방 예*를 실시한다. 필요에 따라 2주 정도 간격으로 2~3주기 반복한다.

전신성 홍반성 루프스(SLE)의 병기·병태·중증도별 치료 순서도

발병 시 또는 재발 시

경증(피부 발진, 관절염 등) → 프레드닌 소량(10~15mg/일)

중증(장막염 등) → 프레드닌 중량(20~40mg/일)

중증(루프스 신염, CNS 루프스, 혈구 감소 등) → 프레드닌 대량(50~60mg/일) +/- 면역 억제제

중증이고 급속 진행형 → 프레드닌 대량(50~60mg/일)
+ 스테로이드 펄스 또는 엔도키산 펄스

관해기

프레드닌 소량(5~10mg/일)

합병하는 항인지질 항체 증후군에 대해

동맥 혈전증(뇌, 경색 등) → 바파린

정맥 혈전증(하지 심부정맥 혈전증 등) → 와파린

임신 중 → 헤파린

간호 과정 순서도

관찰 항목 (OP)	간호 문제 (간호 진단)	간호 목표 (간호 성과)	간호 활동 (간호 중재)

병인
원인 불명
유전적 요인(HLA 이상), 바이러스 감염, 자외선, 스트레스, 호르몬 이상(에스트로겐, 프로락틴 활성화) 등

신체적 문제
- 증상, 합병증, 부작용 전신 증상(발열, 피로감, 권태감, 식욕부진, 체중 감소, 림프절 종창)
  피부 증상(나비 모양 홍반, 원판상 발진, 햇빛 알레르기, 구강 내 궤양, 레이노 현상)
  관절·근육 증상
  늑막염, 심막염
  말초신경 장애, 경련
- 검사
  혈액 검사 소견(CRP, ESR, 백혈구, 혈소판, 적혈구, 항핵 항체, 항DNA 항체, 혈청 보체 수치, 신장 기능)
  소변 검사 소견(단백뇨, 세포성 원주 등)
- ADL 일상생활 모습, 표정, 태도
- 약의 효과·부작용

심리·사회적 문제
환자·가족의 질병과 치료에 대한 반응과 이해
기분(생각)
일상생활 상황·배경
병력 등

\# 발열이나, 통증, 저림 등으로 인해 안락을 유지할 수 없다.

→ 고통이 경감한다. 급성기에 안정을 유지할 수 있다.

\# 통증 등 고통이 심해 휴식과 수면을 취할 수 없다.

→ 휴식과 활동의 균형을 잡을 수 있다.

\# 피부 증상이 개선되지 않고 감염 위험과 신체 이미지 손상의 위험이 높다.

→ 피부 증상이 개선된다. 청결을 유지할 수 있다.

RC: 약물요법의 부작용, 감염증

→ 나타나는 부작용, 합병증 악화 요인, 재발 징후를 이해하고 조기에 대처한다.

\# 과도한 불안과 지식 부족으로 적절한 치료를 계속하지 않는다.

→ 치료(계속 약 복용의 필요성 등) 및 질병을 제대로 이해하고 확실하게 치료를 계속할 수 있고, 의사결정을 할 수 있다.

\# 안락의 변화, 의욕 저하 등으로 자발적인 자기관리를 유지·향상할 수 없다.

\# 활동 제한과 의욕 저하로 사회적인 접촉이 감소하고 자신의 존재 가치가 저하된다.

→ 인생 설계를 재구성할 수 있고, 사회에서 자신의 역할을 할 수 있다.

\# 피부 증상과 약 부작용의 영향으로 신체 이미지에 문제가 생긴다.

→ 신체 이미지의 변화를 받아들이고, 투병 의욕을 저하시키지 않는다.

\# 환자·가족이 질환 및 치료에 대한 불안, 인생 설계 재구성에 대한 고민을 갖고 있다.

→ 불안의 내용을 표출하고 이를 줄이기 위한 대책을 의료자와 검토할 수 있다.

OP 경과 관찰 항목

증상, 검사 소견, 바이털 사인, 전신 상태, ADL, 약물요법(효과, 부작용, 진통제의 사용 빈도), 환자·가족의 질병과 치료에 대한 반응 및 관리, 기분, 일상생활 상황, 생활 배경

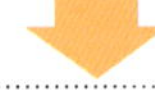

TP 간호 치료 항목
기초요법(안정, 수면, 영양)
처치
보온
환경 정비
릴랙스

EP 환자 교육 항목
환자·가족에게 질환 및 치료의 학습 지원, 요양 환경 조성에 대한 조언
통원, 복약의 중요성 확인
운동, 휴식, 안전한 방법, 효과적인 방법(보온), 복약방법과 분량의 확인
의료 관계자에게 보고해야 하는 사항 확인
사회 복지 제도와 환자 모임 등 정보 제공
임신·출산에 관한 주의사항 확인

기본 개념

- 전신성 홍반성 루프스(SLE)는 원인 불명이며, 근육 · 피부 · 혈관 등의 결합 조직과 혈관에 염증을 일으키는 교원병의 일종이다. 환자에 따라 나타나는 증상, 질병 활동성, 효과를 얻을 수 있는 약의 종류나 양이 다르다. 또한 자연 관해나 예상치 못한 악화, 약의 부작용이 나타나기도 하고 조절이 어려운 경우도 있다. 하지만 면역 억제, 면역 조절을 위주로 한 치료를 통해 비정상적인 면역 반응을 정상적으로 되돌려 그 상태를 장기간 지속할 수 있다면, QOL의 큰 저하는 막을 수 있다.
- SLE는 가임 연령대의 여성에게 잘 발생하는 질환이며, 신체적 고통과 함께 라이프 사이클에 관련된 정신적 · 사회적 피해를 입기 쉽다. 질병 및 치료의 올바른 이해와 함께 자기관리를 잘하도록 하고 건강 상태를 관찰 · 평가, 조기 이상 발견 · 대처, 일상생활의 어려움 완화, 불안 완화 등 다방면에서 지속적으로 관리해나가는 것이 중요하다. 또한 환자뿐만 아니라 가족에게도 질병이나 치료에 대한 이해가 필요하고, 요양 환경을 조성하는 것이 중요하다.

Step1 영향 평가	Step2 간호 초점	Step3 계획	Step4 실시	Step5 평가

정보 수집	평가 관점과 근거 · 잠재적 간호 문제
전신 상태 파악	심리 상태는 신체 상태에 영향을 미치고, 신체적 및 심리적 스트레스가 더해지면 질환이 악화될 가능성이 있기 때문에 심리 상태를 포함한 전신 상태에 대해 듣고 객관적인 검사 데이터를 파악하는 것이 중요하다. • 전신 상태 · 검사 소견의 파악: 바이털 사인, 기침, 가래, 배뇨 상태, 두통, 권태감, 탈수, 체중 감소 등을 확인한다. • 원인 및 동기 파악(급성 감염, 과로, 자외선, 스트레스 등) • 치료 내용, 계속된 상황 파악(약 복용을 지시대로 수행하지 않으면 효과가 낮아진다.) • 휴식, 영양 등을 포함한 일상생활 상황 파악 • 약의 부작용이나 합병증 등 파악 • 심리 상태(질환과 치료에 대한 반응), 경제 상황 등의 파악 🔍 공동 문제 : 약물요법의 부작용, 감염증 🔍 잠재적 간호 문제 : 질병이나 치료에 대한 불안, 인생 설계의 재구성에 관한 고민을 갖고 있다./ 과도한 불안과 지식 부족으로 적절한 치료가 계속되지 않는다.
증상 부위, 출현 상황, 정도의 관찰	질병 활동성 및 치료 효과 판정에 도움이 되므로 증상이 어느 부위에서 어떻게 나타나고, 어느 정도인지 관찰하는 것이 중요하다. • 피부 · 점막 증상: 나비 모양 홍반, 자반, 색소 침착, 손가락 궤양, 부종의 유무와 부위, 크기 및 색조, 건조 정도, 두께, 탈모, 레이노 현상, 비강, 구강 내 궤양의 유무와 부위, 정도, 햇빛 노출 상황 등을 확인한다. • 신장 증상: 요단백, 소변 침전물, 요소 질소, 크레아티닌, 빈혈, 고혈압, 부종, 체중 증가 압력 등을 확인한다. • 조혈기 증상: 백혈구, 적혈구, 혈소판, 림프구, 총단백, 알부민을 확인한다. • 호흡기 증상: 호흡곤란, 기침, 흉통의 유무와 고통의 정도를 확인한다. • 혈관 증상: 흉통, 부정맥의 유무와 고통의 정도, 혈압, 이상지질혈증(고지혈증) • 소화기 증상: 구강 궤양, 구역질 · 구토, 복통, 하혈, 황달, 간 기능을 확인한다. • 근육 · 관절 증상: 근육 통증의 유무와 부위, 정도, 지속 시간, 열감의 유무, 관절통, 관절 가동역을 확인한다. • 정신 · 신경 증상(CNS 루프스): 두통, 권태감, 정서 불안정, 불안감, 경련 등을 확인한다. 🔍 공동 문제 : 약물요법의 부작용, 감염증 🔍 잠재적 간호 문제 : 발열이나. 통증, 저림 등으로 안락을 유지할 수 없다./통증으로 고통이 심해 휴식, 수면을 취할 수 없다./안락의 변화, 의욕 저하 등으로 자발적으로 자기관리를 유지 · 향상할 수 없다./질환과 치료에 대한 불안, 인생 설계 재구성에 대한 고민을 갖고 있다./활동 제한과 의욕 저하로 사회적 접촉이 감소하고 자신의 존재 가치가 저하한다./피부 증상이 개선되지 않고 감염의 위험과 신체 이미지에 문제가 생긴다.

약의 효과 · 부작용 관찰	치료 효과, 약효의 저하 등의 판정, 부작용 발생의 조기 발견 · 해결을 위한 치료, 치료 시작 후 상태에 대해 듣고 객관적인 데이터를 파악하는 것이 중요하다. 치료에 대해 과도한 불안을 갖고 있거나 제대로 이해하지 못하면 약물의 자기 조절, 임의 중단에 이르는 경우가 있으므로 이해 정도, 복약 상황을 확인하는 것도 중요하다. ● 치료 내용과 치료 기간, 복약 상황 ● 부작용 증상, 약효 저하의 유무: 위장 장애, 피부 점막 장애(피부 발진, 구내염), 신장 장애, 골수 억제로 인한 빈혈, 출혈 경향, 감염성, 폐섬유증〔스테로이드제 장기 복용, 대량 사용하는 경우는 피부근염(DM), 골다공증, 불면증 등〕 ● 치료에 대한 이해, 불안 ● 의료인에게 보고해야 하는 징후, 증상에 대한 지식의 유무 ● 경제 상황 🔍 공동 문제 : 약물요법의 부작용, 감염증 🔍 잠재적 간호 문제 : 과도한 불안과 지식 부족, 경제 문제로 인해 적절한 치료를 계속하지 않는다./피부 증상이나 약물 부작용의 영향으로 신체 이미지에 문제가 생긴다.
검사 소견 파악	환자의 자각 증상, 주된 호소는 전문의 진찰에 의한 진단, 평가를 뒷받침하기 때문에 검사 소견을 파악하는 것이 중요하다. 악화 시 이전과 데이터 비교, 질병 활동성 및 진행 상황을 보는 데 효과적이다. ● 질병 활동성, 치료 효과, 약물의 효능 상태(CRP, ESR, 헤모글로빈, 총단백, 알부민, 백혈구, 적혈구, 혈소판 등) ● 부작용의 정도(간 기능, 신장 기능 등) 🔍 공동 문제 : 약물요법의 부작용, 감염증 🔍 잠재적 간호 문제 : 과도한 불안과 지식 부족으로 적절한 치료를 계속하지 않는다.
환자 · 가족의 심리 · 사회적 측면 파악	환자 · 가족의 질병이나 치료에 대한 잘못된 이해는 효과적인 치료 계획을 방해할 수 있기 때문에 언제든 설명에 대한 반응이나 모습, 이해 상황을 파악하는 것이 중요하다. 또한 환자 · 가족이 불안을 느끼고 있는 상태에서는 좋은 요양 환경을 조성할 수 없다. 불안의 내용을 말하게 하여 함께 대책을 검토하는 것이 중요하다. ● 질병과 치료에 대한 이해 상황과 생각, 염려 등 ● ADL, 사회적 역할 등 ● 지원 인력, 활용 가능한 사회자원의 유무 🔍 잠재적 간호 문제 : 질병이나 치료에 대한 불안, 인생 설계의 재구성에 관한 고민을 갖고 있다./ 과도한 불안과 지식 부족, 경제 문제로 인해 적절한 치료를 계속하지 않는다.

| Step1 영향 평가 | Step2 간호 초점 | Step3 계획 | Step4 실시 | Step5 평가 |

간호 문제 리스트

RC: 약물요법의 부작용, 감염증
#1 발열이나 통증, 저림 등으로 인해 안락을 유지할 수 없다(인지−지각 패턴).
#2 통증 등 고통이 심해 휴식, 수면을 취할 수 없다(자기 인식 패턴: 수면−휴식 패턴).
#3 피부 증상이 개선되지 않고 감염의 위험과 신체 이미지 손상의 위험이 높다(영양−대사 패턴).
#4 피부 증상이나 약의 부작용으로 신체 이미지에 문제가 생긴다(자기 인식 패턴).
#5 과도한 불안과 지식 부족으로 적절한 치료를 계속하지 않는다(건강 지각−건강관리 패턴).
#6 안락의 변화, 의욕 저하 등으로 자발적인 자기관리를 유지 · 향상할 수 없다(활동−운동 패턴).
#7 활동 제한과 의욕 저하로 사회적인 접촉이 감소하고 존재 가치가 저하된다(역할−관계 패턴).
#8 환자 · 가족이 질병이나 치료에 대한 불안, 인생 설계의 재구성에 대한 고민을 갖고 있다(자기 인식 패턴).

간호의 우선순위 지침

- 질병이나 치료를 제대로 이해하고, 효과적인 치료 관리가 이루어지고 있는지 확인하는 것이 중요하다. 간호 문제의 우선순위는 각 환자의 증상, 약의 작용, 부작용과 합병증의 유무, 환자의 특성이나 사고방식·가치관 등에 따라 달라지지만, 주된 증상으로 인한 고통과 만성 질환과 함께하는 인생과 관련한 문제, 장기적인 약물 치료, 의욕 저하 등의 심리적인 문제를 들 수 있다.
- 질병이 장기간 경과하기 때문에 환자의 안전·안락을 배려하면서 ADL·QOL을 유지하고 향상시키기 위해 건강관리의 관점에서 지원하는 것이 중요하다.

Step1 영향 평가	Step2 간호 초점	Step3 계획	Step4 실시	Step5 평가

공동 문제

RC: 약물요법의 부작용, 감염증

간호 목표(간호 성과)

〈간호 목표〉 적절한 약 복용 행동으로 최대의 치료 효과를 얻을 수 있도록 하고, 부작용이 나타났을 때는 조기에 대처한다.

〈단기 목표〉 부작용과 합병증의 증상을 관리하고 최소화한다.

간호 계획

OP 경과 관찰 항목
- 바이털 사인, 검사 데이터
- 증상 부위, 외관 상태, 정도 관찰(흉통, 호흡곤란, 기침, 가래, 부종, 구역질 등)
- 식사 섭취량, 배변 상황, 구역질과 갈증의 유무, 수면 상태, 초조감
- 표정이나 말, 행동

TP 간호 치료 항목
- 의사의 지시에 따른 약 투여, 산소 흡입을 정확하게 실시한다.
- 필요에 따라 ADL을 돕는다.
- 정신 상태가 불안정한 경우 위험 행동에 주의한다.

EP 환자 교육 항목
- 감염 대책에 대해 설명한다.
- 일어날 수 있는 증상과 조기 발견, 대처의 필요성을 설명한다.

중재 포인트와 근거

➡ 부작용이나 합병증에 대한 불안이 커지지 않도록 나타날 수 있는 증상에 대해 설명하고, 보고해야 할 사항에 대해 확인한다. **근거** 조기 발견과 대처

➡ **근거** 회복과 재발을 반복하는 질환으로 신장 등의 주요 장기에 장애가 일어나기 쉽다. 환자·가족에게 합병증과 치료 부작용 증상에 대해 설명하고 필요에 따라 ADL을 돕는다.

➡ **근거** 면역이 억제되면 감염되기 쉽다는 것을 설명하고, 발열, 인후통 등이 보이면 연락하도록 교육한다.

1 간호 문제	간호 진단	간호 목표(간호 성과)
#1 발열이나. 통증, 저림 등으로 인해 안락을 유지할 수 없다.	**안락 장애** **관련 요인:** 질병, 감염증 **진단 지표** □ 안락하지 않다는 호소 □ 질병과 관련된 증상 □ 고통을 느끼는 증상의 호소	〈장기 목표〉 고통이 개선된다. 〈단기 목표〉 고통의 원인을 이해할 수 있고, 안정을 유지할 수 있다.

<table>
<tr><td>

간호 계획

OP 경과 관찰 항목
- 바이털 사인, 열형
- 권태감, 관절통, 근육통 등의 부위와 정도
- 고통의 빈도
- 식사나 수분의 섭취 상황, 탈수의 유무
- 체력, ADL 장애의 정도
- 검사 데이터(염증 반응, 백혈구 등)
- 표정, 말, 행동

TP 간호 치료 항목
- 발열 시는 냉찜질
- 환경 정비
- 안락한 체위의 연구
- 필요에 따라 ADL 지원
- 의사의 지시에 따른 해열 진통제 등의 투여

EP 환자 교육 항목
- 안정도 확인
- 질병 활성도가 가라앉으면 증상이 개선된다는 것을 설명하여 안심시킨다.
- 영양가 있는 식사, 수분 섭취를 하도록 한다.
- 손 씻기, 양치질, 청결 유지 등 감염 예방법을 지도한다.

</td><td>

중재 포인트와 근거

➡ 질병 활동성과 자각 증상의 연동성을 본다. **근거** 염증이 만성화하면 체력과 활동 저항력이 저하한다. 급성기에는 안정의 유지가 필요하지만, 질병 활동성이 낮은 시기에 하는 고통의 호소에 대해서는 재발 현상인지 부정 수소(不定愁訴)의 요소가 강한지 판단할 필요가 있다. 이는 활동과 휴식의 균형을 잡기 위해서도 중요하다.

➡ **근거** SLE에는 활동기와 비활동기가 있고, 활동기에는 백혈구와 혈소판 등의 감소가 보이는 경우가 있다. 증상이 악화되는 활동기에 적절한 치료의 필요성을 이해하도록 설득한다.

</td></tr>
</table>

2 간호 문제	**간호 진단**	**간호 목표(간호 성과)**
#2 통증 등 고통이 심해 휴식, 수면을 취할 수 없다.	**소모성 피로** **관련 요인:** 질병 상태, 수면 박탈 **진단 지표** ☐ 피곤하다. ☐ 신체적 호소가 심해진다. **불면증** **관련 요인:** 신체적 불편, 약물요법(스테로이드제 과다 사용) **진단 지표** ☐ 환자가 잠들기 어려움을 호소 ☐ 환자가 수면 지속 곤란을 호소	〈장기 목표〉 활동과 휴식의 균형을 잡을 수 있다. 〈단기 목표〉 수면 부족이 해소되고 체력을 회복한다.

<table>
<tr><td>

간호 계획

OP 경과 관찰 항목
- 증상이 나타난 상황, 정도의 관찰

TP 간호 치료 항목
- 약 복용 시간과 양 조절을 의사와 상담한다.
- 환자가 안정적으로 잠잘 수 있는 환경을 조성한다.

</td><td>

중재 포인트와 근거

➡ 고통의 내용과 정도를 확인한다. **근거** 염증이 지속되면 체력을 소모하여 활동 저항력이 저하된다. 또한 요양의 장기화와 불안정한 건강 상태 등으로 미래에 대한 불안이 커지기 쉽다. 질병 활성도는 낮은데 고통이 심해 방에 틀어박혀 있는 경향이 있거나, 자각 증상이 없어서 몸에 지나치게 부담을 주는 경우 휴식과 활동의 균형이 무너지기 쉬우므로 의사의 객관적인 조언이 중요하다.

</td></tr>
</table>

EP 환자 교육 항목
• 생활 패턴을 규칙적으로 정돈하도록 지도한다.

3 간호 문제	간호 진단	간호 목표(간호 성과)
#3 피부 증상이 개선되지 않고 감염 위험과 신체 이미지 손상의 위험이 증가한다.	피부 통합성 장애 **관련 요인:** 자가 면역 질환 **진단 지표** □ 피부층 균열(진피) □ 피부 표면 균열(표피)	〈장기 목표〉 피부의 염증 증상이 개선된다. 〈단기 목표〉 상처를 악화시키지 않고 유지·개선하는 방법을 익힐 수 있다.

간호 계획

OP 경과 관찰 항목
• 피부 증상이 나타난 부위, 종류, 정도, 통증의 유무
• 탈모의 유무와 정도
• 악화의 원인
• 레이노 현상의 지속 시간
• ADL
• 표정, 말, 행동

TP 간호 치료 항목
• 자외선 노출 등의 스트레스의 근원을 피하기 위해 창문 쪽 침대는 피하고, 형광등에도 장시간 노출되지 않도록 주의한다.
• 궤양이 생겼을 때의 소독, 약제 도포 등의 처치
• 보온, 청결 유지

EP 환자 교육 항목
• 치료의 개선을 설명하고, 의욕을 유지하도록 한다.
• 햇빛 과민증이 있는 경우는 긴 소매 착용, 차단제 사용을 하도록 한다.
• 레이노 현상이 있는 경우는 한랭 자극을 피하도록 한다.

중재 포인트와 근거

➡증상에 대해 환자와 함께 관찰, 평가하고 과정을 추적한다. [근거]SLE 환자는 가임 연령기 여성의 발병률이 높은 경우도 있고, 치명적인 증상보다 외모 변화를 수반하는 피부 증상을 걱정하는 경우도 많다. 변화에 따라 적절한 처치 방법을 익히고, '개선된다'라는 자신감을 주어 의욕을 상실하지 않게 하는 것이 중요하다.

➡악화 요인을 피하는 방법, 보온, 피부 청결, 보습 유지에 대해 이해하고 실천할 수 있도록 지도한다.

4 간호 문제	간호 진단	간호 목표(간호 성과)
#4 피부 증상과 약물 부작용의 영향으로 신체 이미지에 문제가 생긴다.	신체 이미지 혼란 **관련 요인:** 질환, 치료 **진단 지표** □ 신체에 대한 부정적인 감정 □ 신체 변화에 마음이 심란해진다.	〈장기 목표〉 신체 이미지의 변화를 수용하고 투병 의욕을 저하시키지 않는다. 〈단기 목표〉 정신적 고통의 완화방법을 습득할 수 있다.

간호 계획

OP 경과 관찰 항목
• 신체 이미지의 혼란에 따라 의욕 저하가 일어나고 있는지 관찰한다.
• 피부 병변이나 부작용 증상의 수용
• 질병과 치료에 대한 수용, 이해의 정도
• 악화 요인
• 약물요법의 효과
• 활동범위, 대인관계
• 식욕, 식사 섭취량, 수면 상태

중재 포인트와 근거

➡부신피질 호르몬 제제(스테로이드제)로 인해 나타나는 만월양안모(보름달 얼굴) 등 일시적인 증상에 대해서는 약을 줄이게 되면 원래 상태로 회복된다는 것을 설명한다. 눈에 띄지 않는 화장방법과 마스크 착용 등을 하도록 한다. [근거]돌이킬 수 없는 변화라고 느끼면 충격을 받고, 의욕이 저하되는 경우가 많다.

TP 간호 치료 항목

- 적절한 처치
- 청결 유지
- 외상, 외부 자극 예방

EP 환자 교육 항목

- 치료에 필요한 약이라는 것을 확인하고, 의사의 지시대로 복용할 수 있는지 확인한다.
- 질병 활동성이 안정되어 약을 적게 먹으면 부작용 증상은 줄어든다는 것을 설명하고, 의욕을 유지시킨다.
- 악화 요인에 대해 설명한다.

➡ **근거** 환자는 만월양안모, 피부 증상을 고민하며 외출을 꺼리기 쉽다. 약물요법의 필요성을 설명하고, 약 복용을 중단하지 않도록 지도하며, 불안을 해소하도록 돕는다.

5 간호 문제	간호 진단	간호 목표(간호 성과)
#5 과잉 불안과 지식 부족으로 적절한 치료를 계속할 수 없다.	비효과적 자기 건강관리 **관련 요인:** 지식 부족, 장애라는 생각, 무기력, 일반적으로는 효과가 없는 약물 치료 **진단 지표** □ 위험 요인을 감소시키는 행동을 할 수 없다. □ 건강 목표 달성에 효과적이지 않은 선택을 일상생활에서 계속한다.	⟨장기 목표⟩ 적절한 복약으로 최대의 치료 효과를 얻을 수 있다. ⟨단기 목표⟩ 질환이나 치료에 대해 이해하고, 투병 의욕을 저하시키지 않고 자기관리를 할 수 있다.

간호 계획	중재 포인트와 근거
OP 경과 관찰 항목 • 증상이 나타난 상황, 정도의 관찰 • 적절한 복약을 계속하고 있는가? • 생활 패턴 • 질병이나 치료의 인식, 이해 • 임신 희망 여부, 임신 계획	➡ 질환과 치료에 대한 이해 상황 확인 **근거** 질환이나 치료에 대해 이해하여 의료인과 조화를 이루면 최선의 치료 효과를 기대할 수 있을 뿐만 아니라 불안 해소로도 이어진다. ➡ **근거** 질환이나 약물이 산모와 아동에 미치는 영향을 정중하게 설명하고, 적절한 타이밍, 치료 내용의 일시적 변경 등을 의사와 상담한다.
TP 간호 치료 항목 • 의사의 지시에 따라 정확하게 약을 전달한다. **EP** 환자 교육 항목 • 질병이나 치료에 대한 설명 • 지속적인 통원 치료의 필요성 설명 • 부작용과 합병증, 재발 현상에 대한 설명 • 악화, 재발 예방 행동에 대한 설명 • 임신 조절에 대한 정보 제공	➡ **근거** SLE는 장기 관해 도입을 목표로 약물 치료를 하지만, 양 조절이 어렵고 부작용 증상이 나타날 위험이 높다는 것을 미리 환자·가족에게 설명한다.

<table>
<tr><td>

6 | 간호 문제

#6 안락의 변화, 의욕 저하 등으로 자발적인 자기 관리를 유지·향상시킬 수 없다.

</td><td>

간호 진단

자기관리 부족 증후군
관련 요인: 통증, 근력 저하
진단 지표
☐ 식사에 대한 자기관리 부족
☐ 목욕에 대한 자기관리 부족
☐ 착탈의에 대한 자기관리 부족
☐ 배설에 대한 자기관리 부족
☐ 도구 사용에 대한 자기관리 부족

</td><td>

간호 목표(간호 성과)

〈장기 목표〉 일상생활을 재정비하여 주체적으로 생활할 수 있다.
〈단기 목표〉 주체적이며 안전한 자기관리 방법을 익힐 수 있다.

</td></tr>
</table>

간호 계획

OP 경과 관찰 항목
- 통증과 저림의 유무, 정도
- ADL 활동 상황
- 근력 저하의 유무, 정도
- 표정, 태도

- 질병과 치료에 대한 수용
- 자기관리 방법 습득의 방해 요소

TP 간호 치료 항목
- 근력 회복을 위한 운동
- 통증 등이 있는 경우 의사의 지시에 따른 약 복용
- 필요한 경우 ADL을 돕는다.

EP 환자 교육 항목
- 급성기를 벗어나면 체력 회복에 주력해 조금씩 생활을 재구축하도록 한다.
- 자기관리 방법 습득에 방해가 되는 요소를 파악하고 해결책을 함께 연구한다.

중재 포인트와 근거

⇒ 급성기를 지나면 적극적으로 자기관리를 하도록 한다. 근거 진단, 치료의 시작으로 생활 패턴이 흐트러지기 때문에 급성기를 지나면 가능한 자립하도록 하고, 일상생활을 다시 구축해나갈 수 있도록 돕는다.
⇒ 근거 자기관리를 잘하기 위한 기반이 된다.

<table>
<tr><td>

7 | 간호 문제

#7 활동 제한이나 의욕 저하로 사회적 접촉이 감소하고 존재 가치가 저하된다.

</td><td>

간호 진단

사회적 고립
관련 요인: 건강 상태 변화, 정신 상태 변화
진단 지표
☐ 외부와 떨어져 혼자 생활한다.
☐ 질병

</td><td>

간호 목표(간호 성과)

〈장기 목표〉 본래 맡았던 사회적 역할을 담당할 수 있다.
〈단기 목표〉 사회적인 접촉의 중요성을 인식하고 일상생활에 연계할 수 있다.

</td></tr>
</table>

간호 계획

OP 경과 관찰 항목
- 증상이 나타난 상황, 정도의 관찰
- 환자의 질환과 치료에 대한 인식 확인
- 의욕
- 본래의 사회적 역할
- 환경, 생활 배경

TP 간호 치료 항목
- 환자의 생각을 경청하고, 대처방법을 검토한다.

중재 포인트와 근거

⇒ 가정과 사회에서의 역할을 확인하고 가능한 범위에서 계속할 수 있도록 돕는다. 근거 질환을 이유로 일을 그만둘 필요 없이, 역할을 계속하여 보람과 의욕을 유지하도록 한다. 필요에 따라 라이프스타일을 고려해 역할을 계속할 수 있는 방법을 연구한다.

- 질병으로 인한 제한을 이해하고, 가능한 범위에서 역할을 할 수 있도록 한다.
- 초조하고 불안한 마음을 배려하면서 사회적 역할을 서서히 해나갈 수 있도록 페이스를 조절한다.

◐급성기는 직장과 가정에서의 중요한 역할은 되도록 일시적으로 보류하고, 관해기에 다시 역할을 할 수 있도록 한다.

8 간호 문제	간호 진단	간호 목표(간호 성과)
#8 환자·가족이 질병과 치료에 대한 불안, 인생 설계 재구성에 관한 고민을 갖고 있다.	**불안** **관련 요인:** 건강 상태의 변화, 건강 상태, 경제 상황에 대한 걱정, 일반적으로는 효과가 없는 약물요법 **진단 지표** □ 인생의 사건(라이프 이벤트) 변화에 따른 걱정을 표현한다. □ 괴로움, 두려움 **무력감** **관련 요인:** 질병과 관련된 치료 계획 **진단 지표** □ 이전과 같은 활동을 할 수 없는 데 대한 불만, 실망을 표현한다. □ 역할 수행에 관한 의문을 표명한다.	〈장기 목표〉 환자·가족의 불안이 완화되고 심신이 안정된 가정생활을 준비할 수 있다. 〈단기 목표〉 정신적 안정을 유지하고, 치료를 계속할 수 있다.

간호 계획 / 중재 포인트와 근거

OP 경과 관찰 항목
- 질병과 치료에 대한 수용
- 표정, 언행, 태도, ADL, 활동 상황
- 수면이나 식사 섭취 상황
- 성격
- 치료 효과
- 장기 투병 생활에 의한 의욕 저하가 일어나고 있는지 관찰한다.

◐심리 상태의 변화를 간과하지 않는다. 근거 불치병인 것, 때로는 심각한 부작용을 일으키는 스테로이드제, 면역 억제제가 치료의 주가 되는 것, 장래에 대한 불안, 인생 설계 재구성 등 환자·가족은 심리적·경제적으로 부담을 느끼기 쉽다.

◐가족의 불안 요소를 확인한다. 근거 가족들은 들은 적도 없는 질환을 가진 환자를 어떻게 대하면 좋은지, 자신들이 할 수 있는 일은 무엇인지 등을 고민하는 경우가 많다.

TP 간호 치료 항목
- 환경 정비
- 필요하면 의사의 지시에 따라 약을 투여한다.

EP 환자 교육 항목
- 환자·가족에게 질병에 대해 알기 쉽게 설명한다.

◐효과적인 사회자원을 활용할 수 있게 한다. 근거 사회적 지원에 대한 정보를 몰라 요구하는 경우가 있다.

- 필요 시 환자 모임이나 또래 상담기관 등을 소개한다.
- 재충전하도록 한다.
- 불안을 표출하도록 한다.

◐환자·가족에게 정보를 제공한다. 근거 지식을 갖추면 불안 해소로도 연결되며, 같은 고민을 하는 환자 그룹에 참가하여 심리적 지지를 받도록 한다.

◐생활상의 주의사항을 포함하여 설명한다. 근거 질환에 대한 이해는 복용 준수의 향상뿐만 아니라 불안 해소로도 이어진다.

병기 · 병태 · 중증도별 관리 포인트

【활동기】SLE의 활동기는 증상의 고통뿐 아니라 진단 및 재발의 충격이 더해져, 질병이나 치료에 대한 설명을 들어도 받아들이기 어렵다. 또한 환자에게 무서운 이미지가 있는 면역 억제제나 부신 피질 호르몬 제제(스테로이드제) 같은 약이 치료의 주가 되기 때문에 불안도 크다. 이 시기는 환자의 신체적 고통을 완화하는 동시에, 시기적절하게 질환과 치료에 대한 이해를 하는 것이 중요하다.

【관해기】약물의 효과가 나타나 질환 활동성이 억제되면 보통의 일상생활을 할 수 있도록 도움을 준다. 자외선이나 감염증, 피로 등의 악화 요인을 확인하고 질환과 함께하는 라이프스타일이나 인생 설계를 재구성하여 다시 본래의 역할을 해나갈 수 있도록 자기관리 방법을 함께 연구한다. 임신, 출산 등을 위해 약 복용 조정이 필요한 경우는 빨리 의사와 상담하도록 하고. 예상치 못한 질병의 악화나 부작용이 나타나는 경우 통원, 약물 지속의 중요성을 설명한다. 불안은 조기에 완화하도록 돕는다. 질환의 활동성이 좀처럼 억제되지 않거나 재발을 반복하면 부작용이나 합병증이 나타남에 따라 활동 제한이 확대된 경우, 불안과 초조가 심해지고 의욕도 저하하기 쉽다. 이때는 환자에게 맞는 약의 종류나 양을 판별할 때까지, 또한 부작용과 합병증이 완화 · 개선될 때까지 기분의 변화를 보면서, 사회자원을 활용과 QOL 저하 예방에 노력하는 것이 중요하다.

간호 활동(간호 중재) 포인트

진단 · 치료에 중재, 치료 약에 대한 인식 파악
- 치료 목적을 이해하고, 안전하고 올바르게 약 복용을 할 수 있는지 확인한다.
- 나타날 수 있는 부작용의 특징을 이해하고, 조기 발견에 노력한다.

자기관리에 대한 지원
- 자외선이나 과로, 스트레스 등 질환을 악화시키는 요인을 인식하고, 악화 행동을 하지 않도록 하며 함께 대책을 강구한다. 쉽게 감염되는 상태임을 이해하고 손 씻기, 양치질, 마스크 착용 등 감염 대책이나 청결 유지에 유의하도록 지도한다.

환자 · 가족의 심리 · 사회적 문제에 대한 지원
- 환자 · 가족에게 질병 치료에 대해 알기 쉽게 설명하고, 불안을 해소하도록 돕는다.
- 특정 질환의 의료비 조성 등 사회자원의 신청방법을 설명하고 활용하도록 한다.
- 환자 모임 등을 소개하고, 고민을 나누고 함께 학습할 수 있는 공간에 대한 정보를 제공한다.

퇴원 · 요양 지도

- 환자 · 가족과 안정된 가정생활을 할 수 있도록 환경 정비를 돕는다.
- 규칙적으로 약 복용을 하도록 지도한다.
- 부작용이 나타난 경우에는 즉시 연락하도록 지도한다.
- 장시간 경과 질환임을 이해하도록 하고, 지속적으로 내원하도록 제의한다.
- 만월양안모나 여드름 등 치료제의 부작용과 탈모, 피부 발진 등 피부 증상으로 인한 외모 변화에도 배려한다.
- 휴식과 활동의 균형을 잡고 QOL을 유지하도록 함께 대책을 생각한다.
- 사회적인 접촉을 다양한 형태로 계속하도록 하고, 가능한 몸을 움직이도록 지도한다.

43 전신성 홍반성 루프스(SLE)

평가 포인트

간호 목표 달성도

- 약효 시간을 이해하고 그 시간에 맞추어 독립적인 ADL을 할 수 있는가?
- 수면 장애 없이 ADL을 할 수 있는가?
- 부작용이 나타났을 때에는 조기에 대응할 수 있는가?
- 적절한 약 복용으로 최대의 치료 효과를 얻을 수 있는가?
- 환자·가족의 불안이 완화되고 심신이 안정된 가정생활을 준비하고 있는가?

병인·악화 요인

원인 불명
유전적 요인(HLA 이상), 바이러스 감염, 자외선, 스트레스, 호르몬 이상(에스트로겐, 프로락틴의 활성화) 등이 원인·동기라고 추정한다.

병태

자가 항체 생산

세포성 면역 이상(T세포 기능 이상)

면역 복합체 생성, 조직에 침착, 보체 활성화

조직 장애, 세포 파괴

증상

전신성 염증(전신의 결합 조직에 발생하는 염증)

【전신 증상】
발열, 피로, 체중 감소

【혈액 이상】
백혈구 감소
혈소판 감소
용혈성 빈혈

RC: 출혈 경향
#2 소모성 피로
감염 위험 상태
활동 내성 저하

【신장 병변】
단백뇨, 세포성 원주, 부종
↓
네프로제증후군
신부전(루프스 신염)

【소화관 증상】
구역질·구토, 복부 통증, 속쓰림, 하혈
↓
루프스 간염, 장관 허혈

【신경 증상】
우울 상태, 신경증, 기억 장애, 피해망상, 의식 장애, 경련(CNS 루프스)

#2 불면증
#7 사회적 고립
자기 개념 혼란

RC: 부종
배뇨 장애

【피부 증상】
나비 모양 홍반, 원판상 발진 햇빛 과민성, 탈모, 손톱 주위 붉은 반점, 동상 같은 홍반, 레이노 현상

#1 안락 장애
#3 피부 통합성 장애
#4 신체 이미지 혼란

【호흡기 증상】
폐 고혈압, 흉막염

【순환기 증상】
심막염(내외), 심근염

【관절·근육 증상】
관절통, 대퇴골두 괴사, 근력 저하, 근육통

RC: 호흡곤란
급성 통증

다른 질환과의 구별

진단·검사

문진·진찰
현재 병력, 과거 병력, 가족력 청취
안면, 몸의 홍반·피부 발진
전신 증상의 출현 상황

검사
혈액 검사(백혈구, 적혈구, 혈소판, 항핵 항체, 항 DNA 항체, 혈청 보체 수치 등), X선 검사, 소변 검사

치료·간호

기초요법
휴식, 수면, 영양

약물요법
스테로이드 면역 억제제(중증 시 펄스 요법)

학습 지원
질병 및 치료, 자기관리, 임신, 출산 등에 대한 교육

환경 조성
가족 간의 조정 추진
사회자원 활용
(공공 부담 제도 등)

#5 비효과적 자기 건강관리
#6 자기관리 부족 증후군
#8 불안
#8 무력감

RC: 약물의 부작용, 합병증 발생으로 인한 고통
약물의 부작용(감염증 악화·유발, 위궤양, 당뇨병, 정신 이상, 급성 부신부전, 혈압 상승, 혈청 콜레스테롤 상승, 골다공증, 혈전증, 스테로이드 근육 병증, 백내장, 녹내장, 식욕 증진, 월경 이상, 만월양안모, 다모, 여드름, 두통, 불면증 등)

43
전신성 홍반성 루프스(SLE)

44 다발성근염·피부근염

고마노 유키코·미야사카 노부유키

눈으로 보는 질환

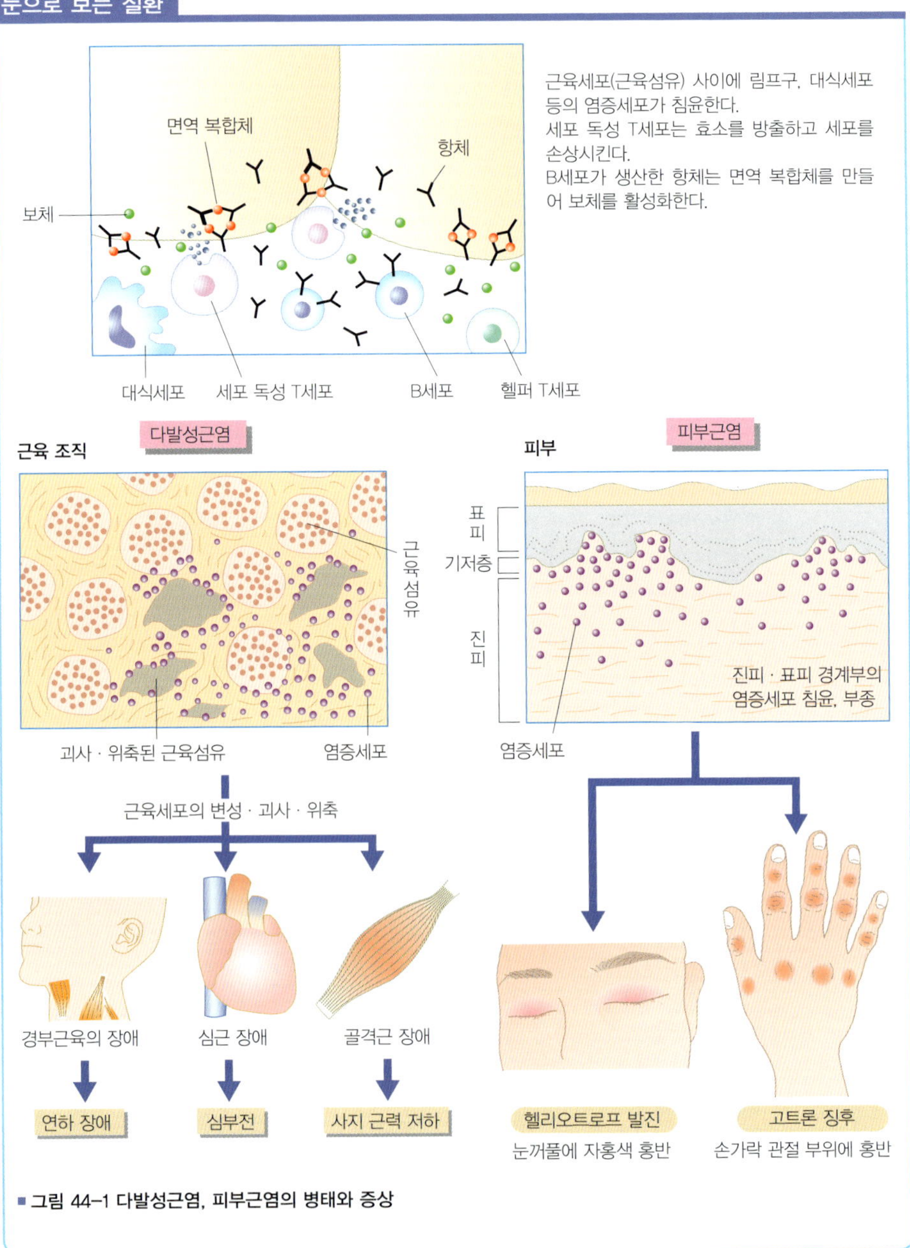

■ 그림 44-1 다발성근염, 피부근염의 병태와 증상

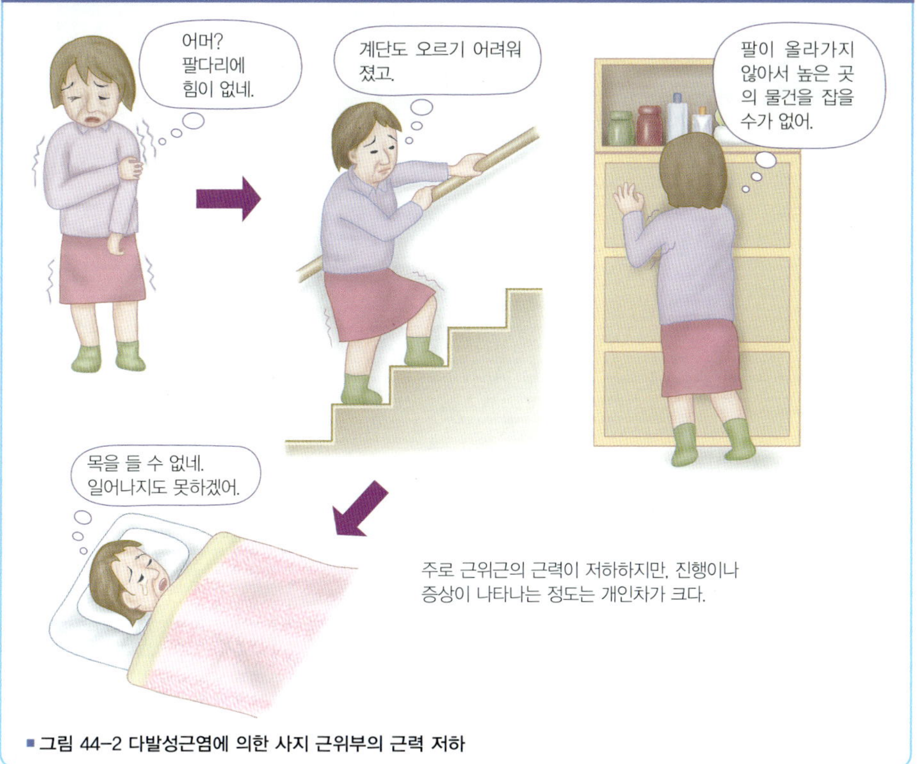

■ 그림 44-2 다발성근염에 의한 사지 근위부의 근력 저하

병태 생리

▌**다발성근염과 피부근염은 근육과 피부에 만성 염증을 일으키는 면역 질환이다.**

- 근육세포의 변성·괴사·위축이 팔·허벅지 등의 사지 근위근과 목근육·호흡근육·심근에 생긴다. 그 결과 사지 근력 저하, 연하 장애, 호흡 장애 등이 발생한다.
- 피부근염(dermatomyositis: DM)은 표피·진피 경계부에 염증세포 침윤, 부종, 기저층의 액상 변성(기저 세포의 변성, 탈락) 등이 생기고, 헬리오트로프 발진이나 고트론 징후 등 특징적인 피부 병변을 일으킨다.
- 다발성근염(polymyositis: PM) 피부근염의 40~50%로 간질성 폐렴을 일으킨다. 폐포는 모세혈관에 많고, 가스 교환에 중요한 역할을 하고 있다. 간질성 폐렴은 폐포 벽이 세포 침윤, 간질의 증식으로 두꺼워지기 때문에 충분한 가스 교환을 할 수 없게 되어 호흡곤란, 기침, 저산소혈증이 생긴다.

병인·악화 요인

- 본래 면역 체계는 신체를 세균이나 바이러스 감염으로부터 보호하기 위해 기능한다. 그러나 다발성근염, 피부근염 환자에게는 근육이나 피부 등의 자신이 면역 체계의 대상이 되어 조직 장애를 일으킨다. 유전자 소인, 바이러스 감염 등이 발병에 관여하는 것으로 추정되고 있다.
- 과로, 심신 스트레스, 감염증, 자외선 노출 등은 증상을 악화시키므로 피한다.

1. 진단 기준 항목
(1) 피부 증상 　(a) 헬리오트로프 발진: 양쪽 또는 한쪽의 눈꺼풀 부위에 자홍색 부종성 홍반 　(b) 고트론 징후: 손가락 관절 부위의 과각화증과 피부 위축을 동반하고 자홍색 홍반 　(c) 사지 신측의 홍반: 팔꿈치, 무릎 뒤쪽 등에 가벼운 융기성 자홍색 홍반 (2) 상지 또는 하지 근위부의 근력 저하 (3) 근육의 자발적 통증 또는 파악 통증 (4) 혈청 중 근원성 효소(크레아틴 키나제 또는 알돌라아제) 상승 (5) 근전도의 근원성 변화 (6) 뼈 파괴를 수반하지 않는 관절염 또는 관절통 (7) 전신성 염증 소견(발열, CRP 상승 또는 ESR 항진) (8) 항Jo-1 항체 양성 (9) 근육 검사에서 근염의 병리 소견: 근육 섬유의 변성, 세포 침윤
2. 진단 기준 판정
피부근염: (1) 피부 증상의 (a)〜(c) 중 1항목 이상에 해당하며 경과 중 　　　　　 (2)〜(9) 항목 중 4항목 이상에 해당되는 것 다발성근염: (2)〜(9) 항목 중 4항목 이상에 해당하는 것
3. 감별 진단을 필요로 하는 질환
감염에 의한 근염, 약물 유발성 근이영양증, 내분비 이상에 기반한 근이영양증, 근디스트로피, 기타 선천성 근육 질환

(후생성 자가면역 질환 조사연구반, 1992)

역학 · 예후

- 유병률이 약 6/10만 명으로 드문 질환이다. 아동과 50세 이상의 중년들에게 많고, 남녀 비율은 1:2이다.
- 치료가 주효해도 근력 및 근위축성 회복에는 수개월이 걸린다.
- 피부근염에서 특히 노인은 악성 종양을 합병하는 경우가 많다.
- 간질성 폐렴, 기회 감염, 악성 종양이 직접 사인이 된다.

증상

다발성근염의 주요 증상은 대칭성의 사지 근위부 근력 저하이다. 피부근염은 특징적인 피부 발진이 인정되지만, 근육 증상을 나타내지 않는 경우도 있다.

- 허리, 엉덩이부, 허벅지, 어깨, 팔 등의 사지 근위부와 목 · 인두 · 후두 근육의 근력 저하가 서서히 일어난다. 근육통을 인정하는 경우도 있다. 팔을 올리거나, 계단을 오르내리거나, 바닥에서 일어나기 어려워진다. 발성 장애, 연하 장애를 일으킬 수도 있다.
- 피부근염에서는 손가락 관절의 과각화를 동반한 홍반(고트론 징후), 양쪽 눈꺼풀에 자홍색의 부종성 홍반(헬리오트로프 발진) 등이 인정된다(그림 44-1).
- 심근 장애로 인해 부정맥, 심부전을 일으킨다.
- 관절통, 관절염, 레이노 현상을 인정하는 경우도 있다.

진단 · 검사값(표 44-1)

사지 근위부의 근력 저하, 피부 증상, 혈청 중에 크레아틴 키나제, 알돌라아제, 유산 탈수소 효소, AST 등의 상승, 항Jo-1 항체 양성, 근원성 변화를 인정하는 근전도 소견, 근육 검사로 진단한다.

- 증상과 검사 소견보다 종합적으로 진단한다. 근위축증이나 갑상선기능 저하증 등 근력 저하를 일으키는 질환과 구별할 필요가 있다. 피부근염은 특징적인 피부 증상으로 진단된다(그림 44-1, 표 44-1).
- 합병증인 간질성 폐렴은 증상, 흉부 X선 검사, 흉부 CT 검사, (혈청)시알화 당쇄 항원 KL-6 수치 등으로 진단한다.

- ● 검사값
- ●혈액 검사로 근육 장애를 나타내는 지표, 크레아틴 키나제(CK), 알돌라아제, 유산 탈수소 효소 (LDH), AST 등의 상승이 인정된다.
- ●항핵 항체가 약 80%의 환자에서 양성이다. 최근에는 항Jo-1 항체 등 일부 다발성근염에 특이적 인 자가항체의 측정도 실시한다.
- ●근전도에서 자발적 활동성 항진, 낮은 진폭으로 지속 시간이 짧은 다상성 운동 단위 전위 등의 근 원성 변화를 확인한다.
- ●근육 MRI에서 근육의 염증, 부종이 나타난 병변의 분포를 알 수 있다.
- ●근육 검사에서 근섬유의 괴사 및 재생, 염증세포 침윤을 평가한다. 확정 진단에 필요한 검사이다.

합병증

- ●간질성 폐렴이 40~50%로 합병한다. 일할 때 호흡곤란, 기침이 난다. 특히 급속하게 진행되고 호 흡부전이 되는 예후 불량의 유형은 생명 예후에 관계된다.
- ●인두근육의 장애로 인해 연하 장애, 흡인성 폐렴을 일으킨다.
- ●위장, 폐, 대장, 난소 등 각종 악성 종양이 7~30%로 합병한다.

치료법

▌부신피질 호르몬 제제, 면역 억제제의 약물요법을 실시, 근염의 진정화, 근력 회복, 재발 방지를 목표로 한다.
- ●치료 방침
- ●근염 진정화, 근력 회복, ADL 개선을 최우선 목표로 하고 장기적으로는 재발 방지를 목표로 한다.
- ●첫 번째 선택 약으로 부신피질 호르몬 제제(스테로이드제)를 사용하고, 이에 저항성이 있는 경우 에는 면역 억제제를 병용한다. 그러나 면역 억제제는 보험 적용 외로 사용된다.
- ●근력 회복은 환자의 건강 상태에 따라 다르다. 심한 경우나 진단 시 근육 위축이 현저한 경우 근원 성 효소(크레아틴 키나제, 알돌라아제, LDH, AST 등)의 회복보다 훨씬 늦다. 또한 스테로이드제 에 의한 근육 위축(스테로이드 근육증)이 치료 중에 생기는 경우도 많다. 이것들을 고려하면서 스 테로이드 양의 감량과 병용하는 약(면역 억제제)의 필요성을 검토한다.
- ●약물요법
- (Px 처방 예) 성인 발병의 전형적인 다발성근염 · 피부근염에 대해
- ●프레드닌정(5mg) 1회 2~4정 1일 3회 아침 · 점심 · 저녁 식사 후 ← 부신피질 호르몬 제제
※4~6주간 투여 후 1~2주마다 1~2알씩 감량한다.

■ 표 44-2 다발성근염, 피부근염의 주요 치료제

분류	일반명	주요 상품명	약의 효과 메커니즘	주요 부작용
부신피질 호르몬 제제 (스테로이드)	프레드니솔론	프레드닌, 프레드니솔론, 프레드항	염증 및 면역 억제	감염증, 고혈당, 혈압 상승 등
	메틸 프레드니솔론 호박산 에스텔나트륨	설 · 메토롤	스테로이드 펄스 치료에 이용한다. 매우 강력한 작용으로 염증 및 미세 면역 억제	
면역 억제제	시클로스포린	네오랄, 산디문	T세포의 기능 억제	감염증, 신장 기능 장애, 혈압 상승, 고혈당 등
	타크로리무스 수화물	프로그라프		
	아자티오프린	이무란, 아자닌	림프구 기능 억제	감염증, 혈구 장애, 간 장애
대사 길항제	메토트렉세이트	메토트렉세이트	엽산 대사를 대항하는 림프구의 기능 억제	감염증, 위장 장애, 간 장애

44

다발성근염 · 피부근염

Px 처방 예 심한 경우는 1)의 스테로이드 펄스 요법을 시행 후에 2)를 시작한다.

1) 설 · 메토롤주(40 · 125 · 500 · 1,000mg) 1일 1g 정맥 주사 3일간(보험 적용 외) ← 부신 피질 호르몬 제제

2) 프레드닌정(5mg) 1회 2~4정 1일 3회 아침 · 점심 · 저녁 식사 후 ← 부신피질 호르몬 제제

Px 처방 예 급성 및 아급성 간질성 폐렴을 합병하는 경우에는 보험 적용 외이지만 1)에 추가하여 2), 3) 면역 억제제 중 하나를 조기부터 투여한다.

1) 프레드닌정(5mg) 1회 2~4정 1일 3회 아침 · 점심 · 저녁 식사 후 ← 부신피질 호르몬 제제

2) 네오랄 캡슐(50mg) 1회 1~2 캡슐 1일 2회 아침 · 저녁 식사 후(보험 적용 외) ← 면역 억 제제

3) 프로그라프 캡슐(1mg) 1회 1~2 캡슐 1일 2회 아침 · 저녁 식사 후(보험 적용 외) ← 면역 억 제제

Px 처방 예 스테로이드 저항성의 다발성근염 · 피부근염에 대해 유효하다.

• γ 글로불린 400mg/kg/일 정맥 주사 5일간 ← 면역글로불린 제제

Px 처방 예 스테로이드 요법 저항의 경우는 다른 하나의 면역 억제제를 병용한다. 투여량은 치료 효과 와 부작용에 주의하면서 조절한다.

• 네오랄 캡슐(50mg) 1회 1~2캡슐 1일 2회 아침 · 저녁 식사 후(보험 적용 외) ← 면역 억제제

• 메토트렉세이트정(2.5mg) 1회 1~2정 주 3회 복용(예: 일요일 아침 · 저녁 식사 후, 월요일 아 침 식사 후, 보험 적용 외 ← 대사 길항제

※1주에 1~2일만 간헐적 투여를 해야 한다.

• 이무란정(50mg) 1회 1정 1일 1회 아침 식사 후 ← 면역 억제제

● 물리 치료

• 급성기에는 침상 안정이 필요하지만 관절 구축 예방을 위해 타동적 굴신 운동을 한다. 근염이 가 라앉은 후에는 폐용성 근육 위축을 방지하기 위해 근력 회복을 위한 재활을 실시한다.

다발성근염 · 피부근염의 병기 · 병태 · 중증도별 치료 순서도

| 급성기 | 근염의 진정화 | 회복기 |

◆약물요법 부신피질 호르몬 제제 대량 투여

서서히 감량

부신피질 호르몬 제제의 효과 부족 또는 조기 감량이 바람직한 경우

면역 억제제

◆물리치료 | 관절 구축의 예방 | 근력 유지 | 근력 회복 |

◆합병증 치료

간질성 폐렴   { 약물요법(근염과 마찬가지로 부신피질 호르몬 제제가 중심)
              산소요법 }

흡인성 폐렴   항생제 투여

◆부신피질 호르몬 제제의 부작용에 대한 경과 관찰

기회 감염, 위장 장애, 고혈압, 고혈당, 불면증 등

다발성근염 · 피부근염 환자의 간호

히라마쓰 노리코

간호 과정 순서도

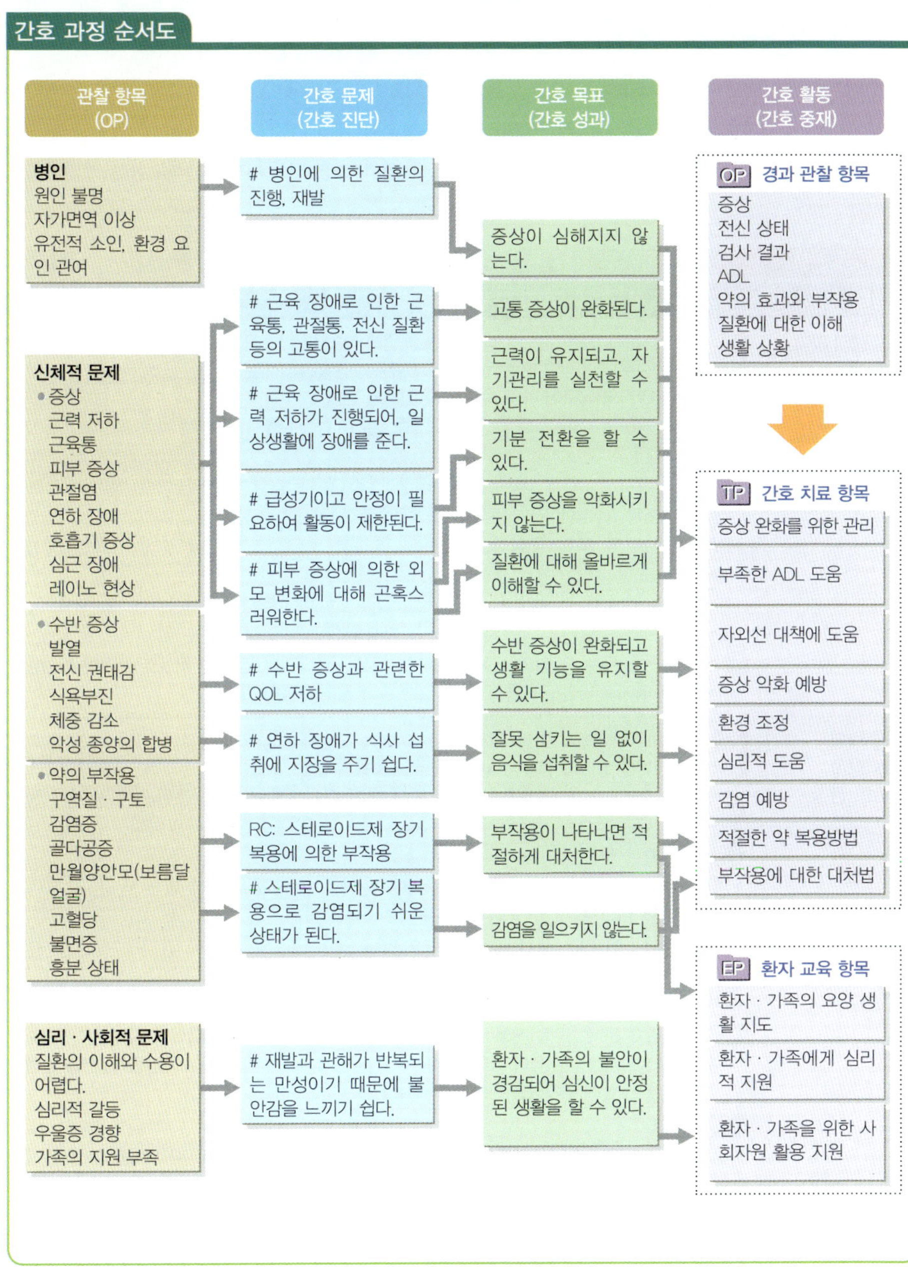

44

- 증상은 근력 저하가 주이고 피부 발진, 장기 증상이 광범위하기 때문에 고통의 완화를 위해 치료하고, 지장을 받는 ADL을 돕는다. 개인에 따라 증상이 다르기 때문에 지장을 받는 상황을 구체적으로 파악하고 자기관리 부족을 보충한다.
- 부신피질 호르몬 제제(스테로이드제) 등의 약물 치료가 기본이 된다. 약 복용의 유의점(시간·용량 엄수, 부작용의 출현·정도 등), 부작용에 대한 대처법을 이해하고, 좋은 효과를 얻을 수 있도록 돕는다.
- 장기간에 걸쳐서 일진일퇴를 반복한다. 건강 상태를 보면서 생활과 일의 대처방법에 대해 함께 생각하고, 그때그때 상태에 따라 최선의 방법을 환자 자신이 발견해나갈 수 있도록 심신 양면으로 돕는다.

Step1 영향 평가	Step2 간호 초점	Step3 계획	Step4 실시	Step5 평가

정보 수집	평가 관점과 근거·잠재적 간호 문제
전신 상태 파악, 질병·치료의 이해 정도 파악	증상은 서서히 나타나지만, 자각 증상은 개인에 따라 다르다. 우선 환자의 호소에 귀를 기울여 구체적으로 지장받고 있는 상황을 이해한다. 생활에 미치는 영향을 신체적, 심리적으로 파악하여 환자의 요구에 따라 치료할 수 있도록 한다. - 전신 상태를 파악하고 호흡 상태, 통증, 발열 등 가장 우선해야 하는 관리를 찾아낸다. - 권태감, 피로감, 경직, 식욕부진, 체중 감소 등의 증상이 나타날 수 있기 때문에 신체 기능과 ADL에 미치는 영향을 파악한다. - 검사 데이터와 모든 증상을 연결하여 병기를 파악함으로써 적절한 치료를 제공할 수 있다. - 환자에게 필요한 검사와 치료를 받으라는 지시를 어떻게 받아들이고 있는지, 궁금해하는 것은 없는지 파악하는 것이 필요하다. Q 잠재적 간호 문제 : 증상의 진행 다양하고 서서히 나타난다./검사와 치료로 불안이 증가한다./근육 장애로 인한 근육통, 관절통, 전신 증상 등의 고통이 있다.
증상 부위, 출현 상황, 정도의 관찰	증상이 어느 부위에서 어떻게 나타나고, 어느 정도인지 관찰한다. 증상의 상태나 정도를 파악하여 병기를 알아야 적절한 치료·간호 계획을 수립할 수 있다. - 다발성근염의 초기 증상으로 근육 장애가 많다. 주로 사지의 근위근에 장애가 생겨 좌우 대칭성으로 근력 저하가 나타난다. 가끔 근육통을 동반한다. 또한 경부 굴곡근 부위에도 발생하기 쉽다. - 피부근염의 경우에는 근육 증상 이외에 눈꺼풀 부위의 부종상 피부 발진, 손가락 관절 구진 등의 특징적인 피부 병변이 보인다. - 근육·피부 이외의 장기에 병변이 일어나 30~40%의 비율로 간질성 폐렴을 합병하는 경우가 많다. 또한 악성 종양의 합병 빈도도 높다. - 근력 저하가 진행되어 크레아틴 키나제 수치의 상승이 보이는 시기는 급성기이다. Q 잠재적 간호 문제 : 근육 장애로 인한 근력 저하가 진행되어 일상생활에 지장을 준다./근력 저하로 인해 낙상의 위험이 있다./급성기이고 안정이 필요하여 활동이 제한된다./연하 장애로 인해 식사 섭취에 지장을 일으키기 쉽다. **근육 증상** - 초기 증상으로 사지에 좌우 대칭의 근력 저하가 많이 보인다. 의도적으로 움직이는 수의근(횡문근)에 염증이 생기기 때문에 근육통, 근력 저하가 생긴다. 몇 주~몇 개월에 걸쳐 진행되고 체간부에 가까운 근위근에 발생한다. 이외에도 목 근육(흉쇄유돌근 등)과 인두 근육에도 장애가 일어나기 쉽다. - 팔을 들어올리기 힘들고 악력 저하, 하지 보행의 어려움, 잠자리에서 일어나기, 계단을 오르기, 바닥이나 의자에서 일어서기, 높은 곳에서 물건을 내리기 등의 동작이 어려워진다.

	● 경부굴근군이 저하하면 머리를 들어올릴 수 없다. 저작근의 근력 저하에 따른 개구 장애와 인두근 장애는 연하 장애, 발성 장애를 보인다. ● 급성기는 근력 저하가 급속히 진행되어 일상생활이나 업무에 지장을 준다. ● 스테로이드제 장기 투여로도 근위근력 저하가 나타난다. 그러나 크레아틴 키나제는 기준값 범위 내이다. 🔍 잠재적 간호 문제 : 근력 저하 및 근육통에 의한 신체적 고통이 있다./ADL이 어렵다./연하 장애 **전신 증상** ● 발열(고열은 드물게 나타남), 식욕부진, 체중 감소, 전신 권태감, 관절통 등의 전신 증상을 수반하는 경우가 많다. 🔍 잠재적 간호 문제 : 전신적인 증상이 겹쳐 고통이 있다./체력 소모/일상생활 지장/불안 **피부 증상** ● 피부근염은 손가락, 손등, 다른 관절부 신측에 자홍색의 각질 홍반(고트론 징후)이 보이며, 가려움을 동반하고, 눈꺼풀 양쪽에 생기는 적자색의 부종성 홍반(헬리오트로프 발진)이 특징적으로 보인다. ● 홍반은 주로 눈꺼풀, 이마, 뺨, 목, 흉부 앞, 사지, 손가락 관절의 신전 쪽, 손톱 주변에 생기기 쉽다. ● 만성 경과를 따라 홍반 부위는 색소 침착 · 색소 탈색으로 인해 피부 표면이 위축된다(다형 피부 위축). ● 염증이 심하면 햇빛 과민, 석회 침착, 궤양, 물집 등이 생긴다. 🔍 잠재적 간호 문제 : 전신에 걸친 피부 장애로 신체적 고통이 있다./피부 증상에 따른 외모 변화로 곤혹스러워한다./사회적인 활동에 의욕 저하가 일어난다. **폐 병변** ● 합병증으로 간질성 폐렴은 약 40~50% 로 보이며, 심각해지기 쉽고 사망률이 높다. ● 건성기침, 발열, 호흡 장애, 호흡곤란 등의 증상에 주의한다. ● 호흡 증상의 징후가 있으면, 흉부 X선 검사에서 확인할 수 있다. 🔍 잠재적 간호 문제 : 호흡 장애의 합병으로 인해 호흡곤란 등의 고통이 있다./일상생활에 지장을 준다. **관절 증상** ● 사지 관절부에 대칭 다발성 관절염이 약 30%로 생긴다. 관절통을 수반하지만 관절 변형이나 파괴는 볼 수 없다. 🔍 잠재적 간호 문제 : 관절염, 관절통에 의한 신체적 고통이 있다./일상생활에 지장을 준다. **레이노 현상** ● 추운 날씨에 손이 하얗고 차가워지면서 저리는 증상이 약 20~30%로 보이지만, 경증인 경우가 많다. 🔍 잠재적 간호 문제 : 레이노 현상에 의한 신체적 고통이 있다./일상생활에 지장을 준다. **악성 종양** ● 약 30%의 비율로 악성 종양의 합병을 보인다. 다발성근염보다 피부근염에 합병 비율이 높다. ● 폐, 위, 유방, 자궁, 대장, 전립선의 악성 종양, 림프종 등 다방면에 걸쳐 보인다. ● 악성 종양의 치료를 통해 모든 증상이 개선되는 경우가 많다. 🔍 잠재적 간호 문제 : 악성 종양의 합병에 따른 건강 상태의 악화
약의 효과 · 부작용 관찰	약물요법으로 증상이 어느 정도 완화되고 있는지, 검사 데이터에 나타나 있는지 파악한다. 약물요법의 중심은 스테로이드제이며, 약 복용 상황이나 부작용에 대해 주의 깊은 관찰이 필요하다. 특히 부작용이 나타나면 조기에 대처할 수 있도록 환자의 자기관리 상황을 확인하면서 구체적으로 관찰한다. ● 약물요법을 적용한 뒤 증상이 어떻게 변화하고 있는가? ● 크레아틴 키나제 등의 검사값의 변화가 어떻게 추이되고 있는가?

	●환자가 약물 치료의 필요성을 받아들이고 약 복용(1회량, 시간, 횟수, 계속)을 제 대로 실시할 수 있는가? ●약의 부작용(스테로이드) 출현: 소화기 증상, 감염증, 골다공증, 만월양안모, 고 혈당,피하 출혈, 불면증, 흥분 증상 등 ●부작용에 대한 대처방법을 어떻게 이해하고 있는가? 🔍 공동문제 : 스테로이드 장기 복용으로 인한 부작용 🔍 잠재적 간호 문제 : 복약 준수 저하/스테로이드 장기 복용에 의해 감염되기 쉬운 상태에 있다.
환자 · 가족의 심리 · 사회적 측면 파악	발병 후 경과가 길고 재발과 회복을 반복하여 만성으로 추이하기 때문에 심리 · 사회적인 상태는 관해기의 유지 및 증상의 악화에도 크게 영향을 준다. 환자 혼자서 극복하는 것은 어려운 일이며 가족의 지지, 주위의 지원 체계가 필요하다. 우선 구체적으로 환자 · 가족의 기대를 이끌어내면서 접근해간다. ●환자 · 가족의 건강 상태에 대한 인식, 심리적 갈등은 어떤 것인지 파악한다. ●환자가 당면한 생활, 사회활동에서 구체적인 문제를 제시하고 대책을 연구한다. ●환자가 살아가는 데에서 지주나 원하는 것을 파악한다. ●가족의 이해와 도움의 가능성은 어느 정도인지 파악하고 의논할 기회를 마련한다. ●통증과 기능 장애에 대한 고통, 자립 및 예후에 대한 불안, 일이나 가사에 대한 문제를 파악하고 돕는다. ●재발 시 심리적 도움의 필요성, 관해 시 생활과 구체적인 사회 참여의 방법을 검토한다. 🔍 잠재적 간호 문제 : 재발과 관해를 반복하여 만성으로 경과하기 때문에 불안이 크다./심리적 갈등/미래에 대한 불안/사회적인 고립감 증대
사회자원 활용 파악	퇴원 후의 생활을 재구축하기 위해서는 환경 조정, 의료 · 복지 제도의 활용이 필요 불가결하다. 환자 · 가족이 원하는 것을 분명하게 제시한다. ●신체장애자 수첩의 신청, 특정 질환에 대한 의료 제도를 이용하도록 한다. ●의료비의 자기 부담의 일부 또는 전액 공비 부담의 가능성이 있는지 등 정보를 제공한다. ●환자 모임(예: 교원병우회)을 소개하거나 정보를 제공한다. 🔍 잠재적 간호 문제 : 투병 의욕 저하/요양 생활을 유지하기 위한 자원 부족

Step1 영향 평가	Step2 간호 초점	Step3 계획	Step4 실시	Step5 평가

간호 문제 리스트

RC: 스테로이드 장기 복용으로 인한 부작용
#1 근육 장애로 인한 근육통, 관절통, 전신 증상 등의 고통이 있다(인지−지각 패턴).
#2 근육 장애로 인한 근력 저하가 진행되어 일상생활에 지장을 주고 있다(활동−운동 패턴).
#3 급성기이고 안정이 필요하므로 활동이 제한된다(활동−운동 패턴).
#4 스테로이드 장기 복용으로 감염되기 쉬운 상태에 있다(영양−대사 패턴).
#5 피부 증상으로 인한 외모 변화에 곤혹스러워하고 있다(자기 인식 패턴).
#6 연하 장애가 있어 식사 섭취에 지장을 일으키기 쉽다(영양−대사 패턴).
#7 재발과 회복을 반복하여 만성으로 경과하므로 불안이 크다(자기 인식 패턴).

간호의 우선순위 지침

●재발과 회복을 반복하면서 만성 경과를 추적한다. 나타나는 증상도 다방면에 걸쳐 개인차가 있기 때문에 먼저 고통을 완화하고 자기관리가 부족한 ADL 양상을 돕는다. 스테로이드 치료가 중심이며, 약물의 효과와 함께 다양한 부작용에 유의한다. 또한 장기 요양에 따라 사회 활동에 대한 의욕이 저하되기 때문에, 난치병 환자와의 연계나 의욕을 잃지 않게 돕는 활동이 필요하다.

공동 문제

RC: 스테로이드 장기 복용으로 인한 부작용

간호 목표(간호 성과)

〈**장기 목표**〉 부작용이 나타나도 적절히 대처하고 조절한다.

〈**단기 목표**〉 스테로이드의 부작용을 조기에 발견한다.

간호 계획

OP 경과 관찰 항목

● 소화기 증상(구역질 · 구토), 호흡기 증상, 정신 질환, 골다공증, 만월양안모(보름달 얼굴), 체중 증가 등 특유의 부작용이 나타난 상황

TP 간호 치료 항목

● 처방대로 정확하게 복용하고 있는지 확인한다.

EP 환자 교육 항목

● 약 복용을 잊지 않도록 규칙적인 생활, 약물의 자기 관리를 지도한다.
● 골다공증을 예방하도록 설명한다.
● 균형 잡힌 식사의 필요성을 설명한다.
● 적절한 휴식을 취하는 방법을 지도한다.

중재 포인트와 근거

● 스테로이드의 부작용으로 어떤 증상이 나타나는지 구체적으로 설명하고, 조기 발견한다. **근거** 장기간 복용하거나 양이 많을 경우 갑자기 약 복용을 중단하면 부작용이 생기기 쉽다.

● 스테로이드의 치료 효과는 평균 혈중 농도를 24시간 동안 유지하여 발휘된다. **근거** 약물의 효과를 최대한 유지한다.

● 약 복용방법, 부작용의 주요 증상에 대해 환자뿐만 아니라 가족에게도 지도한다. **근거** 약 복용을 잊지 않도록 방지하며, 이는 부작용의 조기 발견으로 이어진다.
● 저지방, 고단백, 고칼슘, 유제품의 섭취를 명심한다. **근거** 스테로이드가 효과를 나타내고 조절 가능한 부작용이면 자기관리 행동으로 대처한다.

---

1 간호 문제	간호 진단	간호 목표(간호 성과)
#1 근육 장애로 인한 근육통, 관절통, 전신 증상 등의 고통이 있다.	**안락 장애** **관련 요인:** 염증성 근 · 골격계의 이상 **진단 지표** □ 통증 부위, 정도 □ 고통스런 얼굴 모양 □ 불쾌감 표출	〈**장기 목표**〉 ADL에 지장이 없을 정도로 고통을 줄일 수 있다. 〈**단기 목표**〉 안정을 유지하면 고통이 줄어든다는 등의 표현을 한다.

간호 계획

OP 경과 관찰 항목

● 전신 증상, 근육 증상의 출현 상황
● 통증의 정도 관찰
● 바이털 사인

TP 간호 치료 항목

● 근육통, 관절통일 때는 안정 보온을 유지한다.

● 안정을 유지할 수 있도록 환경을 정비한다.

● 신체의 청결 유지: 물수건으로 닦아서 깨끗이 하고, 탈의를 돕는다.
● 안락한 체위를 연구한다.

중재 포인트와 근거

● 증상은 개인에 따라 다르기 때문에 구체적으로 관찰하고 적절한 치료를 선택한다.

● 검사 데이터(백혈구 수, CRP, ESR, 크레아틴 키나제 등)의 추이와 관련성을 본다. **근거** 자각 증상과 검사 데이터를 연계하면 건강 상태를 파악하기 쉽다.

● 급성기에는 안정을 우선한다. **근거** 증상 악화를 방지한다.
● ADL에서 부족한 자기관리를 정확하게 취할 수 있도록 돕는다. **근거** 체력 소모를 최소화한다. 안심하고 치료에 전념할 수 있다.

• 지시에 따라 진통제, 해열제를 투여한다.

➡ 고통의 정도를 상세하게 관찰하고 필요 시에는 의사의 지시를 받는다. **근거** 환자에게 고통을 참지 않도록 설명한다.

 환자 교육 항목
• 안정이 필요한 시기는 지시대로 안정도를 지킨다.

➡ 안정을 유지하는 것이 건강 상태의 회복을 촉진한다는 점을 자각하도록 한다. **근거** 환자의 협조가 필요하다.

2 간호 문제	간호 진단	간호 목표(간호 성과)
#2 근육 장애로 인한 근력 저하가 진행되어, 일상생활에 지장을 받는다.	**신체 가동성 장애** **관련 요인:** 근육·골격계 이상, 구축, 체력이나 저항력 감퇴, 통증 **진단 지표** □ 보행의 변화 □ 체위 변환이 어려움 □ 자세의 불안정 □ 미세 운동 능력의 제한	〈장기 목표〉 근력이 유지되고 일상생활을 할 수 있게 된다. 〈단기 목표〉 1) 이동 및 보행 시 낙상 위험을 피할 수 있다. 2) 필요한 경우 도움을 받아 옷을 갈아입거나 용모를 단정히 할 수 있다.

간호 계획	중재 포인트와 근거
OP 경과 관찰 항목 • ADL의 자립도, 근력 저하의 부위와 정도 • 일상생활에 지장을 주는 부분 파악	➡ 크레아틴 키나제, 근육 검사 소견 등 검사 데이터의 추이를 보면서 관찰한다. **근거** 자각 증상과 검사값을 연계하면 건강 상태를 파악하기 쉽다. 재활의 시작 시기를 안다.
TP 간호 치료 항목 • 부족한 ADL을 돕는다. • 주변의 환경을 정비한다. • 스스로 입고 벗기 쉬운 옷을 선택한다. • 손이 닿는 범위에 옷과 미용 도구를 놓는다. • 필요에 따라 보조 기구를 이용하도록 지도한다.	➡ 특히 기립, 보행, 배설, 식사 등 부족한 ADL을 보충한다. **근거** 안정을 유지하기 위해 ADL을 도와 건강 상태의 악화를 방지하고, 회복 의지로 연결한다.
EP 환자 교육 항목 • 근력 저하로 인한 기능 장애를 개선하기 위한 재활을 지도한다. • 보조 기구의 사용법을 지도한다. • 재활 프로그램을 검토하고 계속하도록 격려한다.	➡ 통증이나 피로를 느끼지 않을 정도의 운동량으로 조절한다. **근거** 증상 악화를 방지한다. 환자에게 초조와 불안을 일으키게 하지 않는다. ➡ 긴 손잡이의 브러시, 물건을 집는 도구, 매직테이프, 지퍼 활용 **근거** 안정 시기에 보조적으로 사용하여 불편함을 줄일 수 있다. ➡ 적절하게 환자와 상담하면서 재활 프로그램을 만들고 격려한다. **근거** 환자가 서두르지 않고 계속할 수 있으며 증상에 맞게 운동량을 조절할 수 있다.

3 간호 문제	간호 진단	간호 목표(간호 성과)
#3 급성기이고, 안정이 필요하여 활동이 제한된다.	**기분 전환 활동 부족** **관련 요인:** 장기간 입원 치료로 기분 전환을 할 수 없는 환경 **진단 지표** □ 지루함과 관련된 단어를 사용한다. □ 항상 했던 취미 활동을 병원에서는 할 수 없다.	〈장기 목표〉 치료에 전념할 수 있고, 만족스럽게 기분 전환을 할 수 있다. 〈단기 목표〉 1) 급성기에는 건강 상태 악화를 방지하기 위해 안정을 유지할 수 있다. 2) 지루하다는 말과 행동, 태도를 보이지 않는다.

<table>
<tr><th>간호 계획</th><th>중재 포인트와 근거</th></tr>
<tr><td>

OP 경과 관찰 항목
- 표정, 말, 행동, 요양 태도

</td><td>

➡ 현재 상태에 대해 솔직하게 표현할 수 있도록 배려한다. **근거** 환자에게 고립감이 생기지 않도록 한다.

</td></tr>
<tr><td>

TP 간호 치료 항목
- 질병에 대한 올바른 지식을 얻을 수 있도록 조언한다.

- 기분 전환을 하도록 한다. 예를 들어 산책 등을 권유한다.

- 흥미를 갖고 현재 환경에서 실행 가능한 활동에 대해 환자와 이야기한다.

</td><td>

➡ 급성기와 만성기의 신체 활동에 대한 치료의 차이를 이해하고, 만성기에는 서서히 체력을 기르도록 한다. **근거** 투병 의지로 이어진다.

➡ 면회의 스케줄화, 독서, 음악 감상, TV · 라디오 등의 제공, 일기 쓰기 등을 권유한다. **근거** 환자의 흥미와 관심을 이끌어낸다.

➡ **근거** 환자가 포기하고 있다는 것을 알고 기분 전환으로 연결한다.

</td></tr>
<tr><td>

EP 환자 교육 항목
- 환자가 원하는 기분 전환 활동을 하기 위해 환자 · 가족과 협력한다.

</td><td>

➡ 가족과 친한 친구의 협력을 받는다. **근거** 환자의 기분을 잘 이해하고 더 나은 기분 전환으로 연결한다.

</td></tr>
</table>

4 간호 문제	간호 진단	간호 목표(간호 성과)
#4 스테로이드 장기 복용으로 인해 감염되기 쉬운 상태에 있다.	감염 위험 상태 **위험 요인:** 만성 질환, 면역 억제, 장기간 스테로이드 복용	〈장기 목표〉 감염 증상이 보이지 않는다. 〈단기 목표〉 손 씻기 등의 감염 예방 행동을 취한다.

<table>
<tr><th>간호 계획</th><th>중재 포인트와 근거</th></tr>
<tr><td>

OP 경과 관찰 항목
- 감염 증상(발열, 염증)
- 바이털 사인

</td><td>

➡ 환자는 기회 감염 등에 걸리기 쉽다. 체온, 백혈구 수, CRP 값 상승 등 감염 증상을 모니터링한다. **근거** 스테로이드는 항염증 작용과 면역 억제 작용이 있기 때문에 환자는 감염되기 쉬운 상태이다.

</td></tr>
<tr><td>

TP 간호 치료 항목
- 감염 예방 대책(마스크 착용, 양치질, 손 씻기에 힘쓰고, 사람이 많은 곳을 피하기 등)을 구체적으로 지도한다.

</td><td>

➡ 감염 예방을 위한 자기 통제의 방법도 적극적으로 시도하도록 한다.

</td></tr>
<tr><td>

EP 환자 교육 항목
- 균형 잡힌 식사의 필요성을 설명한다.
- 적절한 휴식을 취하는 방법을 지도한다.
- 환자가 이해하고 감염 예방 행동을 계속할 수 있도록 한다.

</td><td>

➡ 스테로이드 장기 투여로 인해 감염되기 쉬운 상태에 있는 것과 구체적인 감염 징후에 대해 환자가 이해하고, 감염 증상을 보일 때는 즉시 보고하도록 지도한다. 또한 감염 예방 대책에 대해 가족에게도 지도한다.

➡ 저지방, 고단백, 고칼슘, 유제품의 섭취를 명심하고, 충분한 휴식을 취하도록 한다. **근거** 영양 상태의 개선과 충분한 휴식은 감염 예방으로 이어진다.

</td></tr>
</table>

5 간호 문제	간호 진단	간호 목표(간호 성과)
#5 피부 증상으로 외모의 변화에 대해 곤혹스러워하고 있다.	신체 이미지 혼란 **관련 요인:** 골격근(횡문근)의 염증에 의한 피부 병변 **진단 지표** ☐ 신체에 대한 부정적인 감정	〈장기 목표〉 일상생활 행동에서 피부 증상을 악화시키지 않는 대처 행동을 취할 수 있다. 외모 콤플렉스가 누그러진다. 〈단기 목표〉 질환을 이해하고, 피부 증상이 악화되지 않는다.

□ 자신의 신체에 대한 생각의 변화
를 말로 나타낸다(피부 병변).

간호 계획	중재 포인트와 근거

OP 경과 관찰 항목
- 피부 병변의 부위·종류(홍반, 부종, 궤양, 색조, 냉감), 가려움, 통증의 유무
- 레이노 현상이 나타난 상황
- 질병의 인식방법
- 피부 증상에 대한 환자의 말, 행동, 표정

➔ 피부 병변이 미치고 있는 부위와 그 정도를 자세히 관찰한다. **근거** 궤양이 형성되는 경우 처치가 필요하다.

TP 간호 치료 항목
- 환자의 이야기를 잘 듣고 불안하게 생각하고 있는 것을 표출하도록 한다.
- 치료를 통해 증상이 개선되는 것을 설명한다.
- 궤양 형성 부위에 소독하고 약을 바른다.
- 직사광선이 닿지 않는 곳에 침대를 배치한다.

➔ 관리를 통해 환자와 의사소통을 긴밀히 취해 불안을 표출하기 쉬워진다. **근거** 불안을 조금씩 표출하는 것을 계기로 질병의 이해를 깊게 하고, 콤플렉스가 되지 않게 한다.
➔ 직사광선은 피부 병변을 악화시킨다. **근거** 직사광선의 자외선이 피부 병변을 유발하는 요인이 된다.

EP 환자 교육 항목
- 직사광선에 노출되지 않도록 함께 연구한다.
- 자극이 없는 비누, 샴푸, 화장품을 사용한다.
- 피부를 청결하게 유지한다.
- 피부에 상처를 만들지 않는다.
- 피부 마사지를 하고 혈액순환을 좋게 한다.
- 냉수를 사용하지 않는다. 추울 때는 장갑을 착용하여 보온에 힘쓴다.
- 손톱을 깊이 깎지 않는다.
- 꽉 끼는 신발을 신지 않는다.

➔ 피부 병변을 청결하게 유지하고, 자극적인 물질에 접촉하지 않도록 대처방법을 이해하고 자기관리 행동으로 이어질 때까지 확인하면서 설명한다. **근거** 퇴원 후에도 스스로 증상을 제어할 수 있도록 한다.
➔ **근거** 레이노 현상이 나타나지 않게 하기 위해 일상생활에 주의하여 발작을 방지한다.
➔ **근거** 손톱을 깊게 깎는 습관은 상처를 만들기 쉽다.
➔ **근거** 발가락 압박에 의해 혈행 장애, 상처가 생기기 쉽다.

6 간호 문제	간호 진단	간호 목표(간호 성과)
#6 연하 장애가 있고, 식사 섭취에 지장이 생기기 쉽다.	**연하 장애** **관련 요인:** 신경·근육 계통의 장애 (식도 횡문근 장애, 근력 저하) **진단 지표** □ 사레 □ 기침 □ 목 막힘 **영양 섭취 소비 균형 이상: 필요량 이하** **관련 요인:** 음식 섭취를 할 수 없다. **진단 지표** □ 삼키거나 씹는 데 필요한 근육의 근력 저하	〈장기 목표〉 1) 식욕이 증진한다. 2) 식사의 내용·형태를 스스로 연구하고 안전하게 먹을 수 있다. 〈단기 목표〉 1) 잘못 삼키지 않고 먹을 수 있다. 2) 일일 식사 섭취량을 취할 수 있다.

<table>
<tr><td>

간호 계획

</td><td>

중재 포인트와 근거

</td></tr>
<tr><td>

`OP` 경과 관찰 항목
- 연하 장애의 정도, 식사 섭취 상황

</td><td>

⮕연하의 어려운 증상으로 사레, 기침, 목이 메는 느낌 등이 없는지 확인한다. 씹는 것과 삼키는 것을 실제로 관찰한다. `근거`잘못 삼키는 위험성이 있는지 확인한다. 잘못 삼키는 것에 대한 예방 조치를 한다.

</td></tr>
<tr><td>

`TP` 간호 치료 항목
- 삼키는 기능을 평가한다.
- 염증이 강한 시기(발열, 전신 권태감, 식욕부진 등을 볼 수 있음)에는 총열량을 넉넉하게 섭취할 수 있는 메뉴를 연구한다.
- 식욕이 생기는 식사가 되도록 연구한다.
- 삼키기 쉬운 형태가 되도록 연구한다.

`EP` 환자 교육 항목
- 삼키기 어려운 증상에 대해 설명한다.

- 천천히 식사하는 습관을 갖도록 지도한다.

- 먹기 쉬운 메뉴를 선택하고 환자 스스로도 연구할 수 있도록 지도한다.

</td><td>

⮕일일 섭취량을 먹을 수 있도록 다양하게 연구한다. `근거`식욕 저하 및 섭취량 부족이 계속되면 체력이 저하되어 회복에 지장을 준다.

⮕목이 메고, 기침을 하고, 막히는 등의 현상이 있으면 즉시 보고하도록 한다. `근거`잘못 삼키는 것을 방지한다.
⮕환자 자신이 퇴원 후에도 식사관리를 할 수 있도록 지도한다.

</td></tr>
</table>

<table>
<tr><td>

7 간호 문제

</td><td>

간호 진단

</td><td>

간호 목표(간호 성과)

</td></tr>
<tr><td>

#7 재발과 관해를 반복하여 만성이 되기 때문에 불안감이 크다.

</td><td>

불안
관련 요인: 장기 입원에 따른 스트레스, 가족 관계, 건강 상태에 대한 위협
진단 지표
- ☐ 인생의 사건 변화에 따른 걱정을 표현한다.
- ☐ 불면증
- ☐ 고민
- ☐ 문제 해결 능력의 약화

</td><td>

〈**장기 목표**〉 1) 환자 스스로 불안을 완화하는 관리 및 활동에 참여한다. 2) 질환과 함께 생활하는 것을 스스로 표명하는 등 적극적인 자세를 보인다.
〈**단기 목표**〉 1) 걱정과 불안을 표출하여 표정이 온화해진다. 2) 불면증을 해소할 수 있다.

</td></tr>
</table>

<table>
<tr><td>

간호 계획

</td><td>

중재 포인트와 근거

</td></tr>
<tr><td>

`OP` 경과 관찰 항목
- 불안을 표현하는 환자의 말과 행동, 표정, 태도

`TP` 간호 치료 항목
- 불안 수준, 환자의 불안에 대한 반응을 평가한다.

- 환자의 걱정, 불안을 표출하기 쉬운 환경을 조성한다.
- 환자 곁에서 돕는 시간을 많이 갖고 의사소통을 한다.
- 건강 상태, 치료에 대해 모르는 것이 있으면 환자가 이해할 수 있도록 설명한다.
- 불안을 증가시키는 요인을 환자가 찾아낼 수 있도록 돕는다.
- 면회를 하도록 하고 가족이나 친한 친구와 보낼 수 있는 시간을 마련한다.

</td><td>

⮕어떤 때 불안을 느끼는지 관찰한다.

⮕불안의 수준이 가벼운지, 심각한지에 따라 대처법이 다르다. `근거`불안이 심각한 경우에는 전문적인 대응이 필요하기 때문에 제대로 평가한다.
⮕환자에게 부드럽게 천천히 말을 건다.
⮕프라이버시가 지켜지는 조용한 환경에서 충분한 시간을 갖고 경청한다. `근거`감정을 표현하고 불안감을 말로 표현하면 완화로 이어질 수 있다.
⮕`근거`불안을 유도하는 요인을 알면 동기를 해소할 수 있다.
⮕가족이나 친한 친구의 협력을 얻는다. `근거`가족이나 친구들과의 약속이 안도감을 갖게 할 수도 있다.

</td></tr>
</table>

- 긴장감 완화, 수면 촉진을 위하여 릴랙스할 수 있는 치료를 한다.
- 기분 전환을 할 수 있도록 산책, 외출을 시도한다.
- 의사의 지시에 따라 시간에 맞춰 약물을 투여한다.

EP 환자 교육 항목
- 릴랙션 활용에 대해 지도한다.

- 지역 지원 시스템 이용을 권장한다.
- 라이프스타일의 재검토가 필요한 경우는 돕는다.

➡ 환자의 취향에 따라 편안하게 받을 수 있는 치료를 선택한다. 등 마사지, 호흡법에 의한 릴랙션, 음악 듣기 등

➡ 정신 상태가 불안정하고 불면증이 해소되지 않을 경우나 우울증이 심한 경우는 약을 투여한다.

➡ 아로마테라피, 음악 치료, 마사지 등에서 릴랙스 효과를 기대할 수 있다.
➡ 환자 모임의 활동과 지원에 대한 정보를 알려준다. **근거** 같은 병을 앓고 있는 환자와의 교류를 통해 고립감을 해소한다.

Step1 영향 평가	Step2 간호 초점	Step3 계획	Step4 실시	Step5 평가

병기 · 병태 · 중증도별 관리 포인트

【급성기】 근력 저하가 진행되고 크레아틴 키나제 등의 검사값이 항진하고 있는 시기에는 통증을 완화하는 관리와 함께 증상을 악화시키지 않기 위해 부족한 ADL을 돕고 안정을 유지할 수 있도록 한다. 건강 상태를 이해하고 치료에 전념할 수 있도록 필요한 최소한의 지식을 제공하고, 불안이 완화될 수 있도록 한다.

【만성기】 증상 및 검사값이 개선되기 시작하는 시기에 들어서면 즉시 근력 유지와 경직 예방을 목표로 하고 생활 재활요법을 권한다. 긍정적으로 요양할 수 있도록 질환의 이해를 돕고 서서히 자기 관리 행동을 취할 수 있도록 돕는다. 약물요법의 올바른 지식 파악, 부작용의 대처 행동을 취할 수 있도록 지도한다. 퇴원을 위해 필요한 경우에는 가족의 도움이나 사회적 도움을 받을 수 있도록 조정한다.

간호 활동(간호 중재) 포인트

증상 완화 관리
- 혈청 크레아틴 키나제 값이 높고 근육 장애가 진행되고 있는 시기에는 일상생활에서 부족한 자기 관리를 돕는다. 혈청 크레아틴 키나제 값이 안정되고 근염 증상이 진정되면 근력 회복 · 유지를 위한 재활을 실시한다.
- 피부근염은 직사광선의 자외선에 노출되면 증상이 악화될 수 있다. 외출 시에는 자외선 대책으로 모자, 긴 소매와 긴 바지 착용, 자외선 차단제를 바르는 등의 예방을 한다.

약의 부작용, 합병증의 조기 발견 지원
- 스테로이드, 면역 억제제 복용 시는 항상 부작용 증상에 주의한다. 특히 면역 억제 작용이 있는 약물은 감염 징후에 주의한다. 정기적으로 혈액 검사를 할 필요가 있다.
- 합병증으로 간질성 폐렴, 감염증, 호흡 근육 장애로 인한 호흡부전, 악성 종양이 보인다. 심각해지기 쉬우므로 정기적으로 보충해나간다.

환자 · 가족에 대한 지원
- 질병 및 치료상 필요한 것에 대해 잘 이해할 수 있도록 설명과 동의를 정중하게 한다.
- 환자는 지금까지 스스로 할 수 있었던 것을 할 수 없게 된다는 불안과 초조감을 가지기 쉽다. 환자의 마음을 표현하기 쉬운 환경을 조성하고 전면적으로 받아들인다.
- 질환에 대한 가족의 이해를 높이고, 필요한 자기관리 등을 도울 수 있도록 관계를 구축한다.
- 환자의 지금까지의 일상생활 활동을 검토하고, 능숙하게 질병과 함께하면서 새로운 삶을 재구성해나갈 수 있도록 한다. 구체적으로 사회자원의 활용, 가정 · 직장에서의 역할 등에 대해 도움을 준다.

- 본 질환은 재발과 관해를 반복하는 만성 질환임을 받아들이고 적절하게 자기관리를 할 수 있도록 돕는다.
- 친밀한 가족과 함께 질환과 치료법에 대해 제대로 이해하고, 필요할 때 가족에게서 도움을 받을 수 있는 체계를 만든다.
- 병세 악화 현상을 조기에 대처할 수 있도록 정기적인 검사 및 외래 통원 치료를 계속해야 할 필요성을 설명한다.
- 약물 치료의 중요성에 대해 이해하고, 복약 관리를 제대로 할 수 있도록 지도한다.
- 건강 상태에 따라 일상생활 행동이나 생활에 대해 연구할 수 있도록 지도한다.
- 고민과 불안을 상담할 수 있는 사람을 찾을 수 있도록 돕는다.
- 요양 생활이 단조롭지 않도록 기분 전환을 하고, 재미를 찾도록 권한다. 또한 환자 사이에 경험을 교류하는 기회를 갖도록 권한다.
- 사회자원의 활용방법으로 환자 모임을 소개한다.
- 환자가 희망을 잃지 않고 자기 나름대로 삶의 의미를 찾을 수 있도록 지켜본다.

Step1 영향 평가	Step2 간호 초점	Step3 계획	Step4 실시	Step5 평가

평가 포인트

간호 목표 달성도
- 신체적 고통이 완화되어 안락한 상황임을 말이나 행동, 표정으로 확인할 수 있는가?
- 근력 저하 및 피부 증상이 개선되고 일상생활을 지장 없이 할 수 있게 되었는가?
- 중단 없이 정해진 대로 약을 복용할 수 있고, 약의 부작용이 발생했을 때 적절한 대처 행동을 할 수 있는가?
- 연하 장애에 적절히 대처할 수 있고, 식욕이 좋아졌으며, 식사 섭취량은 적절한가, 영양의 균형은 좋은가?
- 환자의 불안이 완화되고 심신 모두 안정된 요양 생활을 준비할 수 있는가?
- 증상의 악화 예방 및 완화방법을 이해하고 자기관리를 계속할 수 있는가?
- 환자·가족 관계가 양호하고, 필요 시 도움을 받을 수 있는가?

44
다발성근염·피부근염

병인 · 악화 요인

원인 불명
자가 면역 이상
유전적 소인, 환경 요인의 관여
햇빛 노출로 악화

병태

자기 항체 생산

근골격계(횡문근)의 염증 · 변성

피부 병변

근섬유의 변성
소혈관 조직의 변성

여러 장기의 장애

증상

근육 증상
• 근력 저하
• 근육통
관절 증상
• 관절염
• 관절통
레이노 현상
전신 증상

폐 · 심장 병변
• 간질성 폐렴
악성 종양 합병

불안
우울증

#7 불안
비효과적 호흡 패턴
심장 박출량 감소
불면증
무력감 위험 상태

피부 증상
• 고트론 징후
• 헬리오트로프
• 발진 · 홍반

#1 안락 장애
낙상 위험 상태
#2 신체 가동성 장애
자기관리 부족 증후군
#3 기분 전환 활동 부족

식욕부진
연하 장애
발열
전신 권태감
체중 감소

#6 연하 장애
#6 영양 섭취 소비 균형 이상: 필요량 이하
활동 내성 저하

#5 신체 이미지 혼란
조직 통합성 장애
신체 손상 위험 상태

진단 · 검사

문진 · 진찰
• 임상 증상: 근육 증상, 피부 증상, 호흡기 증상, 소화기 증상 등

검사
• 맨손 근력 검사
• 혈청 검사, 혈구 검사
• 소변 검사
• 항체 검사
• 근육 검사, 근전도
• 흉부 X선 검사
• 심전도

치료 · 간호

약물요법
스테로이드, 면역 억제제, 드물게 γ글로불린 제제

RC: 스테로이드 장기 복용으로 인한 부작용
#4 감염 위험 상태
구역질

요양생활 지도
급성기에는 안정 준수
고단백 · 고칼로리 음식으로 소화가 잘되는 식사
금연, 자외선 대책, 방한 대책
충분한 휴식과 규칙적인 생활

비효과적인 자기 건강관리

사회자원 활용

45 전신성 경화증(경피증)

고마노 유키코 · 미야사카 노부유키

눈으로 보는 질환

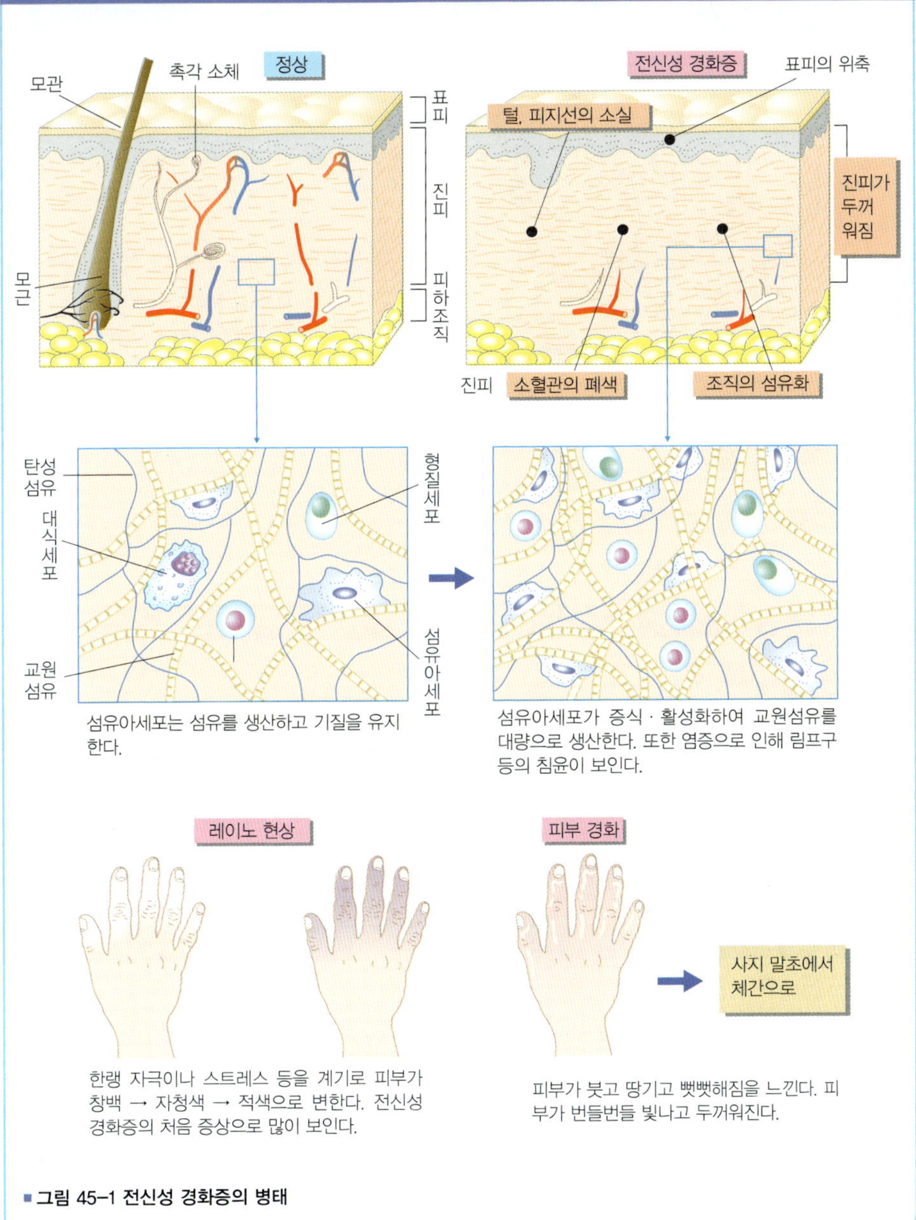

섬유아세포는 섬유를 생산하고 기질을 유지한다.

섬유아세포가 증식 · 활성화하여 교원섬유를 대량으로 생산한다. 또한 염증으로 인해 림프구 등의 침윤이 보인다.

한랭 자극이나 스트레스 등을 계기로 피부가 창백 → 자청색 → 적색으로 변한다. 전신성 경화증의 처음 증상으로 많이 보인다.

피부가 붓고 땅기고 뻣뻣해짐을 느낀다. 피부가 번들번들 빛나고 두꺼워진다.

■ **그림 45-1 전신성 경화증의 병태**

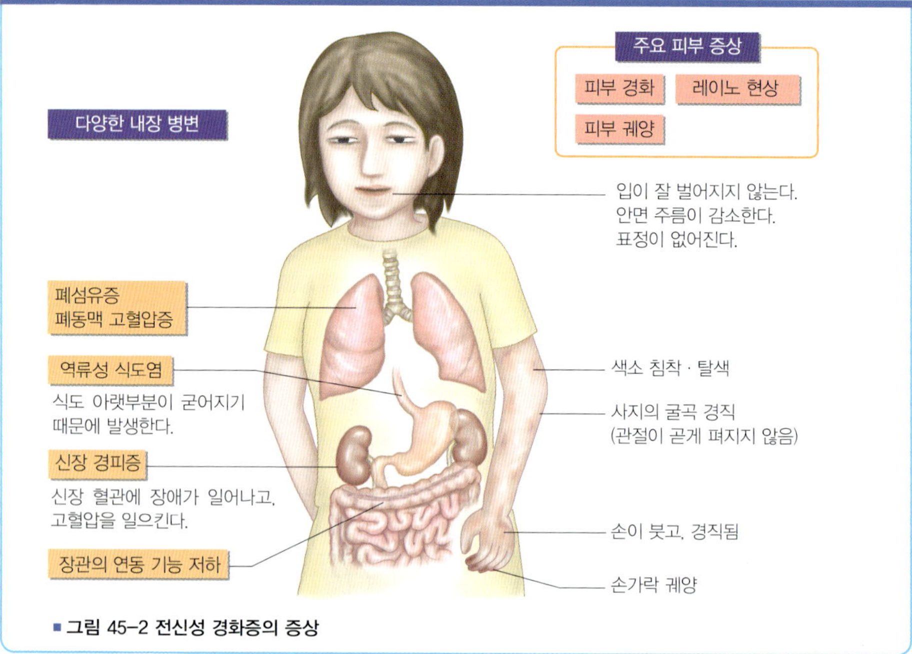

■ 그림 45-2 전신성 경화증의 증상

병태 생리

전신성 경화증(SSc)은 피부와 내장의 결합 조직에 교원섬유(콜라겐)가 증가하고 섬유화와 경화를 일으키는 자가면역 질환이다.

- 전신성 경화증(systemic sclerosis: SSc)의 병태에는 면역계의 활성화, 혈관 내피세포의 활성화 · 장애, 섬유아세포의 활성화가 관여하고 있다. 이들은 상호 촉진작용을 하고, 최종적으로 소혈관의 폐색과 조직의 섬유화를 일으킨다.
- 초기에는 피부에 림프구 침윤, 피부 국소에 사이토카인의 생산으로 부종, 가려움증을 일으킨다(부종기). 이후 콜라겐의 침착으로 피부가 두꺼워지면서 머리카락과 피지선 등 부속 기관이 손실되고, 색소 침착과 탈색이 일어난다(경화기). 몇 년 후에는 염증과 콜라겐의 증가와 생산은 가라앉고 피부는 얇아진다(위축기).

병인 · 악화 요인

- 질병 감수성이 높은 숙주가 어떤 외부 자극에 반응한 결과, 면역 체계 활성화, 혈관 장애, 섬유아세포의 증식이 발생하여 SSc가 발병한다. 바이러스 감염이나 실리카(이산화규소) 미세 먼지, 염화비닐 등의 비감염성 환경 물질이 유발한다고 추측되고 있지만 확증은 없다.
- 레이노 현상은 한랭 자극, 흡연, 정신적 긴장이 악화 요인이다.

역학 · 예후

- 인구 10만 명당 2~3명 정도의 발병률이고, 30~50대 여성에게 많다.
- 미용 수술에서 실리콘이나 파라핀 직접 피하 주입을 받은 후 이것들이 면역 체계를 자극하여 경피증과 비슷한 증상이 발생할 수 있다.
- SSc의 경과는 개인차가 크다. 확산형 전신성 경피증은 발병 후 폐섬유증 등 내장 병변이 발생까지의 기간이 짧고, 10년 생존율은 40~60%이다. 심장과 폐 병변이 주요 사인이다.

■ 처음 증상은 레이노 현상이며, 피부 경화 · 궤양 등 피부 증상이 확인되고 진행됨에 따라 장기에 장애가 발생한다.

- 레이노 현상이 처음 증상인 경우가 많으며, 90% 이상으로 보인다. 한랭이나 정신적 긴장으로 자극을 받아 혈관이 수축하고 사지 말단의 순환부전이 일어나기 때문에 피부 창백 → 자청색 → 적색으로 변한다.
- 피부 경화증은 사지의 말초에서 체간에 대칭으로 퍼진다. 초기에는 피부 건조, 가려움증 등으로 시작하여 이후에는 부기, 경직으로 변화한다.
- 장애가 생긴 장기에 따라 다음과 같은 다양한 증상이 나타난다.

> 식도의 연동 기능 저하, 위식도 역류 → 속쓰림, 연하 장애
> 장관의 연동 기능 저하, 흡수 불량 → 복부 팽만감, 구토, 변비, 설사, 체중 감소
> 폐섬유증 → 기침, 호흡곤란
> 폐동맥 고혈압 → 흉통, 호흡곤란
> 심장 병변 → 호흡곤란, 심계항진, 흉부 불쾌감
> 신장 혈관 장애(경피증 신장 크라이시스) → 고혈압, 부종

■ 시진과 촉진 및 항핵 항체 검사, 병형을 분류 · 진단한다.

- 피부 경화를 시진과 촉진으로 확인한다. 전형적인 예로는 〈표 45-1〉의 진단 기준에 해당하면 진단을 확정한다. 초기 증상인 경우와 불완전한 상태인 경우, 레이노 현상, 폐섬유증, 다음에 설명하는 특징적인 자가항체의 유무를 참고로 해서 진단한다.
- 피부 경화가 사지 말단에서 팔꿈치 · 무릎 사이와 안면에 국한되는 국소형 전신성 경피증과 체간에 가까운 곳까지 경화를 미치는 확산형 전신성 경피증으로 분류된다.
- 한 가지 병형으로 CREST 증후군(C: Calcinosis → 피부 또는 피하의 칼슘 침착, R: Raynaud's phenomenon → 레이노 현상, E: Esophageal dysmotility → 식도 연동 기능 저하, S: Sclerodactyly → 손가락의 피부 경화, T: Telangiectasia → 모세혈관 확장)이다.
- **검사값**
- 항핵 항체: 90% 이상의 증례에서 양성이다. 확산형 전신성 경피증은 항트포이소메라제 I (Scl-70) 항체, 국소형 전신성 경피증과 CREST 증후군은 항센트로미어 항체가 양성이 된다.
- ESR, 혈청 감마글로불린 수치: 증례에 따라서는 이상을 나타내는 것이 있다.

■ 표 45-1 전신성 경피증 · 진단 기준 2003

(1) 대기준
손가락 또는 발뒤꿈치 외에 피부 경화 *1
(2) 소기준
1 손가락 또는 발뒤꿈치에 국한된 피부 경화 2 손가락 끝에 함몰성 궤양, 또는 손가락 끝의 안쪽 위축 *2 3 양쪽 폐 기저부의 섬유증 4 항트포이소메라제 I (Scl-70) 항체 또는 항센트로미어 항체 양성
(3) 제외 기준
*1 국한성 경피증(소위 모르피아)을 제외한다. *2 손가락의 순환 장애에 의한 것으로, 외상 등에 의한 것은 제외한다.
(4) 진단 판정
대기준 또는 소기준 1과 2~4 중의 1항목 이상에 해당되면 전신성 경피증으로 진단한다.

(후생노동성 경피증 연구반)

합병증

- 류머티즘 관절염과 전신성 홍반성 루프스 등 다른 교원병을 합병하는 경우가 있다.
- 원발성 담즙성 간경변, 하시모토병 등 자가면역 질환이 합병하는 경우도 있다.

치료법

❚ 장기 손상의 예방 또는 진행을 느리게 하는 약물요법, 각 증상에 대한 대증요법이 중심이 된다.

● 치료 방침

- 현재 전신성 경피증을 치료하는 근본적인 치료법은 없다. 각 증례의 병태에 따라 대증요법을 실시한다.

● 약물요법

(Px 처방 예) 근염 등 다른 교원병을 합병하는 경우 또는 비교적 조기의 피부 경화에 사용한다.

- 프레드닌정(5mg)　1회 1~2정　1일 1~3회　아침 · 점심 · 저녁 식사 후　← 부신피질 호르몬 제제

■ 표 45-2 전신성 경화증의 주요 치료제

분류		일반명	주요 상품명	약의 효과 메커니즘	주요 부작용
말초혈관 확장제	혈소판 응집 억제제	염산사포그릴레이트	안프라그	항혈소판 작용, 혈관 수축 억제 작용	심계항진 등
	비타민 E 제제	토코페롤 니코틴산 에스테르	유베라 N	말초혈관 확장 · 혈소판 응집 기능 억제, 말초 순환 장애 개선	홍조, 안면 홍조
	프로스타글란딘 제제(PG 제제)	리마프로스트알파덱스	오팔몬, 프로레날, 오프라틴	상동. PGE₁ 제제	
		베라프로스트나트륨	프로사이린, 도루나	상동. PGI₂ 제제	
		알프로스타딜	리풀, 파르크스	상동. 피부 궤양 중증 예에 정맥 주사로 사용한다. 리포화 PGE₁ 제제	혈압 강하
폐동맥 고혈압 치료제	엔도셀린 수용체 길항제	보센탄 수화물	트라클리어	폐동맥을 확장시켜 폐동맥 고혈압 개선	간 기능 이상
	포스포지에스테라제5억제제	구연산 실데나필	레바티오		두통, 홍조 코피
	프로스타사이클린 지속 정맥 주사약	에포프로스테놀나트륨	플로란		혈압 강하
산 분비 억제제		파모티딘	가스터	위산 분비 억제	—
		란소프라졸	다케프론	위산 분비 강력 억제	—
위장 기능 조절약		메토클로프라미드	프린페란, 에리틴, 테르페란, 맥페란	위장 연동 활성화	—
강하제(ACE 억제제)		캅토프릴	카프릴	경피증 신장 크라이시스에 따른 고혈압에 사용	—
부신피질 호르몬 제제 (스테로이드)		프레드니솔론	프레드닌, 프레드니솔론, 프레드항	염증 및 면역 억제	감염증, 고혈당, 혈압 상승 등
면역 억제제		시클로포스파미드	엔도키산	림프구 증식과 활성화 억제, 폐섬유증 진행 억제	감염증, 출혈성 방광염, 구역질

Px 처방 예 역류성 식도염, 소화관의 연동 저하에 대해 다음 중 하나를 사용한다.
- 다케프론정(15mg)　1회 2정　1일 1회　아침 식사 후　← 산 분비 억제제
- 프린페란정(5mg)　1회 1정　1일 3회　아침 · 점심 · 저녁 식사 후　← 위장 기능 조절약

Px 처방 예 레이노 현상이나 피부 궤양 등의 말초 순환 장애에 대해 다음 중 하나를 사용한다.
- 유베라N 캡슐(100mg)　1회 1캡슐　1일 3회　아침 · 점심 · 저녁 식사 후　← 말초혈관 확장제
- 오팔몬정(5μg)　1회 1~2정　1일 3회　아침 · 점심 · 저녁 식사 후　← 말초혈관 확장제

Px 처방 예 경피증 신장 크라이시스 치료에는 혈압 조절이 중요하며, 조기부터 레닌–안지오텐신계 항고혈압제를 투여한다. 혈압 140/90mmHg 정도가 되도록 점차 증량한다.
- 카프릴정(12.5mg)　1회 1정　1일 3회　아침 · 점심 · 저녁 식사 후　← 강하제

● 생활 지도
- 환자의 상태에 따라 세밀한 일상생활 지도도 중요하다. 피부 보온에는 마사지, 장갑, 일회용 손난로, 온수 목욕 등이 효과적이다.
- 역류성 식도염에 대해서는 식사 후 3~4시간은 눕지 않으며, 1회 식사량을 줄이고 5~6회/일로 나누어 섭취하도록 지도한다.

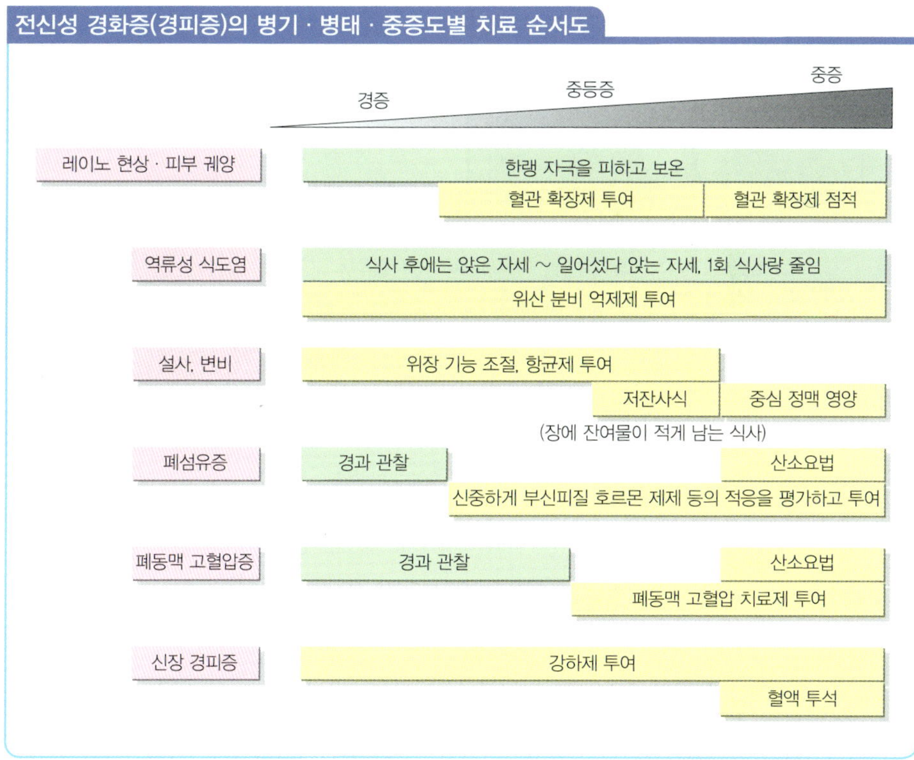

전신성 경화증(경피증)의 병기 · 병태 · 중증도별 치료 순서도

히라마쓰 노리코

간호 과정 순서도

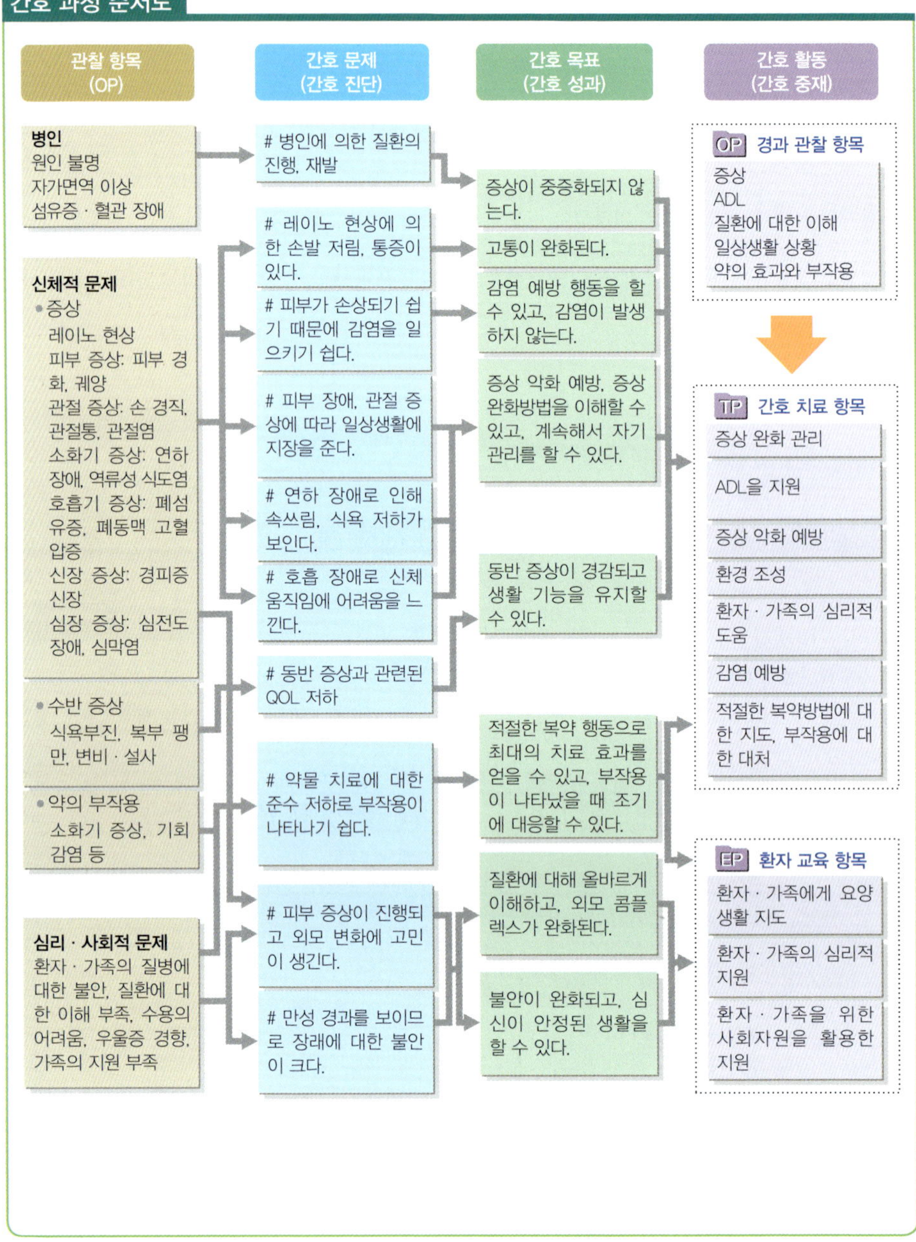

- 원인 불명의 전신성 자가면역 질환이며, 근본적인 치료는 확립되어 있지 않다. 증상은 피부 증상부터 여러 장기에 이르는 다양한 증상이 발생하기 때문에 증상에 따라 치료뿐만 아니라 치료의 주가 되는 약물요법이 적절하게 이루어지도록 돕는다.
- 특히 내장의 경화 병변, 순환 장애로 심각한 합병증을 일으킬 수 있기 때문에 합병증의 조기 발견과 치료로 이어지도록 전신 관찰이 중요하다.
- 재발과 회복을 반복하면서 만성으로 경과하는 질환이므로, 환자 스스로가 질환을 받아들이고 가족의 협력을 얻으면서 생활에서 자기관리를 잘할 수 있도록 심신 양면으로 지속적인 도움이 필요하다.

Step1 영향 평가	Step2 간호 초점	Step3 계획	Step4 실시	Step5 평가

정보 수집	평가 관점과 근거 · 잠재적 간호 문제
전신 상태 파악	증상은 다방면에 걸쳐 나타나며 개인차가 있다. 환자의 호소에 귀를 기울여 장애를 겪고 있는 상황을 상세하게 드러내도록 한다. 신체적, 심리적, 생활에 미치는 영향을 전체적으로 파악하여 환자의 요구에 따른 관리를 할 수 있다. • 전신 상태를 파악하고 호흡 상태, 통증, 발열 등 가장 우선해야 하는 관리를 찾아낸다. • 신체 기능의 평가에서 ADL에 미치는 영향을 파악한다. • 증상 및 검사 데이터를 연관하여 병기를 파악함으로써 적절한 치료를 실시할 수 있다. 🔍 잠재적 간호 문제 : 증상이 전신에 이르는 것에 대한 불안/예후에 대한 불안
증상 부위, 출현 상황, 정도의 관찰	증상이 어느 부위에 어떻게 나타나고, 어느 정도인지 관찰한다. 증상 및 정도를 파악하여 적절한 치료 · 간호 계획을 수립할 수 있다. • 경피증의 처음 증상으로 가장 많은 것이 레이노 현상으로, 손가락에 좌우 대칭으로 나타난다. 그외에도 손가락의 부기, 뻣뻣함, 피부의 경화, 관절통, 피로감 증상으로 시작하는 경우도 있다. • 확산형 전신성 경피증은 피부 경화가 몸까지 광범위하게 미쳐 내장 병변을 일으킨다. 국소형 전신성 경피증은 피부 경화가 사지에 국한되어 내장 병변은 보이지 않기 때문에 예후가 좋은 것으로 되어 있다. 🔍 잠재적 간호 문제 : 레이노 현상에 의한 손발의 저림, 통증이 있다./피부 장애, 관절 증상에 따라 일상생활에 지장을 일으킨다./신체적 고통/증상 악화에 대한 불안 **피부 증상** • 사지 말초 부위, 얼굴 등 피부 경화가 보인다. 관절 경직이 발생하기도 한다. 손 경직, 손가락에 힘을 줄 수 없고, 물건을 잡을 수 없는 증상이 자각된다. • 피부 경화증은 초기의 부종기(손가락이나 팔의 피부가 부은 느낌)에서 부종 경화기(피부가 부은 느낌에 약간 딱딱한 느낌이 더해져, 쥐기 어려운 느낌이 된다), 경화기(피부가 딱딱해져 피부 표면이 광택을 띤 상태가 된다), 위축기(피부의 딱딱함이 개선되고, 주름이 생긴다)로 변화한다. • 피부가 건조하고 가려울 수 있다. • 그외에 혈류 장애로 인한 손톱 상피 출혈점, 모세혈관 확장, 궤양, 괴저 등도 보인다. 🔍 잠재적 간호 문제 : 피부 장애, 관절 증상은 일상생활에 지장을 준다./신체적 고통/피부가 손상되기 쉬우므로 감염을 일으키기 쉽다. **말초혈관 장애** • 레이노 현상은 허혈성 변화이며, 양쪽 손가락에 생기고 경피증의 90% 이상에서 보인다.

45
전신성 경화증(경피증)

- 레이노 현상은 한랭 자극에 의해 유발된다. 손가락의 색조가 창백 → 보라색 → 홍적색으로 변한다.
- 손 저림과 통증을 수반하는 경우도 있다. 유발·악화 요인(한랭 자극, 정신 불안 등)에 대한 대책이 필요하다.
- 손가락 끝에 동상 같은 피부 발진이 나타날 수 있다.
- 햇빛(광선) 과민증은 햇빛 노출에 의해 강한 발적, 부종, 물집 등이 생긴다.
- 🔍 잠재적 간호 문제 : 레이노 현상에 의한 손발의 저림, 통증이 있다./만성 경과를 보이므로 미래에 대한 불안이 크다./피부 증상이 진행되고 외모 변화에 대해 곤혹스러워한다.

소화기 병변

- 소화기 병변 중에서 식도 병변은 흔한 증상이며, 본 질환의 60~80%에서 보인다.
- 설소대의 단축, 식도 경화가 생기는 것으로, 식도 하부 확장, 연동운동 저하가 일어나거나 식사 후 속이 쓰리고, 소화가 안 되며, 연하 장애가 발생한다.
- 식도 하부 괄약근의 기능 저하가 진행되면, 위 내용물이 역류하는 등 역류성 식도염이 발생한다.
- 장관에 병변이 미치면, 복부 팽만감이나 만성적인 설사와 변비를 교대로 반복한다. 빈도는 높지 않다.
- 🔍 잠재적 간호 문제 : 연동운동 저하로 인한 속쓰림/위장 장애/연하 장애로 인해 속쓰림, 식욕 저하가 보인다.

호흡기 증상

- 폐섬유증이 보인다. 흉부 X선, 흉부 CT 검사의 결과, 청진은 등 쪽의 하폐야에 특징적인 호흡음(벨크로, '라' 음)이 들린다.
- 진행되면 기침할 때나 일할 때 호흡곤란이 보인다.
- 폐동맥 고혈압은 드물게 보이며, 예후 불량이 되기 쉽다. 초기에는 자각하는 정도이지만, 진행되면서 일할 때 호흡곤란, 심계항진, 흉통, 치아노제, 의식 소실 발작 등이 나타난다.
- 🔍 잠재적 간호 문제 : 호흡 장애로 인해 신체 움직임에 어려움을 느낀다.

심장 병변

- 심근의 전도 장애 또는 심막염, 드물게 심부전을 일으킬 수도 있다.
- 부정맥에 주의한다.
- 🔍 공동 문제 : 심장 병변으로 인한 생명의 위험

신장 병변

- 신장 혈관의 섬유화로 인해 악성 고혈압을 일으켜 급격히 신부전을 일으킬 수 있다('경피증 신장'이라고도 함).
- 🔍 공동 문제 : 신장 병변으로 인한 위험

관절 증상

- 손목, 팔꿈치, 무릎 등의 관절 부분에 통증과 염증을 일으킨다(손가락의 굴곡·구축, 관절염, 근염 등).
- 🔍 잠재적 간호 문제 : 관절부의 통증, 손가락 관절 등의 굴곡·구축으로 인한 운동 장애, 일상생활 지장

쇼그렌증후군

- 눈이나 구강이 건조 상태가 된다. 눈에서는 눈물 분비가 부족하고, 구강 내에서는 타액 분비가 부족해서 일어난다.
- 🔍 잠재적 간호 문제 : 눈이나 구강 건조에 따른 고통

약의 효과 · 부작용 관찰	치료는 대증요법 중심의 약물 치료이다. 각 증상에 대해 다양한 약이 투여되기 때문에 어느 정도 증상이 완화되고 있는지 검사 데이터를 포함하여 파악한다. 복약 상황과 부작용 발생에 주의 깊은 관찰이 필요하다. ● 본 질환의 진행을 완전히 억제하는 치료제는 아직 확립되어 있지 않다. 초기에는 부신피질 호르몬 제제(스테로이드제)와 폐 병변에 대해 면역 억제제가 일반적으로 사용된다. ● 약물요법에 의한 증상의 변화를 보고한다. ● 환자가 약물 치료의 필요성을 이해하고 약물(종류, 작용, 1회량, 시간, 횟수, 지속)이 적합한지 모니터링한다. ● 환자가 부작용의 조기 발견, 대처방법에 대해 이해하고 있는지, 스테로이드 약물 복용의 경우는 특히 부작용이 발생하기 쉬우므로 주의한다. 🔍 잠재적 간호 문제 : 약물요법에 대한 준수의 저하로 부작용이 나타나기 쉽다./약 부작용에 따른 고통/부작용으로 인한 감염을 일으키기 쉽다.
환자 · 가족의 심리 · 사회적 측면 파악	발병 후 경과가 길고 재발과 회복을 반복하면서 만성으로 경과하는 질병이기 때문에 미래에 대한 불안은 크다. 질병을 갖고 생활해야 하는 환자에게 가족의 지원, 주위의 도움은 필수적이다. ● 환자 · 가족의 건강 상태에 대한 인식에서 심리적 갈등은 무엇인가? ● 환자가 당면한 생활, 사회 활동에서 구체적인 문제는 무엇인가? ● 환자가 살아가는 의미와 희망은 어디에서 찾는가? ● 가족의 이해와 지원의 가능성은 어떠한가? ● 재발 시 심리적 도움의 필요성, 관해 시 생활과 사회생활 적응에 대한 구체화 🔍 잠재적 간호 문제 : 만성 경과를 보이며 미래에 대한 불안이 크다./병상의 악화와 생활에 대한 불안, 갈등/고립 상태의 위험
사회자원 활용, 사회 참여	환자는 퇴원 후에도 치료를 계속하면서 건강 상태에 맞는 생활을 해나갈 필요가 있다. 사회 자원을 최대한으로 활용하고, 생활의 질 향상을 목표로 하는 도움이 요구된다. ● 특정 질환에 대한 의료비 조성 제도 이용, 폐 병변이나 관절 구축 등으로 기능 저하가 현저한 경우 신체장애자 수첩 신청이 가능하다. ● 의료비 중 자기 부담의 일부 또는 전액 공비 부담의 가능성도 있다. ● 환자 모임 소개와 정보를 제공한다. 🔍 잠재적 간호 문제 : 요양 생활을 유지하기 위한 자원 부족/투병 의욕 저하

45
전신성 경화증(경피증)

| Step1 영향 평가 | Step2 간호 초점 | Step3 계획 | Step4 실시 | Step5 평가 |

간호 문제 리스트

#1 레이노 현상에 의한 손발의 저림, 통증이 있다(활동–운동 패턴).
#2 호흡 장애로 신체 움직임에 어려움을 느낀다(활동–운동 패턴).
#3 연하 장애로 속쓰림, 식욕 저하가 보인다(영양–대사 패턴).
#4 피부 장애, 관절 증상이 일상생활에 지장을 준다(활동–운동 패턴).
#5 피부가 손상되기 쉽고 감염을 일으키기 쉽다(영양–대사 패턴).
#6 약물 치료의 준수의 저하로 부작용이 발생하기 쉽다(건강 지각–건강관리 패턴).
#7 만성 경과를 보이며 미래에 대한 불안이 크다(자기 인식 패턴).
#8 피부 증상이 진행되고 외모 변화에 곤혹스러워한다(자기 인식 패턴).

간호의 우선순위 지침

● 개인에 따라 나타나는 증상과 진행 정도는 다르다. 우선, 다양한 증상이 발생함에 따라 고통을 완화하고 일상생활에 지장을 주는 부분을 돕는다.
● 만성 경과를 보이므로 질환에 대한 심리적 도움도 필요하다. 환자가 질환을 잘 조절하면서 사회생활을 할 수 있도록 지속적으로 지원해나간다.

1 간호 문제 | 간호 진단 | 간호 목표(간호 성과)

간호 문제

#1 레이노 현상에 의한 손발의 저림, 통증이 있다.

간호 진단

비효과적 말초 조직 순환
관련 요인: 악화 요인에 관한 지식 부족(한랭 자극, 정신 불안, 소혈관 경직)
진단 지표
☐ 감각 이상
☐ 피부의 양상 변화
☐ 부종

간호 목표(간호 성과)

〈장기 목표〉 1) 레이노 현상이 나타나는 빈도가 감소한다. 2) 예방 수단을 스스로 수행하며 경감할 수 있다.
〈단기 목표〉 레이노 현상에 의한 손발의 저림이나 고통을 경감할 수 있다.

간호 계획 | 중재 포인트와 근거

간호 계획

OP 경과 관찰 항목
- 피부의 색조, 저림, 냉감, 통증의 정도와 부위, 레이노 현상의 지속 시간, 빈도
- 레이노 현상의 유발 요인

TP 간호 치료 항목
- 병실 온도를 20℃ 이상으로 일정하게 유지한다.
- 검사 및 처치를 위해 이동하는 경우 보온을 위한 의류를 착용하고 덮개로 보호한다.
- 손발의 순환을 좋아지게 하는 마사지
- 손발의 청결과 보온
- 필요 시 지시에 따른 혈액순환 개선제를 사용한다.

EP 환자 교육 항목
- 한랭 자극을 엄격하게 피한다(냉수 사용 금지).
- 방한복 착용을 습관화한다.
- 레이노 현상이 나타나면 장갑, 손난로로 따뜻하게 한다.
- 흡연하지 않는다.
- 어떤 때에 레이노 현상이 일어나는지 기록한다.
- 일상생활과 직업과 관련해 유발하기 쉬운 요소를 제거하고, 자기관리를 할 수 있도록 한다.

중재 포인트와 근거

➡ 백색 또는 자주색으로 변한 다음 홍적색이 되며, 단시간에 원래대로 돌아간다.
➡ 레이노 현상은 한랭 자극이나 정신적 긴장에 의해, 손가락과 발가락이 갑자기 혈액순환 장애를 일으키는 현상을 말한다.

➡ 차가운 바깥 공기, 찬물에 손을 대는 등의 한랭 자극이 원인인 경우가 많다. **근거** 한랭 자극이나 스트레스로 인해 말초혈관이 경직을 일으켜 일시적으로 피부가 변화한다.
➡ 증상이 나타나면 손을 문지르거나 팔 선회 운동 등으로 혈액순환을 좋게 한다.
➡ 보통, 프로스타글란딘 제제를 복용하거나 연고를 바르고, 비타민 E 제제 등을 사용한다.

➡ 세수, 손 씻기는 온수를 사용한다.
➡ 추운 계절이나 냉방을 가동한 곳에 있는 경우 보온성 옷, 장갑, 양말 등을 착용한다.

➡ 흡연자에게는 금연을 권장한다. **근거** 흡연은 말초혈관을 수축시키기 때문에 금지한다.
➡ 어떤 때 레이노 현상이 발생하는지 자각하여 예방 행동으로 연결할 수 있다.

2 간호 문제 | 간호 진단 | 간호 목표(간호 성과)

간호 문제

#2 호흡 장애로 신체 움직임에 어려움을 느낀다.

간호 진단

활동 내성 저하
관련 요인: 산소 공급/수요 균형 이상, 신체 움직임 불능
진단 지표
☐ 움직일 때 호흡곤란
☐ 활동에 대한 심장박동수의 이상 반응
☐ 권태감 호소

간호 목표(간호 성과)

〈장기 목표〉 1) 호흡 장애를 배려하면서 필요한 활동을 할 수 있다. 2) 호흡을 위해 애쓰는 것을 줄일 수 있도록 호흡법 등을 익힌다.
〈단기 목표〉 안정 시에는 호흡곤란, 권태감이 없어진다.

<table>
<tr><td>

간호 계획

OP 경과 관찰 항목
- 호흡곤란의 정도, 치아노제의 유무
- 기침의 정도, 가래의 양·양상
- 발열의 유무
- 호흡 상태·폐 소리 듣기

- 혈액 가스, 흉부 X선 검사, 백혈구 수, CRP, ESR

TP 간호 치료 항목
- 호흡곤란을 완화하는 체위를 하도록 한다(약간 팔을 벌린 자세).
- 안정 유지
- 필요 시 지시에 따른 산소 흡입
- 필요 시 지시에 따른 거담제, 진해제 투여
- 발열 시는 냉찜질, 지시에 따른 해열제 투여
- 가래를 배출하기 어려운 경우는 양치질, 태핑, 체위 배액을 한다.
- 땀이 날 때는 청결을 유지하고, 옷을 갈아입어 보온을 한다.

EP 환자 교육 항목
- 천천히 복식 호흡을 하도록 한다.
- 기침·가래를 효과적으로 배출하는 방법 지도

- 양치질과 구강 관리 지도
- 외출 시 마스크 착용 지도

</td><td>

중재 포인트와 근거

➡폐섬유증과 호흡기 감염의 징후를 조기에 발견하여 대처한다.
➡계단 오를 때나 보행 시 호흡곤란, 피로감, 만성적인 기침 등의 자각 증상에 주의한다. **근거** 조기 발견을 위해, 자각 증상의 관찰과 함께 정기적으로 흉부 X선 검사, 호흡 기능 검사 등으로 확인한다.
➡호흡 횟수, 깊이, 호흡 상태, 호흡곤란을 면밀히 관찰하고 악화되는 징후가 있으면 즉시 의사에게 연락한다.

➡호흡곤란이 심할 때는 안정을 취하고 안락한 자세를 연구한다. **근거** 휴식은 체력 소모를 방지한다. 세미파울러 자세는 호흡할 때 흉곽을 넓힌다.
➡호흡곤란이 심한 경우나 지속되면 산소 흡입이나 약을 사용한다.

➡가래의 점도가 심한 경우는 양치질을 적극적으로 하고, 수분 섭취를 하도록 한다. 또한 중력과 진동을 이용한 배수를 수행하여 배출하기 쉽게 한다.

➡호흡이 곤란할 때는 호흡을 억제하게 되고, 잔류 공기량이 남기 때문에 환기가 나빠진다. **근거** 천천히 복식 호흡을 하면 횡격막의 운동으로 흉곽이 넓어져 가스 교환을 좋게 한다.
➡호흡곤란 시에는 구강 내가 건조하기 쉽기 때문에 입을 헹구거나 양치질을 정기적으로 실시한다.

</td></tr>
</table>

3 간호 문제	**간호 진단**	**간호 목표(간호 성과)**
#3 연하 장애로 인한 속쓰림, 식욕 저하가 보인다.	연하 장애 **관련 요인:** 식도 장애 **진단 지표** □ 속쓰림 □ 연하곤란 증상 □ 위 내용물 역류 □ 음식 거부	〈장기 목표〉 연하 장애의 대처법을 이해하고 적절한 식사 섭취량을 유지할 수 있다. 〈단기 목표〉 속쓰림, 연하 장애가 줄고 식욕이 생긴다.

<table>
<tr><td>

간호 계획

OP 경과 관찰 항목
- 속쓰림·연하곤란, 연하 장애 정도, 혀 움직임, 식사 섭취량, 식욕 정도, 체중 증감, 구강 내 건조 증상

TP 간호 치료 항목
- 소화가 잘되고 먹기 쉬운 메뉴를 선택한다.
- 1회 식사량을 줄이고 섭취 횟수를 늘린다.
- 식후 2시간은 앉은 자세를 유지한다.
- 체위를 연구한다(임상 시 세미파울러 자세를 한다).

</td><td>

중재 포인트와 근거

➡'체한다' '소화가 안 된다' '쓴 물이 올라온다'는 등의 자각 증상에 주의한다. **근거** 조기 발견하고 대처한다.

➡**근거** 소화가 안 되는 느낌, 속쓰림을 완화한다.
➡식사 횟수는 1일 4~5회를 기준으로 나눈다.
➡식후 바로 눕지 않는다. **근거** 식후 앉은 자세를 유지하는 것은 먹은 음식물이 중력에 의해 식도를 통과하도록 돕는다.

</td></tr>
</table>

- 천천히 잘 씹어 먹는다.
- 자극을 적극적으로 피한다.

- 취침 시는 음식물을 섭취하지 않도록 지도한다.

⮕ 천천히 잘 씹어 먹는 식습관을 몸에 익힌다.
⮕ 향신료, 알코올, 커피, 신맛이 강한 음식이나 지방분이 많은 음식을 피한다. 근거 자극은 위산의 분비를 촉진한다.
⮕ 되도록이면 취침 2~3시간 전에 식사를 마친다.

4 간호 문제	간호 진단	간호 목표(간호 성과)
#4 피부 장애, 관절 증상으로 인해 일상생활에 지장을 준다.	신체 가동성 장애 **관련 요인:** 피부 경화증, 말초 순환 장애, 손가락 경직 **진단 지표** □ 반응 시간이 늦음 □ 어색한 운동 □ 느려진 운동	〈장기 목표〉 스스로 ADL을 할 수 있고 피부의 위축·경화가 진행되지 않는다. 〈단기 목표〉 필요한 도움을 받아 안락하게 생활한다.

간호 계획	중재 포인트와 근거
OP 경과 관찰 항목 - 피부 위축, 경화, 부종, 경직, 통증, 저림, 관절 증상 등 - ADL에 지장이 있는 범위	⮕ ADL에 지장이 있는 범위→손가락이 부어 점차 굳어지면 손가락 관절의 섬세한 움직임이 제한된다. 근거 물건을 잡거나 섬세한 작업이 어려워지기 때문에 ADL에 지장이 없는지 세세하게 확인한다.

OP 경과 관찰 항목
- 피부 위축, 경화, 부종, 경직, 통증, 저림, 관절 증상 등
- ADL에 지장이 있는 범위

⮕ ADL에 지장이 있는 범위→손가락이 부어 점차 굳어지면 손가락 관절의 섬세한 움직임이 제한된다. 근거 물건을 잡거나 섬세한 작업이 어려워지기 때문에 ADL에 지장이 없는지 세세하게 확인한다.

TP 간호 치료 항목
- 전신의 청결 유지

- 배설 시 이동이 어려운 상태이면 휠체어를 이용해 화장실로 이동하거나 휴대용 화장실, 소변기를 사용할 수 있다는 것을 설명한다.
- 검사나 처치 시의 이동 수단을 연구한다(예: 휠체어, 보행기 사용).
- 식사 준비
- 관절 구축에 대한 적당한 팔다리의 굴신 운동을 한다.

⮕ 신체를 물수건으로 닦아서 깨끗이 하거나, 옷을 갈아입는 행동 등은 도움이 필요하다.
⮕ 환자가 언제든지 기분 좋게 도움을 받을 수 있도록 배려한다.

⮕ 관절 구축을 예방하기 위해 매일 계속하면 좋다.

EP 환자 교육 항목
- 도움이 필요할 때 언제든지 간호사 호출을 이용하도록 설명한다.
- 옷을 입고 벗기 쉽도록 연구한다(예: 단추 대신 지퍼, 매직테이프 옷 이용).
- 식사에는 숟가락, 포크를 이용한다.

- 장갑이나 양말 착용을 권한다.
- 입욕 시에 적당한 팔다리의 굴신 운동을 하도록 조언한다.
- 하루에 여러 번, 말초에서 중심을 향해 마사지를 한다.

⮕ 간호사 호출기를 환자의 수중에 두고 바로 누를 수 있도록 배려한다.
⮕ 환자와 상담하면서 옷을 연구하여 드레싱이나 보조도구를 잘 사용하여, 되도록 자립할 수 있도록 목표를 세운다. 근거 퇴원 후의 생활을 이미지화해 자기관리를 확립해나간다.
⮕ 근거 피부 보호와 보온
⮕ 근거 관절 구축 예방을 위해 운동을 한다. 욕조에서는 부력이 있어 운동하기 쉽다.
⮕ 근거 말초 순환을 촉진한다.

5 간호 문제	간호 진단	간호 목표(간호 성과)
#5 피부가 손상되기 쉬우므로 감염을 일으키기 쉽다.	감염 위험 상태 **위험 요인:** 만성 질환, 신체 외상, 조직 파괴	〈장기 목표〉 1) 피부 손상 부분이 치유된다. 2) 환자가 피부의 손질과 감염 예방 행동을 할 수 있다. 〈단기 목표〉 1) 피부 손상 부분에 감염 징후가 보이지 않는다. 2) 상처 부위가 치유되어간다.

<table>
<tr><th>간호 계획</th><th>중재 포인트와 근거</th></tr>
</table>

OP 경과 관찰 항목

- 피부 경화증, 색소 이상, 궤양, 혈관 확장, 발바닥의 굳은살·티눈, 피부의 건조·가려움
- 피부 손상 정도
- 피부의 발적·종창·통증, 삼출액
- 상처의 치료 상태, 발열의 유무

TP 간호 치료 항목

- 피부 손상 부위의 처치, 보호
- 전신의 청결 유지, 보온
- 침대 주변 정비
- 피부가 건조·가려울 때는 보습 연고나 크림을 바르고, 항소양 제제 복용

EP 환자 교육 항목

- 장갑을 착용하고 보호한다.
- 로션, 크림으로 피부 건조를 방지한다.
- 입을 헹구거나 양치질에 신경 써 구강 내를 깨끗하게 유지한다.
- 배변 시에는 비데를 사용하여 음부를 청결하게 유지한다.
- 피부 궤양이 발견되면 즉시 의사와 상담하여 치료 받도록 한다.
- 발바닥의 굳은살·티눈의 대처법에 대해 지도한다.

➡ 피부 궤양은 손발의 말초 부위 외에도 손등, 팔꿈치, 발뒤꿈치 등에도 보인다.

➡ 피부 궤양화, 염증의 징후를 조기에 발견한다. **근거** 피부 궤양은 특히 겨울철에 많다. 혈액순환 장애가 있는 경우는 치료가 오래 걸리기 때문에 악화되지 않도록 조기에 대처한다.

➡ 매일 붕대를 교환하고, 상처의 치유 상태를 확인한다. 증상의 정도에 따라 항생제 연고·내복약, 혈액순환 개선제 등을 처방한다.

➡ 감염을 일으키기 쉬운 상태이기 때문에 구강 관리, 전신의 청결을 유지할 수 있도록 돕는다.

➡ 환자 자신이 피부를 손상시키지 않는 대책이나 감염 예방책의 목적을 이해하고 실행할 수 있도록 한다.

➡ **근거** 피부 궤양의 악화를 방지하려면 즉시 적절한 조치가 필요하다.

➡ 보통 사용되는 스필고(각질 제거제)는 사용하지 않는다. **근거** 피부가 너무 부드러워져서 궤양이 될 위험이 있다.

<table>
<tr><th>6 간호 문제</th><th>간호 진단</th><th>간호 목표(간호 성과)</th></tr>
</table>

#6 약물요법의 준수 저하에 따라 부작용이 나타나기 쉽다.

비효과적 자기 건강관리
관련 요인: 지식 부족
진단 지표
☐ 치료 계획을 일상생활에 통합할 수 없다.
불이행
관련 요인: 계획된 치료 행동에 관련된 지식
진단 지표
☐ 증상 악화 현상
☐ 개선되지 않는다.
☐ 부작용이 나타난다.

〈장기 목표〉 1) 적절한 복약 행동으로 가장 큰 치료 효과를 얻을 수 있다. 2) 부작용의 증상에 주의하고 조기에 의사와 상담할 수 있다.
〈단기 목표〉 자신이 복용하고 있는 약의 목적과 부작용을 이해하고 지시대로 복용할 수 있다.

<table>
<tr><th>간호 계획</th><th>중재 포인트와 근거</th></tr>
</table>

OP 경과 관찰 항목

- 증상의 출현 상황, 정도의 관찰
- 환자의 질환에 대한 인식 확인

TP 간호 치료 항목

- 환자가 복용하고 있는 약의 종류, 목적, 복용방법, 부작용에 대해 확인한다.

➡ 증상을 잘 관찰하고 부작용의 조기 발견으로 연결할 수 있다. 스테로이드제 및 면역 억제제를 복용하는 경우에는 소화기 증상, 감염의 징후 등에 주의한다. **근거** 면역계가 억제되기 때문에 감염되기 쉬운 상태이다.

➡ 약물요법에 대한 문제와 고민에 대해 환자가 이야기하기 쉬운 관계를 형성한다.

- 스테로이드 약 복용 중에는 임의대로 중단하지 않도록 지도한다.
- 구역질이 나타나기 쉬운 경우에는 사전에 예방적으로 제토제를 사용할 수 있다.
- 감염 예방책으로 마스크 착용, 손 씻기, 외출 시 사람이 많은 곳은 피하고, 귀가 후에는 양치질을 하도록 한다.
- 전신을 깨끗하게 유지하고, 특히 구강, 생식기의 청결에 주의를 기울인다.

EP 환자 교육 항목

- 환자·가족에게 약에 대한 올바른 지식을 갖도록 한다.
- 치료 계획에 대해 환자가 이해할 수 있도록 알기 쉽게 설명한다.

➡ **근거** 중단하면 증상이 악화될 위험이 있다.

➡ 구역질이 심할 때는 참지 않는다.

➡ 특히 원내 감염이나 시중 감염이 유행할 때는 유념하여 대책을 세운다.

➡ 증상이 나타나는 방법이나 진행 정도가 개인에 따라 다르고, 더구나 약물 치료는 증상에 따라 대증적으로 처방되기 때문에 항상 환자와 상담하면서 약물 치료를 진행시키는 것이 중요하다.

7 간호 문제	**간호 진단**	**간호 목표(간호 성과)**
#7 만성 경과를 보이므로 미래에 대한 불안이 크다.	**불안** **관련 요인:** 건강에 대한 위협, 스트레스, 역할 기능에 대한 위협, 경제 상황에 대한 위협 **진단 지표** ☐ 인생의 사건 변화에 따른 걱정을 표현한다. ☐ 고민 ☐ 불면증	〈**장기 목표**〉 1) 환자 스스로가 불안을 완화하는 관리 및 활동에 참여할 수 있다. 2) 질환과 함께하는 생활에 대해 표현한다. 〈**단기 목표**〉 1) 걱정이나 불안감을 표출하고 표정이 부드러워진다. 2) 불면증이 해소된다.

간호 계획

OP 경과 관찰 항목
- 환자의 말, 행동, 표정, 태도

TP 간호 치료 항목
- 환자가 걱정과 불안감을 표출하기 쉬운 환경을 만든다.

- 환자가 상담하고 싶을 때 언제든지 응할 수 있다는 것을 알린다.
- 환자와 대화하고 의사결정을 잘할 수 있도록 돕는다.

- 가족이나 친한 친구의 협력을 얻어, 기분 전환을 하도록 연구한다.

EP 환자 교육 항목
- 스스로 실시할 수 있는 편안한 방법을 지도한다.

- 앞으로의 생활 설계를 세울 수 있도록 돕는다.

중재 포인트와 근거

➡ 평가하고 해결책을 찾는다. **근거** 불안이 심한 경우에는 전문가에게 상담한다.

➡ 프라이버시를 지키고, 차분하게 안정되는 장소를 마련한다.
➡ 치료법이 확립되어 있지 않은 질환이지만, 질환을 조절하는 것이 가능하다는 것을 이해하게 한다.
➡ **근거** 환자가 무력감, 고립 상태에 빠지지 않도록 도움이 필요하다.

➡ 취미나 외출에 관심을 가질 수 있도록 한다. **근거** 스트레스를 발산할 수 있다.

➡ 아로마테라피, 음악 감상, 릴랙스 방법 등은 효과를 기대할 수 있다.
➡ 질환을 갖고 생활하는 이미지를 그릴 수 있도록 조언한다.

<table>
<tr><td>

8 간호 문제

#8 피부 증상이 진행되고 외모 변화에 곤혹스러워한다.

</td><td>

간호 진단

신체 이미지 혼란
관련 요인: 질환(피부 경화증, 피부의 색소 이상)
진단 지표
☐ 라이프스타일의 변화를 말로 표현한다.
☐ 신체에 대한 부정적인 감정

</td><td>

간호 목표(간호 성과)

〈장기 목표〉 질환을 조금씩 이해하여 외모 콤플렉스가 누그러진다.
〈단기 목표〉 비관적인 말을 적게 한다.

</td></tr>
</table>

간호 계획	중재 포인트와 근거
OP 경과 관찰 항목 • 피부 증상에 대한 환자의 말, 행동, 표정 • 질병의 인식방법	➲ 단순히 장애에 대한 콤플렉스뿐만 아니라 여러 가지 문제가 관련이 되어 있는 경우가 있어 주의 깊게 관찰하는 것이 중요하다.
TP 간호 치료 항목 • 환자의 이야기에 귀를 기울여 고민하고 있는 것을 표출할 수 있도록 한다. • 치료로 증상이 개선되는 것을 설명한다.	➲ 태팅과 손 케어를 통해 환자와 의사소통을 하면서 불안이 조금씩 표출되도록 한다. **근거** 불안이 자연스럽게 표출된다면 질환에 대한 이해가 깊어진다.
EP 환자 교육 항목 • 피부 장애가 악화되지 않도록 청결하게 유지하고, 잘 손질한다. 자극이 적은 비누, 화장품을 사용한다. • 순환을 촉진하는 가벼운 마사지와 운동을 지도한다.	➲ 완전히 치료되는 것은 아니지만, 손질을 적극적으로 하여 눈에 띄지 않는 방법을 강구하면 좋다. 외관상 눈에 띄는 부위는 화장품으로 커버할 수 있다.

Step1 영향 평가 ▷ **Step2 간호 초점** ▷ **Step3 계획** ▷ **Step4 실시** ▷ **Step5 평가**

병기·병태·중증도별 관리 포인트

• 피부 경화는 광범위하게 내장 병변을 동반하는 중증형(확산성 전신성 경피증)부터 피부 경화가 국한되어 내장 병변이 보이지 않는 경증형(국한성 전신성 경피증)까지 있으므로 심각한 정도에 따라 치료가 필요하다.
• 처음 증상으로 가장 많이 볼 수 있는 것은 레이노 현상이며, 사지 말초와 얼굴에 생기는 피부 경화증, 내장 병변이 나타나는 상황에 따라 증상 완화 치료를 비롯해 일상생활의 지장에 대한 지원, 심리적인 측면도 돕는다.
• 내장 병변을 수반하는 경우에는 조직 검사와 여러 검사를 통해 조기에 발견하고 심각해지지 않도록 돕는다.
• 퇴원 후 증상을 잘 조절하고 생활을 계속해나갈 것을 목표로 하며 일상생활, 약 복용 등에 대해 자기관리를 잘할 수 있도록 구체적으로 지도한다.

간호 활동(간호 중재) 포인트

증상에 대한 치료
• 레이노 현상의 예방 대책으로 한랭 자극을 피한다. 추운 계절에는 외출 시 장갑, 머플러, 두꺼운 양말 등으로 방한한다. 여름의 지나친 냉방에도 주의한다.
• 레이노 현상이 생겼을 때는 손을 마주 비비거나 마사지를 해서 따뜻하게 한다. 휴대용 손난로로 미리 따뜻하게 한다.
• 피부 경화가 심한 경우에는 가벼운 체조나 산책 정도의 운동을 계속한다. 건조한 피부에는 보습 크림을 바른다.
• 피부 궤양이 생기면 피부 손상이나 감염을 일으키기 쉬우므로, 피부를 보호하고 감염을 예방한다.
• 관절 구축이 진행되지 않도록 매일 조금씩 손발의 관절을 구부렸다 폈다 반복해 진행을 늦춘다.

- 연하 장애가 있는 경우는 식사의 횟수를 늘려 소량씩 섭취한다. 자극이 적고 소화가 잘되고 먹기 쉬운 식사 내용으로 한다.
- 호흡곤란이 있으면 상체를 일으킨 안락한 자세를 취하고 가래 객담을 촉진하도록 돕는다.

약 복용 관리와 합병증의 조기 발견

- 치유하는 근본적인 치료법은 확립되어 있지 않다. 각 증상을 완화시키는 약을 복수로 사용하기 때문에 복용의 목적, 방법, 부작용에 대해 환자가 자기관리를 수 있도록 한다.
- 건강 상태의 악화나 합병증을 조기에 발견하고 대처할 수 있도록 정기 검사를 위한 통원을 계속하도록 지도한다.

환자 · 가족 지원

- 질환을 갖고 생활해나가기 위해서는 질병에 대한 이해를 할 수 있도록 정중하게 설명한다. 환자의 불안을 받아들이고 가족의 협력을 얻으면서 사회생활을 영위할 수 있도록 돕는다.
- 사회자원을 효과적으로 활용하면서 생활환경을 정돈할 수 있도록 돕는다.

퇴원 · 요양 지도

- 퇴원 후의 생활에 대해: 규칙적인 생활을 하고, 건강 상태에 따라 무리하지 않는 정도로 일을 할 수 있도록 환자와 상담하면서 생활 패턴을 결정한다.
- 감염 예방에 관해: 양치질과 손 씻기에 힘쓰고, 사람이 많은 곳에 나갈 때 마스크 착용을 권한다. 피부 손상 부위가 있으면 의사와 상담하도록 지도한다.
- 흡연은 혈액순환을 나쁘게 하고 건강 상태를 악화시키기 때문에 철저한 금연 지도를 실시한다.
- 약 복용은 각자 관리할 수 있도록 지도하고, 부작용에 대해서는 조기에 발견하고 대응할 수 있도록 한다. 특히 부신피질 호르몬 제제(스테로이드), 면역 억제제 복용 시에는 중단 없이 지시대로 복용할 것과 심각한 부작용이 생기면 즉시 상담하도록 지도한다.
- 건강 상태에 맞는 ADL과 생활상의 연구를 지도한다.
- 고민을 상담할 수 있는 사람을 찾아 사회자원을 효과적으로 활용할 수 있도록 조언한다.

| Step1 영향 평가 | Step2 간호 초점 | Step3 계획 | Step4 실시 | Step5 평가 |

평가 포인트

간호 목표 달성도

- 신체적 고통이 경감되어 안락한 상태임을 말과 행동, 표정으로 확인할 수 있는가?
- 피부 증상을 소개하는 증상이 개선되고 일상생활을 지장 없이 할 수 있는가?
- 복약 관리를 환자 자신이 적절하게 할 수 있는가?
- 심각한 부작용이 일어나지 않는가?
- 연하곤란이나 호흡곤란 등에 대해 적절하게 증상을 조절할 수 있는가?
- 환자의 불안이 경감하고 요양 생활을 할 준비를 할 수 있는가?
- 환자가 건강 상태의 악화 예방 및 증상 완화방법을 이해할 수 있고 자기관리를 계속할 수 있는가?
- 환자 · 가족 관계가 양호하고, 필요 시 도움을 받을 수 있는 상황인가?

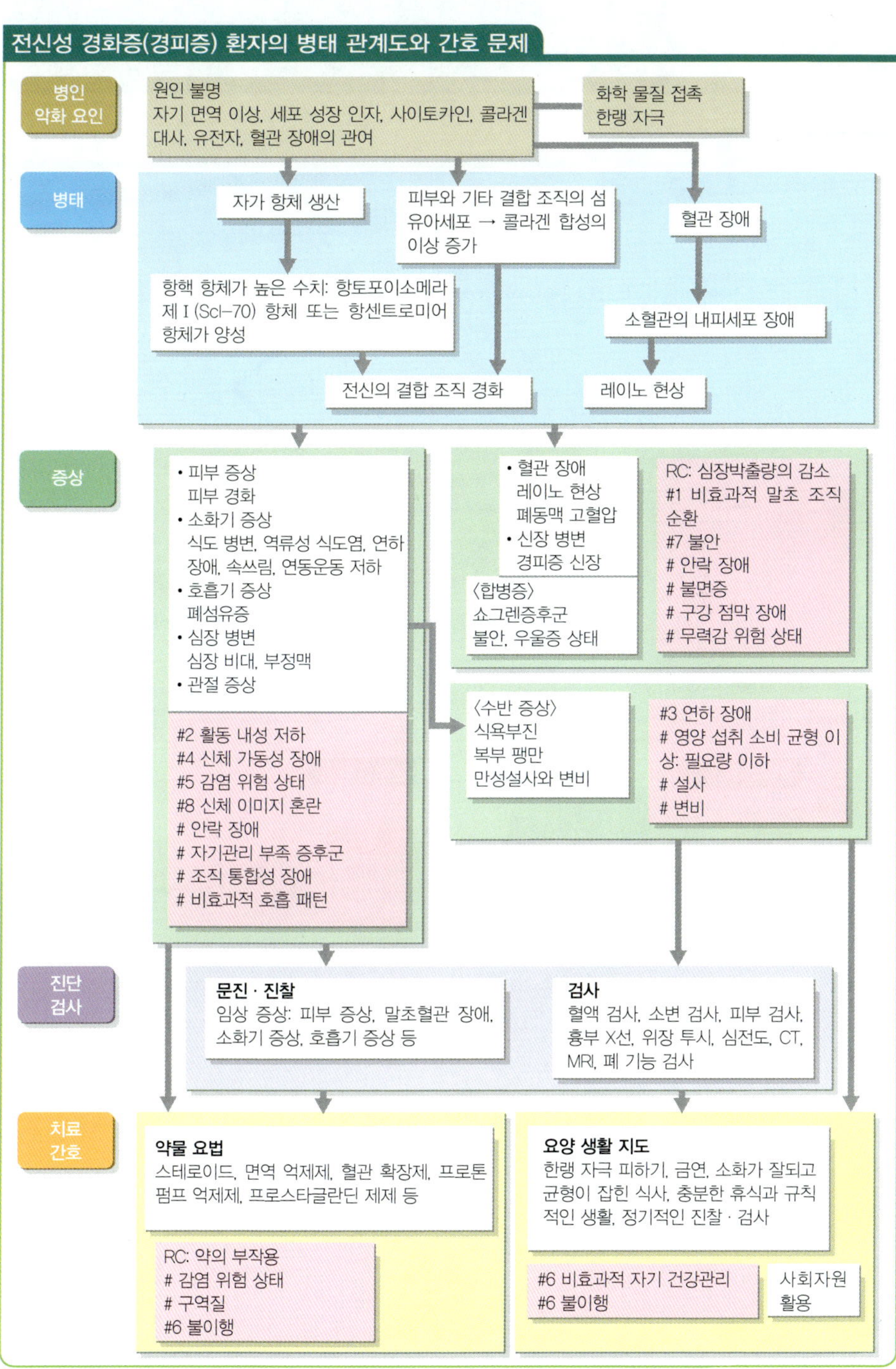
전신성 경화증(경피증) 환자의 병태 관계도와 간호 문제

병인·악화 요인
원인 불명
자기 면역 이상, 세포 성장 인자, 사이토카인, 콜라겐 대사, 유전자, 혈관 장애의 관여
화학 물질 접촉
한랭 자극

병태
자가 항체 생산
피부와 기타 결합 조직의 섬유아세포 → 콜라겐 합성의 이상 증가
혈관 장애
항핵 항체가 높은 수치: 항토포이소메라제 I (Scl-70) 항체 또는 항센트로미어 항체가 양성
소혈관의 내피세포 장애
전신의 결합 조직 경화
레이노 현상

증상
• 피부 증상
피부 경화
• 소화기 증상
식도 병변, 역류성 식도염, 연하 장애, 속쓰림, 연동운동 저하
• 호흡기 증상
폐섬유증
• 심장 병변
심장 비대, 부정맥
• 관절 증상

#2 활동 내성 저하
#4 신체 가동성 장애
#5 감염 위험 상태
#8 신체 이미지 혼란
안락 장애
자기관리 부족 증후군
조직 통합성 장애
비효과적 호흡 패턴

• 혈관 장애
레이노 현상
폐동맥 고혈압
• 신장 병변
경피증 신장
〈합병증〉
쇼그렌증후군
불안, 우울증 상태

RC: 심장박출량의 감소
#1 비효과적 말초 조직 순환
#7 불안
안락 장애
불면증
구강 점막 장애
무력감 위험 상태

〈수반 증상〉
식욕부진
복부 팽만
만성설사와 변비

#3 연하 장애
영양 섭취 소비 균형 이상: 필요량 이하
설사
변비

진단·검사
문진 · 진찰
임상 증상: 피부 증상, 말초혈관 장애, 소화기 증상, 호흡기 증상 등
검사
혈액 검사, 소변 검사, 피부 검사, 흉부 X선, 위장 투시, 심전도, CT, MRI, 폐 기능 검사

치료·간호
약물 요법
스테로이드, 면역 억제제, 혈관 확장제, 프로톤 펌프 억제제, 프로스타글란딘 제제 등

RC: 약의 부작용
감염 위험 상태
구역질
#6 불이행

요양 생활 지도
한랭 자극 피하기, 금연, 소화가 잘되고 균형이 잡힌 식사, 충분한 휴식과 규칙적인 생활, 정기적인 진찰 · 검사

#6 비효과적 자기 건강관리
#6 불이행
사회자원 활용

하기야마 히로유키

눈으로 보는 질환

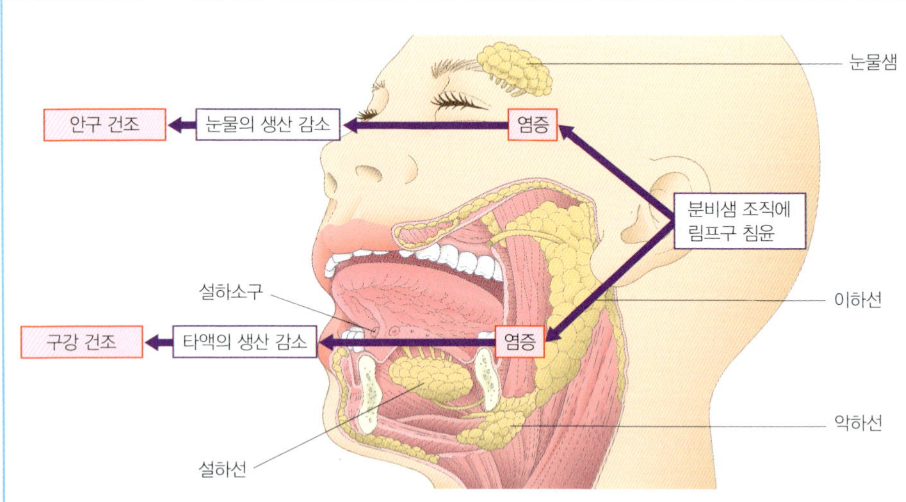

■ 그림 46-1 침샘과 눈물샘

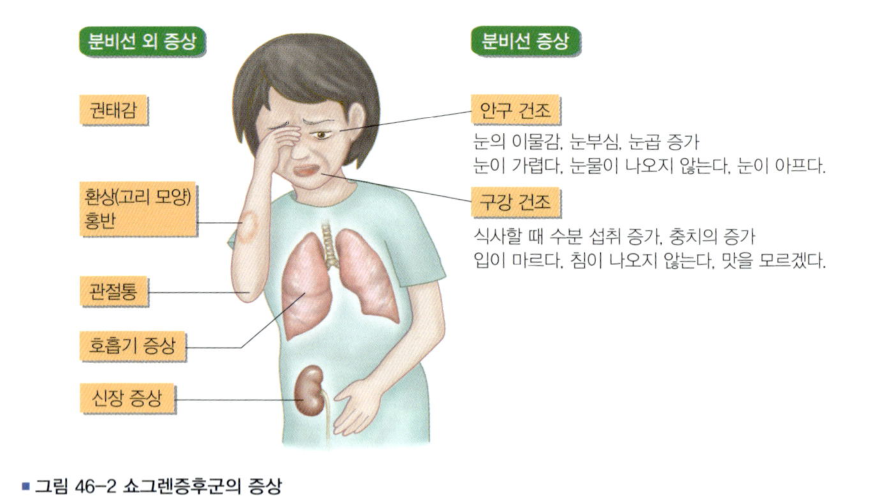

■ 그림 46-2 쇼그렌증후군의 증상

병태 생리

▎ 쇼그렌증후군은 침샘과 눈물샘 등 외분비선 조직에 림프구 침윤이 특징인 자가면역 질환이다.

- 침샘과 눈물샘이 파괴되기 때문에 침·눈물의 생산이 감소하고, 구강 건조와 안구 건조 등 건조 증상이 나타난다.
- 분비선 조직에 림프구 침윤이라는 세포성 면역 이상, 이외에 액성 면역 이상으로 항SS-A 항체와 항SS-B 항체, 항핵 항체, 류마토이드 인자 등 각종 자가 항체의 생산 및 다클론성 면역글로불린의 생산 증가 등도 확인된다.
- 류머티즘 관절염과 전신성 홍반성 루프스 등 다른 교원병을 합병하지 않는 것을 '원발성 쇼그렌증후군'이라 하고, 다른 교원병에 합병하는 것을 '2차성 쇼그렌증후군'이라고 한다.

병인·악화 요인

- 병의 원인은 밝혀져 있지 않다. 유전적 소인, 바이러스 감염이나 여성호르몬 등 환경 요인과의 관련이 추측되고 있을 뿐이다.

역학·예후

- 2010년 후생노동성 연구반의 전국 조사에 따르면 일본에 약 66만 명의 환자가 있다. 여자가 14:1로 많고, 잘 발생하는 연령은 40~60대이다.
- 예후는 일반적으로 양호하다. 분비선 외 증상으로 장기 손상과 림프종 등의 합병은 예후를 달리한다. 침샘 부종 및 자반, 혈청 C4의 낮은 수치가 악성 림프종 합병의 위험 요인이라는 보고도 있다.

증상

▎ 외분비선의 파괴로 인한 안구와 구강 건조 증상, 침샘의 종창 외에도 권태감과 관절통, 고리 모양 홍반 등의 분비선 외 증상이 인정된다.

- 증상은 외분비선의 파괴로 건조 증상이 나타나는 분비선 증상과 병변이 전신의 여러 장기에 나타나는 분비선 외 증상으로 나뉜다.
- **분비선 증상**
  - 안구 건조: 각막염, 결막염을 일으켜 눈 안쪽에 이물감을 호소한다.
  - 구강 건조: 건조한 음식을 삼킬 때 수분이 필요하거나 미각 변화나 말하기 어려움을 호소한다. 심해지면 설염이나 설유두의 위축이 발생하거나, 충치가 눈에 띄게 많아진다.
  - 그밖에 땀샘의 파괴로 인한 피부 건조, 호흡기 건조에 의한 건성기침, 질 건조에 의한 성교 장애 등이 생기거나, 침샘 부종도 일으킨다. 침샘 부종은 만성 무통성 부종이 많은데, 통증을 수반하는 급성 부종도 있다.
- **분비선 외 증상**
  - 권태감
  - 관절통: 류머티즘 관절염 합병이 없고 통증만 있는 경우가 대부분으로, 종창 및 관절 파괴는 대부분 인정하지 않는다.
  - 피부 증상: 환상 홍반은 특징적이고, 고감마글로불린혈증이나 혈관염과 관련된 자반, 점상 출혈이 인정된다. 레이노 현상을 인정하는 경우도 있다.
  - 호흡기 증상: 간질성 폐렴을 일으킬 수 있지만 가벼운 사례가 대부분이다.
  - 신장 증상: 원위요세관성 산증(저칼륨혈증, 요로 결석 등을 동반)
  - 신경 증상: 말초신경 장애(하지의 감각신경 장애가 많다고 되어 있다)

진단·검사값

▎ 진단의 결정적 수단은 안구와 구강의 건조 증상과 특이적인 자가 항체의 발견이다.

- **진단 기준**
- 구 후생성의 개정 진단 기준표(표 46-1)가 이용되고 있다.

1. 생검 병리 조직 검사에서 다음 중 하나의 양성 소견이 인정되는 것
   A) 구순선 조직에서 4mm²당 1 focus(도관 주위에 50개 이상의 림프구 침윤) 이상
   B) 눈물샘 조직에서 4mm²당 1 focus(상동) 이상
2. 구강 검사에서 다음 중 하나의 양성 소견이 인정되는 것
   A) 타액선 조영술에서 Stage 1(직경 1mm 미만의 작은 점 모양의 음영) 이상의 이상 소견
   B) 타액 분비량 감소(껌 테스트에서 10분간 10㎖ 이하 또는 색슨 테스트에서 2분간 2g 이하)이고, 또한 침샘 신티그래피에서 기능 저하의 소견
3. 안과 검사에서 다음 중 하나의 양성 소견이 인정되는 것
   A) 실마 실험에서 5mm/5분 이하이고 로즈 벵골 실험 3 이상
   B) 실마 실험에서 5mm/5분 이하이고 형광 색소 실험에서 양성
4. 혈청 검사에서 다음 중 하나의 양성 소견을 인정하는 것
   A) 항SS-A 항체 양성
   B) 항SS-B 항체 양성
* 상기의 4항목 중 2항목 이상에 해당하면 쇼그렌증후군으로 진단한다.

(후생성 연구반, 1999)

● 검사값
- 침·눈물의 생산 저하와 구순선 조직이나 눈물샘 조직의 림프구 침윤 현상은 진단에 중요하다.
- 백혈구 감소와 고감마글로불린혈증을 일으킨다.
- 항SS-A 항체와 항SS-B 항체 외에도 항핵 항체나 류머토이드 인자 등 다양한 자가항체가 인정된다.

합병증

- 만성 갑상선염
- 원발성 담즙성 간경변
- 악성 림프종
- 항SS-A 항체와 항SS-B 항체를 가진 산모에게서 신생아에 심장 블록이나 피부 발진을 주 증상으로 하는 신생아 루프스가 약 3%의 빈도로 보고되고 있다.

치료법

▌ 건조 증상에 대해서는 대증요법을 중심으로 한다. 일부 증상은 부신피질 호르몬 제제를 투여한다.

● 건조 증상에 대한 치료
- 안구 건조에 대해서는 인공눈물이 사용된다. 치료에 저항을 보이는 예는 누점 플러그 등으로 눈물의 유출을 방지한다.
- 구강 건조 대해서는 양치질이나 이 닦는 법 등의 자기관리와 함께 인공 타액이나 타액 분비를 촉진하는 약제가 사용된다.
- 무스카린 M₃ 수용체 작용제 〈표 46-2〉의 구강 건조 증상 개선제)는 선방세포에 작용하고 그 잔존 기능을 이용하여 타액 분비를 항진시킨다. 또한 눈물이나 땀의 분비 촉진 효과도 기대된다. 부작용으로는 설사 등의 소화기 증상이나 발한이 생길 수 있다.

(Px 처방 예) 안구 건조에 대해 다음 중 하나를 사용한다.
1) 인공눈물 마이티아 점안제 1회 1~2방울, 1일 5~6회 점안 ← 인공눈물
2) 히아레인 1회 1방울 1일 5~6회 점안 ← 각결막 상피 장애 치료제
3) 디쿠아스 점안제 1회 1방울 1일 6회 점안 ← 안구 건조 치료제
4) 무코스타 점안액 1회 1방울 1일 4회 점안 ← 안구 건조 치료제

(Px 처방 예) 구강 건조에 이용하는 인공타액
- 사리베트 1회 1~2초간 구강 내에 분무 1일 4~5회 ← 인공타액

 타액 분비를 항진하기 위해 다음 중 하나를 사용한다.

1) 에보작 캡슐(30mg)　1회 1캡슐　1일 1~3회　식사 후 복용　← 구강 내 건조 증상 개선제
2) 살라젠(5mg)　1회 1정　1일 1~3회　식사 후 복용　← 구강 내 건조 증상 개선제

● 건조 증상 이외의 증상에 대한 치료
● 관절통에 대해서는 소염 진통제로 대처한다.
● 난치성의 침샘 부종이나 피부 발진, 일부의 말초신경 장애 등에는 부신피질 호르몬 제제의 투여를 고려한다.
● 원위요세관성 산증에 대해서는 대증요법으로 중탄산소다와 칼륨 제제를 투여한다.

■ **표 46-2 쇼그렌증후군의 주요 치료제**

분류		일반명	주요 상품명	약의 효과 메카니즘	부작용
안과용제제	인공눈물	합제	인공눈물 마이티아	물리·화학적으로 정상 눈물과 유사한 점안제이고, 눈물 보충으로 사용한다.	과민증
	각결막 상피 장애 치료제	히알루론산나트륨	히아레인, 히론, 오페건, 오페리드	분자 내에 다수의 물 분자를 유지하고 높은 보수성을 나타낸다.	안검 소양감, 결막 충혈 등
	안구 건조 치료제	지크아호솔나트륨	디쿠아스 점안제	결막세포에 작용하여 눈물 및 무틴 분비를 촉진한다.	눈 자극감, 눈곱 등
		레바미피드	무코스타 점안액	각결막세포에 작용하여 세포 증식과 무틴 분비를 촉진한다.	눈 자극감 등
구강 내 건조 증상 개선제		세비메린 염산염 수화물	에보작, 사리그렌	침샘을 자극하여 침 분비를 촉진한다.	요통, 설사, 심계항진, 발한 등
		필로카르핀 염산염	살라젠	무스카린 M_3 수용체에 작용하여 부교감신경을 자극하고 침 분비를 촉진한다.	발한, 두통, 구역질, 설사 등
인공타액		합제	사리베트	사람의 정상적인 침과 거의 동일하게 배합되어 있다.	과민성

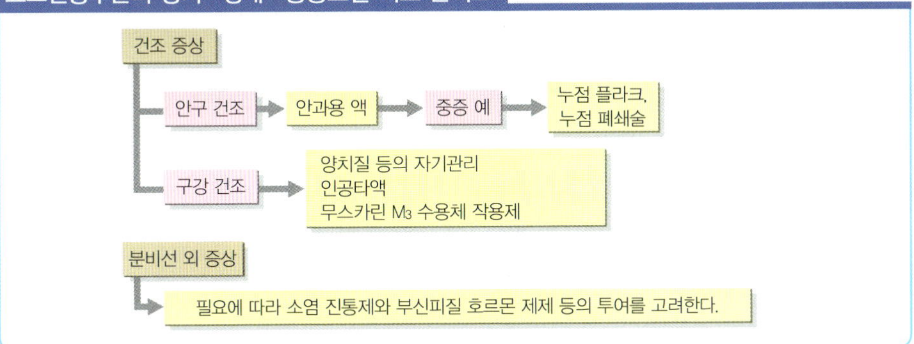

46 쇼그렌증후군

쇼그렌증후군 환자의 간호

오미야 유코

간호 과정 순서도

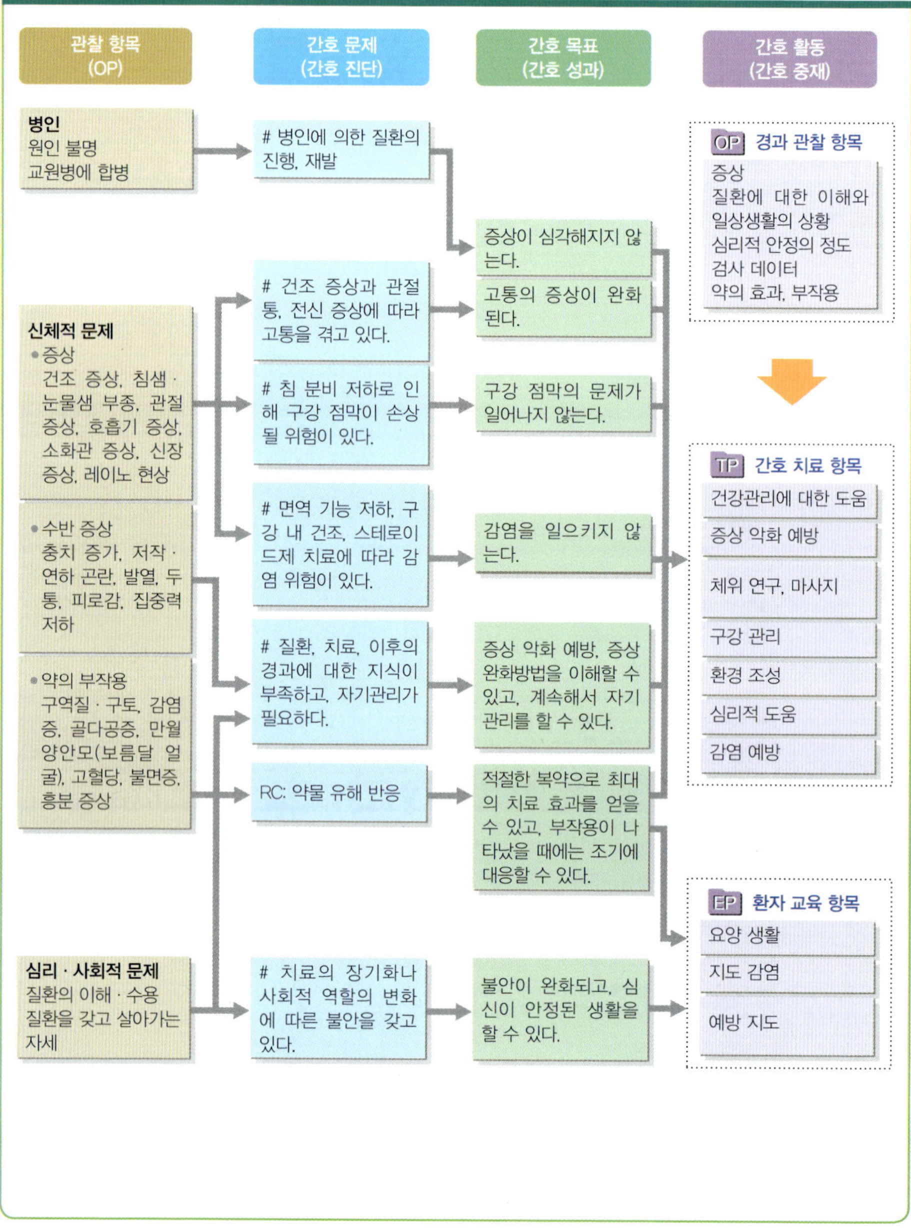

- 구강 건조와 안구 건조 등 증상이 완화되도록 환경을 조성하면서 증상에 대해 자기관리를 할 수 있도록 돕는다.
- 약물을 사용할 때에는 부신피질 호르몬 제제(스테로이드제) 등의 부작용이나 전신 증상의 관찰에 주의하고 건강 상태가 안정되도록 노력한다.

Step1 영향 평가	Step2 간호 초점	Step3 계획	Step4 실시	Step5 평가

정보 수집	평가 관점과 근거 · 잠재적 간호 문제
전신 상태 파악	침샘과 눈물샘을 중심으로 한 외분비선과 외분비선 이외의 여러 장기에 나타나는 장애이다. 병형에 따라 스테로이드제를 사용하지만 부작용 증상이 나타나기 때문에 전신 관찰이 필요하다. ● 검사 데이터와 연관해 전신 상태를 파악한다. ● 관절염, 전신성 홍반성 루프스(SLE) 등 다른 자가면역 질환을 합병하는 경우가 많다. ● 환자의 일반 상태 🔍 잠재적 간호 문제 : 증상의 진행, 재발에 따라 심신이 고통을 겪는다.
증상 유무, 출현 상황, 정도의 관찰	어떤 임상 증상이 나타나는지 관찰한다. 증상을 파악하여 질환의 진행도 · 중증 정도를 알 수 있고 치료 계획, 간호 계획 수립에 효과적이다. ● 구강, 안구, 비강의 건조 증상이 주된 증상이지만, 전신성 자가면역 질환으로 여러 장기에도 다양한 증상을 나타낸다. 🔍 잠재적 간호 문제 : 건조 증상과 관절통, 전신 증상으로 인해 고통을 겪는다./지금까지의 일상생활을 유지하기가 어렵다. **건조 증상** ● 외분비선의 기능 저하로 건조 증상이 특징적이다. ● 구강: 구강 건조, 혀 균열, 구내염, 구각염, 충치 증가 ● 안구: 눈의 이물감, 피로, 통증, 충혈, 눈곱 ● 비강: 코 건조, 코피 ● 기도: 건성기침 ● 피부: 피부 건조, 피부 가려움증 ● 질: 성교 시 통증 🔍 잠재적 간호 문제 : 건조 증상과 관절통, 전신 증상으로 인해 고통을 겪는다./침 분비 저하로 인해 구강 점막이 손상될 위험이 있다./감염증 우려/저작 · 연하 장애/각막 손상의 위험/질병, 치료, 앞으로의 경과에 대한 지식이 부족하고 자기관리가 필요하다. **침샘 · 눈물샘 부종** ● 이하선 종창은 양쪽인 경우가 많고, 급성인 경우에는 가벼운 통증과 종창을 동반한다. 만성인 경우에는 무통성인 것이 많다. 🔍 잠재적 간호 문제 : 건조 증상과 관절통, 전신 증상으로 인해 고통을 겪는다./저작곤란/질병, 치료, 앞으로의 경과에 대한 지식이 부족하고 자기관리가 필요하다. **관절통** ● 관절통은 이동성이고 다발성인 경우가 많다. 관절염을 일으킬 수도 있다. 🔍 잠재적 간호 문제 : 건조 증상과 관절통, 전신 증상으로 인해 고통을 겪는다./질병 진행/질병, 치료, 앞으로의 경과에 대한 지식이 부족하고 자기관리가 필요하다.

46

쇼그렌증후군

	호흡기 증상 ● 간질성 폐렴이 나타날 수 있다. 기도의 건조로 인해 만성 기관지염, 목이 쉬는 증상이 나타날 수도 있다. 🔍 잠재적 간호 문제 : 건조 증상과 관절통, 전신 증상으로 인해 고통을 겪는다./질병 진행/ 질병, 치료, 앞으로의 경과에 대한 지식이 부족하고 자기관리가 필요하다. **기타 증상** ● 간 증상: 원발성 담즙성 간경변증이 보이는 외에도 자가면역성 간염도 합병할 수 있다. ● 소화기 증상: 위액의 분비 저하로 인해 위염이 생길 수 있다. ● 신장 증상: 원위요세관 산증를 일으키고, 저칼륨혈증으로 인해 사지 마비를 일으킬 수 있다. 이러한 경우 신장 석회화증을 수반하는 경우가 많다. ● 피부 증상: 재발성 홍반, 고리 모양 홍반을 하지에서 확인할 수 있다. ● 기타: 레이노 현상, 근염, 말초신경염, 혈관염 등 🔍 잠재적 간호 문제 : 면역 기능 저하, 구강 내 건조, 스테로이드 치료에 의한 감염 위험이 있다./지식이 부족하여 자기관리를 할 수 없다.
약의 효과, 부작용에 대한 관찰	약물요법으로 어느 정도 증상이 완화되었는지 파악한다. 또한 스테로이드제, 항염증성 약물을 사용하는 경우가 많기 때문에, 이로 인한 부작용이 나타나는지 관찰이 필요하다. ● 약물요법에 의한 증상 변화, 약 복용 상황 ● 약물의 부작용: 상복부 통증, 감염증, 골다공증, 만월양안모(보름달 얼굴), 고혈당, 피하 출혈, 불면증, 흥분 증상 ● 검사 데이터: 일반 검사, 면역학적 검사, 조직학적 검사 🔍 잠재적 간호 문제 : 면역 기능 저하, 구강 내 건조, 스테로이드 치료제에 의해 감염 위험이 있다.
환자 · 가족의 심리 · 사회적 측면의 파악	발병 후 경과가 길고 재발과 회복을 반복하여 만성으로 경과하기 때문에 심리 · 사회적 상태는 관해기의 유지와 증상 악화에도 크게 관여한다. ● 구강 건조와 안구 건조는 환자의 QOL을 저하시킨다. 환자는 불안한 상태에서 질병을 갖고 있으므로 인공타액, 점안약, 점비약을 사용하는 등 증상의 완화방법을 구체적으로 지도하고 불안을 완화한다. 🔍 잠재적 간호 문제 : 치료의 장기화와 사회적 역할의 변화에 따른 불안을 갖고 있다.

Step1 영향 평가	Step2 간호 초점	Step3 계획	Step4 실시	Step5 평가

간호 문제 리스트

#1 건조 증상과 관절통, 전신 증상으로 인해 고통을 겪는다(인지-지각 패턴).
#2 타액 분비 저하로 구강 점막이 손상될 수 있다(영양-대사 패턴).
#3 면역 기능 저하, 구강 건조, 스테로이드제 치료에 따른 감염 위험이 있다(영양-대사 패턴).
#4 질병, 치료, 앞으로의 경과에 대한 지식이 부족하고 자기관리가 필요하다(건강 지각-건강관리 패턴).
#5 치료의 장기화와 사회적 역할의 변화에 따른 불안을 갖고 있다(자기 인식 패턴).

간호의 우선순위 지침

● 만성 경과를 보이는 염증성 질환이며, 환자는 질환을 갖고 생활해나가야 한다. 그 증상 때문에 QOL이 저하된다. 우선, 환자가 일상생활을 안락하게 지낼 수 있도록 돕는다. 질환, 스테로이드제의 부작용로 감염되기 쉬운 상태이므로 이에 대한 배려가 필요하다.
● 상태가 안정되면, 환자 자신이 증상을 관리하고 상태를 유지할 수 있도록 돕는다.

1 간호 문제	간호 진단	간호 목표(간호 성과)

#1 건조 증상과 관절통, 전신 증상으로 고통을 겪는다.

안락 장애
관련 요인: 질병
진단 지표
□ 안락하지 않다는 호소
□ 고통을 느끼는 증상 호소

〈장기 목표〉 안락해졌다고 말로 표현할 수 있다.
〈단기 목표〉 고통의 증상을 완화한다.

간호 계획	중재 포인트와 근거

OP 경과 관찰 항목
- 건조 증상
- 관절통 부위
- 전신 증상, 나타나는 증상의 정도

➡ **근거** 증상에는 기복이 있고, 개인에 따라 다르기 때문에 환자의 상태를 자세히 관찰하여 적절한 관리로 연결한다.

TP 간호 치료 항목
- 실내 온도, 습도를 조절한다.
- 직사광선이나 눈의 피로를 피한다.
- 필요 시 점안약, 점비약, 인공타액의 사용을 돕는다.
- 안락한 체위의 연구, 마사지를 한다.
- 보온을 한다.
- 진통제를 사용한다.

➡ **근거** 건조나 냉기는 증상을 악화시킨다.
➡ **근거** 눈의 건조나 염증을 피한다.
➡ **근거** 대증적으로 증상을 완화시킨다.
➡ **근거** 관절통이나 피로감, 전신 권태감을 완화시킨다.
➡ **근거** 관절통이나 피로감, 전신 권태감을 완화시킨다.
➡ **근거** 관절통을 완화시킨다.

EP 환자 교육 항목
- 진통제를 사용한다.
- 온도와 습도 조절에 대해 설명한다.
- 점안약, 점비약, 인공타액 사용에 대해 설명한다.
- 안락한 체위를 취하는 방법에 대해 설명한다.

➡ **근거** 건조 증상에 대해서는, 가습기 등을 이용해 실내 습도를 관리한다. 또한 양치질과 입안 헹구기에 힘쓰며, 구강 내 건조를 완화하는 방법을 정중하게 구체적으로 설명한다.

2 간호 문제	간호 진단	간호 목표(간호 성과)

#2 타액 분비의 저하로 인해 구강 점막이 손상될 위험이 있다.

구강 점막 장애
관련 요인: 침 분비 부족 또는 감소
진단 지표
□ 구강 통증 또는 불쾌감
□ 설태
□ 구강건조증
□ 구내염
□ 흰색 플라크
□ 구취

〈장기 목표〉 구강이 정상적으로 유지되고, 구강 점막의 문제가 일어나지 않는다.
〈단기 목표〉 구강 건조 상태가 완화된다.

간호 계획	중재 포인트와 근거

OP 경과 관찰 항목
- 구강 내 상태
- 건조 증상, 증상 정도

➡ **근거** 구강 내 상태를 관찰하여 문제를 조기 발견하고 적절한 치료로 연결한다.

TP 간호 치료 항목
- 양치질, 구강 관리를 한다.
- 식사 내용·형태를 연구한다.

➡ **근거** 구강 내 청결을 유지한다.
➡ **근거** 영양 상태를 유지한다.

➡ **근거** 음식을 잘 삼킬 수 없고 맛을 모르겠다고 호소, 식사 섭취량이 저하될 수 있다.

- 습도 조절, 가습기를 사용한다.

➡ **근거** 구강 건조를 막아 상부 호흡기 감염을 예방한다.

- 인공타액을 사용한다.
- 궤양 부위에 연고를 사용한다.

EP 환자 교육 항목

- 구강 내 청결 유지의 중요성을 설명한다.
- 양치질, 치아 칫솔질 방법을 설명한다.
- 식사의 내용, 형태에 대해 설명한다.

➡ **근거** 구강 내 건조를 완화한다.
➡ **근거** 구강 점막의 손상을 치유한다.

➡ **근거** 타액 분비 감소로 인해 구강 내 건조, 충치 증가가 보이기 때문에 자주 입안을 헹구거나 식사 후 양치질을 하도록 한다.

---

3 간호 문제	간호 진단	간호 목표(간호 성과)
#3 면역 기능 저하, 구강 내 건조, 스테로이드제 치료로 감염 위험이 있다.	감염 위험 상태 **위험 요인:** 면역 억제, 조직 파괴, 약물	〈장기 목표〉 감염을 일으키지 않는다. 〈단기 목표〉 감염 예방에 대한 적절한 치료를 실시할 수 있다.

간호 계획	중재 포인트와 근거

OP 경과 관찰 항목

- 발열의 유무나 열의 형태
- 검사 데이터(백혈구, 과립구, CRP, ESR, 혈당 수치, 세균 검사, 흉부 X선 검사)
- 기침 · 쌕쌕거리는 소리, 폐 잡음 등의 호흡기 감염증의 유무
- 구강 점막이나 잇몸의 발적, 종창, 통증

➡ **근거** 면역 기능 저하와 건조, 스테로이드제가 원인이 되는 상부 호흡기 감염을 중심으로 관찰하고, 감염의 징후를 조기에 발견한다.

TP 간호 치료 항목

- 손 씻기나 양치질, 구강 관리를 철저히 한다.
- 실내의 습도를 조절한다.
- 구강 내 궤양 부위에는 연고를 사용한다.

➡ **근거** 청결을 유지하고 상부 호흡기 감염을 예방한다.
➡ **근거** 건조를 방지하고, 상부 호흡기 감염을 예방한다.
➡ **근거** 궤양 부위로부터의 감염을 예방한다.

EP 환자 교육 항목

- 감염증의 위험성, 예방법에 대해 설명한다.

---

4 간호 문제	간호 진단	간호 목표(간호 성과)
#4 질병, 치료, 향후 경과에 대한 지식이 부족하며, 자기관리가 필요하다.	비효과적 자기 건강관리 **관련 요인:** 지식 부족 **진단 지표** ☐ 건강 목표를 달성하기 위해 효과적이지 않은 선택을 일상생활에서 한다. ☐ 위험 요인을 감소시키는 행동을 취할 수 없다.	〈장기 목표〉 증상의 악화 예방, 증상 완화방법을 이해할 수 있고, 지속적으로 자기관리를 할 수 있다. 〈단기 목표〉 증상 악화 예방, 증상 완화방법을 이해하고 실천할 수 있다.

간호 계획	중재 포인트와 근거

OP 경과 관찰 항목

- 인지 능력, 습관적 행동
- 자기관리 능력의 정도
- 주위의 이해와 도움 상황

➡ **근거** 자기관리를 방해하는 요인은 없는지 관찰하고 개별적인 관리로 연결한다.

TP 간호 치료 항목

- 환자의 의사를 존중하면서 신뢰관계를 확립한다.

➡ 환자에 맞는 적절한 지도를 하는 데 기본이다.

- 환자의 이해 정도와 학습 상황에 맞게 팸플릿 등을 이용하여 설명하고 계획을 세워 지도한다.
- 건조 증상에 대한 대응, 감염 예방에 대한 대응, 기타 증상에 대한 대응, 복약 지도, 정기적인 검진을 권장한다.
- 지도가 끝나면 체크 리스트를 사용하여 평가하고 필요 시 다시 지도를 검토한다.
- 같은 질환 환자와의 관계를 갖는 장소와 사회자원의 활용방법을 소개한다.

EP 환자 교육 항목
- 정기적으로 진찰하도록 설명한다.
- 사회자원의 이용방법을 설명한다.

- 환자의 자기관리 능력이 부족한 경우, 가족에게 지도한다.

➡ **근거** 환자가 알기 쉽게 개인의 이해력이나 투병 의지에 맞춘 연구가 필요하다.

➡ **근거** 지도에 의해 이해하고 실시할 수 있게 되었는지 확인할 필요가 있다.
➡ **근거** 환자 혼자의 힘으로 장기간 지속적으로 자기관리를 해나가기 어렵다.

➡ **근거** 본 질환은 후생노동성에 따른 특정 질환 치료 연구 사업 대상 질환은 아니지만 일부 지방에서는 의료비 조성 대상 질환으로 인정하고 있다. 신청방법 등의 정보를 제공한다.
➡ **근거** 건조 증상에 대한 인공타액, 점안약, 점비약의 사용은 자기관리가 기본이다.

5 간호 문제	간호 진단	간호 목표(간호 성과)
#5 치료의 장기화와 사회적 역할의 변화에 따른 불안을 갖고 있다.	**불안** **관련 요인:** 건강에 대한 위협 또는 건강 상태의 변화, 환경의 변화, 상호 작용 패턴의 변화, 요구가 충족되지 않는다. **진단 지표** □ 긴장 증가 □ 안정되지 않는다. □ 인생의 큰 변화에 따른 걱정을 표현한다. □ 불확실성 □ 고민 □ 불면증	〈장기 목표〉 불안이 완화되고 심신이 안정된 가정생활을 준비할 수 있다. 〈단기 목표〉 불안한 내용을 표출할 수 있다.

간호 계획	중재 포인트와 근거
OP 경과 관찰 항목 - 언어적 표현 · 표정 · 태도 - 불안의 내용과 정도, 수면 상태 - 질병에 대한 이해와 인식의 정도, 환자의 상황 판단 능력 - 주요 인물, 경제적 · 사회적 상황	➡ **근거** 환자의 상태를 되도록 다방면에서 파악해 불안 해소 방법을 찾을 수 있도록 잘 관찰한다.
TP 간호 치료 항목 - 불안의 원인이 되는 내용이나 정도를 평가한다. - 공감적 태도, 수용적인 태도로 대응하고, 말을 걸거나 터칭 등을 통해 환자와의 신뢰관계를 구축한다.	➡ 어떤 불안을 안고 있는지, 그것이 어느 정도 강한지를 파악한다. ➡ 불안을 표출하기 쉬운 관계를 형성한다.
- 질병, 치료, 검사에 대한 의사의 설명을 이해하고 있는지 확인하고, 필요 시 다시 설명을 요청한다. - 필요 시에는 사회적 지원방법을 설명한다.	➡ **근거** 질병, 치료, 검사에 대한 이해 부족으로 인해 불안이 생기지 않도록 배려한다. ➡ **근거** 치료가 장기화되기 때문에 사회생활에 대한 불안이 생기기 쉽다.

- 불안한 내용을 기록하고 의료 관계자 사이에 정보를 공유한다.
- 가족과도 협력해나간다.

- 산책이나 취미 등으로 기분 전환을 하도록 한다.
- 충분한 수면을 취할 수 있도록 환경을 조성한다.

[EP] 환자 교육 항목

- 불안한 일이 있으면 어떤 일이라도 의료 관계자에게 말하도록 설명한다.
- 환자를 돕는 복지제도에 대해 설명한다.

➡ 환자와 관련된 의료 관계자 모두가 배려하며 대한다.

➡ 의료 관계자뿐만 아니라, 가족의 도움이 불안을 감소시키는 경우가 있다. 가족의 불안은 환자에게 전해지기 쉽다는 것을 설명하고, 가족이 질환에 대한 올바른 지식을 가질 수 있도록 돕는다.

➡ [근거] 불안에 떨고 있는 시간을 조금이라도 감소시킨다.

➡ [근거] 불면증이 증상을 더욱 악화시킬 수 있다.

| Step1 영향 평가 | Step2 간호 초점 | Step3 계획 | Step4 실시 | Step5 평가 |

병기 · 병태 · 중증도별 관리 포인트

【급성기】 구강, 안구, 비강 등의 건조 증상이 주된 증상으로 피로감, 관절통, 두통, 발열 등의 전신 증상을 수반하는 경우가 많다. 증상에 대한 고통 이외에 질병이 오랜 시간을 경과하기 때문에 미래에 대한 불안도 갖고 있다. 그렇기 때문에 안정을 유지하면서 고통이 완화되도록 노력한다.

【만성기】 건강 상태는 회복과 재발을 반복하는 경우가 많다. 병세가 악화되지 않도록 환자 자신이 질환을 이해할 필요가 있다. 환자가 질환을 가진 채 QOL을 유지할 수 있도록 돕는다.

간호 활동(간호 중재) 포인트

건조 증상에 대응

- 구강, 안구, 비강 등의 건조에 대해 가습기를 사용하는 등 습도 조절을 한다.
- 건조 식품, 향신료, 알코올 음료를 피한다.
- 음식을 부드럽게 한다. 건조한 것은 액체에 담그는 등 먹기 쉽도록 연구한다.
- 직사광선, 눈의 피로를 피한다.
- 점안약, 점비약, 인공타액 사용방법을 설명하고 필요 시에 돕는다.

통증에 대한 지원

- 안락한 체위를 연구하고, 마사지를 실시한다.
- 온도 조절, 온찜질을 하여 보온한다.
- 진통제의 복용 지도와 복용 행동을 할 수 있도록 돕는다.

감염증 예방

- 감염증의 위험성, 예방방법에 대해 설명한다.
- 손 씻기, 양치질, 구강 관리에 힘쓰고 필요 시에 돕는다.

자기관리에 대한 지원

- 환자의 이해 정도 및 학습 상황에 맞게 알기 쉽게 지도한다.
- 같은 질환의 환자와 관계를 맺는 장소와 사회자원의 활용방법을 소개한다.
- 정기적으로 진찰하도록 설명한다.

불안에 대한 지원

- 공감적 태도, 수용적인 태도로 대응하고 불안을 표출하기 쉬운 관계를 형성한다.
- 어떤 불안을 안고 있는지 평가하고 불안을 줄일 수 있도록 돕는다.

- 경과가 긴 질환이고 자기관리가 필요하다는 것을 이해하도록 돕는다.
- 증상에 맞춘 일상생활의 연구를 지도한다.
- 지속적으로 내원하도록 한다.
- 같은 질환의 '환자 모임'을 소개하고, 사회자원을 활용하여 일상생활을 할 수 있도록 지도한다.

Step1 영향 평가　　Step2 간호 초점　　Step3 계획　　Step4 실시　　Step5 평가

평가 포인트

간호 목표 달성도

- 안락하게 되었음을 말로 표현할 수 있는가?
- 구강 내를 정상적으로 유지하고, 구강 점막의 문제가 발생하지 않는가?
- 감염 징후는 없는가?
- 증상 악화 예방, 증상 완화방법을 이해하고 지속적으로 자기관리를 할 수 있는가?
- 불안이 완화되고 심신이 안정된 가정생활을 할 준비를 할 수 있는가?

● 참고 문헌
1) 가와구치 시츠지, 마하라 미호코, 우메즈 준코, 기타: 계통 간호학 강좌 전문 분야 Ⅱ 성인 간호학 11 알레르기/교원병/감염증 제13판, 의학서원, 2012
2) 고든 M(노지마 료코 , 구사카리 준코 감역): 간호 진단 – 그 과정과 실천의 응용, 의치약출판, 1988
3) 마츠우라 미키오, 우라타 유키토모 편: 실천 류머티즘·교원병 관리, JJN 스페셜 78, 의학서원, 2006
4) 미즈시마 히로시 감역: 난치병의 이해와 관리, 학습 연구사, 2002
5) 아크레 BJ, 라드윗그 GB(나카키 다카오 감역): 간호 진단 가이드, 조림사, 1995
6) 시마네 대학 의학부 부속병원 간호부 편저/신도 유키에 감수: 포켓판 기준 간호 계획 – 임상에서 자주 발생하는 간호 진단, 공동 문제와 기준 간호 계획, 조림사, 1998
7) 다케다 미후미, 미노다 기요지, 데라이 치히로 외 편: 새로운 체계 간호학 전서 22 성인 간호학 9, 감염증·알레르기·면역·교원병, 메디컬프렌드 사, 2010
8) 다니모토 후이치, 하라 시게코, 아와야 노리코 외 편 : 신판 간호학 전서 22 성인 간호학 7, 감염증 환자의 간호, 결핵 질환 환자의 간호, 알레르기성 질환 환자의 간호, 교원병 및 연관 질환 환자의 간호, 특별한 원인에 의한 건강 장애와 그 대응, 메디컬프렌드 사, 2000
9) 공익 재단법인 난치병 의학 연구 재단 난치병 정보 센터(http://www.nanbyou.or.jp/) 2012. 6. 19 현재
10) 하드 맨, T 헤더 편(일본 간호진단학회 감역): NANDA-I 간호 진단 – 정의와 분류 2012~2014 , 의학서원, 2012

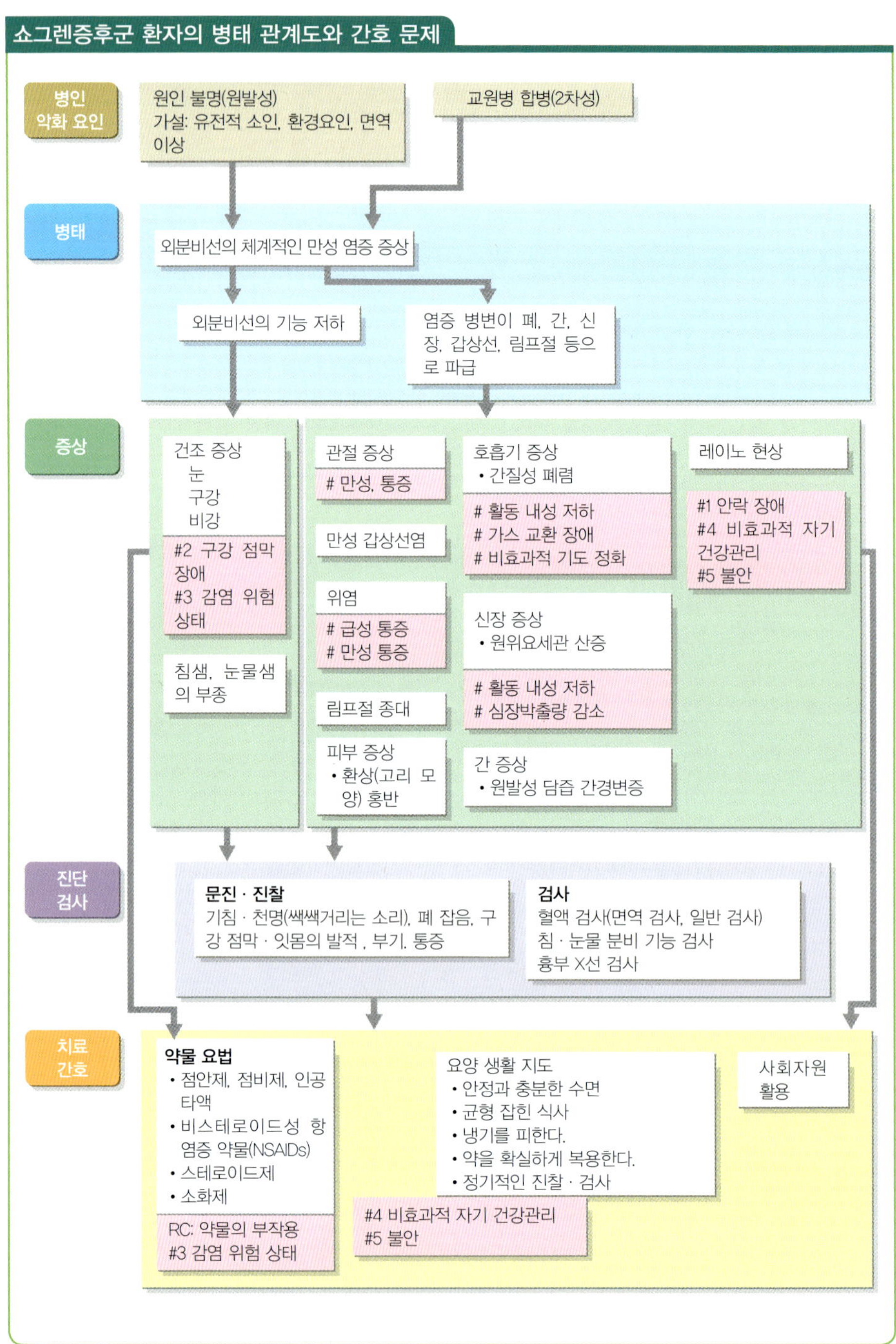

쇼그렌증후군 환자의 병태 관계도와 간호 문제

병인 · 악화 요인
원인 불명(원발성)
가설: 유전적 소인, 환경요인, 면역 이상
교원병 합병(2차성)

병태
외분비선의 체계적인 만성 염증 증상
외분비선의 기능 저하
염증 병변이 폐, 간, 신장, 갑상선, 림프절 등으로 파급

증상
건조 증상
눈
구강
비강
#2 구강 점막 장애
#3 감염 위험 상태
침샘, 눈물샘의 부종

관절 증상
만성, 통증
만성 갑상선염
위염
급성 통증
만성 통증
림프절 종대
피부 증상
• 환상(고리 모양) 홍반

호흡기 증상
• 간질성 폐렴
활동 내성 저하
가스 교환 장애
비효과적 기도 정화
신장 증상
• 원위요세관 산증
활동 내성 저하
심장박출량 감소
간 증상
• 원발성 담즙 간경변증

레이노 현상
#1 안락 장애
#4 비효과적 자기 건강관리
#5 불안

진단 검사
문진 · 진찰
기침 · 천명(쌕쌕거리는 소리), 폐 잡음, 구강 점막 · 잇몸의 발적, 부기, 통증
검사
혈액 검사(면역 검사, 일반 검사)
침 · 눈물 분비 기능 검사
흉부 X선 검사

치료 간호
약물 요법
• 점안제, 점비제, 인공 타액
• 비스테로이드성 항염증 약물(NSAIDs)
• 스테로이드제
• 소화제
RC: 약물의 부작용
#3 감염 위험 상태

요양 생활 지도
• 안정과 충분한 수면
• 균형 잡힌 식사
• 냉기를 피한다.
• 약을 확실하게 복용한다.
• 정기적인 진찰 · 검사
#4 비효과적 자기 건강관리
#5 불안

사회자원 활용

47 베체트병

하기야마 히로유키

눈으로 보는 질환

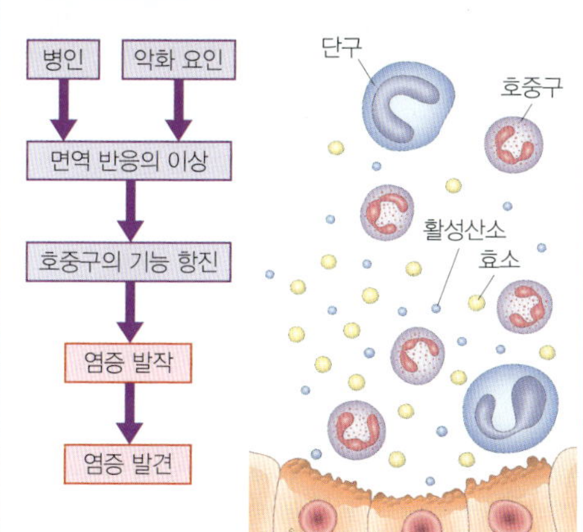

■ 그림 47-1 베체트병의 병인

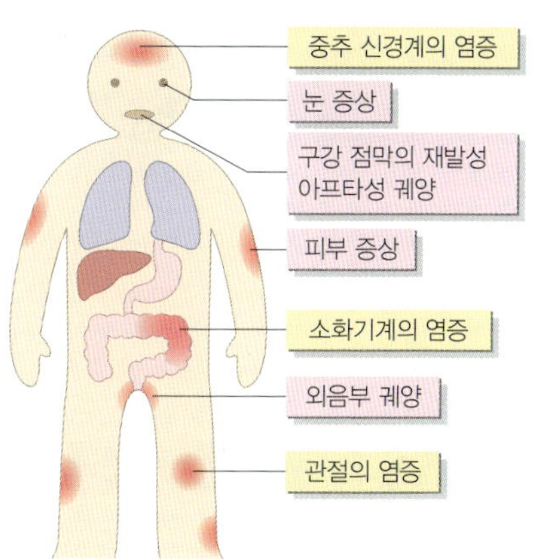

■ 그림 47-2 베체트병의 주요 증상

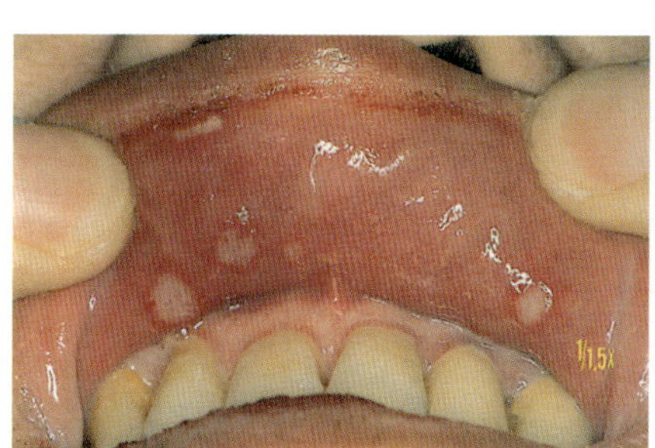

a. 구강 점막의 재발성 아프타성 궤양

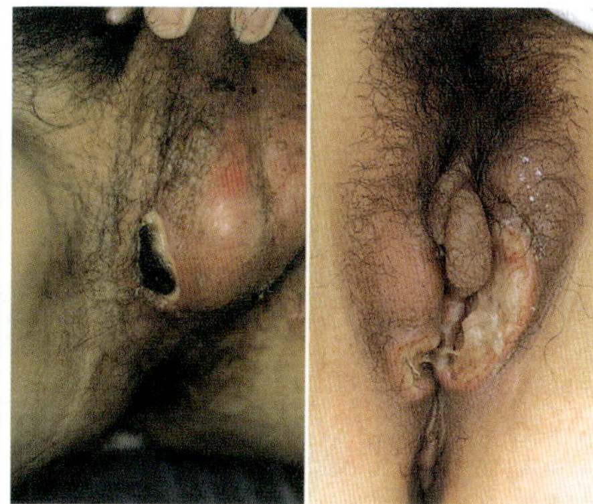

b. 음낭에 발생한 외음부 궤양　c. 대음순 안쪽에 생긴 외음부 궤양

■ 그림 47-3 아프타와 외음부 궤양
(츠치다 데츠야: 홍반증 및 모세혈관 확장증. 다키가와 마사히로 감수: 표준 피부과학 제9판, p140~141, 의학서원, 2010)

병태 생리

■ 베체트병은 급성 염증 발작과 회복을 반복하는 원인 불명의 염증성 질환이다.

● 4개의 주요 증상(구강 점막의 재발성 아프타성 궤양, 피부 증상, 눈 증상, 외음부 궤양), 이외에 소화기, 혈관계, 중추신경계, 관절, 고환 상체(부고환) 등 전신 대부분의 장기에 급성 염증 발작을 일으킬 수 있다. 염증은 회복과 재발을 반복하면서 만성적인 경과를 보인다.

● 염증의 국소에서는 호중구와 단핵구의 침윤이라는 비특이적인 염증의 모습이 인정된다. 베체트병의 질병 감수성 유전자인 HLA-B51 유전자가 호중구의 기능 제어에 관여하고 있다고도 알려져 있다.

- 병인은 불명이다. 환경 요인 외에도 베체트병 환자에게서는 HLA-B51 양성자가 높은 비율로 보이는 것으로 유전적 소인이 관여하는 것으로 추정된다.
- 자가 또는 세균 유래의 열충격 단백질(heat shock protein: HSP)에 의한 면역 반응 이상, 호중구 활성화, 혈관 내피세포 활성화, 자가항체 생산 등도 병태 형성에 관여하는 것으로 추정된다.
- 기온이나 기압의 변화, 과로와 스트레스, 기계적 자극 등이 악화 요인이다. 또한 감염증이나 벌레 물린 외상, 여성은 월경이 원인이 되어 악화될 수 있다.

역학 · 예후

- 지중해 연안-중앙아시아-동아시아를 잇는 실크로드 지역에서 유병률이 높아 '실크로드 병'으로 불린다.
- 일본의 추정 환자 수는 1만8000명(2008년)이며 발병 연령은 30대에 많다.
- 남녀 차이는 거의 없다. 일반적으로 젊은 남성은 악화되기 쉽고, 실명률, 중추신경계 · 혈관계의 증상이 높은 비율을 차지하지만, 여성은 주로 피부 · 점막 증상이 나타나고 경증인 사례가 많다. 비교적 예후는 좋지만, 몇 년 동안 회복 · 재발을 반복하는 경우도 많고, 특수 병형(장관 베체트병, 혈관 베체트병, 신경 베체트병)에서는 예후가 나쁜 경우도 있다.

증상

▌주 증상은 구강 점막의 재발성 아프타성 궤양, 피부 증상, 눈 증상, 외음부 궤양으로 4개이다.
- 발작성으로 증상이 나타나고 이후에 없어지지만 재발을 반복한다.
- 일본의 진단 기준(표 47-1)에서는 임상 증상을 주 증상과 부 증상으로 나눈다. 주 증상은 이 질환에 특징적으로 질병 초기에 나타난다. 부 증상 중 관절염은 잘 발생하지만, 그 외의 빈도는 그다지 높지 않다.

● 주 증상
① 구강 점막의 재발성 아프타성 궤양: 통증이 있는 구내염으로 입술 점막, 볼 점막, 혀, 잇몸 등 구강 점막에 나타난다. 본 질환에 거의 반드시 나타나고 처음 증상인 경우가 많다.
② 피부 증상: 결절성 홍반, 모낭염 모양의 피부 발진이 가장 많이 보인다. 피하 혈전성 정맥염은 하지에 잘 발생한다. 피부의 과민 반응이 항진하고 벌레에 물리며, 면도 등으로 빨갛게 부어오르거나 채혈 후 바늘 삽입 부위가 붓는 경우가 있다.
③ 눈 증상: 포도막염이 주이고, 염증이 전안부에만 일어나는 홍채 모양 체염 형태와 후안부에 이르는 망막 포도막염형(안저형)으로 크게 구별된다. 전자는 때때로 재발성 전방 축농을 일으킨다.
④ 외음부 궤양: 남성은 음낭, 여성은 대음순 · 소음순 등에 경계가 선명한 궤양을 일으킨다.

● 부 증상
- 관절염: 사지의 큰 관절에 인정되는 경우가 많고, 발적, 종창을 수반하며 약 1~2주 지나면 사라진다. 관절의 변형과 강직은 동반하지 않는다.
- 고환 상체염(부고환염): 고환(정소) 부위의 종창, 압통이 인정된다. 본 질환에 특이성이 높은 증상이다.
- 소화기 병변: 회맹부가 잘 발생하는 부위이고, 다발성의 궤양성 병변이 특징이다. 복통, 배변 이상, 하혈이 인정된다.
- 혈관 병변: 동맥계보다 정맥계의 빈도가 높다. 주로 대형 · 중형 혈관을 침범하고, 하지 심부정맥의 혈전성 폐색이 전형적이고, 동맥에서는 혈전성 폐색이나 동맥류 축적이 인정된다.
- 중추신경 병변: 지발성 병변이며 급성형과 만성 진행형으로 나뉜다. 후자는 남성에게 많고, 치료 저항성으로 거칠고 메마른 성격으로 변하는 등의 후유증이 인정되기도 한다.

진단 · 검사값

▌주 증상과 부 증상의 조합을 통해 진단한다.
- 진단은 2003년에 개정된 후생노동성 연구반의 진단 기준(표 47-1)에 준한다. 4개의 주 증상(구강 점막의 재발성 아프타성 궤양, 피부 증상, 눈 증상, 외음부 궤양) 모두가 인정되는 '완전형', 모두 인정되지 않았지만 이 기준의 주 증상과 부 증상이 인정되는 '부전형' 또는 '의심'이라고 진단한다.
- 특수 병형은 장관 베체트병, 혈관 베체트병, 신경 베체트병으로 분류된다.

(1) 주 증상	① 구강 점막의 재발성 아프타성 궤양 ② 피부 증상 　(a) 결절성 홍반 모양의 피부 발진 　(b) 피하의 혈전성 정맥염 　(c) 모낭염 모양의 피부 발진, 좌창 모양의 피부 　　발진 참고 소견: 피부 과민성 반응 항진	③ 눈 증상 　(a) 홍채 모양 체염 　(b) 망막 포도막염(망맥 결막염) 　(c) 다음의 소견이 있으면 (a), (b)에 준한다. 　(a), (b)를 경과한다고 추정되는 홍채 후 유착, 수정체 　상 색소 침착, 망맥 결막 위축, 시신경 위축, 병발 백 　내장, 속발 녹내장, 안구로 ④ 외음부 궤양
(2) 부 증상	① 변형이나 경직을 수반하지 않는 관절 ② 고환 상체염(부고환염) ③ 회맹부 궤양으로 대표적인 소화기 병변	④ 혈관 병변 ⑤ 중등도 이상의 중추신경 병변

【병형 진단 기준】
① 완전형: 경과 중에 4개의 주 증상이 나타난 것
② 부전형
　(a) 경과 중에 주 증상 3개 또는 주 증상과 2개와 부 증상 2개가 나타난 경우
　(b) 경과하는 동안 전형적인 눈 증상과 주 증상 1개 또는 부 증상 2개가 나타난 경우
③ 의심: 주 증상의 일부가 나타났는데, 부전형의 조건에 해당하지 않는 것과 정형적인 부 증상이 반복 또는 악화되는 것
④ 특수 병형
　(a) 장관(형) 베체트병: 복통, 잠혈 반응의 유무를 확인한다.
　(b) 혈관(형) 베체트병: 대동맥, 세동맥, 대소정맥 장애의 이상을 확인한다.
　(c) 신경(형) 베체트병: 두통, 마비, 뇌척수증형, 정신적 증상 등의 유무를 확인한다.
(가네코 후미오 외: 후생노동 과학연구비 보조금, 특정 질환 대책연구사업, 베체트병에 관한 조사 연구, 2002년도 총괄 · 분담
연구보고서, p11, 2003에서 일부 수정)

- 다양한 임상 증상을 나타내기 때문에 감별해야 하는 유사 질병도 많으므로 주의한다.
- 검사값
- 질환에 특이한 검사는 없지만 피부의 바늘 반응, 염증 반응, 백혈구(특히 호중구 수), HLA-B51 등을 참고한다.
- 바늘 반응: 비교적 굵은 바늘(20~22G)을 이용하여 24~48시간 후 삽입한 피부에 발적 · 농포가 인정되면 양성이다.
- 염증 반응: ESR 항진, 혈청 CRP 양성, 말초 혈액 백혈구 수 증가, 보체 수치 상승
- HLA 검사: HLA-B51 양성

합병증

- 포도막염은 백내장이나 녹내장, 망막 박리 등의 합병증을 일으킬 수 있다.

치료법

목표는 염증 발작의 진정과 재발 방지이며, 심한 정도와 특수 병형에 따른 치료를 한다.
- 치료 방침
- 치료의 기본은 급성 염증 발작의 진정과 재발 방지이다. 증상에 따라서는 다른 진료과(피부과, 안과 등)와 연계하여 치료한다. 생활 지도도 중요하다.
- 약물요법
- 치료 대상이 되는 병태의 심각한 정도나 후유증의 가능성(특수 병형과 눈 증상이 있을 경우)에 따라 치료의 우선순위를 결정하고 치료법을 선택한다.
- 생명의 위험을 수반하거나 심각한 후유증의 가능성이 있는 특수 병형은 보통량 또는 대량의 부신 피질 호르몬 제제(스테로이드제)를 전신에 투여하고, 면역 억제제의 병용을 고려한다.
- 부신피질 호르몬 제제의 급속한 감량은 눈 발작을 유발한다. 눈 증상에 대해서는 부신피질 호르몬 제제를 국소 투여(안약이나 결막 아래 주사)한다.
- 후유증이 걱정 없는 가벼운 증례에 대해서는 병변의 정도에 따라 국소요법 등을 실시한다. 급성의 염증 발작을 억제하기 위한 기초 치료제로 호중구 기능 억제 작용이 있는 콜히친을 사용한다. 또한 반드시 일어나는 구강 내 아프타성 궤양과 음부 궤양, 피부 병변에는 부신피질 호르몬 외용약을, 관절통에는 비스테로이드성 항염증 약을 사용하기도 한다.

47
베체트병

■ 표 47-2 베체트병의 중증 정도 기준

단계	내용
Ⅰ	눈 증상 이외의 주 증상(구강 점막의 아프타성 궤양, 피부 증상, 외음부 궤양)이 있다.
Ⅱ	Ⅰ단계의 증상에 눈 증상으로 홍채 모양 체염이 더해졌다. Ⅰ단계 증상에 관절염이나 고환 상체염(부고환염)이 더해졌다.
Ⅲ	망맥 결막염을 볼 수 있는 것
Ⅳ	실명 가능성이 있거나 실명에 이른 망맥 결막염 기타 눈 합병증이 나타난다. 활동성 또는 심각한 후유증을 남기는 특수 병형(장관 베체트병, 혈관 베체트병, 신경 베체트병)이다.
Ⅴ	생명 예후에 위험이 있는 특수 병형 베체트병이다. 보통 이상의 지능 저하를 보이는 진행성 신경 베체트병이다.
Ⅵ	사망(a. 베체트병의 증상에 기초한 것 b. 합병증에 의한 것 등 원인을 기재하는 것)

【주】 1) Ⅰ·Ⅱ단계에 대해서는 활동기 병변이 1년 이상 보여야 고정기(관해)라고 판정하지만, 판정 기준에 맞지 않는 경우에는
　　　　고정기에서 제외한다.
　　　2) 실명은 양안 시력의 합이 0. 12 이하 또는 두 눈의 시야가 각각 10도 이내인 것을 말한다.
　　　3) 포도막염, 피하 혈전성 정맥염, 결절성 홍반 모양의 피부 발진, 외음부 궤양(여성의 성 주기에 의한 것은 제외), 관절염
　　　　증상, 장관 궤양, 진행성 중추신경 병변, 진행성 혈관 병변, 고환 상체염(부고환염) 중 하나가 보이고, 물리적인 결과(안
　　　　과적 진찰 소견 포함) 또는 검사 소견(혈청 CRP, 혈청 보체 수치, 수액 소견, 장관 내시경 소견 등)에서 염증 현상이 명
　　　　백한 경우
(가네코 후미오 외: 후생노동 과학연구비 보조금 특정질환 대책연구사업, 베체트병에 관한 조사 연구, 2002년도 총괄·분담 연
구보고서, 2003에서 일부 수정)

■ 표 47-3 베체트병의 주요 치료제

분류	일반명	주요 상품명	약의 효과 메커니즘	주요 부작용
발작 치료제	콜히친	콜히친	호중구 기능 억제 작용	설사, 근육 증상(다리에 쥐가 남), 간 장애, 최기형성 등
부신피질 호르몬 제제(스테로이드제)	트리암시놀론 아세토니드	케나로그 구강용, 아프타치	항염증 작용 등	구강 내 감염증, 속발성 부신피질 기능부전 등
	프레드니솔론	프레드닌, 프레드한, 프레드니솔론	항염증 작용, 면역 억제 작용 등	감염증, 감염증의 악화, 속발성 부신피질 기능부전, 당뇨병, 소화관 궤양 등
비스테로이드성 항염증 약	록소프로펜나트륨 수화물	록소닌, 오로릭스	항염증 작용 등	소화관 궤양, 신장 기능 장애, 간 기능 장애, 기관지 천식 발작 등
면역 억제제	시클로스포린	네오랄	면역 억제 작용 등	감염증, 신장 기능 장애 등
	메토트렉세이트	메토트렉세이트		골수 억제, 간 기능 장애 등
	아자티오프린	이무란		감염증, 골수 억제 등
생물학적 제제	인후리키시마브	레미케이드	항TNFα 작용	감염증, 투여 시 반응 등

Px 처방 예 호중구 기능(급성의 염증 발작)을 억제하는 기초 치료제
- 콜히친정(0.5mg)　1회 1정　1일 1~2회(보험 적용 외)　← 발작 치료제

Px 처방 예 구강 내 아프타　다음 중 하나를 이용한다.
- 케나로그 구강용 연고　1일 2회　도포　← 부신피질 호르몬 제제
- 아프타치 첩부정(0.025mg)　1일　1~2정　첩부　← 부신피질 호르몬 제제

Px 처방 예 관절염, 고환 상체염　다음 중 하나를 이용한다.
- 록소닌정(60mg)　1회 1정　1일 3회　← 비스테로이드성 항염증 약
- 프레드닌정(5mg)　1회 1정　1일 1~3회　← 부신피질 호르몬 제제

※ 가능한 비스테로이드성 소염제의 사용을 우선한다.

Px 처방 예 눈 증상
- 콜히친정(0.5mg)　1회 1정　1일 1~2회　(보험 적용 외)　← 발작 치료제
- 네오랄 캡슐(50mg)　1회 1~2캡슐　1일 2회　← 면역 억제제
- 레미케이드 점적 정맥주(100mg)　5mg/체중(kg)　0, 2, 6주 투여 후　8주마다　← 생물학적 제제

Px 처방 예 장관 베체트병
- 프레드닌정(5mg)　1회 2~4정　1일 3회　← 부신피질 호르몬 제제
- 사라조피린정(500mg)　1회 2정　1일 3~4회　(보험 적용 외)　← 염증성 장 질환 치료제
- 이무란정 (50mg) 1회 1~2정　1일 1회 (보험 적용 외)　← 면역 억제제

Px 처방 예 혈관 베체트병
- 프레드닌정(5mg)　1회 2~4정　1일 3회　← 부신피질 호르몬 제제
- 와파린정(1mg)　1회 2~6정　1일 1회　← 항응고제

Px 처방 예 신경 베체트병
- 프레드닌 정(5mg)　1회 2~4정　1일 3회　← 부신피질 호르몬 제제

Px 처방 예 신경 베체트병(만성 진행형인 경우)
- 메토트렉세이트정(2.5mg)　1회 1~2정　주 3회(1회째 아침 식사 후, 2회째 저녁 식사 후, 3회째 아침 식사 후)　← 면역 억제제

● 생활 지도
- 증상 출현의 계기가 되는 감염 예방을 위해 손 씻기, 입안 헹구기, 양치질에 힘쓰도록 지도한다. 또한 과로 등 과도한 스트레스, 기계적 자극, 기온의 변화 등도 악화 요인이 되는 것을 설명하고 피할 수 있는 것은 되도록 삼가도록 지도한다.
- 회복 · 재발을 반복하는 질환이라는 점 무증상의 경우에도 정기적으로 진찰해야 한다는 점을 설명한다.
- 사용하는 약물의 부작용에 대해 설명하고 대처방법을 지도한다.

베체트병의 병기 · 병태 · 중증도별 치료 순서도

생활 지도	생명의 위험이 있거나 심각한 후유증을 남기는 특수 병형	→ 보통 분량~대량의 스테로이드제 치료 → 면역 억제제 → 외과적 치료
	심각한 시력 장애를 남기는 눈 병변	→ 콜히친 → 부신피질 호르몬 점안제 → 면역 억제제 → 인프리키시마브(레미케이드)
	경증	→ 콜히친 → 부신피질 호르몬 외용약 → 비스테로이드성 항염증 약

간호 과정 순서도

관찰 항목 (OP)
간호 문제 (간호 진단)
간호 목표 (간호 성과)
간호 활동 (간호 중재)

병인
원인 불명
HLA-B51 관여

병인에 의한 질환의 진행, 재발

OP 경과 관찰 항목
증상
질환에 대한 이해와 일상생활의 상황
심리적 안정 정도
검사 데이터
약의 효과, 부작용

신체적 문제
● 주 증상
구강 점막의 재발성 아프타성 궤양
피부 증상
눈 증상
외음부 궤양

궤양이나 관절통, 전신 증상으로 인해 고통을 겪는다.

증상이 심각해지지 않는다.
고통이 완화된다.

구강 점막에 장애가 생긴다.

구강 내 상태가 개선된다.

시력 저하로 인한 감각 장애가 일어난다.

시력이 저하된 상태에서도 지장 없이 지낼 수 있다.

● 부 증상
관절염
고환 상체염
소화기 증상
혈관 증상
중추신경 증상

질병, 치료, 이후 경과에 대한 지식이 부족하고 자기관리가 필요하다.

올바른 지식을 가지고 계속해서 자기관리를 할 수 있다.

TP 간호 치료 항목
증상 악화 예방
고통 완화
부족한 ADL 도움
청결 유지, 구강 케어
식사 지도
환경 정비
심리적 도움

● 동반 증상
통증
시력 저하
보행의 어려움
마비

시력 장애로 인한 부상이나 사고 등의 위험성이 있다.

안전하게 일상생활을 할 수 있다.

● 약의 부작용

RC: 약물의 유해 반응

부작용 증상을 조기에 발견하고 대처한다.

심리 · 사회적 문제
질환의 이해와 수용
질환을 갖고 살아가는 자세
우울증 경향
가정 내의 조력자

치료의 장기화 및 증상 악화, 사회적 역할의 변화에 따른 불안을 갖고 있다.

불안이 완화되고, 심신이 안정된 생활을 할 수 있다.

EP 환자 교육 항목
요양 생활 지도
구강 관리 지도
감염 예방
사회자원 활용에 대한 지원

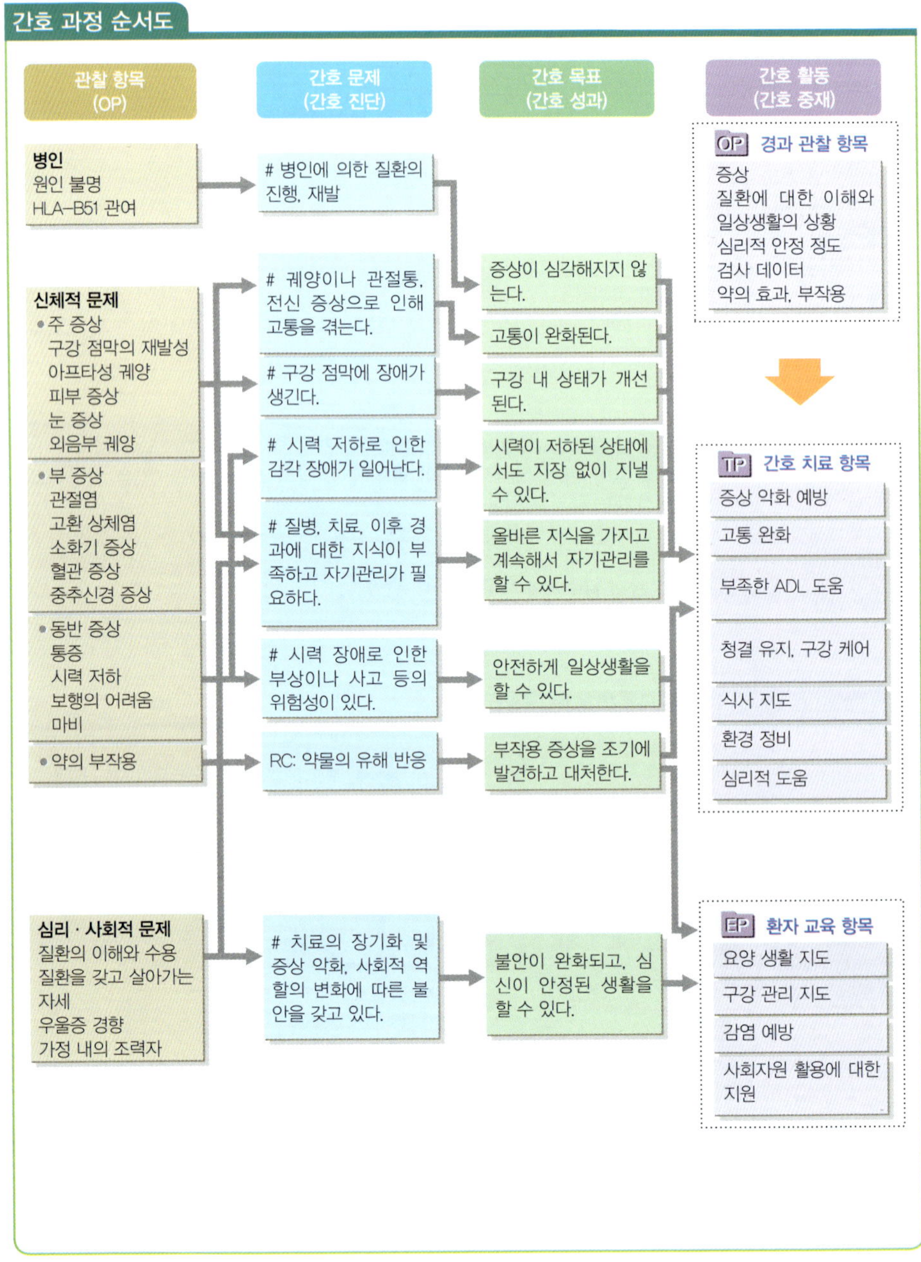

<table>
<tr><td style="background:#4a8c6f;color:white">기본 개념</td></tr>
</table>

- 구강 점막의 재발성 아프타성 궤양, 외음부 궤양, 눈 증상, 피부 증상을 비롯한 관절과 여러 장기에 염증을 일으키기 때문에 고통의 감소와 정신적인 면에 도움을 준다.
- 부신피질 호르몬 제제(스테로이드제) 등의 부작용이나 전신 증상을 주의 깊게 관찰하고 증상 안정을 위해 노력한다.

Step1 영향 평가	Step2 간호 초점	Step3 계획	Step4 실시	Step5 평가

정보 수집	평가 관점과 근거 · 잠재적 간호 문제
전신 상태 파악	주 증상은 구강 점막의 재발성 아프타성 궤양, 외음부 궤양, 눈 증상, 피부 증상이고, 부 증상은 관절염, 고환 상체염 등 여러 장기에 염증을 일으키는 질환이며 증상이 다양하기 때문에 전신 상태의 관찰이 필요하다. 또한 소화기 증상, 혈관 증상, 중추신경 증상을 보이는 특수형은 심각한 상태에 빠질 수도 있으므로 주의한다. ● 검사 데이터와 연계하면서 전신 상태 파악 ● 각 장기의 장애를 조기 발견 ● 환자의 일반 상태 🔍 잠재적 간호 문제 : 증상의 진행, 재발로 인해 심신의 고통을 겪는다.
증상의 유무, 증상, 정도의 관찰	어떤 임상 증상이 나타나고 있는지 관찰한다. 증상을 파악하여 질병의 진행도 · 중증 정도를 알 수 있고, 치료 · 간호 계획 수립에 효과적이다. 🔍 잠재적 간호 문제 : 증상에 의한 안락의 변화/지금까지의 일상생활의 유지가 어려워진다. **주 증상** ● 구강 점막의 재발성 아프타성 궤양: 구강 점막, 혀, 잇몸, 비강 점막에 생긴 통증을 동반하고, 며칠에서 몇 주 동안 치료하지만 재발을 반복한다. ● 피부 증상 　• 결절성 홍반: 하지에 잘 발생하고 주위보다 조금 딱딱해 만지거나 누르면 통증이 있다. 　• 모낭염 모양의 피부 발진: 여드름 같고 중심에 고름이 찬 경우가 많다. ● 눈 증상: 물체가 안개에 싸인 것처럼 보이거나 충혈, 안구 통증, 비문증, 눈부심, 눈물이 흐르는 증상을 보이고, 대부분의 경우 양쪽 눈에 발생한다. 망막, 맥락막의 염증은 실명의 원인이 된다. ● 외음부 궤양: 남성은 음낭, 음경, 여성은 대음순 · 소음순에 발생한다. 통증이 심해 걸음걷기가 어려워진다. 🔍 잠재적 간호 문제 : 궤양이나 관절통, 전신 증상으로 고통을 겪는다./시력 장애로 부상이나 사고 등의 위험이 있다./구강 점막에 장애를 일으킨다./시력 저하로 인해 감각 장애를 일으킨다./ADL이나 QOL의 저하로 일상생활에 지장이 있다./질병, 치료, 앞으로의 경과에 대한 지식이 부족하고 자기관리가 필요하다./사회적 고립 **부 증상** ● 관절염: 질환이 악화되었을 때 많이 발생하며 관절통, 부종, 열감이 주된 증상이다. 무릎, 발목, 손목, 팔꿈치, 어깨 등 일반적인 관절에서 보인다. 관절 변형은 보이지 않는다. ● 소화기 증상: 장관 궤양을 일으키는 병형을 '장관 베체트병'이라고 부른다. 회맹부에 많이 나타나고, 상행 결장, 횡행 결장에도 보이며, 복통, 설사, 하혈이 주요 증상이다. ● 혈관 증상: 병변이 보이는 병형을 '혈관 베체트병'이라 하고 혈전성 정맥염, 사지의 통증, 종창이 보인다. ● 중추신경 증상: 신경 증상이 전면에 나타나는 병형을 '신경 베체트병'이라 하고 난치성으로 예후가 가장 나쁘다. 병변은 뇌간에 많고 발열이 선행하며, 운동 마비, 구음 장애, 운동 실조, 정신적 증상 등이 보인다.

47

베체트병

	● 고환 상체염: 통증, 종창이 발생한다. 🔍 잠재적 간호 문제 : 궤양이나 관절통, 전신 증상으로 인해 고통을 겪는다./시력 장애로 인해 부상이나 사고 등의 위험이 있다./ADL이나 QOL의 저하로 일상생활에 지장이 있다./질병, 치료, 앞으로의 경과에 대한 지식이 부족하고 자기관리가 필요하다.
약의 효과, 부작용 관찰	▌약물요법으로 어느 정도 증상이 완화되고 있는지 파악한다. 또한 스테로이드제, 항염증성 약물을 사용하는 경우가 많기 때문에, 그에 따른 부작용이 나타나는지 관찰이 필요하다. ● 약물요법에 의한 증상의 변화, 약 복용 상황 ● 약물의 부작용: 상복부 통증, 감염증, 골다공증, 만월양안모(보름달 얼굴), 고혈당, 피하 출혈, 불면증, 흥분 증상 ● 검사 데이터: 일반 검사, 면역학적 검사, 조직학적 검사 🔍 공동 문제 : 약물의 유해 반응
환자·가족의 심리·사회적 측면 파악	▌발병 후 경과가 길고 재발과 회복을 반복하여 서서히 악화되는 경우가 많기 때문에 심리·사회적인 상태는 관해기의 유지와 증상 악화에도 크게 관계하고 있다. ● 서서히 악화되는 경우가 많아, 환자는 불안한 상태에서 질환을 갖고 살아가야 한다. 또한 약물 치료에 따른 부작용 증상이 나타나도 불안을 강화한다. 환자·가족이 질병, 치료를 제대로 이해하고 불안을 완화하도록 배려한다. ● 가족·환자는 앞으로의 생활에 대한 불안을 갖고 있다. 의료비의 지원 신청, 환자 모임 등의 정보를 제공하고, 가족·환자가 사회적으로 고립되지 않도록 돕는다. 🔍 잠재적 간호 문제 : 치료의 장기화와 증상 악화, 사회적 역할의 변화에 따른 불안을 갖고 있다.

Step1 영향 평가	Step2 간호 초점	Step3 계획	Step4 실시	Step5 평가

간호 문제 리스트

RC: 약물 유해 반응
#1 궤양이나 관절통, 전신 증상으로 인해 고통을 겪는다(인지–지각 패턴).
#2 구강 점막에 장애를 일으킨다(영양–대사 패턴).
#3 시력 저하 때문에 감각 장애를 일으킨다(인지–지각 패턴).
#4 시력 장애로 부상이나 사고 등의 위험이 있다(건강 지각–건강관리 패턴).
#5 치료의 장기화와 증상 악화, 사회적 역할의 변화에 따른 불안을 갖고 있다(자기 인식 패턴).
#6 질병, 치료, 앞으로의 경과에 대한 지식이 부족하고 자기관리가 필요하다(건강 지각–건강관리 패턴).

간호의 우선순위 지침

● 회복과 재발을 반복하고, 서서히 악화되는 경우가 많기 때문에, 환자는 매우 불안한 가운데 질환을 갖고 살아가야 한다. 우선, 궤양과 관련된 통증이나 관절통 등의 증상을 완화하도록 하고, 불안 감소에 노력할 필요가 있다. 진행성인 시력 상실이 발생하는 경우에는 불안의 완화에 힘쓰는 동시에 사회 복귀를 위한 재활 노력을 하는 것이 필요하다. 따라서 환자 자신이 증상을 관리하고 상태를 유지할 수 있도록 돕는다. 또한 스테로이드 약물의 부작용에 대해서도 교육한다.

Step1 영향 평가	Step2 간호 초점	Step3 계획	Step4 실시	Step5 평가

공동 문제	간호 목표(간호 성과)
RC: 약물 유해 반응	〈장기 목표〉 약물 치료로 인한 부작용을 조기 발견하고 대처한다.

<table>
<tr><th>간호 계획</th><th>중재 포인트와 근거</th></tr>
</table>

OP 경과 관찰 항목
- 발열의 유무, 열형
- 검사 데이터(백혈구, 과립구, CRP, ESR, 혈당치, 요당, 세균 검사, 흉부 X선 검사)
- 상복부 통증, 심와부 통증, 속쓰림, 구역질의 유무, 변의 양상이나 잠혈
- 구강 건조, 물을 많이 마심, 다뇨의 유무
- 정신적 증상(흥분, 안도감, 우울증·조울증 상태)
- 골다공증 증상(국소적인 압통, 골염 정량 측정, 뼈 X선 검사)
- 약 복용 상황

➡ 스테로이드 약물이 원인이 되는 감염, 소화관 궤양, 당뇨병, 정신 증상, 골다공증 등의 증상을 조기에 발견한다.

➡ **근거** 약물의 작용, 부작용 증상과 그 대응을 잘 설명하고 불필요한 불안을 없앤다. 또한 임의 판단에 의해 복약을 중단하거나 감량하면 질병이 악화된다는 것을 설명하고 지시대로 사용하도록 지도한다.

TP 간호 치료 항목
- 합병증 증상이 있으면 즉시 의사에게 보고한다.
- 지시량이 확실하게 투약되고 있는지 확인한다.

EP 환자 교육 항목
- 이상한 증상이 있으면 즉시 보고하도록 설명한다.
- 감염증 예방에 대해 설명한다.

<table>
<tr><th>1 간호 문제</th><th>간호 진단</th><th>간호 목표(간호 성과)</th></tr>
</table>

#1 궤양이나 관절통, 전신 증상으로 인해 고통을 겪는다.	**안락 장애** **관련 요인:** 염증 **진단 지표** ☐ 안락하지 않다는 호소 ☐ 고통을 느끼는 증상 호소	〈장기 목표〉 고통이 완화되고 안락하게 된 것을 말로 표현할 수 있다. 〈단기 목표〉 고통을 표출하고, 완화하기 위해 대처할 수 있다.

<table>
<tr><th>간호 계획</th><th>중재 포인트와 근거</th></tr>
</table>

OP 경과 관찰 항목
- 궤양의 상태
- 관절 통증의 부위
- 전신 증상, 출현 증상의 정도

➡ **근거** 증상은 개인에 따라 다르기 때문에 환자의 상태를 상세하게 관찰하고 적절한 치료로 연결한다.

TP 간호 치료 항목
- 구강 내 궤양의 내용은 '간호 문제 #2' 참조
- 눈 증상에 대해서는 필요 시 복용 확인 및 점안을 돕는다.
- 생식기 궤양에 관해서는 생식기 세정 등으로 청결하게 하고 흡수성이 좋은 넉넉한 속옷이나 옷을 착용한다.
- 생식기 통증 시 보행을 제한한다.

- 안락한 체위 연구, 보온, 필요 시 진통제를 사용한다.

- 장관 베체트병의 경우, 유제품, 조미료나 커피, 차가운 음료, 담배를 피한다.

➡ **근거** 증상을 악화시키지 않는다. 재발이 반복되면 시력 장애를 일으킨다.
➡ **근거** 소변이나 분비물 등에 의한 자극이나 마찰을 피한다.

➡ **근거** 상처 부위를 안정시킨다. 심한 통증은 보행 장애를 일으켜 낙상할 수 있다.
➡ **근거** 관절통을 완화시킨다.
➡ **근거** 장 연동의 항진과 대장 점막의 자극을 피한다.

EP 환자 교육 항목
- 고통을 참지 말고, 있는 그대로 전달하도록 설명한다.
- 안락한 체위를 취하는 방법에 대해 설명한다.
- 장관 베체트병인 경우 식사 지도를 한다.

➡ **근거** 회복과 재발이 반복되는 질환이며, 지속적인 치료가 필요하다는 것을 알기 쉽게 설명하고, 증상을 참기 힘들 때에는 걱정하지 말고 연락하도록 설명한다.

2 간호 문제	간호 진단	간호 목표(간호 성과)
#2 구강 점막에 장애를 일으킨다.	**구강 점막 장애** **관련 요인:** 질병 **진단 지표** □ 구강의 통증 또는 불쾌감 □ 구내염	〈**장기 목표**〉 구강 점막의 궤양이 악화되지 않는다. 〈**단기 목표**〉 구강 내 통증이 완화된다.

간호 계획	중재 포인트와 근거

OP 경과 관찰 항목
- 구강 내 상태, 증상 정도

➡ **근거** 구강 내 상태를 관찰하여 문제의 조기 발견과 적절한 치료로 연결한다.

TP 간호 치료 항목
- 양치질, 구강 관리를 한다.
- 식사는 부드럽게 조리한 것을 준비한다.
- 구강 내 통증이 있을 때는 너무 뜨겁거나 너무 차가운 것, 진한 양념, 자극이 있는 것 등은 피한다.
- 궤양 형성 부분에 연고를 사용한다.

➡ 구강 내 청결을 유지한다.
➡ **근거** 점막을 손상시키지 않는다.
➡ **근거** 궤양 부위에 자극을 피한다.

➡ **근거** 구강 점막의 손상을 치유한다.

EP 환자 교육 항목
- 구강 내를 청결하게 유지하는 것의 중요성을 설명한다.
- 양치질, 치아 칫솔질 방법을 설명한다.

➡ **근거** 아프타성 궤양은 베체트병에 보이는 대표적인 증상 중 하나로, 치유된다는 것을 설명하고, 구강 내 불편을 줄이기 위해 구강 관리를 하도록 권한다.

3 간호 문제	간호 진단	간호 목표(간호 성과)
#3 시력 저하로 인해 감각 장애를 일으킨다.	**감각 지각 혼란** **관련 요인:** 시력 저하 **진단 지표** □ 행동 패턴 변화 □ 감각 장애	〈**장기 목표**〉 시력이 저하된 상황에서도 지장 없이 지낼 수 있다. 〈**단기 목표**〉 시력이 저하된 상황을 수용하고 현실을 제대로 파악할 수 있다.

간호 계획	중재 포인트와 근거

OP 경과 관찰 항목
- 시력 저하의 정도
- 활동 상황, 운동 기능
- 심리 상태
- 생활환경
- 치료 상황

➡ 시력 저하로 인한 신체적·심리적·사회적 변화를 총체적으로 관찰한다.

TP 간호 치료 항목
- 감정을 표출할 수 있는 관계를 형성하여 정서상의 요구를 이끌어낸다.

➡ **근거** 시력 저하로 정체성과 자기 생활에서 조절의 상실을 경험하고 정신적인 고통을 겪는다.

- 재활요법을 실시하고 시간, 장소, 사람, 주위의 상황에 대해 현실성을 갖고 파악하도록 한다.
- 진심으로 말을 걸고 상황 설명을 한다.

➡ **근거** 사회 복귀를 위해 자립할 수 있도록 재활을 한다.

➡ **근거** 환자를 안심시키고 사회적 고립을 완화한다.

- 보행 시 간호사의 팔꿈치를 잡고 뒤따르게 한다.
- 신변의 관리는 필요할 때 돕는다.
- 가족도 치료에 참여하도록 촉구한다.

 환자 교육 항목
- 생활상의 어려움에 대해 있는 그대로 말하도록 설명한다.
- 재활의 필요성에 대해 설명한다.
- 가족이 도울 수 있도록 설명한다.

➡ 근거 환자를 안심시키고 안전을 확보할 수 있다.

➡ 가족의 도움은 환자에게 든든한 느낌을 주고, 의욕 향상으로도 연결된다.

➡ 근거 이 질환은 포도막염 등 다양한 눈 질환 증상이 나타난다는 것을 구체적으로 설명한다. 시력의 저하가 예상되는 경우는 재활의 필요성을 이해할 수 있도록 충분히 설명하고 지도한다.

4 간호 문제	간호 진단	간호 목표(간호 성과)
#4 시력 장애로 인해 부상이나 사고 등의 위험성이 있다.	신체 손상 위험 상태 **위험 요인:** 감각 기능 장애	〈장기 목표〉 일상생활을 안전하게 손상 없이 지낼 수 있다. 〈단기 목표〉 일상생활을 안전하게 보내기 위한 지식, 행동을 배울 수 있다.

간호 계획	중재 포인트와 근거

OP 경과 관찰 항목
- '간호 문제 #3' 참조

TP 간호 치료 항목
- 실내에서 실족의 원인이 되는 유해물질은 제거하고 통로에 장애물을 놓지 않는다.
- 침대에 가로장을 만든다.
- 주변 조명을 밝게 하는 한편, 눈부신 빛은 조절한다.
- 물품의 위치를 변경할 때는 반드시 말로 전한다.

➡ 근거 낙상, 충돌을 미연에 방지하도록 연구가 필요하다.

➡ 근거 시력 장애가 주는 충격과 불안은 크다. 환자의 불안을 줄이고 조금이라도 안락하고 편안하게 지낼 수 있도록 환경을 조성한다.

EP 환자 교육 항목
- 침대 주변에 위험물이 없도록 가족에게 지도한다.

5 간호 문제	간호 진단	간호 목표(간호 성과)
#5 치료의 장기화 증상 악화, 사회적 역할의 변화로 인해 불안을 갖고 있다.	불안 **관련 요인:** 건강에 대한 위협 또는 건강 상태의 변화, 환경의 변화, 상호작용 패턴의 변화, 요구가 충족되지 않는다. **진단 지표** □ 긴장 증가 □ 안정되지 않는다. □ 인생의 사건 변화에 따른 걱정을 표현한다. □ 불확실성 □ 고민 □ 불면증	〈장기 목표〉 불안이 완화되고 심신이 안정된 가정생활을 할 준비를 할 수 있다. 〈단기 목표〉 불안의 내용을 표출할 수 있다.

간호 계획	중재 포인트와 근거

OP 경과 관찰 항목
- 언어적 표현, 표정, 태도의 표현방법

- 불안의 내용과 정도, 수면 상태
- 질병에 대한 이해와 인식의 정도, 환자의 상황 판단 능력
- 주요 인물, 경제적·사회적 상황과 문제
- 가족의 질병에 대한 반응과 이해의 정도

TP 간호 치료 항목

- 불안의 원인이 되는 내용이나 정도를 평가한다.

- 공감적·수용적인 태도로 대응하고, 대화를 나누거나 태팅 등 환자와 친밀한 관계를 형성하여 신뢰관계를 구축한다.
- 질병, 치료, 검사에 대한 의사의 설명을 이해할 수 있는지 확인하고 필요 시에는 다시 설명을 요청한다.
- 가족 내 발병은 적고, 또한 유전적 질환이 아님을 설명한다.
- 시력 예후가 나쁘다고 생각되는 경우, 이것이 생명 예후에 영향을 주지 않는다는 점을 설명한다.
- 필요 시 사회적 지원방법을 설명한다.

- 불안의 내용은 기록하고 의료 관계자 사이에 정보를 공유한다.
- 가족과도 협력하고 관계를 형성한다.

- 산책이나 취미 등의 기분 전환을 하도록 한다.

- 충분한 수면을 취할 수 있도록 환경을 조성한다.

EP 환자 교육 항목

- 불안한 일이 있으면 언제든 말로 표현하도록 설명한다.
- 환자를 지원하는 복지제도에 대해 설명한다.
- 시력 상실에 대한 불안을 가족이 이해할 수 있도록 대응한다.

➲ **근거** 환자의 상태를 되도록 다면적으로 파악해 불안을 처리하는 방법을 찾을 수 있도록 관찰한다.

➲ **근거** 20~30대에 잘 발생하므로 가정 내 역할 변화에 따른 문제가 생기기 쉽다.

➲ **근거** 어떤 불안을 안고 있는지, 그것이 어느 정도 강한지 파악한다.
➲ **근거** 불안을 표출하기 쉬운 관계를 형성한다.

➲ **근거** 질병, 치료, 검사에 대한 이해 부족으로 불안이 생기지 않도록 배려한다. 잘못된 지식은 불안을 증폭시키기 쉽기 때문에 올바른 정보를 전달한다.

➲ **근거** 치료가 장기화되고 증상이 악화되는 경우가 많기 때문에 사회생활에 대한 불안이 생기기 쉽다.
➲ **근거** 환자와 관련된 의료인들은 환자를 배려한다.

➲ **근거** 의료 관계자뿐만 아니라, 가족의 도움이 불안을 감소시키는 경우도 있다. 가족의 불안은 환자에게 전해지기 쉽다는 것을 설명하고 올바른 지식을 가질 수 있도록 돕는다.
➲ **근거** 불안에 떨고 있는 시간을 조금이라도 감소시킨다.
➲ **근거** 불면증이 상황을 더 악화시킬 수 있다.

➲ **근거** 불안을 표출함으로써 감정을 정리할 수 있고, 기분이 침착해질 수 있다. 불안 때문에 환자가 고립되지 않도록 배려한다. 또한 피로와 정신적·신체적 스트레스가 악화 요인임을 설명한다.

6 간호 문제	간호 진단	간호 목표(간호 성과)
#6 질병, 치료, 이후 경과에 대한 지식이 부족하고 자기관리가 필요하다.	비효과적 자기 건강관리 **관련 요인:** 지식 부족 **진단 지표** ☐ 건강 목표를 달성하기 위해 효과적이지 않은 선택을 일상생활에서 한다. ☐ 위험 요인을 감소시키는 행동을 할 수 없다.	〈장기 목표〉 증상 악화 예방, 증상 완화방법을 이해할 수 있고, 지속적으로 자기관리를 할 수 있다. 〈단기 목표〉 증상 악화 예방, 증상 완화방법을 이해하고 수행할 수 있다.

간호 계획	중재 포인트와 근거
OP 경과 관찰 항목 - 인지 능력, 습관적인 행동 - 자기관리 능력의 정도 - 주위의 이해와 도움 상황	➲ **근거** 자기관리를 방해하는 요인은 없는지 관찰하고 개별적인 관리로 연결할 수 있다.

TP 간호 치료 항목

- 환자의 의사를 존중하면서 신뢰관계를 구축한다.
- 환자의 이해 정도 및 학습 상황에 맞게 팸플릿을 이용하는 등 오리엔테이션과 지도를 실시한다.
- 궤양이나 관절통에 대한 대응, 기타 증상에 대한 대응. 복약 지도, 정기적인 진찰
- 지도 종료 후 체크 리스트를 사용하여 평가하고, 필요 시 다시 지도를 검토한다.
- 환자 모임 등 같은 질환 환자와 관계를 갖는 장소와 사회자원 활용방법을 소개한다.

➲ 환자에 맞는 적절한 지도를 하는 데 기본이다.
➲ **근거** 환자에게 알기 쉽게, 개인에게 맞춘 연구가 필요하다.

➲ **근거** 지도를 통해 이해하고 실시할 수 있는지 확인할 필요가 있다.
➲ **근거** 환자 혼자의 힘으로 장기간 지속적으로 자기관리를 하기는 어렵다.

EP 환자 교육 항목

- 정기적으로 진찰하도록 설명한다.
- 사회자원의 활용방법에 대해 설명한다.
- 환자의 자기관리 능력이 부족한 경우는 가족에게 지도한다.

➲ **근거** 이 질환은 후생노동성의 특정 질환 치료 연구소 연구 사업 대상 질환으로 인정되어 치료비가 지원되므로 신청방법 등의 정보를 제공한다.

| Step1 영향 평가 | Step2 간호 초점 | Step3 계획 | **Step4 실시** | Step5 평가 |

병기 · 병태 · 중증도별 관리 포인트

【급성기】 소화기 증상, 혈관 증상, 중추신경 증상을 병발하는 특수형은 전신에 스테로이드제를 대량 투여하기 때문에 전신 상태의 관리가 필요하다. 또한 증상에 대한 고통 이외에 질병이 장기간에 걸쳐 진행하는 경우도 많기 때문에, 환자는 미래에 대한 불안도 갖고 있다. 따라서 안정을 유지하면서 고통 완화를 위해 노력한다.

【회복기】 서서히 시력 저하를 일으키는 경우, 사회 복귀를 위한 재활을 하도록 하고 이를 도와준다.

【만성기】 회복과 재발을 반복하는 경우가 많다. 악화되지 않도록 환자 자신이 질병을 이해할 필요가 있다. 환자가 질환을 갖고서 QOL을 유지할 수 있도록 돕는다.

간호 활동(간호 중재) 포인트

궤양에 대응
- 구강 내 궤양은 구강 내의 청결을 유지하고 부드럽게 조리한 음식을 준비한다. 또한 통증이 있을 때는 너무 뜨겁거나 너무 차가운 것, 진한 양념, 자극적인 음식 등은 피한다.
- 생식기 궤양은 세정 등으로 청결하게 하고, 흡수성이 좋은 넉넉한 속옷이나 옷을 착용한다. 통증이 있을 때는 보행을 제한한다.
- 장관 궤양인 경우, 유제품, 향신료나 커피, 차가운 음료, 흡연을 피한다.

통증에 대한 도움
- 안락한 체위 연구와 보온을 실시한다.
- 진통제의 복약 지도, 복약 행동을 돕는다.

시력 저하에 대한 도움
- 사회 복귀를 위해 재활한다.
- 낙상, 충돌 예방을 위해 환경 정비를 한다.
- 안심하게 하고 고립을 피하기 위해 말을 걸고 상황 설명을 한다.
- 필요 시 신변 관리를 돕는다.
- 가족이 환자를 돕는 관계가 될 수 있도록 가족에게 증상을 알기 쉽게 설명한다.

불안에 대한 도움
- 공감적 태도, 수용적인 태도로 대응하고 불안을 표출하기 쉬운 관계를 형성한다.
- 시력 저하를 비롯해 환자가 어떤 불안을 갖고 있는지 평가하고 불안을 줄일 수 있도록 대응한다.
- 시력 저하에 대한 불안을 가족이 이해할 수 있도록 대응한다.

- 환자의 이해 정도, 학습 상황에 맞도록 알기 쉽게 지도한다.
- 같은 질환 환자와의 관계를 가질 수 있는 장소와 사회자원의 활용방법을 소개한다.
- 정기적으로 진찰하도록 설명한다.

퇴원 · 요양 지도

- 증상에 따른 일상생활을 하도록 함께 연구한다.
- 경과가 긴 질환이고 자기관리가 필요하다는 것을 이해하도록 돕는다.
- 지속적으로 내원하도록 제의한다.
- 같은 질환의 환자 모임을 소개하고, 사회자원을 활용하여 일상생활을 할 수 있도록 돕는다.

| Step1 영향 평가 | Step2 간호 초점 | Step3 계획 | Step4 실시 | Step5 평가 |

평가 포인트

간호 목표 달성도

- 고통이 완화되고 안락해졌다는 것을 말로 표현할 수 있는가?
- 구강 점막의 궤양이 악화되고 있지 않는가?
- 시력이 저하된 상황에서 지장 없이 생활할 수 있는가?
- 일상생활을 안전하게 손상 없이 할 수 있는가?
- 불안이 완화되고 심신이 안정된 생활을 할 준비가 되어 있는가?
- 증상 악화 예방, 증상 완화방법을 이해하고 지속적으로 자기관리를 할 수 있는가?
- 스테로이드 약물로 인한 부작용 증상을 조기에 발견하고 대처할 수 있는가?

● 참고 자료

1) 가와구치 시츠지, 마하라 미호코, 우메즈 준코 외: 계통 간호학 강좌 전문 분야Ⅱ 성인 간호학 11 알레르기/교원병/감염증 제 13판. 의학서원, 2012
2) 고든 M(노지마 료코 , 구사카리 준코 감역): 간호 진단 – 그 과정과 실천에의 응용. 의치약출판, 1988
3) 마츠우라 미키오, 우라타 유키토모 편: 실천 류머티즘 교원병 관리. JJN 스페셜 78. 의학서원, 2006
4) 미즈시마 히로시 감수: 난치병의 이해와 관리. 학습연구사, 2002
5) 아크레 BJ, 라드위스크 GB(나카키 다카오 감역): 간호 진단 가이드. 조림사, 1995
6) 시마네 대학 의학부 부속병원 간호부 편저/신도 유키에 감수: 포켓판 기준 간호 계획 – 임상에서 자주 발생하는 간호진단, 공동문제와 기준 간호계획. 조림사, 1998
7) 다케다 미후미, 미노다 기요지, 데라이 치히로 외 편: 새로운 체계 간호학 전서 22 성인 간호학 9, 감염증 · 알레르기 · 면역 · 교원병. 메디컬프렌드 사, 2010
8) 다니모토 후이치, 하라 시게코, 아와야 노리코 외 편: 신판 간호학 전서 22 성인 간호학 7, 감염증 환자의 간호, 결핵증 환자의 간호, 알레르기성 질환 환자의 간호, 교원병 및 연관 질환 환자의 간호, 특별한 원인에 의한 건강 장애와 그 대응. 메디컬프렌드 사, 2000
9) 공익 재단법인 난치병 의학 연구재단 난치병 정보 센터(http://www.nanbyou.or.jp/) 2012. 6. 19 현재
10) 하드 맨, T 헤더 편(일본 간호진단학회 감역): NANDA-I 간호 진단–정의와 분류 2012~2014 . 의학서원, 2012

베체트병 환자의 병태 관계도와 간호 문제

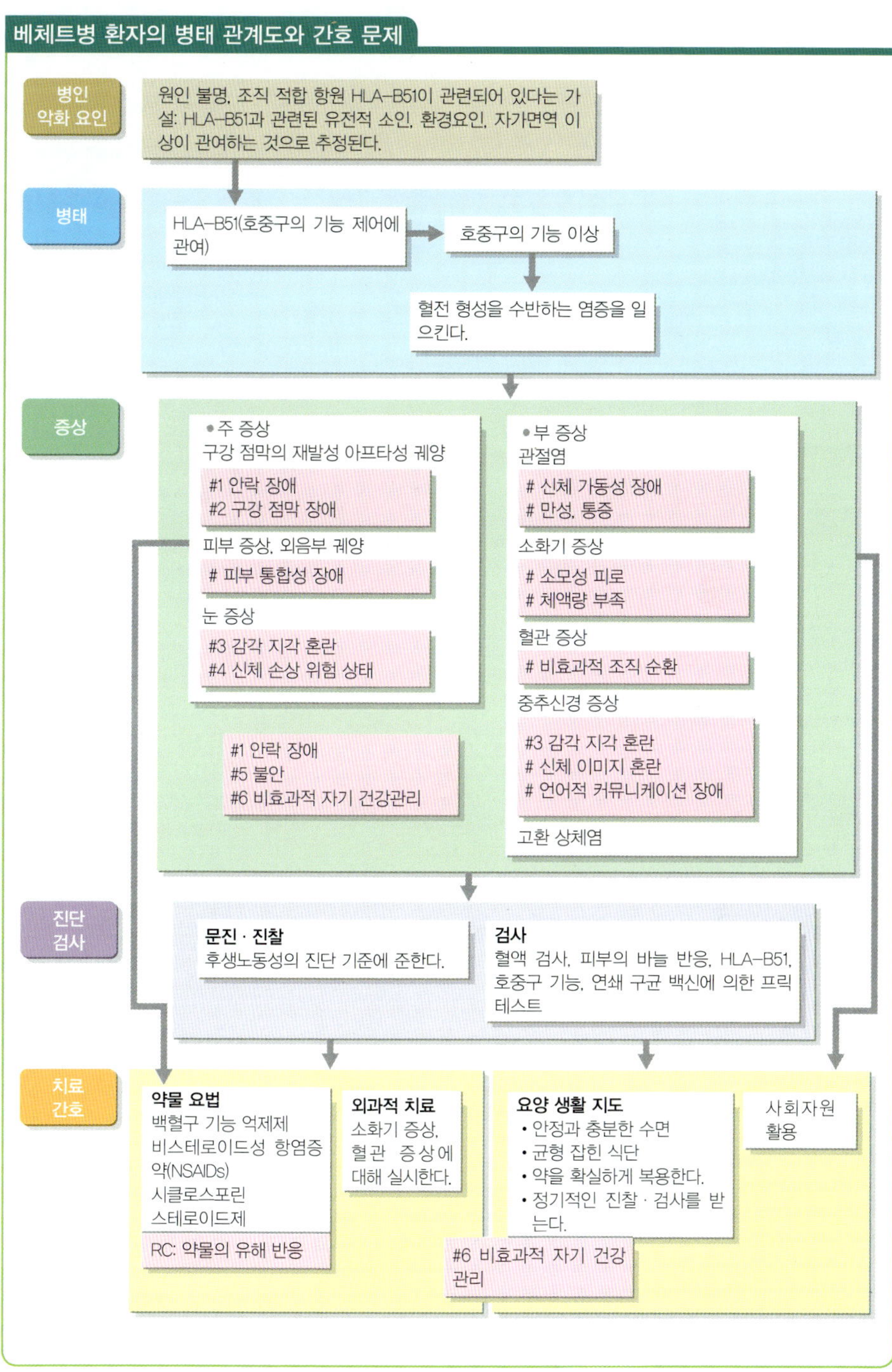

제 8 장

감염 질환

나가사와 마사유키

눈으로 보는 질환

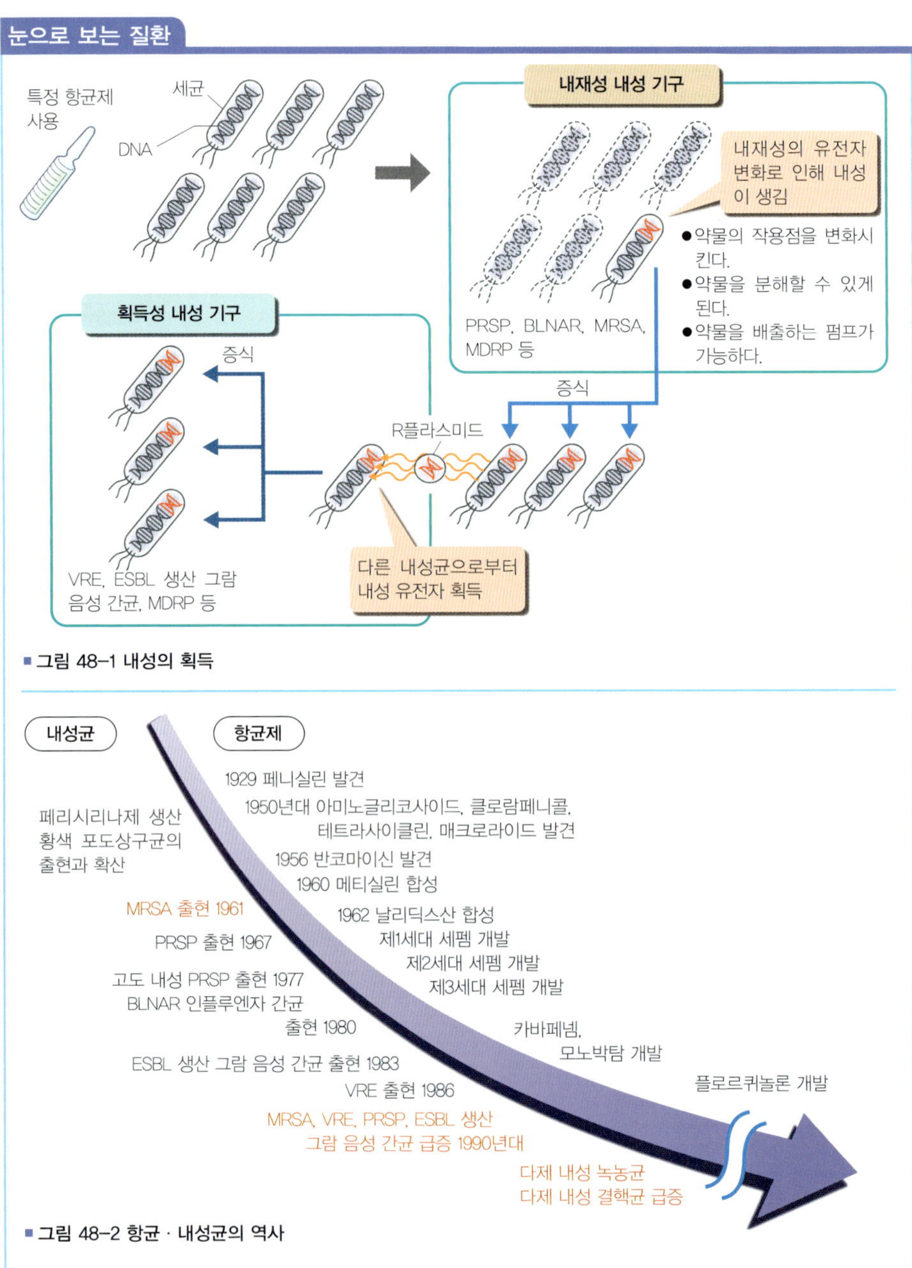

■ 그림 48-1 내성의 획득

■ 그림 48-2 항균 · 내성균의 역사

▌다제 내성균 감염증은 이전에는 효과적이었던 여러 항균제에 내성을 가진 세균(다제 내성균)에 의한 감염증이다.

- 항균제 사용에 대항하여 박테리아가 유전자 변이를 일으키거나 플라스미드를 획득하여 기존에는 효과적이었던 여러 항균제에 대해 내성이 생긴 것을 '다제 내성'이라고 한다. 인류가 항생제인 페니실린을 발견한 이래, 새로운 항생제와 세균의 내성화 역사는 계속 반복되고 있다.
- 최근 의료 고도화에 따라 내성균은 매우 큰 문제가 되고 있다. 현재 다제 내성균 때문에 임상적으로 문제가 되고 있는 주된 것은 다음의 6가지이다(다제 내성 결핵에 대해서는 '4 결핵' 참조).
  ① 메티실린 내성 황색 포도상구균〔methicillin-resistant staphylococcus aureus(MRSA)〕
  ② 반코마이신 내성 장구균〔vancomycin-resistant enterococcus(VRE)〕
  ③ 페니실린 저감수성 폐렴 구균〔penicillin-intermediate resistant streptococcus pneumoniae(PISP)〕 또는 페니실린 내성 폐렴 구균〔penicillin-resistant streptococcus pneumoniae(PRSP)〕
  ④ β-락타마제 비생산 암피실린 내성〔β-lactamase-negative, ampicillin-resistant(BLNAR)〕, 인플루엔자 간균
  ⑤ 기질 특이성 확장형 β-락타마제〔extended-spectrum β-lactamases(ESBL)〕 생산 그람 음성 간균
  ⑥ 다제 내성 녹농균〔multiple drug-resistant Pseudomonas aeruginosa(MDRP)〕
- 다제 내성을 획득하는 기구(내인성 유도)로는 1) 내재성 내성 기구, 2) 획득성 내성 기구 2가지가 있다. 내재성 내성 기구는 특정 항생제를 계속 사용해 세균이 본래 가지고 있는 내재성의 유전자가 변하여 내성이 생긴다. 획득성 내성 기구는 세균이 다른 내성 균주에서 전달성의 R플라스미드를 통해 내성 유전자를 외래성으로 받아들임으로써 내성화한다.
- 녹농균을 예로 들면 항균제로 치료하는 과정에서 내성이 생기는 경우(내인성 유도), 항균제의 사전 투여로 녹농균이 내성화하는 기간을 MDRP 분리까지의 입원 일수로 보면 대개 20일 전후라고 할 수 있는데 그중에는 3~5일에 내성이 생기는 사례가 보고되고 있다. 한편 이미 내성화한 균이 의료 종사자나 의료 기구 등을 통해 환자에게 전파되는 경우(외인성 감염)는 여러 환자가 단기간에 발병하고 아웃브레이크[*1]을 일으킨다(그림 48-1).

■ 표 48-1 내재성의 내성 기구

내재성 유전자의 변화	획득 내성
세포벽 합성 효소(penicillin binding protein(PBP))의 변이	PRSP, BLNAR(암피실린 내성)
세포벽 합성 효소(PBP2(mecA 유전자 산물))의 생산	MRSA(메티실린 내성)
DNA 자이레이스, 토포이소메라제의 변이	MDRP(플로르퀴놀론 내성)
D2 포린 감소(약제의 투과성 감소)	MDRP(이미페넴 내성)
약제 기능 배출 펌프의 기능 항진	MDRP(플로르퀴놀론 내성, 약제 내성, 소독약 저항성)
AmpC형 β-락타마제의 생산 과잉	MDRP(광역 세팔로스포린 내성)
바이오 필름의 생산 증가	MDRP(약제 내성, 소독약 저항성)

■ 표 48-2 획득성 내성 기구

외래성 내성 유전자	획득 내성
vanA, vanB 유전자	VRE(반코마이신 내성)
클래스A β-락타마제 변이	ESBL 생산 그람 음성 간균
IMP형 메타로 β-락타마제 생산	MDRP(광역 세펨 내성, 카바페넴 내성)
아미노글리코사이드 불활성화 효소 생산	MDRP(아미카신 등의 아미노 배당체 내성)

- 2011년 2월 약제 내성 아시네토박터 감염증이 5종류의 감염증 *2에 추가되었다.

*1 아웃브레이크(돌발)는 일정 기간 내에 특정 지역, 특정 집단에서 예상보다 많은 감염증이 발생하는 것을 말한다.
*2 5종류 감염증: 국가가 감염 발생 동향 조사를 실시하여 그 결과에 따라 필요한 정보를 일반 국민, 의료 관계자에게 제공·공개함으로써 발생·확대를 방지해야 하는 감염증을 말한다.

역학 · 예후

- **메티실린 내성 황색 포도상구균(MRSA)**
- 이미 세균성 감염증으로 확산되고 있으며, 그 빈도는 검출되는 황색 포도상구균 전체의 50~70%로 추정된다.
- 5류 감염증 정점 조사 파악 질환, 매월 평균 1500개 이상이 항시적으로 보고되고 있으며, VRE 감염증과 PRSP 감염증, MDRP 감염증 등과 비교해 현격히 높은 수치를 나타내고 있다.
- **반코마이신 내성 장구균(VRE)**
- 1999년 이후 감염증법의 5종류에 지정, 전수 조사 파악 질환으로 정해져 있어 이를 진단한 의사는 7일 이내에 가까운 보건소에 신고하도록 되어 있다.
- 1999년 4월~2004년까지 53주 사이에 진단되어 감염증 발생 동향 조사에 보고된 VRE 감염증 환자 수(보균자도 포함)는 252명이다. 일본에서 VRE의 검출률은 아직 0.1% 이하로 낮지만, 미국은 이미 10% 안팎에 이르러 큰 문제가 되고 있다.
- **페니실린 저감수성 또는 내성 폐렴 구균(PISP 또는 PRSP)**
- 폐렴구균 감염 환자 중 PRSP는 1~3%로 추정되는데, PISP를 포함하면 50%에 달할 것으로 추정된다.
- **β–락타마제 비생산 암피실린 내성(BLNAR) 인플루엔자 간균**
- 인플루엔자 간균 환자는 전체의 15~25%로 추정되며, 증가 추세에 있다.
- **기질 특이성 확장형 β–락타마제(ESBL) 생산 그람 음성 간균**
- 대장균 중 약 0.1%, 폐렴 간균(크레부시에라) 중 약 0.7%로 보고되고 있다.
- **다제 내성 녹농균(MDRP)**
- 일본 각지에서 종종 검출되고, 현재 평균적으로 검출 녹농균의 몇 % 정도로 추정된다.
- MDRP는 감염증법 상 5종류에 지정되어, 정점 조사 파악 질환이 되어 있다. MRSA 감염에 비해 낮은 수치로 되어 있지만, 매달 평균 50건 정도가 항시적으로 보고되고 있다.
- 효과적인 항균제가 없어 병원 감염으로 발병하면 사망률이 높기 때문에, 빈도가 낮아도 원내 감염 대책의 중요성이 매우 크다.

증상 · 합병증

▌감염 부위에 따라 다른 증상이 나타난다.

- **황색 포도상구균, MRSA**
- 그람 양성 구균. 사람의 피부·비강·장관에 상주한다. 균혈증, 패혈증, 수막염, 감염성 관절염, 급성 심내막염, 피부 감염증, 식중독, 독소성 쇼크 증후군, 폐렴 등을 일으킨다.
- MRSA 감염증은 일반적으로는 내과계보다 외과계 질환을 가진 환자에게서 문제가 되는 경우가 많다. 예를 들면 골절 후 골수염, 개복·개흉 수술을 한 이후 수술 후 감염으로 발병하는 경우가 많다.
- **장구균, VRE**
- 그람 양성 구균. 장관의 상주균 중 하나이며 담도 감염증, 요로 감염증, 균혈증, 아급성 심내막염을 일으킬 수 있다.
- VRE는 많은 경우 장관 등에 무증상 보균자로 유지되고 있지만, 일단 감염증이 발병하면 사망률은 50% 이상으로 높다.
- **폐렴 구균, PRSP**
- 그람 양성 구균. 세균성 폐렴의 대표적인 원인균이다.
- 중이염, 부비강염을 일으키고 소아·노인에서는 수막염, 패혈증도 일으킨다.
- **BLNAR 인플루엔자 간균**
- 그람 음성 간균. 사람의 상부 호흡기에 상주한다.

- 상하 기도염, 폐렴, 중이염, 부비강염, 수막염, 패혈증을 일으킨다.
- ●ESBL 생산 그람 음성 간균
- ESBL 생산균은 건강한 사람의 대변에서도 2% 정도 검출된다.
- 소변, 고름 등의 삼출물, 객담에서 검출이 많으므로, 비뇨기과 질환이나 만성 호흡기 질환으로 장기간에 걸쳐 제3세대 세펨계 항균제를 투여받은 환자는 주의가 필요하다.
- ●녹농균, MDRP
- 그람 음성 간균은 생활환경 곳곳에 있으며, 특히 습윤 환경을 좋아한다. 사람의 피부 · 점막에서도 검출된다. 녹색 색소인 피오시아닌을 생산하기 때문에 상처 부위에 감염(창부 감염)되었을 때 자주 녹색 고름이 보여 '녹농균'이라는 학명이 붙여졌다.
- 면역 억제 약물이나 후천성 면역 결핍증(AIDS) 등으로 면역력이 저하된 사람이나, 장기간 입원이나 수술 등으로 체력이 소모된 사람, 노쇠 상태에 있는 고령자 등에서 발병한다(기회 감염증).
- 의료용 카테터나 기관 삽관, 외과적 수술 등 의료 행위로 인해 요도, 기도, 상처 부위에 감염을 일으키거나 욕창이나 화상, 외상 등으로 피부의 방벽 기구를 잃어버린 부분에서 감염 사례가 많다. 국소 감염에 이어서 또는 부상 등으로 혈관 안이 감염되면 전신 감염을 일으켜 패혈증, 발작성 폐렴, 심내막염, 중추신경 감염 등 심각한 질병이 발생할 수 있다. 녹농균 패혈증에서 치명적인 비율은 약 80%에 달하는 것으로 알려져 있다.
- 녹농균은 균체 주위에 점성이 풍부한 강력한 보호막(바이오 필름)을 형성할 수 있다. 소독약 등에 대해서도 저항성이 높아지기 때문에, 기구 등의 표면에 형성된 바이오 필름의 녹농균을 제거하는 것은 쉽지 않아 녹농균에 대한 병원 감염 대책이 더욱 어려워지고 있다. 녹농균은 내성화가 쉽기 때문에 특히 항균제를 적정하게 사용하는 것이 중요하다.

진단 · 검사값

▌혈액, 소변, 가래, 고름 등으로 원인균을 확인하고, 약제 감수성 검사를 통해 적절한 약물을 선택한다.
- 감염 부위마다 병원체라고 판단할 수 있는 세균을 분리하여 활성화된 항균제에 대한 약제 내성[최소 발육 억제 농도(MIC), 감도 디스크(KB) 저지원의 지름으로 판단]으로 진단한다.[3]
- ●MRSA
- 옥사실린의 MIC가 4µg/mℓ 이상 또는 옥사실린의 KB 저지원의 지름이 10mm 이하
- ●VRE
- 반코마이신의 MIC 4µg/mℓ 이하를 '감수성', 8~16µg/mℓ를 '판정 보류', 32µg/mℓ 이상을 '내성'이라고 한다.
- PCR법에 따른 vanA, vanB, vanC 유전자 검출
- ●PISP 또는 PRSP
- 페니실린G(PCG)에 대한 MIC: PISP 0.12~1.0µg/mℓ, PRSP 2.0µg/mℓ 이상
- ●BLNAR 인플루엔자 간균
- 암피실린(ABPC)에 대한 MIC가 2µg/mℓ 이상으로, β-락타마제 억제제인 크라브란산(CVA)을 첨가해도 감도가 개선되지 않는다.
- ●ESBL 생산 그람 음성 간균
- 세포탁심(CTX), 세프타지딤(CAZ)에 대한 MIC가 16~32µg/mℓ 이상으로, β-락타마제 억제제인 크라브란산(CVA)을 첨가하면 MIC가 8배 이상 저하(감도 개선)된다[제3세대 세펨에 대해 내성을 나타내지만, β-락타마제 억제제인 크라브란산(CVA)에 대해서는 감도가 개선된다].
- ●MDRP
- 검사실에서 다음의 3제에 대해 모두 내성이 확인된 것
  - 이미페넴의 MIC가 ≧ 16µg/mℓ 또는 이미페넴 감도 디스크(KB) 저지원의 지름이 13mm 이하
  - 아미카신의 MIC가 ≧ 32µg/mℓ 또는 아미카신 감도 디스크(KB) 저지원의 지름이 14mm 이하
  - 시프로플록사신의 MIC가 ≧ 4µg/mℓ 또는 시프로플록사신 감도 디스크(KB) 저지원의 지름이 15mm 이하

*3 감도 판정 기준은 임상 및 검사표준협회(CLSI: Clinical and Laboratory Standards Institute)의 권고에 따라 개정되고 있으므로 주의가 필요하다.

다제 내성균	권장 치료제	보조 치료제	기타 치료약
메티실린 내성 황색 포도상구균 (MRSA)	반코마이신 염산염(VCM) 테이코플라닌(TEIC) 아르베카신 황산염(ABK)	리네졸리드(LZD) 리팜피신(RFP) ※단독 투여 불가 미노사이클린 염산염(MINO) ※감도(S)의 경우 포스포마이신나트륨(FOM) 클린다마이신 인산염 에스테르(GLDM) 레보플록사신 수화물(LVFX)	경구약: RFP + 설파메톡사졸 · 트리메소프림(ST), RFP + MINO 병용 약제: VCM + 프로목세프나트륨(FMOX)/ 세포졸프란 염산염(CZOP)
반코마이신 내성 장구균(VRE)	암피실린 수화물(ABPC), 메로페넴 수화물(MEPM), 파니페넴 · 베타미프론(PAPM/BP), 이미페넴 · 실라스타틴나트륨(IPM/CS), TEIC(VanB형만)	LZD MINO, FOM LVFX RFP ※ 단독 투여 불가 클로람페니콜(CP) ※혈중 농도 < 25 μg/㎖	병용 약: ABPC + 겐타마이신 황산염(GM) TEIC + GM
페니실린 내성 폐렴 구균(PRSP)	MEPM, PAPM/BP, IPM/ CS VCM	ABPC ※대량 투여 세포탁심 나트륨(CTX) ※대량 투여	—
β-락타마제 비생산 암피실린 내성 인플루엔자 간균	카바페넴계 (MEPM, PAPM/BP, IPM/CS)	MINO, ST CP ※혈중 농도 < 25 μg/㎖	경구약: 뉴퀴놀론 약(LVFX, 염산 로메프록사신(LFLX))
ESBL 생산 그람 음성 간균	카바페넴계 (MEPM, PAPM/BP, IPM/CS)	옥사세펨계 〔라타목세프나트륨(LMOX), FMOX〕	—
다제 내성 녹농균(MDRP)	토브라마이신(TOB) 세프타지딤 수화물(CAZ) MEPM염산 시프로플록사신(CPFX)	약제 감도 시험을 실시하고 감도(S) 또는 중간(I)을 나타내는 경우 단독/병용 투여 아미카신 황산염(AMK)/ABK/이세파마이신 황산염(ISP), CZOP PAPM/BP, IPM/CS, 세페핌 염산염 수화물(CFPM)	병용 약: TOB + CAZ FOM + CZOP MEPM + TOB 중증 예: MEPM + TOB + FOM

치료법

■ 약제 감도 검사 결과를 바탕으로 항생제, 화학요법제를 최적으로 투여한다.

● 치료 방침

- '격리 예방책을 위한 CDC 지침 2007'을 기본으로 한 감염 대책을 적용하고 적절한 항균제, 화학요법제 사용에 따른 약물요법을 실시하는 것이 중요하다.
- 표준 예방책(standard precaution): 대상은 감염 유무에 관계없이 모든 환자로 하고, 환자의 혈액, 체액, 분비물(땀 제외), 배설물이나 상처가 있는 피부, 점막을 감염 가능성이 있는 물질로 간주하며 이에 대응한다.
- 감염 경로별 예방책: 표준 예방책으로 감염 경로를 완전히 차단할 수 없는 경우에 실시한다. 질환에 따른 여러 감염 경로별 예방책을 이용해도 좋다(접촉 감염 예방책, 비말 감염 예방책, 공기 감염 예방책).

● 약물요법

- 6개의 내성균 중 페니실린 저감도 폐렴 구균(PISP), 페니실린 내성 폐렴 구균(PRSP), β-락타마제 비생산 암피실린 내성(BLNAR), 인플루엔자 간균은 세균성 감염이며, PISP 또는 PRSP, BLNAR 인플루엔자 간균, 기질 특이성 확장형 β-락타마제(ESBL) 생산 그람 음성 간균은 치료 가능한 항균제가 있다.

분류	일반명	주요 상품명	약의 효과 메커니즘	주요 부작용
페니실린계	암피실린 수화물	비크시린	세포벽 합성 억제	페니실린 알레르기
항MRSA 약	리네졸리드	자이복스		골수 억제
	테이코플라닌	타고시드		알레르기
	반코마이신 염산염	염산 반코마이신		신장 장애, 레드맨(red man) 증후군
세펨계	세프타지딤 수화물	모다신	세포벽 합성 억제	알레르기
	세포탁심나트륨	크라포란, 세포탁스		
	세포졸프란 염산염	파스토신		
	세페핌염산염 수화물	막시핌		
	라타목세프나트륨	시오마린		
	프로목세프나트륨	포르마린		
카바페넴계	이미페넴 · 시라스타틴나트륨	티에남	세포벽 합성 억제	경련
	파니페넴 · 베타미프론	카베닌		(경련)
	메로페넴 수화물	메로펜		(경련)
뉴키놀 약	염산시프로플록사신	시프록산	핵산 합성 억제(DNA 복제 억제)	경련
	레보플록사신 수화물	크라비트		
	로메플록사신	바레온		
아미노글리코사이드계	토브라마이신	토브라신	단백질 합성 억제	신장 장애, 청각 장애
	겐타마이신 황산염	겐타신		
	알베카신 황산염	하베카신		
	아미카신 황산염	아미카신 황산염		
	이세파마이신	이세파신, 엑사신		
기타	미노사이클린 염산염	미노마이신	단백질 합성 억제	간 장애
	리판피신	리파진	RNA 합성 억제	
	설파메톡사졸 · 트리메소프림	박터, 박트라민	엽산 대사 길항 억제	무과립구증, 알레르기
	포스포마이신나트륨	포스미신S	세포벽 합성 억제	(적다)
	클로람페니콜	크로로마이세틴	단백질 합성 억제	조혈 장애
	클린다마이신 인산에스테르	다라신S		(알레르기)

- 특히 메티실린 내성 황색 포도상구균(MRSA), 반코마이신 내성 장구균(VRE), 다제 내성 녹농균(MDRP)은 치료가 어렵다는 점에서 중요하고, 병원 감염 대책을 포함한 임상에서의 중요성도 매우 크다.
- 내성균도 보균 상태에서는 항균제 치료를 할 필요가 없다(내성화를 더욱 유도하므로 오히려 금지).

Px 처방 예 페니실린계
- 비크시린주(0.25 · 0.5 · 1 · 2g/V) 1회 2g 정맥 주사 4시간마다 ←항균제

Px 처방 예 MRSA 약
- 자이복스정(600mg) · 백(주사액 600mg) 1회 600mg 경구 · 정맥 주사 12시간마다 ← 화학요법제

- 타고시드주(주사용 200mg/V)　1일 1회　400g(첫 회만 1일 2회)　정맥 주사　← 항균제
- 염산 반코마이신주(링거 주사용 0.5g/V)　1회 1g　정맥 주사　12시간마다　← 항균제

Px 처방 예) 세펨계

- 모다신주(정맥 주사용 0.5 · 1g/V)　1회 1~2g　정맥 주사　8~12시간마다　← 항균제
- 크라포란주(0.5 · 1g / V)　1회 1~2g　정맥 주사　8~ 12시간마다　← 항균제
- 패스트신주(정맥 주사용 0.5 · 1g/V)　1회 1~2g　정맥 주사　8~12시간마다　← 항균제
- 막시핌주(주사용 0.5 · 1g/V)　1회 1~2g　정맥 주사　12시간마다　← 항균제
- 시오마린주(정맥 주사용 1g/V)　1회 1~2g　정맥 주사　12시간마다　← 항균제
- 포르말린주(정맥 주사용 0.5~1g/V)　1회 1~2g　정맥 주사　12시간마다　← 항균제

Px 처방 예) 카바페넴계

- 티에남주(링거 주사용 이미페넴 0.25 · 0.5g/V)　1회 1g　정맥 주사　6~8시간마다　← 항균제
- 카베닌주(링거 주사용 0.25 · 0.5g/V)　1회 0.5~1g　정맥 주사　8시간마다　← 항균제
- 메로펜주(링거 주사용 0.25 · 0.5g/V)　1회 0.5~1g　정맥 주사　8시간마다　← 항균제

Px 처방 예) 뉴퀴놀론 약

- 시프록산정(100 · 200mg)　1회 200~400mg　정맥 주사　12시간마다　← 화학요법제
- 크라비트정(500mg)　1회 500mg　경구 1일 1회　← 화학요법제
- 바레온정(200mg)　1회 200g　경구 8~12시간마다　← 화학요법제

Px 처방 예) 아미노글리코사이드계

- 토브라신주(60 · 90mg/1.5㎖/A)　1회 90mg　점적　정맥 주사　12시간마다　← 항균제
- 겐타신주(10 · 40 · 60mg/A)　1회 40~60mg　점적　정맥 주사　12시간마다　← 항균제
- 하베카신주(25 · 75 · 100mg/0.5 · 1.5 · 2㎖/A)　1회 75~100mg　정맥 주사　12시간마다　← 항균제
- 아미카신 황산염주(100 · 200mg/1.2㎖/A · V)　1회 100~200mg　정맥 주사　12시간마다　← 항균제
- 이세바신주(200 · 400mg/2㎖/A)　1회 8~15mg/kg　정맥 주사　24시간마다　← 항균제

Px 처방 예) 기타

- 미노마이신정(50 · 100mg) · 주사(정맥 주사용 100mg/V)　1회 0.1g　경구 · 주사　12시간마다　← 항균제
- 리파진 캡슐(150mg)　1회 300mg　경구　12시간마다　← 화학요법제
- 박터 과립(1g)　1회 2g　경구　12시간마다　← 화학요법제
- 포스미신S주(정맥 주사용 500mg · 1 · 2g/V)　1회 1~2g　정맥 주사　8~12시간마다　← 항균제
- 크로로마이세틴 삭시네이트주　클로람페니콜　1회 0.5~1g(소아 15~25mg/kg)　1일 2회　정맥 주사　← 항균제
- 다라신S주(300 · 600mg/ 2 · 4㎖/A)　1회 450~900mg　정맥 주사　8시간마다　← 항균제

항균제 치료가 잘못된 경우

- 비감염성 질환은 아닌가?
  - 감별을 필요로 하는 질환: 악성 종양, 혈액 질환, 교원병, 약제열, 알레르기, 심인 반응 등
- 감염증이다.
  - 일반적인 항균제의 효과가 없는가?
    - 바이러스, 결핵균, 비정형 항산균, 진균, 원충, 기생충 등은 제외
  - 항균제 치료 효과가 없는 경우
    - 항균제가 적합하지 않은가?
      - 원인균의 재검토
      - 감도 실험 결과 재확인
    - 항균제 적합균에 의한 감염증
      - 환자측 요인
        - 감염 예방 기능 저하 요인: 저영양, 면역 부전, 기초 질환
      - 균측 요인
        - 내성균 감염증: MRSA PRSP, BLNAR, ESBL 생산 그람 음성 간균 VRE, MDRP, 복수균 감염 → 〈표 48-3〉의 권장 치료제 사용
      - 약제측 요인
        - 적절한 용법 · 용량인가?
        - 사용 약제의 PK/PD 재확인
        - 병용 약제와의 상호작용은 어떤가?
      - 무효 측정은 정확한가?
        - 병세가 강한 시기는 아닌가?
        - 효과 판정을 너무 빠르게 하지는 않았는가?
        - 약제성 발열은 없는가?

48 다제 내성균 감염증

간호 과정 순서도

관찰 항목 (OP)
간호 문제 (간호 진단)
간호 목표 (간호 성과)
간호 활동 (간호 중재)

병인
감염되기 쉬운 환자의 다제 내성균 감염
다제 내성균 보균자의 면역력 저하, 항균제 투여로 인한 균교대증

신체적 문제
● 증상
전신 증상: 발열, 저체온, 백혈구 증가, 백혈구 감소, 호흡수 증가, PaCO2 저하, CRP 상승
호흡기 증상: 기침, 객담, 호흡곤란
비뇨기과 증상: 소변 혼탁, 세균뇨, 혈뇨
소화기 증상: 구역질·구토, 설사, 복통
피부 증상: 발적, 종창, 고름성 삼출액

● 기타
쉽게 감염될 수 있는 사람: 신생아, 미숙아, 고령자
당뇨병, 신부전, 간 장애, 교원병, 악성 종양
면역 억제제, 항종양제, 대량 스테로이드제, 방사선
인공호흡기 관리, 중심 정맥 영양, 경관 영양, 요도 카테터 장착

심리·사회적 문제
치료가 어려운 감염증에 걸렸다는 불안감
치료 장기화에 따른 가족 내 역할 변화와 경제적 부담 증가
격리로 인한 심신의 영향
가족이나 입소 시설의 직원 등 받아들이는 쪽의 불안

다른 신체 부위에 감염이 확산될 우려가 있다.
감염 부위가 확산되지 않고 치유한다.

패혈증, 패혈증성 쇼크를 일으킬 우려가 있다.
패혈증, 패혈증성 쇼크를 일으키지 않는다.

감염 확산의 위험이 있다.
감염이 확산되지 않고 치유된다.

질병, 격리에 대한 불안을 느낀다.
질환, 치료에 대해 이해하고, 안심하고 치료받을 수 있다.

격리로 인해 인지 기능이 저하될 우려가 있다.
인지 기능이 저하되지 않고 격리 기간을 보낼 수 있다.

장기 입원으로 인해 가족 내 역할 변화가 보인다.
가족 관계를 양호하게 유지할 수 있다.

가족의 이해 부족으로 퇴원을 받아들이기 어렵다.
가족이 건강 상태를 바르게 이해하고, 환자가 적절한 도움을 받을 수 있다.

OP 경과 관찰 항목
전신 상태
감염 병소에 특유의 증상
다제 내성균 감염증에 대한 환자·가족의 인식
복약 상황
식사 섭취 상황
수면 상태
격리 환자의 반응
청결에 대한 자기관리 상황

TP 간호 치료 항목
항균제의 확실한 투여
불필요한 카테터 종류의 조기 제거
스트레스 완화
케어 표준 예방책, 접촉 감염 예방책에 근거한 관리 실시
영양 상태 개선, 휴식과 수면 상태 개선을 위한 케어

EP 환자 교육 항목
항균제의 확실한 복용에 대한 필요성
청결에 대한 자기관리 지도(특히 손 위생)
가족, 시설 직원 등에 대한 환자 케어에 대한 설명

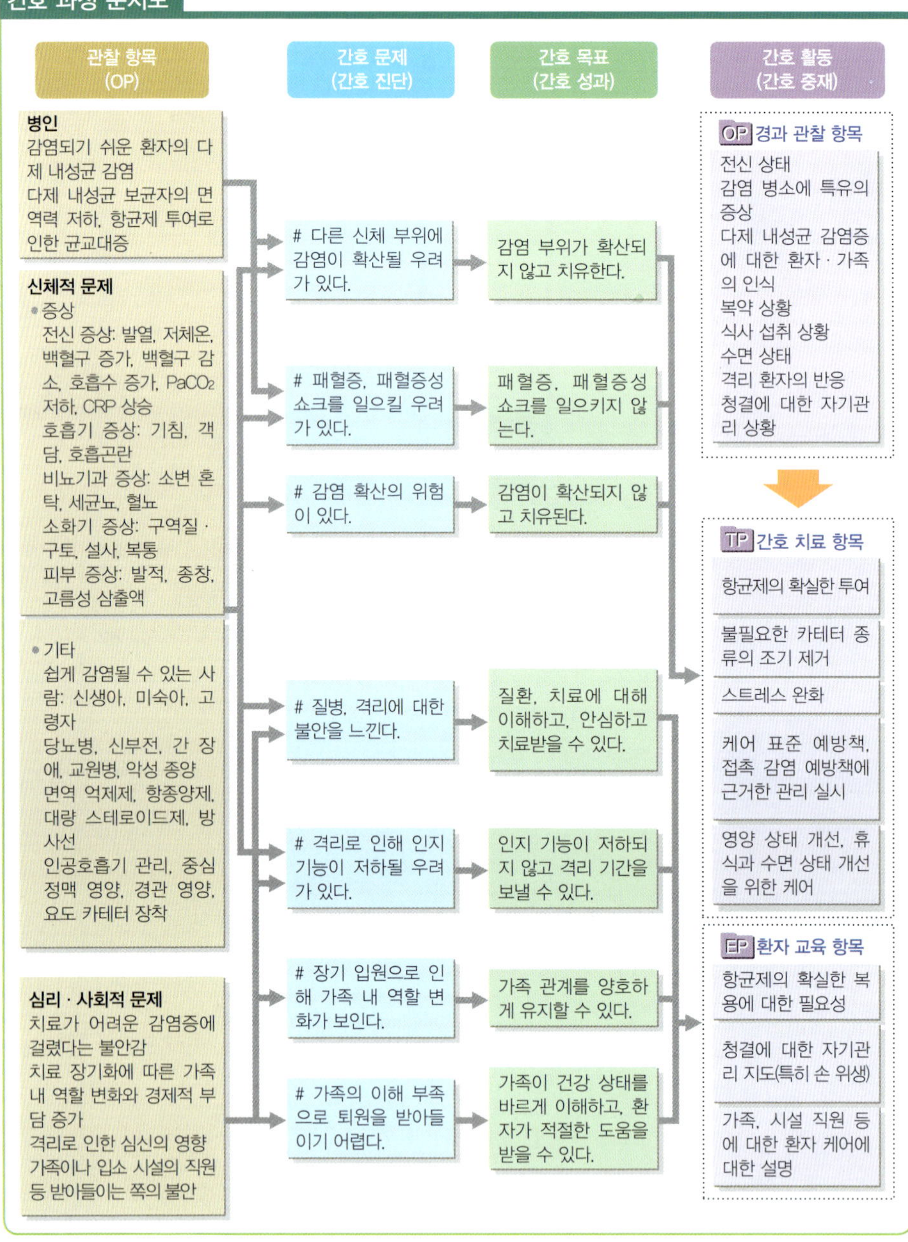

기본 개념

- 다제 내성균에 의해 감염증이 발병하는 경우는 감염에 대한 저항력이 약한 상태에 있는 환자, 수술이나 카테터 삽입 등 침습성이 높은 치료와 처치를 받고 있는 환자이다. 기초 질환에 대한 감염증이 중증으로 변하기 쉬운데, 다제 내성균 감염증 환자는 감염되기 쉬운 환자이기도 하다.
- 간호에서는 환자의 면역력을 높이는 것에 도움을 주어 감염 회복을 촉진하고, 감염증의 중증화를 방지하며 환자의 신체 각 부위로 감염 확대를 방지하는 것이 중요하다.
- 다제 내성균의 대부분은 손을 통한 접촉 감염에 의해 전파된다. 환자 치료에서는 표준 예방책에 있는 접촉 감염 예방책과 더불어 케어할 필요가 있다.
- 다제 내성균 감염증 치료는 의사의 처방에 따른 항생제 투여로, 감염 병소 처치가 중심이 된다. 간호사는 지시된 항균제의 특성을 이해하고 확실하게 투여한다.
- 다제 내성균이 환자의 검체에서 분리되는 것만 정착하여, 보균 상태와 감염증을 구별하여 생각해야 한다.

Step1 영향 평가	Step2 간호 초점	Step3 계획	Step4 실시	Step5 평가

정보 수집	평가 관점과 근거 · 잠재적 간호 문제
기초 질환, 전신 상태, 현재 증상 관찰	환자의 기초 질환이나 환자가 현재 받고 있는 치료, 처치 등을 통해 감염증이 악화되거나 신체 각 부위에 감염이 확산될 위험이 있는지 평가한다. - 신생아, 미숙아, 고령자, 신부전 환자, 당뇨병 환자, 악성 종양 환자, 광범위한 화상이나 욕창이 있는 환자, 면역 억제제 · 항종양 약물이 투여된 환자, 방사선 전신 치료를 받고 있는 환자, 인공호흡기 관리 · 중심 정맥 영양 등의 치료를 받고 있는 환자는 감염증이 중증화하기 쉽다. - 감염증이 중증화하거나 균 또는 균이 만들어낸 독소가 혈액에 침투함으로써 패혈증〔감염에 의한 전신성 염증반응 증후군(SIRS)이 발병한 상태〕에 빠질 가능성이 있다. - 메티실린 내성 황색 포도상구균(MRSA)은 균 체외 독소 TSST-1(toxic shock syndrome toxin-1)을 생산하고, 다제 내성 녹농균(MDRP) 같은 그람 음성 간균은 내 독소(엔도톡신)를 생산한다. 🔍 잠재적 간호 문제 : 패혈증이나 패혈증성에 따른 쇼크를 일으킬 우려가 있다./다른 신체 부위에 감염이 확산될 우려가 있다.
환자 · 가족의 치료에 대한 이해 파악	환자 · 가족이 다제 내성균 감염증과 현재 진행되는 치료, 처치를 어떻게 받고 있는지 파악하고 감염의 영향에 대해 평가한다. 또한 환자가 감염 확대 방지를 위한 조치를 취할 수 있는지, 2차 감염의 발병 위험은 없는지 평가한다. - 다제 내성균은 접촉 감염에 의해 전파하기 때문에 감염증이 발병한 환자로부터 2차 감염을 예방하기 위해 독실 격리가 필요하다. 감염증이 발병하지 않은 보균 상태의 환자도 가래에서 균이 검출되고 가래가 많은 경우나 기관 삽관, 기관 절개를 한 경우는 배설물이나 삼출액에서 균이 검출된다. 주위를 오염시킬 가능성이 있는 경우에는 독실 격리가 필요하다. MDRP는 검출되는 것도 없고 치료도 어렵기 때문에 보균 상태에서도 독실 격리한다. - 항균제 치료에서 감염 증상이 사라져도 환자는 감염되기 쉬운 상태에 있기 때문에 완전히 균이 없어지는 경우는 적고, 보균 상태로 퇴원할 수 있다. 🔍 잠재적 간호 문제 : 질병 · 격리에 대한 불안을 안고 있다./격리로 인해 인지 기능이 저하될 우려가 있다./장기 입원에 따라 가족 내 역할 변화가 있다./가족의 이해 부족으로 퇴원을 받아들이기 어렵다.
환자 · 가족의 심리 · 사회적 측면 파악	환자는 기초 질환을 가지고 있는 경우가 많으며, 감염 증상이 오래가는 것이 아닐까 등 예후에 대해 불안을 느끼는 경우가 많다. 감염에 대한 올바른 이해와 함께 병실, 병동에 감염 확대에 대한 방지책을 철저히 하는 것이 중요하다.

- 환자·가족의 감염증에 대한 지식과 불안의 정도를 평가한다. 가족이 감염에 대한 불안을 느끼는 경우가 있다. 건강한 사람은 다제 내성균 감염증이 발병하지 않기 때문에 보균 상태에 있는 환자가 퇴원하거나 정상인이 이용하는 시설에 입소하는 것은 문제가 되지 않는다. 하지만 가족과 직원이 올바로 이해하지 못하고 퇴원 및 시설 입소를 거부하는 경우도 있다.
- 환자는 격리로 인해 불안이 더욱 심해진다. 환자가 고립감과 소외감을 갖지 않도록, 격리할 필요성을 알기 쉽게 설명하고 만약 갖고 있다면 줄여줄 수 있는 방법을 가족과 함께 연구한다.
- 면역 기능이 저하된 환자에게 다제 내성균은 기회 감염증의 원인균으로서 위험성이 크다. 의료 기구 등을 통해 병원 감염 확산도 염두에 두고, 감염 확대 방지 대책을 철저히 한다.

🔍 잠재적 간호 문제 : 질병·격리에 대한 불안을 안고 있다./격리로 인해 인지 기능이 저하될 우려가 있다./장기 입원에 따라 가족 내 역할 변화가 있다./가족의 이해 부족으로 퇴원을 받아들이기 어렵다./감염 확대의 위험이 있다.

Step1 영향 평가	Step2 간호 초점	Step3 계획	Step4 실시	Step5 평가

간호 문제 리스트

#1 패혈증, 패혈증성 쇼크를 일으킬 우려가 있다(활동–운동 패턴).
#2 다른 신체 부위에 감염이 확산될 우려가 있다(영양–대사 패턴).
#3 질병과 격리에 대한 불안을 안고 있다(자기 인식 패턴).
#4 격리로 인해 인지 기능이 저하될 우려가 있다(인지–지각 패턴).
#5 장기 입원으로 인해 가족 내 역할 변화가 보인다(역할–관계 패턴).
#6 가족의 이해 부족으로 퇴원을 받아들이기 어렵다(건강 지각–건강관리 패턴).
#7 감염이 확대될 위험이 있다(영양–대사 패턴).

간호의 우선순위 지침

- 다제 내성균 감염증에 걸린 환자는 전신 상태가 악화될 것으로 예상되므로 치료와 간호가 효과적으로 이루어지지 않으면 패혈증에 빠진다. 패혈증을 일으키면 패혈증으로 인한 쇼크, 다발성 장기 부전으로 치명적인 병태를 보여 위험이 커지기 때문에 패혈증을 예방하는 것이 가장 중요하다.
- 다제 내성균은 접촉에 의해 전파되기 때문에 환자 자신의 자기관리 또는 간호 시에 적절한 감염 확대 방지책을 취하지 않으면 감염 병소에서 다른 신체 부위에 균이 퍼질 우려가 있다. 환자는 기본적으로 감염되기 쉬운 상태에 있기 때문에 균 제거는 어렵지만 감염을 확대시키지 않도록 대처하는 것이 중요하다.

Step1 영향 평가	Step2 간호 초점	Step3 계획	Step4 실시	Step5 평가

1 간호 문제	간호 진단	간호 목표(간호 성과)
#1 패혈증, 패혈증성 쇼크를 일으킬 우려가 있다.	**쇼크 위험 상태** **위험 요인:** 감염, 패혈증, 전신성 염증 반응 증후군	〈장기 목표〉 패혈증, 패혈증에 의한 쇼크를 일으키지 않는다. 〈단기 목표〉 패혈증의 증상이 보이지 않는다.

간호 계획	중재 포인트와 근거

OP 경과 관찰 항목
- 호흡기 증상, 피부 증상 등 감염 병소에 특유의 증상이 있음
- 식사 섭취 상황
- 수면 상황
- 바이털 사인(vital sign): 체온, 맥박, 호흡, 혈압

- 패혈증이 의심되는 증상: 갑작스러운 고열, 호흡 속도, 빈맥, 혈압 저하, 핍뇨, 관절통, 근육통 등
- 검사 데이터: 백혈구 수, 혈소판 수, $PaCO_2$ 수치

TP 간호 치료 항목
- 항균제를 확실하게 투여한다.
- 패혈증 증상이 인정되는 경우에는 즉시 의사에게 보고한다.

EP 환자 교육 항목
- 패혈증이 의심되는 증상에 대해 설명한다.
- 패혈증이 의심되는 증상을 자각했을 때는 즉시 알리도록 설명한다.
- 안정 유지의 필요성에 대해 설명한다.

⟹ 패혈증 증상을 조기에 발견하고 의사의 적절한 치료가 이루어지도록 충분한 관찰과 평가를 한다. **근거** 환자는 기초 질환으로 인해 감염이 쉽게 중증화하는 위험이 있고, 패혈증에 빠지면 패혈증성 쇼크나 다발성 장기부전으로 진행할 위험이 높아진다.

⟹ 환자·가족이 패혈증에 대해 이해한다. **근거** 패혈증은 조기에 발견하여 신속하게 대처하면 심각한 합병증을 피할 수 있음을 알리고 협력을 얻는다.

2 간호 문제	간호 진단	간호 목표(간호 성과)
#2 다른 신체 부위에 감염이 확대될 우려가 있다.	감염 위험 상태 **위험 요인:** 관혈적 치료(침습적 처치), 영양실조, 약물(항생제 투여)	⟨장기 목표⟩ 감염 부위가 확대되지 않고 치유된다. ⟨단기 목표⟩ 1) 손 씻기가 필요한 이유를 말할 수 있다. 2) 필요한 경우에 손 씻기를 할 수 있다.

간호 계획	중재 포인트와 근거

OP 경과 관찰 항목
- 호흡기 증상, 피부 증상 등의 변화
- 다제 내성균 감염에 대한 환자의 이해와 수용
- 식사 섭취 상황
- 수면 상황
- 일상생활에서 자기관리 상황

TP 간호 치료 항목
- 식사 섭취량이 감소하는 경우: 섭취하기 쉬운 식사 형태나 환자가 선호하는 메뉴로 변경한다.
- 수면 장애를 보이는 경우: 효과적인 낮잠(오후 1~2시경에 20분 정도)을 권한다.
- 스트레스 완화를 위해 휴식과 마사지를 한다.
- 케어 시의 감염 예방 조치를 철저히 한다(특히 카테터 사용 시).

EP 환자 교육 항목
- 검사 데이터를 보여주면서 감염 예방의 필요성을 설명한다.
- 식사 섭취와 안정, 휴식의 필요성을 설명한다.
- 감염 확대 방지를 위해 손 씻기가 중요한 이유를 설명한다.
- 손 씻기가 필요한 상황과 올바른 손 씻기 방법에 대해 지도한다.
- 상처를 만들지 않도록 지도한다.

⟹ 감염 병소 이외에 감염이 확대될 위험이 높아지는 상황에 있는지 평가한다. **근거** 다제 내성균은 접촉 감염에 의해 전파되기 때문에 식사와 배설 등 자기관리를 할 수 있는 환자는 식전이나 배설 후에 확실하게 손 씻기를 할 필요가 있다.

⟹ 영양 불량이나 수면 부족은 감염 위험을 높이는 요인이 될 수 있으므로 이를 개선하도록 연구한다.

⟹ 다른 환자에게 감염 확대를 방지하기 위해 혈압계 등의 물품은 환자 전용으로 사용한다. **근거** 의료 기구를 통해 감염이 확산될 우려가 있다.

⟹ **근거** 다제 내성균의 대부분은 접촉 감염에 의해 전파될 가능성이 높다는 것을 환자·가족에게 설명한다. 환자에게 닿는 물건이나 장소에 가족이나 의료 스태프가 직접 접촉하지 않도록 장갑을 착용하고 손 씻기를 실시하도록 지도한다.

<table>
<tr><td>3 간호 문제</td><td>간호 진단</td><td>간호 목표(간호 성과)</td></tr>
<tr><td>#3 질병 및 격리에 대한 불안을 안고 있다.</td><td>불안
관련 요인: 환경 변화, 상황적 위기, 스트레스, 죽음 · 건강 상태 · 경제 상황 · 자기 개념에 대한 위협
진단 지표
□ 불면증
□ 안절부절못함
□ 초조감
□ 긴장한 표정
□ 발한 증가
□ 교감신경 항진 증상(혈압 상승, 호흡 수 · 맥박수 증가 등)
□ 식욕부진
□ 권태감</td><td>〈장기 목표〉 환자가 질병 치료에 대해 이해하고, 안심하고 치료받을 수 있다.
〈단기 목표〉 환자는 감정을 표출할 수 있다.</td></tr>
</table>

<table>
<tr><td>간호 계획</td><td>중재 포인트와 근거</td></tr>
<tr><td>

OP 경과 관찰 항목
- 수면 상태
- 식사 섭취 상황
- 하루의 생활 모습
- 대화할 때 표정과 태도
- 질병 및 치료에 관한 발언의 유무와 내용
- 대처 행동

TP 간호 치료 항목
- 환자에게 지도하거나 설명할 경우 천천히 알기 쉬운 말로 전하고, 질문해도 좋다는 것을 여러 차례 알린다.
- 의사가 설명할 때 동석하고 환자가 이해하지 못한 것에 대해서는 보충 설명을 해준다.
- 질병과 치료에 대해 의문이나 불안을 느끼는 것을 의사에게 질문할 수 있는 기회를 마련한다(다시 설명해달라고 조정).

EP 환자 교육 항목
- 질병, 치료에 관해서 걱정되거나 불안을 느끼는 부분이 있으면 언제든지 말할 수 있도록 돕는다.
- 격리 중에는 의사와 간호사가 장갑이나 에이프런 등의 보호 장비를 착용하고 처치, 관리하는 이유를 설명한다.

</td><td>

➲환자의 불안 정도를 파악하고, 수준에 맞는 제안을 한다. 단, 불안 수준이 높은 경우, 환자가 자신의 불안에 직면하면 더욱 심해질 우려가 있으므로 주의한다.

➲환자가 정서적으로 안정되고 불안을 완화하기 위한 행동을 취할 수 있도록 돕는다. 또한 의사의 설명에 대해 환자의 이해 상황을 파악하고 불안 감소에 필요한 도움을 준다. **근거** 불안이 심하면 집중해서 이야기를 듣기 어렵다. 환자가 충분히 이해할 수 있도록 간호사가 말하는 방법에 대해 연구하고, 의사에게서 재차 설명을 들을 수 있도록 하는 배려가 필요하다.

➲독실 격리 중(감염 확대 방지를 위한) 의료인이 착용하는 보호 장비에 대해 사전에 설명하고 환자에게 불필요한 불안감을 주지 않도록 한다. **근거** 대체로 표준예방책에 따라 관리하되, 환자와 그 주변의 물품이나 장소에 접할 경우 반드시 보호복을 착용하지는 않는다. 그러나 접촉 감염 예방 대책이 적용되는 경우는 침대 가로장, 침대 테이블 등 환자 주변의 물품도 오염되어 있다고 전제하고 장갑과 에이프런을 착용해야 한다.

</td></tr>
</table>

<table>
<tr><td>4 간호 문제</td><td>간호 진단</td><td>간호 목표(간호 성과)</td></tr>
<tr><td>#4 격리로 인해 인지 기능이 저하될 우려가 있다.</td><td>급성 혼란 위험 상태
위험 요인: 치매, 인지 기능 장애, 수면 각성 주기의 변화, 60세 이상 고령</td><td>〈장기 목표〉 인지 기능이 저하되지 않고 격리 기간을 보낼 수 있다.
〈단기 목표〉 낮에는 깬 상태로 지낼 수 있다.</td></tr>
</table>

간호 계획	중재 포인트와 근거

OP 경과 관찰 항목
- 일상생활 모습
- 의사소통 능력
- 자기관리 능력
- 격리에 대한 수용
- 수면 상황

➡️ 격리가 심신에 미치는 영향에 대해 평가한다. **근거** 시각이나 청각 등 감각에 장애가 있는 환자는 격리로 인한 자극의 감소가 미치는 영향이 크다. 격리로 인한 행동 제한 이외에 수면 장애가 일어나면 인지 기능이 저하될 위험이 높아진다.

TP 간호 치료 항목
- 격리하기 전에 병실과 비슷한 상태로 환경을 정돈한다.
- 신체 손상을 방지하기 위해 환경을 정비한다.
- 침대 옆에 환자가 확인할 수 있는 시계나 달력을 준비한다.
- 매일 날짜와 요일을 환자에게 물어 확인한다.
- 시각이나 청각에 장애가 있는 환자가 정보를 수집할 수 있는 방법을 제공한다(라디오나 신문 등).
- 처치·검사 시간을 갑자기 변경하지 않는다.
- 가능한 범위에서 격리하기 전의 습관을 유지한다(취미와 활동 등).
- 환자가 즐길 수 있는 활동을 함께 계획한다.
- 가족 면회를 하게 한다.

➡️ 행동이 제한되고 타인과의 교류가 줄어드는 것에 따르는 영향을 최소화하도록 중재한다. 또한 인지 기능 장애가 있는 환자의 신체 손상을 예방한다. **근거** 고령자는 자극의 감소로 인해 혼란 등 인지 기능의 저하가 일어나기 쉽다. 치매 환자는 자극의 감소보다는 오히려 과도한 자극에 의해 혼란이 생기기 쉽다. 또한 환경이 변하거나 일과가 된 활동을 제한받으면 치매 증상이 심해질 가능성이 있다.

EP 환자 교육 항목
- 낮에는 되도록 깨어 있게 지도한다.

➡️ **근거** 수면–각성 리듬이 깨지는 것을 방지한다.

<table>
<tr><td>5 간호 문제</td><td>간호 진단</td><td>간호 목표(간호 성과)</td></tr>
<tr><td>#5 장기 입원에 따라 가족 내 역할 변화가 나타난다.</td><td>가족 기능 파괴
관련 요인: 가족의 역할 변화, 가족의 건강 상태 변화, 위기 상황
진단 지표
□ 가족 내 충돌에 대한 표현의 변화
□ 친밀감의 변화
□ 서로 지지하는 관계의 변화
□ 문제 해결에 참여하는 구성원의 변화</td><td>〈장기 목표〉 가족 관계를 양호하게 유지할 수 있다.
〈단기 목표〉 환자가 가족과 서로 생각을 나눌 수 있다(또는 간호사에게 말할 수 있다).</td></tr>
</table>

간호 계획	중재 포인트와 근거

OP 경과 관찰 항목
- 가족 구성, 가정 내 환자의 역할
- 면회 시 환자·가족의 표정이나 말, 행동
- 다제 내성균 감염증에 대한 환자·가족의 이해와 수용
- 환자·가족 각각의 생각
- 사회자원 이용에 대한 환자·가족의 의식

➡️ 가족 관계를 파악하고, 환자와 가족이 서로의 기분을 이해하고 만날 수 있게 중재한다. **근거** 입원이 장기화되고 독실에 격리되어 있으면 우울증이 나타나는 경우가 있다.

TP 간호 치료 항목

- 면회 시간을 조정한다.
- 필요에 따라 환자·가족 개개인의 생각을 대변한다.
- 이용 가능한 사회자원을 소개한다.

➡가족의 자긍심을 유지할 수 있도록 환경을 정돈한다. 근거 주변에 신경 쓰지 않고 가족이 휴식과 시간을 가짐으로써 서로의 버팀목이 되고, 배려하는 여유를 가질 수 있게 한다.

➡환자가 가장인 경우는 경제적 걱정을 줄여 가족 관계의 문제를 방지할 수 있게 한다. 감염증이 발병한 것이므로 기초 질환에 대한 치료를 중단하고 장기 입원을 한다. 또한 농양이 형성되면 항균 약물 치료를 하는 데 8주 정도 걸릴 수 있다.

EP 환자 교육 항목

- 환자·가족에게 맞는 완화방법을 지도한다.

6 간호 문제	간호 진단	간호 목표(간호 성과)
#6 가족의 이해 부족으로 퇴원을 받아들이기 어렵다.	비효과적 가족 치료 계획 관리 **관련 요인:** 의사 결정 갈등, 경제적 빈곤, 가족의 부조화 **진단 지표** □ 건강 목표를 달성하기 위한 부적절한 가족의 활동 □ 위험 요인을 감소시키는 행동을 취할 수 없다. □ 질환에 대한 주의 부족 □ 치료 계획을 수행하기 어렵다고 말로 나타낸다.	〈장기 목표〉 가족이 건강 상태를 제대로 이해하고 환자에게 적절한 도움을 줄 수 있다. 〈단기 목표〉 환자·가족 모두 불안감 없이 퇴원 준비를 할 수 있다.

간호 계획	중재 포인트와 근거

OP 경과 관찰 항목

- 재택 요양의 주된 간병인
- 주된 간병인의 취업(취학) 상태와 건강 상태
- 주된 간병인을 돕는 사람의 유무
- 가족 구성, 가정 내 환자의 역할
- 면회 시 환자·가족의 표정이나 말, 행동
- 다제 내성균 감염에 대한 환자·가족의 이해와 수용
- 환자와 가족 개개인의 생각
- 사회자원 이용에 대한 환자·가족의 의식

➡퇴원을 앞두고 환자·가족이 불안함을 느끼는지 파악하고 필요한 도움을 준다. 근거 환자가 보균 상태로 퇴원하는 것은 드문 경우가 아니다. 이러한 경우 환자가 집에서 요양 생활을 하는 데 가족이 불안을 느끼기 쉽다.

TP 간호 치료 항목

- 가족이 다제 내성균 감염증에 걸릴 위험이 없는지 의사의 설명을 듣는다.
- 이용 가능한 사회자원을 소개한다.
- 시험적으로 외박을 권한다.

➡근거 질환에 대한 올바른 지식을 가지면 가족의 불안이 완화되고, 환자에 대한 지원과 치료에 적극적이 된다.

EP 환자 교육 항목

- 감염 예방을 위한 생활지도를 실시한다.
- 감염증이 발병했을 경우 증상을 설명한다.
- 감염증이 의심되는 증상이 나타났을 때에는 즉시 진찰을 받도록 지도한다.

7 간호 문제	간호 진단	간호 목표(간호 성과)
#7 감염 확대의 위험이 있다.	감염 중개 위험 상태 **위험 요인:** 접촉 감염, 감염원과 감염 예방 지식의 부족	〈**장기 목표**〉 감염이 확대되지 않고 치유된다. 〈**단기 목표**〉 1) 격리 기간을 독실에서 지낼 수 있다. 2) 필요한 상황에서 손 씻기를 할 수 있다.

간호 계획	중재 포인트와 근거

OP 경과 관찰 항목
- 격리의 필요성에 대한 이해, 격리의 준수 상황
- 다른 환자와의 접촉 유무(특히 감염되기 쉬운 환자)
- 호흡기 감염증 환자가 병실을 나가는 경우 마스크 착용
- 청결에 대한 자기관리(특히 손 씻기)

➡ **근거** 다제 내성균에 의한 호흡기 감염증이 발병한 환자는 비말로 인한 감염 확대가 예상되기 때문에 검사 등을 위해 병실을 나갈 때는 마스크를 착용할 필요가 있다.

TP 간호 치료 항목
- 격리의 필요성과 격리 기간에 대해 의사의 설명을 들을 기회를 마련한다.
- 격리 기간 중에는 관리 시에 접촉 감염 예방책을 취한다.
  - 장갑, 에이프런 등의 보호 장구는 입실 전에 착용하고, 퇴실 전에 벗는다.
  - 혈압계 등의 물건은 환자 전용으로 사용한다.
- 병실을 나설 때는 마스크를 착용하도록 한다.

➡ **근거** 격리 기간의 목표를 전달하여 환자는 전망을 갖고 요양 생활을 할 수 있다.

EP 환자 교육 항목
- 면회자에게 보호 장구의 바른 착용과 탈의를 지도한다.
- 손 씻기가 필요한 상황과 손 씻기의 방법에 대해 지도한다.
- 병실을 나설 때는 마스크를 바르게 착용하는 방법에 대해 지도한다.

| Step1 영향 평가 | Step2 간호 초점 | Step3 계획 | **Step4 실시** | Step5 평가 |

병기 · 병태 · 중증도별 관리 포인트

호흡기 감염증 환자의 치료
- 산소 소비를 늘리지 않도록 안정 유지에 노력한다.
- 기도 폐색을 방지하기 위해 가래 배출을 촉진하고, 필요한 경우 흡입과 흡인을 한다.
- 호흡곤란이 심한 경우는 안락 베개와 오버베드 테이블을 사용하는 체위를 연구한다.

요로 감염증 환자의 치료
- 요도 유치 카테터에 기인한 요로 감염증은 조기에 카테터를 제거할 수 있도록 한다.
- 요폐가 있는 환자는 간헐적 도뇨에 의한 배뇨 지원을 무균 조작으로 실시한다.
- 소변 양을 유지하고 요도의 소변 유출을 촉진하기 위해 물을 마시게 한다.
- 소변 양과 혈압을 유지하고 전해질을 보정하기 위해 의사의 지시에 따른 수액을 한다.

소화기 감염증 환자의 치료
- 수분과 전해질을 보급하기 위해 의사의 지시에 따라 수액을 준다.
- 보온에 노력하고 소화관의 혈액 흐름을 촉진한다.
- 식사가 가능한 환자는 섬유질과 지방이 적은 메뉴로 식사 시 위장의 부담을 줄인다.

┌───┐
카테터와 관련된 혈류 감염증 환자의 치료

- 혈관 내 유치 카테터를 제거한다. 단, 지속적으로 수액이 필요한 환자의 경우 다른 부위에 다시 카테터를 삽입할 필요가 있다. 그것이 중심 정맥 카테터이면 간호사는 의사가 감염 예방책으로 '맥시멀 · 밸리업 리코션*'에 보다 신경 쓰도록 돕는다.

* 중심정맥 카테터, 말초정맥 천자, 중심정맥 카테터 삽입 시, 가이드 와이어 교환 시 등에 모자, 외과용 마스크, 멸균 장갑, 전신용 멸균 드레이프, 멸균 가운을 사용하는 감염 방지책
└───┘

간호 활동(간호 중재) 포인트

감염증으로부터 회복되도록 지원

- 에너지 소모를 막기 위해 안정을 취하게 한다.
- 식사나 수면 상황을 파악하고, 영양과 휴식 욕구가 충족되고 있는지 평가한다.
- 영양과 휴식 욕구가 충족되지 않은 경우에는 환자와 함께 식사 메뉴와 수면제 사용에 대해 논의하고 의사의 처방을 받는다.
- 항균제를 확실하게 투여한다.

감염 확대가 방지되도록 지원

- 신체 각 부위의 감염 확산을 막는 동시에, 다른 환자에게 감염이 확산되는 것을 방지하기 위해 간호할 때의 손 위생, 적절한 보호 장비의 착용과 탈의를 철저히 한다.
- 자기관리를 할 수 있는 환자에게는 손 씻기의 필요성을 설명하고 적절하게 실시할 수 있도록 지도한다.

환자 · 가족의 심리적 지원

- 의사가 설명할 때에는 반드시 간호사가 동석하고, 환자 · 가족이 질병이나 치료에 대해 제대로 이해하고, 불안과 공포를 갖지 않고 치료에 임할 수 있도록 돕는다.
  - 질문하기 쉬운 분위기를 조성한다.
  - 환자와 가족의 반응과 이해 정도를 파악한다.
  - 필요할 때 다시 설명을 들을 수 있도록 조정한다.

퇴원 · 요양 지도

퇴원 지도(보균 상태로 퇴원하는 환자)

- 일반적인 주의사항은 다음과 같다
  - 기침을 하는 경우 마스크를 착용한다.
  - 혼잡한 곳의 외출은 삼간다. 외출이 필요한 경우 마스크를 착용한다.
  - 상처를 내지 않도록 주의한다.
  - 면역력이 저하되면 감염을 일으킬 위험이 높으므로 적절한 식사와 충분한 수면을 취하도록 한다.
  - 감염 증상(발열, 기침, 가래, 설사 등)이 인정되는 경우는 빨리 진찰을 받도록 한다.
  - 환자는 마지막으로 목욕하도록 한다. 입욕 후 욕조 청소는 평상시대로 해도 좋다(소독이나 특별한 처리는 하지 않는다).
  - 기타 식사나 배설 등에 특별한 배려를 할 필요는 없다(단, 식사 전이나 배변 후 손 씻기는 반드시 실시한다).
- 배설의 도움이 필요한 경우 보호자가 치료 후 손 씻기를 하면 가족에게 감염될 위험이 없다.

| Step1 영향 평가 | Step2 간호 초점 | Step3 계획 | Step4 실시 | **Step5 평가** |

평가 포인트

간호 목표 달성도

- 감염 병소에서 다른 신체 부위로 감염이 확산되지 않았는가?
- 패혈증으로 진행되지 않고 치유할 수 있는가?
- 질병과 치료에 대해 이해하고 안심하고 치료를 받는가?
- 격리 기간을 인지 기능이 저하되지 않은 상태로 지낼 수 있는가?

- 환자 · 가족이 모두 안심하고 퇴원을 받아들일 수 있는가?
- 가족 관계는 양호하게 유지되고 있는가?
- 감염이 확대되지 않고 치료를 끝낼 수 있는가?

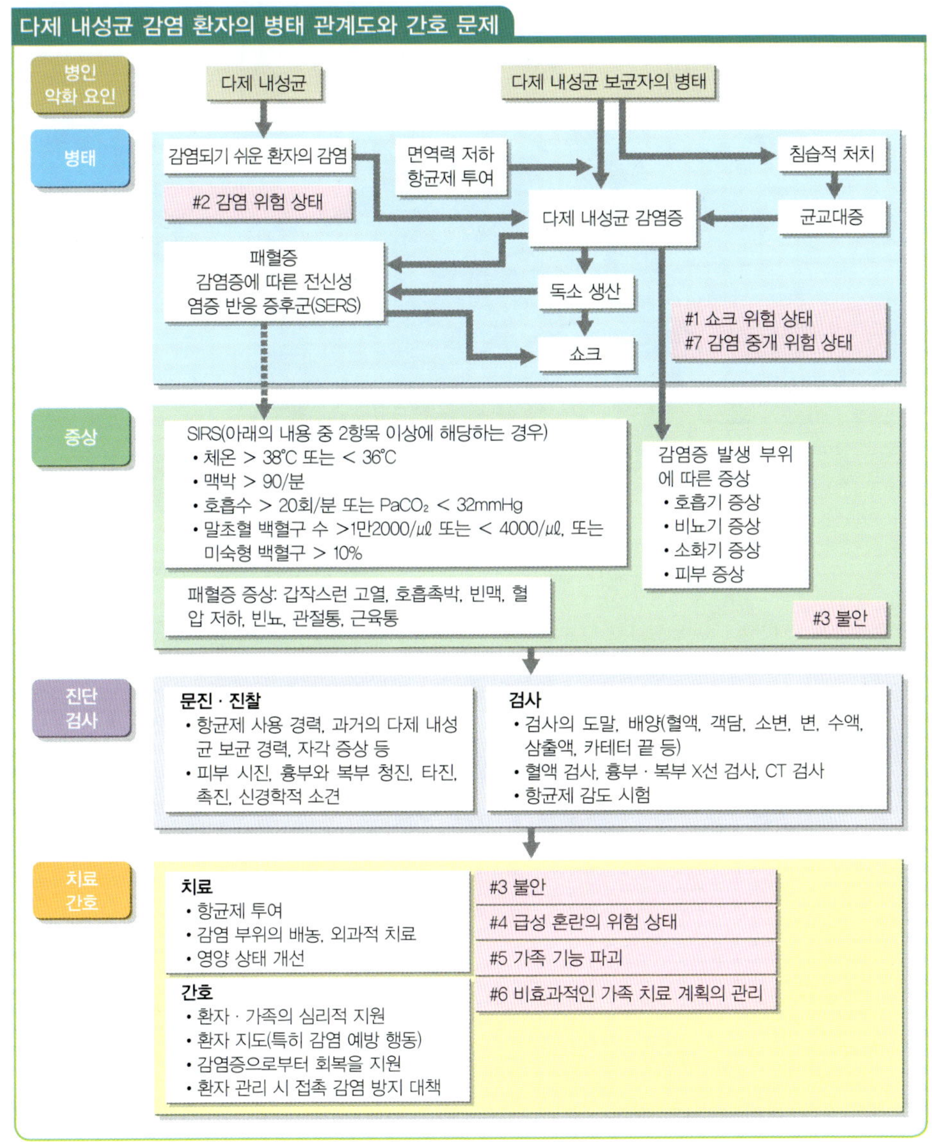

가지와라 미치코

눈으로 보는 질환

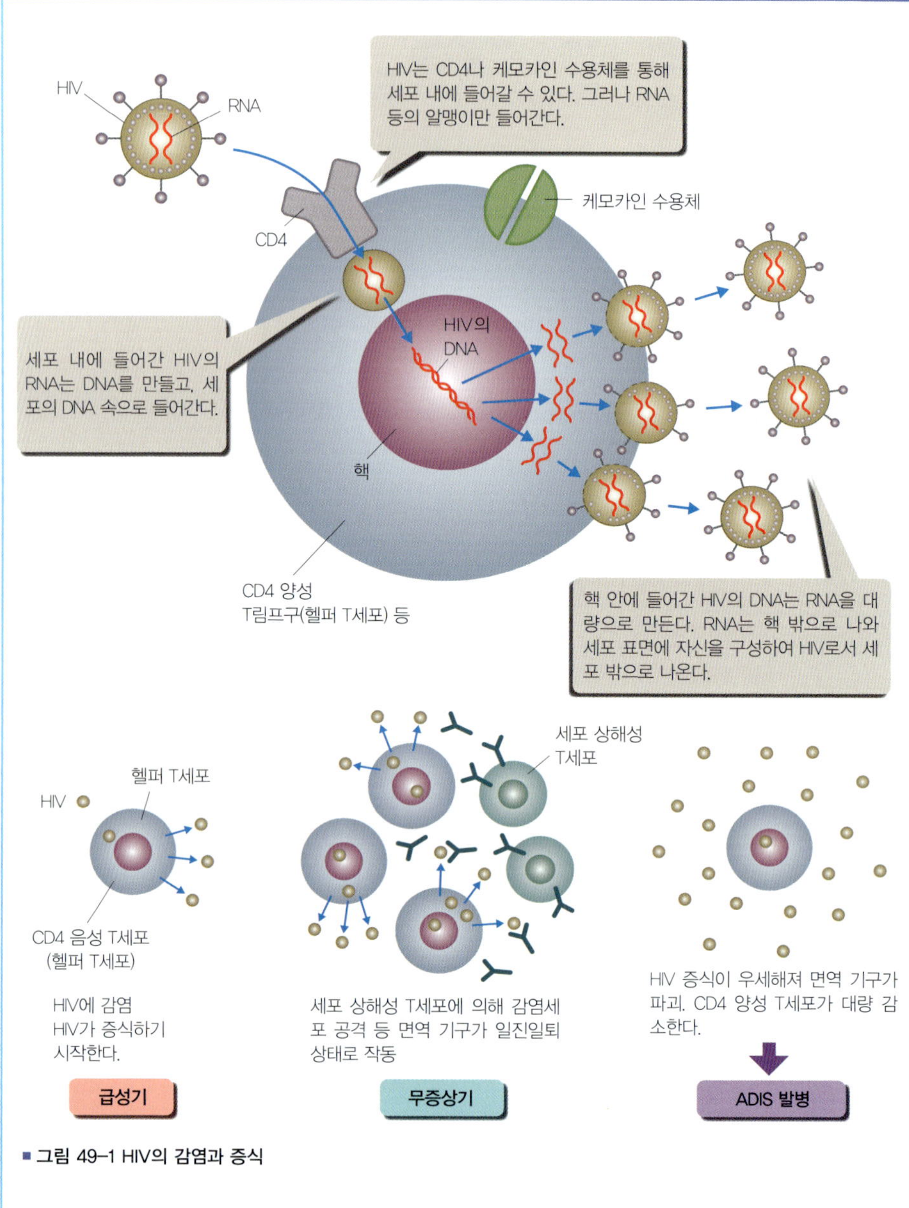

■ 그림 49-1 HIV의 감염과 증식

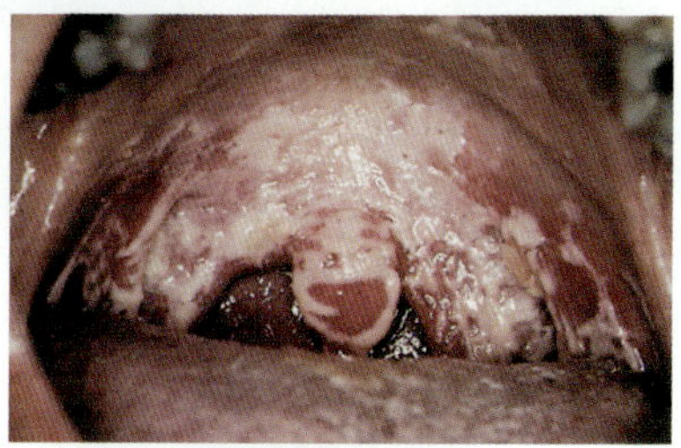

a. 구강 인두 부위의 칸디다증

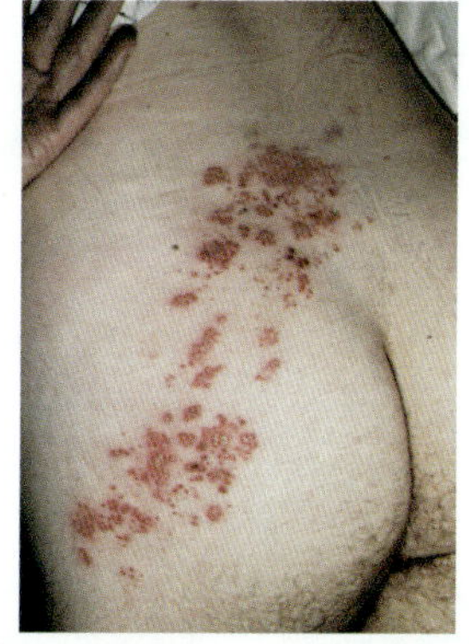

b. 대상포진

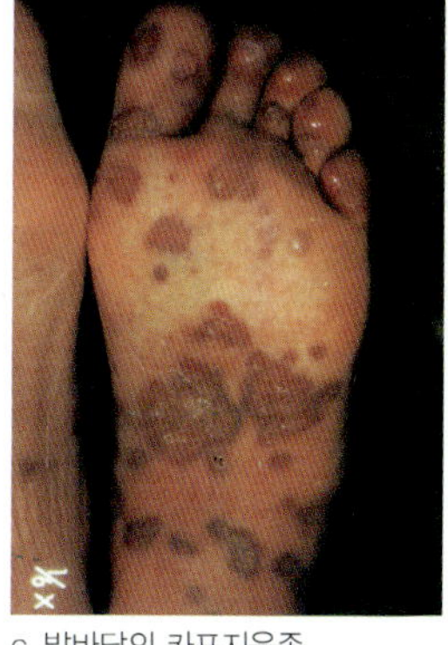

c. 발바닥의 카포지육종

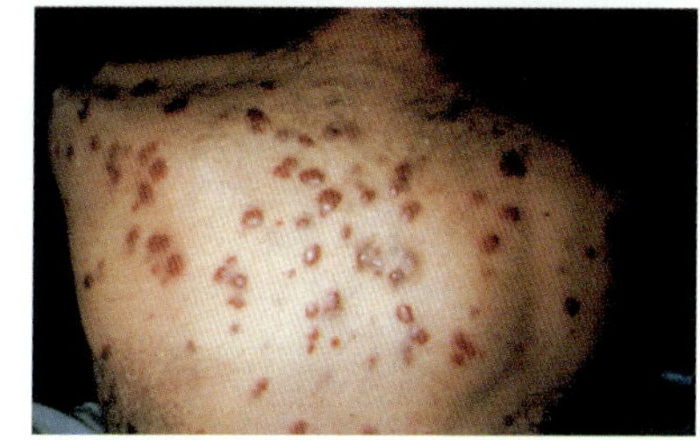

d. 몸의 카포지육종

■ 그림 49-2 AIDS 발병기의 2차 감염증

(Broder S 편, 마야 히로아키, 시오카와 유이치 감역: AIDS-그 전모와 치료에의 도전, 의학서원, 1989)

병태 생리

▌HIV 감염증, AIDS는 인간 면역 결핍 바이러스(HIV)에 감염되어 일어나는 만성 진행성 면역 결핍 질환이다.

- HIV(human immunodeficiency virus, 인간 면역 결핍 바이러스) 감염의 정의: HIV 항체 스크린 검사가 양성이고, HIV 항체 확인 검사가 양성 또는 HIV 항원 검사 또는 핵산 진단이 양성인 것
- AIDS(acquired immunodeficiency syndrome, 후천성 면역 결핍증)의 정의: HIV 감염증의 정의에 해당하고 23종의 지표 질환(표 49-1) 중 하나 이상이 분명히 인정되는 것

병인 · 악화 요인

- HIV는 레트로바이러스와 렌티바이러스에 들어 있는 RNA바이러스이다.
- HIV에는 1형(HIV-1)과 2형(HIV-2)이 있는데 세계적으로 많이 발병하는 것은 HIV-1이며, HIV-2는 서아프리카 지역에 국한하여 발병한다.
- HIV는 직경 110nm의 RNA형 엔베로프바이러스로, 9500개의 염기로 구성된 2복사의 RNA 게놈 주위에 핵이 있고, 외막이 표면을 감싸고 있다.
- HIV는 인간의 CD4, 케모카인 수용체(CXCR4와 CCR5)를 통해 숙주 세포에 흡착 · 융합 · 침입한다. 세포 내에 침입한 HIV는 역전사 효소가 작용하여 바이러스 RNA에서 바이러스 DNA를 만들어, 숙주세포의 DNA에 통합된다. 숙주세포를 이용하여 바이러스 RNA와 바이러스 단백질이 합성되고, 새로운 바이러스가 만들어진다. 이 과정에서 바이러스에 감염된 CD4 양성 T세포와 대식세포가 파괴되어 면역 결핍이 된다.

■ 표 49-1 AIDS 진단을 위한 지표 질환

A. 진균증
  1. 칸디다증(식도, 기관, 기관지, 폐)
  2. 크립토코커스증(폐 이외)
  3. 콕시디오이데스증(① 전신에 파종한 것 ② 폐, 경부, 폐문 림프절 이외의 부위에 생긴 것)
  4. 히스토플라즈마증(① 전신에 파종한 것 ② 폐, 경부, 폐문 림프절 이외의 부위에 생긴 것)
  5. 뉴모시스티스 폐렴
B. 원충증
  6. 톡소플라즈마 뇌증(생후 1개월 이후)
  7. 크립토스포리디움 뇌증(1개월 이상 계속 설사를 동반한 것)
  8. 이소스포라증(1개월 이상 계속 설사를 동반한 것)
C. 세균 감염
  9. 화농성 세균 감염(13세 미만에서 헤모필루스, 연쇄구균 등의 화농성 세균에 의해 다음 중 하나가 2년 이내에, 2개 이상
    다발 또는 반복하여 발생한 것. ① 패혈증 ② 폐렴 ③ 수막염 ④ 골관절염 ⑤ 중이 · 피부 점막 이외의 부위나 심재 장
    기의 농양)
  10. 살모넬라균혈증(재발을 반복하며, 티푸스균에 의한 것은 제외)
  11. 활동성 결핵(폐결핵 또는 폐 이외의 결핵)
  12. 비결핵성 항산균증(① 전신에 파종 ② 폐, 피부, 경부, 폐문 림프절 이외의 부위에 발생)
D. 바이러스 감염증
  13. 사이토메갈로바이러스 감염증(생후 1개월 이후에 간, 비장, 림프절 이외에 발생)
  14. 단순 헤르페스바이러스 감염증(① 1개월 이상 지속되는 점막, 피부에 궤양 발생 ② 생후 1개월 이후로 기관지염, 폐렴,
    식도염이 발병)
  15. 진행성 다소성 백질 뇌증
E. 종양
  16. 카포지육종
  17. 원발성 뇌림프종
  18. 비호지킨 림프종(LSG 분류에 따르면 ① 대세포형 · 면역 아구형 ② 버킷(Burkitt)형)
  19. 침윤성 자궁경부암
F. 기타
  20. 반복성 폐렴
  21. 림프성 간질성 폐렴/폐림프 과형성: LIP/PLH complex(13세 미만)
  22. HIV 뇌증(치매 또는 아급성 뇌염)
  23. HIV 소모성 증후군(전신 쇠약 또는 슬림병)

(후생 노동성 에이즈 동향위원회, 2007)

역학 · 예후

- 1981년 미국의 젊은 동성애자에게 면역 결핍이란 질병이 번졌는데, 이것을 AIDS로 명명하였다. 1983년 HIV-1이 병원체인 것으로 밝혀졌다.
- 주된 발병 지역은 사하라 사막 이남의 아프리카, 인도, 동남아시아에서 유인원의 면역 결핍 바이러스가 인간에게 전파된 것이 발단이라고 추정하고 있다.
- 감염 경로는 다음과 같다.
  - 성병: 원래는 동성애자에게 감염이 많았지만, 현재는 이성간 성적 접촉에 의한 감염이 증가하고 있다.
  - 마약 사용자: 한 주사기로 약물을 맞는 데에서 비롯된다.
  - 혈액 제제: 비가열 혈액 제제와 수혈용 혈액 제제에 의한 감염. 최근에는 거의 없다.
  - 모자 감염: HIV 양성 모체의 약 1/3에서 모자 감염이 발생한다.
- HIV 감염증의 전체 경과는 몇 년~20년 정도이다. 또한 이전에는 AIDS 발병 후 평균 예후가 2~3년이었지만, 다제 병용 항HIV 치료법이 개발되면서 장기 생존자가 많아졌다.

증상

■ 감염 후 2~3주째 감기 같은 증상이 나타나기는 하나 가벼워지고, 그 후 병기에 따른 증상을 나타낸다.
- CDC 분류(미국 질병예방관리센터 분류) 제 Ⅰ 군(급성 감염): 감염 후 2~3주째에 두통, 발열, 관절통, 근육통, 림프절 종창, 인후통 같은 감기나 독감 또는 전염성 단핵구증 모양의 증상이 나타나며

2~4주 경과 후 약간 나아진다.
- CDC 분류 제Ⅱ군[무증상 감염, 무증상 경력(asymptomatic carrier, AC)]: 몇 년~십여 년 동안 계속되고, 명백한 증상이 인정되지 않는 시기. 바이러스 증식과 CD4 양성 T세포는 계속 감소된다.
- CDC 분류 제Ⅲ군(지속성 전신성 림프절 종창): 서혜부 이외의 2곳 이상에 3개월 이상 지속하여 1cm 이상의 림프절 종창이 인정되는 것
- CDC 분류 제Ⅳ군(기타 질환의 합병): 소위 AIDS 상태
  - 서브 그룹 A(전신 증상): 1개월 이상 계속 발열, 설사, 10% 이상의 체중 감소
  - 서브 그룹 B(신경 증상): 치매, 척수증, 말초신경증
  - 서브 그룹 C(2차 감염증): 뉴모시스티스 폐렴, 크립토스로리디움증, 톡소플라즈마증, 이소스포라증, 장외 분선충증, 칸디다증, 크립토콕쿠스증, 히스토플라즈마증, 비결핵성 항산증, 사이토메갈로바이러스 감염, 진행성 다소성 백질 뇌증, 단순 헤르페스바이러스 감염증, 구강 모상 백반증, 대상포진, 노카르디아증, 반복성 살모넬라균 감염증, 결핵
  - 서브 그룹 D(2차 악성 종양): 카포지육종, 비호지킨 림프종, 원발성 뇌림프종
  - 서브 그룹 E(기타 증상)

HIV 항체 검사, HIV 항원 검사, 핵산 검사로 HIV 감염증을 진단한다. 또한 혈중 바이러스 양, CD4 양성 T세포 수에 따라 병태와 진행 상황을 파악한다.

- AIDS 진단을 위한 지표 질환은 〈표 49-1〉을 참조한다.
- HIV 감염을 진단할 때 참고가 되는 소견으로는 다음과 같은 것이 있다.
  - 생활력: 동성애자, 불특정 다수의 상대와 성적 접촉, 마약 사용
  - 병력: 호흡기 감염이나 피부 감염의 반복, 원인 불명의 체중 감소
  - 이학적 소견: 지표 질환의 존재를 암시하는 소견. 구강 내 백태, 결핵, 뇌수막염, 시력 장애, 대상포진, 임파선 종창 등
- HIV 자체가 일으키는 임상 증상은 처음 감염 시 발열과 인후통 등의 인플루엔자 증상과 AIDS 발병 직전 원인 불명의 발열, 설사, 체중 감소, AIDS 뇌 질환이다.
- AIDS 상태가 되면 다양한 기회 감염증을 일으킨다. 이러한 감염증을 진단할 때는 병원체의 항원과 유전자 검사 등이 필수적이다.
- HIV 감염증 진단은 항체 검사 및 항원 · 핵산 검사에 의해 이루어진다.
  - HIV 항체 검사: 스크리닝법[PA법(젤라틴 입자 응집법), ELISA법]과 확인법[웨스턴 블롯(WB)법]이 있다. 감염 후 몇 주 동안 항체가 양성화되기 때문에 감염 기회에서 2개월 이상 경과한 후 검사한다.
  - HIV 항원 검사, 핵산 검사: 양성이면 진단 의의가 있다. 핵산 검사에는 혈청 중 HIV-RNA 양 검사와 림프구에 감염되어 있다는 증명인 프로바이러스의 DNA 검사가 있다. HIV-RNA 검사는 감염 여부보다 과정 중 병태 파악 목적으로 이루어진다.
  - 참고가 되는 일반적 검사 소견: 백혈구 수의 지속적인 낮은 수치(림프구 감소), 원인 불명의 혈소판 감소, γ글로불린의 높은 수치 등
- 검사값
- HIV 감염증은 혈중 바이러스 양(RNA 양)과 CD4 양성 T세포 수가 병태의 정도나 경과를 파악하는 지표가 된다. 감염에서 AIDS까지의 과정 중에 CD4 양성 T세포 수와 바이러스 양의 추이는 〈그림 49-3〉에 나타냈다.
- CD4 양성 T세포 수: CD4 양성 T세포 수는 숙주에 대한 면역력의 잔존 상태를 나타낸다. 건강한 성인의 CD4 양성 T세포 수는 500~1000/㎕이지만, HIV 감염으로 인해 200/㎕ 미만이 되면 면역 결핍 상태가 되어 각종 기회 감염증을 합병한다. CD4 양성 T세포 수는 항HIV 치료를 시작할 때 가장 중요한 지표이다.
- 바이러스 양: 바이러스 양은 HIV 감염증의 진행을 예측하는 지표이다. 감염 직후 HIV는 급속하게 증식하지만, 한 달 후를 정점으로 바이러스 양이 감소하기 시작해 6~9개월 정도 지나면 혈청 바이러스의 양이 안정된다. 이 시기를 '바이러스학적 세트 포인트'라고 하며, 이때 바이러스의 양이 많은 사람은 질병 진행이 빨라진다.

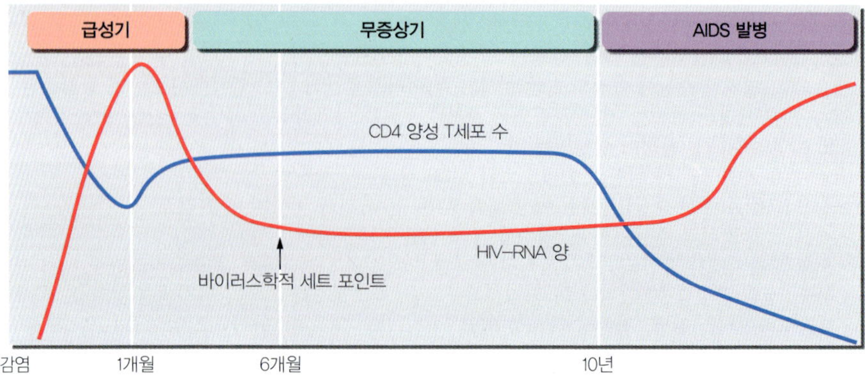

■ 그림 49-3 HIV 감염의 경과와 혈중 HIV-RNA 양, CD4 양성 T세포 수

합병증

※주요 기회 감염증이나 HIV 감염증에 합병하는 종양에 대해 간단히 설명한다.

- 뉴모시스티스 폐렴: 병원체는 Pneumocystis jiroveci라는 진균이다. 이전에는 P. carinii가 원인이며, 진균이 아닌 원충으로 추정했다. 간질성 폐렴을 나타내고 건성기침, 다호흡, 산소 포화도 저하가 인정된다. 흉부 X선 검사에서 양쪽 폐에 확산성의 불투명 유리 모양 음영이 보인다. 진단은 객담에서 균 검출(PCR)에 따라 다르지만, 진균 감염으로 높은 수치가 되는 혈중 β-D-글루칸도 참고한다.

- 사이토메갈로바이러스 망막염·장염: 사이토메갈로바이러스(CMV)는 헤르페스바이러스의 일종이다. 소아기에 80~90%가 감염되지만, 면역 결핍 상태에서 다시 활성화하고 특수 감염증을 일으킨다. HIV 감염자에서는 망막염과 장염이 자주 발생한다. 망막염은 안저에 출혈을 동반하는 특유의 염증세포 침윤 소견이 인정되고, 장염은 하혈을 수반하는 경우가 많다. 진단은 혈중 CMV-DNA나 CMV 항원 혈증의 양성이 인정된다.

- 결핵, 비결핵성 항산균증: 결핵은 CD4 수 > 350/$\mu\ell$는 비HIV 환자와 거의 유사한 임상 결과를 보이지만, CD4 수 < 200/$\mu\ell$에서 종격 림프절 종창, 속립 결핵, 폐외 결핵 등의 비전형적인 병상을 보인다. 객담 도말, 배양, PCR에 의한 결핵균을 검출하여 진단한다. HIV 환자의 비결핵성 항산균증은 Mycobacterium avium complex(MAC)의 파종성 감염증이 많다. CD4 수 < 100/$\mu\ell$에서 발생하기 쉽다. 배양과 PCR에서 MAC를 검출하여 진단한다.

- 칸디다 감염증: Candida albicans 감염이 원인이다. CD4 수 < 200/$\mu\ell$에서 특징적으로 보인다. 구강 인두 칸디다증은 구강 점막과 인두 부위에 백태가 확인되고, 식도 칸디다증은 후흉골 부위의 작열감이나 삼킬 때 통증이 확인된다.

- 대상포진: 신경절에 잠복해 있던 수두-대상포진 바이러스가 면역 기능 저하에 따라 다시 활성화하고 특정 신경 지배 영역에 물집이 생긴다. CD4 수 < 200/$\mu\ell$에서 빈도가 증가한다.

- 진행성 다소성 백질 뇌증: JC 바이러스의 중추신경계 감염에 의한 다발성의 탈수성 변화이다. 아급성으로 진행하는 마비나 시력 이상 등의 신경 증상으로 발병하고 의식 장애와 경련에 이른다. CD4 수 < 100/$\mu\ell$에서 발병이 많다.

- 카포지육종: 일반적으로 피부, 점막, 내장에 다발성으로 인정되는 혈관성 종양. 인간 헤르페스 바이러스 8형(HHV-8)이 원인이다.

- 림프종
  - AIDS 관련 림프종: 비호지킨 림프종에서 EB바이러스(Epstein-Barr 바이러스)가 관여하는 것은 약 40%이다. 대부분이 B세포성 림프종이다.
  - 뇌원발 림프종: EB바이러스가 관여하는 B세포성 림프종. CD4 수 < 50/$\mu\ell$의 진행기인 AIDS 감염증 사례에서 볼 수 있다.

- 혈소판 감소성 자반병: HIV 감염자에서는 혈소판 감소성 자반병을 종종 합병한다. 보통 면역성 혈소판 자반병과 마찬가지로 항혈소판 항체가 생산되어 혈소판 파괴가 항진하는 것이 있다. 또한 감염증, 악성 종양, 약제에 원인이 있는 2차성의 것이 있다.

치료법

▌ HIV 감염증의 치료는 ① 항HIV 약물에 의한 HIV 증식 억제 ② 기회 감염 기타 합병증 치료가 있다.

● 치료 방침

- 항HIV 치료와 합병증 치료 중 어느 것을 먼저 시행할지는 환자의 상태에 따라 결정한다. 합병증 치료부터 시작할 때는 약의 부작용, 항HIV 약물과의 상호작용 등을 고려하고 항HIV 치료를 시작하는 시기를 결정한다.

- 면역재구성 증후군: 항HIV 치료를 시작한 후 몇 주~몇 개월에서 기회 감염증의 재발·악화, 새로운 출현을 볼 수 있다. 이를 '면역 재구성 증후군'이라 하며, 혈중 HIV 양이 감소하고 CD4 양성 T 세포가 증가하면 면역 기능이 회복되고 있는 것으로 추정한다. 많은 경우 항HIV 치료를 계속하면 증상은 개선된다.

● 항HIV 치료

- 항HIV 치료의 시작 시기: AIDS 증상이 있는 경우와 무증상기에 CD4 수 ≤ 350/$\mu\ell$의 경우에는 치료를 시작한다. CD4 수가 351~500/$\mu\ell$에서는 치료 시작을 권할 수 있지만, 신중하게 경과 관찰을 해도 좋다. CD4 수 > 500$\mu\ell$는 경과를 관찰한다.

- 다제 병용 항HIV 치료(HAART): 항HIV 요법은 3제 이상의 항HIV 약물을 조합한 다제 병용 화학요법(HAART)이 기본이다. 핵산계 역전사 효소 억제제(nRTI) 2제, 비핵산계 역전사 효소 억제제(nnRTI)·프로테아제 억제제(PI)·인테그라제 억제제(INSTI)로 1~2제를 조합한다(표 49-2). 여기에 항HIV 치료 지침(HIV 감염증과 합병증의 과제를 극복하는 연구반, 2010년 3월)에 따른 병용요법의 사례를 든다. 미치료 환자에 대한 초기 치료의 경우 선호하는 약으로는 nRTI에서 엠트리시타빈·테노포비르 합제 또는 라미부딘·아바카비르 합제, nnRTI·PI·INSTI에서 에파피렌츠, 아타자나비르 황산염 + 소량 리토나비르, 다루나비르 + 소량 리토나비르, 랄테그라비어 칼륨 중 하나를 선택한다.

- 항HIV요법을 실시할 때 주의사항: 항HIV 약은 투약 시에만 정균적으로 작용하기 때문에 간헐적 치료는 효과가 없을 뿐만 아니라 바이러스의 내성 유도로 이어진다. 따라서 복약 준수의 유지가 매우 중요하다. 치료를 하려면 먼저 환자에게 항HIV 치료에 대해 충분히 설명하고, 치료를 계속하는 동안 복약 지도를 실시한다. 이전에는 항HIV 약의 종류가 다양하고 복약 횟수도 여러 가지라 준수하기가 어려웠지만, 현재는 합제나 1일 1~2회 투여 약제가 많이 개발되어 있다. 항HIV 약은 비싼 것이 많기 때문에, 의료비 조성 제도에 대한 정보를 전달하는 것도 중요하다.

Px 처방 예 첫 회 치료로 1), 2) 중 하나와 3), 4), 5), 6) 중 하나를 병용한다.

1) 트루바다정(엠트리시타빈 200mg/ 테노포비르 300mg)　1회 1정　1일 1회　← nRTI
2) 에프지콤정(아바카비르 600mg/ 라미부딘 300mg)　1회 1정　1일 1회　← nRTI
3) 스토크린정(600mg)　1회 1정　1일 1회(식사 유무에 관계없이 투여할 수 있다)　← nnRTI
4) 레야타츠 캡슐(200mg)　1회 2캡슐　1일 1회 식사 중 또는 식사 직후　← PI
　　노비어 캡슐(100mg)　1회 1캡슐　1일 1회　← PI
5) 프레지스타나이브정(400mg)　1회 2정　1일 2회　식사 중 또는 식사 직후　← PI
　　노비어 캡슐(100mg)　1회 1캡슐　1일 1회　← PI
6) 아이센트레스정(400mg)　1회 2정　1일 2회(식사 유무에 관계없이 투여할 수 있다)　← INSTI

● 합병증 치료

- 뉴모시스티스 폐렴: 설파메톡사졸·트리메소프림(ST) 합제 또는 펜타미딘이세티온산을 투여한다. CD4 수 < 200/$\mu\ell$에서는 ST 합제로 예방 투여를 시작한다.

- 사이토메갈로바이러스 망막염·장염: 잔시클로비어 또는 포스카넷나트륨 수화물을 투여한다. CD4 수 < 100/$\mu\ell$에서는 정기적인 안과 검진이 필요하다.

- 결핵, 비결핵성 항산균증: 결핵에 대해서는 이소니아지드 + 리팜피신 + 에탐부톨 염산염 3제를 병용하여 시작하지만, 항HIV 약물과 항결핵 약의 상호작용에 주의한다. 비결핵성 항산균증에 대해서는 클라리스로 마이신 + 에탐부톨 염산염 + 리파부딘 3제를 병용하여 투여한다.

- 칸디다 감염증: 항진균제를 투여한다.
- 대상포진: 아시클로비어 또는 파라시클로비어 염산염을 투여한다.
- 진행성 다소성 백질 뇌증: JC 바이러스에 대한 특이적인 치료법이 아니라 항HIV 약물로 면역 기능을 회복하게 한다.
- 카포지육종: 약간의 병변인 경우 경과를 관찰하지만, 광범위한 병변이나 내장 병변에 대해서는 화학요법을 실시한다.

■ 표 49-2 HIV 감염, AIDS의 주요 치료제 분류

분류	일반명	주요 상품명	약의 효과 메커니즘	주요 부작용
핵산계 역전사 효소 억제제(nRTI)	지도부딘(아지도티미딘)	레트로비르	숙주 세포 안에서 인산화된 HIV의 역전사 효소에 의해 바이러스의 핵산에 들어가지만, 정상적인 핵산이 아니기 때문에 이후 바이러스 핵산의 복제가 중지된다. 기본적인 항HIV 약	드물게 유산 산증, 지방간을 일으킨다.
	디다노신	바이덱스		
	사닐부딘	제리트		
	라미부딘	에피빌		
	아바카비어 황산염	자이아젠		
	테노포비어 디소프록실푸마레이트	비리어드		
	엠트리시타빈	엠트리바		
	지도부딘 · 라미부딘	콘비빌		
	라미부딘 · 아바카비어황산염	에프지콤		
	엠트리시타빈 · 테노포비어 디소프록실푸마레이트	트루바다		
비핵산계 역전사 효소 억제제(nnRTI)	에파피렌츠	스토크린	역전사 효소에 결합하는 데 따라 그 기능을 저지한다.	발진
	네비라핀	비라뮨		
	드라빌딘 메실산염	레스크립타		
	에트라비린	인텔렌스		
프로테아제 억제제 (PI)	사키나비어 메실산염	인비라제	HIV 전구체 단백질은 HIV의 단백질 분해 효소(프로테아제)에 의해 절단되어 바이러스의 구조 단백질을 형성한다. 프로테아제 억제제는 HIV의 특이적인 프로테아제를 비활성화하고 HIV 바이러스의 형성을 억제한다. 연명 효과를 포함한 유효성의 데이터가 가장 잘 갖추어져 있는 약이다.	고혈당, 당뇨병의 악화 지방 분포 이상과 지질 대상 이상 등의 부작용이 비교적 많다.
	인디나비어 황산염 에탄올 첨가물	크리키시반		
	리트나비어	노비어		
	넬피나비어 메실산염	비라셉트		
	아타자나비어 황산염	레이어타츠		
	로피나비어 · 리트나비어	카레트라		
	포스안프레나비빌칼슘 수화물	렉시바		
	다루나비어에탄올 첨가물	프리지스타		
인테그라제 억제제 (INSTI)	랄테그라비어칼륨	아이센트레스	HIV 자신이 갖는 인터그라제의 융모 활성을 저해하고, 숙주 DNA로 들어가는 것을 저지한다.	설사
침입 억제제	마라비록	셀센트리	HIV가 세포에 침입할 때 이용하는 수용체(C-C 케모카인 수용체5)를 억제한다.	피로, 발진, 부동성 현기증, 불면증, 변비

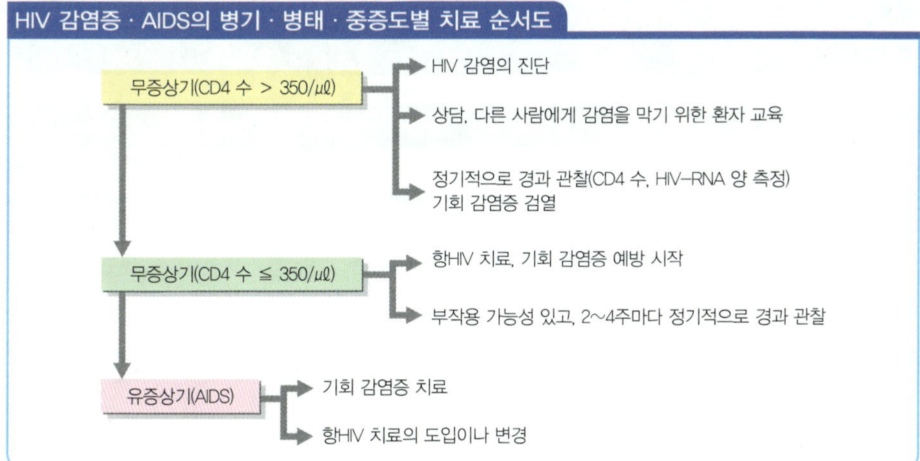

HIV 감염증 · AIDS의 병기 · 병태 · 중증도별 치료 순서도
무증상기(CD4 수 > 350/㎕)
HIV 감염의 진단
상담. 다른 사람에게 감염을 막기 위한 환자 교육
정기적으로 경과 관찰(CD4 수, HIV-RNA 양 측정)
기회 감염증 검열
무증상기(CD4 수 ≤ 350/㎕)
항HIV 치료, 기회 감염증 예방 시작
부작용 가능성 있고, 2~4주마다 정기적으로 경과 관찰
유증상기(AIDS)
기회 감염증 치료
항HIV 치료의 도입이나 변경

가나자와 사유리 · 야마다 유키 · 시마다 메구미

A. 입원 시 · 병동

간호 과정 순서도

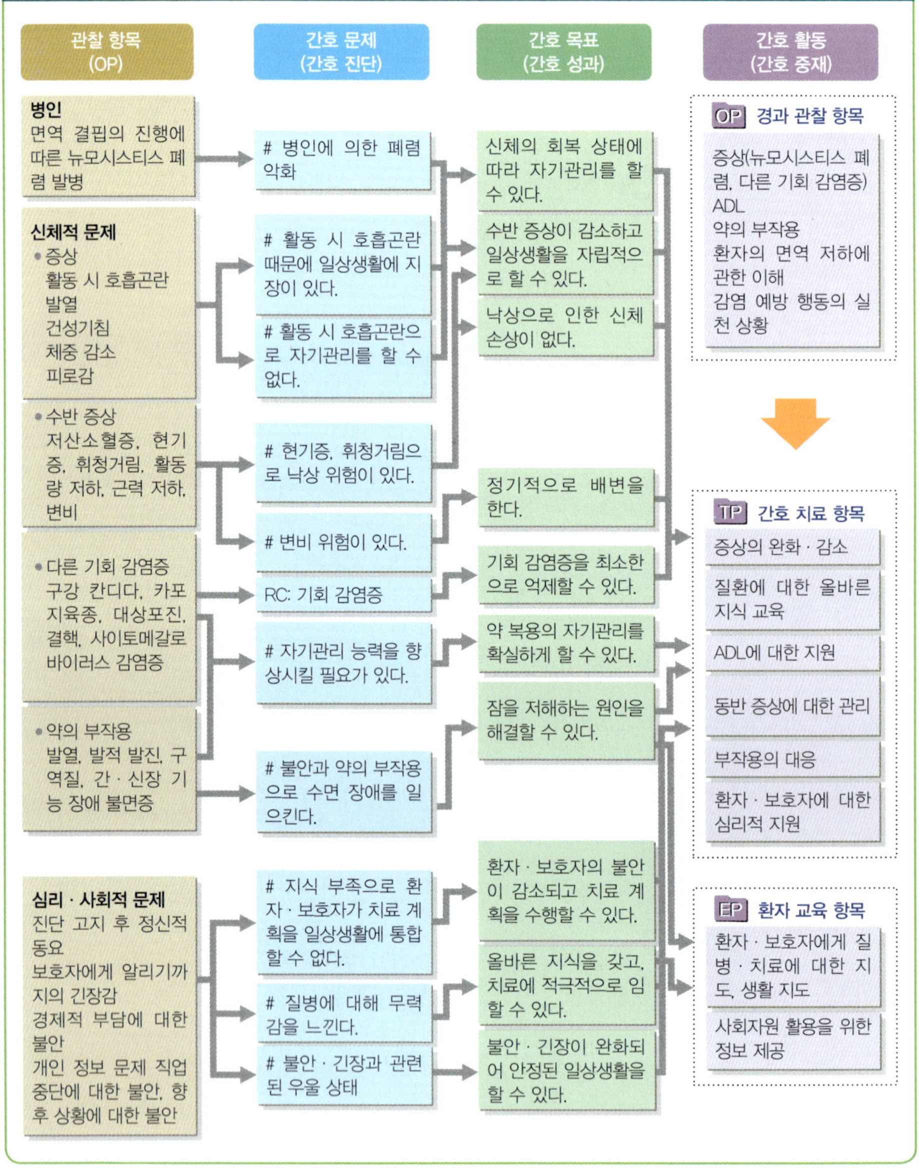

관찰 항목 (OP)	간호 문제 (간호 진단)	간호 목표 (간호 성과)	간호 활동 (간호 중재)

병인
면역 결핍의 진행에 따른 뉴모시스티스 폐렴 발병

\# 병인에 의한 폐렴 악화

신체의 회복 상태에 따라 자기관리를 할 수 있다.

OP 경과 관찰 항목

증상(뉴모시스티스 폐렴, 다른 기회 감염증)
ADL
약의 부작용
환자의 면역 저하에 관한 이해
감염 예방 행동의 실천 상황

신체적 문제
- 증상
  활동 시 호흡곤란
  발열
  건성기침
  체중 감소
  피로감

\# 활동 시 호흡곤란 때문에 일상생활에 지장이 있다.

\# 활동 시 호흡곤란으로 자기관리를 할 수 없다.

수반 증상이 감소하고 일상생활을 자립적으로 할 수 있다.

낙상으로 인한 신체 손상이 없다.

- 수반 증상
  저산소혈증, 현기증, 휘청거림, 활동량 저하, 근력 저하, 변비

\# 현기증, 휘청거림으로 낙상 위험이 있다.

\# 변비 위험이 있다.

정기적으로 배변을 한다.

- 다른 기회 감염증
  구강 칸디다, 카포지육종, 대상포진, 결핵, 사이토메갈로바이러스 감염증

RC: 기회 감염증

기회 감염증을 최소한으로 억제할 수 있다.

TP 간호 치료 항목

증상의 완화 · 감소

질환에 대한 올바른 지식 교육

ADL에 대한 지원

동반 증상에 대한 관리

부작용의 대응

환자 · 보호자에 대한 심리적 지원

\# 자기관리 능력을 향상시킬 필요가 있다.

약 복용의 자기관리를 확실하게 할 수 있다.

- 약의 부작용
  발열, 발적 발진, 구역질, 간 · 신장 기능 장애 불면증

\# 불안과 약의 부작용으로 수면 장애를 일으킨다.

잠을 저해하는 원인을 해결할 수 있다.

심리 · 사회적 문제
진단 고지 후 정신적 동요
보호자에게 알리기까지의 긴장감
경제적 부담에 대한 불안
개인 정보 문제 직업 중단에 대한 불안, 향후 상황에 대한 불안

\# 지식 부족으로 환자 · 보호자가 치료 계획을 일상생활에 통합할 수 없다.

환자 · 보호자의 불안이 감소되고 치료 계획을 수행할 수 있다.

\# 질병에 대해 무력감을 느낀다.

올바른 지식을 갖고, 치료에 적극적으로 임할 수 있다.

\# 불안 · 긴장과 관련된 우울 상태

불안 · 긴장이 완화되어 안정된 일상생활을 할 수 있다.

EP 환자 교육 항목

환자 · 보호자에게 질병 · 치료에 대한 지도, 생활 지도

사회자원 활용을 위한 정보 제공

- 적절한 시기에 항HIV 치료를 시작하고, 이후 치료 관리에는 진찰과 치료를 장기적으로 돕는 관점이 중요하며, 합병증으로 인한 기회 감염증이나 2차 감염의 예방에 관한 지도, 진료, 성생활 등의 행동 변화를 돕는다.
- 만성 질환으로 급성기일 때[대표적인 AIDS 질환인 뉴모시스티스 폐렴(PCP)]는 입원 치료를 하고, 치료 후 다시 외래 진료를 계속하는 만성기 국면으로 접어든다.

Step1 영향 평가	Step2 간호 초점	Step3 계획	Step4 실시	Step5 평가

정보 수집	평가 관점과 근거 · 잠재적 간호 문제
전신 상태 파악	뉴모시스티스 폐렴 치료 기간은 3주간이다. 급성기는 뉴모시스티스 폐렴 치료, 증상 관찰, 호흡 상태에 따라 자기관리 중재를 하는 것이 우선이지만, 증상에 대한 두려움과 불안을 가지므로 정신적 도움도 중요하다. 안정기는 증상이 개선되면서 호흡 상태의 회복에 맞는 자기관리를 할 수 있도록 돕는 시기이다. 또한 HIV 감염증이나 AIDS에 대한 불안과 향후 생활에 대한 불안이 심해져, HIV 감염증에 대한 지식 습득, 사회자원 활용, 퇴원 후 치료 지속의 필요성을 지도할 필요가 있다. 호흡기 증상의 개선에 맞는 교육의 장을 설정하고 정보를 제공한다. 회복기는 저하된 체력을 회복하면서 퇴원 후 생활에 대비한 교육적 도움이 필요하다. **급성기(발병 약 1주째)** • 활동 시 SpO_2값 저하, 호흡곤란이 심하기 때문에 산소 관리가 필요하며 침상 생활을 하도록 한다. • 호흡 상태를 관찰, SpO_2 측정을 지속적으로 실시하면서 침상에서 자기관리를 수행하지만, 말하는 정도에서도 숨이 차고 SpO_2값 하락은 현저하다. • 활동량이 적어지고 근력이 저하된다. • 서 있는 자세나 걸터앉는 자세를 취할 경우 저산소 상태에 따른 현기증, 근력 저하에 따른 휘청거림이 나타난다. • 호흡곤란에 대한 불안, HIV 감염이나 AIDS에 대한 정신적 동요와 불안에서 불면증이 생긴다. • 활동 시 호흡곤란, 활동량 저하, 침상 배설 환경 등으로 변비가 생길 수 있다. 🔍 잠재적 간호 문제 : 활동 시 호흡곤란 때문에 일상생활에 지장을 준다./활동 시 호흡곤란으로 자기관리를 할 수 없다./현기증, 휘청거림에 따른 낙상 위험이 있다./불안/불안이나 약물의 부작용으로 수면 장애를 겪는다./변비 위험이 있다. **안정기(발병 약 2~3주째)** • 조금씩 호흡 상태는 개선되고 산소 투여 없이 실내에서 활동할 수 있게 된다. 호흡 상태의 개선에 따라 활동 범위를 확대하고 자기관리를 실시한다. • 이 시기는 약의 부작용이 나타날 가능성이 높아 증상 변화에 주의가 필요하다. • 치료가 변경되지 않는 경우에는 약 복용의 자기관리 능력을 향상시키고, 약 복용 관리를 습관화한다. 🔍 잠재적 간호 문제 : 활동 시 호흡곤란 때문에 일상생활에 지장을 준다./활동 시 호흡곤란으로 자기관리를 할 수 없다./현기증, 휘청거림에 따른 낙상 위험이 있다./치료에 대한 지식이 부족하다./자기관리 능력을 향상시킬 필요가 있다. **회복기(발병 약 3주째)** • 호흡 상태가 개선되고 충분히 자기관리를 할 수 있게 된다. ADL에서 체력을 회복하고, 퇴원 후 생활에 초점을 맞추어 불안과 의문을 해결해나간다. 퇴원 후에는 항HIV 약을 복용할 예정이며, 약 복용의 자기관리를 위해서도 노력한다. 🔍 잠재적 간호 문제 : 치료에 대한 지식이 부족하다./ 자기관리 능력을 향상시킬 필요가 있다.

다른 기회 감염증 증상의 관찰	면역 결핍이 진행되어(CD4 수 < 200/㎕), 뉴모시스티스 폐렴이 발병하는 것부터 면역 수준에 따라 다른 기회 감염의 발병이 예상된다. CD4 수에 맞게 검사 결과 확인과 증상 관찰이 필요하다. 다른 기회 감염증이 합병되면 치료가 어려워지고 입원 기간도 장기화되기 때문에 최소한이 되도록 노력한다. 또한 다른 기회 감염증의 각종 항체 검사 결과를 확인하고, CD4 수와 현재의 증상을 종합적으로 보고 기회 감염증을 추측한다. ● 각종 감염증 항체 검사: 사이토메갈로바이러스 IgG 항체, 톡소플라즈마 IgG 항체, 이질 아메바 항체 ● 사이토메갈로바이러스 감염증: CD4 수 50~100/㎕ 미만에서 발병한다. 망막염, 장염, 식도염, 중추신경 병변, 부신염이 보인다. 망막염은 무증상인 경우도 있기 때문에 정기적으로 안구 검사를 할 필요가 있다. ● 파종성 MAC(Mycobacterium avium complex, 비결핵성(비정형) 항산균) 감염증: 간비종, 림프절 종대가 나타난다. 예방을 위해 CD4 수 < 50/㎕는 아디스로마이신 수화물을 복용한다. ● 결핵: CD4 수에 관계없이 발병한다. CD4 수 < 200/㎕의 면역 결핍이 진행된 상태에서 속립결핵, 폐외결핵이 많아진다. 면역 결핍이 진행될수록 비전형이 되기 때문에 흉부 X선 소견뿐만 아니라 객담 검사가 중요한 판단 지표가 된다. 🔍 공동 문제 : 기회 감염
약의 부작용 관찰	뉴모시스티스 폐렴 치료는 설파메톡사졸 · 트리 메소프림(ST) 합제 9~12정/일, 3주간 복용한다. 복용을 시작한 지 10일째부터 부작용이 나타나기 쉽기 때문에 부작용 증상을 주의 깊게 관찰한다. 부작용 증상에 따라서는 중증 전해질 이상, 신장 · 간 기능 장애가 되므로, 환자가 치료 계획과 약물의 부작용을 이해하고 조기 발견할 수 있도록 돕는다. 부작용이 나타난 경우는 약을 변경한다. PaO₂ < 70mmHg에서는 프레드니솔론(프레드닌)을 복용한다. 심한 경우는 치료를 시작할 때 펄스 치료를 위해 부신피질 호르몬 제제에 대한 부작용을 관찰하는 것도 필요하다. ● ST 합제를 절반 이상 투여 후 2주간 전후로 발열, 발진, 신장 · 간 기능 이상, 전해질 이상 등의 알레르기 증상이 나타난다. ● 치료를 시작하기 전에 설명하고, 내복약의 자기관리, 치료 계획 변경 등을 수시로 설명한다. ● 부신피질 호르몬 제제 투여로 인한 부작용(감염되기 쉬운 상태, 중단 시 부신 기능 부전, 기분의 고양)이 나타날 가능성 이외에 투여량 감량 시 반향으로 인해 병태가 악화될 수 있으므로 주의가 필요하다. 🔍 잠재적 간호 문제 : 치료에 대한 지식이 부족하다./불안이나 약의 부작용으로 수면 장애를 겪는다.
전체 상태 파악	뉴모시스티스 폐렴이 발병한 환자는 급성 호흡부전 상태이며, 입원 시의 정보 수집은 호흡 상태에 따라 이루어져야 한다. 개인 정보에 대한 불안 상태와 그 해결책에 대해 환자와 함께 강구한다. ● 전신 상태 파악은 전항 참조 ● 면역 결핍이 진행되기 때문에 다른 기회 감염증의 가능성이 있다. ● 호흡곤란에 대한 불안이 심하고, 또한 HIV 감염증과 AIDS가 진행되면 더욱 정신적인 동요를 보인다. HIV 항체가 양성인 것과 AIDS가 발병한 것을 동시에 고지하는 경우, 호흡 상태에 영향을 주므로 환자에게 알리는 시기를 의사와 검토한다. ● 환자에게 HIV 항체 양성인 사실을 가족 · 배우자에게 알렸는지 파악한다. 환자 혼자서 알고 있는 경우도 많아, 보호자에게 고백을 결정하기까지 갈등과 긴장 상태를 나타낸다. 지원 체계가 형성되도록 돕는다. ● 환자와 가족 등의 보호자가 수용하고 있는지, HIV 감염증에 대한 지식이 어느 정도 있는지 파악한다. 인식 정도에 따라 정중하게 설명한다.

<table>
<tr><td></td><td>
<ul>
<li>입원 기간이 3주 이상 되어 지금까지 살아온 생활이 중단되고 직장이나 경제적 부담에 대한 불안이 있다. 사회자원을 활용할 수 있도록 정보를 제공한다. 퇴원 후 직업에 복귀하고 신체 회복과 환자 스스로 건강관리를 계속할 수 있도록 돕는다.</li>
<li>개인 정보 보호 문제로 퇴원 후 생활에 지장이 있는지 파악한다.</li>
</ul>
🔍 잠재적 간호 문제 : 질병에 대해 무력하다./지식 부족으로 인해 환자·가족이 치료 계획을 일상생활에 적용할 수 없다./불안이나 약물의 부작용으로 수면 장애를 겪는다.
</td></tr>
</table>

간호 문제 리스트

RC: 기회 감염

#1 활동 시 호흡곤란 때문에 일상생활에 지장을 받는다(활동–운동 패턴).

#2 질병에 대해 무력하다(자기 인식 패턴).

#3 활동 시 호흡곤란으로 자기관리를 할 수 없다(활동–운동 패턴).

#4 지식 부족으로 인해 환자·가족이 치료 계획을 일상생활에 통합할 수 없다(건강 지각–건강관리 패턴).

#5 현기증, 휘청거림에 따른 낙상 위험이 있다(건강 지각–건강관리 패턴).

#6 변비에 걸릴 위험이 있다(배설 패턴).

#7 불안이나 약물의 부작용으로 수면 장애를 겪는다(수면–휴식 패턴).

#8 자기관리 능력을 향상시킬 필요가 있다(건강 지각–건강관리 패턴).

간호의 우선순위 지침

- 뉴모시스티스 폐렴은 병기에 따라 도움이 필요하다. 급성기에는 호흡곤란으로 인해 지금까지 할 수 있었던 일상생활을 환자 혼자서는 할 수 없는 상황이 된다. HIV 감염과 AIDS에 발병한 것에 충격을 받는 시기여서 신체적·정신적 도움이 필요하다. 안정기는 조금씩 ADL을 할 수 있게 되어, 호흡 상태의 회복에 맞추어 자기관리를 실시한다. 향후를 생각할 수 있는 여유가 생기면 퇴원 후 불안이 심해지기 때문에 HIV 감염증에 대한 지식을 습득하고 약 복용 관리를 습관화한다. 회복기는 퇴원 후 생활을 생각하고 신체 회복과 건강관리 의식을 강화한다. HIV 감염증과 AIDS 치료는 평생 복용이 필요하고, 입원 기간 동안 복용 관리방법을 연구해 항HIV 약의 복용 준비를 한다.

공동 문제	간호 목표(간호 성과)
RC: 기회 감염	의료 관계자는 AIDS 합병증을 관리하고 최소화한다.

간호 계획	중재 포인트와 근거

OP 경과 관찰 항목

- 면역 수준에 따른 기회 감염증의 증상 유무

➡ 항HIV 약을 복용하여 면역 기능은 회복하지만 그 전까지는 기회 감염증을 합병할 위험이 높고, 조기 발견·치료가 필요하다.　➡ 근거 뉴모시스티스 폐렴이 발병한 것으로부터 면역 수준은 CD4 수 < 200/$\mu\ell$로 진행하고 있기 때문에 다른 기회 감염증의 합병을 생각할 수 있다.

TP 간호 치료 항목

- 면역 수준에 따른 기회 감염증에 대해 환자가 이해하게 한다.
- 증상이 있는 경우 즉시 의사에게 보고한다.

EP 환자 교육 항목
- 기회 감염증의 증상과 관찰방법을 지도한다.
- 증상이 있을 때는 연락하도록 설명한다.
- 현재 시점에서의 면역 수준을 설명한다.

1 간호 문제	간호 진단	간호 목표(간호 성과)
#1 활동 시 호흡곤란 때문에 일상생활에 지장을 겪는다.	**활동 내성 저하** **관련 요인:** 바이러스 감염증 **진단 지표** □ 작업 시 호흡곤란 □ 권태감 호소	〈**장기 목표**〉작업 시 호흡곤란에 대한 자각을 감소하고 ADL을 스스로 할 수 있다. 〈**단기 목표**〉1) 활동 내성을 저하시키는 요인을 찾아낼 수 있다. 2) 작업 시 호흡곤란에 대한 자각을 최소화하여 자기관리를 할 수 있다.

간호 계획	중재 포인트와 근거
OP 경과 관찰 항목 - 호흡 상태, 동작과 관련하여 SpO₂값과 활동 범위 - 활동 내성을 저하시키는 요인 이해 - 수면, 휴식 **TP 간호 치료 항목** - 활동 내용과 시간 조정 - 자각 증상이 있을 때 즉시 활동을 중지하고 안정을 취한다. - 산소 관리(특히 식사 시·구강 케어 등) **EP 환자 교육 항목** - 무리하게 활동하지 않도록 설명한다. - 상태가 회복되면서 스스로 할 수 있는 것이 많아질 수 있다는 점을 설명한다.	➡ 활동 시에 옆에서 어떤 동작에 호흡곤란을 겪는지 관찰한다. **근거** 호흡곤란을 최소한으로 줄이기 위해 호흡 상태에 맞추어 활동을 하고, 휴식을 취하여 회복된다는 사실을 이해하게 한다. ➡ 호흡 상태가 회복되는 때에 맞춰 퇴원 시기를 검토하고 스스로 활동을 확대해나간다. **근거** 호흡 상태의 회복은 X선 소견 및 혈액 가스값 이외에, 호흡 상태를 ADL 수준으로 평가한다. ➡ 호흡곤란을 자각한 경우에는 휴식을 취하며 호흡을 정돈하도록 설명한다. SpO₂ 측정값을 가지고 동기 부여를 한다. **근거** SpO₂ 측정값을 활용하여 어떤 동작에서 호흡곤란이 일어나는지 이해하게 하고, 휴식을 취하면 회복된다는 점을 SpO₂ 측정값으로 설명한다.

2 간호 문제	간호 진단	간호 목표(간호 성과)
#2 질환에 대해 무력하다.	**무력감** **관련 요인:** 질병에 관련된 치료 계획 **진단 지표** □ 이전과 같은 활동이나 일을 할 수 없는 데에 대한 실망을 표현한다. □ 앞으로 일어날 일에 관심을 나타내지 않는다.	〈**장기 목표**〉HIV 감염증에 대해 적극적으로 이야기한다. 〈**단기 목표**〉HIV 감염증에 대한 올바른 지식을 얻기 위한 행동을 할 수 있다.

간호 계획	중재 포인트와 근거
OP 경과 관찰 항목 - 질환에 대한 생각, 불안의 내용, 지원 체계 - 입원 환경에 저해되는 생활환경 - 수면 상황	➡ HIV 감염 사실을 받아들일 때까지 충분히 시간을 갖는다. 향후 생활에 대해 상상할 수 없는 상황이기 때문에 HIV 감염증에 대한 정확한 지식을 알 수 있도록 동기 부여를 한다. **근거** 치료를 받는 것은 치료 목표를 환자가 이해할 수 있는지에 달려 있다.

TP **간호 치료 항목**

- 적극적인 경청
- 질환에 대한 올바른 지식을 배울 수 있는 기회를 갖게 한다.
- 몸 상태나 치료 결과에 대해 환자에게 정보를 계속 제공한다.
- 사생활을 보장하는 환경을 제공한다.

➡ 몸 상태나 치료 정보 제공과 긍정적인 변화를 전달할 수 있고. 입원 환경과 신체 증상이 저해되는 생활습관을 조금이라도 개선할 수 있도록 중재한다. **근거** 자신이 처한 상황에서 향후 생활을 상상할 수 없는 상태에 있다.

EP **환자 교육 항목**

- 혼자서 고민하지 말고 질환에 대해 함께 생각하자고 설명한다.
- 지원 체계를 정비할 필요성과 흐름을 설명한다.

➡ 지원 체계를 마련하기 위해 환자의 중심 인물을 파악한다. 가족에게도 정보를 제공하고, 지원 체계를 정비한다. **근거** 보호자가 있는 것은 환자의 마음에 버팀목이 되어, 향후 치료에도 큰 영향을 미친다.

3 간호 문제	간호 진단	간호 목표(간호 성과)
#3 활동 시 호흡곤란으로 자기관리를 할 수 없다.	자기관리 부족 증후군 **관련 요인:** 호흡곤란, 피로 **진단 지표** □ 밥상을 차릴 수 없다. □ 청결 유지가 어렵다. □ 옷을 갈아입을 수 없다. □ 화장실에 갈 수 없다. □ 의약품 관리, 식사 준비를 할 수 없다.	〈장기 목표〉 입원 전에 일상생활을 한 것처럼 자기관리를 할 수 있다. 〈단기 목표〉 ADL 능력에 따른 자기관리를 유지할 수 있다.

간호 계획	중재 포인트와 근거

OP **경과 관찰 항목**

- ADL 상황, 관리를 할 때의 호흡 상태, 피로도
- 환자의 반응, 취향, 습관

➡ 호흡 상태에 맞는 자기관리 방법과 속도를 환자와 함께 연구한다. 활동 시 호흡곤란이 발생하므로 휴식을 취하면서 실시해야 하며 입원 전의 상황과 다르다는 것을 이해하게 한다. **근거** 급성기에는 호흡곤란, 피로 때문에 자기관리를 할 수 없다.

TP **간호 치료 항목**

- 호흡 상태가 개선되는 데 맞추어 자기관리를 실시하게 하고, 옆에서 돕는다.
- 활동 시 SpO₂값이 목표값을 유지할 수 있도록 산소 투여량을 조절한다.

➡ 회복에 맞춰 환자 자신이 스스로 자기관리를 할 수 있게 중재한다. **근거** 호흡 상태가 안정되고 신체가 회복됨에 따라 자기관리를 할 수 있다.

EP **환자 교육 항목**

- 호흡 상태를 개선하여 입원 전과 같이 자기관리를 할 수 있을 것이라고 설명한다.

➡ 단계적으로 활동 범위를 확대해나가는 것을 설명한다. **근거** 치료 경과에 개인차가 있기 때문에 호흡 상태에 맞추고 신중하게 활동 범위를 넓힐 필요가 있다.

<table>
<tr><td>**4** 간호 문제</td><td>간호 진단</td><td>간호 목표(간호 성과)</td></tr>
</table>

간호 문제	간호 진단	간호 목표(간호 성과)
#4 지식 부족으로 환자·가족이 치료 계획을 일상생활에 통합할 수 없다.	**비효과적 자기 건강관리** **관련 요인:** 지식 부족, 치료 계획의 복잡성, 의사결정 갈등, 경제적 부담, 사회적 지원 부족 **진단 지표** ☐ 건강 목표를 달성하기 위한 효과적이지 않은 선택을 매일 일상생활 속에서 한다. ☐ 질병을 관리하고 싶다고 말한다.	〈**장기 목표**〉 HIV 감염증의 병태, 감염 경로, 치료법, 지역 차원의 자원을 이해하고, 자기관리를 할 수 있다. 〈**단기 목표**〉 1) HIV 감염증의 병태, 감염 경로, 치료법, 지역 차원의 자원에 대한 의문이나 불안감을 말할 수 있다. 2) 부작용이 나타났을 때 조기에 알릴 수 있고, 치료를 계속할 수 있다.

간호 계획	중재 포인트와 근거

OP 경과 관찰 항목
- 호흡 상태
- 정신 상태
- 환자의 의문점, 불안, 지식 정도, 행동
- ST 합제의 부작용 증상, 부신피질 호르몬 제제의 부작용 증상 유무
- 경제 상황, 사회자원의 활용 의사
- 가족의 의문점, 불안, 지식 정도, 행동

TP 간호 치료 항목
- HIV 감염증의 병태·치료, 기회 감염의 위험, 감염 경로·예방 활동, 정기적 진찰을 계속할 필요성에 대해 상의한다.
- 뉴모시스티스 폐렴의 치료 계획에 대해 치료를 시작할 때 상의한다.
- 부작용이 나타났을 때 조기 대응을 한다.

- 향후 생활과 관련하여 상의한다.
- 지원 체계를 확립한다.
- 치료를 방해하는 요인에 대해 중재한다.
- 환자의 장점을 평가하고 치료에 활용한다.

EP 환자 교육 항목
- 치료의 필요성, 정기적 진찰에 대해 설명한다.
- HIV 감염증의 병태·기회 감염의 발병 위험에 대해 설명한다.
- 2차 감염 예방에 대해(일상생활의 주의사항, 성생활) 설명한다.
- 폐렴 증상 재발, ST 합제의 부작용, 부신피질 호르몬 제제에 대한 부작용의 가능성이 있음을 설명한다.
- 활용할 수 있는 사회자원에 대해 설명한다.
- 지원 체계 형성의 장점을 설명한다.

➡ ST 합제와 부신피질 호르몬 제제의 부작용은 신체 증상에 대한 환자의 호소가 중요하기 때문에, 발현 시기와 부작용 증상을 환자가 이해할 필요가 있다. **근거** 치료 계획을 환자에게 설명함으로써 조기에 발견·대응할 수 있다.

➡ 치료 계획을 설명할 경우 환자의 호흡 상태, 정신적 상태를 관찰하고 이해할 수 있는 상태인지 확인하고, 지도 시기를 잘 검토한다. 환자에 대한 정보를 파악한 후, 환자의 단계에 맞게 지도한다. **근거** 호흡곤란에 대한 두려움과 불안이 완화되었을 무렵 질병 자체에 대한 불안이 심해진다. 환자를 충분히 이해하고 동의를 얻으면 비로소 효과적인 중재 계획과 실시가 가능해진다. 환자가 학습 의욕을 갖는 시기를 놓치지 않는다.

➡ 향후 생활을 확인하고 이를 살펴보는 지도가 필요하다. 퇴원 후 생활을 예상하고 입원 중에 건강관리를 할 수 있도록 중재한다. **근거** 건강에 관한 목표와 삶의 질에 대한 인식을 포함한, 환자 상태의 전인적인 평가가 모든 치료 계획의 기초이다.

➡ **근거** p357 '간호 활동(간호 중재) 포인트' 참조

<table>
<tr><td>5 간호 문제</td><td>간호 진단</td><td>간호 목표(간호 성과)</td></tr>
<tr><td>#5 현기증, 휘청거림에 따른 낙상 위험이 있다.</td><td>신체 손상 위험 상태
위험 요인: 근력 저하, 권태감, 저산소혈증</td><td>〈장기 목표〉 신체 회복에 맞추어 일상 활동을 늘린다.
〈단기 목표〉 낙상에 따른 외상 없이 입원 생활을 할 수 있다.</td></tr>
</table>

간호 계획	중재 포인트와 근거
OP 경과 관찰 항목 • 활동 상황, 호흡 상태, 휘청거림의 유무, 위험 요인의 이해	➡ 호흡 상태에 맞춘 활동량과 활동 범위를 지도한다. 급격한 행동은 하지 않는다. 근거급성기에는 안정을 취할 수 있기 때문에 회복이 가능하며, 활동 범위가 확대됨에 따라 산소 소비량, 심장박출량이 증가한다. 급격한 행동은 낙상 위험을 높인다.
TP 간호 치료 항목 • 환경 정비 실시 • 침대에서 이동할 때 지켜보고 중재한다. • 호흡 상태에 따라 재활을 권한다. **EP** 환자 교육 항목 • 신체 상태·환경의 변화가 있기 때문에 혼자서 행동하지 않도록 설명한다.	➡ 산소 투여, 모니터 관리 중에는 전기선 장치를 정비하고 환자는 이동에 집중하도록 설명한다. 근거호흡곤란이 심하기 때문에 전깃줄 등에 주의할 수 없다.

<table>
<tr><td>6 간호 문제</td><td>간호 진단</td><td>간호 목표(간호 성과)</td></tr>
<tr><td>#6 변비에 걸릴 위험이 있다.</td><td>변비 위험 상태
위험 요인: 부족한 신체 활동, 스트레스·안정에 따른 연동 저하, 병상의 배설 환경</td><td>〈장기 목표〉 규칙적으로 배변을 한다.
〈단기 목표〉 호흡곤란을 최소한으로 하여 배변할 수 있다.</td></tr>
</table>

간호 계획	중재 포인트와 근거
OP 경과 관찰 항목 • 호흡 상태, 복부 증상, 배설방법, 활동량 • 배변 횟수, 성상, 양 • 항문 내부 상태(주위 상태, 출혈 유무)	➡ 호흡곤란이 없고 배변할 수 있도록 배변 조절이 필요하다. 근거변이 딱딱하면 횡격막 운동을 방해한다. 배변 시 힘주기는 산소 소비를 증가하기 때문에 호흡곤란이 심해진다.
TP 간호 치료 항목 • 호흡곤란 없이 배설할 수 있는 방법을 검토한다(침상 배설이나 휴대용 화장실). • 호흡 상태에 맞춘 장 연동을 촉진하는 적당한 운동	➡ 화장실로 이동할 때 호흡곤란이 심해지면 다음의 배변을 참는 경우가 있다. 근거호흡곤란을 최소한으로 하는 배설방법을 연구할 필요가 있다.
• 복부, 허리 뒤, 발바닥 부위 등의 마사지 자극 • 식사나 수분량의 파악·조절 • 배변 간격, 성상을 보고 완하제 검토를 의사에게 의뢰한다. **EP** 환자 교육 항목 • 신체 상태 변화, 환경 변화로 인해 변비에 걸릴 가능성을 알리고 수분과 식사의 관계, 마사지 효과를 설명한다.	➡ 호흡곤란을 최소한으로 하여 식사를 적극적으로 하고 물 마실 기회를 갖도록 설명한다. 근거호흡곤란으로 식사 시간이 감소하고, 활동 제한으로 수분 섭취 기회가 적은 환경에 있다.

7 간호 문제	간호 진단	간호 목표(간호 성과)
#7 불안이나 약물의 부작용으로 수면 장애를 겪는다.	**불면증** **관련 요인:** 활동 패턴, 약물요법, 스트레스, 불안 **진단 지표** ☐ 환자가 잠들기 어려움을 호소 ☐ 환자가 수면 유지 곤란을 호소	〈장기 목표〉 수면을 저해하는 요인을 해결할 수 있다. 〈단기 목표〉 수면을 저해하는 요인을 발견할 수 있다.

간호 계획	중재 포인트와 근거
OP 경과 관찰 항목 • 수면 상황, 낮의 활동 상황, 복용 시간 • 호흡 상태 • 수면을 방해하는 요인(환경 변화, 호흡 상태, 안정, 정신 상태, 체위 등)	➡ 수면을 방해하는 요인을 찾아 조기에 해결하기 위해 중재한다. HIV 감염에 대한 불안과 향후에 대한 불안, 호흡곤란에 대한 불안 등 심리적인 요인이 많이 존재한다. **근거** 걱정과 불안이 증대하면 정신적 안정을 잃고 불면증과 우울증에 걸리기 때문에 조기에 해결한다.
TP 간호 치료 항목 • 호흡 상태에 맞는 활동을 하도록 한다. • 수면을 방해하는 요인을 상의하고 해결책을 연구한다. • 양팔을 벌린 자세 등으로 횡격막을 낮추고 호흡 면적을 넓히는 체위를 연구한다. • 부신피질 호르몬 제제의 복용 시간을 의사와 검토한다. • 잠들기 전에 족욕이나 목욕을 한다.	➡ 부신피질 호르몬 제제를 복용하고 있는 경우, 복용 시간 변경을 의사와 상담하여 해결할 수 있다. **근거** 부신피질 호르몬 제제는 기분을 고양하는 작용을 하기 때문에 약 복용 시간을 아침과 저녁으로 정하면 수면 장애를 일으키기 쉽다.
EP 환자 교육 항목 • 숙면을 취할 수 있는 방법을 찾아내는 방법을 설명한다. • 부신피질 호르몬 제제 복용의 작용에 대해 설명한다.	➡ 수면 장애 요인을 검토하고 환자의 호소를 통해 정신 상태를 파악한다. 경우에 따라서는 심리 상담 등의 도움이 필요하다. **근거** 정신적인 도움에는 전문직의 중재가 효과적이다.

8 간호 문제	간호 진단	간호 목표(간호 성과)
#8 자기관리 능력을 향상시킬 필요가 있다.	**효과적인 자기 건강관리** **관련 요인:** 약 복용의 자기관리 강화 **진단 지표** ☐ 적절한 관리를 계속한다. ☐ 적절한 관리에 대해 설명한다.	〈장기 목표〉 약 복용의 자기관리를 확실하게 할 수 있다. 〈단기 목표〉 1) 약 복용 자기관리의 필요성을 알고 있다. 2) 자신의 생활에 맞는 약 복용의 관리방법을 찾을 수 있다.

간호 계획	중재 포인트와 근거
OP 경과 관찰 항목 • 약 복용을 계속해야 할 필요성에 대한 이해 상태, 자기관리의 실시방법 • 환자의 의욕	➡ 생활에 맞는 자기관리 방법을 찾기 위해서는 환자가 규칙적인 생활 리듬을 갖고 있어야 한다. 또한 퇴원 후를 고려하여 복약 시간을 설정하고, 퇴원 후 실시 가능한 복약방법을 찾아 계속 복용할 수 있도록 입원 중에 습관화한다. **근거** HIV 감염은 평생 약을 복용해야 하기 때문에 항HIV 약물을 복용하는 자기관리를 염두에 두고, 입원 기간 동안 지도할 필요가 있다.

- 약 복용 지속의 필요성을 환자와 함께 공유한다.
- 복약의 관리방법을 환자와 함께 생각한다.
- 퇴원 후의 생활을 고려한 복약방법인지 환자와 함께 검토한다.

EP 환자 교육 항목

- 약 복용을 계속해야 하는 필요성을 설명한다.
- 치료 계획에 따라 항HIV 약을 평생 복용해야 한다는 것을 설명한다.

➡ 물 마시기를 잊는 것이 미치는 영향. 정해진 시간에 복용해야 하는 필요성에 대해 설명한다. 입원 중 설정한 복용 시간에 단계적으로 자기관리를 해나간다. 근거 약 복용 중단에 따른 내성 바이러스가 나타날 가능성이 있다. 단계적으로 자기관리를 시작하는 신중함이 중요하다.

49

H
I
V
감염 · A
I
D
S

간호 과정 순서도

관찰 항목 (OP)
간호 문제 (간호 진단)
간호 목표 (간호 성과)
간호 활동 (간호 중재)

병인
치료 후에도 면역 결핍 상태 지속

병인에 따른 면역 상태 악화

OP 경과 관찰 항목

약 복용 상황
약의 작용, 부작용 채혈 데이터(CD4 수, HIV-RNA 양 등)
기회 감염증
성병 환자·가족의 질환에 대한 이해와 생활 상황

RC: 기회 감염

기회 감염을 최소한으로 할 수 있다.

신체적 문제
•CD4 수에 따른 기회 감염증 증상

RC: 약물요법의 유해 작용

유해 반응을 최소한으로 만들 수 있다.

•항HIV 약과 관련된 문제
초기 부작용: 구역질, 설사, 발진, 발열, 간·신장 기능 이상

환자·가족이 치료 계획을 일상생활에 통합할 수 없다.

HIV 감염의 병태, 감염 경로, 치료법, 사회자원에 대해 이해하고 부작용을 조절하며 자기관리를 하면서 치료를 계속할 수 있다.

TP 간호 치료 항목
신체 상태에 맞춘 생활의 조언
부작용에 대한 관리

자기관리 능력을 향상시킬 필요가 있다.

•장기 복용으로 나타나는 부작용: 지질 대사 이상, 말초신경 장애, 췌장염, 간·신장 기능 이상

복용으로 인한 피로와 생활 변화에 따른 준수 저하 가능성이 있다.

치료를 계속 할 수 있다.

적절히 대처하면서 준수를 유지할 수 있다.

•2차 감염
예방성 감염증에 걸려 다른 사람에게 HIV를 감염시킬 위험

감염 위험이 있다.

2차 감염을 예방할 수 있다.

EP 환자 교육 항목
복약에 관한 지도와 평가
질병·치료에 대한 지도
사회자원 정보 제공
성생활에 대한 행동 변화와 수용을 위해 돕는다.
파트너의 항체 검사 필요성에 대해 설명한다.
환자·가족에 대한 심리적 지원
사회자원 활용에 대한 지원

심리·사회적 문제
정기적인 진찰 약 복용을 계속해야 하는 부담, 지원 체계, 경제적 부담, 일과 치료의 병행, 개인 정보 보호

약 복용과 관련하여 자기결정을 할 수 없다.

치료 지속과 관련된 사회적 상호작용 장애

과제를 해소하고 치료 계획을 수행할 수 있다.

관리하는 사람으로서의 역할에서 오는 긴장이 고위험 상태

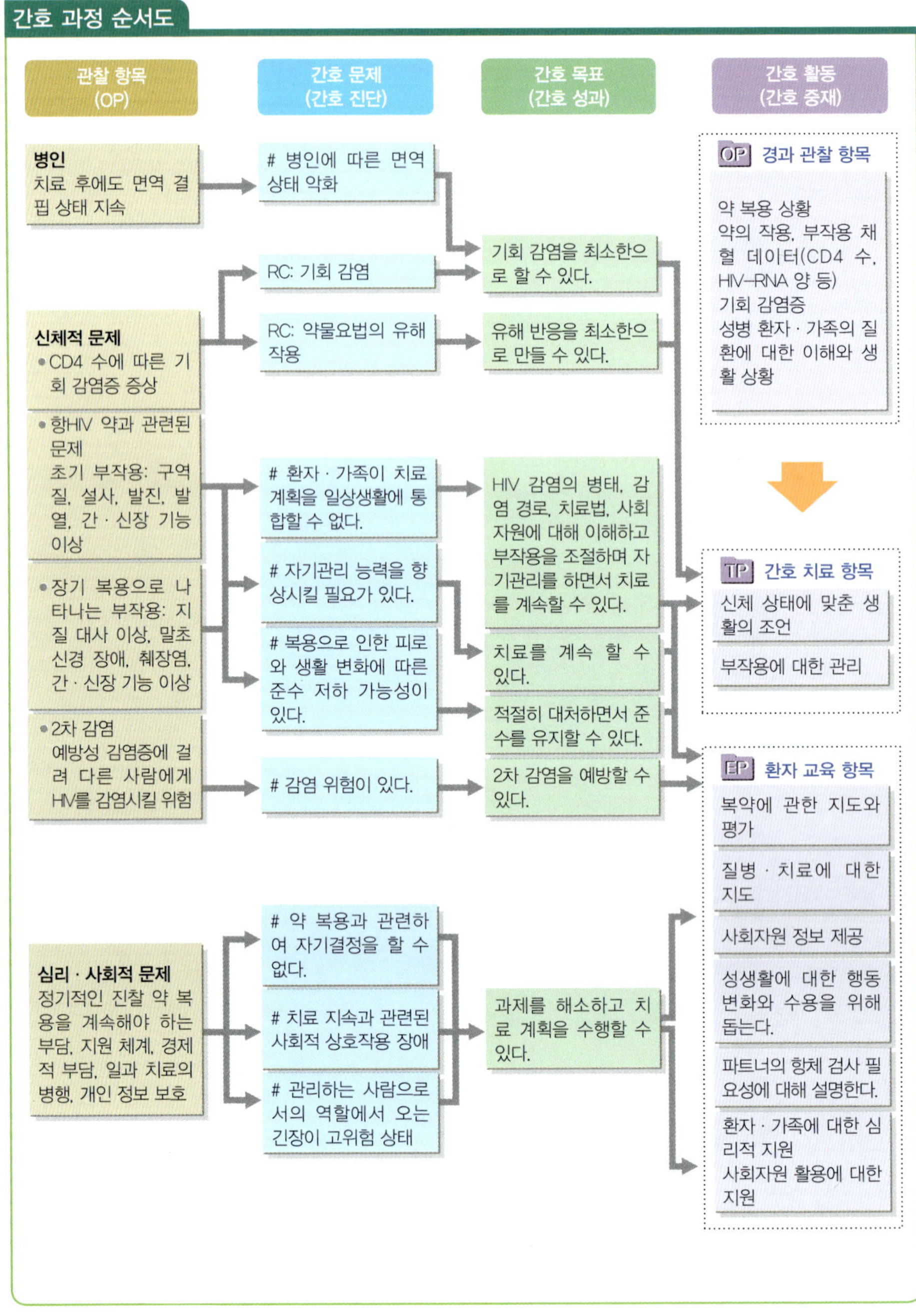

정보 수집	평가 관점과 근거 · 잠재적 간호 문제
퇴원 시 전체 상태 파악	**입원 중 치료 경과, 심신의 회복 상황을 파악하고 외래의 생활 지도에 활용한다.** ● 퇴원 시에는 충분히 자기관리가 가능하지만 면역 결핍으로 인한 신체 상태가 저하되어 체력의 회복 과정에 있다. 업무 복귀의 타이밍이나 ADL의 확대는 몸의 컨디션에 따라 계획을 세울 필요가 있다. ● 입원 중에 이루어진 환자 교육의 내용과 환자의 이해도와 우려 내용을 확인하고 외래에서도 계속 교육을 실시할 수 있도록 병동 · 외래 간의 연계를 취한다. ● 병명을 알릴 사람, 요양 생활에 도움을 줄 보호자가 있는지 파악한다. 🔍 잠재적 간호 문제 : 환자 · 가족의 질환에 대한 지식이 부족하다./감염의 위험이 있다.
기회 감염증 증상의 관찰	뉴모시스티스 폐렴 치료 후에도 여전히 면역 결핍 상태가 계속되고 있어 다른 기회 감염증의 가능성이 남아 있다. CD4 수에 따라 검사 결과 확인, 증상 관찰이 필요하다. 기회 감염증이 발병하면 항HIV요법의 시작 시기가 지연되거나 재입원 가능성이 있기 때문에 예방과 조기 발견에 노력할 필요가 있다. 면역재구성 증후군(IRS)은 다제 병용 항HIV 치료(HAART)를 시작한 후 8주 이내에 일어나는 경우가 많으므로, 주의 깊은 관찰이 필요하다. 예방 관리, 정기 검진으로 조기 발견 · 발현을 억제할 수 있도록 노력한다. ● 뉴모시스티스 폐렴: 발열, 호흡곤란, 양쪽 확산성 음영. 치료 종료 후 4주 이내에 HAART를 시작한 경우는 면역재구성 증후군이 나타날 가능성이 높다. ● 비결핵성(비정형) 항산균증(MAC): 발병하면 HAART 중단을 해야 하는 경우가 많다. 면역재구성 증후군을 예방하기 위해서는 CD4 수 < $50/\mu\ell$일 때는 아지스로마이신 등의 예방 투여를 한 다음 항HIV 치료를 시작하는 것을 검토한다. ● 사이토메갈로바이러스(CMV) 망막염: 유리체염에 의해 급격하게 시력 저하가 일어나고, QOL에 영향을 미칠 가능성이 높다. CD4 수 < $50/\mu\ell$에서 항HIV 치료를 시작하기 전에 사이토메갈로바이러스 항원혈증의 유무를 조사하여 위험을 예측한다. 이후 자주 안과 검진을 한다. ● 진행성 다소성 백질 뇌증(PML): 발병 초기에는 사지에 힘이 빠지고, 한쪽 눈이 안 보이거나 복시 · 동안신경 마비 등의 시각 장애가 보이며, 이후 의식 장애, 인지 장애, 경련, 보행 곤란 등 각종 신경 증상이 나타난다. 임상 증상, 수액 검사, MRI 소견에 따라 진단한다. 효과적인 치료법은 확립되어 있지 않고, 항HIV 약물 처방으로 증상의 진행을 막는 것을 기대한다. 🔍 공동 문제 : 기회 감염
항HIV 약물 치료 시작 시 상태 파악	항HIV 치료를 시작할 때 환자 자신이 적극적으로 의료인과 상의하고 치료 방침의 결정에 참여하며, 자신의 결정에 따라 치료를 수행하는 것을 목표로 하는 자세(준수)를 중시한다. 장기에 걸쳐 약 복용을 확실하게 실시하는 것은 환자에게 달려 있으며, 환자가 이를 준수하도록 돕는 것이 의료진의 중요한 역할이다. 혈중 HIV-RNA 양을 검출 한계 이하로 억제 · 유지하는 것이 목표이다. ● 정기 검진 · 생활 리듬 형성: 정기적으로 진찰할 수 있는지, 평일과 휴일의 생활 리듬을 확인한다. ● 약 복용을 위한 오리엔테이션: 질병의 경과, 치료 목적, 방법, 부작용에 대한 대처방법을 설명한다. ● 약 복용 평가: 다른 합병증과 치료 우선순위 검토, 약물 선택, 지원의 필요성 유무, 복용에 대한 생각을 파악한다. ● 복약 일정 계획 · 시뮬레이션: 생활 패턴을 바탕으로 복약 스케줄을 세운 다음 이를 실생활에서 시뮬레이션으로 실시한다. 알람시계를 활용하는 등 실천방법을 연구하고 평가 · 개선한다. 이는 의료인이 일방적으로 제시하는 것이 아니라, 환자가 스스로 생각하고 실행할 수 있다는 확신을 가질 수 있도록 돕는다. ● 자기결정의 지원: 반복하여 대화하고, 복약 시작 시기를 결정한다.

49
HIV 감염 · AIDS

| 항HIV 약의
부작용 관찰 | 항HIV 약물의 부작용을 주의 깊게 관찰한다. 약에 따라 부작용이 다르기 때문에 복용하고 있는 약의 부작용에 대한 관찰 포인트를 환자에게 전달할 필요가 있다. 또한 단기간에 나타나는 것과 장기적으로 계속해서 나타나는 것이 있으므로 정기적으로 다시 평가하는 것이 필요하다.

복용 초기에 나타나는 부작용
● 복용 초기에 가장 흔한 부작용은 위장 증상(구역질 · 구토, 설사 등), 알레르기 증상(발열, 발진), 중추신경 증상(현기증, 휘청거림), 불면증이다. 대부분의 환자들이 대증요법이나 경과 관찰로 조금 나아진다. 그러나 점막에까지 퍼지는 발진과 정신적 증상을 악화시키는 경우는 약물 변경을 검토해야 한다.
● 불쾌한 증상은 약 복용의 준수를 저하시킬 수 있다. 환자에게 부작용에 대해 충분히 설명하고 증상의 전달방법 등을 포함해 병원에 연락하는 방법을 알려둘 필요가 있다.

장기 복용으로 나타나는 부작용
● 반 년 이상 장기간 약물을 계속 복용하고 있으면, 유산 산증(젖산값 상승, 사지 저림), 리포디스트로피 증후군〔지방 분포 이상, 지질 이상혈증(고지혈증), 내당능 이상〕, 빈혈, 우울한 기분 등을 나타내는 경우가 있다.
● 저림 또는 감각이 둔해지는 등 자각 증상을 확인하거나 중성 지방, 콜레스테롤 수치를 모니터링하여 이상 증상을 조기에 발견한다. 또한 식생활의 재검토나 운동 등 생활 개선을 지도할 필요가 있다.
🔍 공동 문제 : 약물요법의 부작용
🔍 잠재적 간호 문제 : 부작용으로 인해 일상생활에 지장을 받고 있다. |
| 항HIV 약의
복용 지속 지원 | 장기 요양을 하면 생활의 변화와 약 복용으로 인한 피로, 치료 방침 변경, 다른 합병증 발병 등 여러 가지 문제가 종종 일어난다. 환자가 안심하고 상담할 수 있는 환경을 마련하여 원활히 문제 해결을 하는 것이 치료를 꾸준히 지속하는 비결이다.
● 생활 리듬이나 약 복용 상황을 확인하고 조정한다.
● 정신적인 피로가 심한 경우에는 지원에 더욱 신경 쓰고, 상의한 후 일시적으로 약 복용 중단을 고려한다. 그러나 내성 바이러스가 나타날 가능성에 대해 충분히 상의할 필요가 있다.
● 채혈 데이터(CD4 수, HIV-RNA 양, 간 · 신장 기능, 중성 지방 등)를 환자에게 알리고 치료 효과의 유무에 대해 자각할 수 있도록 한다.
● 방문 간호나 보건사의 중재가 필요하면 언제든지 연락을 취하고, 치료 계획 검토, 문제점 개선에 대해 상의한다.
🔍 잠재적 간호 문제 : 약 복용에 따른 피로와 생활 변화에 따른 준수 저하 가능성이 있다./자기 관리 능력을 향상시킬 필요가 있다./약물 내성 위험 |

(표 계속 — 윗부분)

● 사회적 지원: 항HIV 약은 고액(30% 부담으로 약 5만~6만 엔/월)이기 때문에 신체장애자 수첩을 취득하는 등 공공 의료비 조성 제도를 이용할 수 있게 준비한다. 또한 환자뿐만 아니라 파트너 · 가족 등 친밀한 보호자에게도 약 복용에 대해 설명하고, 이해와 협력을 얻을 수 있도록 한다.
🔍 잠재적 간호 문제 : 환자 · 가족이 치료 계획을 일상생활에 통합할 수 없다./약 복용과 관련하여 자기결정을 할 수 없다.

간호 문제 리스트

RC: 약물요법의 유해 반응/기회 감염
#9 환자·가족이 치료 계획을 일상생활에 통합할 수 없다(건강 지각-건강관리 패턴).
#10 약 복용과 관련하여 자기결정을 할 수 없다(인지-지각 패턴).
#11 자기관리 능력을 향상시킬 필요가 있다(건강 지각-건강관리 패턴).
#12 약 복용에 따른 피로와 생활 변화로 준수 저하 가능성이 있다(역할-관계 패턴).
#13 감염 위험이 있다(영양-대사 패턴).

간호의 우선순위 지침

- 뉴모시스티스 폐렴을 치료한 다음 항HIV 치료를 시작하는 것이 필수이다. 치료 성공의 열쇠는 환자의 의지와 의욕이 크게 영향을 미치기 때문에 질환과 치료에 대한 이해를 평가·교육하는 시간을 갖는다. 동시에 면역 저하에 따른 기회 감염의 위험에 대해서도 대응할 필요가 있다. 또한 치료를 시작한 후에도 지속적으로 약을 복용하고 정기적으로 진찰받도록 권하고, 장기 요양 생활을 돕는 자세가 필요하다.

49
H I V 감염·A I D S

공동 문제	간호 목표(간호 성과)
RC: 약물요법의 부작용	〈장기 목표〉 부작용을 최소한으로 한다. 〈단기 목표〉 의료인은 부작용을 조기에 발견하고 해결한다.

간호 계획

OP 경과 관찰 항목
- 부작용 증상의 유무

TP 간호 치료 항목
- 단기 또는 장기 복용에 따라 일어날 수 있는 부작용을 이해하게 한다.
- 심한 구토, 설사, 발진, 저림, 서맥 등 약 복용을 계속하여 의심되는 증상은 즉시 병원에 연락하도록 전달한다.

EP 환자 교육 항목
- 부작용이 나타난 시기와 증상을 설명한다.
- 임의적인 판단으로 약물의 중단·재개를 하지 않도록 설명한다.
- 병원에 연락할 방법을 설명한다.

중재 포인트와 근거

➡ 빈도가 높은 부작용부터 순차적으로 설명한다. 부작용이 나타나는 데에는 개인차가 있으며, 부작용에 대처하는 방법, 이후 나아질 수 있다는 전망을 함께 설명한다. 주의해야 할 부작용과 조절 가능한 부작용을 나누어 설명한다. 【근거】 부작용이 나타나는 것에는 개인차가 크다. 환자의 심신 상태를 확인하고 우선순위를 정해 설명하는 태도가 필요하다.

➡ 병원에 연락을 하도록 철저히 지도한다. 【근거】 알레르기 증상이 나타난 경우, 약 복용을 안일하게 중단·재개하면 아나필락시스 쇼크 등 심각한 증상을 일으킬 수도 있으므로 주의가 필요하다.

<table>
<tr><td>공동 문제</td><td>간호 목표(간호 성과)</td></tr>
<tr><td>RC: 기회 감염</td><td>〈간호 목표〉 간호사는 AIDS 합병증을 관리하고 최소한으로 조절한다.</td></tr>
</table>

<table>
<tr><td>간호 계획</td><td>중재 포인트와 근거</td></tr>
<tr><td>

OP 경과 관찰 항목
- 기회 감염 증상의 유무(발열, 호흡곤란, 피부 병변, 림프절 종창 등)

</td><td>

➡️면역이 회복될 때까지 시간이 필요하기 때문에 그동안의 치료 계획, 관찰 포인트를 설명한다. **근거** CD4 수 < 200/$\mu\ell$ 상태인 데다, 항HIV 약물에 의해 면역이 급속히 일어나 면역재구성 증후군을 일으키므로 HAART 중단과 재입원의 위험이 있다.

</td></tr>
<tr><td>

TP 간호 치료 항목
- 기회 감염증에 대해 환자에게 설명하여 이해하게 한다.
- 예방 약을 복용한다.
- 안과 정기 검진을 실시한다.

EP 환자 교육 항목
- 증상이 있을 때는 신속하게 상담하도록 설명한다.
- 현재의 면역 수준을 설명한다.
- 면역재구성 증후군에 대해 설명한다.

</td><td></td></tr>
</table>

<table>
<tr><td>9 간호 문제</td><td>간호 진단</td><td>간호 목표(간호 성과)</td></tr>
<tr><td>

#9 환자·가족이 치료 계획을 일상생활에 통합할 수 없다.

</td><td>

비효과적 자기 건강관리
관련 요인: 지식 부족, 치료 계획의 복잡성, 경제적 부담, 사회적 지원 부족
진단 지표
□ 건강 목표를 달성하기 위해 비효과적인 선택을 매일 일상생활에서 한다.
□ 질병을 관리하고 싶다고 말한다.

</td><td>

〈장기 목표〉 HIV 감염의 병태, 감염 경로, 치료, 사회자원을 이해하고 부작용을 제어하며 자기 관리를 하면서 치료를 계속할 수 있다.
〈단기 목표〉 1) HIV 감염증의 병태, 감염 경로, 치료법, 사회자원에 대한 의문이나 불안을 말할 수 있다. 2) 부작용, 치료 계획을 의료 관계자와 상담할 수 있다.

</td></tr>
</table>

<table>
<tr><td>간호 계획</td><td>중재 포인트와 근거</td></tr>
<tr><td>

OP 경과 관찰 항목
- 정신 상태
- 부작용 증상의 유무
- 환자의 의문점, 불안, 지식, 이해, 행동
- 가족의 의문점, 불안, 지식, 이해, 행동
- 경제 상황, 사회자원의 활용 의사

</td><td>

➡️입원 중에 이루어진 지도 내용에 대해 환자의 이해 정도를 확인한다. 입원 중 해결하지 못한 부분을 보완·강화하도록 돕는다. **근거** 질환에 대한 이해는 장기 요양 생활을 할 때 동기 부여 유지에 영향을 준다.

</td></tr>
<tr><td>

TP 간호 치료 항목
- HIV 감염의 병태·치료 계획, 기회 감염의 위험, 부작용에 대한 대처, 감염 경로, 예방 활동, 정기적 진찰을 계속할 필요성에 대해 상의한다.
- 라이프스타일에 대해 상의한다.
- 지원 시스템 확립
- 치료를 방해하는 요인에 대해 중재한다.
- 환자가 의사와 의사소통을 잘하고 있는지 확인한다.

EP 환자 교육 항목
- 치료와 정기 검진의 필요성에 대해 설명한다.

</td><td></td></tr>
</table>

- 항HIV 약물의 부작용에 대해 설명한다.
- 내성 바이러스에 대해 설명한다.

- 부작용이 나타났을 때와 약 먹는 것을 잊어버리는 등 문제가 생겼을 때 연락처 · 연락방법을 설명한다.
- 주변의 지원이 가진 장점을 설명한다.

➡ 항HIV 치료를 하기 전에 약물의 샘플이나 자료 등을 제시하면서 구체적으로 설명한다. **근거** 치료에 대한 이해가 불충분한 경우, 치료에 실패하고 복용하는 약을 변경하는 일이 생길 수 있다.

➡ 가족에게도 환자처럼 설명하고, 복약 확인방법 등에 대해 상의한다. **근거** 주위 사람들이 알려주는 것 등을 통해 주의를 환기시킴으로써 약 복용을 잊어버릴 위험을 줄이고 습관화할 수 있게 한다.

10 간호 문제	간호 진단	간호 목표(간호 성과)
#10 약 복용과 관련하여 자기결정을 할 수 없다.	**의사결정 갈등** **관련 요인:** 모순되는 정보원, 의사결정 중단, 관련된 정보 부족, 확실치 않은 환자의 가치관, 신념 **진단 지표** ☐ 의사결정의 지연 ☐ 몇 가지 선택 사이에서 고민 ☐ 선택에 대한 불확실성을 말로 표현	〈장기 목표〉 자신의 결정에 따라 치료를 수행할 수 있다. 〈단기 목표〉 각종 선택의 장점과 단점을 말할 수 있다.

간호 계획

OP 경과 관찰 항목
- 환자 · 가족이 가지고 있는 정보의 정도
- 환자의 의사결정 과정
- 가능한 선택의 내용
- 환자가 선택한 내용
- 의사결정의 갈등 내용
- 환자 자신의 신념, 가치관

TP 간호 치료 항목
- 의사결정 과정을 촉진한다.
- 의사결정에 관계하는 가족이 환자를 격려하도록 지도한다.
- 충분한 지식을 제공하고 선택할 수 있도록 돕는다.
- 의사결정의 권리가 환자에게 있음을 보증한다.
- 가족이 있으면 협력하여 의사결정 과정을 확실하게 한다.

EP 환자 교육 항목
- 의사결정의 필요성에 대해 설명한다.
- 결정하지 않은 경우에 발생하는 위험에 대해 설명한다.

중재 포인트와 근거

➡ 환자 및 가족과의 면접을 통해 정보를 제공하고, 동시에 불안과 우려 사항을 확인하여 해결방법을 제안한다. **근거** 정보 제공을 계속적으로 하면 치료에 대한 이해가 깊어진다. 또한 가족이 격려하고 협력하여 복약을 시작 · 계속하여 자신감을 가질 수 있다.

➡ 환자뿐만 아니라 가족에게도 정보를 제공하고 치료에 대해 이해하게 한다. 또한 어떤 도움이 효과적인지 상의한다. **근거** 가족에게 필요한 태도와 지원 내용을 구체화하여 자연스럽게 도와줄 수 있다.

➡ 어떤 결정이든 환자가 충분한 정보를 얻고 이해한 결과임을 정중하게 확인하고 진행한다. **근거** 장기간 정기 진찰, 약 복용을 지속해야 하므로 환자 자신의 의사결정이 중요하다.

<table>
<tr><td>11 간호 문제</td><td>간호 진단</td><td>간호 목표(간호 성과)</td></tr>
<tr><td>#11 자기관리 능력을 향상시킬 필요가 있다.</td><td>효과적인 자기 건강관리
관련 요인: 약 복용에 대한 자기관리 강화
진단 지표
□ 적절한 관리를 계속한다.
□ 적절한 관리를 하고 싶다고 말한다.</td><td>〈장기 목표〉 약 복용에 대한 자기관리를 확실하게 할 수 있다.
〈단기 목표〉 1) 약 복용에 대한 자기관리의 필요성을 안다. 2) 자신의 라이프스타일에 맞는 약 복용 관리방법을 찾을 수 있다.</td></tr>
</table>

<table>
<tr><td>간호 계획</td><td>중재 포인트와 근거</td></tr>
<tr><td>

OP 경과 관찰 항목
- 계속되는 약 복용의 필요성에 대한 이해 상황, 자기관리 실시방법
- 환자의 의욕

TP 간호 치료 항목
- 약 복용을 계속할 필요성을 환자와 함께 생각한다.
- 복약 관리방법을 환자와 함께 생각한다.
- 라이프스타일에 맞는 복약 관리방법 여부를 환자와 함께 검토한다.

EP 환자 교육 항목
- 계속적인 약 복용의 필요성을 설명한다.
- 항HIV 약을 평생 복용하는 것을 설명한다.

</td><td>

⊃라이프스타일을 확인하고 약 복용 시간을 조정한다. 평일뿐만 아니라 휴일에도 약을 복용할 수 있는지 검토한다. 실생활에서 시뮬레이션을 수행하면 더 확실하게 실천할 수 있다. 근거 불규칙한 복약은 내성 바이러스를 발생시키는 원인이 된다. 복약을 시작하기 전에 확실히 복용할 수 있는 시간을 검토한다.

⊃환자들이 생활에서 실행 가능한(현실적인) 방법을 찾을 수 있도록 다른 환자가 실행하는 방법 등 정보를 제공하거나 환자가 찾아낸 방법을 지지하는 등 복약 관리방법을 진행시켜나간다. 근거 장기에 걸친 정기 검진과 복약을 계속하려면, 환자 자신이 실행 가능한 방법을 찾는 것이 자기관리의 기본이다.

⊃실행 가능한 방법을 검토하기 위해 필요한 정보를 설명하고, 정보 이해에 오류가 없는지, 질문 사항은 없는지 확인하면서 진행시킨다. 근거 필요한 정보의 내용이나 이해의 정도는 환자에 따라 다르며, 또 같은 환자라도 경험에 따라 변화하기 때문에 세심한 확인이 필요하다.

</td></tr>
</table>

<table>
<tr><td>12 간호 문제</td><td>간호 진단</td><td>간호 목표(간호 성과)</td></tr>
<tr><td>#12 약 복용에 따른 피로와 생활 변화로 복약 준수 의지가 저하될 가능성이 있다.</td><td>사회적 상호작용 장애
관련 요인: 보호자가 없다, 혼란한 사고 과정, 사회 문화적 부조화
진단 지표
□ 사회적 상황이 불편해진다.
□ 다른 사람과 상호작용이 원활하지지 않다.
□ 사회적 고립
□ 사회적 상호작용 행동이 거북하다.
□ 가족이 상호작용의 변화에 대해 말한다.</td><td>〈장기 목표〉 상황에 대처하면서 약 복용 준수를 유지할 수 있다.
〈단기 목표〉 생활 변화와 복약 시간에 대한 문제를 의료 관계자에게 상담할 수 있다.</td></tr>
</table>

<table>
<tr><td>

간호 계획

OP 경과 관찰 항목
- 사회적 문제에 대한 발언의 유무
- 사회적인 역할 변화
- 외관상 변화(지나치게 마르거나 비만, 복장 혼란)
- 진찰 상황
- 불면증

</td><td>

중재 포인트와 근거

➡생활 및 복약 상황은 계속해서 면접을 실시하여 상담해나간다. 특히 직장 환경의 변화와 배우자와의 관계 변화, 가족 관계의 변화에 따라 라이프스타일이 변화하면 약 복용뿐만 아니라 진료까지 부정하게 되고, 궁극적으로는 약 복용을 중단할 가능성도 있다. 수시로 평가하고 도움의 필요 여부 등을 검토한다. `근거`장기간 치료가 진행되기 때문에 처음에는 순조로워도 점차 부담스러워지고, 생활과 복약·진찰을 병행하기가 어려워 동기 부여가 저하할 수 있다.

</td></tr>
<tr><td>

TP 간호 치료 항목
- 스트레스가 어떤 문제를 일으키는지 환자가 알 수 있도록 돕는다.
- 스트레스를 줄일 수 있는 방법을 찾을 수 있도록 돕는다.
- 새로운 사회적 행동을 시도하도록 격려한다.
- 가족이 환자를 이해하고 도움을 제공하도록 돕는다.
- 질환이나 치료 경과에 대한 사실에 입각한 정보를 환자의 양해를 얻어 가족에게 제공한다.
- 사회자원(헬로 워크, NPO, NGO 등)을 소개한다.
- 다른 전문직(상담사, 메디컬 사회복지사 등)을 소개한다.
- 진료의 편리성을 고려한 의료 연계(질병 진단, 질병 질환)를 검토한다.

</td><td>

➡치료와 통원 기간이 장기화되면서 감염자로 생활하는 데 문제가 발생하지는 않는지 살펴본다. 이에 대해 상담할 수 있도록 병원 안팎의 다양한 지원자나 자원과 연결할 수 있도록 지원한다. `근거`인간관계와 경제 상황 등은 치료와 통원 자체에 관한 상담이 아니므로, 의사에게는 상담하지 않을 수 있다. 이러한 것들은 치료와 통원에 영향을 미칠 가능성이 있으므로 다양한 관계자와 지속적으로 상담할 수 있는 체계를 만들어 실행할 수 있게 한다.

</td></tr>
<tr><td>

EP 환자 교육 항목
- 정기 검진의 중요성을 설명한다.
- 약 복용을 확실하게 해야 하는 중요성에 대해 설명한다.
- 관련된 전문가의 역할에 대해 설명한다.
- 사회자원에 대해 설명한다.

</td><td>

➡치료와 통원 기간이 장기화된 환자에게는 먼저 의도적으로 말을 건다. 면담을 통해 환자의 일상적인 경험과 인식방법, 정보의 이해도를 확인하고, 새로운 정보도 수시로 제공한다. `근거`환자가 초기에 이해한 정보 또한 환자의 경험에 따라 이해방법이나 우선순위가 변하기 때문에 요양 기간이 장기화된 환자의 경우, 이해도를 다시 확인하거나 새로운 정보를 제공할 필요가 있다.

</td></tr>
</table>

13 간호 문제	간호 진단	간호 목표(간호 성과)
#13 감염의 위험이 있다.	**감염 중개 위험 상태** **위험 요인:** 다수의 성적 파트너, 예방 조치를 취하지 않은 성교	〈**장기 목표**〉 안전한 성관계를 하고 2차 감염을 예방할 수 있다. 〈**단기 목표**〉 성관계에 대한 감염 예방방법을 설명할 수 있다.

<table>
<tr><td>

간호 계획

OP 경과 관찰 항목
- 환자의 이해 상황
- 환자의 실시 상황

</td><td>

중재 포인트와 근거

➡상대방에게 HIV를 감염시킬 뿐만 아니라 자신도 HIV 재감염, 다른 성병에 감염될 수 있다는 것을 설명한다. `근거`HIV 감염자는 성병에 걸리기 쉽고, 증상이 심해질 수 있다. 또한 HIV를 감염시키는 측면만을 강조하지 말고 '자신의 몸도 보호한다'라는 의식이 중요하다는 것을 설명하면 받아들이기 쉽다.

</td></tr>
</table>

- 환자에게 HIV의 감염 경로를 이해하게 한다.
- 보다 안전한 성관계의 필요성을 이해하게 한다.
- 섹스 상대에게 HIV 항체 검사를 권할 필요성에 대해 상의한다.
- 특정한 상대에게도 HIV 감염 경로를 이해하게 한다.

- 안전한 성관계에 대한 필요성을 설명한다.
- 성관계 상대에게 알리는 것에 대해 상의한다.

➡ 안전한 성관계에 대해 서로 인식하는 것이 바람직하다고 설명한다. 상대가 있다면 함께 내원을 권장하고, 교육을 실시한다. **근거** 상대방도 이해하게 하고, 둘 다 성병에 걸리지 않도록 할 필요성이 있다.

➡ 환자의 성적 취향을 이해한 후, 위험 감소를 위한 목적으로 성적 행동을 화제로 삼는다. 또한 한 번의 중재로 목표에 도달할 수 없어도 지속적으로 상의해나간다. **근거** 환자는 다른 사람에게 감염시키는 것만 의식할 수 있다. 하지만 다른 성병의 감염이나 HIV에 재감염될 가능성이 있기 때문에 자신의 건강관리 중 하나로 보다 안전한 성생활이 필요하다는 점과 연결지어 이야기한다.

| Step1 영향 평가 | Step2 간호 초점 | Step3 계획 | **Step4 실시** | Step5 평가 |

병기 · 병태 · 중증도별 관리 포인트

【HIV 항체 양성 판명 시】 HIV 감염과 AIDS 환자로 장기 요양을 시작할 시기로서, 환자가 적극적으로 치료와 생활에 임할 수 있도록 지원해야 할 내용이 많다. 무증상 HIV 양성으로 판명된 환자는 통원 치료, AIDS 발병을 계기로 HIV 양성으로 판명된 환자는 유증상으로 입원하는 경우가 많다. 어느 경우라도 의사의 초기 치료 계획 설정과 간호사의 환자 교육이 확실하게 연결되도록 하는 것이 상담 마인드(적극적으로 경청하는 자세)의 기본이다. 또한 정보 제공이나 상담 대응을 하면서 환자의 인지 행동, 정서 영역에 동기 부여를 하도록 돕는다.

【치료 시작 전】

① 미치료기: 면역 수준이 유지되고(CD4 수 ≥ 350/$\mu\ell$), 무증상 또는 가벼운 증상으로 치료가 필요하지 않은 시기이며, 환자는 정기 검진에서 치료 시작 시기를 예측해나간다. 또한 조만간 복용 일정을 짜 넣는 생활 리듬을 만들고, 진찰 시와 정기 검진의 중요성, 건강관리를 위한 대처 행동에 대한 정보를 제공하며, 정기적 진찰을 지지하는 태도로 평가(칭찬, 격려 등)하여 행동화를 위한 상담에 대응한다. 이러한 관계를 통해 약 복용 개시를 위한 평가와 제반 준비, 환자−의료 관계자의 신뢰 관계를 형성하고 진찰 중단의 위험을 방지한다.

② 치료 시작 전기: 면역 수준이 저하(CD4 수 < 200~350/$\mu\ell$) 또는 증상이 있어 치료 시작이 가까워진 시기이다. '계속해서 약 복용이 가능한가'라는 관점에서 인지, 행동, 정서 영역을 평가하면서 약 복용에 대한 오리엔테이션, 복용 시뮬레이션을 실시한다. 또한 경제적 · 인적 지원 상황을 평가하고, 환자에게 필요한 사항을 돕는다.

③ 치료 시작기: 의료와 환자의 합의에 따라 항HIV 약물을 처방하여 HAART를 시작하는 시기이다. 최종적인 복약 지도(복용방법, 부작용과 대처법, 관리 지침, 연락 · 상담방법 등 확인)를 실시하여 환자가 안전하게 시작할 수 있도록 돕는다. 일반적으로 외래에서 시작되지만, 환자는 준수(환자 스스로 내린 결정에 따라 치료를 수행하는 것을 목표로 하는 자세)에 불안을 갖고 있다. 또한 면역 재구성 증후군(IRS)이 염려되는 경우에는 입원하여 HAART를 시작하는 경우가 있다. 치료를 시작할 때 문제가 있는 경우, 시작을 보류하는 것도 검토한다. 면역재구성 증후군은 항HIV 치료를 시작하면 면역 회복 과정에서 체내에 잠복하고 있던 병원균에 대한 응답 반응이 급격하게 회복되고, 조금 나아졌던 기회 감염이 악화되거나 새로운 기회 감염이 나타나는 것을 말한다.

【치료 시작 후】

① 단기(6개월 미만): 안전하게 약 복용을 하고 있는지, 초기 부작용과 치료 효과를 판정하는 시기이다. 약 복용에 대해 확인하고 안전하게 계속 복약을 할 수 있도록 돕는다.

② 장기(6개월 이상): 복약 현황과 함께 장기 복용에 따른 부작용을 관찰하고, 스트레스(복약에 따른 피로)에 대한 관리를 유의할 시기이다.

【AIDS 발병기】 AIDS가 발병하여 입원 치료가 필요한 시기이다. 면역 결핍이 진행되고 있으며, 치료가 어려울 수도 있다. AIDS 치료 후 HAART를 시작하는 경우와 AIDS 치료로 HAART를 시작해야 하는 경우, 시작 준비 및 후속 경과 관찰을 신중하게 한다.

【암흑기】 면역 결핍이 진행되며, AIDS(합병증)가 원인인 경우와 병존 질환(C형 간염이나 악성 종양 등)이 원인인 경우가 있다. 두 경우 모두 완화 의료 병원 등 각종 전문과, 지역의 지원(방문 간호, 왕진 등)과 연계하여 종합적인 치료를 실시한다.

간호 활동(간호 중재) 포인트

커뮤니케이션의 주의사항

- 우선 환자의 이야기를 듣고 이해하기 위해 노력하며, 의료 관계자 간에 정보를 통합하여 공유한다.
- HIV 감염이라는 이유로 환자를 특별하게 보지 않는다. 성적 취향과 가치관을 알고, 지나치게 배려하지 않는 태도로 대응하도록 유의한다.

개인 정보 보호에 대한 배려

- 환자의 동의 없이 감염 사실을 다른 사람에게 말하지 않는다.
- 병명·검사 데이터, 약 이름 등을 설명하는 경우 자존감을 생각하여 배려할 수 있는 환경으로 정돈한다.
- 지역 직원이 도울 경우, 해당 직원에 대해서도 개인 정보 유지를 철저히 하도록 지도한다.

자기관리에 대한 지원

- 감염 사실을 알린 후 조기에 환자 교육을 실시한다. 올바른 지식을 가지면 불안 제거로 이어진다.
  - 내용: HIV 감염의 개요, 치료법
    일상생활의 주의사항(식사, 청결 등)
    2차 감염 예방(안전 제일 성관계, 체액의 취급 등)
    정기 검진의 필요성
    약 복용에 대한 도움
- 직장이나 학교 생활을 계속하여 사회적 관계는 최대한 유지하도록 제의한다.
- 질병에 대해 말할 수 있는 사람이 있으면 치료를 지속하는 데 효과적이기 때문에 인적 지원을 얻을 수 있도록 돕는다.
- 항HIV 치료는 경제적 부담이 크기 때문에 향후 치료비에 대한 불안감을 갖는 경우가 많다. 신체 장애자 수첩을 취득하거나 자립 지원 의료 절차 등 경제적 지원을 얻을 수 있도록 돕는다.

감염 예방

- HIV 감염의 감염 예방책은 표준 예방책 프로그램을 실시하는 것이 기본이다. HIV 항체 양성을 이유로 과도한 감염 예방을 하지 않는다.
- 표준 예방책을 실시할 수 있도록 환경을 정돈한다(장갑이나 비닐 에이프런, 가운 등의 물품).
- 다른 사람으로의 HIV 감염을 염려한 개인실 적용은 불필요하다.
- 사고를 예방차원의 처치에 집중한다. 만약 바늘에 찔리는 사고가 일어났거나 또는 점막·손상된 피부가 노출되는 사고가 발생한 경우, 예방 복용이 필요한지 의료 종사자용 차트에 따라 책임자와 상의하고 30분 이내에 대응한다.

퇴원 지도

- 호흡기 증상이나 체력 회복에 맞춘 라이프스타일 조정(업무 내용과 역할, 스포츠 등)
- 항HIV 약 복용을 시작할 예정이며, 평생 복용 치료가 필요하므로 정기 검진의 필요성을 교육한다.
- HIV 감염증 치료를 계속해나갈 의사를 확인하고 외래 진료와 연계한다.
- 일상생활에서의 주의사항, 2차 감염 예방방법에 대해 환자, 가족, 파트너에게 알려준다.

요양 지도

- 정기적으로 검진을 받을 수 있도록 환자와 함께 상의한다.
- 컨디션 변화에 관심을 갖고 관찰하며 예방하는 방법을 환자와 함께 상의한다
- 컨디션이나 진료에 관한 상담을 의료 관계자에게 언제, 어떻게 하면 좋을지 구체적으로 지도한다.
- 정기 검진 · 상담 등의 자기관리를 잘할 경우 긍정적으로 평가하고, 그렇지 않을 경우 그 이유를 환자와 함께 논의하여 지금까지의 방법을 검토한다.
- 부작용이 나타났을 때나 컨디션이 나쁠 때는 의료 업체에 연락 · 상담하거나 진료가 필요하다는 것을 설명한다.

Step1 영향 평가	Step2 간호 초점	Step3 계획	Step4 실시	**Step5 평가**

평가 포인트

간호 목표 달성도

입원 시

- 뉴모시스티스 폐렴 치료를 끝내고 호흡곤란이 감소하여 ADL을 스스로 할 수 있는가?
- 불안과 긴장이 완화되고 치료에 대해 긍정적으로 생각하며 자신의 의사로 치료에 참여할 수 있는가?
- 호흡기 증상과 수반 증상이 회복되고, 입원 전의 라이프스타일에 맞는 수준까지 자기관리 능력을 회복하고 있는가?
- 뉴모시스티스 폐렴의 치료 경과와 부작용을 이해하고 확실한 약 복용 조치를 취할 수 있는가?
- 자기관리를 할 수 있고, 부작용이 나타났을 때 조기에 대응할 수 있는가?
- HIV 감염에 대한 불안과 의구심을 표출하고, 치료 계획을 이해하여 건강 행동으로 실천할 수 있는가?
- CD4에 맞는 다른 기회 감염을 조기에 발견 · 대응할 수 있고, 기회 감염을 최소한으로 할 수 있는가?
- 현기증이나 휘청거림이 일어나는 원인을 이해하고, 낙상 없이 안전하게 일상생활을 할 수 있는가?
- 환경 변화, 스트레스와 안정에 따른 변비의 요인을 이해하고, 규칙적인 배변을 하는가?
- 수면 장애 없이 ADL을 할 수 있는가?
- 자신의 라이프스타일에 맞는 복약 관리방법을 찾을 수 있고, 확실한 복약 행동을 계속할 수 있는가?

외래 시

- 질병과 치료에 대한 지식을 충분히 얻을 수 있고, 자기관리를 할 수 있는가?
- 부작용, 치료 계획을 의료 관계자와 상담할 수 있고, 부작용을 제어하며 치료를 계속할 수 있는가?
- 항HIV 약물 선택의 장점과 단점을 이해하고, 자신의 결정에 따라 치료를 수행할 수 있는가?
- 유해 반응을 조기에 발견하고 해결하여 최소화할 수 있는가?
- 약 복용에 대한 자기관리의 필요성을 이해하고 자신의 라이프스타일에 맞는 관리방법을 찾아 확실히 할 수 있는가?
- AIDS 합병증을 관리하고 최소화할 수 있는가?
- 생활 변화와 약 복용 시간 문제를 의료 관계자와 상담하고 해결하면서 준수를 유지할 수 있는가?
- 성관계 시 감염 예방방법을 이해하고 안전한 성관계를 할 수 있는가?

뉴모시스티스 폐렴 환자의 병태 관계도와 간호 문제

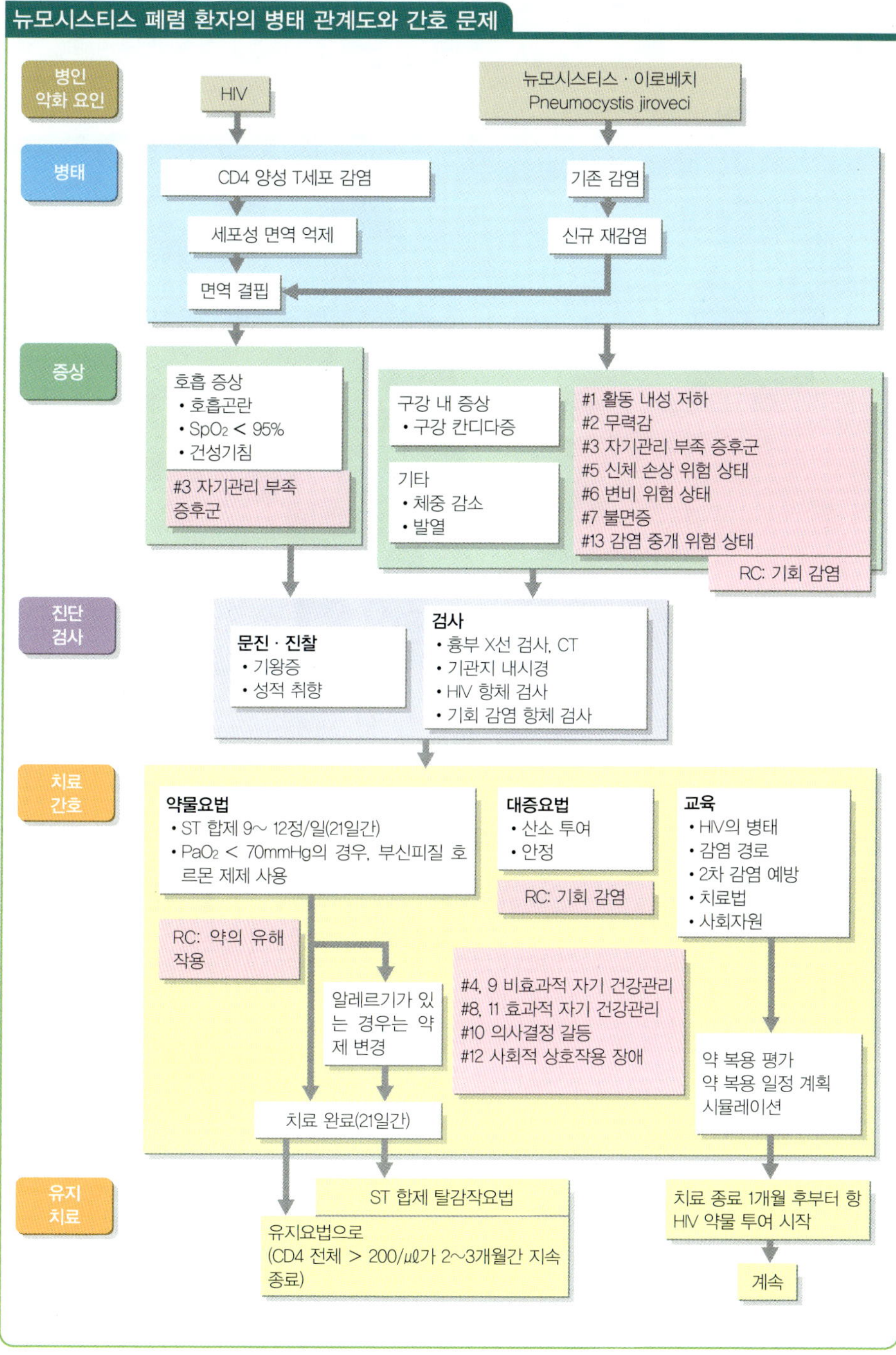

가지와라 미치코

눈으로 보는 질환

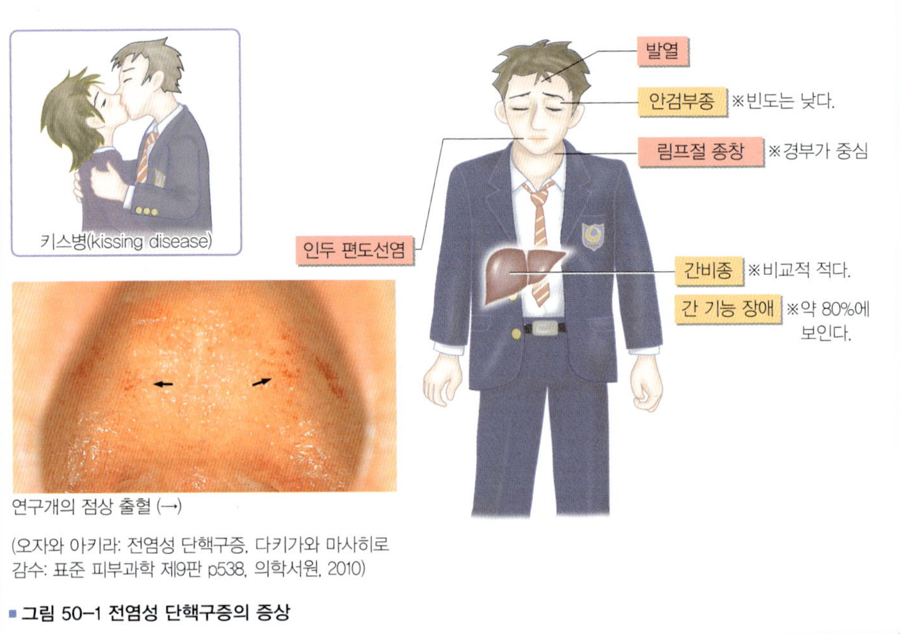

(오자와 아키라: 전염성 단핵구증, 다키가와 마사히로
감수: 표준 피부과학 제9판 p538, 의학서원, 2010)

■ **그림 50-1 전염성 단핵구증의 증상**

병태 생리

▌ **전염성 단핵구증은 EB(Epstein-Barr)바이러스에 처음 감염되어 발병하는 급성 감염증이다.**
- EB바이러스에 인두 상피세포가 감염되고, 그곳에서 증식한 EB바이러스에 B세포가 감염되어 T세포가 과잉 반응함으로써 다양한 면역 반응이 일어난다.

병인·악화 요인

- EB바이러스는 인간 헤르페스바이러스와 헤르페스바이러스아과에 속한다.
- EB바이러스는 인간 B세포에 지속성으로 잠복 감염하고, 가끔 재활성화하여 인두 상피세포에서 바이러스의 증식·배출이 일어난다.
- EB바이러스의 수용체는 B세포상의 CD21이다.

역학·예후

- 일본에서는 원래 처음 감염의 연령이 낮고, 불현성 감염으로 끝나는 것이 많다고 보고되어왔다.
- 사춘기에서 청년기까지의 처음 감염은 전염성 단핵구증의 전형적인 경과를 보인다.
- EB바이러스는 타액(키스)을 통해 감염 또는 비말 감염된다. 따라서 전염성 단핵구증을 '키스병(kissing disease)'이라고 부르기도 한다.
- 잠복기는 4~6주이다.
- 면역 결핍 상태의 환자가 감염이나 합병증을 일으킨 경우를 제외하고 예후는 좋다.

■ 3대 증상은 발열, 림프절 종창, 인두 편도선염이다.

- 발열: 38℃ 이상의 발열이 1~2주간 계속된다.
- 림프절 종창: 경부를 중심으로 임파선이 붓는다. 겨드랑이나 사타구니의 림프절도 자주 붓는 것을 볼 수 있다.
- 인두 편도염: 편도염은 삼출성이며 백태를 동반한다. 따라서 화농성 편도선염으로 진단되는 경우가 많다.
- 기타 간비종, 피부 발진, 안검부종도 나타난다. 피부 발진은 몸을 중심으로 한 홍반이나 작은 여드름으로, 암피실린 수화물(ABPC)을 투여하면 피부 발진이 나타나기 쉽다. 안검부종은 빈도는 낮지만 진단적 가치가 높은 소견이다.

■ 3대 증상을 포함한 임상 소견과 EB바이러스 항체 검사에 의해 진단한다.

- 발열 · 림프절 종창, 인두 편도선염이 인정되고, 백혈구 증가, 이형 림프구가 나타나며, 간 기능 장애가 인정되는 경우에 본 질환을 의심한다.
- 확정 진단은 EB바이러스 항체를 확인하여 진단한다.
- 감별 진단: 같은 헤르페스 바이러스인 인간 사이토메갈로바이러스와 인간 헤르페스바이러스 6형(HHV-6)의 감염으로, 전염성 단핵구증과 유사한 증상이 인정될 수 있고 항체 수치로 감별한다. 또한 HIV 급성 감염도 전염성 단핵구증과 비슷한 증상을 나타내므로 감별이 필요하다.

● 검사값

- 백혈구 증가: 백혈구 수는 1만~2만/μl로 증가한다. 현저한 빈혈과 혈소판 감소는 동반하지 않는다.
- 이형 림프구의 출현: 이형 림프구는 도말 표본상으로는 중형~대형이며, 호염기성의 세포질을 갖는다. 또한 CD8+HLA-DR+의 표면 형질을 갖는다.
- 간 기능 장애: 약 80%의 증례로 평가된다. AST와 ALT가 수백 U/L 정도까지 증가한다. 경~중등도의 간 손상 간염 바이러스는 음성
- EB바이러스 항체: 급성 VCA-IgM의 높은 수치는 진단적 가치가 높다. VCA-IgG는 당초 음성으로, 과정 중에 상승한다. EBNA(EB바이러스 핵 내 항원)은 전염성 단핵구증의 유증상기에는 음성이며 회복 후 상승한다(그림 50-2).

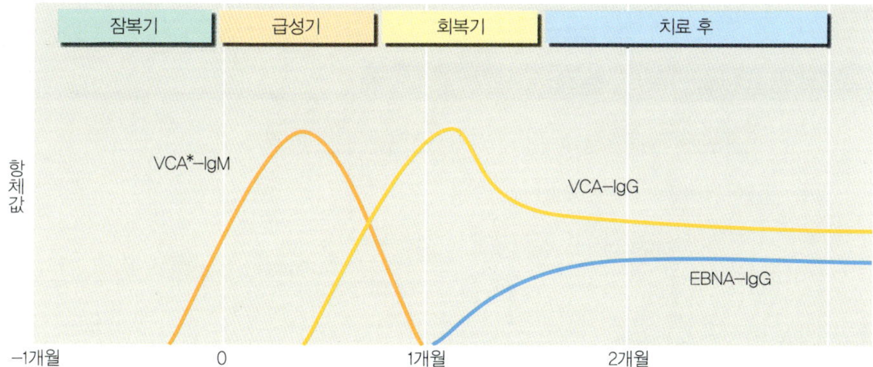

■ 그림 50-2 감염성 단핵구증의 경과와 EB바이러스 항체의 추이

- 무균성 수막염, 비장 파열, 폐렴, 기란-발레 증후군, 관절염, 혈소판 감소성 자반병 등 여러 가지 경우가 보고되고 있다.
- 혈구탐식 증후군(virus associated hemophagocytic syndrome: VAHS): EB바이러스 감염으로 T세포와 대식세포가 비정상적인 활성화를 일으키고, 고사이토카인혈증 아래 대식세포가 골수와 망내계에서 혈구를 탐식한다. 범혈구 감소, 간 장애, 파종성 혈관내응고 증후군 등이 나타난다.
- 만성 활동성 EB바이러스 감염증: 간비종, 림프절 종창, 발열 등 전염성 단핵구증의 증상이 장기간 지속되는 질환, 혈청 VCA-IgG의 비정상적으로 높은 수치, EBNA-IgG의 낮은 수치가 인정된다. T세포나 자연 살해(NK) 세포가 EB바이러스에 감염되어 종양성으로 증식한 것으로 간주된다.

- **치료 방침**
- 바이러스에 특이적인 치료법이 없고, 기본적으로 자가 회복(self-limited) 질환*이기 때문에 안정과 대증요법이 중심이 된다. 4~5주 경과하면 증상이 개선된다.
  * 치료를 하지 않아도 장기적으로 증상이 안정되거나 가라앉는 성질이 있는 질환임
- **약물요법**
- 용혈성 연쇄상구균 등의 세균 감염을 합병할 수 있으며, 이러한 경우에는 항균제를 투여한다. 다만, 암피실린 수화물(ABPC)을 전염성 단핵구증 환자에게 투여하면 발진의 원인 때문에 세펨계의 약을 이용한다.

Px 처방 예 용혈성 연쇄상구균 감염증을 합병하는 경우
- 케플렉스 캡슐(250mg) 1회 250mg 6시간마다 ← 세펨계 항균제

■ 표 50-1 전염성 단핵구증의 주요 치료제

분류	일반명	주요 상품명	약의 효과 메커니즘	주요 상품명
제1세대 세펨계	세팔렉신	L-케플렉스, 케플렉스, 센 세파린, 라리키신	세균 세포벽의 합성을 저해한다.	쇼크, 아나필락시스양 증상

전염성 단핵구증의 병기 · 병태 · 중증도별 치료 순서도

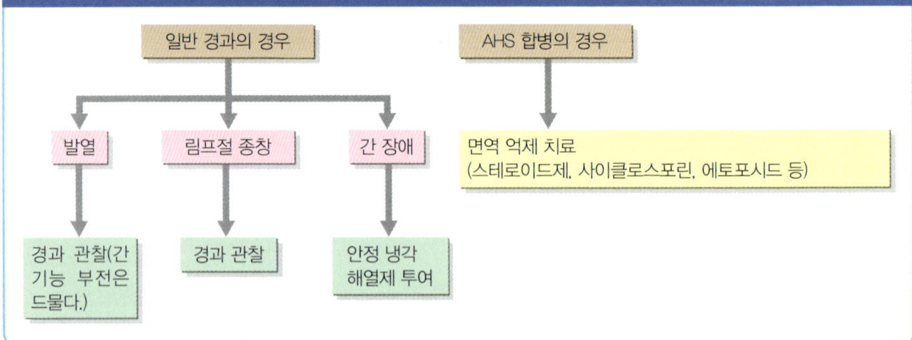

전염성 단핵구증 환자의 간호

사이노 다카시

간호 과정 순서도

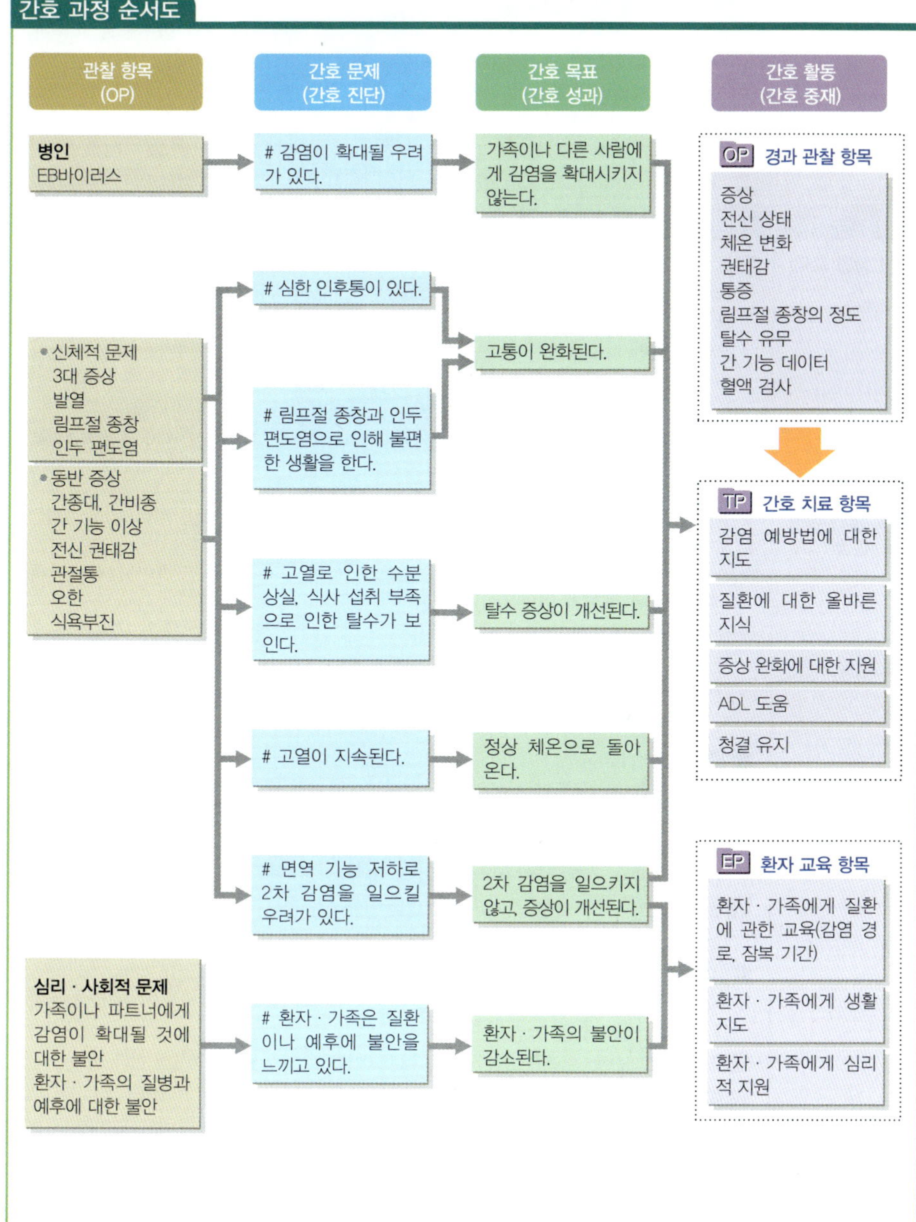

- 전염성 단핵구증은 면역 결핍 등의 기초 질환이 없는 한 예후는 좋다. 일반적으로는 대증요법을 실시하고, 외래 치료로 증상의 경과를 본다. 그러나 간 기능 이상이나 중증이 된 경우는 입원 치료를 한다.
- 발열, 림프절 종창, 인두 편도선염이 3대 증상이다. 고열이 며칠 계속되는 심한 인후통을 호소하는 경우는 증상을 완화시키도록 한다.
- 잠복 기간이 4~6주 정도로 길고, 불현성 감염으로 끝날 수도 있기 때문에 감염 확대가 우려된다. 따라서 가족의 건강 상태에 대한 정보를 수집하고, 감염 확대 예방 교육의 중재가 필요하다.

| Step1 영향 평가 | Step2 간호 초점 | Step3 계획 | Step4 실시 | Step5 평가 |

정보 수집	평가 관점과 근거 · 잠재적 간호 문제
전신 상태 파악	**현재 나타난 신체 증상을 파악하고 심각해질 위험이 없는지 평가한다.** • 진료 단계에서 감별되는 경우가 드물고, 그 시점에서의 신체 증상이 다음 기준이 될 수 있다. • 발열로 인한 피로감이나 인두 편도선염으로 탈수를 일으킬 우려가 있다. 또한 식욕부진으로 영양실조의 위험성이 있다. • 환자가 기초 질환을 가지고 있는 경우, 그 상태와 치료 상황을 파악한다. 🔍 잠재적 간호 문제 : 감염이 확대될 우려가 있다./고열로 인한 수분 상실, 식사 섭취 부족으로 인한 탈수가 보인다.
증상, 출현 상황, 정도 관찰	**발열, 림프절 종창, 인두 편도선염이 나타난 상황, 정도를 파악하는 것은 치료 · 간호 계획을 세우는 데 효과적이다.** • 환자의 신체 증상이 나타난 때를 기준으로 하여, 그 전후에 가족이나 파트너의 건강 상태에 변화가 없었는지 파악한다. • 잠복기는 4~6주이지만, 전구 증상으로 오한이나 전신 권태감 등을 보이는 경우가 있다. • 간종대, 비종대가 큰 경우는 드물게 간 · 비장 파열이 일어날 수 있으므로 의사의 지시에 따라 격렬한 운동 등은 삼간다. **발열** • 고열(때로는 40℃에 이르는 경우가 있다)이 일주일 정도 지속된다. • 고열이 지속됨에 따라 신진대사가 항진하고, 불감증설이 증가한다. 고열은 식욕부진을 불러일으켜 영양 섭취가 어렵거나 수분 섭취 부족으로 탈수를 일으킬 우려가 있으므로 수분 섭취량과 배설량을 파악한다. 🔍 잠재적 간호 문제 : 고열이 지속된다./고열로 인한 수분 상실, 식사 섭취 부족으로 탈수를 보인다. **림프절 종창** • 주로 경부 림프절 종창이 나타나며, 겨드랑이 림프절이나 서혜부 림프절에 종창을 보이는 사례도 많다. 🔍 잠재적 간호 문제 : 림프절 종창이나 인두 편도선염으로 인해 불편한 생활을 한다. **인두 편도선염** • 심한 통증을 호소할 수 있다. 편도는 발적, 종창이 인정되고, 백태를 동반하는 경우도 있다. • 편도선의 비대로 식사 섭취와 수분 섭취가 어려워진다. 🔍 잠재적 간호 문제 : 림프절 종창이나 인두 편도선염으로 불편한 생활을 한다.

<table>
<tr><td>질병에 대한
지식 파악</td><td>잠복 기간이 길고 불현성 감염도 많기 때문에 감염 확대의 위험 여부를 평가하고, 감염 확대
방지 대책을 철저히 한다.
● 타액을 통해 감염되기 때문에 키스병이라고도 하지만, 음료를 돌려 마시거나 식
기를 같이 써도 감염되므로 가족이 감염될 위험이 높다.
● EB바이러스 감염은 유아기에 발생하고, 불현성 감염으로 끝나는 경우가 많지만,
첫 감염이 사춘기에서 청년기에 발생하면 전염성 단핵구증이 발병한다.
● 환자·가족에게 감염 경로의 이해를 확인하고 적절한 감염 예방책을 지도한다.
🔍 잠재적 간호 문제 : 감염이 확대될 우려가 있다.</td></tr>
<tr><td>환자·가족의
심리·사회적
측면 파악</td><td>환자는 완치되기까지 얼마나 걸리는지, 가족 등 주위 사람들에게 감염시키는 것은 아닌지
등 다양한 불안감을 가지고 있다. 불안을 완화하기 위해 노력하고, 가족의 협력을 얻어 올바
른 감염 예방책을 실천할 수 있도록 돕는다.
● 환자·가족의 감염증에 대한 지식과 불안의 정도를 평가한다. 가족과 파트너는
자신들도 감염된 것은 아닌지 불안을 느끼는 경우가 있다. 전염성 단핵구증의 자
연 경과는 예후가 좋다는 것을 설명해준다.
🔍 잠재적 간호 문제 : 환자·가족은 질병이나 예후에 불안을 느낀다.</td></tr>
</table>

| Step1 영향 평가 | Step2 간호 초점 | Step3 계획 | Step4 실시 | Step5 평가 |

간호 문제 리스트

#1 림프절 종창이나 인두 편도선염으로 인해 불편한 생활을 한다(인지−지각 패턴).
#2 고열로 인한 수분 상실, 식사 섭취 부족으로 인한 탈수를 보인다(영양−대사 패턴).
#3 고열이 지속된다(영양−대사 패턴).
#4 감염이 확대될 수 있다(영양−대사 패턴).
#5 환자·가족은 질병이나 예후에 불안을 느끼고 있다(자기인식 패턴).

간호의 우선순위 지침

● 면역 체계와 관련된 기초 질환이 없으면 증상을 완화하면서 경과를 관찰하기 때문에 휴식을 갖고
영양을 제대로 섭취할 수 있도록 돕는다.
● 감염 확대를 방지하기 위해서는 환자뿐만 아니라 가족이나 파트너에게 전염성 단핵구증의 감염
경로와 감염 예방책에 대한 교육적 지도를 실시하는 것이 중요하다.

| Step1 영향 평가 | Step2 간호 초점 | Step3 계획 | Step4 실시 | Step5 평가 |

1 간호 문제	간호 진단	간호 목표(간호 성과)
#1 림프절 종창이나 인두 편도선염 때문에 불편한 생활을 한다.	안락 장애 **관련 요인:** 질병, 발열, 염증 **진단 지표** □ 질병과 관련한 증상 □ 안락하지 않다는 호소	〈장기 목표〉 고통이 완화한다. 〈단기 목표〉 1) 염증이 진정된다. 2) 림프절의 부기가 사라진다.

간호 계획	중재 포인트와 근거
OP 경과 관찰 항목 ● 바이털 사인(발열) ● 림프절 종창의 부위와 정도 ● 피로감, 관절통의 유무와 정도 ● 인두 편도선염의 정도 ● 환자의 표정, 통증의 정도	◗ 38℃ 이상의 고열이 일주일 전후로 보인다. ◗ 림프절 종창의 정도를 평가한다. 주로 경부 림프절 종창이 나타나는데, 겨드랑이 림프절이나 서혜부 림프절의 종창이 나타나기도 한다. ◗ 심한 통증을 호소할 수 있다. 편도는 발적. 종창이 인정되고, 백태를 수반하는 경우도 있다.

- 냉찜질을 실시하고 고열로 인한 고통을 완화한다.

- 의사의 지시에 따라 해열제, 진통제를 투여한다.
- 림프절 종창이나 인두 편도선염의 증상을 완화하는 방법을 연구한다.
- 안정을 유지한다.

- 고열과 염증으로 체력 소모가 심한 경우는 의사의 지시에 따라 수액을 투여한다.

EP 환자 교육 항목
- 질병이나 병태를 설명한다.

➡ 근거 열감이나 부기가 심한 경우는 부위를 차게 하여 통증을 완화한다.
➡ 근거 전염성 단핵구증은 자연 치유되는 질환으로 특별한 치료가 필요하지 않기 때문에 대증요법이 이루어진다.
➡ 통증과 부기의 정도를 파악하고 증상에 따라 대증요법을 실시한다.
➡ 고통이 크면 안정을 유지한다. 근거 특히 간종대, 비종대가 현저한 경우 간·비장 파열의 가능성도 염두에 두고 의사의 지시에 따라 안정을 준수한다.

➡ 근거 일반적으로 자연 치유되는 질환이다. 특별한 치료가 필요하지 않다는 점을 설명하고, 증상에 따라 일상생활이 가능하다는 점을 설명하여 불안을 완화한다.

2 간호 문제	간호 진단	간호 목표(간호 성과)
#2 고열로 인한 수분 상실, 식사 섭취 부족으로 인한 탈수를 보인다.	체액량 부족 **관련 요인:** 체액 상실 **진단 지표** □ 체온 상승 □ 소변량 감소 □ 구강 건조 □ 피부 건조	〈장기 목표〉 탈수 증상이 개선된다. 〈단기 목표〉 1) 필요한 수분을 섭취할 수 있다. 2) 수분 섭취의 필요성을 설명할 수 있다.

간호 계획	중재 포인트와 근거
OP 경과 관찰 항목 - 수분 출납 - 바이털 사인(혈압, 맥박) - 입이 마른다는 호소의 유무와 정도 - 발한, 피부나 점막의 건조 - 식사 섭취량, 수분 섭취량 - 소변량, 소변 횟수	➡ 필요한 수분의 출납을 산출한다. 근거 체온 상승에 따라 불감증설의 양이 증가한다. 또한 고열로 인한 식욕부진이 수분 섭취를 방해하고 탈수를 악화시킨다. ➡ 발한의 정도, 피부나 점막의 건조, 긴장도(미간)를 관찰한다. ➡ 탈수를 예방한다. 근거 수분 공급이 중요하다.
TP 간호 치료 항목 - 환자가 쉽게 수분 섭취를 할 수 있도록 음료의 온도와 맛을 연구한다. - 입으로 섭취할 수 없는 경우, 의사의 지시에 따라 수액을 투여한다. - 정기적으로 수분 출납을 파악한다.	➡ 근거 인두 편도선염의 고통으로 경구 섭취가 어려운 경우가 있다. ➡ 수분 출납 파악 근거 이상이 생겼는지 등의 조기 발견으로 이어진다.
EP 환자 교육 항목 - 수분 섭취의 필요성을 설명한다. - 탈수 현상을 지도한다.	➡ 하루에 필요한 수분량을 설명하고 섭취방법을 지도한다. 근거 수분 섭취의 필요성을 이해함으로써 자기관리가 쉬워진다.

<table>
<tr><td>3 간호 문제</td><td>간호 진단</td><td>간호 목표(간호 성과)</td></tr>
<tr><td>#3 고열이 계속되고 있다.</td><td>고체온
관련 요인: 질환, 대사율 상승
진단 지표
☐ 정상 범위 이상으로 체온 상승
☐ 빈맥
☐ 잦은 호흡</td><td>〈장기 목표〉 정상 체온으로 돌아온다.
〈단기 목표〉 1) 맥박, 호흡이 정상으로 돌아온다. 2) 고열에 따른 고통이 완화된다.</td></tr>
</table>

간호 계획	중재 포인트와 근거
OP 경과 관찰 항목 • 바이털 사인(혈압, 맥박, 호흡) • 발열의 경과, 출현 시간, 열형 • 피부나 점막의 건조 상태 • 피로 유무 • 발한, 소변량	➡ 근거 고열로 피부나 점막이 건조하다.
TP 간호 치료 항목 • 냉찜질을 실시하고 고열에 따른 고통을 완화한다. • 의사의 지시에 따라 해열제, 진통제를 투여한다. • 구강 관리를 하고 구강 청결을 유지한다. • 발한 시 옷을 갈아입도록 조언한다. • 부기나 통증으로 식사를 할 수 없는 경우는 식사 형태나 온도, 소화가 잘되는 메뉴에 대해 연구한다. • 탈수를 일으키지 않도록 수분 섭취를 권한다.	➡ 근거 전염성 단핵구증은 자연 치유되는 질환으로 특별한 치료가 필요하지 않기 때문에 대증요법을 실시한다. ➡ 근거 구강 건조는 타액 분비량을 감소시켜 구강 내 세균을 활발하게 한다. ➡ 근거 젖은 의류는 불쾌감이나 피로감을 일으킨다. ➡ 근거 고열로 인한 식욕부진이 나타나는 경우는 산뜻한 음식, 입맛에 맞는 음식, 위에 부담을 주지 않는 음식을 권한다.
EP 환자 교육 항목 • 수분 섭취의 필요성을 지도한다. • 신체 증상이 악화되는 등의 변화는 신속하게 의료 관계자에게 말하도록 지도한다.	➡ 근거 영양과 수분의 필요성을 이해하고, 환자 스스로 대응하게 하여 증상이 심각해지는 것을 방지하며, 조기 치료로 연결한다.

<table>
<tr><td>4 간호 문제</td><td>간호 진단</td><td>간호 목표(간호 성과)</td></tr>
<tr><td>#4 감염이 확대될 우려가 있다.</td><td>감염 중개 위험 상태
위험 요인: 비말 감염, 감염원·감염 예방 지식의 부족</td><td>〈장기 목표〉 감염을 확대하지 않는다.
〈단기 목표〉 1) 감염 경로를 이해할 수 있다. 2) 손 씻기를 잘하고 있다.</td></tr>
</table>

간호 계획	중재 포인트와 근거
OP 경과 관찰 항목 • 환자의 발병 시기는 언제인가? • 가족의 건강 상태에 변화는 없는가? • 감염 경로와 감염증에 대한 지식	➡ 근거 잠복 기간은 4~6주이다. 환자가 모르는 사이에 가족으로부터 감염되었거나 이미 가족에게 감염되었을 가능성이 있다. ➡ 근거 대부분은 불현성으로 종료되거나 잠복 기간이 길기 때문에 감염 확대의 우려가 있다.
TP 간호 치료 항목 • 환자가 기침을 할 때는 침이 다른 데로 튀지 않도록 화장지로 입을 가리고 하도록 지도한다. • 적절한 손 씻기를 지도한다.	➡ 근거 전염성 단핵구증은 침으로 감염되는 비말 감염이다. ➡ 구체적으로 손 씻는 방법을 지도한다. 근거 손에 묻은 바이러스는 확실하게 씻을 필요가 있다.

- EB바이러스의 감염 경로, 잠복기에 대한 교육적인 지도를 실시한다.

- 환자가 기침을 하거나 가래를 뱉은 유지의 처리방법을 알려준다.
- 감염 확대의 위험성과 감염 확대를 예방하기 위한 대처 행동, 청결 유지의 필요성을 설명한다.
- 환자·가족에게 일상생활의 주의사항을 설명한다.

➡ 조기에 환자·가족에게 감염 확대에 대한 교육을 진행한다. 근거 잠복 기간이 길기 때문에 감염 확대의 우려가 있다.
➡ 근거 감염 경로를 이해하고 타액의 비산에 주의사항을 설명한다.
➡ 감염 확대 예방의 필요성을 이해한다. 근거 올바른 지식을 얻으면 감염 확대의 예방 조치를 실시하기 쉬워진다.

5 간호 문제	간호 진단	간호 목표(간호 성과)
#5 환자·가족은 질병이나 예후에 불안을 느끼고 있다.	불안 **관련 요인:** 건강 상태의 변화, 다른 사람에게서 전염 **진단 지표** ☐ 생산성 저하 ☐ 불안정 ☐ 불확실성 ☐ 다른 사람을 비난하는 경향	〈장기 목표〉 1) 질병에 대한 불안감이 완화된다. 2) 가족에게 감염되지 않는다. 〈단기 목표〉 1) 불안한 마음을 말로 표현할 수 있다. 2) 감염 예방책을 설명할 수 있다.

간호 계획	중재 포인트와 근거
OP 경과 관찰 항목 • 환자의 표정, 모습 • 질병과 치료에 대한 환자의 반응 • 수면 상태 • 식욕과 식사 섭취량	➡ 환자의 상태를 평가한다. 근거 환자는 감기를 의심하고 진찰받는 경우가 많다. 감염증으로 진단된 것에 어떤 마음이 드는지 파악한다.
TP 간호 치료 항목 • 환자의 생각이나 질환에 대한 의문점을 알기 쉽게 설명한다. • 자존감을 존중하고 환자가 말하기 쉬운 환경을 제공한다. • 감염 경로나 질병의 예후에 대해 설명한다.	➡ 환자의 생각을 경청한다. 근거 환자는 예기치 않은 질환 이름을 듣고, 동요하는 경우가 많다. 불안을 표출함으로써 오히려 불안을 줄일 수 있다. ➡ 근거 환자들은 질환의 진단에 대해 주위 사람들을 신경 쓰고 말하기 어려워하므로, 안심하고 말할 수 있는 환경을 마련한다. ➡ 근거 질환에 대한 올바른 지식은 불안을 완화시킨다.
EP 환자 교육 항목 • 불안하게 느끼고 있는 것이나 걱정스러운 일이 있으면 언제든지 질문하도록 전달한다.	➡ 근거 언제든지 이야기할 수 있다고 설명하고 환자가 소외감을 느끼지 않도록 한다.

Step1 영향 평가　Step2 간호 초점　Step3 계획　**Step4 실시**　Step5 평가

병기·병태·중증도별 관리 포인트

- 전염성 단핵구증은 주로 대증요법을 실시하면서 치유를 목표로 하기 때문에 증상이 심각해지거나 다른 감염의 출현에 대해 주의할 필요가 있다. 불현성 감염 사례가 많고 잠복 기간이 길어 감염 확대를 일으킬 수 있기 때문에 환자를 비롯한 가족과 주위 사람들에게 표준 예방책을 지도할 필요가 있다.
- 간 기능 장애가 나타나는 경우 안정이 필요하다. 의사가 지시한 범위에서 활동하도록 지도하고 돕는다.

간호 활동(간호 중재) 포인트

증상 완화를 위한 지원
- 증상 악화를 조기에 발견하기 위해 적절한 평가를 실시한다.
- 고열이 나타날 수 있지만, 기본적으로는 자연 치유로 낫는다는 것을 설명하고, 냉찜질 등 고통을 완화하는 방법을 함께 연구한다. 또한 발한이나 기초 대사가 항진되어 탈수를 일으킬 수 있으므로 수분 섭취를 권장한다.
- 필요할 때는 의사의 지시에 따라 해열제나 진통제, 수액을 정확하게 투여한다.
- 림프절 종창, 인두 편도선염, 관절통 등의 증상을 조기에 개선하기 위해 적절한 영양과 휴식을 취하도록 설명하고 구체적으로 지도한다.
- 인후통과 발열 때문에 불안감이 생겨 식욕부진이 나타날 수 있다. 그때그때의 상황에 따라 식사 형태를 연구하고 입맛에 맞는 음식을 권하며, 위에 부담이 없는 식사 내용을 위해 연구를 지도한다.

감염 확대 방지
- EB바이러스는 타액 등을 통해 감염된다. 음료를 돌려 마시거나, 식기를 돌려 사용하거나 공유하는 것으로도 감염되기 때문에 환자·가족에게 감염 경로를 설명하고 타액에 노출되는 기회를 피하도록 지도한다.
- 환자·가족에게 감염 경로와 감염 예방책의 이해를 확인하고, 올바른 손 씻기와 구체적인 감염 예방책을 지도한다.

환자·가족의 심리·사회적 문제에 대한 지원
- EB바이러스 감염은 유아기에 발생하여 불현성 감염으로 끝나는 것이 많고, EB바이러스에 대해 면역이 생겨 다시 감염을 일으키는 일은 없다는 점을 환자·가족에게 설명한다.
- EB바이러스는 잠복기가 길기 때문에 가족은 감염 확대의 불안감을 갖는다. 기본적으로 자연 치유로 경과된다는 것을 설명한다. 그러나 면역 기능이 저하되어 있는 경우는 다른 감염증에 걸리지 않도록 주의하라고 전달한다.
- 고열이나 인두 편도선염 등의 고통으로 환자·가족의 불안이 증대한다. 반드시 치료되는 질환임을 전달하고 불안을 완화시켜준다.

퇴원·요양 지도

- 불현성 감염이 많고 잠복기가 길기 때문에 감염 확대의 위험이 있다. 환자·가족의 건강 상태를 파악하고 감염 확대의 유무를 확인할 필요가 있다. 또한 환자·가족에게 전염성 단핵구증에 대한 교육적인 지도를 실시하고 손 씻기, 기침에 대한 에티켓 등의 표준 예방책을 지도한다. 또한 가정 내에서의 주의사항을 구체적으로 지도한다.
- 수분 섭취의 필요성을 설명한다. 고열과 인두 편도선염으로 수분 섭취가 어려운 경우 식사 형태에 대한 연구나 위장에 부담이 가지 않는 식사 등을 하도록 구체적으로 지도한다.
- 일반적으로 증상은 1개월 정도로 호전되지만, 드물게 증상이 심해지거나 시간이 걸리는 경우, 합병증이 나타나는 경우가 있다. 증상이 안정되지 않으면 다시 진찰을 받도록 설명한다.

| Step1 영향 평가 | Step2 간호 초점 | Step3 계획 | Step4 실시 | Step5 평가 |

평가 포인트

간호 목표 달성도
- 증상이 악화되지 않고 치료했는가?
- 환자·가족이 감염 경로를 이해하고 감염 확대 방지의 중요성을 이해했는가?
- 다른 사람에게 감염을 확대하지 않았는가?
- 고열 등의 고통스러운 증상이 있지만 식사와 수분 섭취가 가능한가? 탈수를 일으키지 않았는가?
- 질환과 예후에 대한 불안이 해소되었는가?

전염성 단핵구증 환자의 병태 관계도와 간호 문제

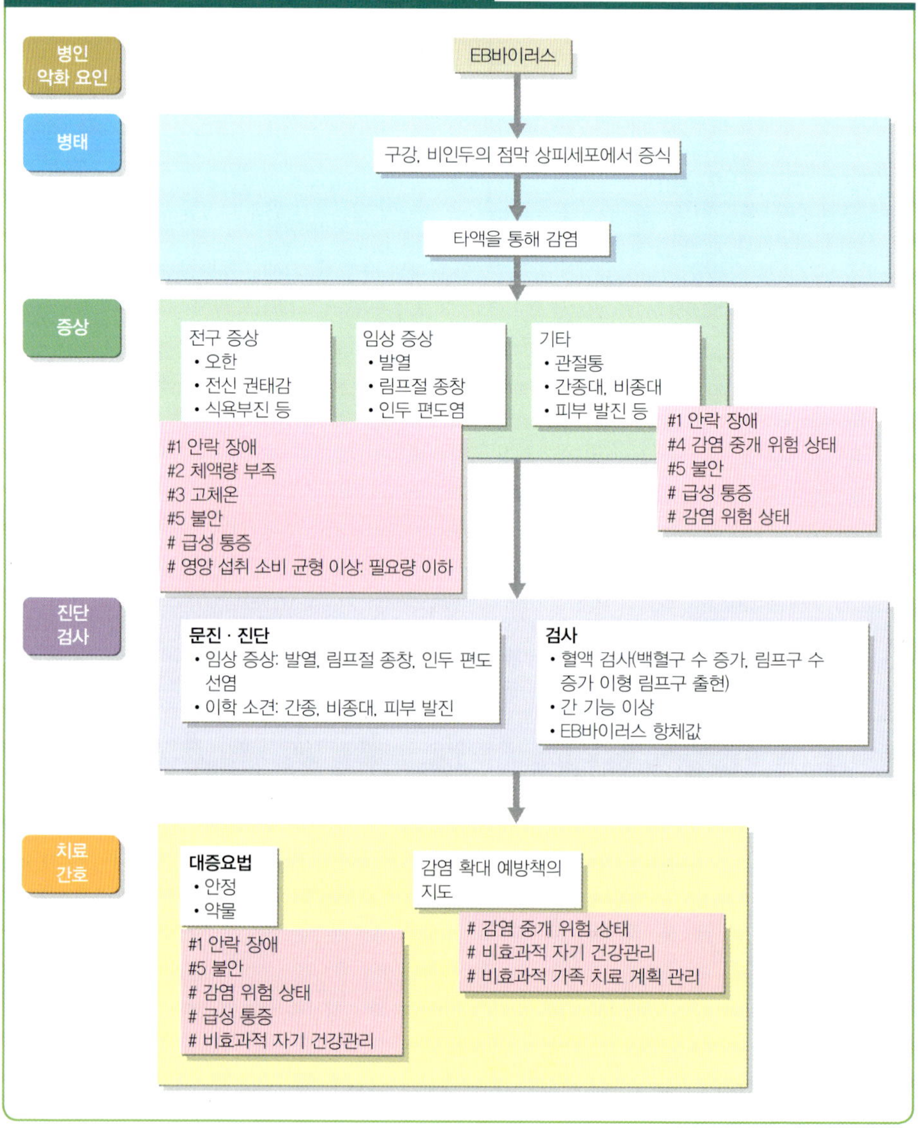

병인 악화 요인

EB바이러스

병태

구강, 비인두의 점막 상피세포에서 증식

타액을 통해 감염

증상

전구 증상
- 오한
- 전신 권태감
- 식욕부진 등

임상 증상
- 발열
- 림프절 종창
- 인두 편도염

기타
- 관절통
- 간종대, 비종대
- 피부 발진 등

#1 안락 장애
#2 체액량 부족
#3 고체온
#5 불안
급성 통증
영양 섭취 소비 균형 이상: 필요량 이하

#1 안락 장애
#4 감염 중개 위험 상태
#5 불안
급성 통증
감염 위험 상태

진단 검사

문진 · 진단
- 임상 증상: 발열, 림프절 종창, 인두 편도선염
- 이학 소견: 간종, 비종대, 피부 발진

검사
- 혈액 검사(백혈구 수 증가, 림프구 수 증가 이형 림프구 출현)
- 간 기능 이상
- EB바이러스 항체값

치료 간호

대증요법
- 안정
- 약물

#1 안락 장애
#5 불안
감염 위험 상태
급성 통증
비효과적 자기 건강관리

감염 확대 예방책의 지도

감염 중개 위험 상태
비효과적 자기 건강관리
비효과적 가족 치료 계획 관리

51 성병

오쓰카 이사오

눈으로 보는 질환

① 성기 헤르페스[1]

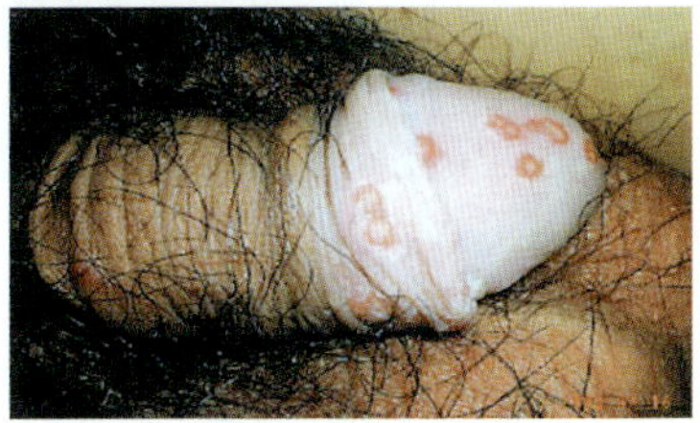

첫 감염 시, 가려움이나 위화감이 있는 수포가 형성되어, 점차 원형의 부식을 만든다.

② 첨규 콘딜로마 사마귀[2]

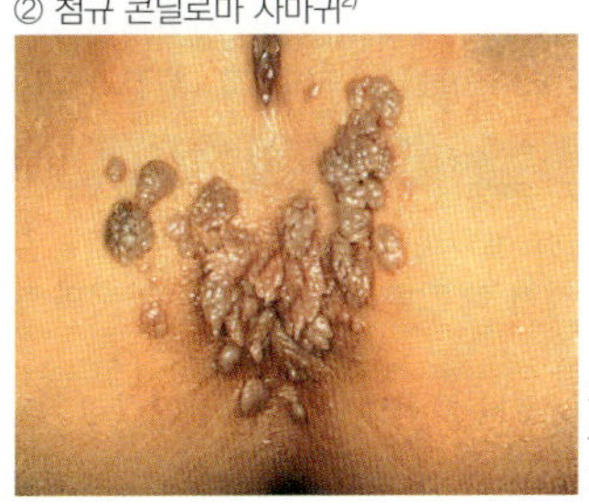

외부 생식기 주변에 특유의 계관(볏) 모양의 종기가 생긴다.

③ 성기 클라미디아, 임균의 상행성 감염(여성)

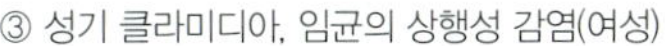
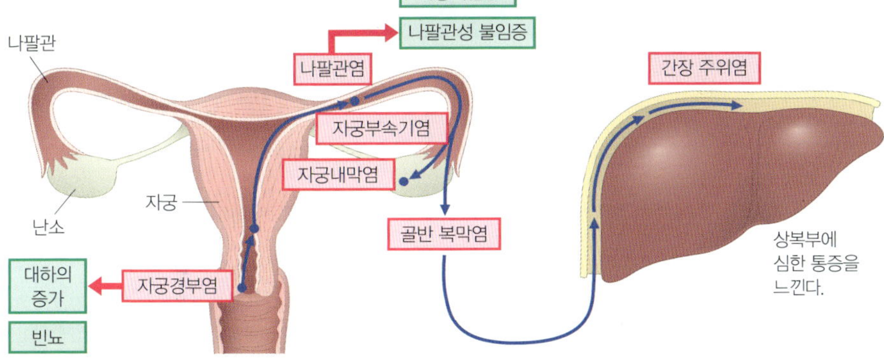

④ 제1기 매독[3]

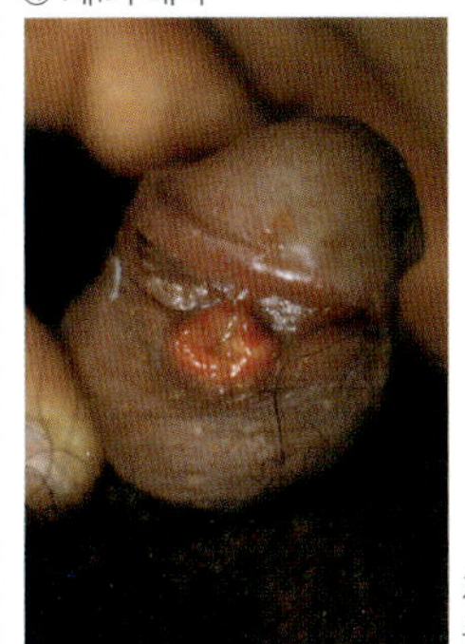

제1기에서 외음부나 항문 부위 등에 보이는 굳은 궤양

⑤ 제2기 매독[4]

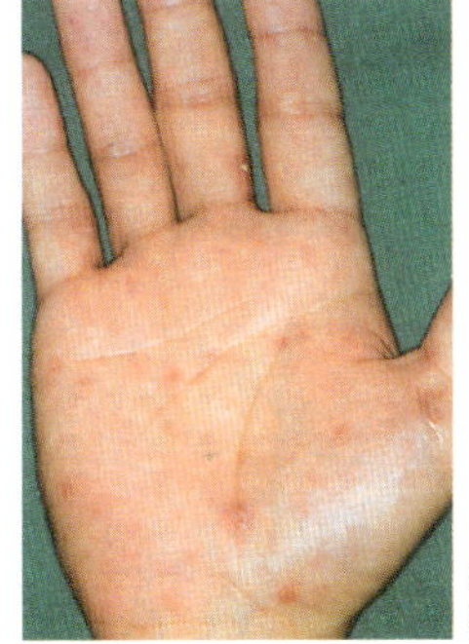

제2기에서 손바닥이나 발바닥 등에서 보인다.

■ 그림 51-1 주요 성병의 증상

1) 마츠모토 데츠로: 요로 · 성기 감염증, 가가와 세이 감수: 표준 비뇨기과 제8판, p207, 의학서원, 2010
2) 오자와 메이: 첨규 콘딜로마(사마귀), 다키가와 마사히로 감수: 표준 피부과 제9판, p530, 의학서원, 2010
3) 이시카와 에이치: 일반 의사를 위한 피부 병변의 견해, 의학서원, 1990
4) 와타나베 신이치: 성병(매독) 계통 간호학 강좌 전문 분야 · 성인 간호학 12 피부 제13판, p147, 의학서원, 2012

▌성관계 시 파트너에서 상대 파트너에게 감염되는 질환을 성병(STD)이라고 한다.
- 성병(sexually transmitted disease: STD)은 각종 병원체에 감염되어 발생하지만, 주요 성병은 생식기 포진, 첨규 콘딜로마 사마귀, 성기 클라미디아 감염증, 임균 감염, 매독 등 5종류이다. 이 외에 질 트리코모나스증이나 HIV 감염(AIDS) 등이 있다.
- 성병은 한때 성교에 따른 성기에서 다른 성기로의 감염이 주된 경로였지만, 최근에는 성문화의 다양화에 따라 성기 이외에 장기(인두, 후두, 항문 등)의 감염이 증가하고 있다.

병인 · 악화 요인

- 성병은 다양한 크기의 병원체에 감염되어 발생한다. ( ) 안은 병원체
  - 바이러스 감염: 성기 헤르페스(단순 포진 바이러스 1형, 2형), 생식기 사마귀〔인유두종 바이러스(HPV) 6형, 11형〕
  - 클라미디아 감염: 성기 클라미디아 감염증(클라미디아 · 트라코마티스)
  - 세균 감염: 임균 감염증(임질), 매독(매독 트레포네마)
- 바이러스 감염은 면역 기능이 저하된 상태이면 악화되기 쉽다.
- 성기에 궤양이나 염증성 변화가 생기는 성병은 성교로 인한 HIV 감염 비율이 높다.

역학 · 예후

- 성병은 성적 행동이 활발한 나이, 즉 10대 후반에서 20대에 많이 발견된다. 최근 젊은층에서 성관계가 급속히 확대되면서 성병은 증가 추세에 있다. 특히 10대의 성기 클라미디아 감염이 1990년대 이후 증가하고 있다.
- 감염 위험 요인은 섹스 파트너가 여러 명인 경우, 파트너는 한 명이라도 상대방의 파트너가 여러 명인 경우 등이 있다.
- 성기 헤르페스는 2~4주에서 자연 치유되지만, 증상이 안정되어도 바이러스가 선수 신경절에 잠복하여 발열, 생리, 정신적 스트레스 등이 동기가 되어, 잠복해 있던 바이러스가 신경을 타고 다시 활성화하여 재발한다. 만성 감염의 경우 눈에 보이는 물집이 없어도 접촉 감염을 일으킬 수 있다.
- 첨규 콘딜로마 사마귀는 저위험형 HPV 감염에 의해 발병한다. 이 유형의 HPV는 자궁경부암의 원인인 고위험형 HPV와 달리 보통 2년 이내에 소실되지만, 고위험형 HPV의 혼합 감염이 생긴 경우 자궁경부암과 그 전암 병변이 발병할 수 있다. 현재 일본에서도 자궁경부암과 첨규 콘딜로마 사마귀의 원인 바이러스(HPV 6형, 11형, 16형, 18형)에 대한 예방 백신 접종을 실시하고 있다.
- 세균 감염은 적절한 시기에 항생제를 사용하면 치료를 기대할 수 있지만, 치료를 하지 않는 경우 다양한 합병증이 생긴다.
- 성기 클라미디아 감염증은 가장 많이 볼 수 있는 성병으로, 여성은 자각 증상이 부족하기 때문에 장기간 치료하지 않는 경우가 많고, 감염이 만성화하는 경우 나팔관 폐색 또는 유착으로 나팔관 기능에 장애가 생겨 불임이나 자궁외임신의 원인이 된다. 또한 클라미디아는 면역성이 장기간 지속되지 않기 때문에 재감염이나 지속 감염이 자주 나타난다.
- 임균 감염은 항생제에 대한 내성, 치료하지 않은 섹스 파트너에게서 재감염이 문제가 된다.
- 매독은 장기간 치료하지 않아 신경, 심장 혈관에 침범한 경우에는 예후가 나쁘다.

증상

▌병원체와 감염 부위에 따라 증상이 다르다.
- 성기 헤르페스: 첫 감염은 성관계 이후 2~10일 지나 외부 생식기 외음부에 수포성 또는 궤양성 병변이 다발한다(그림 51-1-①). 발열이나 유통증성 사타구니 림프절도 나타난다. 통증이 심하고, 여성은 배뇨가 어려워진다. 무증상인 경우도 있으며, 재발되었을 때 증상이 경미한 경우가 많다. 재발하기 전에 외음부의 위화감이 나타나는 경우도 있다.
- 첨규 콘딜로마 사마귀: 바이러스에 감염된 후 1~6개월 후에 증상이 나타난다. 외부 성기(남성의 음경, 여성은 외음부와 질벽 등)에 날카로운 닭 벼슬 모양의 종기가 1개에서 다수가 발생하고 크기도 다양하다. 가려움증, 압통, 출혈을 보일 수도 있다(그림 51-1-②).

- 성기 클라미디아 감염증: 남성의 경우, 감염된 지 4~28일 후 배뇨 시 통증과 요도 분비물이 보인다. 여성은 무증상인 경우가 많지만, 자궁경부염으로 인해 냉이나 복통, 요로 감염으로 인한 빈뇨가 있거나 자궁을 통해서 상행성으로 복강 내에 침입하여 자궁부속기염, 골반 복막염, 간주위염〔피츠 휴 커티스(Fitz-Hugh-Curtis) 증후군〕 등으로 별안간 복통을 일으키는 경우도 있다(그림 51-1-③). 목이나 부비동에도 감염된다.
- 임균 감염증: 남성은 감염 2~7일 후 배뇨 시 통증, 요도에서 배농이 보인다. 여성은 성기 클라미디아와 마찬가지로 처음 증상은 자궁경부염으로 인한 냉·빈뇨부터 증상의 정도가 약간 심한 증상이 많다. 그러나 자각 증상이 없는 경우도 적지 않다. 자궁부속기염, 골반복막염과 간주위염을 일으키는 사례도 있고 목에도 감염된다. 혈행성으로 퍼지는 관절염이나 피부염을 일으킬 수도 있다.
- 매독: 성기와 인두, 후두에 감염되고, 시간이 지나면서 혈액으로 들어가 전신이 감염된다. 감염된 지 3~4주일 후인 제1기 매독은 국소 및 림프절에 머무르고 있어 감염 부위의 피부나 점막에 딱딱한 종기가 생긴 뒤 하감(하감창)이라는 미란과 궤양이 생기고, 통증 없이 림프절 종대가 발생한다(그림 51-1-④). 감염된 지 3개월 이상 되면 '제2기 매독'이라고 하는데, 혈행성으로 전신에 이르러 매독성 장미진이 전신성으로 나타나며, 이외에도 손바닥이나 발바닥 등에 다양한 피부 병변이 생긴다(그림 51-1-⑤). 3년 이상 되면 '제3기 매독'이라고 하는데, 고무종이나 심혈관 증상, 신경 증상이 나타난다. 감염 후 시간 경과와 함께 발진 등 증상에 변화가 있지만, 증상이 없어도 매독 혈청 반응이 양성인 '무증상 매독'이라는 병태도 존재한다.

진단 · 검사값

■ 임상 소견, 배양 검사, 항산균 검사 등으로 진단한다.

- 성기 헤르페스: 전형적인 예는 병력과 임상 증상으로 진단이 가능하다. 물집과 궤양에서 형광 항체법으로 헤르페스 바이러스 항원을 검출할 수 있다. 세포 검사로 바이러스성 거대세포를 증명하는 방법도 있다. 바이러스의 분리 배양도 실시하고, 혈청 항체(IgG, IgM) 검사로도 진단이 가능하다. IgM 항체의 높은 수치는 진단적 의의가 높기는 하나, 처음 감염은 IgM 항체가 나타나기까지 발병 후 일주일이 걸린다.
- 첨규 콘딜로마 사마귀: 전형적인 외음부 병변을 나타내는데 눈으로 진단이 가능하다. 병리 조직학적 진단도 이용한다.
- 성기 클라미디아 감염증: 소변이나 자궁 경부의 분비물에서 핵산 증폭법으로 진단이 가능하다. 혈청 항체(IgA, IgG) 검사는 과거의 감염을 반영하고, 치료 후에도 양성이 일정 기간 지속되기 때문에 현재의 감염 진단과 치료 판정에는 적합하지 않다.
- 임균 감염증: 최근 고감도로 특이성이 높은 핵산 증폭법이 개발되어, 1개의 검체(소변이나 자궁 경부 분비물 등)에서 클라미디아·트라코마티스 감염과 임균 감염을 동시에 진단할 수 있게 되었다. 임균 배양은 가능하지만 쉽지는 않다.
- 매독: 하감 표면에서 채취한 체액에서 직접 검사경으로 매독 트레포네마를 확인할 수 있으며, 감염 초기 검사로 유용하다(파커 잉크법). 혈청 진단은 매독 트레포네마(트레포네마·팔리둠)를 항원으로 하는 TPHA법(매독 트레포네마 감작적 혈구 응집 실험) 또는 FTA-ABS법(매독 트레포네마 형광 항체 흡수법)이 있다. STS법(지질 항원법)에서는 감염 후 4주간은 반응이 나타나지 않고, 또한 자가면역 질환 등으로 생물학적으로 허위 양성이 될 수 있어 해석에 주의가 필요하다.

합병증

- 동시 감염: 성병은 여러 감염을 동시에 일으킬 수 있으며, 클라미디아·트라코마티스 감염인 경우는 약 10%가 임균 감염을 합병한다.
- 불임증, 자궁외임신: 클라미디아·트라코마티스 감염, 임균 감염으로 인한 나팔관 기능 장애가 원인이 된다.
- 임신 중 감염: 클라미디아·트라코마티스 감염은 전기 파수와 조산의 위험을 높인다. 매독은 태반으로 감염되고, 유산과 조산의 원인이 되거나 태아에게 감염될 수 있다.
- 산도 감염: 분만 시 아기가 헤르페스바이러스에 감염된 경우, 전신의 장기와 중추신경에 퍼져 심각한 상태가 될 수 있다. 클라미디아·트라코마티스 감염은 신생아 결막염이나 폐렴을 일으킬 수 있고, 임균도 결막염을 일으킬 수 있다.

■ 표 51-1 성병의 주요 치료제

적용	분류	일반명	주요 상품명	약의 효과 메커니즘	주요 상품명
성기 헤르페스	항바이러스 약	아시크로빌	조비락스	바이러스 DNA의 합성 저해	신장 장애, 구역질
		바라시크로빌 염산염	발트렉스		
첨규 콘딜로마 사마귀	항바이러스 약	이미퀴모드	베셀나크림	INF-α의 생산 촉진과 세포성 면역 반응 부활	궤양, 미란, 배뇨 장애
성기 클라미디아 감염증	매크로라이드계 항균제	아디스로마이신 수화물	지스로맥스	세균의 리포솜에 작용하고, 단백질 합성 저해	구역질, 복통, 간 기능 장애
		크라리스로마이신	클라리스, 클라리시드		
	테트라사이클린계 항균제	미노사이클린 염산염	미노마이신		구역질, 자외선 과민증
	뉴퀴놀론제	레보프록사신 수화물	크라비트	세균 DNA의 복제 저해	구역질, 두통, 현기증
임균 감염증	세펨계 항균제	세프트리악손나트륨 수화물	로세핀	세균의 세포벽 합성 효소 저해	아나필락시스, 간 질성 신염
		세포지딤나트륨	케니세프		아나필락시스
	아미노 배당체계 항균제	스펙티노마이신 염산염 수화물	트로비신	세균의 리포솜에 작용하고, 단백질 합성 저해	주사 부위 통증, 피부 발진
매독	페니실린계 항균제	벤질페니실린 벤자틴 수화물	바셀린		아나필락시스, 간 질성 신염
		아목시실린 수화물	사와시린	세균의 세포벽 합성 효소 저해	설사, 구역질, 아나필락시스

❚ 항균제나 항바이러스 약물 등으로 약물 치료를 한다. 첨규 콘딜로마 사마귀는 외과적 치료도 이루어지고 있다.
● 치료 방침
• 성기 헤르페스는 항바이러스 약으로 바이러스를 근절시키는 못하지만, 증상 완화는 가능하다.
• 첨규 콘딜로마 사마귀는 이미퀴모드 크림이 최선의 선택이다. 이외에 절제, 냉동요법, 전기 소작, 레이저 치료 등이 있다.
• 세균 감염인 매독, 임균 감염(임질)이나 성기 클라미디아 감염은 항생제로 치료하는데, 파트너도 함께 치료할 필요가 있다. 임균 감염(임질)은 다제 내성화가 문제시되며, 세펨계 항균제 등을 정맥 주사 또는 근육 주사로 치료하는 것이 우선이다.
• 매독은 살균적으로 치료하고, 내성이 없는 페니실린으로 치료한다.
● 약물요법
Px 처방 예 성기 헤르페스의 경우 다음 중 하나를 사용한다.
1) 조비락스정(200mg)　1회 1정　1일 5회　기상 시·아침·점심·저녁 식사 후, 취침 전에　5~10일간　← 항바이러스 약
2) 발트렉스정(500mg)　1회 1정　1일 2회　아침·저녁 식사 후　5~10일간　← 항바이러스 약
3) 조비락스 연고 5%　1일　수회 도포　5~10일간　← 항바이러스 약
4) 조비락스 점적 정맥 주사용 250　5mg/kg/회　8시간마다　7일간　← 항바이러스 약
5) 발트렉스정(500mg)　1회 1정　1일 1회　아침 식사 후　1년간　← 항바이러스 약
Px 처방 예 첨규 콘딜로마 사마귀
• 베셀나 크림 5%　1일 수회 도포　← 항바이러스 약

Px 처방 예 성기 클라미디아 감염증, 자궁 경부 통증, 자궁부속기염, 골반 복막염인 경우는 다음의 1)~3) 중 하나를 사용한다. 극증 골반 복막염, 간주위염이 보이는 경우는 4)를 사용한다.

1) 지스로맥스정(250mg) 1회 4정 1회 투여 ← 매크로라이드계 항균제
2) 지스로맥스(2g 성인용 드라이 시럽) 1회 2000mg 1회 투여 ← 매크로라이드계 항균제
3) 클라리스정(200mg) 1회 1정 1일 2회 아침·저녁 식후 7일간 ← 매크로라이드계 항균제
4) 크라비트정(500mg) 1회 1정 1일 1회 아침 식사 후 7일간 ← 뉴퀴놀론 약
5) 미노마이신 점적 정맥 주사용(100mg) 1회 100mg 1일 2회 점적 정맥 주사 3~5일간 ← 테트라사이클린계 항균제

Px 처방 예 임균 감염증, 임균성 요도염, 자궁경부염인 경우는 다음의 1)~2) 중 하나를 사용한다. 임균성 자궁부속기염, 골반 복막염이 보이는 경우는 3)을 사용한다.

1) 로세핀 정맥 주사용(1g/V) 1회 1g 정맥 주사 1회 투여 ← 세펨계 항균제
2) 케니세프 정맥 주사용(1g/V) 1회 1g 정맥 주사 1회 투여 ← 세펨계 항균제
3) 트로비신 근육 주사용(2g/V) 1회 2g 근육 주사 1회 투여 ← 세펨계 항균제

Px 처방 예 매독. 제1선택은 1), 2), 페니실린 알레르기인 경우는 3)을 사용한다. 신경 매독인 경우는 4)를 사용한다. 제1기는 2~4주간, 제2기는 4~8주간, 제3기는 8~12주간 투여한다.

1) 사와시린정(250mg) 1회 0.5g 1일 3회 기간은 위와 같음 ← 페니실린계 항균제
2) 바이시린G 과립(40만 단위/g) 1회 60단위 1일 3회 아침·점심·저녁 식사 후 ← 페니실린계 항균제
3) 미노마이신정(50mg) 1회 6정 1일 4회 아침·점심·저녁 식사 후·취침 전 ← 테트라사이클린계 항생제
4) 주사용 페니실린G칼륨 1회 600만 단위 1일 5회 점적 정맥 주사 10일간 ← 페니실린계 항균제

● 수술적 치료
• 첨규 콘딜로마 사마귀: 외과적 절제술, 액체 질소에 의한 냉동요법, 전기 소작, CO_2 레이저

성병의 병기·병태·중증도별 치료 순서도

성기 헤르페스 → 항바이러스 약(내복, 연고 또는 정맥 주사) 투여

첨규 콘딜로마 사마귀 → 항바이러스 약(크림) 투여, 외과적 절제, 전기 소작

성기 클라미디아 감염 → 항균제(내복 또는 정맥 주사) 투여

임균 감염증 → 항균제(내복 또는 정맥 주사) 투여

매독 → 항균제(내복 또는 주사)

제1기 → 주사는 1~2회, 내복약은 4주간

제2기 → 주사는 2회, 내복약은 8주간

제3기 → 내복약은 12주간, 신경 매독은 페니실린 정맥 주사를 2주간 계속

간호 과정 순서도

관찰 항목
(OP)

간호 문제
(간호 진단)

간호 목표
(간호 성과)

간호 활동
(간호 중재)

병인
클라미디아 · 트라코
마티스 감염

신체적 문제
● 증상
남성: 요도염, 요도
분비물, 요도 가려
움증, 요도 불편감,
배뇨 시 통증
여성: 대개 무증상,
자궁 경부 통증, 냉
증가, 자궁부속기염,
하복부 통증, 내진
시 통증, 성교 통증,
내막염, 부정 성기
출혈, 골반 복막염,
간주위염(심한 상복
부 통증)

● 수반 증상
남성: 고환 상체염
(음낭 부종, 통증,
발열) 전립선염(빈
뇨, 배뇨 곤란)
여성: 융모막 양막
염, 유산, 조산, 난
소염, 나팔관 협착,
나팔관 폐쇄(나팔
관 요인에 의한 불
임, 나팔관 임신),
불임증

심리 · 사회적 문제
질병, 치료에 대한 이
해 부족 감염 확대에
대한 불안 수치심에서
다른 사람에게 말하지
못하고 소외될 우려
자기 존중감 저하

통증이나 소양감으
로 안락에 장애가 생
긴다.

지식 부족으로 약물
요법과 감염 예방책을
실시하지 못해 질환이
치유되지 않는다.

성기 클라미디아 감
염증을 다른 사람에게
감염시킬 우려가 있다.

감염증을 확대시키
는 것에 대한 공포와
불안 때문에 소외감
을 느끼며, 자기 존중
감이 저하될 우려가
있다.

질병이 치유되고 증상
이 사라진다.

치료에 대한 올바른 지
식을 갖고, 감염 예방
책을 실시할 수 있다.

감염을 확대시키지 않
는다.

환자가 소외되지 않
고, 자기 존중감이 저
하되지 않은 상태에서
치유한다.

OP 경과 관찰 항목
증상, 동반 증상
검사 데이터
질병, 치료에 대한 이
해 감염 경로 이해
감염 예방에 대한 이
해, 실시 상황 파트
너 · 가족의 질병에 대
한 이해와 협력

TP 간호 치료 항목
증상의 완화, 감소를
위한 지원

약물요법의 확실한
실시

약물요법의 부작용
완화

감염 경로에 대한 설명

감염 예방에 대한 이
해와 지도

EP 환자 교육 항목
환자 · 파트너의 질환,
치료에 대한 교육

환자 · 파트너의 생활
지도

감염 경로, 감염 예방
행동 지도

수치심이나 불안 등에
대한 정신적인 지원

사회자원 소개

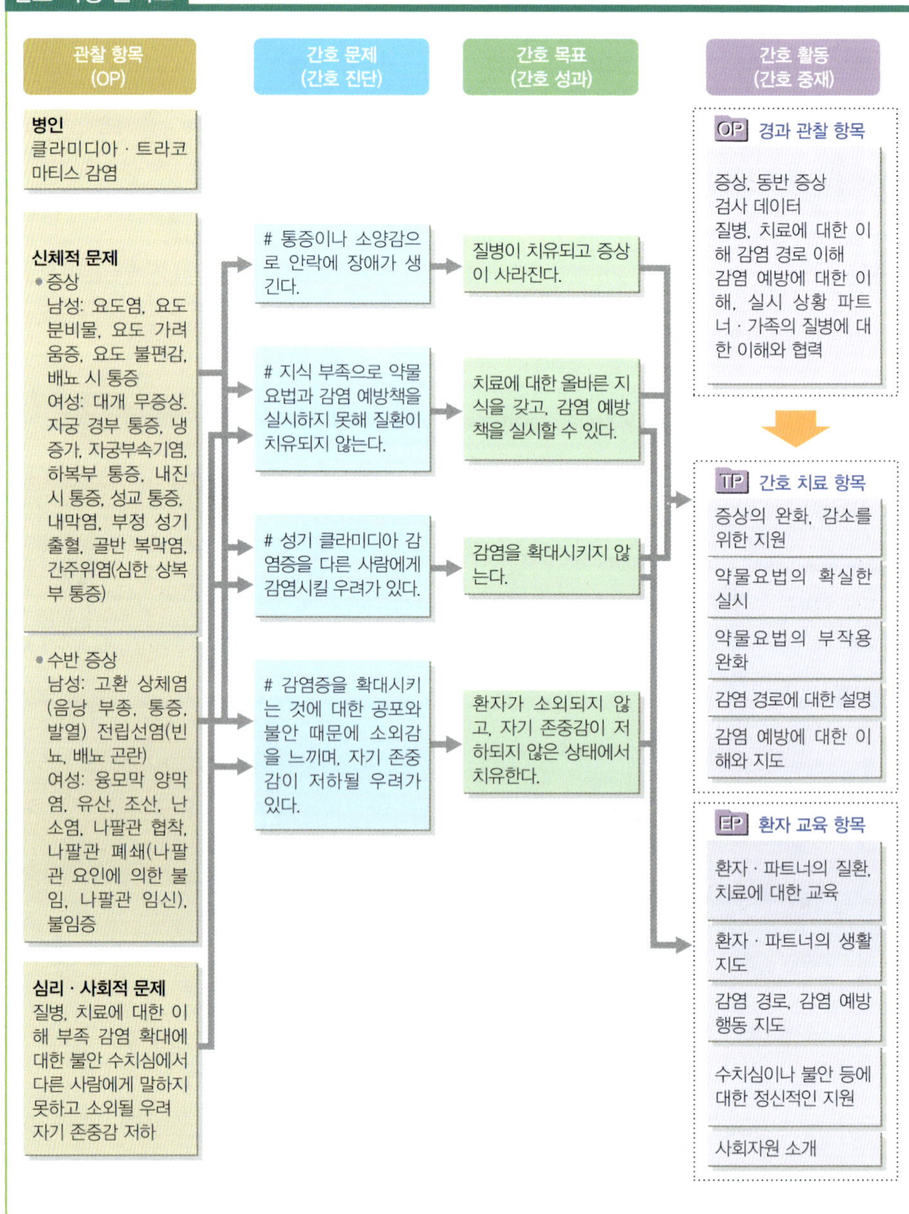

- 성병 중에서도 클라미디아 감염은 최근 젊은층에 증가하고 있는 추세이다. 증가 요인으로는 구강 성교, 항문 성교, 여러 파트너와의 성관계 등을 들 수 있다.
- 클라미디아 감염의 초기 증상은 남성은 배뇨 시 통증, 요도 분비물, 가려움증 등이 보인다. 여성은 무증상인 경우가 많고, 냉증가 정도이다. 따라서 의료기관에서의 진찰이 늦기 쉽다. 부작용에 주의하면서 약물 치료를 확실하게 하고, 감염 확대를 예방하면서 치유 촉진을 돕는 것이 중요하다.
- 파트너도 감염되었을 가능성이 높으므로 파트너의 검사, 치료도 필요하다. 환자만 치료를 받으면 효과가 없고, 파트너의 협력이 필수적이다.
- 여성은 감염이 장기간이 되면 나팔관 유착이나 통과 장애를 일으켜 나팔관 임신과 불임을 불러일으킨다고 알려져 있다. 또한 임신을 해도 질에서 신생아에게 감염될 위험이 높다. 따라서 파트너를 포함한 적절한 치료를 조기에 받을 수 있도록 돕는 것이 중요하다.

Step1 영향 평가	Step2 간호 초점	Step3 계획	Step4 실시	Step5 평가

정보 수집	평가 관점과 근거 · 잠재적 간호 문제
전신 상태 파악	환자의 신체적 · 심리적 상태를 확인하여 종합적인 치료를 할 수 있다. 심리적인 상태는 질병의 진행이나 치료 효과에도 관련되어 있다. • 전신 상태 파악, 바이털 사인 • 항균제의 부작용과 전신 상태의 변화를 평가한다. 🔍 잠재적 간호 문제 : 통증과 가려움증이 안락에 장애를 가져온다.
증상의 출현 상황, 정도 파악	성기 클라미디아 감염증은 성병에서 흔히 볼 수 있는 질환 중 하나이다. 남성은 요도염 증상이 나타나지만, 여성은 증상이 별로 없기 때문에 치료를 받지 않은 채 장기간 경과하여 감염이 확대될 수 있다. 감염이 장기화되면 나팔관 임신과 불임 위험이 높아지기 때문에 조기에 치료를 시작한다. • 남성에서는 요도염으로 인한 배뇨 시 통증, 요도 분비물(장액성~점액성), 요도 가려움증, 요도 불쾌감 등이 보인다. 또한 고환 상체염으로 인한 음낭 종창, 통증, 발열, 전립선염으로 인한 빈뇨, 배뇨 곤란 등의 증상이 나타난다. 또한 항문 성교 경험이 있는 경우는 직장염의 증상으로 점성 혈변, 설사병(테네스무스) 등을 볼 수 있다. • 여성에서는 자궁 경부 통증, 냉 증가, 자궁부속기염으로 인한 하복부 통증, 내진 시 통증, 성교통, 내막염, 부정 성기 출혈이 나타난다. 감염이 자궁 경부에서 골반 내 장기에 이르면 심한 통증을 수반하고, 골반 복막염이 간장 주변에 파급되면 심각한 상복부 통증을 호소한다. • 성기에서 클라미디아가 발견되면, 인두에서도 클라미디아가 검출되는 경우가 있다. • 확실한 조기 치료의 중요성을 이해하고 있는가? • 적절한 약물요법을 사용하지 않으면 치료가 지연되고 합병증을 일으키기 쉽다. 🔍 잠재적 간호 문제 : 통증과 가려움증으로 안락에 장애가 된다./지식 부족으로 약물 치료와 감염 예방책을 실시하지 못해 질병이 치유되지 않는다.
감염 경로, 감염 확대 예방 방법에 대한 이해	환자가 감염 경로를 어떻게 인식하고 있는지 확인한다. 성병은 파트너와 함께 치료를 시작해야 하며, 파트너의 협력이 필수적이다. • 의사로부터 질병, 현재 상태, 치료, 예후에 대한 설명을 들었는지, 또 이를 충분히 이해하고 있는지 파악한다. • 감염 예방의 필요성을 이해하고 수행할 수 있는가? • 성병은 파트너와 함께 치료를 시작할 필요가 있다. 환자만 치료를 받으면 효과가 없으므로 파트너에게 자각 증상이 없어도 검사, 치료가 필요하다는 것을 설명한다. • 감염 경로와 예방에 대해 제대로 이해할 수 있는지, 또 이를 실천할 수 있는지 파악한다.

51

성병

	• 임신 중에 감염된 경우의 위험, 신생아에 미치는 영향을 이해하고 있는지 파악한다. 🔍 잠재적 간호 문제 : 지식 부족으로 약물요법이나 감염 예방책을 실시하지 못해 질병이 치유되지 않는다./성기 클라미디아 감염증을 다른 사람에게 감염시킬 우려가 있다.
환자·가족의 심리·사회적 측면 파악	환자·파트너가 질병이나 치료를 어떻게 받아들이고 있는지 파악한다. 환자는 수치심으로 질병을 숨기려 하고, 때로는 파트너에게도 말하지 못해 소외감을 느끼거나 자기 존중감이 저하될 수 있다. 환자가 감염 경로, 감염 확대 방지에 대해 이해하도록 지도하고, 소외감을 느끼지 않고 적극적으로 치료를 받을 수 있도록 정신적인 도움을 주는 것이 중요하다. • 환자와 파트너는 질병을 어떻게 받아들이고 있는가? • 환자는 의문이 있어도 수치심에서 질문하지 못할 수 있다. 언제든지 이야기를 들을 준비가 되어 있다는 것과 개인 정보를 보호한다는 것을 전하고 환자가 안심하고 질문을 할 수 있도록 관계를 구축한다. 🔍 잠재적 간호 문제 : 지식 부족으로 약물요법이나 감염 예방책을 실시하지 못해 질병이 치유되지 않는다./감염을 확대시키지는 않을까 하는 두려움과 불안으로 인해 소외감을 느끼고 자기 존중감이 저하될 우려가 있다.

<table>
<tr><td>Step1 영향 평가</td><td>Step2 간호 초점</td><td>Step3 계획</td><td>Step4 실시</td><td>Step5 평가</td></tr>
</table>

간호 문제 리스트

#1 통증과 가려움증으로 인해 안락 장애가 있다(인지-지각 패턴).
#2 지식 부족으로 약물 치료와 감염 예방책을 실시하지 못해 질병이 치유되지 않는다(건강 지각-건강관리 패턴).
#3 성기 클라미디아 감염을 타인에게 감염시킬 우려가 있다(영양-대사 패턴).
#4 감염증을 확대시키지는 않을까 하는 두려움과 불안으로 인해 소외감을 느끼고 자기 존중감이 저하될 우려가 있다(역할-관계: 자기 존중 패턴).

간호의 우선순위 지침

• 일반적으로 외래로 치료가 이루어진다. 약물요법을 지시대로 실시하면서 치료를 목표로 한다. 성병은 파트너와 함께 치료를 시작해야 한다. 환자만 치료하면 효과가 없으므로 파트너의 협력이 필요하다는 것을 설명하고 파트너도 검사, 치료를 하게 한다.
• 약물 치료는 의사가 지시한 대로 하고, 자기 판단으로 약의 용량을 바꾸거나 중단하지 않도록 지도하고, 또한 감염 확대 예방 조치를 적절히 실시할 수 있도록 구체적으로 지도한다.
• 성병 환자는 수치심 때문에 질병을 숨기는 경향이 있다. 파트너와 가족에게 말할 수 없어 소외감을 느끼고, 자기를 부정적으로 평가하는 경우도 많다. 환자가 긍정적인 마음으로 치료에 참여할 수 있도록 정신적인 도움을 준다.

<table>
<tr><td>Step1 영향 평가</td><td>Step2 간호 초점</td><td>Step3 계획</td><td>Step4 실시</td><td>Step5 평가</td></tr>
</table>

1 간호 문제	간호 진단	간호 목표(간호 성과)
#1 통증과. 가려움증으로 인해 안락에 장애가 있다.	안락 장애 **관련 요인:** 질병 **진단 지표** ☐ 불안 ☐ 운다. ☐ 공포 ☐ 휴식을 취할 수 없다. ☐ 가려움증 호소	〈장기 목표〉 질병이 치유되고 증상이 사라진다. 〈단기 목표〉 지시된 항균제를 확실하게 복용하고 최대의 치료 효과를 얻어 증상이 완화된다.

급성 통증

관련 요인: 클라미디아가 비뇨 생식
기로 상행 감염

진단 지표

□ 아픈 시늉으로 통증 호소

□ 보호 행위

□ 고통스런 얼굴 표정

□ 통증이 있다는 것을 표현하는 행
　동(초조감)

□ 주의하는 범위가 좁다.

간호 계획	중재 포인트와 근거
OP 경과 관찰 항목 • 바이털 사인(발열) • 요도 분비물의 성상(장액성~점액성), 요도 소양감, 요도 통증, 배뇨 시 통증 • 고환 상체염: 음낭 종창, 통증, 발열 • 전립선염: 빈뇨, 배뇨곤란, 회음부의 불편감 • 직장염(항문 성교를 하는 경우): 점성 혈변, 설사병 • 대하 증가, 자궁경부염 • 자궁부속기염, 하복부 통증, 내진 시 통증, 성교 통증, 내막염, 부정 성기 출혈 • 골반 복막염: 급성 복통 • 간주위염: 심한 상복부 통증 • 목 통증, 인후통 • 약물의 사용 상황 • 약 부작용: 구역질, 자외선 과민증, 복통, 현기증, 간 기능 장애 등 **TP 간호 치료 항목** • 증상을 완화한다. • 항균제 복용 또는 수액 치료로 확실하게 관리한다. • 요도 분비물, 냉 증가에 대해서는 의류 등으로 조절하도록 전한다. **EP 환자 교육 항목** • 클라미디아 감염증에 관한 정보를 제공한다.	➡증상을 파악하고 의사와 협력하면서 치료를 실시한다. **근거** 남성에게서는 요도염으로 인한 요도 분비물, 요도 소양감, 요도 불쾌감의 정도, 고환 상체염, 전립선염의 유무 등을 본다. 병태에 따라 약물요법을 적용하기 때문이다. ➡항문 성교 경험이 있는 경우는 특히 다른 성 감염증의 합병에 주의한다. ➡여성은 대개 아무런 증상이 없지만 냉이 증가한다. 간주위염을 일으키는 경우 심한 상복부 통증이 있다. ➡성기에서 클라미디아가 검출되면 목에서도 클라미디아가 검출되는 경우가 있다. ➡의사가 처방한 항생제를 지시한 대로 복용한다. **근거** 항균제를 확실하게 투여하여 클라미디아 증식을 저지한다. ➡발열이 나타나는 경우에는 냉찜질을 한다. ➡의사가 지시한 대로 정확하게 투여한다. ➡청결 패드 등을 사용하여 불쾌감을 감소시킨다. ➡질병에 대한 정보와 앞으로 일어날 증상을 설명한다. **근거** 올바른 지식을 얻어 치료에 적극적이 된다.

2 간호 문제	간호 진단	간호 목표(간호 성과)
#2 지식 부족으로 약물 치료와 감염 예방책을 실시하지 못해 질병이 치유되지 않는다.	비효과적 자기 건강관리 **관련 요인:** 지식 부족 **진단 지표** □ 치료 계획을 일상생활에 통합할 수 없다. □ 위험 요인을 감소시키는 행동을 할 수 없다. □ 지시된 치료방법을 실시하기 어렵다고 말한다.	〈장기 목표〉 질환과 치료에 대한 올바른 지식을 갖고, 감염 예방법을 실시할 수 있다. 〈단기 목표〉 환자와 파트너가 질환, 치료, 생활지도, 감염 예방을 이해할 수 있고 치료에 참여할 수 있다.

51
성병

<table>
<tr><th>간호 계획</th><th>중재 포인트와 근거</th></tr>
</table>

OP 경과 관찰 항목
- 질병, 치료, 예후에 대한 이해
- 약물 치료에 대한 이해
- 감염 경로의 이해
- 감염 예방책의 이해

TP 간호 치료 항목
- 항균제 치료를 확실하게 실시한다.

➡환자뿐만 아니라 파트너의 이해도 확인한다. **근거** 성병은 환자와 파트너가 동시에 치료를 시작할 필요가 있다.

➡항균 약물 치료를 확실하게 실시하면 감염증이 치료되고 재발과 합병증을 예방할 수 있다. **근거**클라미디아 감염증이 진행되면 나팔관 임신과 불임의 위험이 높아진다. 또한 산도 감염으로 신생아 결막염, 신생아 폐렴을 일으킬 위험이 있다.

- 환자 · 파트너가 감염 예방의 구체적인 방법을 이해하고 수행할 수 있는지 확인한다.

➡**근거**수치심 때문에 상담할 수 없는 경우도 많다. 자존감에 유의하고, 침착하게 이야기할 수 있는 환경을 마련하여 구체적으로 예방법을 지도한다.

- 향후 생활상의 걱정거리나 주의사항을 설명한다.

➡환자의 성생활에서 발견되는 특징을 근거로 설명한다. **근거**재발이나 다른 성병에 이환되는 위험성을 감소한다.

EP 환자 교육 항목
- 성기 클라미디아 감염증의 감염 예방을 지도한다.
- 일반적인 성병의 감염 예방방법을 지도한다.

➡**근거**환자 · 파트너가 올바른 감염 예방을 실시하고, 향후 다른 성병에 이환되지 않도록 지도한다.

3 간호 문제	간호 진단	간호 목표(간호 성과)
#3 성기 클라미디아 감염을 타인에게 감염시킬 우려가 있다.	감염 중개 위험 상태 **위험 요인:** 접촉 감염, 감염원 · 감염 예방에 대한 지식 부족	〈장기 목표〉 환자와 파트너는 질환과 치료에 대해 이해하고, 감염원이 되지 않는 생활을 할 수 있다. 〈단기 목표〉 환자가 질환을 이해하고 확실하게 치료를 받으며 감염원이 되지 않는 생활을 할 수 있다.

<table>
<tr><th>간호 계획</th><th>중재 포인트와 근거</th></tr>
</table>

OP 경과 관찰 항목
- 환자의 질환 이해
- 환자의 감염 경로 이해
- 환자의 감염 예방책 이해

TP 간호 치료 항목
- 환자가 안정될 수 있도록 환경을 정돈한다.

➡질환, 감염 경로의 이해 **근거**환자가 발병한 이유나 감염 경로를 제대로 이해하지 않으면, 감염 예방법을 제대로 수행할 수 없다.

➡환자의 개인 정보를 보호한다. **근거**환자는 사람의 출입이 빈번한 장소나 주위에 사람이 있는 장소에서는 불안하여 설명에 집중할 수 없기 때문에 이해하기 어렵다.

- 질병, 상태, 치료, 예후에 대해 설명한다.
- 감염 경로와 감염 예방의 중요성에 대하여 설명한다.

➡의사의 설명을 충분히 이해하지 못하면 보충 설명하거나 다시 설명을 들을 기회를 마련한다. **근거**환자는 성병에 걸린 것과 감염 확대의 우려 때문에 충격을 받은 상태이므로 의사의 설명을 충분히 이해하지 못하는 경우가 있다.

- 감염 예방의 구체적 방법을 설명한다.

➡환자가 감염 예방의 중요성을 이해하고 있어도 실제로 실천하지 못하는 경우가 있다. **근거**감염 예방을 하지 못한 이유를 파악하고, 실천하기 쉽게 구체적으로 지도한다.

EP 환자 교육 항목

- 조기에 치료를 하면 완치되는 질환임을 설명한다.

- 파트너에 대해서도 감염 예방방법을 지도한다.

- 치료가 끝나고, 의사의 동의를 얻을 때까지 성교를 삼가도록 지도한다.

- 재발 위험이 있는 성생활을 구체적으로 설명하고, 주의사항을 지도한다.

➔ 환자가 불필요한 불안을 없애고 적극적으로 치료를 받을 수 있도록 돕는다.
➔ 파트너의 이해를 확인한다. 파트너에게 질병을 알리지 못하고 고민하는 경우도 있다. **근거** 성병 환자와 파트너가 동시 치료를 시작할 필요가 있다.
➔ 치유될 때까지 성관계를 자제하도록 말한다. 또한 콘돔은 피임뿐만 아니라 성병 예방에도 효과적임을 설명한다.
➔ **근거** 구강 성교로도 감염되고, 클라미디아에 의한 인두염이나 목 통증이 나타난다는 것을 설명한다.

4 간호 문제	간호 진단	간호 목표(간호 성과)
#4 감염을 확대시키지는 않을까 하는 두려움과 불안으로 소외감을 느끼고 자기 존중감이 낮아질 있다.	고독감 위험 상태 **위험 요인:** 사회적 소외 상황에 따른 자존감 저하 **위험 요인:** 인지 부족, 신체 질환	〈장기 목표〉 1) 환자가 소외되지 않은 상태에서 치료한다. 2) 자기 존중감이 저하되지 않고 치료한다. 〈단기 목표〉 환자가 적절한 도움을 받을 수 있고, 소외감을 느끼지 않으며 자기 존중감이 저하되지 않는다.

간호 계획	중재 포인트와 근거

OP 경과 관찰 항목
- 환자의 질환에 대한 이해
- 치료 중 환자의 언행
- 환자의 감염에 대한 이해
- 환자의 감염 예방책에 대한 이해

TP 간호 치료 항목
- 환자가 불안을 표출할 수 있는 환경을 만든다.

- 환자가 걱정, 불안을 표출할 수 있는 상담 상대와 사회자원을 소개한다.

EP 환자 교육 항목
- 성기 클라미디아 감염증을 비롯한 성병에 관한 올바른 지식을 지도한다.

- 성병과 관련하여 상담을 할 수 있는 사회자원(보건소, 여성 센터 등)을 소개한다.

➔ 환자의 말과 행동에 주의하고, 걱정과 불안을 표출할 수 있도록 상담 상대가 되어준다. **근거** 환자는 성병을 앓고 있다고 말하기 어렵기 때문에 소외감을 느끼기 쉽고, 자존감이 저하되기 쉽다.

➔ 환자의 자존감을 배려한다. **근거** 환자의 자존감이 지켜지면 환자는 불안과 감정을 표출하기 쉽다.
➔ 환자들이 어려움을 느낄 때에 의지할 수 있는 사회자원을 선택할 수 있도록 돕는다. **근거** 환자에게는 감정을 표출하기 쉽고, 적절하게 대응해주는 상담자가 필요하다.

➔ 성기 클라미디아 감염증은 최근 문제가 되고 있지만, 조기에 치료하면 치유된다는 점을 설명한다. 또한 콘돔은 성병 예방에 효과적이다.
➔ **근거** 사회자원을 활용하여 환자가 소외감을 느끼지 않고, 정신적 도움을 받을 수 있다.

병기 · 병태 · 중증도별 관리 포인트

- 클라미디아 감염증이 어떤 장기에까지 영향을 미치는지 파악하고, 적절한 치료를 받을 수 있도록 돕는 것이 중요하다. 남성은 요도염 증상이 나타나지만, 여성은 증상이 별로 없어 치료를 받지 않은 채 장기간 경과하고 그 사이에 감염이 확대될 수 있다. 또한 감염이 장기화되면 나팔관 임신과 불임 위험이 높아지기 때문에 조기에 치료를 시작하는 것이 중요하다.
- 성병은 파트너와 함께 치료를 시작할 필요가 있다. 파트너가 자각 증상이 없어도 검사, 치료가 필요하다는 것을 설명하고 협조를 구할 필요가 있다.

간호 활동(간호 중재) 포인트

포인트 진단 · 치료에 대한 도움

- 환자는 수치심 때문에 증상을 설명하지 못할 수 있다. 개인 정보가 보호된다는 점을 설명하고 환자가 편안하게 진료를 받을 수 있도록 곁에서 말을 거는 등 공감하는 태도를 취한다.
- 부작용이 나타나는 것에 주의하면서 약물 치료가 확실하게 이루어지도록 지도한다. 주로 외래로 치료하기 때문에 약물에 대한 주의점이나 자기관리를 지도한다.
- 질병, 치료, 예후 등에 대한 의사의 설명이 충분히 이루어지도록 설정한다. 또한 환자가 내용을 충분히 이해하고 있는지 확인한다.
- 질병이 치유될 때까지 성관계를 자제하도록 지도한다.

감염 확대 예방

- 성병은 파트너와 함께 치료를 시작할 필요가 있다. 파트너에게 자각 증상이 없어도 검사, 치료가 필요하다는 것을 설명한다.
- 감염 경로와 감염 예방방법에 대해 지도한다. 감염 경로를 제대로 이해하지 않으면 감염이 확대되거나, 치료해도 다시 감염될 위험이 있다는 점을 설명한다.
- 성기에서 클라미디아가 발견되면, 인두에서도 클라미디아가 검출될 수 있다. 구강 성교로도 감염된다는 점을 설명한다.
- 질병이 치료된 후, 성교 시 콘돔을 착용하도록 지도한다. 콘돔은 피임뿐만 아니라 성병 예방에도 효과적이다. 특히 MSM(men who have sex with men) 환자는 반드시 착용하도록 설명한다.
- 임신 중에 감염된 경우의 위험, 신생아에 미치는 영향을 이해하고 있는지 파악한다.

환자 · 가족의 심리 · 사회적 문제에 대한 도움

- 환자는 의문이 있어도 수치심 때문에 질문하지 못할 수 있다. 언제든지 이야기를 들을 준비가 되어 있고 개인 정보가 보호된다는 점을 말하며 환자가 안심하고 질문을 할 수 있는 관계를 구축한다.
- 성병에 걸렸다는 환자의 생각에 공감하고, 이후 생활에서 걱정이나 불안에 대해 상담한다.

퇴원 · 요양 지도

- 지시된 약물 치료를 확실하게 실시하지 않으면 재발이나 합병증을 일으킬 위험이 있다는 점을 이해하게 한다.
- 성기 클라미디아 감염은 여성의 경우 오래 방치하면 유산, 조산, 나팔관 불임, 나팔관 임신, 불임 위험이 높아진다. 또한 임신도 산도 감염으로 신생아 결막염, 신생아 폐렴이 발생할 수 있음을 설명한다.
- 파트너에게도 검사, 치료를 받도록 조언하고, 함께 치료될 때까지 성관계를 자제할 것을 이해하도록 한다.
- 환자의 성생활 특징을 근거로 한 성병 예방 행동에 대해 구체적으로 지도한다.
- 성기 클라미디아 감염증을 비롯한 성병에 대한 올바른 지식을 지도한다. 감염 예방 행동을 제대로 수행하지 못하면 성기 클라미디아 감염이 치유되더라도 다른 성병에 걸릴 위험이 있다는 점을 설명한다.

평가 포인트

간호 목표 달성도

- 성기 클라미디아 감염의 증상이 경감되었는가?
- 조기에 치료를 시작해서 합병증이 일어나지 않았는가?
- 부작용에 주의하면서 약물 치료가 확실하게 되었는가?
- 감염 경로를 이해했는가?
- 감염 예방방법을 이해하고 제대로 실시할 수 있었는가?
- 감염을 확대시키지 않았는가?
- 파트너의 협력을 받아 환자와 함께 검사, 치료를 받았는가?
- 환자가 불안과 소외감을 갖지 않고 적절한 도움을 받았는가?

51

성병

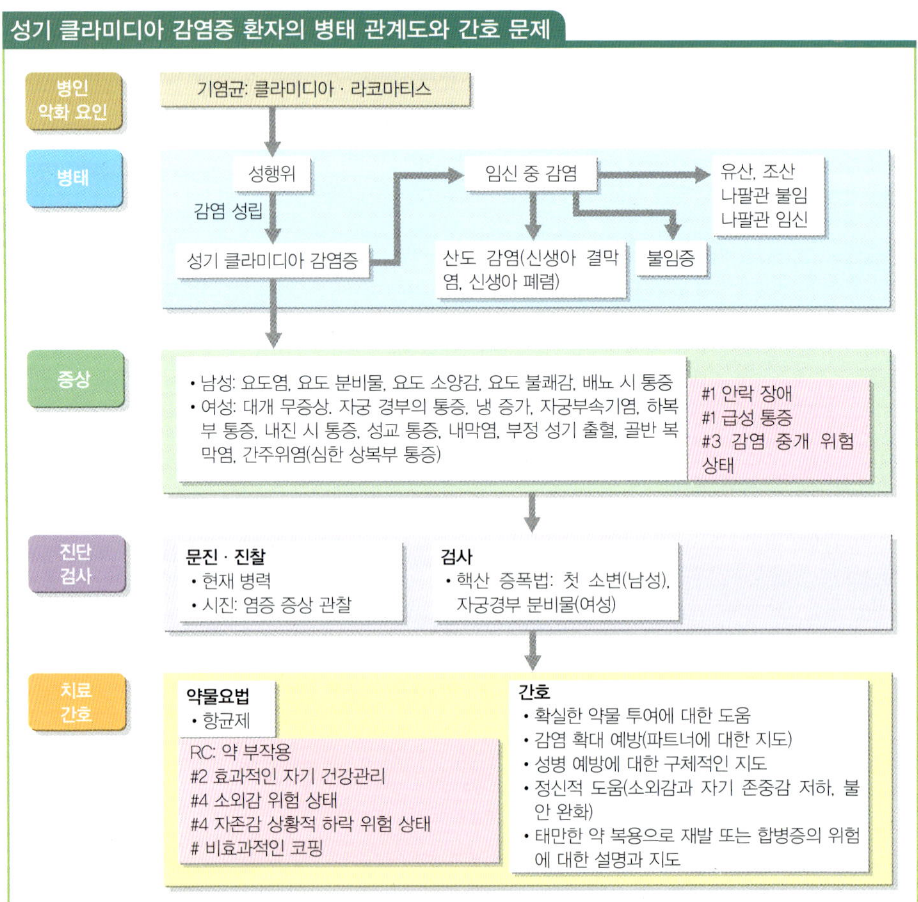
병인
악화 요인
병태
증상
진단
검사
치료
간호
기염균: 클라미디아 · 라코마티스
성행위
감염 성립
성기 클라미디아 감염증
임신 중 감염
유산, 조산
나팔관 불임
나팔관 임신
산도 감염(신생아 결막염, 신생아 폐렴)
불임증
• 남성: 요도염, 요도 분비물, 요도 소양감, 요도 불쾌감, 배뇨 시 통증
• 여성: 대개 무증상. 자궁 경부의 통증, 냉 증가, 자궁부속기염, 하복부 통증, 내진 시 통증, 성교 통증, 내막염, 부정 성기 출혈, 골반 복막염, 간주위염(심한 상복부 통증)
#1 안락 장애
#1 급성 통증
#3 감염 중개 위험 상태
문진 · 진찰
• 현재 병력
• 시진: 염증 증상 관찰
검사
• 핵산 증폭법: 첫 소변(남성), 자궁경부 분비물(여성)
약물요법
• 항균제
RC: 약 부작용
#2 효과적인 자기 건강관리
#4 소외감 위험 상태
#4 자존감 상황적 하락 위험 상태
비효과적인 코핑
간호
• 확실한 약물 투여에 대한 도움
• 감염 확대 예방(파트너에 대한 지도)
• 성병 예방에 대한 구체적인 지도
• 정신적 도움(소외감과 자기 존중감 저하, 불안 완화)
• 태만한 약 복용으로 재발 또는 합병증의 위험에 대한 설명과 지도

52 홍역

눈으로 보는 질환

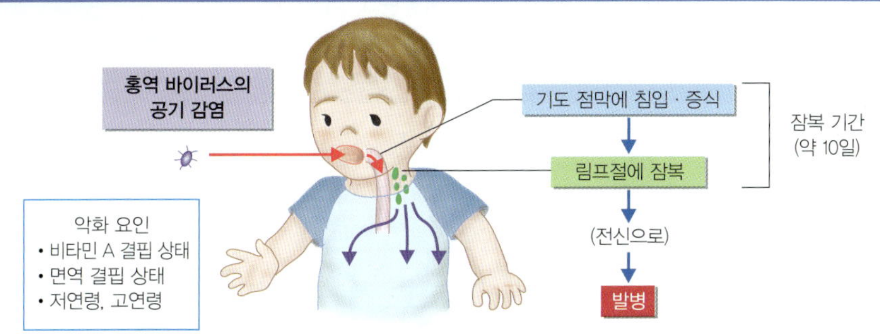

■ 그림 52-1 홍역 감염과 발병

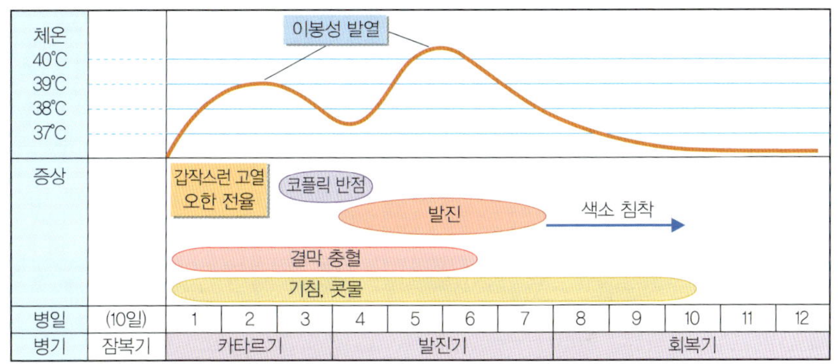

■ 그림 52-2 홍역의 병기와 병상 과정

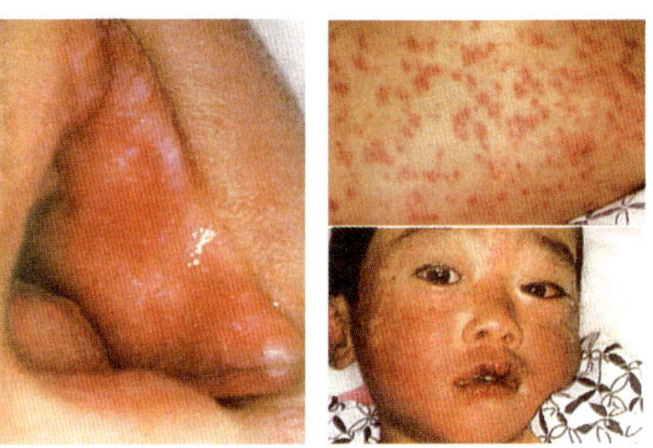

a. 코플릭 반점(백반)   b. 발진(위)과 결막 충혈(아래)

■ 그림 52-3 코플릭 반점과 발진

[모리타 에이유(홍역, 와키구치 히로시 편): 유아의 감염 핸드북 제2판, p73, 의학서원, 2004]

▌ 홍역은 파라믹소 바이러스과에 속하는 홍역 바이러스에 의한 급성 열성 발진성 감염증이다.
- 홍역 바이러스 수용체는 CD46과 SLAM(signaling lymphocyte activating molecule: CD150)이다.
- 바이러스는 기도 점막(결막)에 침입하여 증식을 시작하고, 국소 림프절에 머물렀다 림프구와 대식세포에 감염을 일으켜 혈류를 타고 망내계에 파종한다. 이 기간이 잠복기이다.
- 최종적으로 바이러스혈증이 되어, 피하의 말초 혈관염에 의해 피부 발진이 나타난다.

병인 · 악화 요인

- 홍역 바이러스가 원인이다.
- 바이러스는 공기로 감염되기 때문에 사람과 접촉하지 않아도 감염된다.
- 기도 분비물에서 나온 홍역 바이러스는 공기 중에 몇 시간 머무른다.
- 1960년대에 백신이 개발되고 개량을 거듭한 결과, 홍역 백신을 2회 접종한 경우 항체 양성률, 발병 예방률은 99% 정도가 되었다.
- 저영양 상태, 특히 비타민 A 결핍 상태, 면역 결핍 상태, 저연령층, 고연령층이 고위험군이다.

역학 · 예후

- 세계적으로는 근절을 위한 논의가 진행되고 있지만, 아시아와 아프리카 등을 중심으로 연간 약 3000만 명이 발병하고 수십만 명이 사망한다.
- 예방 접종 정책이 잘되어 있는 미국에서는 연간 감염자가 100명 이하이다.
- 일본은 연간 10만~20만 명이 발병하여 최소한 10~20명이 사망해왔지만, 감소세로 돌아선 2008년에는 11만12명이 발병하였다. 2009년 이후는 1000명을 넘지 않았고, 2011년에는 434명이었다.
- 2011년의 발생 상황은 1~4세, 30~39세, 20~29세의 순이다. 홍역 풍진 혼합(MR) 백신 접종률 향상에 대한 노력이 주효했다.
- 합병증 비율 30%, 평균 입원 비율 40%, 사망률 0.1% 내외(선진국)이며 중증 감염증의 하나라고 할 수 있다.

증상

▌ 잠복기는 보통 10일 전후, 발병 후 회복까지 약 7~10일이 걸린다.
- 카타르기(Catarrhal stape, 전구기, 약 2~3일)
- 39℃ 안팎의 발열, 전신 권태감, 식욕부진에 이어 결막염, 콧물, 기침이 보인다.
- 발진이 나타나기 2일 전 무렵, 뺨 점막에 약간 융기되어 붉게 달아오른 1~3mm 지름의 코플릭 반점(흰색 작은 반점)이 나타난다.
- 발진기(약 3~5일)
- 전구기의 열이 반나절 정도 약 1℃ 내려간 후 다시 고열이 되고(이봉성 발열), 안면으로부터 목, 상반신, 하반신, 사지 위로 퍼지는 부정형의 붉은색 반상 구진이 나타난다. 발진은 점차 융합하고, 이어서 진한 빨간색이 된다. 이 기간 동안 기침, 콧물, 결막염은 더욱 심해진다.
- 회복기
- 발진은 색소 침착이 되어 더욱 퇴색하고 발열이나 상기도염 증상도 좀 나아진다.
- 발진이 나타나기 5일 전(전구기)부터 나타난 후 4일까지의 사이에 홍역 전파력이 있다.

진단 · 검사값

▌ 임상 증상으로 진단할 수 있지만 항체 검사로 확정한다.
- 임상 증상이나 경과에서 진단되는 경우가 많다. 판단이 어려우면 항체값을 측정한다.
- 항체값
  IgM 항체: 발진이 나타났을 때에는 음성, 발진이 나타난 후 3일째에는 검출되고 30일경에 사라진다.

목적	분류	일반명	주요 상품명	약의 효과 메커니즘	주요 부작용
예방	약한 독성 백신	건조 약독생 홍역 백신	건조 약독생 홍역 백신, 홍역 생백신, 건조 약독생 홍역 백신 '비켄 CAM'	약독화 바이러스 노출에 따른 홍역 바이러스에 대한 면역력이 생긴다.	생백신 바이러스로 인한 발열, 발진
		건조 약독생 홍역 혼합 백신	건조 약독생 홍역, 풍진 혼합 백신, 밀빅	약독화 바이러스 노출에 따른 홍역 바이러스, 풍진 바이러스에 대한 면역력이 생긴다.	생백신 바이러스로 인한 발열, 발진
예방 (접촉 후)	인간 면역글로불린 제제	인간 면역글로불린	'화혈연구소' 감마글로불린, 감마글로불린-일약, 글로불린-Wf	홍역 바이러스의 중화	발열, 발진, 심마진
대증요법	비 필린계 해열 진통제	아세트아미노펜	피리나딘, 카로날	시클로옥시게나제(COX-3와 PCOX-1a) 장애에 따른 작용	간 장애, 혈소판 감소, 백혈구판 감소
아급성 경화성 전뇌염	인터페론 제제	인터페론 베타	IFNβ, 페론	바이러스 증식 장애 작용, 면역 부활 작용(내추럴킬러-활성 증강 등)	발열, 혈소판 감소, 백혈구 감소, 단백뇨
	항바이러스제	이노신프라노벡스	이소프리노신	항바이러스 작, 면역 활성 작용	요산 수치 상승, 간 기능 장애
		리바비린	레베톨, 코페구스	RNA바이러스에 대한 항바이러스 작용(퓨린 뉴클레오시드 아날로그)	용혈성 빈혈, 혈소판 감소, 백혈구 감소

IgG 항체: 발진이 나타난 후 7일째까지 음성, 14일째는 절정
- 병리 조직 검사: 결막, 상부 호흡기 등의 상피에 거대세포가 검출된다(특정하지 않고, 검사 시간이 걸린다).

합병증

- 약 30%가 합병증을 일으킨다.
- 폐렴: 15%에서 발병. 폐렴구균, 인플루엔자 간균, 파라인플루엔자 바이러스 등에 의한 2차성 세균성 또는 바이러스성 폐렴
- 중이염: 2~7%에서 발병. 2차성 세균 감염증
- 장염: 3~8%는 설사를 동반한다(유아에 많다).
- 뇌염: 1000명 중 0.5~1%가 발병. 홍역의 심각성에 관계없이 발진이 나타난 후 2~6일경에 발병하고, 절반 이상은 완전히 회복되고, 10~15%는 사망한다.
- 아급성 경화성 전뇌염: 홍역에 걸린 후 7~10년 후에 발병. 100만 명에 15명 정도가 발병. 발병 후 6~9개월에 죽음에 이르는 진행성 변성 질환이다. 2세 미만의 홍역 발병 위험인자로 환자의 대부분은 20세 미만이며, 예방 접종 후 발병률은 자연 감염보다 낮다(100만 명에 1명 정도).

치료법

❚ 특별한 치료법은 없다. 예방 접종을 하는 것이 최선의 예방 치료이다.
- 치료 방침
- 백신은 MR 백신으로 제공된다.
- 비타민 A 결핍이 의심되는 지역에서는 비타민 A 효과를 평가한다. 리바비린(레베톨)은 C형 간염 치료제이지만, RNA바이러스, 홍역에 효과가 있다. 비타민 A와 리바비린은 일반적으로는 사용하지 않는다.
- 아급성 경화성 전뇌염에 대해서는 항바이러스 약물(이노신프라노벡스와 리바비린), 인터페론 베타(골수강 내, 뇌실 내 투여)가 이용되지만 효과는 미미하다.

● 약물요법

Px 처방 예 대증요법. 성인은 1), 소아는 2)를 사용한다.
1) 카로날정(200 · 300 mg) 500mg 돈복　← 비피린계 해열 진통제
2) 카로날 과립 10mg/kg 돈복　← 비피린계 해열 진통제
Px 처방 예 예방 접종. 다음 중 하나를 사용한다.
1) 밀빅 0.5㎖ 피하 주사　← 홍역 풍진 혼합 백신
2) 건조 약독생 홍역 백신　0.5㎖ 피하 주사　← 홍역 백신

● 예방(접촉 후)
● 홍역 환자와 접촉 후 6일 이내에 근육 주사용 사람 면역글로불린 제제를 이용하면 예방 효과가
　있다.

홍역의 병기 · 병태 · 중증도별 치료 순서도

시노키 에리 · 스기야마 유리

간호 과정 순서도

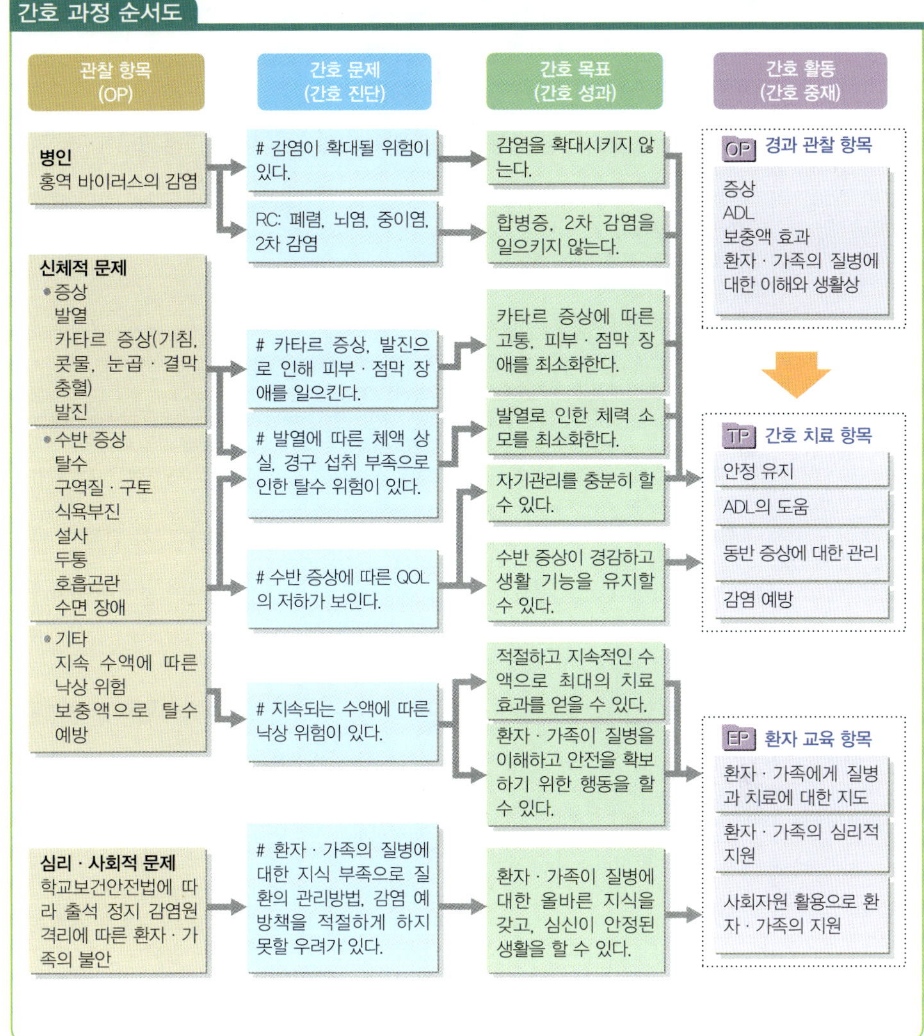

52

홍역

기본 개념

- 발열이나 기침, 콧물 등의 증상, 소화기 증상에 대증요법을 실시하여 고통을 완화하고 회복을 돕는다.
- 급성기는 감염력이 강하기 때문에 감수성자(항체 음성자)와의 접촉을 피하고 감염 예방에 노력한다.
- 폐렴, 뇌염 등의 합병증에 주의한다.

정보 수집	평가 관점과 근거 · 잠재적 간호 문제
전신 상태 파악	홍역 바이러스는 감염력이 매우 강하다. 합병증의 발생 유무를 파악하고, 이상 증상을 조기에 발견하는 동시에 감염 확대 예방을 위해 노력한다. • 예방 접종의 유무를 파악한다. 홍역에 대한 유행 정보의 유무를 확인한다. • 발열, 카타르 증상, 코플릭 반점이 나타났는지 파악한다. • 홍역이 발병했을 때는 면역력 저하 상태에 있기 때문에 2차 감염으로 인한 다양한 감염 가능성이 있다. • 지속되는 발열은 합병증 가능성도 있으므로, 이상 증상을 조기에 발견하도록 노력한다. • 카타르기는 가장 전염성이 강한 시기이므로, 개인실 격리를 비롯하여 감염 확대 예방이 중요하다. 🔍 공동 문제 : 폐렴, 뇌염, 중이염, 2차 감염 🔍 잠재적 간호 문제 : 감염이 확대될 위험이 있다.
증상 부위, 출현 상황, 정도 관찰	잠복기(약 10일간) 이후 카타르 증상(콧물, 눈곱 등)이나 발열, 발진으로 발병한다. 발열은 갑자기 발생하는데, 발병 후 일단 해열이 되고 다시 발열하는 열형을 밟는다. 특징적인 소견을 나타내는 코플릭 반점은 발진이 나타나기 약 2일 전에 뺨 점막에 나타나는 작은 흰색 반점이다. 자주 발생하는 연령은 유아기이지만, 최근 성인 발병도 증가하고 있다. 외래에서 홍역이 의심되는 경우 감염이 확대되지 않도록 환자를 분리 유도하여 격리할 필요가 있다. • 카타르 증상이 낫지 않은 채 경과되면 합병증으로 이행할 수 있으며, 심각해질 위험도 있다. • 발진은 발병하고 4~5일경에 나타난다. 귀 뒤나 뺨에서 나타나고, 목 뒤쪽 → 얼굴 → 팔 → 가슴 → 등 → 복부 → 다리 순으로 퍼져나간다. • 발진은 발병 초기에 경계가 선명한 선홍색의 반상 구진이지만 전신으로 퍼짐에 따라 검붉은 색깔이 섞인 그물코 모양이 된다. • 열형 파악: 갑작스런 발열로 발병 후 일단 해열되었다가 다시 발열하는 열형을 보인다(이봉성 발열). • 수분 · 영양 보급, 안정 유지에 유념한다. 면역력이 저하된 상태에 있는 환자에게 매우 중요하다. • 홍역은 발열, 전신성 발진, 카타르 증상이 특징적이다. 39℃ 이상의 고열을 동반하기 때문에 환자는 탈수, 구역질 · 구토, 식욕부진, 설사, 두통, 호흡곤란과 수면 장애를 호소하므로 증상 완화에 노력한다. • 효과적인 바이러스 치료제가 없기 때문에 치료는 대증요법이 중심이다. • 고열에 따른 탈수는 수액이 필요한 경우도 있고, 심한 경우에는 입원해야 한다. • 홍역은 감염력이 강하기 때문에 환자는 격리된다. 증상으로 인한 고통과 격리로 인한 불안으로 환자는 정신적인 스트레스를 받는다. 격리되어 있어도 기분 전환을 할 수 있도록 소아에게는 놀이를 하도록 하는 등 환자의 스트레스를 줄일 수 있는 연구를 한다. • 경구 섭취가 어려워지면 지속적인 수액이 필요하다. 적절하고 지속적인 수액으로 최대한의 치료 효과를 볼 수 있도록 대처한다. • 수액을 할 때는 수액 루트에 연결되어 있다는 생소한 상황이므로 낙상 위험이 있다는 것을 염두에 둔다. • 전신의 면역력이 저하되기 때문에 폐렴, 뇌염, 중이염 등의 2차 감염을 일으키지 않도록 합병증에 대한 대책이 중요하다. 합병증이 나타나지 않으면 10일 전후로 증상은 사라지지만, 면역력이 회복되려면 시간이 걸리므로 다른 감염에 걸리지 않도록 주의할 것을 환자 · 가족에게 설명한다.

	🔍 공동 문제 : 폐렴, 뇌염, 중이염, 2차 감염 🔍 잠재적 간호 문제 : 카타르 증상, 발진으로 인해 피부·점막의 손상을 일으킨다./ 발열에 따른 체액 상실, 경구 섭취 부족으로 탈수 위험이 있다./ 수반 증상으로 QOL의 저하가 보인다./ 지속적인 수액으로 인한 낙상 위험이 있다.
환자·가족의 심리·사회적 측면	환자·가족이 홍역에 대한 지식을 있으면 불안이 줄어들고 가정에서의 유지·관리가 안정되도록 한다. ● 질병에 대해 이해하고 감염 확대를 예방하도록 한다. ● 홍역으로 진단되면 가정에서의 관리방법을 확인하고 안정된 유지·관리에 들어간다. ● 가족이 치료에 참여하면 환자·가족의 스트레스 감소로 이어진다. ● 홍역은 주로 비말 감염으로 확대되고 감염력이 강하기 때문에 감염 예방에는 환자를 격리하여 감염 경로를 차단하는 것이 중요하다. 환자·가족에게 감염 경로를 설명하여 예방의 중요성을 이해하면 불안이 완화된다. ● 홍역은 감염증 신법 5류 감염증으로 분류되고, 학교보건안전법에는 '해열 후 3일이 경과할 때까지' 출석 정지로 정해져 있다. 유아나 저학년 아동에게는 중증 질환으로 입원 치료가 될 수도 있는데, 격리되어도 불안하지 않도록 정신적인 지원을 한다. 🔍 잠재적 간호 문제 : 환자·가족이 질환에 대한 지식 부족으로 질병 관리방법, 감염 예방책을 제대로 실시하지 못할 우려가 있다.

52
홍역

| Step1 영향 평가 | Step2 간호 초점 | Step3 계획 | Step4 실시 | Step5 평가 |

간호 문제 리스트

RC: 폐렴, 뇌염, 중이염, 2차 감염
#1 감염이 확대될 위험이 있다(영양–대사 패턴).
#2 카타르 증상, 발진으로 인해 피부·점막 장애를 일으킨다(영양–대사 패턴).
#3 발열에 따른 체액 상실, 경구 섭취 부족으로 탈수 위험이 있다(영양–대사 패턴).
#4 동반 증상은 QOL의 저하를 보인다(활동–운동 패턴).
#5 지속적인 수액으로 낙상 위험이 있다(건강 지각–건강관리 패턴).
#6 환자·가족이 질환에 대한 지식 부족으로 질병 관리, 감염 예방 조치를 제대로 하지 못할 우려가 있다(건강 지각–건강관리 패턴).

간호의 우선순위 지침

● 일반적으로 정형적인 경과를 밟고 합병증이 없으면 대증요법만으로 낫기 때문에, 어느 병기에 있는지, 또한 대증요법의 필요성에 따라 우선순위를 검토한다. 발진기에 코플릭 반점이 인정되어 진단하는 경우가 많다. 발진이 생기면 다시 열이 나는데 고열인 경우가 많다. 카타르 증상에 따른 피부·점막의 염증, 고열로 인한 체력 소모가 일어나기 쉽다. 어린아이일수록 탈수 위험이 있으므로 대증요법으로 수액을 지속적으로 보충한다. 수액을 할 때에는 수액 줄로 인한 낙상 위험에 대한 주의가 필요하다. 또한 이 시기에는 면역력도 저하되고 전염성도 강하기 때문에 감수성자와의 접촉, 다른 감염증 환자와의 접촉을 피할 필요가 있다. 환자와 가족의 협력을 얻을 수 있도록 질환이나 상태에 대해 이해하도록 하고 불안도 완화시킨다.

| Step1 영향 평가 | Step2 간호 초점 | Step3 계획 | Step4 실시 | Step5 평가 |

공동 문제	간호 목표(간호 성과)
RC: 폐렴, 뇌염, 중이염, 2차 감염	〈장기 목표〉 합병증, 2차 감염의 징후를 모니터링하고 합병증, 2차 감염이 발병하지 않는다.

<table>
<tr><td>

간호 계획

OP 경과 관찰 항목
- 발열, 콧물, 눈곱 등의 카타르 증상, 발진의 정도 관찰
- 합병증(폐렴, 뇌염, 중이염) 유무 관찰

TP 간호 치료 항목
- 구강 관리를 실시하고 구강 점막을 깨끗하게 유지한다.
- 발진이 있어도 청결하게 하고 청결을 유지한다.
- 환자의 손톱은 짧게 잘라주고, 긁을 것 같으면 장갑을 착용하게 한다.

</td><td>

중재 포인트와 근거

➡ **근거** 폐렴, 뇌염, 중이염 등의 합병증이 발병할 수 있기 때문에 홍역 증상 이외에 각 합병증과 관련된 증상(귀 통증, 호흡곤란, 기침, 두통, 의식 장애)이 나타나는 것에 주의한다.

➡ **근거** 청결 유지는 2차 감염의 예방이 된다.

</td></tr>
</table>

---

1 간호 문제 | **간호 진단** | **간호 목표(간호 성과)**

#1 감염이 확대될 위험이 있다. | 감염 중개 위험 상태 **위험 요인:** 비말 감염 | 〈**장기 목표**〉 감염을 확대시키지 않고 자연적으로 회복한다.

<table>
<tr><td>

간호 계획

OP 경과 관찰 항목
- 예방 접종의 유무, 타인과의 접촉 파악
- 발열, 콧물, 눈곱 등의 카타르 증상, 발진의 정도 관찰

TP 간호 치료 항목
- 개인실로 격리하고 다른 사람과의 접촉을 피한다.

EP 환자 교육 항목
- 개인실 격리가 필요하다는 점을 환자·가족에게 말한다.

</td><td>

중재 포인트와 근거

➡ **근거** 일본에서는 1세 이후에 홍역 풍진 혼합 백신 접종이 권장되고 있다. 접촉하여 5일 이내라면 γ글로불린을 투여하면 홍역 발병의 예방·감소를 기대할 수 있다.

➡ **근거** 홍역은 매우 전염성이 강하기 때문에 감염 경로를 차단하기 위해 개인실에 격리한다. 특히 소아에게는 낯선 환경, 신체적 고통도 수반되기 때문에 환경 정비가 중요하다.

</td></tr>
</table>

---

2 간호 문제 | **간호 진단** | **간호 목표(간호 성과)**

#2 카타르 증상, 발진으로 피부·점막 장애가 생긴다. | 피부 통합성 장애 **관련 요인:** 카타르 증상, 발진 **진단 지표** ☐ 피부·점막의 발적·손상 ☐ 가려움증 | 〈**장기 목표**〉 카타르 증상, 발진으로 인한 고통, 통증, 피부·점막의 손상을 최소한으로 한다.

<table>
<tr><td>

간호 계획

OP 경과 관찰 항목
- 코플릭 반점, 카타르 증상(콧물, 눈곱 등) 관찰
- 발진이 나타난 부위, 정도

TP 간호 치료 항목
- 경구 섭취가 곤란한 경우는 지속적으로 점적 주사를 적용한다.
- 음식물은 맛이 진한 것, 자극이 있는 것은 피한다.
- 구강 관리를 실시하고 구강 점막을 깨끗하게 유지한다.
- 발진이 있어도 청결하게 하고, 청결을 유지한다.

</td><td>

중재 포인트와 근거

➡ **근거** 카타르기는 감염력이 강하기 때문에 다른 사람과의 접촉을 피한다('간호 문제 #1' 참조).

➡ **근거** 충분한 수분·영양 공급을 할 수 없을 때는 지속 수액이 필요하다.

➡ **근거** 청결 유지는 2차 감염을 예방한다.

</td></tr>
</table>

- 환자의 손톱은 짧게 잘라주고, 긁을 것 같으면 장갑을 착용하게 한다.
- 환자의 상태에 맞추어 놀이를 할 수 있게 한다.

EP 환자 교육 항목
- 구강 점막의 염증 증상에 맞춘 식사 섭취, 구강 관리와 청결 유지의 필요성을 환자·가족에게 설명한다.

➡ **근거** 놀이는 가려움증을 잊을 수 있고, 고통을 완화하는 효과가 있다.

3 간호 문제	간호 진단	간호 목표(간호 성과)
#3 발열로 인한 체액 손실, 섭취 부족으로 탈수 위험이 있다.	**체액량 부족 위험 상태** **위험 요인:** 체온 상승으로 인한 체액 상실, 필요한 수분량에 영향을 주는 요인(권태감)	〈**장기 목표**〉 1) 발열로 인한 체력 소모를 최소한으로 한다. 2) 탈수 현상을 일으키지 않는다.

간호 계획	중재 포인트와 근거
OP 경과 관찰 항목 • 전신 상태, 바이털 사인 • 식욕, 경구 섭취량	➡ **근거** 발열 시에 충분한 수분 공급, 영양 섭취가 어려워지면 탈수 등의 합병증으로 이어지기 때문에 전신 상태와 함께 관찰한다.
TP 간호 치료 항목 • 경구 섭취가 어려운 경우는 지속적으로 수액을 준다. • 발열 시에는 지시된 좌약을 사용한다. • 젤리나 아이스크림 등 소화가 잘되는 식품을 주어 환자가 최대한 섭취할 수 있도록 한다. **EP** 환자 교육 항목 • 수분 공급, 영양 섭취의 필요성을 환자·가족에게 설명한다.	➡ **근거** 충분한 수분·영양 공급을 할 수 없을 때 지속 수액이 필요하다.

4 간호 문제	간호 진단	간호 목표(간호 성과)
#4 동반 증상으로 인해 QOL의 저하를 보인다.	**활동 내성 저하** **관련 요인:** 동반 증상 **진단 지표** ☐ 작업 시 호흡곤란 ☐ 권태감 호소	〈**장기 목표**〉 동반 증상이 완화되고 생활 기능을 유지할 수 있다.

간호 계획	중재 포인트와 근거
OP 경과 관찰 항목 • 전신 상태, 바이털 사인(발열) • 동반 증상: 탈수, 구역질·구토, 식욕부진, 설사, 두통, 호흡곤란, 수면 장애 **TP** 간호 치료 항목 • 증상에 따라 대증요법을 실시한다. 치료로 해열제, 진해제, 항생제, 수액요법 등이 이루어진다. **EP** 환자 교육 항목 • 충분한 수분 공급, 영양 섭취뿐만 아니라 처방된 약을 확실하게 투여하도록 가족에게 전달한다.	➡ **근거** 동반 증상은 환자의 QOL을 크게 저하시킨다. 상태에 따라 놀이를 하게 하고, 기분 전환을 하면서 생활 기능을 유지시키도록 노력한다. ➡ **근거** 처방된 약을 확실히 복용함으로써 동반 증상을 완화시키면 QOL 저하의 예방으로 이어진다.

<table>
<tr><td>5</td><td>간호 문제</td><td>간호 진단</td><td colspan="2">간호 목표(간호 성과)</td></tr>
<tr><td colspan="2">#5 지속적인 수액으로 수액 줄로 인한 낙상 위험이 있다.</td><td>낙상 위험 상태
위험 요인: 지속적인 수액</td><td colspan="2">〈장기 목표〉 환자·가족이 안전을 확보하기 위한 행동을 취할 수 있다.</td></tr>
</table>

간호 계획	중재 포인트와 근거
OP 경과 관찰 항목 • 전신 상태, 바이털 사인 • 수액 주사 삽입부와 수액 줄의 위치	**근거** 수액 줄의 위치에 따라 줄에 걸려 낙상할 수 있으므로, 수액 삽입부뿐만 아니라 수액 줄의 위치를 반드시 확인한다.
TP 간호 치료 항목 • 수액 삽입부에 맞추어 안전하고 확실하게 고정시킨다. • 적당한 놀이에 대해 연구한다.	**근거** 지속적으로 수액을 투여받는 상태는 환자에게 큰 스트레스가 된다. 지속적인 수액을 받는 동안 안전한 놀이를 실시하고, 스트레스를 감소시키고 효과적인 치료를 실시하게 한다.
EP 환자 교육 항목 • 질환, 지속적인 수액의 필요성을 환자·가족에게 전달한다. • 환자가 안전하게 행동할 수 있도록 충분히 배려할 것을 가족에게 전달한다.	**근거** 적절하고 지속적인 수액 주사를 통해 최대한 치료 효과를 얻을 수 있다. 환자는 익숙하지 않은 환경에서 낙상 등의 위험이 있으므로 보호자가 안전을 확보하는 것이 필요하다.

<table>
<tr><td>6</td><td>간호 문제</td><td>간호 진단</td><td colspan="2">간호 목표(간호 성과)</td></tr>
<tr><td colspan="2">#6 환자·가족이 질환에 대한 지식 부족으로 질병 관리 방법, 감염 예방책을 제대로 실시 하지 못할 우려가 있다.</td><td>비효과적 자기 건강관리
관련 요인: 지식 부족
진단 지표
☐ 질병을 관리하고 싶다고 말한다.</td><td colspan="2">〈장기 목표〉 1) 질환, 치료의 올바른 지식을 안다. 2) 올바른 지식으로 환자·가족의 불안이 완화되고 심신이 안정된 생활을 할 수 있다.</td></tr>
</table>

간호 계획	중재 포인트와 근거
OP 경과 관찰 항목 • 환자·가족의 말, 행동	**근거** 환자·가족의 말을 경청하고 불안과 스트레스를 나타내는 상태에 주의한다.
TP 간호 치료 항목 • 가정에서 관리되는 경우는 가정에서의 관리방법 확인: 수분·영양 섭취의 필요성, 발열 시의 대응(고열 시 좌약 사용방법), 발진에 대한 청결 유지방법 • 재진 시의 타이밍(지속되는 발열, 경구 섭취가 어려운 경우) 등	가정에서 관리하는 경우는 가정에서의 관리방법을 반드시 확인한다. **근거** 환자·가족이 지식을 갖고, 유지 관리를 원활하게 한다.
EP 환자 교육 항목 • 환자·가족에게 질환에 대한 지식을 전달한다.	**근거** 홍역은 감염력이 강하기 때문에 환자·가족에게 질환에 대한 지식을 전달하고 감염 확대를 방지한다.

Step1 영향 평가	Step2 간호 초점	Step3 계획	Step4 실시	Step5 평가

병기·병태·중증도별 관리 포인트

【카타르기】 발병하지 않은 카타르기에는 발열과 콧물, 눈곱 등의 카타르 증상이 있으므로, 누워서 안정을 취하고 피부·점막의 청결을 유지할 수 있도록 한다. 유아의 경우 코 호흡에 방해를 받는지

주의한다. 가장 전염성이 강한 시기이기 때문에, 감수성자와의 접촉을 피하도록 하고 질환에 대해 올바른 이해를 하게 한다.

【발진기】잠시 열이 내린 다음, 다시 발열과 함께 발진이 나타난다. 이때 고열이 되고, 카타르 증상도 강해지기 때문에 체력 소모를 최소화하도록 개별 환자에게 맞는 치료를 실시한다.

【회복기】해열 직후는 누워서 안정을 취하고 2~3일 후부터 단계적으로 활동 범위를 넓힐 수 있도록 한다. 완전히 회복할 때까지는 등원, 등교를 하지 않는다.

간호 활동(간호 중재) 포인트

증상 완화를 위한 도움
- 환경 정비를 실시하고, 안전·안락한 생활을 할 수 있도록 한다.
- 피부 청결을 유지하고 피부 손상, 2차 감염 예방에 노력한다.
- 발열 시 수액 주입요법이 안전하게 적용될 수 있도록 한다.
- 합병증의 조기 발견·조기 대응을 할 수 있도록 노력한다.
- 발진은 서서히 벗겨지고 색소가 침착된다. 환자는 색소 침착에 따른 외모의 변화를 신경 쓰는 일이 있는데, 시간이 지남에 따라 점차 사라진다는 것을 알려준다.

감염 확대 예방
- 감수성자와의 접촉을 피한다.
- 손 씻기, 양치질을 잘하여 감염 확대를 예방한다.
- 확실한 예방방법은 홍역 풍진 혼합 백신으로 미리 면역을 하는 것이다. 그러나 최근 1회 백신 접종을 받은 사람의 홍역 발병이 늘고 있다. 그 이유는 접종 후 홍역 바이러스에 노출될 기회가 적어 항체가 하락했기 때문이다.
- 학교보건안전법에서는 '해열한 후 3일이 경과할 때까지' 출석 정지로 정해져 있다. 감염 예방을 위해 필요한 조치임을 설명한다.

환자·가족의 심리·사회적 문제에 대한 도움
- 질환에 대해 자세히 설명하고 이를 불안 해소로 연결한다.
- 감염 확대 예방을 위한 관리방법을 확인한다.
- 격리와 QOL 저하에 따른 스트레스를 최소화하게 한다.

퇴원·요양 지도

- 퇴원 후에도 상태의 관찰을 계속해야 한다는 점을 전달한다.
- 가려움증의 유발을 피하는 생활을 하도록 지도한다.
- 회복 직후에는 면역력이 저하되어 있으므로 감염 예방에 노력해야 한다는 점을 전달한다.

| Step1 영향 평가 | Step2 간호 초점 | Step3 계획 | Step4 실시 | Step5 평가 |

평가 포인트

- 해열 후 발진이 소실되고 4~5일 경과 후 일상생활로 돌아갈 수 있었는가?
- 전신의 피부가 서서히 벗겨지고 진한 갈색의 색소 침착이 인정되었는가?
- 홍역을 타인에게 옮기지 않았는가?
- 면역력 저하로 폐렴, 뇌염, 중이염 등의 합병증이 일어나지 않았는가?
- 환자가 격리 환경에 있어도 치료에 지장을 주지 않는 놀이를 연구하고 도입하여 고통 증상을 완화할 수 있었는가?
- 가려움증 때문에 발진을 긁어 피부 증상을 확대시키지 않았는가?
- 치료 중 고통스러운 증상이 있어도 필요한 수분과 식사를 섭취했는가?
- 환자·가족이 감염 경로를 이해하고 격리·감염 예방의 중요성을 납득했는가?

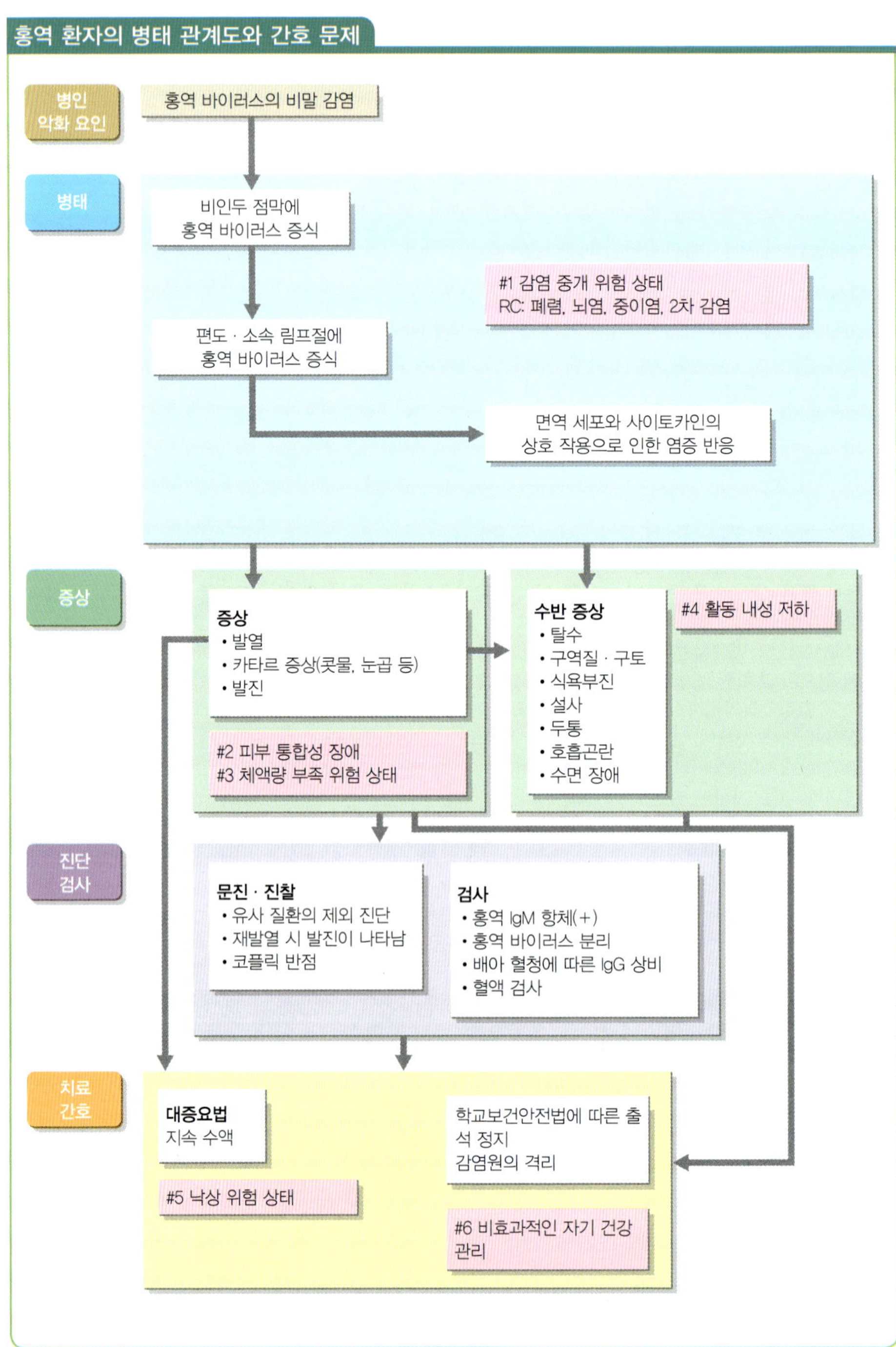
병인
악화 요인
홍역 바이러스의 비말 감염
병태
비인두 점막에
홍역 바이러스 증식
편도 · 소속 림프절에
홍역 바이러스 증식
#1 감염 중개 위험 상태
RC: 폐렴, 뇌염, 중이염, 2차 감염
면역 세포와 사이토카인의
상호 작용으로 인한 염증 반응
증상
증상
• 발열
• 카타르 증상(콧물, 눈곱 등)
• 발진
#2 피부 통합성 장애
#3 체액량 부족 위험 상태
수반 증상
• 탈수
• 구역질 · 구토
• 식욕부진
• 설사
• 두통
• 호흡곤란
• 수면 장애
#4 활동 내성 저하
진단
검사
문진 · 진찰
• 유사 질환의 제외 진단
• 재발열 시 발진이 나타남
• 코플릭 반점
검사
• 홍역 IgM 항체(+)
• 홍역 바이러스 분리
• 배아 혈청에 따른 IgG 상비
• 혈액 검사
치료
간호
대증요법
지속 수액
학교보건안전법에 따른 출
석 정지
감염원의 격리
#5 낙상 위험 상태
#6 비효과적인 자기 건강
관리

눈으로 보는 질환

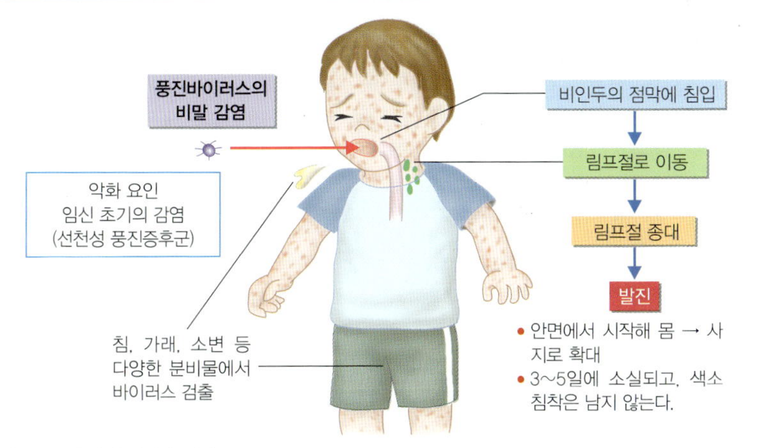

■ **그림 53-1 풍진의 감염과 발병**

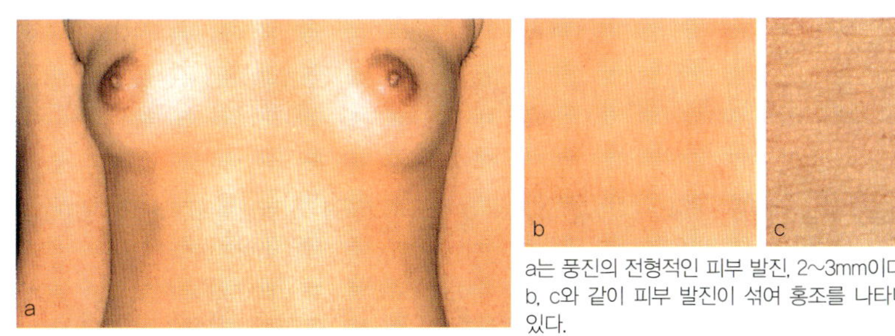

a는 풍진의 전형적인 피부 발진, 2~3mm이다.
b, c와 같이 피부 발진이 섞여 홍조를 나타내는 경우도
있다.

■ **그림 53-2 풍진의 피부 발진**

(오자와 아키라: 풍진, 다키가와 마사히로 감수: 표준 피부과 제9판, p535, 의학서원, 2010)

병태 생리

❚ 풍진은 토가바이러스과에 속하는 풍진바이러스에 의한 급성 발진성 감염증이다.
● 다른 토가바이러스과의 바이러스와 달리 인간만 자연 숙주로 한다. 수용체는 불명이다.
● 풍진바이러스는 비말에 의해 비인두를 감염시키고, 국소 림프절로 이동하여 림프절 종대를 일으
킨다.
● 바이러스는 7~10일이 지나면 관절액(관절통), 호흡기 분비물, 소변, 뇌척수액 등 다양한 부위에서
검출된다.
● 감염자는 발진 때까지 감염성을 유지한다.
● 피부의 바이러스에 대한 면역 반응의 결과로 발진이 나타나고, 이 시기에는 중화 항체가 생긴다.

병인 · 악화 요인

● 풍진바이러스가 원인이다.
● 바이러스는 비말 감염에 의해 전파되며 감염력은 홍역, 수두보다 약하다.

- 소아(12~90개월) 풍진 백신 접종률은 높아지고 있지만, 예방 접종이 변천에 따라 성인 여자 항체 보유율은 90%, 성인 남자는 80% 안팎으로 예상된다. 성인에서도 감수성의 사람은 많다.
- 임신부가 임신 초기 풍진에 걸리면 태반을 통해 태아는 풍진바이러스에 감염되어, 출생아에게 선천성 풍진증후군(congenital rubella syndrome: CRS)이 발병할 수 있다는 점에 가장 주의가 필요하다.

역학 · 예후

- 예방 접종을 철저히 하고 있는 나라에서는 풍진 발병률이 낮아, 미국에서는 연간 10명 이하이다. 일본에서는 연간 2만~4만 명 정도였는데, 2005년에는 추계 7900명, 2009년에는 147명, 2010년에는 90명으로 감소하고 있다. 그러나 2011년에는 다시 상승세로 돌아섰다(30주가 지난 시점에서 272명).
- 원래는 아동기에 많은 감염이지만, 2011년에는 성인이 전체의 81%나 되었다. 30~50대 남성의 백신 접종률, 항체 보유율이 낮은 것도 문제이다.
- 예방 접종의 경위
1) 1976년부터 모든 접종 시작
2) 1977년부터 여자 중학생에 대해 정기 접종
3) 1989년부터 생후 12~72개월 유아에게 홍역 유행성 이하선염 풍진 혼합(MMR) 백신의 선택이 가능해졌다(그러나 1993년 무균성 수막염의 발생으로 MMR 백신이 중지됨).
4) 1995년부터 생후 12~90개월 소아에게 풍진 백신(정기 접종)
5) 2006년부터 홍역 풍진 혼합 백신으로 2회 접종이 되었다.
- 대부분 불현성 감염이며, 증상도 가볍기는 하지만 뇌염 및 CRS에는 주의가 필요하다.
- CRS의 환자 수는 2000~2003년까지 매년 1명이었지만, 2004년 10명으로 증가했다. 2005년은 2명, 2006년 이후는 0명이다.

증상

전형적인 증상은 미열, 후경부 림프절 종창, 발진이다.
- 잠복 기간은 14~21일
- 대부분 불현성 감염이지만, 성인은 소아에 비해 전신 권태감, 발열, 식욕부진 등의 전구 증상이 강하다.
- 림프절 종창은 발진하기 며칠 전에 나타나고 3~6주간 지속된다.
- 붉고 작은 발진이 얼굴부터 시작해서 아래로 퍼진다. 3일(또는 5일)에서 사라지고 색소 침착은 남지 않는다.
- CRS에 대해
1) 임신 제1기(3개월까지)에 임신부가 감염되면 80~85%까지의 확률로 선천성 이상을 가진 아이가 태어나고, 20%는 자연 유산된다.
2) 대표적인 증상으로는 다음과 같다.
  - 난청
  - 정신 운동 발달지체
  - 발육지체
  - 선천성 심장 질환
  - 백내장, 망막병증
  - 당뇨병(유아 이후에 발병)

진단 · 검사값

임상 증상, 항체 검사를 통해 진단한다.
- 임상 증상이나 경과에서 진단이 어려운 경우도 많다. 판단이 어려우면 항체값을 측정한다.
- 항체값: 다양한 측정법이 있지만 효소 항체법(ELISA)을 많이 이용한다. IgM 항체의 상승으로 판단한다. 이외의 측정법은 급성기와 회복기 항체가 4배 이상 상승하면 풍진으로 진단한다.

■ 표 53-1 풍진의 주요 치료제

목적	분류	일반명	주요 상품명	약의 효과 메커니즘	주요 부작용
예방	약독성 백신	건조 약독생 풍진 백신	건조 약독생 풍진 백신	약독화 바이러스 노출에 따른 풍진바이러스에 대한 면역력이 생긴다.	생백신바이러스로 인한 발열, 발진
		건조 약독생 홍역, 풍진 혼합 백신	건조 약독생 홍역·풍진 혼합 백신, 밀빅	약독화바이러스 노출에 따른 홍역바이러스, 풍진바이러스에 대한 면역력이 생긴다.	생백신바이러스로 인한 발열, 발진
대증요법	비피린계 해열 진통제	아세트아미노펜	피리나딘, 카로날	시클로옥시게나제(COX-3과 PCOX-1a) 저해로 인한 작용	간 장애, 혈소판 감소, 백혈구 감소

합병증

- 혈소판 감소성 자반병: 3000~5000명에 1명이 발병하며 일반적으로 예후는 양호하다.
- 뇌염: 일반적으로 좋은 예후이지만 중증이 될 수도 있다.
- 관절염은 성인에게서 많이 발병한다(성인 사례의 1/3).

치료법

- 치료 방침
- 특별한 치료법은 없다. 예방 접종이 가장 중요한 치료법(예방 치료)이라 할 수 있다. 발열이나 관절염에 대해서는 진통 해열제를 사용한다.
- 약물요법

Px 처방 예) 대증요법. 성인은 1), 소아는 2)를 사용한다.
1) 카로날정(200·300 mg)   500mg   돈복   ← 비피린계 해열 진통제
2) 카로날 과립 10mg/kg   돈복   ← 비피린계 해열 진통제

Px 처방 예) 예방 접종. 다음 중 하나를 사용한다.
1) 밀빅   0.5㎖ 피하 주사   ← 홍역 풍진 혼합 백신
2) 건조 약독생 풍진 백신   0.5㎖ 근육 주사   ← 풍진 백신

풍진의 병기 · 병태 · 중증도별 치료 순서도

도미오카 아키코

간호 과정 순서도

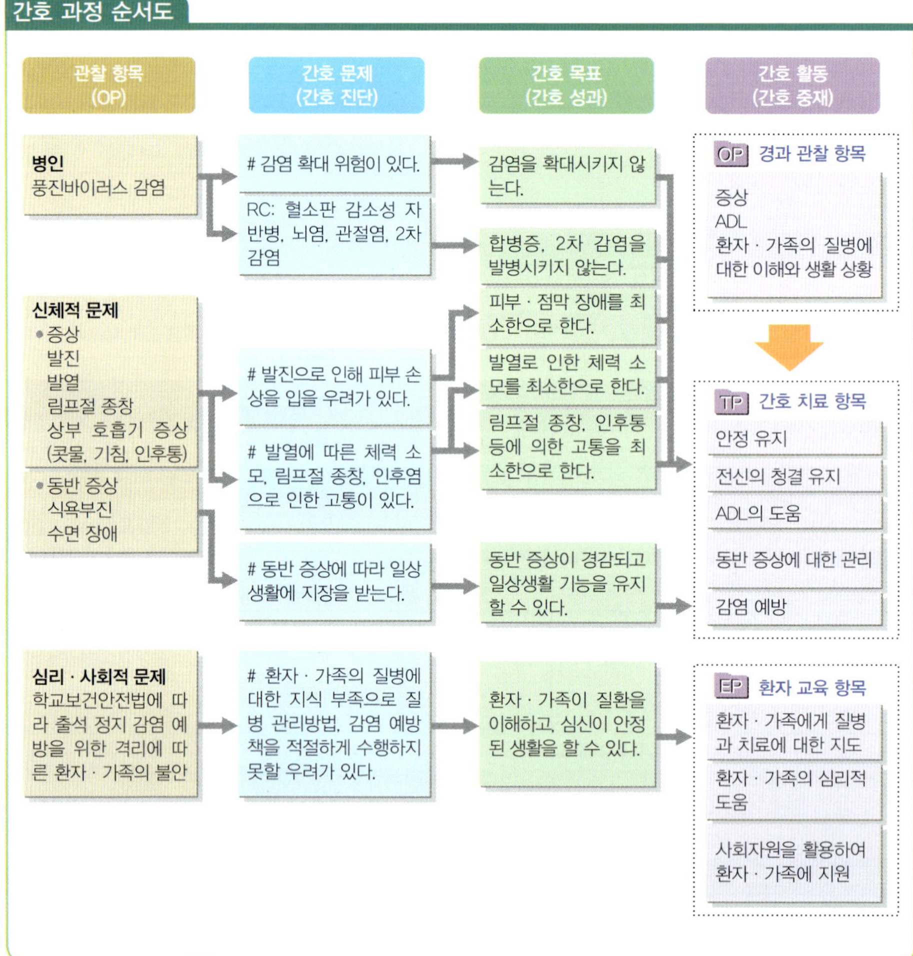

기본 개념

- 발열과 림프절 종창, 상부 호흡기 증상에 대증요법을 실시하여 고통을 완화하고 회복을 돕는다.
- 감수성자(항체 음성자)와의 접촉을 피하고 감염 예방에 노력한다. 특히 임신부는 선천성 풍진증후군을 피하기 위해 접촉하지 않도록 주의한다.
- 보기 드물게 합병증으로 혈소판 감소 자반병이나 뇌염이 나타난다. 청소년이나 성인에게서는 관절염을 일으킬 수 있으므로 주의한다.

정보 수집	평가 관점과 근거 · 잠재적 간호 문제
전신 상태 파악	**질병의 경과를 근거로 일상생활에 미치는 영향을 최소화하고, 합병증에 주의하는 것이 중요하다.** • 전신 상태의 파악, 증상 관찰 • 수반 증상의 유무, 증상이 심신에 미치는 영향의 유무를 파악한다. • 합병증이 나타나는 것에 주의하고, 이상 증상의 조기 발견 · 조기 대응에 노력한다. 🔍 공동 문제 : 혈소판 감소 자반병, 뇌염, 관절염, 2차 감염 🔍 잠재적 간호 문제 : 수반 증상으로 인해 일상생활에 지장을 준다.
증상 부위, 출현 상황, 정도 관찰	**증상이 나타난 시기와 정도, 경과를 파악하고 증상에 따른 고통을 완화하여 안락하게 머물 수 있도록 돕는 것이 중요하다.** • 가벼운 발열과 전신 발진, 후두부 · 후이개부 · 경부 림프절 종창이 주요 특징이다. 겨울에서 봄 사이에 유행하기 쉽다. 홍역에 비해 감염력은 별로 강하지 않지만, 성인에게서 중증화하기 쉽다. • 증상이 나타난 시기와 감염 기회의 유무, 예방 접종 경력 유무 등을 확인한다. • 잠복기는 2~3주이고, 안면 · 귓바퀴 뒤에서 발진이 나타나 몸통 · 사지로 퍼진다. 3일 전후로 사라지고 색소 침착은 남지 않는다. • 발진이 나타나고 있는 피부는 손상되기 쉬우므로 청결을 유지하는 것이 필요하다. • 발열은 미열이지만, 며칠 동안 계속될 수도 있다. • 청소년의 경우는 기분이 나빠지거나 동반 증상이 나타나는지 주의한다. • 발진에 앞서 경부 · 귓바퀴 뒤의 림프절에 종창이 나타나고, 발진이 사라진 후에도 지속된다. • 상부 호흡기 증상에 따라 인후통이 발생한다. • 예후는 양호하고 자연 치유된다. 풍진바이러스에 효과적인 항바이러스 약은 없지만 치료는 해열제 등의 대증요법으로 하고, 합병증으로는 혈소판 감소 자반병, 뇌염, 관절염 등이 나타난다. **선천성 풍진증후군(CRS)** • 임신 초기에 풍진에 걸리면 유산, 조산의 원인이 된다. 또한 태아가 풍진바이러스에 감염되면 백내장, 심장 질환, 난청 등 선천성 이상이 생기기 쉽다. 임신부의 선천성 풍진증후군 예방을 위해 임신 전에 항체 검사를 실시하면 좋다. 풍진은 예방이 가능하고, 면역이 없는 사람은 임신 전에 미리 예방 접종을 할 것을 강하게 권장한다. 🔍 공동 문제 : 혈소판 감소 자반병, 뇌염, 관절염, 2차 감염/백내장/심장 질환/난청 등 선천성 이상 🔍 잠재적 간호 문제 : 감염 확대의 위험이 있다./발진으로 인해 피부에 손상을 일으킬 우려가 있다./발열에 따른 체력 소모, 림프절 종창, 목 통증으로 인한 고통이 있다.
환자 · 가족의 심리 · 사회적 측면 파악	**감염성 질환이기 때문에 학교보건안전법에 따라 출석 정지, 감염 예방을 위한 격리가 필요하다. 또한 감염을 확대하지 않고 회복될 때까지 심신이 안정된 생활을 할 수 있도록 하는 것이 필요하다.** • 생활의 변화, 활동 제한에 따른 스트레스와 불안을 완화한다. • 질병의 이해를 촉진하고 감염 확산을 방지하며, 안전 · 안락하게 생활할 수 있도록 환경을 정돈한다. • 주로 비말 감염으로 확대된다. 감염 예방을 위해 환자의 격리가 필요하다. 환자 · 가족에게 감염 경로를 설명하고 예방의 중요성을 이해하게 하여 불안을 완화시킨다. • 풍진은 감염법에 따라 5류 감염증으로 분류되어 학교보건안전법에 '발진이 소실될 때까지' 출석을 정지하는 것으로 정해져 있다. 등교 금지로 아동이 외로움과 불안감을 갖지 않도록 정신적 도움을 준다. 🔍 잠재적 간호 문제 : 환자 · 가족의 질환에 대한 지식 부족으로 질환 관리방법, 감염 예방책을 적절하게 실시하지 못할 우려가 있다.

53

풍진

간호 문제 리스트

RC: 혈소판 감소 자반병, 뇌염, 관절염, 2차 감염
#1 감염이 확대될 위험이 있다(영양−대사 패턴).
#2 발열에 따른 체력 소모, 림프절 종창, 목 통증으로 인한 고통이 있다(인지−지각 패턴).
#3 발진으로 인해 피부에 손상을 일으킬 우려가 있다(영양−대사 패턴).
#4 동반 증상으로 인해 일상생활에 지장을 주고 있다(활동−운동 패턴).
#5 환자 · 가족의 질환에 대한 지식 부족으로 질병 관리, 감염 예방 조치를 적절하게 실시하지 못할 우려가 있다(건강 지각−건강관리 패턴).

간호의 우선순위 지침

• 일반적으로 정형적인 경과를 보고 합병증이 없으면 대증요법만으로 회복되므로 대증요법의 필요성에 보다 우선순위를 검토한다. 급성기는 발열이나 상부 호흡기 증상을 동반하는 경우가 많기 때문에 수반 증상으로 인한 고통 완화와 일상생활에 미치는 영향이 최소화되도록 배려한다. 전신 상태가 회복되어도 감염력이 있기 때문에 감수성자들과의 접촉을 피할 필요가 있다. 또한 활동 제한 및 격리에 따른 스트레스, 생활의 변화와 제한에 따라 불안을 느낄 수 있으므로 이에 대한 배려가 필요하다.

공동 문제	간호 목표(간호 성과)
RC: 혈소판 감소 자반병, 뇌염, 관절염, 2차 감염	〈장기 목표〉 합병증, 2차 감염의 징후를 모니터링한다. 합병증, 2차 감염이 발병하지 않는다.

간호 계획	중재 포인트와 근거
OP 경과 관찰 항목 • 혈소판 감소 자반병, 뇌염, 관절염 등의 증상 출현과 정도를 관찰한다. **TP** 간호 치료 항목 • 발진이 있어도 피부 청결을 유지한다. • 양치질을 하고 2차 감염을 예방한다.	➡ 근거 드물게 혈소판 감소 자반병 등의 합병증이 나타날 수 있기 때문에 풍진 감염인 상태이거나 치료가 끝난 다음 몇 주간은 출혈 반점이 나타나는 것에 주의한다. ➡ 근거 청결 유지는 2차 감염을 예방한다. ➡ 예후는 비교적 양호하고, 합병증 증상에 대한 대증 치료를 실시한다. 바이러스가 배출되는 동안은 다른 사람과의 접촉을 피한다.

1 간호 문제	간호 진단	간호 목표(간호 성과)
#1 감염이 확대될 위험이 있다.	감염 중개 위험 상태 **위험 요인:** 비말 감염	〈장기 목표〉 감염을 확대시키지 않은 상태에서 회복한다.

간호 계획	중재 포인트와 근거
OP 경과 관찰 항목 • 예방 접종의 유무, 다른 사람과의 접촉 파악 • 발열, 발진의 출현 시기, 정도 관찰	➡ 근거 발진이 나타난 후 7일경까지 감염력이 있기 때문에 감수성자, 특히 임신 초기의 임신부, 소아 환자와의 접촉을 피한다. 임신 초기 여성이 풍진에 걸리면 백내장, 심장 질환, 난청 등 선천성 이상을 가진 선천성 풍진증후군이 걸린 아기를 출산할 수 있다.

TP 간호 치료 항목
- 개인실에 격리하고 다른 사람과의 접촉을 피한다.
- 충분한 손 씻기에 유념한다.

EP 환자 교육 항목
- 개인실 격리가 필요하다는 것을 환자와 가족에게 전달한다.
- 발진이 소실될 때까지 통원·통학은 할 수 없음을 환자·가족에 전달한다.

➡ 개인실 격리와 활동 제한 등에 따른 스트레스와 불안에 대한 배려가 중요하다. 근거 풍진은 학교 감염증의 제2종으로 분류되어 있고, 풍진을 앓고 있는 사람이나 의심이 되는 자는 신고와 학교 출석 정지 기간이 결정되어 있다. 출석 정지 기간의 기준은 발진이 소실될 때까지이다.

---

2 간호 문제	간호 진단	간호 목표(간호 성과)
#2 발열에 따른 체력 소모, 림프절 종창, 인후염에 따른 고통이 있다.	안락 장애 **관련 요인:** 발열, 림프절 종창, 인후염 **진단 지표** □ 통증 □ 불편 호소	〈장기 목표〉 증상에 따른 고통을 최소화한다.

간호 계획	중재 포인트와 근거
OP 경과 관찰 항목 • 전신 상태, 발열 정도 • 림프절 종창의 유무와 정도, 통증의 유무 • 콧물, 기침, 인후통 등 상기도 증상의 유무 • 발진이 나타난 부위와 정도 TP 간호 치료 항목 • 실내 온도는 20℃ 전후, 습도는 60% 이상으로 유지한다. • 발열 시는 수분 보급을 충분히 한다. • 입에 맞는 좋은 식사를 권한다. • 안정되게 머물 수 있도록 실내 놀이를 연구하거나, 일상생활 환경을 정돈한다. EP 환자 교육 항목 • 수분이나 휴식의 필요성을 설명한다.	➡ 근거 어린이에게서는 전신 상태를 파악하기 위해 기분, 활기, 식욕 등을 관찰한다. ➡ 상부 호흡기 증상이 있는 경우는 실내 습도를 유지하고, 수분 섭취를 하도록 한다. 근거 증상 완화를 위해 상부 호흡기의 건조를 방지한다.

---

3 간호 문제	간호 진단	간호 목표(간호 성과)
#3 발진으로 피부에 손상을 일으킬 우려가 있다.	피부 통합성 장애 위험 상태 **위험 요인:** 발진, 가려움증	〈장기 목표〉 피부·점막의 손상을 최소화한다.

간호 계획	중재 포인트와 근거
OP 경과 관찰 항목 • 발진 출현 부위, 정도 TP 간호 치료 항목 • 깨끗이 씻어서 피부의 청결을 유지한다.	➡ 근거 발진은 얼굴에서 나타나 온몸과 사지로 퍼진다. 작은 선홍색의 발진으로 가려움증을 동반한다. ➡ 청결 유지는 2차 감염을 예방한다.

- 손톱은 짧게 자른다. 긁을 것 같으면 장갑 등을 착용한다.

 환자 교육 항목
- 피부를 긁지 않도록 설명한다.

➡ 입욕 시 물이 너무 뜨겁지 않도록 하고, 피부를 강하게 문지르지 않도록 주의한다. **근거** 가려움증을 증강시키지 않고, 피부를 손상시키지 않게 한다.

4 간호 문제	간호 진단	간호 목표(간호 성과)
#4 동반 증상으로 일상생활에 지장을 받고 있다.	활동 내성 저하 **관련 요인:** 동반 증상 **진단 지표** ☐ 작업 시 호흡곤란 ☐ 권태감 호소	〈장기 목표〉 동반 증상이 완화되고 생활 기능을 유지할 수 있다.

간호 계획	중재 포인트와 근거
OP 경과 관찰 항목 - 전신 상태, 바이털 사인 - 탈수, 구역질·구토, 식욕부진, 두통, 수면 장애 **TP** 간호 치료 항목 - 각각의 증상에 따라 대증요법을 실시한다. - 약물이 처방된 경우에는 확실하게 복용한다. - 상태에 맞춘 놀이를 하여 기분 전환을 하게 한다. **EP** 환자 교육 항목 - 충분한 수분 보급, 영양 섭취뿐만 아니라 처방된 약은 확실하게 투여하도록 가족에게 전달한다.	➡ **근거** 증상에 따라 치료의 우선순위가 다르다. 증상이 어떻게 나타나는지 정도를 파악한다. ➡ 동반 증상이 나타나면 환자의 QOL이 크게 저하된다. 기분 전환을 하게 하면서 생활 기능을 유지하도록 노력한다. ➡ **근거** 증상의 완화방법을 이해하고 가족이 관리할 수 있도록 지도한다.

5 간호 문제	간호 진단	간호 목표(간호 성과)
#5 환자·가족이 질환에 대한 지식이 부족하면 질병 관리, 감염 예방 조치를 적절하게 하지 못할 우려가 있다.	비효과적 자기 건강관리 **관련 요인:** 지식 부족 **진단 지표** ☐ 질병을 관리하고 싶다고 말한다.	〈장기 목표〉 환자·가족이 질병을 이해하고 심신이 안정된 생활을 할 수 있다.

간호 계획	중재 포인트와 근거
OP 경과 관찰 항목 - 환자·가족의 말과 행동 **TP** 간호 치료 항목 - 환자·가족의 질병이나 관리방법에 대한 이해를 확인한다(수분 보급의 필요성, 발열 시의 대응, 발진에 대한 청결 유지방법, 진찰 타이밍 등). **EP** 환자 교육 항목 - 풍진에 대한 지식, 감염 확대를 방지하기 위한 방법, 회복까지의 생활방법에 대해 설명한다.	➡ 환자·가족의 말을 경청하고 스트레스와 불안에 주의한다. ➡ **근거** 환자·가족이 질환에 대한 올바른 지식을 갖고, 감염 확대를 방지하며 회복할 때까지 돕는다. ➡ **근거** 환자·가족이 올바른 지식을 가지면 질병 관리, 감염 확대 방지를 적절히 할 수 있다.

병기 · 병태 · 중증도별 관리 포인트

【급성기】 발열과 림프절 종창으로 인한 통증 등의 고통을 완화한다. 콧물, 기침, 인후통 등 상부 호흡기 증상을 보이는 경우는 양치질을 철저히 하고 2차 감염을 예방한다.

【회복기】 발진은 3일 전후로 사라지고 며칠 후 전신 상태도 나아진다. 발진이 나타난 지 7일 후 무렵까지 감염력이 있기 때문에 감수성자, 특히 임신 초기의 임신부, 소아 환자와의 접촉을 피하고 실내에서 놀이와 학습을 하게 한다.

간호 활동(간호 중재) 포인트

감염 확대 방지
- 감수성자와의 접촉을 피한다.
- 개인실 격리를 하고 손 씻기를 충분히 실시한다.
- 학교보건안전법에서는 '발진이 소실될 때까지' 출석 정지가 정해져 있다. 감염 예방을 위해 필요한 처치임을 이해한다.

증상 완화를 위한 도움
- 실내 환경을 조정하고 안정되게 머물 수 있도록 배려한다.
- 양치질, 수분, 습기 등으로 상부 호흡기 증상을 완화한다.
- 피부 청결 유지, 손톱을 자르는 등 피부의 손상을 방지한다.

환자 · 가족의 심리 · 사회적 문제에 대한 도움
- 환자 · 가족에게 질병에 대해 알기 쉽게 설명하고 불안을 해소하도록 돕는다.
- 감염 확대 방지를 위한 관리방법을 충분히 설명한다.
- 격리와 활동 제한에 따른 스트레스와 불안을 경청하고, 회복될 때까지 심신이 안정될 수 있도록 돕는다.

퇴원 · 요양 지도

- 합병증 발생에 주의하고 경과를 관찰할 수 있도록 지도한다.
- 감염력이 소실될 때까지 가정에서 안정되게 생활할 수 있도록 환경 정비를 돕는다.

평가 포인트

간호 목표 달성도
- 감염이 확대되지 않고 감염력이 없어질 때까지 지낼 수 있는가?
- 통증과 고통을 호소하지 않고 ADL을 할 수 있는가?
- 피부 손상을 일으키지 않고, 발진이 사라졌는가?
- 식욕이나 수면 장애 없이 ADL을 할 수 있는가?
- 가족의 불안이 완화되고, 환자 · 가족 모두 심신이 안정된 생활을 할 수 있는가?
- 혈소판 감소 자반병, 뇌염, 관절염, 2차 감염 등의 합병증을 일으키지 않았는가?
- 환자 · 가족이 감염 경로를 이해하고 격리, 감염 예방의 중요성을 납득하고 있는가?

53
풍진

풍진 환자의 병태 관계도와 간호 문제

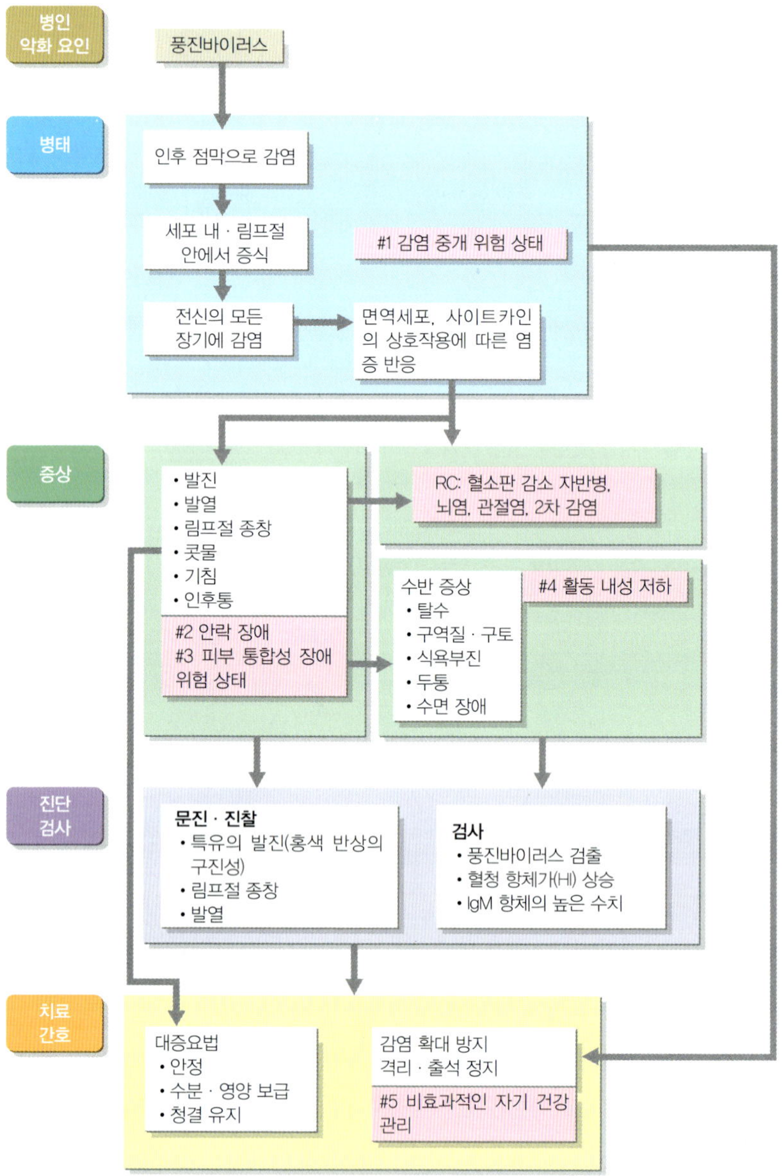
병인 악화 요인
풍진바이러스
병태
인후 점막으로 감염
세포 내 · 림프절 안에서 증식
#1 감염 중개 위험 상태
전신의 모든 장기에 감염
면역세포, 사이트카인의 상호작용에 따른 염증 반응
증상
• 발진
• 발열
• 림프절 종창
• 콧물
• 기침
• 인후통
#2 안락 장애
#3 피부 통합성 장애 위험 상태
RC: 혈소판 감소 자반병, 뇌염, 관절염, 2차 감염
수반 증상
• 탈수
• 구역질 · 구토
• 식욕부진
• 두통
• 수면 장애
#4 활동 내성 저하
진단 검사
문진 · 진찰
• 특유의 발진(홍색 반상의 구진성)
• 림프절 종창
• 발열
검사
• 풍진바이러스 검출
• 혈청 항체가(HI) 상승
• IgM 항체의 높은 수치
치료 간호
대증요법
• 안정
• 수분 · 영양 보급
• 청결 유지
감염 확대 방지
격리 · 출석 정지
#5 비효과적인 자기 건강 관리

간호 진단명 색인

이 책의 각 질환별 간호 과정의 설명에서 다룬 간호 진단 이름을 가나다순으로 배열하였다.
간호 진단명은 헤더 하드맨편 일본 간호진단학회 감역 'NANDA-I 간호 진단-정의와 분류 2012-2014'에 근거하였다.
*가 붙은 진단명은 린다 J. 칼페니트=모이에 〈간호진단 핸드북 제9판〉에 따른 것이다.

ㄱ

가족 기능 파괴 77, 137, 325
감각 지각 혼란 304
감염 위험 상태 23, 149, 175, 189, 206, 259, 276, 290, 323
감염 중개 위험 상태* 327, 355, 367, 380, 392, 402
고독감 위험 상태 381
고체온 367
공포 22
구강 점막 장애 155, 289, 304
구역질 154, 174, 190
급성 통증 75, 379
급성 혼란 위험 상태 325
기분 전환 활동 부족 258

ㄴ

낙상 위험 상태 394

ㅁ

무력감 225, 244, 342

ㅂ

변비 25, 119, 174
변비 위험 상태 345
불면증 222, 240, 346
불안 23, 42, 96, 120, 153, 176, 192, 225, 244, 261, 278, 291, 305, 324
불이행 25, 277
비효과적 가족 치료 계획 관리 326
비효과적 건강 유지 39, 56
비효과적 말초 조직 순환 135, 274
비효과적 자기 건강관리 20, 41, 57, 76, 118, 136, 157, 177, 191, 226, 242, 277, 290, 306, 344, 352, 379, 394, 404
비효과적 코핑 58, 207
비효과적 호흡 기능 위험 상태* 205

ㅅ

사회적 고립 226, 243
사회적 상호작용 장애 354
상황에 따른 자존감의 저하 58, 177, 191
설사 157
소모성 피로 222, 240
쇼크 위험 상태 322
신체 가동성 장애 223, 258, 276
신체 손상 위험 상태 24, 150, 207, 224, 305, 345
신체 이미지 혼란 94, 153, 227, 241, 259, 279

ㅇ

안락 장애 221, 239, 257, 289, 303, 365, 378, 403
연하 장애 260, 275
영양 섭취 소비 균형 이상: 필요량 이상 21
영양 섭취 소비 균형 이상: 필요량 이하 95, 260

근거 중심 **질환별 간호 과정 2**

펴 냄	2021년 11월 25일 1판 2쇄 펴냄
편 집	이노우에 도모코·사토 치후미
감 수 자	엄옥주
옮 긴 이	이민자
펴 낸 이	김철종
펴 낸 곳	(주)한언
등록번호	제1-128호 / 등록일자 1983. 9. 30
주 소	서울시 종로구 삼일대로 453(경운동) 2층
	TEL. 02-701-6911(대) / FAX. 02-701-4449
e - m a i l	haneon@haneon.com

이 책의 무단전재 및 복제를 금합니다.
잘못 만들어진 책은 구입하신 서점에서 바꾸어 드립니다.
ISBN 978-89-5596-690-9 14510